高级卫生专业技术资格考试用书

# 普通外科学习题集

## （含解析）（第2版）

## （副主任医师/主任医师）


**主　编**　刘文志　常庆勇

**副主编**　张　奇　冯　宁　崔佑刚　张　旭　薛　帆　孔祥余

**编　者**　（按姓氏笔画排序）

马　洋　王少博　孔祥余　冯　宁　冯丽丽　师鲁静
庄始建　刘文志　衣宇鹏　安普天　严　谨　张　旭
张　奇　罗光平　郑跃南　徐军平　常庆勇　崔佑刚
薛　帆





中国协和医科大学出版社

北　京

**图书在版编目（CIP）数据**

普通外科学习题集：含解析 / 刘文志，常庆勇主编 .—2 版 .—北京：中国协和医科大学出版社，2021.6

（高级卫生专业技术资格考试用书）

ISBN 978-7-5679-1707-1

Ⅰ.①普…　Ⅱ.①刘…②常…　Ⅲ.①外科学-资格考试-习题集　Ⅳ.①R6-44

中国版本图书馆 CIP 数据核字（2021）第 088994 号

高级卫生专业技术资格考试用书

**普通外科学习题集（含解析）（第 2 版）**

**主　　编**：刘文志　常庆勇
**责任编辑**：刘　婷　沈紫薇
**封面设计**：邱晓俐
**责任校对**：张　麓
**责任印制**：张　岱

**出版发行**：**中国协和医科大学出版社**
（北京市东城区东单三条 9 号　邮编 100730　电话 010-65260431）
**网　　址**：www. pumcp. com
**经　　销**：新华书店总店北京发行所
**印　　刷**：三河市龙大印装有限公司

**开　　本**：787mm×1092mm　　1/16
**印　　张**：50. 5
**字　　数**：1076 千字
**版　　次**：2021 年 6 月第 2 版
**印　　次**：2023 年 10 月第 2 次印刷
**定　　价**：128. 00 元

ISBN 978-7-5679-1707-1

# 前 言

为进一步深化卫生专业技术职称改革工作，不断完善卫生专业技术职务聘任制，根据中共中央组织部、人事部、卫生部《关于深化卫生事业单位人事制度改革的实施意见》（人发〔2000〕31号）文件精神和国家有关职称改革的规定，人事部下发《关于加强卫生专业技术职务评聘工作的通知》（人发〔2000〕114号），高级专业技术资格采取考试和评审结合的办法取得。为了更好地帮助广大考生复习备考，编者根据多年的临床实践，结合考试的实际情况，编写了这本《普通外科学习题集（含解析）》（第2版）。

本书涵盖高级卫生专业技术资格考试的所有相关内容及考试题型。全书共21章，内容包括体液失衡、外科输血反应及其并发症、外科休克、多器官功能障碍综合征、外科患者的营养支持、外科感染及颈部疾病、乳腺疾病等疾病。题型包括A1型题、A2型题、A3/A4型题、B型题、X型题、案例分析题。

本书第1版上市后，受到广大读者的一致好评，也帮助众多考生顺利通过高级专业技术资格考试。为了更好地服务读者，提升图书品质，出版了第2版图书，在第1版的基础上，附有详尽的解析，以帮助考生理解及记忆。同时对上一版中存在的不足与疏漏进行了修订与补充。

本书实用性强，可用于考前复习和自测，以便考生顺利通过考试。

尽管力臻完善，书中难免存在疏漏和不足之处，敬请广大读者批评指正，以便进一步修正。

编　者

2021年1月

# 目 录

第一章 体液失衡……1
参考答案与解析……24
第二章 外科输血反应及其并发症……39
参考答案与解析……47
第三章 外科休克……52
参考答案与解析……80
第四章 多器官功能障碍综合征……95
参考答案与解析……110
第五章 外科患者的营养支持……119
参考答案与解析……136
第六章 外科感染……148
参考答案与解析……168
第七章 颈部疾病……181
参考答案与解析……216
第八章 乳腺疾病……235
参考答案与解析……264
第九章 周围血管疾病……281
参考答案与解析……307
第十章 腹外疝……324
参考答案与解析……349
第十一章 腹部损伤……364
参考答案与解析……390
第十二章 腹膜、网膜与腹膜后间隙疾病……405
参考答案与解析……424
第十三章 胃与十二指肠疾病……437

参考答案与解析……………………………………………………………………………… 472
第十四章　阑尾疾病………………………………………………………………………………… 492
参考答案与解析……………………………………………………………………………… 507
第十五章　肠疾病与肛管疾病……………………………………………………………………… 516
参考答案与解析……………………………………………………………………………… 557
第十六章　肝脏疾病………………………………………………………………………………… 581
参考答案与解析……………………………………………………………………………… 608
第十七章　门静脉高压症…………………………………………………………………………… 625
参考答案与解析……………………………………………………………………………… 644
第十八章　胆道疾病………………………………………………………………………………… 657
参考答案与解析……………………………………………………………………………… 695
第十九章　胰腺疾病………………………………………………………………………………… 717
参考答案与解析……………………………………………………………………………… 746
第二十章　脾脏疾病………………………………………………………………………………… 763
参考答案与解析……………………………………………………………………………… 772
第二十一章　上消化道大出血……………………………………………………………………… 777
参考答案与解析……………………………………………………………………………… 791

# 第一章　体液失衡

## 一 A1 型题

1. 代谢性酸中毒最易发生于
   A. 挤压综合征
   B. 感染性休克
   C. 急性阑尾炎
   D. 支气管肺炎所致的高热
   E. 急性肠梗阻
2. 低钾性碱中毒可能出现于下列哪种情况
   A. 尿毒症
   B. 胃手术后
   C. 术后少尿
   D. 严重创伤
   E. 大量输血
3. 外科患者最容易发生的体液失调类型为
   A. 急性水中毒
   B. 慢性水中毒
   C. 高渗性脱水
   D. 等渗性脱水
   E. 低渗性脱水
4. 代谢性碱中毒治疗时输入等渗盐水是为了
   A. 恢复细胞外液量
   B. 补充水分
   C. 增加尿中 $NaHCO_3$的排出
   D. 等渗盐水内 $Na^+$较血清 $Na^+$低
   E. 等渗盐水含 $Cl^-$较血清氯含量高，纠正低氯性碱中毒
5. 高钾血症出现心律失常首选的治疗措施为
   A. 停止一切钾盐的摄入
   B. 5% $NaHCO_3$溶液静脉推注
   C. 利多卡因治疗
   D. 25%葡萄糖溶液+胰岛素静脉推注
   E. 10%氯化钙 20～30ml 加入 5%葡萄糖注射液中静脉滴注
6. 以下关于高渗性脱水的叙述不正确的是
   A. 细胞外液水分和钠离子同时损失
   B. 失水大于失钠，细胞外液渗透压增高
   C. 脱水量占体重的 2%～4%，患者以口渴为主，无其他症状
   D. 脱水量占体重的 4%～6%，患者血压下降乃至休克，少尿乃至无尿

E. 脱水量占体重的6%以上，患者可出现烦躁、谵妄、昏迷等脑功能障碍症状

7. 维持体液平衡，保持内环境稳定，机体主要通过

A. 肾
B. 肾素-醛固酮系统
C. 内分泌系统
D. 神经系统
E. 下丘脑-神经垂体-抗利尿激素系统

8. 等渗性脱水患者从静脉大量输注等渗盐水时应警惕

A. 高钾
B. 高氯性酸中毒
C. 低氯性碱中毒
D. 低钾性碱中毒
E. 血钠过高

9. 高渗性脱水的患者，最典型的早期症状是

A. 体重减轻
B. 口渴、口干
C. 尿少、尿比重升高
D. 眼窝凹陷
E. 皮肤弹性差

10. 下列不符合低钾血症的临床表现的是

A. 肌无力、腱反射减弱
B. 腹胀、肠麻痹
C. 心悸、心律失常（室性）
D. 口苦、恶心
E. 反常性碱性尿

11. 下列有关高钾血症，叙述不正确的是

A. 一般无特异症状
B. 血清钾>5.5mmol/L即可确诊
C. 血清钾>6.0mmol/L时，P波消失
D. 高钾血症严重时可引起房室传导阻滞
E. 心电图早期改变为T波高尖，P波下降

12. 低钾血症患者补钾，下列配液最正确的是

A. 10%氯化钾10ml+10%葡萄糖溶液500ml
B. 15%氯化钾20ml+5%葡萄糖溶液250ml
C. 15%氯化钾10ml+10%葡萄糖溶液100ml
D. 15%氯化钾10ml+5%葡萄糖溶液500ml
E. 10%氯化钾30ml+10%葡萄糖溶液500ml

13. 低钾血症的病因不包括

A. 长期大量呕吐
B. 胃肠引流
C. 长期禁食或进食不足
D. 急性肾衰竭少尿期
E. 原发性或继发性醛固酮增多症

14. 下列检查的叙述中，不符合低钾血症的是

A. 血清钾<3.5mmol/L即可确诊
B. 血气pH降低，碱剩余（BE）减少
C. $CO_2CP$升高，尿pH呈酸性
D. 尿钾<20mmol/L多提示胃肠道失钾

E. 尿钾>20mmol/L 多提示肾脏失钾

15. 以下关于脱水的叙述，不正确的是

A. 高渗性脱水：细胞外脱水大于细胞内脱水

B. 低渗性脱水：又称慢性脱水或继发性脱水

C. 等渗性脱水：水和钠成比例地急剧丧失

D. 高渗性脱水：脱水大于缺钠

E. 低渗性脱水：细胞外脱水大于细胞内脱水

16. 体液平衡中细胞外液最重要的阴离子是

A. $HPO_4^{2-}$　　B. $Cl^-$

C. $SO_4^{2-}$　　D. $HCO_3^-$

E. 蛋白质

17. 低钠血症常发生

A. 口渴　　B. 四肢抽搐

C. 肠麻痹　　D. 尿量增加

E. 直立性低血压

18. 等渗性脱水补钾时每小时尿量必须超过

A. 20ml　　B. 30ml

C. 40ml　　D. 50ml

E. 60ml

19. 下列高钾血症的治疗原则中，叙述不正确的是

A. 继续摄入钾盐（包括药物及食物）　　B. 紧急对抗心律失常

C. 迅速降低血钾浓度　　D. 恢复肾脏功能

E. 血液透析或腹膜透析

20. 以下关于静脉补液的叙述，不正确的是

A. 等渗性脱水最好用平衡盐溶液　　B. 轻度或中度低钠血症首选等渗盐水纠正

C. 高渗性脱水补充等渗或高渗溶液　　D. 等渗性脱水用等渗盐水补充可致高氯血症

E. 估计脱水量后，先补计算量的 1/2，加上当天生理需要量和继续丢失量

21. 不符合静脉补钾原则的是

A. 尿量须在 40ml/h 以上　　B. 输液中氯化钾浓度<0. 3%

C. 滴速<60 滴/分　　D. 每日补充钾总量<8g

E. 可先静脉推注少量 10%氯化钾溶液

22. 等渗性脱水多发生于

A. 水分摄入不足　　B. 水分丧失过多

C. 渗透性利尿　　D. 消化液急性丧失

E. 消化液长期慢性丧失

23. 低钠血症的最早表现为

A. 软弱无力
B. 心动过缓
C. 肠麻痹
D. 腱反射减退
E. 不断恶心、呕吐

24. 容易伴发代谢性酸中毒的疾病是

A. 严重腹泻
B. 食管梗阻
C. 急性阑尾炎
D. 小肠梗阻
E. 长期静脉滴注葡萄糖

25. 细胞外液中最重要的阳离子是

A. $Na^+$
B. $K^+$
C. $Ca^{2+}$
D. $Mg^{2+}$
E. $Cl^-$

26. 等渗性脱水引起血压下降的主要原因是

A. 慢性肠梗阻
B. 细胞内、外液同时丢失
C. 低钾使心肌收缩力减弱
D. 低血钠导致血管张力降低
E. 细胞外液容量急剧减少导致循环血量降低

27. 以下说法中最恰当的是

A. 高渗性脱水最易发生细胞内水肿
B. 低渗性脱水不易发生休克
C. 低渗性脱水口渴极明显
D. 等渗性脱水直接减少细胞内液容量，对渗透压的影响较小
E. 高渗性脱水不容易出现神经系统症状，主要表现为口渴、尿少、尿比重高

28. 高钾血症的紧急救治措施中，不包括

A. 腹膜透析或血液透析
B. 阿托品类药物的应用
C. 应用阳离子交换树脂
D. 10%葡萄糖酸钙20ml静脉缓推，必要时重复
E. 高渗（25%）葡萄糖溶液+胰岛素（3~4g葡萄糖：1U胰岛素）

29. 等渗性脱水常用的平衡盐溶液为

A. 5%葡萄糖氯化钠溶液
B. 5%碳酸氢钠溶液
C. 1.86%乳酸钠2/3和复方氯化钠1/3
D. 1.25%碳酸氢钠1/3和等渗盐水2/3
E. 5%碳酸氢钠1/3和等渗盐水2/3

30. 纠正低钾、低氯性碱中毒时，补充钾盐时应该

A. 先补充氯离子
B. 经静脉快速输注
C. 尿量>40ml/h时补钾
D. 常用口服法进行补钾

E. 每日补充钾盐量最多可达 250mmol

31. 急性肾衰竭患者少尿期或无尿期，需紧急处理的电解质失调是

A. 低氯血症　　B. 低钠血症

C. 低钾血症　　D. 高钾血症

E. 高镁血症

32. 关于水、电解质和酸碱平衡失调的治疗，正确的是

A. 重度脱水也不必补充胶体溶液

B. 10%葡萄糖酸钙溶液不能静脉注射

C. 纠正呼吸性酸中毒的主要措施是补充碱剂

D. 5%碳酸氢钠是临床上最常用的等渗碱性溶液

E. 低钾血症难以纠正时，应考虑在补钾的基础上补镁

33. 当同时存在水、电解质和酸碱平衡失调时，首先应

A. 调节 $Ca^{2+}$不足　　B. 调节 $K^+$不足

C. 调节 $Cl^-$不足　　D. 调节酸碱失衡

E. 调节体液容量不足

34. 等渗性脱水引起体液容量的变化为

A. 以血液浓缩为主

B. 只有组织间液减少

C. 血浆、组织间液、细胞内液都减少，以血浆减少为主

D. 血浆、组织间液、细胞内液都减少，以细胞内液减少为主

E. 血浆、组织间液、细胞内液都减少，以组织间液减少为主

35. 代谢性酸中毒可引起血钾增高，但在纠正酸中毒后需及时补钾，这是因为

A. 为了防止发生代谢性碱中毒

B. 钾从细胞内转移至细胞外，部分从尿中排除

C. 酸中毒时体内总钾实际上并不增高，而是减少

D. 钾从细胞外进入细胞内，钾从尿中排出，细胞外钾被稀释

E. 酸中毒纠正后，细胞内、外液 $H^+$- $K^+$交换停止，而尿排钾仍在继续

36. 以下人体对水和电解质的调节机制中，最主要的是

A. 醛固酮　　B. 肾脏的调节

C. 抗利尿激素　　D. 肾上腺的调节

E. 下丘脑渴觉中枢

37. 低钾血症可引起

A. 呼吸性酸中毒　　B. 代谢性碱中毒

C. 等渗性脱水　　D. 低渗性脱水

E. 高渗性脱水

38. 血浆渗透压增高最敏感的临床指标是

A. 口渴
B. 尿少
C. 尿比重增高
D. 皮肤弹性差
E. 以上均是

39. 可引起低渗性脱水的是

A. 腹泻
B. 急性腹膜炎
C. 大量呕吐
D. 利用排钠利尿药
E. 大面积烧伤

40. 血清钾浓度为3.0mmol/L，血清钠浓度为125mmol/L，可诊断为

A. 低血钾高渗性脱水
B. 高血钾重度缺钠
C. 低血钾中度缺钠
D. 低血钾等渗性缺钠脱水
E. 低渗性脱水

41. 重度低钠血症伴有周围循环衰竭时的治疗原则是

A. 立即应用缩血管药物
B. 大量应用皮质激素抗休克
C. 首先快速输注高渗盐水，然后输注10%葡萄糖溶液
D. 首先快速补给胶体液和晶体液，然后快速输注高渗盐水
E. 首先快速补给胶体液和晶体液，然后可缓慢输注高渗盐水

42. 低渗性脱水又称为

A. 原发性脱水
B. 急性脱水
C. 中度脱水
D. 混合性脱水
E. 慢性或继发性脱水

43. 低钾血症是

A. 机体总钾量总是减少的
B. 常伴有代谢性酸中毒
C. 心电图表现为T波高尖，呈“帐篷”样
D. 临床上常表现为精神亢奋、肢体抽搐
E. 严重时可发生室性心动过速，甚至心室颤动

44. 急性肠梗阻患者大量呕吐，脉搏快而弱，血压下降，可能的原因是

A. 低渗性脱水
B. 等渗性脱水
C. 高渗性脱水
D. 低钾血症
E. 高钾血症

45. 患者出现等渗性脱水，当出现休克症状时，丢失的体液量占体重的

A. 2%~3%
B. 3%~4%
C. 4%~5%
D. 5%~6%
E. 6%~7%

46. 急性肾衰竭患者出现血钾>5.5mmol，应用下列哪种方法降低血钾
A. 大量补充平衡液
B. $H_2$受体阻断药
C. 输入5%的葡萄糖溶液500ml
D. 5%的碳酸氢钠150ml静脉输入
E. 输入25%的葡萄糖溶液200ml，加胰岛素12U

47. 低渗性脱水的实验室检查结果不包括
A. 血液浓缩
B. 血浆晶体渗透压低于280mOsm/L
C. 血清钠低于150mmol/L
D. 尿比重低于1.010
E. 尿$Na^+$、$Cl^-$显著降低

48. 幽门梗阻时血清离子浓度的变化，不可能出现的是
A. 血$K^+$减少
B. 血$H^+$减少
C. 血$Na^+$减少
D. 血$Cl^-$减少
E. 血$HCO_3^-$减少

49. 缺钾性碱中毒时出现反常性酸性尿，原因是
A. 肾小管排$K^+$减少$H^+$增多
B. 血中$H_2CO_3$升高
C. 肾小管对$HCO_3^-$的重吸收增加
D. $Na^+$-$H^+$交换减少
E. 以上都不是

50. 等渗性脱水患者，大量输入生理盐水治疗可导致
A. 高钾血症
B. 低钾血症
C. 低氯血症
D. 高钙血症
E. 高氯血症

51. 高钾血症的治疗原则，叙述不正确的是
A. 高渗（25%）葡萄糖溶液+胰岛素以促进钾进入细胞内
B. 5% $NaHCO_3$溶液150~250ml静脉输注以升高血pH
C. 阳离子交换树脂口服或保留灌肠以清除细胞外液中钾离子
D. 血液透析或腹膜透析以清除细胞外液中钾离子
E. 紧急状态下直接静脉注射氯化钙

52. 等渗性脱水的血清钠为
A. 110~120mmol/L
B. 120~135mmol/L
C. 135~145mmol/L
D. 145~155mmol/L
E. 155mmol/L以上

53. 幽门梗阻所致的持续呕吐可造成

A. 低氯低钾性酸中毒
B. 低氯高钾性酸中毒
C. 低氯低钾性碱中毒
D. 低氯高钾性碱中毒
E. 以上都不对

54. 高钾血症时，心电图的早期典型改变是
A. ST 段降低
B. T 波高尖
C. QT 间期延长
D. 出现 U 波
E. P 波波幅增高

55. 低渗性脱水患者在治疗过程中，最重要的措施是
A. 积极去除或控制原发疾病
B. 避免输液过多、过快
C. 必须根据临床表现、尿量等调整补液的量、速度和种类
D. 每天复查电解质和动脉血气分析，及时调整治疗
E. 纠正水钠代谢失调，采取先盐后糖，糖盐交替，必要时补充胶体液

56. 等渗性脱水患者给予补充液体治疗时应首选
A. 5%葡萄糖氯化钠溶液
B. 平衡盐溶液
C. 10%葡萄糖溶液
D. 5%葡萄糖溶液
E. 5%碳酸氢钠溶液

57. 大量使用可能产生低渗性脱水的利尿药是
A. 20%甘露醇溶液
B. 50%葡萄糖溶液
C. 呋塞米
D. 25%山梨醇溶液
E. 以上都不能

58. 低渗性脱水时，血清 $Na^+$ 尚未减少之前，尿钠含量
A. 正常
B. 略高
C. 时高时低
D. 下降
E. 逐渐升高

59. 以下关于抗利尿激素和醛固酮对水钠代谢的调节，叙述不正确的是
A. 抗利尿激素分泌增加，尿量减少
B. 抗利尿激素分泌增加，细胞外液渗透压增加
C. 醛固酮的作用为保钠排钾
D. 血浆渗透压的变化引起抗利尿激素分泌的改变
E. 肾素分泌增加，可刺激醛固酮的分泌

60. 关于机体水钠代谢失调，下列叙述正确的是
A. 脱水就是指水分的减少
B. 低渗性脱水时尿中可以不含钠
C. 高渗性脱水的治疗应以补钠为主
D. 各种原因引起的脱水都使体重减轻

E. 重度等渗性脱水需大量补液时以生理盐水为宜

61. 低渗性脱水时，体液的容量改变为

A. 细胞外液正常，细胞内液减少
B. 细胞外液轻度减少，细胞内液显著减少
C. 细胞外液减少，细胞内液正常
D. 细胞内外液按比例减少
E. 细胞外液显著减少，细胞内液轻度减少

62. 等渗性脱水的常见病因是

A. 肺炎高热
B. 长期应用利尿药
C. 急性肠梗阻
D. 糖尿病昏迷
E. 给予高浓度要素饮食

63. 低钾血症出现肌无力的顺序依次为

A. 四肢肌、躯干肌、呼吸肌
B. 四肢肌、呼吸肌、躯干肌
C. 躯干肌、呼吸肌、四肢肌
D. 躯干肌、四肢肌、呼吸肌
E. 呼吸肌、四肢肌、躯干肌

64. 下列高钾血症的常见原因中，不正确的是

A. 补钾过量
B. 输入大量库存血
C. 应用保钾利尿药
D. 长期胃肠减压
E. 急、慢性肾衰竭

65. 急性肾衰竭死亡的最常见原因是

A. 高钾血症
B. 低钾血症
C. 低钠血症
D. 低钙血症
E. 低氯血症

66. 下列低钾血症的治疗原则，叙述不正确的是

A. 一般尽量口服或经胃肠管饲补充
B. 若胃肠不能利用或急危重者可静脉输液补钾
C. 尽量避免输注葡萄糖及碱性液体
D. 输液早期宜选用林格液或生理盐水
E. 严重低钾血症患者补充氯化钾的速度应>1.5g/h(20mmol/h)

67. 治疗高血钾引起的心脏停搏可选用

A. 阿托品
B. 肾上腺素
C. 溴苄铵
D. 氯化钙
E. 氯化钾

68. 低钾血症的最早临床表现为

A. 肠麻痹
B. 口苦、恶心
C. 肌无力
D. 反常性酸性尿
E. 腱反射减退

69. 幽门梗阻患者，血氯 83mmol/L，血钾 3.2mmol/L，应补给的液体是

A. 生理盐水+氯化钾
B. 10%葡萄糖溶液+氯化钾
C. 复方氯化钠溶液
D. 1.25%碳酸氢钠溶液+氯化钾
E. 20%氯化钠溶液+氯化钾

## 二、A2型题

1. 患者，女性，60岁。因呕吐不能进食3天，今天觉软弱无力，腹胀难忍，心悸就诊。查体：腱反射减弱，血压100/60mmHg。心电图发现U波。该患者发生了
A. 低钾血症
B. 高钾血症
C. 代谢性酸中毒
D. 代谢性碱中毒
E. 高渗性脱水

2. 患者，女性，35岁。幽门梗阻性脱水，$K^+$ 3.1mmol/L，碱剩余11mmol/L，$PaCO_2$ 45mmHg，pH 7.54。该患者可诊断为
A. 高渗性脱水合并低钾血症
B. 代谢性碱中毒合并低钾血症
C. 代谢性碱中毒合并呼吸性碱中毒
D. 代谢性酸中毒合并低钾血症
E. 代谢性碱中毒合并呼吸性酸中毒

3. 患者，男性，70岁。腹泻2天，未进食，入院诉头晕、乏力、恶心、呕吐。血清钠132mmol/L，血清钾3.51mmol/L。考虑患者为哪种水电解质失调
A. 高钾血症
B. 等渗性脱水
C. 低钾血症
D. 低渗性脱水
E. 高渗性脱水

4. 患者，男性，44岁。诊断重症胰腺炎2天入院，其血压80/65mmHg，血清$Na^+$ 133mmol/L，$K^+$ 3.1mmol/L，$Ca^{2+}$ 1.9mmol/L。其治疗程序首选
A. 补钙治疗
B. 补钠治疗
C. 降钾治疗
D. 补钾治疗
E. 抗休克，补充血容量

5. 烧伤患者，女性，29岁。体重50kg，行暴露疗法后诉口渴。查体：唇舌干燥、皮肤弹性差、眼窝明显凹陷。按照经验法，该患者累积失液量最少为
A. 500ml
B. 1000ml
C. 1500ml
D. 2000ml
E. 2500ml

6. 患者，男性，54岁。因肠梗阻入院，出现严重脱水，代谢性酸中毒，低钾血症，中毒性休克。抢救患者首先应
A. 尽快解除肠梗阻
B. 纠正脱水
C. 补钾纠正低钾血症
D. 补充碱性液体，纠正代谢性酸中毒

E. 液体复苏纠正休克的同时，解除肠梗阻

7. 患者，男性，35 岁。反复大量呕吐伴少尿、恶心、乏力，但口渴不明显。查体：脉搏 110 次/分，血压 86/60mmHg，皮肤弹性差，舌干燥，眼窝凹陷，四肢厥冷。血钠 135mmol/L。应考虑存在

A. 等渗性脱水
B. 低渗性脱水
C. 高渗性脱水
D. 水中毒
E. 继发性脱水

8. 患者，男性，56 岁。因肠梗阻 3 天入院，主诉口渴、全身无力、不能坐起。查体：脉搏 120 次/分，血压 75/60mmHg，眼窝内陷，皮肤弹性差。尿比重 1.004，血清 $Na^+$ 130mmol/L。最可能的诊断为

A. 慢性脱水
B. 等渗性脱水
C. 高渗性脱水
D. 低渗性脱水
E. 缺钠性休克

9. 患者，男性，55 岁。长期严重低钾血症。该患者血清钾每上升 1mmol/L 需补钾约

A. 100mmol
B. 200mmol
C. 300mmol
D. 320mmol
E. 350mmol

10. 患者，女性，51 岁。高温环境下工作引起大量出汗，因工作繁忙进水进食少，口渴明显。血清 $Na^+$ 158mmol/L。该患者补液宜选

A. 0.45%氯化钠溶液
B. 10%氯化钠溶液
C. 5%氯化钠溶液
D. 0.9%氯化钠溶液
E. 1.25%碳酸氢钠 2/3 和高张盐溶液 1/3

11. 患者，男性，27 岁。因肠梗阻术后出现腹胀、无力，怀疑为低钾血症，行心电图检查。下列心电图表现有辅助诊断意义的是

A. QT 间期缩短
B. ST 段增高
C. 出现 U 波
D. T 波单相
E. P 波异常

12. 患者，男性，50 岁。患十二指肠溃疡近 18 年，胃镜检查诊断为幽门梗阻，近 10 天来持续性呕吐。可造成

A. 低氯高钾碱中毒
B. 低钾性酸中毒
C. 低氯低钾酸中毒
D. 低氯高钠碱中毒
E. 低氯低钾碱中毒

13. 患者，男性，38 岁。外伤后发生急性肾衰竭。实验室检查：血钾>5.5mmol/L。可采用下列哪种方法降低血钾

A. 大量补充平衡液
B. 输入5%葡萄糖溶液500ml
C. $H_2$受体阻断药
D. 输入25%葡萄糖溶液200ml
E. 5%碳酸氢钠溶液150ml静脉滴注

14. 小肠瘘患者，男性，43岁。主诉口渴、尿少、食欲缺乏、恶心、软弱无力、脉搏快而弱。血红蛋白160g/L、血$Na^+$132mmol/L、$CO_2CP$ 27mmol/L。应诊断为
A. 高渗性脱水
B. 等渗性脱水
C. 低渗性脱水
D. 代谢性酸中毒
E. 代谢性碱中毒

15. 患者，女性，40岁。因急性肠梗阻频繁呕吐，出现口渴、尿少、脱水征、血压偏低。在纠正此患者脱水的过程中，应特别注意发生
A. 低钙血症
B. 低钾血症
C. 低钠血症
D. 低氯血症
E. 低镁血症

16. 患者，男性，28岁。十二指肠残端瘘15天，目前进食少，全身乏力，直立时晕倒。血清$K^+$ 3mmol/L，$Na^+$ 125mmol/L。其水盐代谢失调应为
A. 低钾血症，高渗性脱水
B. 高钾血症，低渗性脱水
C. 低钾血症，等渗性脱水
D. 低钾血症，低渗性脱水
E. 低渗性脱水

17. 患者，女性，36岁。因诊断为重症胰腺炎2天入院。脉搏119次/分，呼吸浅，呼吸10次/分。使用高频正压给氧后，血气分析结果：pH 7.55，$PaCO_2$ 29mmHg，$HCO_3^-$ 21mmol/L。其治疗方法为
A. 输入5%氯化钠溶液
B. 输入0.1mol/L盐酸溶液
C. 输入平衡盐溶液
D. 积极处理原发病
E. 输入等渗盐水溶液

18. 患者，女性，33岁。因患急性肠梗阻2天入院。患者诉无明显口渴感，全身乏力。查体：脉搏105次/分，血压95/60mmHg，眼窝凹陷，皮肤弹性差。尿比重1.025，血清$Na^+$134mmol/L。最可能的诊断是
A. 高渗性脱水
B. 低渗性脱水
C. 等渗性脱水
D. 缺钠性休克
E. 继发性脱水

19. 患者，男性，43岁。晨起上腹痛，呕吐数次，腹胀，经药物治疗后缓解。第2天腹胀逐渐加重，伴恶心。查体：腹部膨隆，腹软，无压痛，无反跳痛，肠鸣音弱。心电图示T波降低，出现U波。该患者首先可考虑为
A. 低钾血症
B. 低钙血症

C. 低磷血症
D. 低钠血症
E. 低镁血症

## 三 A3/A4 型题

（1~4 题共用题干）

患者，男性，32 岁。体重 60kg，因患肠梗阻 3 天入院。有尿少、食欲缺乏、恶心、乏力症状。查体：脉搏 105 次/分，血压 90/60mmHg，舌干燥，皮肤弹性差，眼窝凹陷。尿比重 1.013，血清 $Na^+$ 135mmol/L。

1. 该患者可考虑为
   A. 等渗性脱水
   B. 低渗性脱水
   C. 高渗性脱水
   D. 原发性脱水
   E. 真性脱水
2. 最好采用何种液体进行纠正
   A. 林格液
   B. 平衡盐溶液
   C. 5%葡萄糖氯化钠溶液
   D. 5%葡萄糖溶液
   E. 10%葡萄糖溶液
3. 除补给生理需要量外，大约应给予多少液体才能纠正
   A. 1500ml
   B. 2000ml
   C. 3000ml
   D. 3500ml
   E. 4000ml
4. 该患者如单纯用生理盐水补充，将会出现
   A. 急性水中毒
   B. 慢性水中毒
   C. 病情缓解
   D. 高氯血症
   E. 低钾血症

（5~6 题共用题干）

患者，女性，52 岁。腹痛、呕吐、停止排气排便 7 天，尿量 400ml/d。查体：皮肤干燥，眼窝凹陷，腹部膨隆。血白细胞 $12\times10^9$/L，血清钾 3.2mmol/L，血清钠 136mmol/L，血清氯 100mmol/L。

5. 除给予肠梗阻治疗外，还应给予的治疗是
   A. 纠正低钾血症
   B. 纠正高钾血症
   C. 纠正低钠血症
   D. 纠正高钠血症
   E. 纠正高氯血症
6. 在纠正电解质紊乱的同时还要治疗

A. 低渗性脱水
B. 等渗性脱水
C. 高渗性脱水
D. 水过多
E. 以上均是

（7～12 题共用题干）

患者，女性，42 岁。体重 60kg，因幽门梗阻 5 天入院。实验室检查：血清钠 128mmol/L。

7. 患者水和钠代谢紊乱属于
A. 等渗性脱水
B. 低渗性脱水
C. 高渗性脱水
D. 水中毒
E. 高钾血症

8. 患者缺钠的程度属于
A. 轻度缺钠
B. 中度缺钠
C. 重度缺钠
D. 轻至中度缺钠
E. 中至重度缺钠

9. 患者按补钠公式计算，当天补钠总量应是
A. 100g
B. 120g
C. 150g
D. 210g
E. 420g

10. 患者在补钠治疗时，最高可输入的氯化钠浓度为
A. 0.9%
B. 2%
C. 3%
D. 5%
E. 10%

11. 患者的首日补钠量应控制在
A. 累计损失量的 1/3～1/2
B. 当日生理需要量
C. 累计损失量的 1/2～2/3
D. 累计损失量的 1/2，并加上当日生理需要量
E. 累计损失量的 1/3～1/2，并加上当日生理需要量

12. 患者在补钠时，血钠上升速度最高为
A. 10mmol/L
B. 12mmol/L
C. 13mmol/L
D. 14mmol/L
E. 15mmol/L

（13～15 题共用题干）

口咽食管疾病患者，女性，45 岁。因未补充水分已有 3 天，出现明显口渴、尿少、唇干舌燥、皮肤弹性差等症状。尿常规：尿比重 1.040；血清钠>150mmol/L。

13. 当前患者诊断为

A. 低渗性脱水
B. 等渗性脱水
C. 高渗性脱水
D. 高钾血症
E. 低钾血症

14. 患者体重为 60kg，实际缺失的水量最少为

A. 2000ml
B. 2400ml
C. 3000ml
D. 3600ml
E. 4000ml

15. 具体在补液时，这部分液体第 1 天给

A. 800ml
B. 1000ml
C. 1200ml
D. 2500ml
E. 4000ml

（16~18 题共用题干）

患者，男性，21 岁。反复呕吐 15 天，入院就诊时全身乏力。

16. 对患者进行病史询问时，各项脱水所共有的症状为

A. 口渴
B. 尿少
C. 呕吐
D. 烦躁
E. 手足麻木

17. 对脱水类型鉴别诊断价值最小的检查项目为

A. 血尿素氮（BUN）测定
B. 尿比重测定
C. 尿 $Na^+$测定
D. 血气分析
E. 血清 $Na^+$测定

18. 在补液时，当尿量尚未监测时不应补充

A. 0.9%氯化钠
B. 5%葡萄糖
C. 10%葡萄糖酸钙
D. 10%氯化钾
E. 血浆清蛋白

（19~22 题共用题干）

患者，男性，62 岁。腹痛、呕吐、停止排气排便 2 天。查体：腹部膨隆，肠鸣音亢进。血白细胞 $12\times10^9$/L，血清钾 3.2mmol/L，血清钠 136mmol/L，血清氯 99mmol/L。

19. 患者的电解质紊乱为

A. 低钠血症
B. 高钾血症
C. 低钾血症
D. 低氯血症

E. 高钠血症

20. 患者心电图检查可能出现的异常是

A. 高尖 T 波
B. QT 间期缩短
C. T 波变宽
D. T 波倒置
E. ST 段抬高

21. 对此电解质紊乱的治疗是

A. 利尿
B. 补钾
C. 给予低渗盐溶液
D. 给予高张盐溶液
E. 给予等渗盐溶液

22. 该患者在纠正电解质紊乱时要保证

A. 尿量小于 5ml/h
B. 尿量大于 5ml/h
C. 尿量大于 10ml/h
D. 尿量大于 20ml/h
E. 尿量大于 40ml/h

（23～26 题共用题干）

患者，女性，44 岁。因腹痛、呕吐、停止排气排便 2 天就诊。尿量 600ml/d。查体：血压 100/70mmHg，皮肤干燥，眼窝凹陷，腹部膨隆，肠鸣音亢进。血白细胞 $12\times10^9$/L，血清钾 3.7mmol/L，血清钠 128mmol/L，血清氯 101mmol/L。

23. 患者存在下列哪种体液代谢失调

A. 等渗性脱水
B. 低渗性脱水
C. 水中毒
D. 高渗性脱水
E. 以上都不是

24. 诊断的主要依据是

A. 尿量 600ml/d
B. 停止排气排便
C. 血清钾 3.7mmol/L
D. 血清氯 101mmol/L
E. 血清钠 128mmol/L

25. 纠正此水、电解质紊乱的正确方法是

A. 给予甘露醇
B. 补充 5%氯化钠盐水
C. 补充 0.45%氯化钠盐水
D. 给予呋塞米
E. 给予高渗葡萄糖溶液

26. 患者经治疗后症状、体征改善，观察尿量及复查血生化，下列指标不正常的是

A. 血清氯 115mmol/L
B. 尿量 50ml/h
C. 血白细胞 $9.8\times10^9$/L
D. 血清钠 135mmol/L
E. 血清钾 3.6mmol/L

（27~29 题共用题干）

患者，男性，25 岁。因绞窄性肠梗阻行小肠切除术，术后 4 天仍恶心、呕吐，倦怠、乏力，无明显腹痛。查体：血压 110/90mmHg，脉搏 100 次/分，体温 38℃；全腹膨隆，无肠型、压痛和肠鸣音。血白细胞 $8.5\times10^9$/L，血清钠 140mmol/L，血清钾 3mmol/L，动脉血 pH 7.30，腹部透视可见 4~6 个气液平面。临床诊断为术后肠麻痹。

27. 发病诱因可能是
    A. 腹膜炎
    B. 手术创伤反应
    C. 肠粘连
    D. 低钾血症
    E. 代谢性酸中毒，低血钾
28. 该患者心电图可能会有的改变是
    A. QT 间期缩短
    B. T 波高而尖
    C. PR 间期延长
    D. QRS 波增宽
    E. T 波低宽，ST 段降低
29. 患者的治疗重点是
    A. 胃肠减压
    B. 大量抗生素
    C. 手术解除肠粘连
    D. 纠正碱中毒，静脉滴注氯化钾
    E. 纠正酸中毒，静脉滴注氯化钾

（30~33 题共用题干）

患者，男性，51 岁。高热 2 天未能进食，自述口渴、口干、乏力、尿少色黄。查体：有脱水征，尿比重 1.028，血清钠浓度为 156mmol/L。

30. 该患者可诊断为
    A. 高渗性脱水轻度脱水
    B. 高渗性脱水中度脱水
    C. 高渗性脱水重度脱水
    D. 低渗性脱水
    E. 等渗性脱水
31. 该患者的脱水量占体重的
    A. 2%以下
    B. 2%~4%
    C. 4%~6%
    D. 6%~8%
    E. 8%以上
32. 该患者治疗首先应给予
    A. 3%~5%的高张盐水
    B. 5%碳酸氢钠溶液
    C. 5%葡萄糖溶液
    D. 葡萄糖氯化钠溶液
    E. 平衡液
33. 补液同时应注意监测血钠水平，并在血清钠恢复正常水平后适当补钠，尿量（　　）后

应同时补钾

A. ≥20ml
B. ≥30ml
C. ≥40ml
D. ≥50ml
E. ≥60ml

（34~36 题共用题干）

患者，男性，40 岁。急性肠梗阻 2 天，呕吐频繁、乏力、口渴、尿少、口唇干燥、眼窝下陷、皮肤弹性差，脉搏 116 次/分。化验：血红蛋白 163g/L，血细胞比容 55%，血清钠 140mmol/L，血清钾 3mmol/L。

34. 该患者可能发生了
A. 低渗性脱水，低钾血症
B. 高渗性脱水，高钾血症
C. 等渗性脱水，低钾血症
D. 高渗性脱水，低钾血症
E. 等渗性脱水，高钾血症

35. 治疗措施是
A. 快速输入高渗葡萄糖溶液
B. 吸氧
C. 静脉滴注 5%碳酸氢钠溶液
D. 静脉滴注升压药
E. 快速输入等渗电解质溶液、胶体液

36. 低钾血症的症状主要是
A. 口渴
B. 肌无力
C. 尿少
D. 头晕
E. 以上都不对

## 四 B 型题

（1~3 题共用备选答案）
A. 低渗性脱水
B. 等渗性脱水
C. 高渗性脱水
D. 低钾血症
E. 高钾血症

1. 肠外瘘致急性大量消化液丧失后，脉搏快而弱，血压下降考虑为
2. 管饲高浓度要素饮食或氨基酸型营养液可导致
3. 消化道液体长期慢性丢失易引起

（4~5 题共用备选答案）
A. 低钾血症
B. 高钾血症
C. 高镁血症
D. 高血钾伴肾功能不全

E. 低血钙伴肾功能不全

4. 10%氯化钙 20~30ml 加入 5%葡萄糖注射液中静脉滴注，此治疗方案适用于

5. 10%葡萄糖酸钙 100ml+11.2%乳酸钠 50ml+25%葡萄糖 400ml+胰岛素 20U，持续静脉缓慢滴注 24 小时。此方案适用于

（6~8 题共用备选答案）

A. 细胞外液渗透压正常

B. 细胞外液高渗，细胞水肿

C. 细胞外液低渗，细胞水肿

D. 细胞外液高渗，细胞内脱水

E. 细胞外液低渗，细胞内脱水

6. 低渗性脱水的体液变化特点是

7. 等渗性脱水的体液变化特点是

8. 高渗性脱水的体液变化特点是

（9~10 题共用备选答案）

A. 水中毒

B. 高渗性脱水

C. 等渗性脱水

D. 低钾血症

E. 高钾血症

9. 食管癌患者，吞咽困难 3 个月，无法进食，该患者为

10. 急性低位肠梗阻患者，少尿，不口渴，血压 100/60mmHg，心率 110 次/分，该患者为

（11~12 题共用备选答案）

A. 低钾血症

B. 高钾血症

C. 高钙血症

D. 低渗性脱水

E. 高渗性脱水

11. 患者，男性，45 岁。四肢乏力、腹胀，口渴不明显，2 周来进食少。心电图监护提示：早期出现 T 波降低，随后出现 ST 段降低，QT 间期延长。最可能的诊断为

12. 患者，女性，67 岁。吞咽困难 1 个月，3 周来乏力，伴有重度口渴，近 3 天尿量少。查体：唇舌干燥、眼窝凹陷、皮肤弹性差；实验室检查：血清钠 153mmol/L，测尿比重为 1.025。最可能的诊断为

（13~14 题共用备选答案）

A. 细胞内液量的改变

B. 细胞外液量的改变

C. 体液量的改变

D. 渗透压保持恒定

E. 渗透压发生改变

13. 容量失调仅引起
14. 浓度失调可导致

（15～17题共用备选答案）

A. 低于100mmol/L
B. 低于120mmol/L
C. 120～130mmol/L
D. 130～135mmol/L
E. 135～140mmol/L

15. 低渗性脱水轻度缺钠时，血清钠为
16. 低渗性脱水中度缺钠时，血清钠为
17. 低渗性脱水重度缺钠时，血清钠为

## 五 X型题

1. 高渗性脱水补充水分可使用
   A. 生理盐水
   B. 等渗盐水
   C. 5%葡萄糖注射液
   D. 0.45%氯化钠注射液
   E. 复方氯化钠溶液
2. 高钾血症的心电图改变包括
   A. T波高尖
   B. QRS波增宽
   C. 出现U波
   D. QT间期延长
   E. P波消失
3. 高钾血症的早期心电图表现为
   A. QRS波增宽
   B. P波下降
   C. QT间期延长
   D. ST段降低
   E. T波高尖
4. 等渗性脱水的处理原则为
   A. 消除原发病因
   B. 防止或减少水和钠的继续丧失
   C. 防止血液浓缩
   D. 补充血清氯
   E. 补充等渗液体、平衡盐溶液或生理盐水
5. 高钾血症患者的血清钾>8.0mmol/L时，心电图改变可有
   A. P波上升
   B. PR间期延长
   C. QRS波增宽
   D. QT间期延长
   E. 高而尖的T波
6. 患者，男性，40岁。因等渗性脱水、低钾血症经快速大量补液、补钾后，全身感觉异常及心律失常。查体：血压90/60mmHg，脉搏50次/分，神志淡漠。ECG示T波高尖。其

紧急治疗措施包括

A. 给予镁剂

B. 静脉输入 5%碳酸氢钠溶液

C. 停止所有钾盐的摄入

D. 静脉注射 10%葡萄糖酸钙溶液

E. 静脉补充高渗糖溶液和胰岛素

7. 下列哪些情况可引起高钾血症

A. 瘢痕性幽门梗阻

B. 大面积软组织挫伤

C. 横纹肌溶解

D. 酸中毒

E. 大面积烧伤

8. 肾功能不全患者发生高钾血症时，正确的治疗措施是

A. 11.2%乳酸钠溶液 50ml

B. 10%葡萄糖酸钙 100ml

C. 25%葡萄糖溶液 400ml

D. 加入胰岛素 20U

E. 8 小时内缓慢静脉滴注

9. 轻度缺钠低渗性脱水的临床表现为

A. 有口渴感

B. 乏力、头晕、手足麻木

C. 尿量正常或稍多

D. 尿钠、尿氯减少

E. 尿比重低

10. 对脱水患者做每天输液计划时应包括的内容有

A. 脱水量（失衡量）

B. 每日生理需要量

C. 1/2 额外丢失量

D. 额外丢失量

E. 失衡量的 1/2

11. 等渗性脱水体内水分缺乏或丧失时，不出现

A. 细胞外液血浆容量迅速减少

B. 醛固酮分泌增加

C. 细胞外液肾脏血流量减少

D. 细胞外液中渗透压的变化

E. 细胞外液中钠离子浓度的变化

12. 当等渗性脱水患者的体液在短期内迅速丢失达体重的 5%，即丧失细胞外液总量的 25%时，可出现的临床表现有

A. 脉搏快而弱

B. 肢端湿冷

C. 血压上升

D. 休克

E. 血压下降

13. 用 5%碳酸氢钠溶液治疗高钾血症的原因为

A. 增加血容量以稀释血钾浓度

B. 促使 $K^+$移入细胞内

C. 碱化尿液，使 $K^+$从尿中排出增多

D. $Na^+$可对抗 $K^+$的心肌毒性作用

E. 有助于酸中毒的纠正

14. 关于低钾血症静脉补钾的叙述，正确的有

A. 外周静脉输液钾浓度宜≤0.3%
B. 中心静脉输液钾浓度可酌情增高
C. 注意保持尿量≥30ml/h
D. 尽量避免输注葡萄糖及碱性液体
E. 严重低钾血症补充氯化钾溶液的速度应>1.5g/h（20mmol/h）

15. 低钾血症的心电图表现为
A. T波降低或倒置
B. T波高耸且单相
C. ST段降低
D. QT间期延长
E. U波出现

16. 高钾血症的治疗原则应包括
A. 积极治疗原发病
B. 立即停止钾盐（包括药物及食物）的摄入
C. 降低血钾
D. 紧急对抗心律失常
E. 上述都不是

17. 等渗性脱水又可称为
A. 混合性脱水
B. 急性脱水
C. 原发性脱水
D. 继发性脱水
E. 重度脱水

18. 低钾血症可见于
A. 长期不能进食者
B. 严重呕吐患者
C. 急性肾衰竭少尿期患者
D. 肾小管酸中毒患者
E. 使用排钾性利尿药者

## 六 案例分析题

（1~7题共用题干）

患者，男性，63岁。食管癌术后1年，近来出现消瘦，进食困难，四肢软弱无力，恶心，腹胀，来院检查。

1. 血生化检查发现血钾3.0mmol/L，血钠129mmol/L，患者存在下列哪种电解质紊乱
A. 低钾血症
B. 高钾血症
C. 低钠血症
D. 高钠血症
E. 低钾血症和低钠血症

2. 患者应采取的治疗措施为
A. 进行补钾治疗
B. 进行血液透析治疗
C. 进行补钠治疗
D. 在补钠的同时进行补钾治疗
E. 进行输血治疗

3. 进行补钾治疗时，下列措施正确的是
A. 常需3~5天的治疗
B. 输入钾量应控制在20mmol/h以下

C. 氯化钾浓度≤0.3%
D. 尿量≥40ml/h，再静脉补钾
E. 严重缺钾，应快速、高浓度补钾

4. 该患者的心电图会出现的变化有
A. ST 段降低
B. T 波高尖
C. 出现 U 波
D. QT 间期延长
E. ST 段降低

5. 下列叙述中，符合该患者临床表现的是
A. 肌无力
B. 反常性酸性尿
C. 心肌兴奋性增强
D. 肠鸣音活跃
E. 腱反射减退

6. 补钾过程中，下列不正确的是
A. 动态监测血钾水平
B. 动态心电图检查
C. 尿量超过 20ml/h 可补钾
D. 首选 10%氯化钾溶液
E. 必要时每天补钾 150mmol/L

7. 患者补钾过程中出现高钾血症，发生心律失常，治疗时应首先应用
A. 阳离子交换树脂
B. 输注 25%葡萄糖溶液
C. 5%碳酸氢钠 100ml 静脉滴注
D. 11.2%乳酸钠 50ml 静脉滴注
E. 10%葡萄糖酸钙 20ml 缓慢静脉注射

（8～11 题共用题干）

患者，男性，54 岁。体重 54kg，上腹胀痛伴呕吐 4 天，呕吐物为隔日所进食物，量约每次 1200ml。查体：血压 105/60mmHg，皮肤干燥，眼球下陷，上腹部隆起，可见胃型和胃蠕动波，Chvostek 征阳性。血清钠 128mmol/L。

8. 患者目前存在的水代谢紊乱是
A. 轻度等渗性脱水
B. 中度等渗性脱水
C. 重度等渗性脱水
D. 轻度低渗性脱水
E. 中度低渗性脱水
F. 重度低渗性脱水
G. 轻度高渗性脱水
H. 中度高渗性脱水
I. 重度高渗性脱水

9. 目前最可能合并的电解质与酸碱平衡紊乱是
A. 低钾低氯性碱中毒，低钠血症
B. 低钾高氯性碱中毒，低钙血症
C. 低钾高氯性酸中毒，高钙血症
D. 高钾低氯性碱中毒，低钙血症
E. 高钾低氯性碱中毒，高钙血症
F. 高钾低氯性酸中毒，高钙血症

10. 造成上述水电解质紊乱最可能的原因是

A. 急性胃肠炎 B. 闭袢性结肠梗阻
C. 麻痹性肠梗阻 D. 上消化道大出血
E. 机械性幽门梗阻 F. 完全性低位小肠梗阻

11. 为纠正目前患者的脱水，应该遵循的治疗原则包括
A. 积极治疗原发病 B. 输注速度先慢后快
C. 补液总量力争1次完成 D. 每天补充生理需要量9g
E. 静脉补充含盐溶液或高渗盐水 F. 治疗当天给予计算量的1/2
G. 可根据以下公式计算补钠量，即（142-128）×54×0.6

（12~13题共用题干）

患者，男性，50岁。患食管癌导致进行性吞咽困难、无法进食4天。

12. 患者自觉极度口渴、唇舌干燥。查体：眼窝下陷、皮肤失去弹性。此时患者的初步诊断为
A. 轻度等渗性脱水 B. 中度等渗性脱水
C. 重度等渗性脱水 D. 轻度低渗性脱水
E. 中度低渗性脱水 F. 重度低渗性脱水
G. 轻度高渗性脱水 H. 中度高渗性脱水
I. 重度高渗性脱水

13. 患者的治疗措施中正确的是
A. 血钠水平应在48~72小时内逐渐恢复正常 B. 给予0.45%的氯化钠溶液静脉滴注
C. 给予5%的葡萄糖溶液静脉滴注 D. 给予0.9%的氯化钠溶液静脉滴注
E. 补液量中应包括每天的生理需要量1000ml

## 参考答案与解析

### 一、A1型题

1. B【解析】失血性休克及感染性休克致急性循环衰竭、组织缺氧、使丙酮酸及乳酸大量产生，发生乳酸性酸中毒。

2. B【解析】低钾性碱中毒最常见的原因是酸性胃液丧失过多。如胃手术后需持续胃肠减压至胃肠功能恢复，胃液丢失使大量的$H^+$失去，肠液中的$HCO_3^-$便不能被来自胃液的盐酸所中和，因此$HCO_3^-$被重吸收，使血中$HCO_3^-$增高。胃液丧失的同时也失去了$Na^+$、$Cl^-$和细胞外液，而使$HCO_3^-$在肾小管内的再吸收增加。在代偿$Na^+$、$Cl^-$和水丧失的过程中，$K^+$和

$Na^+$的交换及$H^+$和$Na^+$的交换增加，使$H^+$和$K^+$丧失过多，而引起低钾性碱中毒。

3. D【解析】外科患者常见的体液失调类型有等渗性脱水、高渗性脱水和低渗性脱水3种。其中，等渗性脱水为最常见的脱水，任何等渗液大量丢失所造成的脱水在短期内均属于等渗性脱水。

4. E【解析】$Cl^-$大量丧失后，细胞外液中的$Cl^-$减少，血浆中$HCO_3^-$相应增多，导致低氯性碱中毒。等渗盐水的$Cl^-$含量比血清中的$Cl^-$含量高，输入等渗盐水后，$Cl^-$增多，可纠正低氯性碱中毒。

5. E【解析】高钾血症的治疗原则：①积极治疗原发病。②立即停止钾盐（包括药物及食物）的摄入。③降低血钾。a. 促进钾进入细胞内：高渗（25%）葡萄糖溶液+胰岛素（3~4g 葡萄糖：1U 胰岛素）；b. 升高血 pH：5% $NaHCO_3$溶液 150~250ml 静脉滴注；c. 清除细胞外液中钾离子：阳离子交换树脂口服或保留灌肠，40g，3~4 次/天，配合20%甘露醇或山梨醇导泻；血液透析或腹膜透析。④紧急对抗心律失常。a. 10%氯化钙 20~30ml 加入5%葡萄糖注射液中静脉滴注；b. 10%葡萄糖酸钙 20ml 静脉缓推，必要时重复；c. 紧急状态下氯化钙效果优于葡萄糖酸钙，但应注意静脉滴注，切忌直接静脉注射。

6. D【解析】高渗性脱水是指细胞外液水分和钠离子同时损失，且水的丢失比例高于钠离子的丢失。细胞外液因钠离子浓度的升高而导致渗透压升高，因此患者常有明显的口渴感。但由于细胞外液高渗，细胞内水分向细胞外转移，容易造成细胞膜及细胞器皱缩损伤，功能障碍。高渗性脱水的临床分度如下。①轻度脱水：口渴为主，无其他症状。脱水量占体重的2%~4%。②中度脱水：表现为极度口渴、乏力、眼窝明显凹陷、唇舌干燥、皮肤弹性差、心率加快、尿少、尿比重增加（>1.025）。脱水量占体重的4%~6%。③重度脱水：除有上述症状外，可出现烦躁、谵妄、昏迷等脑功能障碍症状，血压下降乃至休克，少尿乃至无尿，以及氮质血症等。脱水量占体重的6%以上。

7. A【解析】机体主要通过肾脏来维持体液的平衡，保持内环境稳定。肾的调节功能受神经和内分泌反应的影响。一般先通过下丘脑-垂体后叶-抗利尿激素系统来恢复和维持体液的正常渗透压，然后通过肾素-醛固酮系统来恢复和维持血容量。

8. B【解析】等渗盐水的$Cl^-$含量比血清的$Cl^-$含量高，在等渗性脱水患者重度脱水或休克状态下，肾血流量减少，影响排氯功能，若从静脉大量输入等渗盐水，有导致血$Cl^-$过高，引起高氯性酸中毒的危险。

9. B【解析】高渗性脱水时，失水大于失钠，血清钠高于正常，细胞外液渗透压升高，高渗状态刺激口渴中枢，患者首先感觉口渴、口干，因此口渴、口干是高渗性脱水最典型的早期症状，随后才出现眼窝凹陷，皮肤弹性差，尿少、尿比重增加，体重减轻的症状。

10. E【解析】低钾血症的临床特点如下。①肌无力：首先见于四肢，伴腱反射减弱或消失，发展可累及躯干，影响呼吸及吞咽。②胃肠道受累：引起腹胀、肠麻痹、口苦、恶心。③心肌兴奋性增强，传导异常：引起心悸、（室性）心律失常、室颤。④代谢性碱中毒：由于肾小管排 $K^+$减少 $H^+$增多，引起反常性酸性尿。根据第④点可知，选项 E 错误。

11. C【解析】高钾血症的检查如下。①实验室检查：血清钾>5. 5mmol/L 即可确诊。②心电图检查：心电图早期改变为 T 波高尖，P 波下降；当血清钾>8. 0mmol/L 时，P 波消失，QRS 波增宽，QT 间期延长，严重时出现房室传导阻滞、心室颤动。

12. A【解析】低钾血症患者补钾常用的氯化钾溶液有 10%和 15%两种，均不能直接应用，须稀释成 0. 2%~0. 3%溶液静脉滴注。含钾溶液不可静脉推注，注入速度过快可发生心肌抑制而死亡。低钾血症患者补钾最正确的配液是 10%氯化钾 10ml+10%葡萄糖溶液 500ml。

13. D【解析】低钾血症的病因如下。①钾摄入不足：长期禁食，饥饿，静脉输液补钾不够。②钾丢失或排出过多：a. 长期大量呕吐、腹泻、胃肠引流、肠瘘等消化道失钾；b. 使用排钾性利尿药、急性肾衰竭多尿期、肾小管酸中毒等经肾脏失钾；c. 原发性或继发性醛固酮增多症和皮质醇增多等产生利尿作用，尿钾排出过多。③钾在体内分布异常：高糖和胰岛素及血 pH 升高，使钾离子移向细胞内，血钾下降。选项 D“急性肾衰竭少尿期”会引起高钾血症，而不是低钾血症，故选项 D 符合题意。

14. B【解析】低钾血症的实验室检查：①血清钾<3. 5mmol/L 即可确诊。②血气 pH 升高，碱剩余（BE）增加，$CO_2CP$ 升高，尿 pH 呈酸性。③尿钾<20mmol/L 多提示胃肠道失钾，尿钾>20mmol/L 多提示肾脏失钾。根据第②点可知，选项 B 错误。

15. A【解析】高渗性脱水时细胞外液高渗，细胞内水分向细胞外转移，所以细胞外液的失水小于细胞内液的失水。所以选项 A 错误。

16. B【解析】电解质在细胞内液和细胞外液中的分布有显著不同，细胞内液阳离子以钾离子（$K^+$）为主，阴离子有蛋白质、磷酸氢根离子（$HPO_4^{2-}$）等；细胞外液阳离子以钠离子（$Na^+$）为主，阴离子有氯离子（$Cl^-$）和碳酸氢根离子（$HCO_3^-$）等，其中 $Cl^-$是最重要的。$Cl^-$和 $HCO_3^-$二者除保持体液的张力外，对维持酸碱平衡有重要作用。所以选项 B 正确。

17. E【解析】低钠血症的细胞外液量减少较显著，有效循环血量下降，脉搏快而弱，引起直立性低血压。

18. C【解析】等渗性脱水补钾时待尿量恢复≥40ml/h 后应适时补钾。如果尿量少，补钾后可以造成细胞外液血钾浓度升高。

19. A【解析】高钾血症患者应立即停止钾盐（包括药物及食物）的摄入。积极治疗原发病恢复肾脏功能，采取血液透析或腹膜透析降低血钾，紧急对抗心律失常。

20. C【解析】高渗性脱水应补充水分，以等渗或低渗溶液为主，如 5%葡萄糖注射液或 0. 45%氯化钠注射液。

21. E【解析】静脉补钾应注意以下事项。①尿量：尿量要在 40ml/h 以上。②浓度：氯化钾浓度一般不超过 0. 3%，即 10%的葡萄糖溶液 1000ml 加入氯化钾不能超过 30ml。浓度过高对静脉刺激大，引起疼痛；浓度过高还可抑制心肌，导致心搏骤停。特别注意绝对禁止直接静脉注射。③速度：不可过快，成人静脉滴注不超过 60 滴/分。④总量：每天补钾要准确计算，对一般禁食患者无其他额外损失时，10%氯化钾 30～60ml 为宜。严重缺钾者，不宜超过 8g/d。

22. D【解析】等渗性脱水多发生于胃肠道消化液急性丢失，如大量呕吐、腹泻、肠瘘等。

23. A【解析】低钠血症的早期症状为软弱乏力、恶心、呕吐、头痛、思睡、肌痛性痉挛、神经精神症状和可逆性共济失调等。低钠血症中，血 $K^+$低，可引起应激性减退，故软弱无力为最早表现。

24. A【解析】患者出现严重腹泻时，$HCO_3^-$丢失过多，从而引起代谢性酸中毒。

25. A【解析】血浆中的阳离子是 $Na^+$，$K^+$，$Ca^{2+}$，$Mg^{2+}$，其中以 $Na^+$含量最高，占阳离子总量的 90%以上，对维持细胞外液的渗透压、体液的分布和转移起着决定性作用，其他的阳离子含量虽少但却有特殊的生理功能。$Cl^-$是细胞外液中最重要的阴离子。

26. E【解析】等渗性脱水中，由于水、钠的急性丢失，造成细胞外液（包括血浆容量）的迅速减少、肾脏血流量减少，引起肾素-醛固酮系统兴奋，醛固酮分泌增加，导致肾远曲小管对钠的重吸收增加，伴随水的重吸收增加，使细胞外液量代偿性增加。因血浆渗透压变化不大，初期细胞内液容量变化不大。但当细胞外液大量丢失时，细胞内液逐渐转移到细胞外，以维持血容量，以致引起细胞内脱水；同时，细胞外液容量明显减少导致循环血量降低可引起血压下降、休克乃至急性肾衰竭。

27. D【解析】高渗性脱水的基本病理生理改变是细胞外液呈高渗状态，细胞内水分向细胞外转移，不易发生细胞内水肿，所以选项 A 是错误的。高渗性脱水可导致如下结果：①下丘脑口渴中枢受刺激，患者出现口渴感。②刺激下丘脑及神经垂体分泌和释放血管升压素（抗利尿激素），使肾小管对水的再吸收增加、尿量减少、尿比重增加。③细胞内液中的水分转移至细胞外，造成细胞内脱水，脑细胞脱水可引起脑功能障碍。所以选项 E 是错误的。低渗性脱水细胞外液因钠离子浓度降低而导致渗透压下降，因此患者往往脱水也没有明显的渴感，所以选项 C 是错误的。低渗性脱水若细胞外液低渗状态得不到纠正，则细胞外液向细胞内转移，使细胞外液容量进一步减少。当细胞外液容量减少至一定程度时，导致循环血量减少，因此，患者易出现休克（低钠性休克），所以选项 B 是错误的。等渗性脱水因血浆渗透压变化不大，初期细胞内液容量变化不大。但当细胞外液大量丢失时，细胞内液逐渐转移到细胞外，以维持血容量，引起细胞内脱水。所以选项 D 是正确的。

28. B【解析】参见 A1 型题第 5 题解析。

29. D【解析】平衡盐溶液是指溶液中电解质含量与血浆内含量相仿的盐溶液。常用的平衡盐溶液有乳酸钠和复方氯化钠溶液（1.9%乳酸钠溶液 1/3 加复方氯化钠溶液 2/3）与碳酸氢钠和等渗盐水溶液（1.25%碳酸氢钠溶液 1/3 和等渗盐水溶液 2/3）2 种。

30. C【解析】纠正低氯、低钾性碱中毒时，补充钾盐时应该在尿量恢复到 40ml/h 以上后再适时补钾。

31. D【解析】急性肾衰竭患者少尿期或无尿期高钾血症最为严重，可引起室颤和心搏骤停，需紧急处理。

32. E【解析】重度低钠血症可选用高渗盐水（3%~5%）并结合胶体溶液，迅速恢复机体有效循环血量。所以选项 A 错误。低钙血症的治疗，应纠治原发疾病，同时用 10% 葡萄糖酸钙 10~20ml 或 5%氯化钙 10ml 行静脉注射，以缓解症状。所以选项 B 错误。纠正呼吸性酸中毒的主要措施是补充 THAM（三羟甲基氨基甲烷：剂量为 2ml/kg，静脉滴注。此药可同时中和细胞外液和细胞内液的酸。优点是既能治疗代谢性酸中毒，又能治疗呼吸性酸中毒。缺点是有抑制呼吸，引起低血压、低血糖和低血钙的副作用。因此不能大剂量快速输入），主要是解决通气问题，去除呼吸道梗阻及其他妨碍气体交换的因素，改善通气功能。所以选项 C 错误。5%$NaHCO_3$溶液为高渗性，过快输入可致高钠血症，使血渗透压升高，应注意避免。所以选项 D 错误。对静脉补钾疗效不好，低钾血症难以完全纠正时，应考虑有低镁血症，检查血镁浓度。在缺镁情况下，低钾血症难以纠正，补镁后，血钾很快恢复正常水平。所以选项 E 正确。

33. E【解析】同时存在水、电解质和酸碱平衡失衡时，首先应调节体液容量不足。容量不足会导致休克，危及生命。

34. A【解析】发生等渗性脱水时，水和钠成比例地丧失，细胞外液减少，细胞内液量变化不大，血液浓缩表现明显。

35. D【解析】代谢性酸中毒纠正后，部分 $K^+$进入细胞内，还有一部分经肾排出，易引起低钾血症或使原已存在的低血钾加重。所以代谢性酸中毒虽可引起血钾增高，但在纠正酸中毒后还需及时补钾。

36. C【解析】人体水、电解质平衡受神经和体液的调节，这种调节主要通过神经、激素控制水的摄入量和肾的排出量完成。人体对水和电解质的调节机制中，最主要的是抗利尿激素（ADH）。当细胞外液渗透压升高时，刺激下丘脑视上核渗透压感受器，使 ADH 分泌增加；当血容量下降时，对容量感受器刺激减弱，使 ADH 分泌增加。

37. B【解析】肾小管存在 $Na^+$-$H^+$交换和 $Na^+$-$K^+$交换，两者竞争性抑制。低钾血症时机体为了减少 $K^+$的流失，$Na^+$-$K^+$交换减弱，故 $Na^+$-$H^+$交换增强，$H^+$排出增多，体内 $HCO_3^-$相对增多，故出现代谢性碱中毒，但尿呈酸性。

38. A【解析】口渴、思饮是人体调节水容量的简便方式。当血浆渗透压增高，位于视上神经核与室旁核的渗透压感受器受到刺激，即兴奋传导向大脑皮层而产生口渴，常出现于尿与皮肤改变之前，是血浆渗透压增高的重要指标。同时，对人体内脱水和缺钠的鉴别诊断很有意义。

39. D【解析】大量应用噻嗪类、依他尼酸等排钠性利尿药，未注意补钠可引起低渗性脱水。腹泻、大量呕吐、急性腹膜炎、大面积烧伤均可引起等渗性脱水。

40. C【解析】血清钾<3.5mmol/L 即可确诊为低钾血症，血清钠浓度为 120～130mmol/L 可诊断为中度缺钠，所以根据题干可诊断为低血钾中度缺钠。

41. E【解析】重度低钠血症伴有周围循环衰竭时，应首先补足血容量，可快速补给胶体液和晶体液，然后再缓慢输注高渗盐水，以纠正血钠过低。

42. E【解析】低渗性脱水又称为“慢性或继发性脱水”“低钠血症”，是指细胞外液水、钠离子同时丧失，但钠离子丢失的比例高于水分的丢失。

43. E【解析】钾是细胞内主要的阳离子，血清钾反映细胞外液的钾含量，可反映机体对钾调节的动态变化，但不反映体内钾的总量，所以选项 A 错误。低钾血症可引起代谢性碱中毒，由于肾小管排 $K^+$减少，$H^+$增多，引起反常性酸性尿，所以选项 B 错误。低钾血症的心电图表现为 T 波降低、变宽、双相或倒置，ST 段降低，QT 间期延长，出现 U 波，但并非每个患者都有心电图改变，故不应单凭心电图异常来诊断低钾血症，所以选项 C 错误。低钾血症最早的临床表现是肌无力，首先见于四肢，伴腱反射减弱或消失，发展可累及躯干，影响呼吸及吞咽，所以选项 D 错误。低钾血症患者心肌兴奋性增强，传导异常，可引起心悸、（室性）心律失常、室颤。所以选项 E 正确。

44. B【解析】急性肠梗阻患者大量呕吐，很快造成消化液和体液的大量急性丢失，而出现脉搏加快、血压下降等血容量不足的症状，是典型的等渗性脱水的表现。而低渗性脱水多为慢性继发性脱水。高渗性脱水最明显的症状是口渴。高钾血症常致心律缓慢或失常。低钾血症的最早表现为肌无力。

45. E【解析】等渗性脱水时，当体液在短期内迅速丢失达体重的 5%，即丧失细胞外液总量的 25%时，患者可出现脉搏快而弱、肢端湿冷、血压不稳或下降等血容量不足的表现；体液继续丢失达体重的 6%～7%时，即可休克。常伴有代谢性酸中毒，若患者大量丢失胃液，则可伴发低氯低钾性碱中毒。

46. E【解析】输入 25%的葡萄糖溶液 200ml，加胰岛素 12U，可促进钾离子进入细胞内，降低血钾。

47. C【解析】低渗性脱水的实验室检查结果如下。①尿检：尿 $Na^+$、$Cl^-$显著降低，尿比重<1.010。②血常规：血液浓缩，红细胞计数、血红蛋白、血细胞比容及血尿素氮（BUN）均升高。③血清钠及血浆晶体渗透压：血清钠<135mmol/L，血浆晶体渗透压降低，多低于 280mOsm/L。

48. E【解析】幽门梗阻引起持续呕吐，导致盐酸含量较高的胃液大量丧失，其中 $Cl^-$的丧失比 $Na^+$多，使血液中 $HCO_3^-$增高形成低氯性碱中毒。同时胃液中也丢失大量的 $K^+$，血浆中 $K^+$降低，促使细胞内 $K^+$外移 3 个，细胞外液中即有 2 个 $Na^+$和 1 个 $H^+$移入细胞内交换，造成细胞外液中 $H^+$减少。远曲肾小管细胞向尿液中排出过多的 $H^+$，$HCO_3^-$回收增加。结果形成低钾性细胞内酸中毒和细胞外碱中毒。

49. A【解析】参见 A1 型题第 37 题解析。

50. E【解析】生理盐水为等渗盐水，含 $Na^+$ 和 $Cl^-$ 各 154mmol/L，而血清 $Na^+$ 和 $Cl^-$ 含量分别为 142mmol/L 和 103mmol/L。正常人肾有保留 $HCO_3^-$ 排出 $Cl^-$ 的功能，故 $Cl^-$ 大量进入体内后不会引起高氯性酸中毒。但在重度脱水或休克状态下，肾血流减少，排氯功能受阻，从静脉大量输入等渗盐水，有 $Cl^-$ 过高致高氯性酸中毒的危险。

51. E【解析】参见 A1 型题第 5 题解析。

52. C【解析】等渗性脱水的血清钠水平正常，为 135～145mmol/L，血浆晶体渗透压正常。

53. C【解析】参见 A1 型题第 48 题解析。

54. B【解析】参见 A1 型题第 11 题解析。

55. A【解析】低渗性脱水在治疗过程中，最重要的措施是积极去除或控制原发疾病。

56. B【解析】等渗性脱水患者需要补充等渗液体、平衡盐溶液或生理盐水。最好采用平衡盐溶液进行纠正。平衡盐溶液的电解质含量和血浆相似，可以避免输入过多的 $Cl^-$，并对酸中毒的纠正有一定帮助。常用的平衡盐溶液为 1.25%碳酸氢钠 1/3 和等渗盐水 2/3。

57. C【解析】大量应用呋塞米利尿，未注意补钠可产生低渗性脱水。因在利尿同时排出大量钠盐，使电解质丧失多于失水所致，所以应选择 C。而 20%甘露醇溶液、50%葡萄糖溶液、25%山梨醇溶液均为高渗透性利尿药，排出水分比排出钠盐要多，长期大量使用有可能导致高渗性脱水，而不会产生低渗性脱水。

58. D【解析】低渗性脱水时，在血清钠尚未明显降低之前，机体开始代偿，表现为抗利尿激素的分泌减少，使水在肾小管内的再吸收减少，尿量排出增多，从而提高细胞外液的渗透压。水重吸收减少，则单位体积尿钠含量下降。

59. B【解析】抗利尿激素（ADH）分泌增加，ADH 作用于肾远曲小管和集合管上皮细胞，加强水分重吸收，减少尿量，从而降低细胞外液渗透压；肾素能催化血浆中的血管紧张素原转化为血管紧张素Ⅰ和血管紧张素Ⅱ，后者刺激肾上腺皮质分泌醛固酮，促进远曲小管和集合管对 $Na^+$ 的重吸收和 $K^+$、$H^+$ 的排泄，随着 $Na^+$ 再吸收的增加，水的再吸收也增多，使细胞外液量增加。

60. B【解析】临床上缺水和缺钠常同时存在，只是在比例上有所差别。根据两者缺失情况，可分为高渗性脱水、低渗性脱水和等渗性脱水，所以选项 A 错误。低渗性脱水时，若血容量减少刺激容量感受器致血管升压素分泌增加，使肾小管对水的重吸收增多，此时，由多尿转为少尿；同时，肾素-醛固酮系统被激活，使肾小管对钠重吸收增加，并伴有氯和水重吸收增加，故尿钠、氯含量减少，乃至缺如，故低渗性脱水时尿中可以不含钠，所以选项 B 正确。高渗性脱水的治疗应以补充水分为主，如等渗或低渗溶液（5%葡萄糖注射液或 0.45%氯化钠注射液），所以选项 C 错误。并不是所有原因的脱水都会使体重减轻，所以选项 D 错误。重度等渗性脱水大量补液时以平衡盐溶液为宜，尽快补充血容量，常用乳酸林格液，或乳酸钠和复方氯化钠溶液的混合液，所以选项 E 错误。

61. E【解析】低渗性脱水时，细胞外液渗透压降低，水分向细胞内转移，故细胞外液显著减少，细胞内液轻度减少。

62. C【解析】等渗性脱水的常见原因如下。①胃肠道消化液的急性丢失：如大量呕吐、腹泻、肠瘘等。②体腔或软组织内大量液体渗出：肠梗阻、急性腹膜或胸膜炎症、大面积烧伤、严重软组织感染（蜂窝织炎）。所以选项 C 正确。选项 A、D、E 可引起高渗性脱水，选项 B 可引起低渗性脱水。

63. A【解析】参见 A1 型题第 10 题解析。

64. D【解析】高钾血症的病因如下。①钾摄入过多：少见，多为医源性，见于补钾过量、输大量库血、应用大量含钾药物等。②钾排泄障碍：见于急、慢性肾衰竭，应用保钾利尿药。③钾分布异常：大面积软组织挫伤、横纹肌溶解，酸中毒等使细胞内钾释出。长期胃肠减压可引起低钾血症。

65. A【解析】少尿期患者可出现三高（高钾、高磷、高镁）和二低（低钠、低钙），其中高钾血症是少尿期的主要致死原因，也是引起急性肾衰竭患者死亡的最常见原因。

66. E【解析】低钾血症的治疗原则如下。①补充钾：一般尽量口服或经胃肠管饲补充。若胃肠不能利用或急危重者可静脉输液补钾。②静脉补钾：外周静脉输液钾浓度宜≤0.3%，中心静脉输液钾浓度可酌情增加，但即使是严重低钾血症，补充氯化钾溶液的速度亦应≤1.5g/h（20mmol/h）。③长期严重低钾血症：补钾，输液早期宜选用林格液或生理盐水，尽量避免输注葡萄糖及碱性液体，一般血清钾每上升 1mmol/L 需补钾约 200mmol。④必须坚持见尿补钾：注意保持尿量≥30ml/h。

67. D【解析】可选用 10%氯化钙 20～30ml 加入 5%葡萄糖注射液中静脉滴注紧急对抗高血钾引起心脏停搏等心律失常。

68. C【解析】参见 A1 型题第 10 题解析。

69. A【解析】血钾低于 3.5mmol/L 即可确诊为低钾血症。长期严重低钾血症的治疗参见 A1 型题第 66 题解析。

**二、A2 型题**

1. A【解析】长期大量呕吐可导致低钾血症。临床表现参见 A1 型题第 10 题解析。低钾血症的心电图表现为 T 波降低、变宽、双相或倒置，ST 段降低，QT 间期延长，出现 U 波。

2. B【解析】血清钾<3.5mmol/L 可确诊为低钾血症。低钾血症临床表现为代谢性碱中毒。代谢性碱中毒表现为 $HCO_3^-$↑，pH↑，$PaCO_2$正常。

3. D【解析】患者因长期腹泻未进食引起低渗性脱水。低渗性脱水临床表现为失钠多于失水，细胞外液低渗，细胞水肿，出现头晕、呕吐、淡漠、嗜睡、谵妄、抽搐、昏迷等中枢神经系统症状，且血清钠<135mmol/L。

4. E【解析】依据血清 $Na^+$ 133mmol/L，$K^+$ 3.1mmol/L，$Ca^{2+}$ 1.9mmol/L 可诊断为轻度缺钠低渗性脱水合并低钾低钙血症。急性重症胰腺炎造成低血压主要是有效血容量不足，所以治疗首选抗休克，补充血容量。

5. D【解析】患者可诊断为中度高渗性脱水。中度高渗性脱水的表现参见A1型题第6题解析。中度高渗性脱水的脱水量占体重的4%～6%。根据经验法的公式：补液量（L）=体重（kg）×脱水量占体重的百分数=50×（4%～6%）=2～3（L）。所以该患者累积失液量最少为2000ml。

6. E【解析】患者出现严重脱水，代谢性酸中毒，低钾血症，中毒性休克，紧急处理应在纠正休克的同时解除肠梗阻以去除病因。

7. A【解析】等渗性脱水患者血清钠水平正常（135～145mmol/L），有尿少、食欲缺乏、恶心、乏力等症状，但口渴并不明显，还可表现为舌干燥、眼球下陷、皮肤弹性差。高渗性脱水尿比重升高（>1. 030），血清钠>150mmol/L，中度脱水患者表现为极度口渴、乏力、眼窝明显凹陷、唇舌干燥、皮肤弹性差、心率加快、尿少。慢性脱水即低渗性脱水，尿比重<1. 010，血清钠<135mmol/L，且无口渴症状。所以只有缺钠性休克可选。

8. E【解析】参见A2型题第7题解析。

9. B【解析】参见A1型题第66题解析。

10. A【解析】高热或高温环境下大量出汗是引起高渗性脱水的原因之一。根据口渴明显，血清钠158mmol/L，可诊断患者为高渗性脱水（血清钠大于150mmol/L）。高渗性脱水补液应以等渗或低渗溶液为主，如5%葡萄糖注射液或0. 45%氯化钠注射液。

11. C【解析】参见A2型题第1题解析。

12. E【解析】参见A1型题第48题解析。

13. E【解析】血清钾>5. 5mmol/L即可确诊为高钾血症。降低血钾的措施参见A1型题第5题解析。

14. C【解析】血钠的正常值为135～145mmol/L，患者的血钠为132mmol/L，所以基本可以考虑患者为低渗性脱水。再根据口渴、尿少、食欲缺乏、恶心、软弱无力、脉搏快而弱的表现及实验室检查结果可判断患者为低渗性脱水。

15. B【解析】急性肠梗阻频繁呕吐易引起低钾血症。

16. D【解析】血清 $K^+$ 3mmol/L，低于3. 5mmol/L即可确诊为低钾血症。肠瘘引起消化道失钾从而引起低钾血症。$Na^+$ 125mmol/L，低于135mmol/L可确诊为低渗性脱水。

17. E【解析】轻度或中度低钠血症首选等渗盐水纠正，按临床分度经验性补充累积缺失钠量及液体量并补充每日生理需要量。

18. C【解析】急性肠梗阻可引起等渗性脱水。等渗性脱水的表现参见A2型题第7题解析。

19. A【解析】长期大量呕吐可引起低钾血症。低钾血症患者的胃肠道受累表现为腹胀、肠麻痹、口苦、恶心。低钾血症的心电图表现参见A2型题第1题解析。

### 三、A3/A4 型题

1. A【解析】长期肠梗阻导致体腔或软组织内大量液体渗出，可引起等渗性脱水的表现参见 A2 型题第 7 题解析。

2. B【解析】参见 A1 型题第 56 题解析。

3. C【解析】等渗性脱水患者除补给生理需要量外，大约应给予 3000ml 液体才能纠正。

4. D【解析】因溶液中的 $Cl^-$ 含量比血清 $Cl^-$ 含量高，等渗性脱水患者如单纯用生理盐水补充后导致血 $Cl^-$ 过高，可引起高氯血症。所以等渗性脱水患者最好用平衡盐溶液。

5. A【解析】患者血清钾为 3.2mmol/L，少于 3.5mmol/L，可以确诊为低钾血症，所以患者除给予肠梗阻治疗外，还应给予低钾血症的治疗。

6. B【解析】患者有皮肤干燥，眼球下陷等脱水症状，而血清钠在正常范围内，考虑为等渗性脱水，所以患者在纠正电解质紊乱的同时还要治疗等渗性脱水。

7. B【解析】患者血清钠 128mmol/L，低于 135mmol/L，可诊断为低渗性脱水。

8. B【解析】低渗性脱水分 3 度。①轻度缺钠：血清 $Na^+$ 130～135mmol/L 或缺 $Na^+$ 0.5g/kg 体重。②中度缺钠：血清 $Na^+$ 120～130mmol/L 或缺钠 0.50～0.75g/kg 体重。③重度缺钠：血清 $Na^+$<120mmol/L 或缺 $Na^+$ 0.75～1.25g/kg 体重。患者的血清钠为 128mmol/L，属于中度缺钠。

9. E【解析】低渗性脱水补钠量（g）=［142mmol/L−实测血清钠（mmol/L）］×体重（kg）×0.6（女性×0.5）=（142mmol/L−128mmol/L）×60kg×0.5=420g。

10. D【解析】轻度或中度低渗性脱水首选等渗盐水纠正，重度低渗性脱水可选用高渗盐水（3%～5%）并结合胶体溶液，迅速恢复机体有效循环血量。所以，患者在补钠治疗时，最高可输入的氯化钠浓度为 5%。

11. E【解析】低渗性脱水一般首日补钠量控制在累计损失量的 1/3～1/2，并加上当日生理需要量。

12. E【解析】低渗性脱水补钠初期目标水平宜使血清钠维持于 130～135mmol/L，速度不宜过快，血钠上升速度不超过 12～15mmol/L（即平均血清钠上升速度为 0.5～1.0mmol/L），切忌高钠血症致细胞脱水。

13. C【解析】患者因水分摄入不足可引起高渗性脱水。高渗性脱水临床表现为口渴明显，皮肤、黏膜干燥，脑细胞脱水致烦躁、谵妄、幻觉、昏迷。尿少，尿比重升高，体重减轻。实验室检查可见尿比重升高（>1.030），血清钠>150mmol/L。

14. B【解析】患者为高渗性中度脱水，脱水量占体重的 4%～6%。根据经验法，补液量（L）=体重（kg）×脱水量占体重的百分数=60×（4%～6%）=（2.4～3.6）L。所以，实际缺失的水量最少为 2400ml。

15. C【解析】具体在补液时，第 1 天应给补液量的 1/2，即 1200ml。

16. B【解析】等渗性脱水患者有尿少、食欲缺乏、恶心、乏力等症状，但口渴并不明显；还可表现为舌干燥、眼球下陷、皮肤弹性差。低渗性脱水尿 $Na^+$、$Cl^-$ 明显减少，尿比重低，重度时尿量减少。高渗性脱水口渴明显，皮肤、黏膜干燥，脑细胞脱水致烦躁、谵妄、幻觉、昏迷，尿少、尿比重升高，体重减轻。可见，尿少是各项脱水所共有的症状。

17. A【解析】血尿素氮（BUN）测定对脱水类型的鉴别诊断价值最小。

18. D【解析】在补液时，当尿量尚未监测时不应补充10%氯化钾，以防发生高钾血症。

19. C【解析】血清钾<3.5mmol/L结合呕吐2天即可确诊为低钾血症。低钾血症的胃肠道受累症状表现为腹胀、肠麻痹、口苦、恶心。

20. D【解析】参见A2型题第1题解析。

21. B【解析】参见A1型题第66题解析。

22. E【解析】低钾血症必须坚持见尿补钾，注意保持尿量>40ml/h。

23~24 B、E【解析】患者的血清钠128mmol/L，低于135mmol/L，可诊断为低渗性脱水。

25. B【解析】低渗性脱水应补充含盐溶液或高渗盐水。5%氯化钠盐水是高渗盐水。

26. A【解析】患者经治疗后症状、体征改善，观察尿量及复查血生化，不正常的指标是血清氯115mmol/L。血清氯正常值为96~108mmol/L。

27. E【解析】血清钾3mmol/L可确诊为低钾血症。小肠切除术可引起代谢性酸中毒。低血钾可引起胃肠道受累，引起腹胀、肠麻痹。

28. E【解析】参见A2型题第1题解析。

29. E【解析】本题确诊为代谢性酸中毒低血钾。故应先治疗原发性病因。低钾血症应补充钾，一般尽量口服或经胃肠管饲补充。若胃肠不能利用或急危重者可静脉输液补钾。

30~31 B、C【解析】题干中血清钠156mmol/L，高于150mmol/L，可诊断为高渗性脱水。再根据临床表现可诊断为中度脱水。中度脱水的表现参见A1型题第6题解析。

32~33 C、C【解析】高渗性脱水患者应补充水分，以等渗或低渗溶液为主，如5%葡萄糖注射液或0.45%氯化钠注射液。在补液同时应注意监测血钠水平，并在血清钠恢复正常水平后适当补钠，尿量≥40ml后应同时补钾。

34. C【解析】等渗性脱水的表现参见A2型题第7题解析。题中血清钠140mmol/L正常（正常值135~145mmol/L）。血清钾为3mmol/L，低于3.5mmol/L即可确诊为低钾血症。

35. E【解析】等渗性脱水的治疗应首选等渗电解质溶液，如平衡盐溶液或等渗盐水，若失液量大，还应适当补充胶体液。快速输入高渗葡萄糖液将导致渗透性利尿，加速体液丢失。等渗性脱水的基本病因是体液的急性丢失，因此治疗的关键是补充等渗盐溶液，而不是静脉滴注升压药物，一般在容量补足后血压可自行回升。5%的碳酸氢钠主要用于纠正酸中毒。吸氧为一般治疗措施。

36. B【解析】参见A1型题第10题解析。

**四、B 型题**

1. B【解析】肠外瘘致急性大量消化液丧失可引起等渗性脱水。参见 A1 型题第 45 题解析。

2. C【解析】摄入过量高渗液体，如输入高渗盐水，管饲高浓度要素饮食或氨基酸型营养液可导致高渗性脱水。

3. A【解析】体液丢失后只补充水分，未补充电解质或补充不足可引起低渗性脱水。例如，消化道液体长期慢性丢失，大量出汗，大创面慢性渗出易引起低渗性脱水。

4. B【解析】参见 A1 型题第 5 题解析。

5. D【解析】对于高血钾伴肾功能不全，不能输液过多者，可用 10%葡萄糖酸钙 100ml、11.2%乳酸钠溶液 50ml、25%葡萄糖溶液 400ml，加入胰岛素 20U，24 小时缓慢静脉滴注。

6. C【解析】低渗性脱水失钠多于失水，细胞外液低渗，细胞水肿。

7. A【解析】等渗性脱水的细胞外液水和钠同时成比例丢失，血清钠及细胞外液的渗透压水平正常。

8. D【解析】高渗性脱水失水大于失钠，细胞外液渗透压增高，继发细胞内脱水。

9. D【解析】食管癌患者因吞咽困难、长期禁食、饥饿引起钾摄入不足可导致低钾血症。

10. C【解析】急性低位肠梗阻可引起等渗性脱水。患者有尿少、食欲缺乏、恶心、乏力等症状，但口渴并不明显；还可表现为舌干燥、眼球下陷、皮肤弹性差。

11. A【解析】参见 A2 型题第 1 题解析。

12. E【解析】高渗性脱水表现为口渴明显，皮肤、黏膜干燥，血清钠>150mmol/L，尿比重>1.030。中度脱水表现为极度口渴、乏力、眼窝明显凹陷、唇舌干燥、皮肤弹性差、心率加快、尿少、尿比重>1.025。

13. B【解析】容量失调是指体液量的等渗性减少或增加，仅引起细胞外液量的改变，而发生缺水或水过多。

14. E【解析】浓度失调是指细胞外液内水分的增加或减少，以致渗透微粒的浓度发生改变，即是渗透压发生改变，如低钠血症或高钠血症。

15~17 D、C、B【解析】低渗性脱水的临床分度参见 A3/A4 型题第 8 题解析。

**五、X 型题**

1. CD【解析】高渗性脱水补充水分用等渗或低渗溶液，如 5%葡萄糖注射液或 0.45%氯化钠注射液。

2~3 ABDE、BE【解析】参见 A1 型题第 11 题解析。

4. ABE【解析】等渗性脱水的处理原则：①尽可能去除或控制病因，减少丢失。②补充等渗液体、平衡盐溶液或生理盐水。③尿量恢复≥40ml/h 后应适时补钾。

5. CD【解析】参见 A1 型题第 11 题解析。

6. BCDE【解析】患者因快速大量补液补钾后出现全身感觉异常、心律失常、血压降低、脉搏减慢，推测为高钾血症。高钾血症心电图早期改变为 T 波高尖，P 波下降。但碱中毒常掩盖高钾血症和心电图改变，高镁血症也可产生类似高钾血症的心电图改变。所以紧急治疗措施不包括给予镁剂，以免产生高镁血症混淆症状。高钾血症的治疗原则参见 A1 型题第 5 题解析。

7. BCD【解析】大面积软组织挫伤、横纹肌溶解，酸中毒等使细胞内钾释出，引起钾分布异常可引起高钾血症。瘢痕性幽门梗阻可能导致低钾血症，大面积烧伤可能导致等渗性脱水。

8. ABCD【解析】参见 B 型题第 5 题解析。

9. BCDE【解析】轻度缺钠低渗性脱水患者感到乏力、头晕、手足麻木，但无口渴感；尿量正常或稍多，尿钠、氯减少，尿比重低。

10. BDE【解析】对脱水患者做每日输液计划，内容包括每日生理需要量、额外丢失量和失衡量的 1/2；还须根据患者的全身情况、临床表现、生化等检查结果以“量入为出”的原则来制订具体输液计划，以达到体液、酸碱、电解质平衡；并遵照“先盐后糖，先晶后胶，先快后慢，见尿补钾”的原则来执行操作。

11. DE【解析】等渗性脱水常由于血液或细胞外液的同步迅速丢失，所以不出现细胞外液中钠离子浓度和渗透压的变化，多合并循环低血容量、甚至休克的表现。

12. ABE【解析】参见 A1 型题第 45 题解析。

13. ABCE【解析】治疗高钾血症时，5% $NaHCO_3$溶液 150～250ml 静脉滴注可以升高血 pH，增加血容量以稀释血钾浓度，促使 $K^+$移入细胞内，碱化尿液，使 $K^+$从尿中排出增多，有助于酸中毒的纠正。

14. ABCD【解析】参见 A1 型题第 66 题解析。

15. ACDE【解析】参见 A2 型题第 1 题解析。

16. ABCD【解析】参见 A1 型题第 5 题解析。

17. AB【解析】等渗性脱水又称为“急性脱水”“混合性脱水”，是指细胞外液水分急剧丢失但不伴有钠离子浓度的变化。

18. ABDE【解析】急性肾衰竭少尿期引起高钾血症。参见 A1 型题第 13 题解析。

**六、案例分析题**

1. E【解析】血清钾<3. 5mmol/L 即可确诊为低钾血症，血清钠<135mmol/L 可诊断为低钠血症。

2. D【解析】患者诊断为低钾血症和低钠血钠。应采取的治疗措施为在补钠的同时进行补钾治疗。

3. ABCD【解析】低钾血症的治疗通常是采取分次补钾，因此要完全纠正体内的缺钾，常需连续3～5天的治疗，所以选项A正确。外周静脉输液钾浓度宜≤0.3%，中心静脉输液钾浓度可酌情增加，但即使是严重低钾血症，补充氯化钾溶液的速度亦应≤1.5g/h（20mmol/h），所以选项B、C均正确。必须坚持见尿补钾，每小时尿量在30～40ml以上时，再静脉补钾，所以选项D正确。常用的氯化钾溶液有10%和15%两种，均不能直接应用，须稀释成0.2%～0.3%溶液静脉滴注，含钾溶液不可静脉注射，注入速度过快可发生心肌抑制而死亡。所以，严重缺钾患者不能进行快速、高浓度补钾，选项E错误。

4. ACDE【解析】参见A2型题第1题解析。

5. ABCE【解析】参见A1型题第10题解析。

6. C【解析】补钾过程中，必须坚持见尿补钾，每小时尿量在30～40ml以上时，再静脉补钾。

7. E【解析】患者补钾过程中出现高钾血症，紧急对抗心律失常首先应用10%葡萄糖酸钙20ml缓慢静脉注射。

8. E【解析】中度低渗性脱水的血清$Na^+$在120～130mmol/L。患者表现为乏力、头昏、手足麻木，但无口渴感。尿量正常或稍多，尿钠、氯减少，尿比重低。除外还有厌食、恶心、呕吐、视物模糊、站立性晕倒、脉搏细弱、血压下降的症状。尿少，尿中几乎不含钠和氯。

9. A【解析】患者呕吐，胃液大量丢失时可伴有$Cl^-$、$K^+$的丢失和细胞外液容量减少，造成低钾低氯。低血氯时，$HCO_3^-$增多以补偿之，低血钾时由于$K^+$向细胞外转移而$H^+$移入细胞内，细胞外液容量减少时由于醛固酮分泌增多而促进$Na^+$重吸收，促使$H^+$和$K^+$排出，这些均能引起代谢性碱中毒。此外，患者尚有低钠血症。

10. E【解析】幽门梗阻是由于幽门附近的胃十二指肠溃疡愈合后的瘢痕挛缩所致。临床突出的症状是严重的呕吐，呕吐物为隔餐宿食，不含胆汁，可导致患者严重营养不良和水电解质紊乱。上腹部可见胃型及蠕动波，有振水音。该患者符合此诊断，应首先考虑幽门梗阻。

11. AEG【解析】低渗性脱水的治疗原则：①积极去除或控制原发疾病。②轻度或中度低钠血症首选等渗盐水纠正，按临床分度经验性补充累积缺失钠量及液体量并补充每日生理需要量。③重度低钠血症可选用高渗盐水（3%～5%）并结合胶体溶液，迅速恢复机体有效循环血量。④补钠量计算。a. 经验法：补钠量（g）= 估计丢失钠程度（g/kg体重）×体重（kg）；b. 公式法：补钠量（g）=［142mmol/L-实测血清钠（mmol/L）］×体重（kg）×0.6（女性×0.5）；c. 一般首日补钠量控制在累计损失量的1/3～1/2，并加上当日生理需要量。⑤长期严重营养不良，低蛋白血症患者宜同时补充血浆蛋白。⑥补钠初期目标水平宜使血清钠维持于130～135mmol/L速度不宜过快，血钠上升速度不超过12～15mmol/L（即平均血清钠上升速度为 0.5~1mmol/L)，切忌高钠血症致细胞脱水。

12. H【解析】中度高渗性脱水的表现参见 A1 型题第 6 题解析。

13. ABC【解析】高渗性脱水患者需要补充水分，以等渗或低渗溶液为主，如 5%葡萄糖注射液或 0.45%氯化钠注射液。纠正高钠不宜过快，血钠水平应在 48~72 小时内逐渐恢复正常，以避免细胞外液渗透压急剧降低导致急性脑水肿。

# 第二章　外科输血反应及其并发症

## 一 A1 型题

1. 下列哪种情况下不宜输血
   A. 出血性疾病
   B. 贫血
   C. 急性左心衰
   D. 凝血功能异常
   E. 大手术出血
2. 下列血液成分中，最适合用于因多次输血而有发热反应的是
   A. 浓缩红细胞
   B. 全血
   C. 冷冻红细胞
   D. 少浆血
   E. 去白细胞的红细胞
3. 库存血保存时间不超过
   A. 3 天
   B. 1 周
   C. 3 周
   D. 4 周
   E. 5 周
4. 迟发性溶血反应受血者采取血样标本时间在
   A. 输血前任意时间
   B. 输血前 48 小时内
   C. 输血后 12 小时内
   D. 输血后任意时间
   E. 任意时间
5. 血液中各种成分的含量大多随贮存时间的延长而下降，只有（　　）除外
   A. pH
   B. 钾离子浓度
   C. 血小板的活性
   D. 红细胞活力
   E. 红细胞携氧能力
6. 输血患者抽取静脉血，观察血浆色泽变化时，若变为（　　）提示溶血
   A. 绿色
   B. 红色
   C. 黄色
   D. 紫色
   E. 蓝色
7. 急性溶血反应的治疗措施不恰当的是
   A. 生理盐水维持静脉通路
   B. 停止输血

C. 静脉注射肾上腺皮质激素
D. 行腹膜或血液透析治疗
E. 碱化尿液，促使血红蛋白结晶溶解

8. 细菌污染反应的最常见致病菌为
A. 革兰阴性杆菌
B. 革兰阳性杆菌
C. 革兰阴性球菌
D. 革兰阳性球菌
E. 厌氧菌

9. 循环负荷过大的处理措施中，不正确的是
A. 立即停止输血
B. 停止或减慢液体摄入
C. 酌予吗啡镇静镇痛
D. 使用强心药、利尿药，酌予血管扩张药
E. 患者平卧，头偏向一侧，防止血性泡沫痰误吸

10. 急性溶血反应的常见原因为
A. 血液保存时间过长
B. 血液保存温度过高或过低
C. 血液受剧烈震动
D. 血液误加入低渗液体致大量红细胞被破坏
E. 误输 ABO 血型不匹配的红细胞

11. 下列选项中，不属于输血反应的是
A. 非溶血性发热反应
B. 变态反应
C. 血液中毒反应
D. 急性溶血反应
E. 细菌污染反应

12. 大量输入库存血后引起的并发症不包括
A. 低体温
B. 代谢性酸中毒
C. 高钾血症
D. 急性溶血反应
E. 凝血障碍

13. 输血传播引起的疾病不包括
A. 梅毒
B. 乙型肝炎
C. 疟疾
D. 急性肾衰竭
E. 艾滋病

14. 输血早期最常见的并发症是
A. 循环负荷过大
B. 非溶血性发热反应
C. 细菌污染反应
D. 急性溶血反应
E. 酸碱平衡失调

15. 麻醉状态下的手术患者出现溶血反应，下列对诊断最重要的是
A. 溶血性黄疸
B. 血红蛋白尿
C. 喉头水肿、呼吸困难
D. 手术野渗血，血压下降
E. 大量血性泡沫痰

16. 急性溶血反应的早期表现是

A. 休克、黄疸
B. 局部潮红、荨麻疹
C. 皮肤瘀点和瘀斑
D. 血红蛋白尿
E. 腰背部疼痛、头痛、心前区压迫感

17. 在大量输血（>800ml）时为了预防枸橼酸盐中毒，宜补充

A. 10%葡萄糖酸钙 10~20ml
B. 血小板悬液
C. 维生素 K
D. 红细胞悬液
E. 凝血底物

18. 下列可以降低输血变态反应发生率的是

A. 减慢输血速度
B. 选用洗涤红细胞
C. 选用一次性输血器
D. 采用无热原技术配置保存液
E. 严格清洗、消毒采血和输血用具

19. 怀疑输血引起的细菌污染反应，最简单而快速的诊断方法是

A. 患者血做直接涂片
B. 患者血做细菌培养
C. 所输血做细菌培养
D. 抗菌药物治疗性诊断
E. 取供者余血做直接涂片

20. 急性溶血反应的典型症状于输血（　　）即可出现

A. 5~10ml
B. 10~50ml
C. 50~80ml
D. 80~100ml
E. 100~120ml

21. 手术中患者表现为伤口渗血与低血压，最可能出现的输血并发症是

A. 变态反应
B. 循环超负荷
C. 细菌污染反应
D. 急性溶血反应
E. 非溶血性发热反应

22. 输血引起的非溶血性发热反应的最常见原因是

A. 致热原
B. 感染
C. 细菌污染
D. 变态反应
E. 血液凝集

23. 最常见的输血传播疾病是

A. 疟疾
B. 梅毒
C. 回归热
D. 乙型肝炎
E. 艾滋病

## 二 A2 型题

1. 患者，女性，30 岁。输血过程中出现皮肤、黏膜出血点，血尿，消化道潜血阳性或出血。经检查发现其血小板减少，部分凝血活酶时间（APTT）延长。此患者发生了
A. 出血倾向
B. 迟发性溶血反应
C. 细菌污染反应
D. 急性溶血反应
E. 非溶血性发热反应

2. 患者，女性，22 岁。输血 1.5 小时后出现寒战、高热，体温达 39.0℃，伴恶心、呕吐及皮肤潮红，症状持续 1 小时后逐渐缓解。此时应考虑为
A. 急性溶血反应
B. 变态反应
C. 非溶血性发热反应
D. 细菌污染反应
E. 循环负荷过大

3. 患者，女性，35 岁。因胃溃疡出血输注新鲜全血 400ml，输血数分钟后，患者出现全身性瘙痒、荨麻疹，出现咳嗽、喘鸣及腹痛、腹泻症状。该患者属于
A. 非溶血性发热反应
B. 变态反应
C. 急性溶血反应
D. 细菌污染反应
E. 输血引起肺损伤

4. 患者术后输血 50ml，在输血过程中突然主诉头痛、面部潮红、恶心、寒战、高热、呼吸困难、腰背剧烈疼痛、心前区压迫感。经检查发现血红蛋白尿。患者可诊断为
A. 细菌污染反应
B. 急性溶血反应
C. 变态反应
D. 免疫反应
E. 非溶血性发热反应

5. 患者，女性，43 岁。被汽车撞伤腹部后 2 小时入院。查体：左季肋区疼痛，有移动性浊音，血压 75/45mmHg。血常规：Hb 50g/L。入院后立即输血，当输入 20ml 时，出现寒战、高热、腰背酸痛、血红蛋白尿。应立即采取
A. 停止输血
B. 减慢输血速度
C. 物理降温
D. 抗休克治疗
E. 给予异丙嗪

6. 患者，女性，43 岁。有输血史，因上消化道大出血住院，输血治疗 7 天后出现原因不明的发热、贫血，并伴黄疸、血红蛋白尿、血红蛋白降低。可能发生了
A. 变态反应
B. 迟发性溶血反应
C. 细菌污染反应
D. 急性溶血反应
E. 非溶血性发热反应

7. 休克患者，女性，68 岁。经快速、大量输血扩容后，休克被纠正，但患者出现心率加快，

呼吸急促，咳血性泡沫痰。胸片示肺水肿。应考虑为

A. 非溶血性发热反应　　B. 急性溶血反应
C. 变态反应　　D. 循环负荷过大
E. 细菌污染反应

8. 患者，男性，50 岁。行直肠癌根治术，术中输血 100ml 后，出现休克、高热、寒战、呼吸困难、腰痛，经检查发现误输异型血。当前的紧急处理措施中，不宜采取的是

A. 立即停止输血　　B. 生理盐水维持静脉通路
C. 静脉滴注 20%甘露醇　　D. 静脉给予地塞米松
E. 立即行血液透析

9. 患者，男性，42 岁。在输血 15ml 后立即出现寒战、高热、呼吸困难、血压下降、血红蛋白尿和溶血性黄疸。应考虑为

A. 急性溶血反应　　B. 非溶血性发热反应
C. 变态反应　　D. 细菌污染反应
E. 循环负荷过大

10. 患者，女性，45 岁。因子宫肌瘤、阴道出血先后在某医院输注 ABO 同型全血 2 次，共 800ml。2 次输血后均出现全身荨麻疹，且有广泛性皮肤瘙痒。此患者发生上述症状是由于体内完全或部分缺乏

A. IgA　　B. IgD
C. IgC　　D. IgG
E. IgM

11. 患者，男性，52 岁。因股骨干骨折切开复位内固定时误输异型血 200ml 后无尿 6 天，无休克表现。现在最有效的治疗为

A. 血液透析　　B. 输注碳酸氢钠
C. 输注甘露醇　　D. 静注呋塞米
E. 输注地塞米松

12. 患者，男性，32 岁。因上消化道出血 6 小时入院，输血过程中出现畏寒、寒战、高热（T 39℃）、头痛、皮肤潮红及皮疹等症状，尿量正常，经异丙嗪肌内注射后体温下降。患者在输血过程中发生了

A. 变态反应　　B. 迟发性溶血反应
C. 非溶血性发热反应　　D. 细菌污染反应
E. 急性溶血反应

## 三 A3/A4 型题

（1~2 题共用题干）

患者，女性，54 岁。因胃溃疡呕血及黑便入院。查体：面色苍白，脉搏 121 次/分，血压 95/60mmHg。紧急输同型血 600ml，在输血快要结束时，患者突然出现剧烈寒战、高热、呼吸困难、烦躁不安、发绀、腹痛等症状，并出现血红蛋白尿。

1. 患者发生的输血并发症是

A. 变态反应

B. 急性溶血反应

C. 免疫抑制

D. 循环负荷过大

E. 细菌污染反应

2. 最快速的诊断方式是

A. 取血袋内剩余血做细菌培养

B. 取患者血做细菌培养

C. 取患者血做白细胞计数检查

D. 取血袋内血做涂片染色检查

E. 取患者血做涂片染色检查

（3~4 题共用题干）

患者，女性，50 岁。因肝癌破裂大出血就诊，立即输血。当输血 50ml 时，患者出现烦躁不安、心前区压迫感、腰酸背痛，尿呈酱油色，血压 70/40mmHg。

3. 患者最可能的诊断是

A. 非溶血性发热反应

B. 变态反应

C. 细菌污染反应

D. 循环负荷过大

E. 急性溶血反应

4. 除停止输血外，对患者还应采取的措施是

A. 抗休克

B. 利尿

C. 碱化尿液

D. 抗休克、碱化尿液

E. 抗休克、碱化尿液、利尿

（5~7 题共用题干）

患者，男性，40 岁。因车祸外伤入院。查体：面色苍白，血压 110/80mmHg，脉搏 100 次/分，诊断性腹腔穿刺抽出不凝血。

5. 患者此时最合适的处理措施是

A. 输注晶体溶液

B. 输血及晶体溶液

C. 紧急手术

D. 仅用升压药

E. 输血浆代用品

6. 行腹部彩超检查发现脾破裂，同时血压下降为90/60mmHg，此时应
  A. 继续严密观察　　B. 应用升压药物
  C. 紧急行脾切除术　　D. 继续输血输液
  E. 应用止血药物，输注浓缩凝血因子
7. 脾切除手术顺利，术中血压恢复至110/70mmHg。由于出血较多，术中输血，输血过程中患者血压突然不明原因降低至80/60mmHg，且手术野广泛渗血。考虑发生了
  A. 发热反应及过敏反应　　B. 变态反应
  C. 细菌污染反应　　D. 免疫抑制
  E. 急性溶血反应

## 四 B 型题

（1~5题共用备选答案）
  A. 变态反应　　B. 非溶血性发热反应
  C. 迟发性溶血反应　　D. 急性溶血反应
  E. 细菌污染反应
1. 发生在输血1~2小时内最常见的输血反应是
2. 需要重做交叉配血试验，包括盐水、酶介质和抗人球蛋白试验的输血反应是
3. 可早期发生，输入全血或血制品仅数毫升即可出现的输血反应是
4. 由于输入了未被发现的抗体导致继发性免疫反应而引起的输血反应是
5. 采血或输血时无菌技术不严、操作不规范引起的输血反应是

（6~7题共用备选答案）
  A. 非溶血性发热反应　　B. 急性溶血反应
  C. 过敏反应　　D. 迟发性溶血反应
  E. 细菌污染反应
6. 最常见的输血反应是
7. 输血最严重的并发症是

## 五 X 型题

1. 迟发性溶血反应的治疗原则有
  A. 输血前严格交叉配血
  B. 受血者采取血样标本时间应在输血前12小时内
  C. 受血者采取血样标本时间应在输血前24小时内

D. 受血者采取血样标本时间应在输血前48小时内

E. 反应严重者参考急性溶血治疗处理

2. 非溶血性发热反应的主要原因是体内产生抗白细胞或血小板抗体引起的免疫反应，一些细胞因子包括（　　）等起增强或协同作用

A. IL-1　　B. IL-6

C. IL-8　　D. IL-10

E. TNF-α

3. 大量快速输血，可能引起的并发症有

A. 代谢性酸中毒　　B. 空气栓塞

C. 高钾血症　　D. 出血倾向

E. 酸碱平衡失调

4. 输血引起循环负荷过大的常见原因有

A. 心功能低下患者　　B. 老年人、幼儿

C. 低蛋白血症患者　　D. 输血速度过快、过量

E. 上述都不是

5. 治疗输注大量库存血引起的出血倾向，应采取的措施包括

A. 补充10%葡萄糖酸钙　　B. 及时补充凝血底物

C. 新鲜冷冻血浆　　D. 酌情补充血小板悬液

E. 氢化可的松静脉滴注

6. 在硬膜外麻醉下实施术中输血，若发生急性溶血反应，可发生的症状有

A. 腰背部酸痛　　B. 不明原因的手术野渗血

C. 高血压　　D. 心前区压迫感

E. 弥散性血管内凝血

7. 非溶血性发热反应较常见，多在输血后1~2小时内发生，诊断标准为出现（　　）症状

A. 畏寒、寒战　　B. 发热

C. 头痛　　D. 皮肤苍白

E. 皮疹

## 六 案例分析题

（1~2题共用题干）

患者，男性，68岁。胃癌合并上消化道大出血给予快速输注全血，在输血过程中患者突然出现胸闷、憋气、呼吸困难、咳血性泡沫样痰症状。查体：发绀，中心静脉压高而血压正常，颈静脉怒张，双肺可闻及湿啰音。

1. 患者最可能发生的输血反应为

A. 急性溶血反应　　B. 变态反应
C. 循环负荷过大　　D. 细菌污染反应
E. 碱中毒

2. 以下治疗原则正确的是
A. 呋塞米 20～40mg 静脉滴注
B. 立即停止输血，停止或减慢液体摄入
C. 去乙酰毛花苷注射液 0.4mg 静脉滴注
D. 吸氧，酌予吗啡镇静镇痛
E. 静脉滴注 5%碳酸氢钠 500ml

# 参考答案与解析

## 一、A1 型题

1. C【解析】急性左心衰时机体对血容量增加承受力小，不宜输血。

2. E【解析】输血发热反应的原因中，白细胞是很重要的因素。而去白细胞的红细胞中去除 90%的白细胞后，可减少免疫反应，能有效预防发热反应（选项 E 正确）。由于浓缩红细胞、冷冻红细胞均含有少量白细胞，有可能再次引发患者的发热反应，故不宜用于反复输血者（选项 A、C 错误）。全血中成分多，易引发输血反应及浪费，一般仅用于自体输血或出现大量失血者（选项 B 错误）。

3. C【解析】库存血保存时间不超过 3 周。如血液保存时间过长可引起急性溶血反应。

4. B【解析】迟发性溶血反应的治疗原则：①输血前严格交叉配血。②受血者采取血样标本时间应在输血前 48 小时内。③反应严重者参考急性溶血的治疗进行处理。

5. B【解析】血液中各种成分的含量大多随贮存时间的延长而下降，如红细胞的活力、血小板活性、红细胞携氧能力、pH，而钾离子浓度随红细胞破坏增多而升高。

6. B【解析】在输血过程中要密切观察患者有无急性溶血的症状，一旦疑有溶血反应，就应立即停止输血，更换输血器，并立即抽取患者静脉血 5ml 离心沉淀，观察血浆色泽，若由微黄转变为红色，显示有多量游离血红蛋白，系溶血反应的证据。

7. C【解析】急性溶血反应的治疗原则：①立即停止输血，生理盐水维持静脉通路，保留血液标本，所以选项 A、B 均正确。②抗休克治疗。应用糖皮质激素，代血浆制剂扩容，血管活性药物，维持血压，所以选项 C 错误。③保护肾功能。碱化尿液，促使血红蛋白结晶溶解，酌予 5% $NaHCO_3$，所以选项 E 正确；血压稳定前提下，给予呋塞米冲击利尿，也可用 20%甘露醇；严重肾衰时可行腹膜或血液透析治疗，所以选项 D 正确。④防治弥散性血管内凝血。酌情应用肝素、AT-Ⅲ及抑肽酶等制剂。⑤严重溶血反应，应尽早换血治疗。

8. A【解析】细菌污染反应的最常见致病菌为革兰阴性杆菌，可在4~6℃的血液冷藏期内迅速繁殖；有时也可为革兰阳性球菌或所谓的“非致病菌”，因毒性小，可能只引起一些类似发热的反应。

9. E【解析】循环负荷过大的治疗原则：①立即停止输血，停止或减慢液体摄入。所以，选项A、B均正确。②患者半坐位，双下肢下垂，四肢轮扎止血带，暂时减少回心血量。所以选项E错误。③吸氧，酌予吗啡镇静镇痛。所以选项C正确。④强心（去乙酰毛花苷注射液0.4mg静脉滴注），利尿（呋塞米20~40mg静脉滴注），酌予血管扩张药。所以选项D正确。⑤必要时行血液超滤。

10. E【解析】急性溶血反应的常见原因为误输ABO血型不匹配的红细胞，少数可能由于血液在输入前保存处理不当，如血液保存时间过长，温度过高或过低，血液受剧烈震动或误加入低渗液体致大量红细胞被破坏。

11. C【解析】输血反应有非溶血性发热反应、变态反应、急性溶血反应、迟发性溶血反应、细菌污染反应、循环负荷过大、酸碱平衡失调、出血倾向。血液中毒反应不属于输血反应。

12. D【解析】因库存血中钾离子浓度升高，大量快速输血在理论上可引起高钾血症，从而造成代谢性酸中毒。因大量失血而输入大量库存血液时，可导致血小板和部分凝血因子减少，而且其活性降低，从而导致凝血障碍。非溶血性发热反应可引起体温下降。急性溶血反应常见原因为误输ABO血型不匹配的红细胞，少数可能由于血液在输入前保存处理不当所致，不是因为大量输入库存血后引起的并发症。

13. D【解析】输血传播疾病又称输血相关传染病，是指受血者通过输入含有病原体的血液或血液成分而引起的传染病或感染。常见的有乙型肝炎、丙型肝炎、艾滋病、巨细胞病毒感染、梅毒、疟疾。乙型肝炎是最常见的输血传播疾病。急性肾衰竭是急性溶血反应引起的疾病，不是输血传播的疾病。

14. B【解析】非溶血性发热反应是输血早期最常见的输血并发症，指与输血有关，但不能用任何其他原因解释的1℃或1℃以上的体温升高。其最常见原因是致热原。该发热反应较常见，多在输血后1~2小时内发生，出现畏寒、寒战、发热、头痛、皮肤潮红及皮疹等症状。症状持续1~2小时后缓解，体温下降。予以抗组胺药物（异丙嗪25mg，肌内注射）体温可下降。

15. D【解析】在麻醉状态下，特别是在全身麻醉下，当出现溶血反应时，患者在手术中因无法主诉，最早出现的症状是手术野渗血和血压下降。

16. E【解析】急性溶血反应一般在输血10~15ml后即可产生症状。早期患者主诉头痛、四肢麻木、腰背剧痛或胸闷等，继而出现黄疸和血红蛋白尿，同时伴有寒战、高热、呼吸急促和血压下降等；后期出现少尿、无尿等急性肾衰竭症状，可迅速死亡。溶血反应还可伴有出血倾向。

17. A【解析】出血倾向的治疗原则：①大量输血时（>800ml）宜补充钙（10%葡萄糖酸钙 10~20ml），预防枸橼酸盐中毒。②及时补充凝血底物，一般每输全血 3~5U，应补充新鲜冷冻血浆（FFP）1U，或纤维蛋白原及凝血酶原复合物制剂。③输血>400~1500ml，应酌情补充血小板悬液。④给予维生素 K，增加内源性凝血因子生成。⑤抑制纤溶。

18. B【解析】变态反应可早期发生，输入全血或血制品仅数毫升即可出现，表现为皮肤局限性或全身性瘙痒或荨麻疹，症状严重者可发生喉头水肿、哮喘、呼吸困难、神志不清，甚至休克。变态反应并不常见，其特点是输入少量全血或血浆时即出现症状，可危及生命。因患者体内完全或部分缺乏 IgA，一旦输入含 IgA 的血液制品，可刺激患者体内产生抗 IgA 抗体，再次输入含有 IgA 的血液时，可诱发输血反应。对于有变态反应性输血反应史者，要考虑抗 IgA 抗体的存在。选用洗涤红细胞可以降低输血变态反应的发生率。由于洗涤红细胞基本上清除了血浆部分，抗体成分减少，从而减少抗原抗体反应机会。

19. E【解析】输血的细菌污染反应是由于所输血液被细菌污染所致。简单的诊断方法是对污染源即所输血液进行检测，可选方法有：直接涂片找细菌，细菌培养；标本来源可以是患者血液或所输血液。最简便而快速的标本来源是所输血液，最简单而快速的诊断方法是供者余血直接涂片。

20. B【解析】急性溶血反应是最严重的输血并发症，典型症状于输血 10~50ml 即可出现，表现为腰背部疼痛，头痛，心前区压迫感，血红蛋白尿；严重者发生呼吸困难，寒战，高热，休克，急性肾衰竭，弥散性血管内凝血。手术中患者表现为伤口渗血与低血压。首选的治疗措施为立即停止输血，生理盐水维持静脉通路，保留血液标本。

21. D【解析】参见 A1 型题第 20 题解析。

22. A【解析】参见 A1 型题第 14 题解析。

23. D【解析】参见 A1 型题第 13 题解析。

**二、A2 型题**

1. A【解析】出血倾向表现为皮肤、黏膜出血点，血尿，消化道潜血阳性或出血。实验室检查可见血小板减少，部分凝血活酶时间（APTT）延长，纤维蛋白尿及其他凝血因子减少。

2. C【解析】参见 A1 型题第 14 题解析。

3. B【解析】参见 A1 型题第 18 题解析。

4~5 B、A【解析】参见 A1 型题第 20 题解析。

6. B【解析】迟发性溶血反应主要是由于输入了未被发现的抗体导致继发性免疫反应而引起的，可引起全身炎症反应综合征，多发生在输血后 7~14 天，表现为不明原因的发热、贫血。可伴黄疸、血红蛋白尿、血红蛋白降低。

7. D【解析】循环负荷过大常见于心功能低下者、老年人、幼儿及低蛋白血症患者，由于输血速度过快、过量而引起急性心衰和肺水肿，表现为剧烈头痛，呼吸困难，发绀，咳嗽，血性泡沫样痰，心率快，不能平卧；体征表现为颈静脉怒张，中心静脉压高而血压正常，双肺底湿啰音。胸部X线片示双肺门增宽，肺水肿表现。

8. E【解析】急性溶血反应是输血最严重的并发症，可引起休克、急性肾衰竭，甚至死亡。常见原因为误输ABO血型不匹配的红细胞所致。治疗原则参见A1型题第7题解析。

9. A【解析】参见A1型题第20题解析。

10. A【解析】参见A1型题第18题解析。

11. A【解析】患者因误输异型血发生急性溶血反应，最有效的治疗为血液透析。

12. C【解析】参见A1型题第14题解析。

**三、A3/A4型题**

1～2 E、D【解析】患者发生的输血并发症是细菌污染反应。细菌污染反应表现为剧烈寒战、高热、呼吸困难、烦躁不安、发绀、腹痛，可出现血红蛋白尿，甚至急性肾衰竭。最简单而快速的诊断方法是剩余血行直接涂片染色检查可见细菌。

3. E【解析】患者最可能的诊断是急性溶血反应。观察出现症状后的第1次尿颜色，可出现茶色尿和酱油色尿。参见A1型题第20题解析。

4. D【解析】参见A1型题第7题解析。

5. B【解析】诊断性腹腔穿刺抽出液体为新鲜不凝血或血性液体，证明是腹腔内脏器出血，最合适的处理措施是输血及输注晶体溶液。

6. C【解析】患者目前处于休克状态，应积极抗休克治疗，但腹腔穿刺抽出不凝血液考虑有腹腔实质脏器损伤，有急诊手术指征，因此应积极抗休克，同时迅速手术，即紧急行脾切除术。

7. E【解析】手术中患者表现为伤口渗血与低血压可诊断为急性溶血反应。参见A1型题第20题解析。

**四、B型题**

1. B【解析】参见A1型题第14题解析。

2. D【解析】急性溶血反应需要对献血者与患者输血前后血标本进行血液交叉匹配试验，包括盐水介质、酶介质和抗人球蛋白介质；若发现患者血清中有某种不相合的抗体，应测定其效价及鉴定抗体特异性；输血后5～10天再抽取患者血清测定抗体效价。

3. A【解析】参见A1型题第18题解析。

4. C【解析】参见A2型题第6题解析。

5. E【解析】细菌污染反应发生的原因：①采血或输血时无菌技术不严、操作不规范。②保存液、输血用具等消毒不严格或消毒后放置时间太长；献血员有化脓性病灶。③血液在室温中放置时间太长或输血时间太长等。

6. A【解析】参见A1型题第14题解析。

7. B【解析】参见 A1 型题第 20 题解析。

## 五、X 型题

1. ADE【解析】参见 A1 型题第 4 题解析。

2. ABCE【解析】非溶血性发热反应的主要原因是体内产生抗白细胞或血小板抗体引起的免疫反应，一些细胞因子包括 IL-1、IL-6、IL-8、TNF-α 等起增强或协同作用。

3. ACDE【解析】大量快速输血时，不同的病情可产生不同的电解质、酸碱平衡紊乱，正确的判断有赖于及时的血气分析和电解质检测。由于抗凝剂枸橼酸钠转化成碳酸氢钠，大量输血可引起碱中毒。因库存血中钾离子浓度升高，大量快速输血在理论上可引起高钾血症，从而造成代谢性酸中毒。出血倾向是指因大量失血而输入大量库存血时，可导致血小板和部分凝血因子减少，而且其活性降低，从而导致凝血障碍。

4. ABCD【解析】参见 A2 型题第 7 题解析。

5. ABCD【解析】参见 A1 型题第 17 题解析。

6. ABDE【解析】参见 A1 型题第 20 题解析。

7. ABCE【解析】参见 A1 型题第 14 题解析。

## 六、案例分析题

1. C【解析】患者最可能发生的输血反应为循环负荷过大。参见 A2 型题第 7 题解析。

2. ABCD【解析】参见 A1 型题第 9 题解析。

# 第三章 外科休克

## 一 A1 型题

1. 对失血性休克患者，补充血容量应当维持
   A. 血红蛋白 100g/L，HCT 30%
   B. 血红蛋白 80g/L，HCT 30%
   C. 血红蛋白 100g/L，HCT 25%
   D. 血红蛋白 80g/L，HCT 25%
   E. 血红蛋白 90g/L，HCT 25%
2. 临床上，利用去甲肾上腺素的升压作用治疗各种休克时，禁用于
   A. 失血性休克
   B. 创伤性休克
   C. 感染性休克
   D. 神经源性休克
   E. 过敏性休克
3. 创伤后留置导尿管的目的不包括
   A. 尿道损伤后用作支架
   B. 诊断尿道或膀胱损伤
   C. 观察每小时尿量，作为补液的依据
   D. 观察复苏效果
   E. 将膀胱内的血凝块引出
4. 有关轻度休克的诊断，叙述正确的是
   A. 脉压增加
   B. 收缩压正常或上升
   C. 脉搏<100 次/分，有力
   D. 脉搏 100~120 次/分
   E. 估计失血量为 800~1600ml
5. 失血性休克代偿期的临床表现正确的是
   A. 心率加快，脉压增加
   B. 心率减慢，脉压缩小
   C. 脉搏触不清，血压测不到
   D. 心率加快，脉压缩小
   E. 脉搏快而弱，血压进行性下降
6. 下列选项中，不属于血管扩张药的是
   A. 酚妥拉明
   B. 酚苄明
   C. 异丙基肾上腺素
   D. 阿托品
   E. 去甲肾上腺素
7. 正常的尿量为
   A. 10ml/h 以上
   B. 20ml/h 以上

C. 30ml/h 以上
D. 40ml/h 以上
E. 50ml/h 以上

8. 中心静脉压（CVP）的正常值为
A. 1~4cm$H_2O$
B. 5~10cm$H_2O$
C. 11~15cm$H_2O$
D. 16~20cm$H_2O$
E. 21~25cm$H_2O$

9. 休克治疗的主要目的是
A. 升高血压
B. 恢复血容量
C. 纠正酸中毒
D. 恢复心排血量
E. 恢复组织的血流灌注

10. 补充血容量过多时，升高最早且最敏感的指标是
A. 中心静脉压
B. 动脉血气分析
C. 肺动脉楔压
D. 心排血量
E. 心排血指数

11. 创伤性休克的治疗措施中，首先的处理是
A. 迅速清除呼吸道内的异物和分泌物
B. 积极处理胸部创伤
C. 吸氧
D. 进行气管内插管或气管切开
E. 呼吸机辅助呼吸

12. 以下预防休克患者发生急性肾衰竭的处理措施中，叙述不正确的是
A. 休克合并弥散性血管内凝血（DIC）时，要及时应用肝素治疗
B. 治疗休克时，不宜使用易引起肾血管收缩的药
C. 患者只要出现尿量减少时，要及时使用利尿药
D. 及时纠正低血容量性休克，避免肾缺血
E. 对有溶血倾向的患者应保持肾小管通畅，碱化尿液，避免肾小管损害

13. 休克微循环衰竭期的微循环变化主要是
A. 动静脉短路开放
B. 毛细血管前括约肌舒张
C. 出现 DIC
D. 毛细血管后静脉舒张
E. 毛细血管前括约肌收缩

14. 下列选项中，不属于血管收缩药的是
A. 多巴胺
B. 去甲肾上腺素
C. 间羟胺
D. 异丙肾上腺素
E. 去氧肾上腺素

15. 肝脾破裂及大血管损伤所致的休克属于
A. 神经源性休克
B. 过敏性休克

C. 损伤性休克　　D. 低血容量性休克
E. 感染性休克

16. 感染性休克的治疗措施中，扩充血容量主要以输入（　　）为主
A. 全血　　B. 血浆
C. 平衡盐溶液　　D. 右旋糖酐
E. 10%葡萄糖溶液

17. 休克时的实验室检查常具有的特点不包括
A. 失血性休克容量复苏后血红蛋白降低，血细胞比容<30%
B. 失血性休克中心静脉压下降，常低于 $5cmH_2O$
C. 失血性休克动脉血氧饱和度（$SaO_2$）上升
D. 失血性休克补液后血红蛋白和血细胞比容无变化
E. 失血性休克的尿量减少，少于 30ml/h

18. 下列不属于去甲肾上腺素作用的是
A. 具有很强的血管收缩作用　　B. 兴奋心肌
C. 使全身小动脉与小静脉都收缩　　D. 使冠状血管收缩
E. 使血压上升

19. 创伤性休克的特点叙述不正确的是
A. 全血或血浆的丢失加损伤部位的内出血、渗出、水肿而致血容量减少
B. 严重创伤容易感染，细菌及内毒素可加重休克
C. 多器官功能障碍综合征发生率较单纯低血容量性休克低
D. 多器官功能障碍综合征发生率较单纯低血容量性休克高
E. 损伤组织坏死、分解可产生具有血管抑制作用的组胺、蛋白分解酶等炎性因子

20. 应用皮质激素治疗感染性休克的作用不包括
A. 促进糖异生　　B. 增强心肌收缩力
C. 改善组织血液灌流　　D. 保护细胞内溶酶体
E. 阻断 α 受体兴奋作用

21. 休克的特殊监测指标不包括
A. 胃肠黏膜内 pH 监测　　B. 心排血量（CO）和心脏指数（CI）
C. 动脉血气分析和动脉血乳酸盐测定　　D. 肺功能、肾功能和血生化
E. 中心静脉压（CVP）和肺动脉楔压（PAWP）

22. 创伤后的局部反应主要表现为
A. 微循环障碍　　B. 组织细胞变性、坏死
C. 炎症反应　　D. 组织结构破坏
E. 异物存留

23. 下列休克的一般监测指标及其临床意义，不正确的是
A. 脉搏快而弱的改变常在血压下降之后
B. 尿量反映肾血流的灌注情况
C. 精神状态主要是反映脑组织的血液灌流状况
D. 皮肤温度、色泽反映体表的灌流情况
E. 稳定的血压反映治疗的效果

24. 休克患者的神志意识变化可反映
A. 血容量变化情况
B. 周围血管阻力变化情况
C. 心排血量变化情况
D. 脑组织的血液灌流状况
E. 组织缺氧程度

25. 以下导致的休克不属于创伤性休克的是
A. 严重血管损伤导致出血
B. 闭合性股骨骨折
C. 胸部钝性伤致心脏压塞
D. 张力性气胸
E. 大腿皮肤撕脱伴感染

26. 感染性休克在积极复苏的同时应
A. 控制感染
B. 纠正碱中毒
C. 呼吸机辅助通气
D. 利尿，保护肾功能
E. 应用α受体阻断药

27. 一般有效血容量减少（　　）时出现少尿
A. 5%
B. 10%
C. 20%
D. 35%
E. 40%

28. 总外周血管阻力（SVR）的计算公式，正确的是
A. SVR=[(平均动脉压-中心静脉压)/心排血量]×80
B. SVR=[(中心静脉压-平均动脉压)/心排血量]×80
C. SVR=[(平均动脉压-中心静脉压)×心排血量]/80
D. SVR=[(中心静脉压-平均动脉压)×心排血量]/80
E. SVR=[(平均动脉压-中心静脉压)/心排血量]+80

29. 血管扩张剂治疗休克的作用机制为
A. 扩张冠状动脉，增强心脏收缩力
B. 扩张肾动脉弓，增加肾小球的滤过率
C. 解除小动脉和小静脉痉挛，改善微循环
D. 扩张心、脑血管，保障心、脑的有效灌注
E. 扩张心、脑、肾及肠系膜动脉，改善微循环

30. 无血压、脉压及呼吸变化的失血性休克的分级为

A. Ⅰ级　　B. Ⅱ级

C. Ⅲ级　　D. Ⅳ级

E. Ⅴ级

31. 决定感染性休克发展的重要因素不包括

A. 微生物的毒力　　B. 微生物的数量

C. 机体的内环境　　D. 机体的应答

E. 机体的外环境

32. 休克微循环舒张期的微循环变化为

A. 外周血压尚正常，微循环处于低灌注、缺氧状态

B. 循环血量显著减少，血压下降，微循环缺氧严重

C. 血管内皮细胞肿胀，白细胞和血小板黏附

D. 红细胞变形、聚集，加重血液淤滞

E. 循环血容量减少，儿茶酚胺类物质分泌增多

33. 创伤性休克即刻采取的扩容措施最好为输注

A. 血浆　　B. 右旋糖酐

C. 平衡盐溶液　　D. 全血

E. 葡萄糖溶液

34. 休克指数（脉率/收缩压）有助于判断休克的严重程度，正确的表达是

A. 比值为0.1表示无休克，0.2~0.4表示休克存在，1.2以上表示休克严重

B. 比值为0.2表示无休克，0.4~0.6表示休克存在，1.4以上表示休克严重

C. 比值为0.3表示无休克，0.6~0.8表示休克存在，1.6以上表示休克严重

D. 比值为0.4表示无休克，0.8~1.0表示休克存在，1.8以上表示休克严重

E. 比值为0.5表示无休克，1.0~1.5表示休克存在，2.0以上表示休克严重

35. 休克早期反射性交感神经处于（　　）状态

A. 强烈兴奋　　B. 强烈抑制

C. 先兴奋后抑制　　D. 变化不明显

E. 先抑制后兴奋

36. 用肺动脉楔压（PAWP）指导输液、使用血管活性药物或强心药等时，应维持PAWP在

A. 10~12mmHg　　B. 12~14mmHg

C. 14~18mmHg　　D. 18~20mmHg

E. 20~22mmHg

37. 休克可按病因分为5类，不包括

A. 低血容量性休克　　B. 感染性休克

C. 心源性休克
D. 血液异常分布性休克
E. 神经源性休克

38. 下列休克类型中，对微循环影响和内脏损害比较严重的是
A. 神经源性休克
B. 感染性休克
C. 低血容量性休克
D. 过敏性休克
E. 心源性休克

39. 各类休克共同的病理生理改变主要为
A. 有效循环血量减少及组织灌注不足
B. 循环血量减少和微循环障碍
C. 微循环障碍和代谢障碍
D. 组织灌注不足和细胞受损
E. 微循环障碍和组织灌注不足

40. 反映补充血容量成功的最有效临床指标是
A. 口渴减轻
B. 动脉血氧分压上升
C. 血红蛋白浓度上升
D. 尿量增加
E. 呼吸频率、脉率减慢

41. 失血性休克的基本监测项目不包括
A. 神志
B. 尿量
C. 呼吸频率、脉率
D. 血压、中心静脉压
E. 平均动脉压

42. 关于失血性休克的叙述，不正确的是
A. 休克末期可伴有代谢性碱中毒
B. 尿量少于 30ml/h
C. 休克抑制期后血压进行性下降
D. 休克代偿期血压可正常或高于正常
E. 复苏后血红蛋白含量降低，血细胞比容<30%

43. 为了解患者是否有心功能不全或血容量不足需做补液试验，正确方法是在 5~10 分钟内快速静脉输入（　　）生理盐水后观察中心静脉压、血压的变化
A. 100ml
B. 150ml
C. 200ml
D. 250ml
E. 300ml

44. 休克时血压正常，中心静脉压升高，应采取的措施是
A. 扩血管，限制输液速度
B. 应用血管收缩药
C. 积极扩容，充分补液
D. 强心，纠酸
E. 利尿，扩血管

45. 最能反映休克时组织细胞是否缺氧、缺氧程度及休克是好转或恶化的主要实验室检查是
A. 动脉血二氧化碳分压
B. 动脉血 pH
C. 动脉血氧分压
D. 血清钾离子浓度

E. 动脉血乳酸盐浓度

## 二 A2 型题

1. 患者，女性，68 岁。急性弥漫性腹膜炎休克，抗感染输液治疗后脉搏 170 次/分，血压 85/60mmHg，中心静脉压 16 $cmH_2O$。治疗选择

A. 间羟胺
B. 毛花苷 C
C. 酚妥拉明
D. 5%碳酸氢钠溶液
E. 地塞米松

2. 患者，男性，28 岁。交通事故造成四肢多发性骨折，左大腿被严重挤压。患者被送到急诊室时面色苍白，口渴，脉搏 120 次/分，血压 80/60mmHg。给予紧急扩容首选的液体是

A. 全血
B. 血浆
C. 10%葡萄糖溶液
D. 右旋糖酐
E. 5%葡萄糖等渗氯化钠溶液

3. 患者，男性，27 岁。左臂枪弹伤致肱动脉破裂。面色苍白，肢体湿冷，痛苦表情，血压 90/70mmHg，脉搏 120 次/分。下列紧急措施中不正确的是

A. 尽快控制活动性出血
B. 盖被并置热水袋以加强保暖
C. 吸氧，适当给予镇痛药
D. 避免过多搬动
E. 头和躯干抬高 20°，下肢抬高 15°

4. 患者，男性，56 岁。呕血 6 小时，量约 1000ml。查体：血压 70/50mmHg，脉搏 128 次/分，呼吸 35 次/分。经抗休克治疗后，患者中心静脉压升高，血压反而较前降低。考虑原因为

A. 心功能不全
B. 补液过多
C. 补液不足
D. 肾衰竭
E. 升压药物无效

5. 患者，女性，41 岁。施行直肠癌根治术时发生骶前静脉丛大出血，持续低血压状态 1 小时。术后继续液体复苏，第 2 天患者病情平稳，血压 110/60mmHg，CVP 4$cmH_2O$。目前患者的 CVP 监测情况提示

A. 静脉血管张力较高
B. 静脉回心血量不足
C. 动脉血管张力增高
D. 右心功能不全
E. 胸腔内压力增高

6. 患者，男性，28 岁。左胸部刀刺伤 40 分钟。血压 80/50mmHg，脉搏 150 次/分。估计其失血量为

A. 300~400ml
B. 500~600ml
C. 600~800ml
D. 800~1600ml

E. >1600ml

7. 腹膜炎患者，女性，28 岁。经扩容治疗后血压为 80/60mmHg，中心静脉压 5cm$H_2O$，尿量 20ml/h。应考虑为

A. 急性肾衰竭　　B. 急性心力衰竭

C. 感染未控制　　D. 呼吸困难综合征

E. 低血容量性休克

8. 患者，女性，60 岁。患原发性高血压病 12 年，糖尿病 4 年。目前中心静脉压正常，血压偏低。不能断定是心功能不全或血容量不足时的处理原则是

A. 继续观察　　B. 减慢输液

C. 加快输液　　D. 暂停输液

E. 进行补液试验

9. 患者，男性，53 岁。因骨折致创伤性休克。血压 90/70mmHg，中心静脉压 10cm$H_2O$。生理盐水 250ml 在 5～10 分钟内快速静脉输入后，测中心静脉压为 10cm$H_2O$，血压 100/80mmHg。此时最佳治疗方案是

A. 补充血容量　　B. 应用强心药

C. 应用血管收缩药　　D. 应用血管扩张药

E. 应用肾上腺皮质激素

10. 患者，男性，43 岁。热油烧伤面积 60%，血压 80/50mmHg，中心静脉压 4cm$H_2O$。表明该患者存有

A. 血容量不足　　B. 心功能不全

C. 血容量相对过多　　D. 血容量严重不足

E. 容量血管过度收缩

11. 患者，男性，41 岁。左下胸受挤压，脾破裂。面色苍白，脉搏 120 次/分，血压 80/60mmHg,四肢湿冷。下列治疗原则正确的是

A. 一旦确诊，立即手术　　B. 积极抗休克，不手术

C. 积极抗休克，同时迅速手术　　D. 积极抗休克，如病情无好转再手术

E. 大量快速输液，待血压正常后及早手术

12. 患者，男性，42 岁。有十二指肠球部溃疡病史，突然头晕、心悸，伴呕血 1 次，黑便 2 次。查体：面色苍白，出冷汗，脉搏 125 次/分，血压 85/40mmHg。此时最合适的处理是

A. 静脉滴注碳酸氢钠溶液　　B. 应用升压药

C. 输血、输液　　D. 紧急手术

E. 输注晶体溶液和人工胶体溶液

13. 患者，女性，28 岁。地震时被砖墙砸压致骨盆骨折，右下肢软组织广泛撕裂剥脱伤伴休

克。救出后立即补液抗休克并紧急施行清创术。术后对患者的监测中，最能反映休克治疗效果的指标是

A. 精神状态
B. 皮肤温度
C. 脉率
D. 血压
E. 尿量

14. 患者，男性，28岁。发生车祸进急诊室，当时血压60/40mmHg，心率140次/分。应首先输

A. 葡萄糖盐水
B. 葡萄糖溶液
C. 平衡盐溶液
D. 全血
E. 血浆

15. 患者，男性，42岁。因门静脉高压症、食管-胃底曲张静脉破裂出血引起休克，经放置三腔管压迫止血和快速输血、补液后，抽出胃内容物中已无血液。脉搏150次/分，血压76/46mmHg，中心静脉压2cm$H_2O$。表示患者已发生

A. 血容量严重不足，重度休克
B. 血容量不足，轻度休克
C. 容量血管过度收缩，重度休克
D. 容量血管过度扩张，重度休克
E. 心功能不全，中度休克

16. 患者，男性，39岁。肠扭转致广泛小肠坏死、休克，坏死肠切除术后休克有好转。对患者做监护项目时不必要的是

A. 尿量
B. 皮肤温度、色泽
C. 血压、脉率
D. 精神状态
E. 脑电图监护

17. 患者，男性，58岁。因呕鲜血伴排黑便1天入院。神志轻度焦虑，脉搏110次/分，血压80/60mmHg，皮肤湿冷、毛细血管充盈延迟。估计失血量为

A. 0～15%
B. 15%～30%
C. 30%～40%
D. 40%～50%
E. 50%以上

18. 患者，女性，56岁。失血性休克，血压80/60mmHg，中心静脉压8cm$H_2O$，在10分钟内经静脉输入等渗盐水250ml后，血压不变，中心静脉压升高至12cm$H_2O$。可提示为

A. 心功能不全
B. 血容量不足
C. 容量血管过度收缩
D. 血容量相对不足
E. 血容量相对过多

19. 患者，男性，51岁。背部长痈。现烦躁、畏寒、寒战。查体：面色苍白，肢体湿冷，体温40.2℃，脉搏120次/分，血压90/70mmHg。血pH 7.31。下列治疗措施中不正确的是

A. 补充血容量
B. 静脉滴注碳酸氢钠溶液
C. 应用抗生素
D. 静脉滴注间羟胺
E. 切开引流

20. 患者，男性，30 岁。肝脓肿破裂引起弥漫性腹膜炎。面色苍白，肢体湿冷，脉搏 122 次/分，血压 80/60mmHg，尿少，血 pH 7.29。下列治疗措施中不正确的是
A. 纠正酸中毒
B. 手术引流感染灶
C. 输液补充血容量
D. 联合应用抗菌药
E. 大量、多次应用地塞米松

21. 患者，男性，59 岁。因突发上腹痛 3 天，全腹痛 1 天就诊。查体：血压 80/50mmHg，脉搏 108 次/分，全腹压痛、反跳痛。血清淀粉酶升高，白细胞 $20\times10^9$/L。考虑为休克、急性胰腺炎。休克的原因是
A. 低血容量性休克
B. 神经源性休克
C. 心源性休克
D. 过敏性休克
E. 感染性休克

22. 患者，女性，33 岁。患急性机械性肠梗阻 4 天，虚弱无力，脱水征明显，血压 80/60mmHg,脉搏 120 次/分，$Na^+$ 120mmol/L，$K^+$ 3.0mmol/L，$CO_2$CP 18mmol/L。其补液首先应是
A. 补钠
B. 补充水
C. 纠正酸中毒
D. 补充血容量
E. 补钾

23. 休克患者，女性，33 岁。意识模糊，皮肤、结膜明显苍白、发绀，四肢厥冷，反复出现心律失常。该患者应属于
A. DIC 期
B. 休克期
C. 休克代偿期
D. 休克抑制期
E. 休克末期

24. 患者，男性，58 岁。患急性化脓性胆管炎。B 超检查：胆总管扩张，下端有结石数枚。血 pH 7.30，脉搏 120 次/分，血压 80/60mmHg。治疗原则正确的是
A. 先纠正酸中毒再手术
B. 立即行胆总管引流术
C. 大量输液，待血压正常后及早手术
D. 联合应用广谱抗生素，不手术
E. 经短期积极抗休克治疗后行胆总管引流术

25. 患者，女性，60 岁。发生感染性休克、代谢性酸中毒。该患者可在补充血容量的同时，输注 5%碳酸氢钠溶液
A. 600ml
B. 500ml
C. 400ml
D. 300ml

E. 200ml

26. 患者，女性，62 岁。患急性化脓性胆管炎。查体：血压 75/60mmHg，脉搏 134 次/分，尿量<20ml/h。用心血管药时宜首选

A. 去甲肾上腺素　　B. 异丙肾上腺素

C. 间羟胺　　D. 去氧肾上腺素

E. 多巴胺

27. 休克患者，女性，32 岁。中心静脉压为 15cm$H_2O$，血压 75/50mmHg。可能为

A. 血容量不足　　B. 容量血管过度收缩

C. 血容量严重不足　　D. 容量血管扩张

E. 血容量相对过多或心功能不全

28. 患者，男性，52 岁。门脉高压症引起食管-胃底静脉曲张破裂出血致休克。经三腔二囊管压迫后并发吸入性肺炎，已输血，应用抗生素，后患者出现鼻出血、瘀斑。查血小板 $50\times10^9$/L，纤维蛋白原 1g/L，凝血酶原时间较正常延长 4 秒，副凝固试验阳性。应考虑患者的情况是

A. 肝功能严重障碍　　B. 弥散性血管内凝血

C. 严重感染，毒血症　　D. 血小板减少性紫癜

E. 大量输血后体内凝血因子被稀释

29. 患者，男性，52 岁。重症急性弥漫性腹膜炎手术治疗后第 2 天。血压 80/60mmHg，心率 130 次/分，中心静脉压 11cm$H_2O$，血 pH 7. 33。此时的治疗首选

A. 快速输液　　B. 补充全血或血浆

C. 应用强心药　　D. 纠正酸中毒

E. 应用血管收缩药

30. 患者，男性，32 岁。左上臂下段外伤，肱动脉裂伤，出血量大于 1200ml。在急救现场左上臂已使用止血带。入院后查血型并静脉输入 5%葡萄糖氯化钠溶液 1000ml，血压下降为 76/50mmHg，脉搏 110 次/分。对该患者下一步首选治疗应是

A. 输血　　B. 静脉滴注多巴胺

C. 静脉滴注血管收缩药　　D. 立刻手术修补肱动脉

E. 静脉滴注碳酸氢钠溶液

31. 肠扭转患者，男性，43 岁。血压 70/50mmHg，脉搏 115 次/分，体温 35℃。正确的处理原则是

A. 持续胃肠减压

B. 立即行剖腹探查，切除坏死肠管

C. 抗感染治疗

D. 补充血容量同时行剖腹探查术，切除坏死肠管

E. 补充血容量，待血压正常后行剖腹探查，切除坏死肠管

32. 患者，男性，31 岁。腹部闭合损伤 2 小时。血压 60/40mmHg，脉搏 130 次/分，血红蛋白 70g/L，腹腔抽出不凝血液。治疗方案是

A. 立即行剖腹探查术　B. 保守治疗，观察病情变化

C. 大量皮质类固醇激素治疗　D. 休克初步纠正后剖腹探查

E. 在输血补液同时，进行剖腹探查术

33. 患者，男性，32 岁。十二指肠溃疡引起黑便、呕血。明显呼吸急促、心率增快、收缩压下降、少尿、明显意识改变。提示失血量已达总血容量的

A. 0~15%　B. 15%~30%

C. 30%~40%　D. 40%~50%

E. 50%以上

34. 患者，女性，63 岁。因突发上腹痛 3 天、全腹痛 1 天就诊。查体：血压 80/50mmHg，脉搏 108 次/分，全腹压痛、反跳痛。化验血清淀粉酶升高，白细胞 $20\times10^9$/L。考虑为休克、急性胰腺炎。休克的原因是

A. 失血性休克　B. 神经源性休克

C. 心源性休克　D. 感染性休克

E. 过敏性休克

## 三 A3/A4 型题

（1~3 题共用题干）

患者，男性，42 岁。被车撞伤致粉碎性骨盆骨折，不能排尿 1 天。查体：脉搏 130 次/分，血压 60/40mmHg。

1. 根据患者情况，应立即采取的紧急处理措施是

A. 尿道会师术　B. 膀胱造瘘术

C. 抗休克、留置尿管　D. 镇痛、止血、防治感染

E. 尿道缝合修补术

2. 患者的失血量估计为

A. 300~400ml　B. 500~600ml

C. 600~800ml　D. 800~1600ml

E. >1600ml

3. 患者扩容的速度最初半小时内为

A. 500~800ml　B. 800~1000ml

C. 1000~1500ml　D. 1500~2000ml

E. 2000~2500ml

（4~6 题共用题干）

患者，男性，58 岁。车祸致双下肢广泛软组织挫伤。入院查心率 106 次/分，血压 113/64mmHg，急行手术清创。

4. 术中的最佳输液原则是

A. 扩容以纠酸
B. 扩容、碱化尿液
C. 输血
D. 输血浆代用品
E. 输葡萄糖

5. 术后第 2 天患者尿量减少至 25ml/h，经补液不见好转。为进一步明确诊断，下列哪项检查最有价值

A. X 线检查
B. 血尿素氮、肌酐检查
C. 血生化检查
D. 动脉血气分析
E. 尿常规及细菌培养

6. 此时最先需要采取的治疗措施是

A. 吗啡镇痛
B. 扩容、补碱
C. 使用利尿药
D. 严格控制补液量
E. 用大剂量抗生素控制感染

（7~10 题共用题干）

患者，女性，38 岁。因被汽车撞伤右季肋区 4 小时入院。意识尚清楚，口渴。体温 38.5℃，皮肤苍白，肢端发冷，脉搏 126 次/分，血压 60/40mmHg，腹部有移动性浊音，尿少。

7. 该患者首先考虑为

A. 神经源性休克
B. 低血容量性休克（中度）
C. 低血容量性休克（重度）
D. 感染性休克（冷休克）
E. 感染性休克（暖休克）

8. 估计此时患者的失血量是

A. 400ml 以下
B. 800ml 以下
C. 800~1000ml
D. 1100~1500ml
E. 1600ml 以上

9. 患者经快速扩容后，中心静脉压高，而血压仍低。其原因是

A. 血容量严重不足
B. 血容量不足
C. 容量血管过度收缩
D. 心功能不全或血容量不足
E. 心功能不全或血容量相对过多

10. 此时的处理措施为

A. 积极扩容，充分补液　　B. 适当扩容补液
C. 强心、纠酸、利尿、扩血管　　D. 舒张血管
E. 扩血管，限制输液速度

（11~14 题共用题干）

患者，女性，45 岁。左前胸部被刀刺伤半小时。现烦躁不安。查体：皮肤苍白、湿冷，张口呼吸，颈静脉怒张。脉搏 140 次/分，血压 70/50mmHg。左前胸第 5 肋间处见长约 4cm 伤口。

11. 患者的病理生理改变是
A. 纵隔移位，心脏受压　　B. 低血容量性休克
C. 腔静脉受阻，回心血量减少　　D. 左胸膜腔内压力持续上升
E. 纵隔扑动，呼吸、循环功能衰竭

12. 既有诊断意义又有治疗价值的最佳选择应是
A. 胸膜腔穿刺　　B. 心导管检查
C. 心包腔穿刺　　D. 胸腔镜检查
E. 胸膜腔闭式引流

13. 诊断明确后，正确的治疗措施是
A. 心包穿刺减压后紧急手术　　B. 胸膜腔闭式引流负压吸引
C. 快速输血、补液、抗休克　　D. 气管切开、呼吸机辅助呼吸
E. 快速扩容后，应用血管活性药物

14. 如果血压仍不回升，应根据具体情况和监测结果选择应用血管活性药物的情况是
A. 输入量达到估计丧失量的 0.5 倍时　B. 输入量达到估计丧失量的 1 倍时
C. 输入量达到估计丧失量的 1.5 倍时　D. 输入量达到估计丧失量的 2 倍时
E. 输入量达到估计丧失量的 3 倍时

（15~18 题共用题干）

患者，男性，58 岁。右下腹痛 8 天伴呕吐。查体：神志不清，烦躁不安，全腹压痛、反跳痛。四肢湿冷，皮肤苍白、发绀并伴有花斑，毛细血管充盈时间延长，尿量<25ml/h。体温 35℃，血压 80/50mmHg，脉搏 120 次/分。自述曾患陈旧性心肌梗死。

15. 首先应考虑患者为
A. 心源性休克　　B. 低血容量性休克（中度）
C. 低血容量性休克（重度）　　D. 感染性休克（冷休克）
E. 感染性休克（暖休克）

16. 患者发生的休克类型中，发生得早而重的情况是

A. 代谢性酸中毒　　B. 代谢性碱中毒
C. 呼吸性酸中毒　　D. 呼吸性碱中毒
E. 低氯、低钾性碱中毒

17. 患者发生的休克类型中，有助于血中内毒素检测的项目是
A. 血培养　　B. 血乳酸盐含量测定
C. 鲎溶解物试验（LLT）　　D. 血清酶测定
E. 血浆鱼精蛋白副凝（3P）试验

18. 患者的治疗原则应是
A. 不宜手术　　B. 立即手术
C. 休克纠正的同时及早手术　　D. 应用升压药物血压正常后再手术
E. 抗生素控制感染后择期手术

（19~21题共用题干）

患者，男性，30岁。从四楼跌下致左肋骨骨折、脾破裂、肠破裂。入院时精神紧张，面色苍白，肢端冰冷，脉搏快而弱，尿量减少。查体：体温38.5℃，脉搏110次/分，血压130/100mmHg。

19. 患者的休克状态属于
A. 休克早期　　B. 中度休克
C. 重度休克　　D. 冷休克
E. 暖休克

20. 此时不宜马上进行的检查是
A. 血常规　　B. 腹腔穿刺
C. 静脉肾盂造影　　D. 中心静脉压测定
E. 测定二氧化碳结合力

21. 首先考虑的治疗措施为
A. 立即剖腹探查　　B. 迅速补充血容量
C. 滴注利尿药，改善肾功能　　D. 静脉输注血管收缩药
E. 大剂量应用抗生素

（22~23题共用题干）

患者，女性，38岁。因患肠梗阻3天入院。查体：血压75/60mmHg，呼吸28次/分，血清钠130mmol/L，血清钾3.0mmol/L，$CO_2CP$ 19mmol/L。

22. 患者的诊断中不包括
A. 休克　　B. 低渗性脱水

C. 低钾血症
D. 代谢性碱中毒
E. 呼吸性碱中毒

23. 首先应进行的治疗措施为
A. 补钾
B. 纠正酸中毒
C. 输全血
D. 抗休克，补充血容量
E. 急诊手术，解除肠梗阻

（24~28 题共用题干）

患者，女性，28 岁。上腹部外伤后 2 小时。昏迷，皮肤发绀。查体：血压 60/40mmHg，脉搏 135 次/分。

24. 患者可能存在的休克为
A. 感染性休克
B. 过敏性休克
C. 创伤性休克
D. 神经源性休克
E. 心源性休克

25. 此患者休克的程度为
A. 早期
B. 代偿期
C. 轻度
D. 中度
E. 重度

26. 在此休克中应加强的监测是
A. 血压
B. 脉率
C. DIC
D. 呼吸
E. 心率

27. 此时首先进行的诊治措施为
A. 腹部 B 超
B. 腹部 CT
C. 胸部 X 线片
D. 腹腔穿刺
E. 立即输平衡盐溶液和全血

28. 保守治疗后，血压仍为 60/40mmHg，中心静脉压 21cm$H_2O$，提示患者为
A. 补液过多
B. 血容量不足
C. 补液不足
D. 充血性心力衰竭
E. 有内出血存在

（29~31 题共用题干）

患者，男性，42 岁。有多年十二指肠溃疡病史，入院前半小时解黑便 1 次，入院后面色苍白，收缩压正常或下降，脉压缩小，脉搏 90 次/分、有力。

29. 估计此时失血量为

A. 400ml 以下
B. <800ml
C. 800~1000ml
D. 1000~1600ml
E. 1600ml 以上

30. 观察期间，患者又解黑便 2 次，测得脉搏 110 次/分，血压 84/71mmHg，估计此时失血量占全身血容量的

A. 10%以下
B. 10%~20%
C. 20%~40%
D. 40%~50%
E. 50%以上

31. 经补液后做血常规检查，叙述不正确的是

A. 中心静脉压低于 $5cmH_2O$
B. 尿量少于 30ml/h
C. 动脉血氧饱和度降低
D. 血红蛋白降低，血细胞比容<30%
E. 血红蛋白和血细胞比容无变化

（32~36 题共用题干）

患者，男性，38 岁。发生车祸致肝破裂。神志清楚，上腹部明显压痛，面色苍白，四肢湿冷，尿少，口渴，过度换气。查体：血压 80/60mmHg，脉搏 130 次/分。

32. 患者应诊断为

A. 低血容量性休克
B. 过敏性休克
C. 高排低阻型休克
D. 心源性休克
E. 神经源性休克

33. 诊断的主要依据是

A. 尿少
B. 低血压
C. 脉搏快
D. 受伤病史
E. 临床综合表现

34. 采取的下列监测措施中，不必要的是

A. 肢体温度、皮肤颜色
B. 精神状态
C. 头部 CT
D. 毛细血管充盈时间
E. 血压、脉搏、尿量

35. 患者最初半小时内扩容的液体量为

A. 500~1000ml
B. 1000~1500ml
C. 1500~1800ml
D. 1800~2000ml
E. 2000~2500ml

36. 治疗此休克采用的药物中，不可使用的是

A. 去甲肾上腺素
B. 多巴胺
C. 间羟胺
D. 阿托品
E. 山莨菪碱

（37~40 题共用题干）

患者，女性，38 岁。自述有胆管结石病史。近 3 天感觉右上腹痛，体温 37.8℃。入院后 2 小时突然出现寒战、畏寒，体温达 40℃，精神紧张，兴奋，口渴，面色苍白，脉搏 98 次/分、有力，血压 110/96mmHg，尿量 26ml/h。

37. 患者的情况是
A. 高排低阻型休克
B. 休克代偿期
C. 中度休克
D. 重度休克
E. 急性胆管炎，无休克

38. 患者微循环变化的特征不包括
A. 微动脉、微静脉收缩
B. 动静脉短路开放
C. 直接通道开放
D. 组织灌注量减少
E. 静脉回心血量减少

39. 为排除发生弥散性血管内凝血的可能做了多项检查，下列无意义的监测检查结果是
A. 血小板计数低于 $80\times10^9$/L
B. 血浆纤维蛋白原少于 1.5g/L
C. 凝血酶原时间较正常延长 3 秒以上
D. 血浆鱼精蛋白副凝（3P）试验阳性
E. 凝血酶原时间明显缩短

40. 下列治疗原则中，不正确的是
A. 积极补充血容量
B. 联合应用抗菌药
C. 尽早做胆管引流
D. 纠正酸中毒
E. 静脉滴注间羟胺

（41~43 题共用题干）

患者，男性，42 岁。青霉素过敏出现面色发绀，呼吸急促，四肢湿冷，神经紧张，烦躁不安，脉细弱，皮肤瘙痒。查体：血压 90/70mmHg，脉搏 100 次/分。

41. 患者的休克类型是
A. 低血容量性休克
B. 感染性休克
C. 过敏性休克
D. 创伤性休克
E. 心源性休克

42. 患者早期可以应用的药物是
A. 间羟胺
B. 多巴胺

C. 山莨菪碱　　D. 东莨菪碱
E. 异丙肾上腺素

43. 对因治疗选用的药物是
A. 间羟胺　　B. 多巴胺
C. 异丙嗪　　D. 毛花苷 C
E. 去甲肾上腺素

## 四 B 型题

（1～5 题共用备选答案）
A. 中心静脉压降低，血压正常　　B. 中心静脉压升高，血压降低
C. 中心静脉压正常，血压降低　　D. 中心静脉压升高，血压正常
E. 中心静脉压降低，血压降低

1. 给予强心药物，并同时应用血管扩张药的情况是
2. 取 5%葡萄糖氯化钠溶液 250ml，在 5～10 分钟内静脉滴注，同时观察尿量变化的情况是
3. 给予较大数量补液的情况是
4. 给予适当扩容补液的情况是
5. 给予扩血管治疗，限制输液速度的情况是

（6～8 题共用备选答案）
A. 脉搏 75 次/分，收缩压 150mmHg　　B. 脉搏 100 次/分，收缩压 130mmHg
C. 脉搏 110 次/分，收缩压 120mmHg　　D. 脉搏 125 次/分，收缩压 60mmHg
E. 脉搏 112 次/分，收缩压 80mmHg

6. 表示无休克的情形是
7. 表示有休克存在的情形是
8. 表示休克程度严重的情形是

（9～10 题共用备选答案）
A. 血压 80/60mmHg，中心静脉压 3cm$H_2O$，四肢皮肤花斑、湿冷
B. 血压 80/60mmHg，中心静脉压 22cm$H_2O$，颈静脉怒张
C. 血压 80/60mmHg，中心静脉压 4cm$H_2O$，心排血量>10 升/分，四肢温暖
D. 血压 160/100mmHg，中心静脉压 16cm$H_2O$，血性泡沫痰
E. 血压 160/80mmHg，中心静脉压 6cm$H_2O$，胸部 X 线片中心影呈靴形

9. 低血容量性休克表现为
10. 充血性心力衰竭表现为

（11~12 题共用备选答案）

A. 可疑休克
B. 休克抑制期
C. 已有休克
D. 尚无休克
E. 休克晚期

11. 患者，男性，26 岁。因交通事故伤入院治疗。精神兴奋，烦躁不安，出冷汗，心率 100 次/分，脉压缩小，尿量减少。可能的情况是
12. 患者，女性，22 岁。口渴不止，神志淡漠，反应迟钝，皮肤苍白，出冷汗，四肢凉，呼吸浅快，脉搏快而弱，收缩压降至 90mmHg 以下，尿少。可能的情况是

（13~16 题共用备选答案）

A. 血容量不足
B. 容量血管过度收缩
C. 补液量已足
D. 血容量相对过多
E. 血容量严重不足

13. 中心静脉压 4cm$H_2O$，血压低，提示
14. 中心静脉压 10cm$H_2O$，尿量多，提示
15. 中心静脉压 10cm$H_2O$，血压低，提示
16. 中心静脉压 25cm$H_2O$，血压正常，提示

（17~19 题共用备选答案）

A. 感染性休克
B. 神经源性休克
C. 心源性休克
D. 创伤性休克
E. 失血性休克

17. 十二指肠溃疡患者，呕血 1200ml，血压 90/76mmHg，脉搏 126 次/分，存在
18. 绞窄性肠梗阻老年患者，体温骤升至 40℃，寒战，血压 95/76mmHg，存在
19. 患者在双侧大腿辗压伤后逐渐肿胀，血压 80/60mmHg，尿量 15ml/h，存在

（20~21 题共用备选答案）

A. 心功能不全
B. 肾功能不全
C. 血容量不足
D. 充血性心力衰竭
E. 血容量严重不足

20. 尿少但比重增加提示
21. 尿少且比重降低提示

（22~24 题共用备选答案）

A. 失血性休克　　B. 创伤性休克
C. 感染性休克　　D. 过敏性休克
E. 神经源性休克

22. 大面积烧伤，肠梗阻，剧烈呕吐、腹泻引起的休克属于
23. 大面积撕裂伤并发休克属于
24. 重症胰腺炎及泌尿系感染并发休克属于

（25~28 题共用备选答案）

A. 晶体溶液　　B. 胶体溶液
C. 葡萄糖溶液　　D. 三者均可
E. 三者均不可

25. 患者烧伤面积 30%，均为中等程度烧伤，休克期宜选用
26. 患者烧伤面积 30%，均为深度烧伤，在烧伤休克期应多补充
27. 患者血压低，尿量少，在烧伤休克期应多补充
28. 患者血压正常，血钠升高，在烧伤休克期应多补充

（29~30 题共用备选答案）

A. 周围血管阻力增加，心排血量增加　B. 周围血管阻力增加，心排血量降低
C. 周围血管阻力降低，心排血量降低　D. 周围血管阻力降低，心排血量增加
E. 周围血管阻力降低，心排血量不变

29. 低动力型感染性休克的特点为
30. 高阻力型感染性休克的特点为

（31~34 题共用备选答案）

A. 血容量严重不足　　B. 血容量不足
C. 容量血管过度收缩　　D. 心功能不全或血容量相对过多
E. 急性肾衰竭

31. 门静脉高压症患者，食管-胃底静脉曲张破裂出血，放置三腔二囊管压迫止血和输液后，脉搏 98 次/分，血压 110/80mmHg，中心静脉压 4cm$H_2O$，此患者存在
32. 大面积烧伤患者输液后，脉搏 118 次/分，血压 106/76mmHg，中心静脉压 16cm$H_2O$，此患者存在
33. 溃疡病患者急性呕血，脉搏 125 次/分，血压 80/60mmHg，中心静脉压 3cm$H_2O$，此患者存在

34. 某男性患者，双下肢辗压伤明显肿胀，脉搏 106 次/分，血压 96/66mmHg，中心静脉压 $10cmH_2O$，尿量 5ml/h，此患者存在

（35~38 题共用备选答案）

A. 毛花苷 C
B. 多巴胺
C. 异丙肾上腺素
D. 阿托品
E. 山莨菪碱人工合成品

35. 临床上最常用的洋地黄类强心药是
36. 在外周血管痉挛时，对提高血压、改善微循环、稳定病情效果较明显的药物是
37. 对心肌有强大收缩作用和容易发生心律失常，不能用于心源性休克的药物是
38. 具有兴奋 $\alpha$、$\beta_1$ 和多巴胺受体作用，采取小剂量抗休克，主要是取其强心和扩张内脏血管的作用的药物是

（39~40 题共用备选答案）

A. 低血容量性休克
B. 感染性休克
C. 心源性休克
D. 神经源性休克
E. 过敏性休克

39. 急性腹膜炎、胆道感染可发生
40. 车祸所致的复杂性骨折可发生

（41~45 题共用备选答案）

A. 中心静脉压低，血压低
B. 中心静脉压高，血压低
C. 中心静脉压高，血压正常
D. 中心静脉压低，血压正常
E. 中心静脉压正常，血压低

41. 提示容量血管过度收缩的情况是
42. 提示血容量相对过多或心功能不全的情况是
43. 提示血容量不足或心功能不全的情况是
44. 提示血容量不足的情况是
45. 提示血容量严重不足的情况是

（46~50 题共用备选答案）

A. 4~6L/min
B. 30mmHg
C. 1~2mmol/L
D. 2.5~3.5L/(min·$m^2$)
E. 80~100mmHg

46. 动脉血乳酸盐的正常值为
47. 心排血量（CO）的正常值为
48. 肺水肿时，PAWP 可超过
49. 动脉血 $PaO_2$的正常值为
50. 心脏指数（CI）的正常值为

## 五 X 型题

1. 引起全身性炎症反应综合征（SIRS）的因素有
   A. 严重感染　B. 烧伤、创伤
   C. 手术　D. 胆囊炎
   E. 缺血-再灌注
2. 感染性休克扩充血容量可以输入
   A. 电解质溶液　B. 平衡盐溶液
   C. 血浆或全血　D. 浓缩红细胞
   E. 胶体溶液
3. 毛花苷 C 的叙述正确的有
   A. 对心脏有高度选择性作用　B. 可降低心肌耗氧量
   C. 可增强心肌收缩力　D. 可减轻心脏负荷
   E. 对机体其他器官有明显影响
4. 中心静脉压测定可以反映的内容有
   A. 左心房压力　B. 右心房压力
   C. 肺循环压力　D. 胸腔内腔静脉压力
   E. 左心室压力
5. 下列选项中，属于休克的特殊监测指标的有
   A. 氧供应及氧消耗　B. 中心静脉压
   C. 心脏指数　D. 胃肠黏膜内 pH
   E. 血细胞比容
6. 提示血液浓缩，血容量不足的标志有
   A. 血小板升高　B. 红细胞升高
   C. 血红蛋白升高　D. 血细胞比容增高
   E. 凝血时间延长
7. 外科休克的常见类型包括
   A. 感染性休克　B. 心源性休克
   C. 神经源性休克　D. 过敏性休克

E. 低血容量性休克

8. 失血性休克患者可采取的体位有

A. 头低足高位　B. 平卧位

C. 右侧卧位　D. 头部水平位，下肢抬高 10°

E. 头和躯干抬高 20°~30°，下肢抬高 15°~20°

9. 失血性休克进入休克抑制期后血压表现包括

A. 进行性下降　B. 有所升高

C. 收缩压多<90mmHg　D. 脉压缩小

E. 可以正常

10. 对感染性休克的微循环改善更为安全有效的药物有

A. 山莨菪碱　B. 去甲肾上腺素

C. 阿托品　D. 东莨菪碱

E. 多巴酚丁胺

11. 失血性休克常见于（　　）所引起的出血

A. 严重外伤　B. 大手术

C. 消化性溃疡　D. 食管静脉曲张破裂

E. 急性腹膜炎

12. 抗胆碱能药物中，属于无选择性 M 受体拮抗药的有

A. 阿托品　B. 颠茄

C. 山莨菪碱　D. 去甲肾上腺素

E. 东莨菪碱

13. 常用的血管扩张药包括

A. 山莨菪碱　B. 去甲肾上腺素

C. 间羟胺　D. 异丙肾上腺素

E. 东莨菪碱

14. 引起感染性休克的革兰阴性菌有

A. 肠杆菌科细菌　B. 不发酵杆菌

C. 脑膜炎球菌　D. 类杆菌

E. 梭状芽孢杆菌

15. 休克的特殊监测参数正常值正确的有

A. 动脉血 $PaO_2$：80~100mmHg　B. 中心静脉压：5~10cm$H_2O$

C. 心排血量：4~6L/min　D. 心脏指数：2.5~3.5L/(min·$m^2$)

E. 动脉血乳酸盐测定：3~5mmol/L

16. 具有防止钙离子内流、保护细胞结构与功能的作用的药物有

A. 维拉帕米　　B. 纳洛酮
C. 前列环素　　D. 地尔硫䓬
E. 硝苯地平

17. 失血性休克是指各种原因致机体大量血液迅速流失于血管之外，引起循环血量减少而导致的（　　）的病理生理过程
A. 有效循环血量增加　　B. 心排血量减少
C. 组织灌注不足　　D. 细胞代谢紊乱
E. 细胞功能受损

18. 大面积烧伤患者抗休克治疗的常用液体包括
A. 平衡盐溶液　　B. 碳酸氢钠等渗盐水
C. 中分子右旋糖酐　　D. 低分子右旋糖酐
E. 血浆

19. 血管活性药物的选择，不正确的有
A. 休克早期，应采用血管扩张药配合扩容治疗
B. 如扩容尚未完成，可大剂量使用血管收缩药
C. 如扩容尚未完成，可小剂量短期应用血管收缩药
D. 去甲肾上腺素和硝普钠有配伍禁忌，不宜用于抗休克治疗
E. 当中心静脉压>15cm$H_2O$，收缩压<80mmHg 时，可静脉推注毛花苷 C

20. 全身性炎症反应综合征的诊断标准包括
A. 体温>38℃或<36℃　　B. 心率>90 次/分
C. 呼吸>20 次/分或 $PaCO_2$<32mmHg　　D. 伴有严重感染时
E. 白细胞计数>12×$10^9$/L 或<4×$10^9$/L 或幼稚细胞>10%

21. 创伤性休克的常见原因包括
A. 胸腹联合损伤　　B. 复杂性骨折
C. 挤压伤　　D. 大面积撕裂伤
E. 化脓性感染

22. 血压是反映休克三要素的客观指标，休克三要素包括
A. 血容量　　B. 心排血量
C. 外周血管阻力　　D. 心率
E. 周围组织需氧量

23. 休克代偿期的微循环变化包括
A. 静脉回心血量增加　　B. 动静脉短路开放
C. 微动脉、微静脉收缩　　D. 组织灌注量减少
E. 微动脉扩张，微静脉收缩

24. 感染性休克扩充血容量时，应根据（　　）调整失液的量和速度
A. 具体情况
B. 血压监测结果
C. 中心静脉压监测结果
D. 尿量监测结果
E. 经验值

25. 休克时微循环的改变可分为
A. 微循环收缩期
B. 微循环舒张期
C. 微循环衰竭期
D. 血管内凝血期
E. 血管内溶血期

26. 创伤性休克扩容可选用
A. 电解质溶液
B. 全血
C. 冰冻红细胞
D. 浓缩红细胞
E. 胶体溶液

27. 低血容量性休克的特点包括
A. 低血压
B. 低中心静脉压
C. 低心排血量
D. 外围血管阻力降低
E. 全血或血浆丢失

## 六 案例分析题

（1~6 题共用题干）

患者，男性，55 岁。车祸伤致腹腔内出血，失血量约 700ml，表现为烦躁不安、皮肤和口唇苍白、手足湿冷，血压 110/94mmHg，脉搏 100 次/分。

1. 患者此时应处于
A. 虚脱状态
B. 休克代偿期
C. 休克抑制期
D. 休克末期
E. 未发生休克

2. 若患者表现为神志淡漠，皮肤苍白，口唇及肢端发绀，四肢厥冷，脉搏快而弱，血压进行性下降，患者处于
A. 虚脱状态
B. 休克代偿期
C. 休克抑制期
D. 休克末期
E. 未发生休克

3. 此时可采取的扩容措施最好为输入
A. 全血
B. 血浆
C. 平衡盐溶液
D. 右旋糖酐
E. 葡萄糖氯化钠溶液

4. 有关中心静脉压与补液的关系，正确的描述是
   A. 中心静脉压高、血压低，应适当补液
   B. 中心静脉压低、血压低，应积极扩容，充分补液
   C. 中心静脉压高、血压低，应强心、纠酸、利尿、扩血管
   D. 中心静脉压正常、血压低，应适当扩容补液
   E. 中心静脉压低、血压正常，应扩血管，限制输液速度
5. 在下列情况中，可使用血管扩张药的是
   A. 补液量充足，中心静脉压高于正常，血压未改善者
   B. 补液量充足，中心静脉压正常，血压未改善者
   C. 补液量不足，中心静脉压高于正常，血压未改善者
   D. 心功能不全者
   E. 麻醉时患者血压明显下降时
6. 若患者经补液和输血治疗后，休克不能缓解应
   A. 加大补液量　　B. 使用止血药物
   C. 立即手术　　D. 输血浆
   E. 应用血管扩张药

（7~9 题共用题干）

患者，男性，45 岁。因食管静脉曲张破裂出血入院治疗。入院时神志清楚，表情淡漠，明显口渴，面色苍白，皮肤湿冷，脉搏 112 次/分，血压 80/60mmHg，中心静脉压 4cm$H_2O$，毛细血管充盈时间延长。血 pH 7.32。

7. 患者的情况是
   A. 轻度休克　　B. 休克代偿期
   C. 中度休克　　D. 重度休克
   E. 休克抑制期
8. 患者循环系统的病理生理改变是
   A. 血容量不足　　B. 心功能不全
   C. 血容量相对过多　　D. 容量血管过度收缩
   E. 血容量严重不足
9. 此时应采取的最有效措施是
   A. 应用血管收缩药物　　B. 积极扩容，充分补液
   C. 纠正酸中毒　　D. 利用强心、利尿药物
   E. 应用血管扩张药物

（10～16 题共用题干）

患者，男性，19 岁。右腹股沟部被刀刺伤半小时，在当地医院加压包扎后转院。查体：脉搏触不清，血压 60/20mmHg，神志不清，意识模糊，反应差，无尿。

10. 目前患者休克的程度属于

A. 轻度休克　　B. 中度休克

C. 重度休克　　D. 极重度休克

E. 介于中度和重度之间

11. 估计患者失血量为

A. <800ml　　B. 800～1000ml

C. 1000～1200ml　　D. 1200～1600ml

E. >1600ml

12. 患者来院后，由急诊科直接送往手术室，紧急静脉切开建立两个输液通道，在气管插管、全身麻醉下手术探查伤部。右腹股沟部伤口呈横行，长 3cm，深达肌层，部分肌纤维断裂，右股静脉完全切断。应采取的治疗措施是

A. 立即缝合伤口，以免感染　　B. 有效控制出血

C. 分离血管断端，剥除血管外膜　　D. 用 0.1%肝素生理盐水冲洗两断端管腔

E. 选择间断缝合法进行近远端静脉端端吻合，保证无张力

13. 术后患者脉搏 92 次/分，血压 100/80mmHg，尿量 20ml/h。后续治疗措施包括

A. 继续容量复苏　　B. 吸氧

C. 维持心、肺、肾等重要脏器功能　　D. 完全胃肠外营养

E. 通过监测了解患者病情变化和治疗反应

14. 术后第 2 天下午，患者四肢皮肤出现多处片状瘀斑，伤口渗血。查体：脉搏 100 次/分，血压 90/60mmHg，尿量减少。实验室检查：血小板 $<80\times10^9$/L，凝血酶原时间（PT）及活化凝血活酶时间延长，血浆 Fbg<1.5g/L，3P 试验阳性，PT 延长 3 秒以上。根据患者目前情况，首先要考虑的是

A. 输血传染肝炎　　B. 血小板减少性紫癜

C. 原发性纤维蛋白溶解症　　D. 弥散性血管内凝血（DIC）

E. 自身红细胞致敏性紫癜

15. DIC 的诊断依据包括

A. 血小板计数低于 $100\times10^9$/L　　B. 凝血酶原时间比对照组延长 3 秒以上

C. 血涂片中破碎红细胞超过 2%　　D. 血浆鱼精蛋白副凝（3P）试验阳性

E. 血浆纤维蛋白原低于 1.5g/L 或呈进行性降低

16. 此时患者的治疗原则包括

A. 有效治疗原发病　　B. 改善微循环、纠正微循环障碍

C. 加大糖皮质激素用量　　　　D. 加强抗感染
E. 恢复凝血和纤溶动态平衡

# 参考答案与解析

## 一、A1 型题

1. A【解析】失血性休克患者可根据血压和脉率的变化来估计失血量。首先经静脉快速滴注平衡盐溶液和人工胶体溶液。一般认为，维持血红蛋白浓度在 100g/L、HCT 在 30%为宜。若血红蛋白浓度大于 100g/L 可不必输血；低于 70g/L 可输浓缩红细胞；在 70～100g/L 时，可根据患者的代偿能力、一般情况和其他器官功能来决定是否输入红细胞。急性失血超过总量的 30%可输全血。

2. A【解析】临床上主要利用去甲肾上腺素的升压作用提高血压，保证对重要器官（主要是脑）的血液供应，治疗各种休克，失血性休克禁用。

3. E【解析】创伤后留置导尿管的目的：①尿道损伤后用作支架。②诊断尿道或膀胱损伤。③观察每小时尿量，作为补液的依据。④观察复苏效果。

4. C【解析】轻度休克：①脉搏<100 次/分，有力。②收缩压正常或下降，脉压缩小。③估计失血量（成人）<20%（<800ml）。

5. D【解析】失血性休克代偿期的临床表现为精神紧张或烦躁不安，皮肤和口唇苍白，手足湿冷，心率加快，脉压缩小，呼吸浅快，尿量减少。

6. E【解析】酚妥拉明、酚苄明、异丙基肾上腺素、阿托品均属于血管扩张药。去甲肾上腺素不属于血管扩张药，属于血管收缩药。

7. E【解析】尿量是反映肾血流灌注情况的重要指标，可间接反映血容量。留置导尿管监测每小时尿量，必要时测定尿比重。尿量正常值为 50ml/h 以上。一般有效血容量减少 20%时出现少尿（低于 30ml/h），减少 35%～40%时多致无尿。尿少但尿比重增高，表示仍存在肾血管收缩或血容量不足；而尿少且尿比重降低则佐证肾功能不全。

8. B【解析】中心静脉压（CVP）代表右心房或胸腔段腔静脉内压力的变化，在反映全身血容量及心功能状况方面一般比动脉压要早，其正常值为 5～10cm$H_2O$。CVP<5cm$H_2O$，表示血容量不足；CVP>15cm$H_2O$ 时，提示心力不全；CVP>20cm$H_2O$ 时提示存在充血性心力衰竭。

9. E【解析】休克的主要病理改变为组织灌注不足。故休克治疗的主要目的是恢复组织的血流灌注。要尽快恢复循环血量，不仅要补充已经丧失的血容量（全血，血浆和水电解质丧失量），还要补充扩大的毛细血管床。

10. C【解析】补充血容量过多时，肺动脉楔压（PAWP）的升高比中心静脉压的升高更早且更敏感。

11. A【解析】恢复并保持呼吸道通畅，提供足够的肺换气条件是创伤性休克的首要治疗原则。具体措施如下：①迅速清除呼吸道内的异物和分泌物。②吸氧。③积极处理胸部创伤，如堵塞开放性气胸的胸壁伤口，发生张力性气胸时应用胸腔穿刺或胸腔闭式引流降低胸腔内压力。④必要时进行气管内插管或气管切开。⑤根据条件和具体情况进行呼吸机辅助呼吸。

12. C【解析】预防休克患者发生急性肾衰竭的处理措施：及时纠正低血容量性休克，避免肾缺血；休克合并 DIC 时，要及时应用肝素治疗；矫治休克时，不宜使用易引起肾血管收缩的药物；对有溶血倾向的患者应保持肾小管通畅，碱化尿液，避免肾小管损害。患者只要出现尿量减少，即说明肾血管收缩或血容量不足，不能立即使用利尿药。因此选项 C 错误。

13. C【解析】微循环衰竭期（休克晚期）血管内皮细胞肿胀，白细胞和血小板黏附，红细胞变形、聚集，加重血液淤滞，甚至引起 DIC。

14. D【解析】异丙肾上腺素不属于血管收缩药，属于血管扩张药。

15. D【解析】外科常见的休克类型是低血容量性休克和感染性休克。低血容量性休克的原因包括失血、失血浆、失液、创伤等，如上消化道大出血、肝脾破裂及外伤造成大血管破裂等造成急性失血。

16. C【解析】扩充血容量是感染性休克的治疗措施，以输入平衡盐溶液为主，配合以适量的胶体溶液、血浆或全血。

17. C【解析】休克时的实验室检查特点如下。①血压：早期收缩压可以正常或有所升高，但脉压缩小，进入休克抑制期后血压进行性下降，收缩压多<90mmHg，脉压缩小。②中心静脉压：下降，常低于 $5cmH_2O$。③尿量：减少，少于 30ml/h。④动脉血氧饱和度（$SaO_2$）：降低。⑤复苏后血红蛋白降低，血细胞比容<30%，而失血性休克补液后血红蛋白和血细胞比容无此变化。

18. D【解析】去甲肾上腺素主要激动 α 受体，对 $\alpha_1$ 和 $\alpha_2$ 受体无选择性；对 $\beta_1$ 受体激动作用很弱，对 $\beta_2$ 受体几乎没有作用；能兴奋心肌、具有很强的血管收缩作用，使全身小动脉与小静脉都收缩（但冠状血管扩张），外周阻力增高，血压上升，作用时间短。

19. C【解析】创伤性休克的特点：①全血或血浆的丢失加损伤部位的内出血、渗出、水肿而致血容量减少。②严重创伤容易感染，细菌及内毒素可加重休克。③损伤组织坏死、分解可产生具有血管抑制作用的组胺、蛋白分解酶等炎性因子。④多器官功能障碍综合征发生率较单纯低血容量性休克高。

20. C【解析】皮质类固醇可用于感染性休克和其他较严重的休克。其作用主要如下：①阻断 α 受体兴奋作用，使血管扩张，降低外周血管阻力，改善微循环。②保护细胞内溶酶体，防止溶酶体破裂。③增强心肌收缩力，增加心排血量。④增进线粒体功能和防止白细胞凝集。⑤促进糖异生，使乳酸转化为葡萄糖，减轻酸中毒。

21. D【解析】休克的特殊监测指标包括中心静脉压（CVP）、动脉血气分析、肺动脉楔压（PAWP）、心排血量（CO）和心脏指数（CI）、动脉血乳酸盐测定、弥散性血管内凝血（DIC）检查、氧供应及氧消耗、胃肠黏膜内 pH（pHi）监测。

22. C【解析】创伤和战伤的局部反应是由于组织结构破坏，细胞变性、坏死，微循环障碍，病原微生物入侵及异物存留等所致。主要表现为局部炎症反应，其基本病理过程与一般炎症相同。

23. A【解析】稳定的血压反映治疗的效果。脉搏快而弱常在血压下降之前出现，其程度常与休克相平行。尿量是反映肾血流灌注情况的有用指标。精神状态主要是反映脑组织的血液灌流状况。皮肤温度、色泽反映体表灌流状况。

24. D【解析】休克患者的精神状态主要是反映脑组织的血液灌流状况。意识淡漠或烦躁、头晕、眼花、体位性晕厥等提示循环血量不足。神志模糊或昏迷提示休克严重。

25. E【解析】创伤性休克是由于严重的外伤或大手术造成血液或血浆丧失，并且由于胸部创伤的直接作用、血管活性物质的释放和神经-内分泌系统的反应进一步影响心血管系统造成的休克。常见原因有胸腹联合损伤、复杂性骨折、挤压伤、大面积撕裂伤等。

26. A【解析】感染性休克的治疗原则如下。①控制感染：在积极复苏的同时应控制感染。a. 早期应用广谱抗生素，而后根据细菌培养和药敏结果进行调整；b. 及早处理原发感染病灶，彻底清除病变坏死的组织，充分引流；c. 必要时可以应用免疫制剂以帮助恢复和维持免疫功能。②扩充血容量。以平衡盐溶液为主，配合适量血浆和全血。扩容基础上使用血管扩张药，一般不使用血管收缩药。③纠正代谢性酸中毒。④应用血管活性药。⑤应用肾上腺皮质激素。

27. C【解析】参见 A1 型题第 7 题解析。

28. A【解析】总外周血管阻力（SVR）的计算公式：SVR =［(平均动脉压-中心静脉压)/心排血量］×80，正常值为 100~130kPa · s/L。

29. C【解析】血管扩张药治疗休克的作用机制为解除小动脉和小静脉痉挛，改善微循环。

30. A【解析】根据机体的失血量，失血性休克可分为4级。①Ⅰ级：无并发症，仅有轻度心率增快，无血压、脉压及呼吸变化。②Ⅱ级（失血 15%~30%）：心率增快（>100 次/分）、呼吸加速、脉压下降、皮肤湿冷、毛细血管充盈延迟、轻度焦虑。③Ⅲ级（失血 30%~40%）：明显呼吸急促、心率增快、收缩压下降、少尿、明显意识改变。④Ⅳ级（失血>40%）：明显心率增快、收缩压下降、脉压很小（或测不到舒张压）、少尿或无尿、意识状态受抑（或意识丧失）、皮肤苍白或湿冷。

31. E【解析】决定感染性休克发展的重要因素是微生物的毒力、数量以及机体的内环境与应答，不包括机体的外环境。

32. B【解析】微循环舒张期（休克进展期）微循环缺血、缺氧持续进展，酸性代谢产物堆积，此时细小动脉和毛细血管前括约肌对儿茶酚胺类物质的反应性降低而松弛，致使大量血液流入毛细血管网（微循环）滞留并使之扩张、麻痹，造成血液淤滞。此期，循环血量显著减少、血压下降，微循环缺氧更趋严重。

33. C【解析】创伤性休克首先需要补充有效循环血量。根据临床表现和监测结果估计不同程度休克时有效循环血量的丧失量。创伤性休克扩容首先应输注电解质溶液，如平衡盐溶液，继以全血或浓缩红细胞。

34. E【解析】休克指数=脉搏/收缩期血压（以 mmHg 计）。如比值为 0.5，表示无休克；1.0~1.5，表示休克存在；2.0 以上表示休克严重。

35. A【解析】休克代偿期，即微循环收缩期（休克早期）。此期因循环血容量减少，反射性交感神经兴奋，儿茶酚胺类物质分泌增多，使内脏小动、静脉血管平滑肌和毛细血管前括约肌收缩，血液通过新开放的直接通路和动静脉短路流经静脉回心，这时外周血压尚正常，但微循环仍处于低灌注、缺氧状态。

36. C【解析】PAWP 反映肺循环阻力。正常 PAWP<12mmHg，肺水肿时，PAWP 可超过 30mmHg。补充血容量过多时，PAWP 的升高比中心静脉压的升高更早且更敏感。用 PAWP 指导输液、使用血管活性药物或强心药等时，应维持 PAWP 在 14~18mmHg。

37. D【解析】外科休克的类型有低血容量性休克、感染性休克、心源性休克、神经源性休克和过敏性休克，不包括血液异常分布性休克。

38. B【解析】感染性休克可继发于以释放内毒素的革兰阴性杆菌为主的感染，如急性腹膜炎、胆道感染、绞窄性肠梗阻及泌尿系统感染等，称为内毒素性休克。内毒素与体内的补体、抗体或者其他成分结合后，可刺激交感神经引起血管痉挛并损伤血管内皮细胞。同时，内毒素可促使组胺、激肽、前列腺素及溶酶体酶等炎症介质释放，引起全身性炎症反应，导致微循环障碍、代谢紊乱及器官功能不全等。感染性休克对微循环影响和内脏损害比较严重。

39. A【解析】各类休克共同的病理生理改变主要表现在微循环的改变，即有效循环血量减少及组织灌注不足；其临床表现也与微循环变化的对应关系较为明显。

40. D【解析】参见 A1 型题第 7 题解析。

41. E【解析】失血性休克需要建立有效的监测措施，常监测神志、脉率、呼吸频率、血压、中心静脉压、尿量；有条件时还应监测心排出量（CO）、心脏指数（CI）、心率（HR）、平均动脉压（MAP）、血氧饱和度（$SaO_2$）、周围血管阻力（SVR）、肺动脉压（PAP）和肺动脉楔压（PAWP）等；对于重度休克的患者还应监测心电图、血小板和凝血系统功能，行血气分析、胸部 X 线片、血液生化检查。

42. A【解析】失血性休克末期表现为意识模糊或昏迷，皮肤、结膜明显苍白、发绀，四肢厥冷，脉搏触不清，血压测不到，浅表静脉严重萎陷，毛细血管充盈非常迟缓，少尿或无尿，常伴有反复出现的心律失常和重度代谢性酸中毒。所以选项 A 错误。失血性休克的实验室检查参见 A1 型题第 17 题解析。

43. D【解析】休克时血压正常，中心静脉压升高，应采取的措施是扩张血管，限制输液速度。具体见表 3-1。

表 3-1 中心静脉压、血压变化与血容量的关系及处理原则

| CVP | BP | 原　因 | 处理原则 |
| --- | --- | --- | --- |
| 低 | 低 | 血容量严重不足 | 积极扩容，充分补液 |
| 低 | 正常 | 血容量不足 | 适当扩容补液 |
| 高 | 低 | 血容量相对过多或心功能不全 | 强心、纠酸、利尿、扩血管 |
| 高 | 正常 | 容量血管过度收缩 | 扩血管，限制输液速度 |
| 正常 | 低 | 血容量不足或心功能不全 | 进行补液试验* |

注：*补液试验：生理盐水 250ml 在 5~10 分钟内快速静脉输入，如果血压上升而中心静脉压不变，则提示血容量不足；如果血压不变而中心静脉压上升了 3~5cm$H_2O$，则提示心功能不全。

44. A【解析】参见 A1 型题第 43 题解析。

45. E【解析】动脉血乳酸盐测定为反映组织缺氧和灌流状况的参考指标。正常值为 1~2mmol/L，血乳酸盐持续升高，提示预后不良。

**二、A2 型题**

1. B【解析】患者的中心静脉压大于 15cm$H_2O$ 时，提示心功能不全。此患者为重度心功能不全休克。心功能有损害者可用毛花苷 C 治疗。

2. E【解析】患者属于中度休克，给予紧急扩容的首选液体是 5% 葡萄糖等渗氯化钠溶液。

3. B【解析】紧急措施：尽快控制大出血；休克服（裤），可起到自体输血的作用；保持呼吸道通畅；保持患者安静；避免过多搬动；体位一般应采取头和躯干部抬高 20°~30°，下肢抬高 15°~20°的体位；保暖但不加温；间歇给氧（6~8 次/分）；适当给予镇痛药。

4. A【解析】患者经抗休克治疗后，中心静脉压升高，血压反而较前降低，考虑原因为心功能不全。

5. B【解析】患者的中心静脉压（CVP）为 4cm$H_2O$，小于 5cm$H_2O$，提示静脉回心血量不足。参见 A1 型题第 8 题解析。

6. D【解析】患者的收缩压为 80mmHg，在 70~90mmHg，脉搏为 120 次/分，在 100~120 次/分，属于中度休克。估计失血量在 20%~40%，即 800~1600ml。

7. E【解析】扩容治疗后，血压仍低，脉压 20mmHg，在这种情况下，中心静脉压

$5cmH_2O$、尿量少等均表示血容量不足，仍存在低血容量休克。

8. E【解析】患者中心静脉压正常，血压偏低，原因为血容量不足或心功能不全，处理原则为进行补液试验。具体参见 A1 型题第 43 题解析。

9. D【解析】生理盐水 250ml 在 5~10 分钟内快速静脉输入，如果血压上升而中心静脉压不变，则提示血容量不足。血容量不足的处理原则为适当扩容补液。创伤性休克应用血管扩张药进行扩容治疗。具体参见 A1 型题第 43 题解析。

10. D【解析】患者血压低，中心静脉压低，原因为血容量严重不足。具体参见 A1 型题第 43 题解析。

11. C【解析】患者挤压伤引起脾破裂，属于创伤性中度休克。患者具有手术指征，治疗原则应为积极抗休克，同时迅速手术。

12. E【解析】感染性休克患者此时最合适的处理是输注晶体溶液和人工胶体溶液。参见 A1 型题第 16 题解析。

13. E【解析】尿量是反映肾血流灌注情况的重要指标，在术后对患者的监测中，最能反映休克的治疗效果。

14. C【解析】失血性休克时，丧失的主要是血液，但补充血容量时，首先快速滴注等渗盐水或平衡盐溶液以增加回心血量。

15. A【解析】患者血压低，中心静脉压低，提示为血容量严重不足。脉搏 150 次/分提示为重度休克。

16. E【解析】休克的基本监测项目有血压、脉率、尿量、精神状态、皮肤温度、色泽，不包括脑电图监护。

17. B【解析】参见 A1 型题第 30 题解析。该患者属于失血性休克Ⅱ级，失血量为 15%~30%。

18. A【解析】参见 A1 型题第 43 题解析。

19. D【解析】参见 A1 型题第 26 题解析。扩容应使用血管扩张药，间羟胺属于血管收缩药，不应该使用。所以选项 D 错误。

20. E【解析】患者属于感染性休克中的冷休克，临床上多主张大剂量糖皮质激素短期使用，如地塞米松 1~3mg/kg，加入 5%葡萄糖溶液中静脉滴注，一次滴完。一般只用 1~2 次。所以选项 E 错误。

21. E【解析】继发于严重感染的脓毒症或败血症逐渐加重引起组织低灌流和器官功能障碍时即考虑为感染性休克。感染性休克的白细胞计数大多增高，为（15~30）$\times10^9$/L，中性粒细胞增多，伴核左移现象。

22. D【解析】患者有休克症状，首先补充血容量。纠正血容量不足是休克治疗的第一原则。

23. E【解析】参见 A1 型题第 42 题解析。

24. E【解析】患者属于中度休克，应经短期积极抗休克治疗后行胆总管引流术。

25. E【解析】感染性休克中，代谢性酸中毒发生早而重，可在补充血容量的同时，从另一途径输入5%碳酸氢钠溶液200ml，以后再根据血气分析结果补充。

26. E【解析】多巴胺是治疗休克时最常用的血管收缩药，具有兴奋 $\alpha$、$\beta_1$ 和多巴胺受体的作用。小剂量的多巴胺［0.5~2μg/(min·kg)］时，可增加心肌收缩力和心排血量，扩张肾脏及胃肠道血管。故对休克患者，尤其合并肾功能不全者，应首选多巴胺。所以，选项E正确。休克早期时，微循环处于收缩状态，因此临床上较少使用血管收缩药（如去甲肾上腺素、去氧肾上腺素等）。异丙肾上腺素为β受体兴奋剂，可增加心肌收缩力、加快心率，且易导致心律失常，更应慎用。

27. E【解析】患者中心静脉压高，血压低，提示为血容量相对过多或心功能不全。具体参见A1型题第43题解析。

28. B【解析】对疑有弥散性血管内凝血的患者，应测定其血小板的数量和质量、凝血因子的消耗程度及反映纤溶活性的多项指标。当下列5项检查中有3项以上异常，且结合临床上有休克、微血管栓塞症状和出血倾向时，便可诊断DIC：①血小板计数低于 $80\times10^9$/L。②凝血酶原时间比对照组延长3s以上。③血浆纤维蛋白原低于1.5g/L或呈进行性降低。④血浆鱼精蛋白副凝（3P）试验阳性。⑤血涂片中破碎红细胞超过2%等。

29. C【解析】患者血压低而CVP高，提示血容量相对过多或心功能不全，应该首先给予强心药改善心功能，增加心排血量，并应用扩血管药物、限制输液量和速度，避免急性肺水肿或左心衰等并发症。

30. A【解析】失血性休克的治疗原则：首先是迅速止血；然后是迅速建立静脉通道，积极扩充血容量；建立有效的监测措施；纠正电解质和酸碱失衡；根据具体情况选择应用血管活性药物和强心药物。本题中患者在急救现场已经采取了止血措施，入院后下一步首选治疗应是迅速建立静脉通道，积极扩充血容量，即输血。患者的失血量为1200ml以上，脉搏110次/分，血压76/50mmHg，属中度休克。

31. D【解析】患者属于感染性休克，应在补充血容量的同时进行剖腹探查术，切除坏死肠管。

32. E【解析】根据患者血压60/40mmHg，脉搏130次/分，可推断出患者属于重度休克，估计失血量在1600ml以上，因此应该进行输血、补液。又因为腹腔抽出不凝血液，说明有脏器出血，应该进行剖腹探查。

33. C【解析】参见A1型题第30题解析。题中患者属于失血性休克Ⅲ级，失血量为30%~40%。

34. D【解析】患者腹痛3天，全腹痛，压痛、反跳痛，化验血清淀粉酶升高，白细胞 $20\times10^9$/L，考虑为腹膜炎、急性胰腺炎、腹腔内感染，又因为血压80/50mmHg、脉搏108次/分，故诊断为感染性休克。

三、A3/A4 型题

1~2 C、E【解析】患者脉搏 130 次/分，收缩压<70mmHg，属于重度休克。估计此时失血量>40%（>1600ml）。重度休克应该根据临床表现和监测结果估计不同程度休克时有效循环血量的丧失量，补充有效循环血量，进行抗休克治疗，同时留置尿管观察尿量。

3. E【解析】扩容开始时输入速度应该较快，最初半小时内，对轻中度休克者应给予 1000~1500ml 液体，重度休克者给予 2000~2500ml，以后根据患者情况和血压、中心静脉压及尿量等监测结果判断扩容效果并调整输入速度。

4. B【解析】患者下肢广泛软组织挫伤，存在挤压综合征的风险。对于挤压伤的治疗除了及早解除重物压力、伤肢制动、开放伤口和活动性出血者应止血外，还应饮用碱性饮料。饮用碱性饮料不仅可以利尿，还可以碱化尿液，避免肌红蛋白在肾小管中沉积，若患者不能进食，可静脉滴注，所以对于该患者最佳输液治疗是扩容、碱化尿液，选项 B 正确。而输血及输血浆代用品主要用于发生休克的患者，而该患者血压为 113/64mmHg，未发生休克，所以选项 C、D 均错误。患者不存在酸中毒的表现，所以选项 A 错误。输葡萄糖主要用于发生低血糖及高血钾的患者，而该患者未有低血糖及高血钾的临床表现，所以选项 E 错误。

5. B【解析】术后第 2 天患者尿量减少至 25ml/h，经补液不见好转，应行血尿素氮、肌酐检查以进一步明确诊断，该检查具有很高的诊断价值。

6. D【解析】患者尿量减少至 25ml/h，且经补液仍不见好转，此时最需要采取的治疗措施是严格控制补液量。

7~8 C、E【解析】患者脉搏较快，收缩压<70mmHg，属于重度低血容量性休克。估计此时失血量>40%（>1600ml）。

9~10 E、C【解析】患者的中心静脉压高，血压低，提示为血容量相对过多或心功能不全。此时的处理原则为强心、纠酸、利尿、扩血管。具体参见 A1 型题第 43 题解析。

11~13 C、C、A【解析】本例特点为左前胸第 5 肋间刺伤半小时，迅速出现烦躁不安，皮肤苍白、湿冷，呼吸困难，血压下降，脉搏增快等生命体征不平稳表现。根据动脉压下降、颈静脉怒张，考虑此病例病理生理改变主要是腔静脉受阻，回心血量减少。其机制是发生气胸后，胸膜腔内负压可变成正压，致使静脉回心血流受阻，产生程度不同的心、肺功能障碍。结合受伤部位，诊断最可能是伤及心脏引起的心脏压塞，如听诊有心音遥远，更有助于诊断。只有迅速解除心脏压塞、控制心脏出血才能抢救患者生命。应立即做心包腔穿刺，既缓解了心脏压力又能明确诊断。诊断明确后，应立即施行开胸手术，切开心包，解除压塞，控制出血，再迅速补充血容量，等情况稳定后，修补心脏损伤。

14. C【解析】当输入量达到估计丧失量的 1.5 倍时，如果血压仍不回升，应根据具体情况和监测结果选择应用血管活性药物。

15. D【解析】首先应考虑该患者为感染性休克（冷休克）。感染性冷休克又称低动力型休克、低排高阻型休克。临床特点表现为四肢厥冷、末梢发绀、神志淡漠或嗜睡，皮肤苍白、发绀，可伴有花斑，脉搏快而弱或触不清，脉压小于 30mmHg，毛细血管充盈时间延长，尿量小于 30ml/h。

16. A【解析】参见 A2 型题第 25 题解析。

17. C【解析】感染性休克需要做病原学检查。抗菌药治疗前，常规进行血（其他体液、渗出物）和脓液培养（包括厌氧菌和真菌）；分离得致病菌后，做药敏试验。鲎溶解物试验（LLT）有助于内毒素的检测。

18. C【解析】感染性休克的治疗原则是休克纠正的同时及早手术。

19~21 A、C、B【解析】休克的发病过程可分为休克代偿期和休克抑制期，或称休克早期和休克期。休克代偿期患者表现为精神紧张或烦躁不安，皮肤和口唇苍白，手足湿冷，心率加快，脉压缩小，呼吸浅快，尿量减少。该患者的状态与此一致，故处于休克代偿期，即休克早期。目前应密切观察患者并严密监测休克的变化。定时反复检查血常规，测定中心静脉压和二氧化碳结合力都有必要，为进一步明确诊断可做腹腔诊断性穿刺。目前无做静脉肾盂造影的适应证，且患者处于轻度休克状态不宜过多地搬动。该患者属于低血容量性休克，其治疗措施首先是迅速补充血容量，并纠正酸碱平衡失调等，并应积极处理原发病（肠破裂、脾破裂），防治休克的同时及时剖腹探查。

22. D【解析】血清钠为 130mmol/L，低于 135mmol/L 可诊断为低渗性脱水。血清钾为 3.0mmol/L，低于 3.5mmol/L 可诊断为低钾血症。休克的诊断标准：①存在诱发休克的病因。②意识异常。③脉搏 > 100 次/分，细弱或不能触及。④收缩压 < 80mmHg，脉压 <20mmHg，或在原有高血压基础上，收缩压下降 30%以上。⑤四肢湿冷，皮肤苍白、发绀或出现花纹。⑥尿量<30ml/h 或无尿。凡符合①以及②③④中的 2 项和⑤⑥中的 1 项者，即可诊断为休克。$CO_2CP$ 的正常值成人为 22~29mmol/L，该病例为 19mmol/L。$CO_2CP$ 降低见于代谢性酸中毒和呼吸性碱中毒，升高见于呼吸性酸中毒和代谢性碱中毒。所以选项 D 错误。

23. D【解析】该患者首先应进行的治疗措施为抗休克，补充血容量。

24. C【解析】患者有严重创伤病史，伴有休克的症状和体征，即可诊断为创伤性休克。

25. E【解析】参见 A3/A4 型题第 7~8 题解析。

26. C【解析】由于创伤性休克患者出现 DIC 的时间较早，应该加强此方面的监测。

27. E【解析】参见 A1 型题第 33 题解析。

28. D【解析】中心静脉压 21cm$H_2O$，大于 20cm$H_2O$ 时提示存在充血性心力衰竭。参见 A1 型题第 8 题解析。

29. B【解析】患者收缩压正常或下降，脉压缩小，脉搏 90 次/分、有力，可诊断为轻度休克。估计失血量为 800ml 以下。

30. C【解析】患者在观察期间，脉搏在 100~120 次/分，收缩压在 70~90mmHg，此时失血量占全身血容量的 20%~40%。

31. E【解析】参见 A1 型题第 17 题解析。复苏后血红蛋白降低，血细胞比容<30%，所

以选项 E 错误。

32~33 A、E【解析】患者处于失血性休克的休克代偿期，表现为精神紧张或烦躁不安，皮肤和口唇苍白，手足湿冷，心率加快，脉压缩小，呼吸浅快，尿量减少。而且该患者具有严重创伤病史，伴有休克的症状和体征，又可诊断为创伤性休克。所以该患者应诊断为低血容量性休克（包括失血性休克和创伤性休克）。诊断的主要依据是临床综合表现。

34. C【解析】参见 A1 型题第 41 题解析。头部 CT 不必要。

35. B【解析】参见 A3/A4 型题第 3 题解析。本题中患者为中度休克，最初半小时内扩容的液体量为 1000~1500ml。

36. A【解析】失血性休克患者禁止使用去甲肾上腺素。参见 A1 型题第 2 题解析。

37. B【解析】参见 A1 型题第 5 题解析。

38. E【解析】休克代偿期静脉回心血量增加。参见 A1 型题第 35 题解析。

39. E【解析】参见 A2 型题第 28 题解析。

40. E【解析】纠正血容量不足是休克治疗的第一原则。扩容以平衡盐溶液为主，配合适量血浆和全血；扩容基础上使用血管扩张药，一般不使用血管收缩药。间羟胺属于血管收缩药，不应该使用。

41. C【解析】题中患者的休克类型为过敏性休克。过敏性休克是一种十分严重的变态反应，在临床实践中常有所见。本病绝大多数为药物所引起，其中 90% 为青霉素所致。早期临床表现主要为全身不适，口唇、舌和足发麻，喉部发痒，头晕眼花、心悸、胸闷、恶心、呕吐、烦躁不安等，随即支持不住、全身大汗、脸色苍白、唇部发绀、喉头阻塞、咳嗽、支气管水肿及痉挛、气促、四肢厥冷，亦可有皮肤弥漫潮红和皮疹、手足水肿，部分有濒死感。

42. A【解析】间羟胺的副作用小，可用于青霉素过敏性休克的早期治疗。

43. C【解析】异丙嗪是治疗青霉素过敏性休克的脱敏药，属于对因治疗药物。

**四、B 型题**

1~5 B、C、E、A、D【解析】参见 A1 型题第 43 题解析。

6~8 A、E、D【解析】参见 A1 型题第 34 题解析。

9~10 A、B【解析】参见 A1 型题第 8 题解析。充血性心力衰竭可表现为颈静脉怒张。四肢皮肤花斑、湿冷是低血容量性休克的表现。

11. C【解析】休克代偿期表现参见 A1 型题第 5 题解析。通过患者的表现可知，患者已有休克。

12. B【解析】休克抑制期表现为神志淡漠，皮肤苍白，口唇及肢端发绀，四肢厥冷，脉搏快而弱，血压进行性下降，皮下浅表静脉萎陷，毛细血管充盈时间延长，尿量减少。通过患者的表现可知，患者处于休克抑制期。

13~16 E、C、A、B【解析】具体参见 A1 型题第 43 题解析。

17. E【解析】十二指肠溃疡可引起失血性休克。呕血1200ml，血压90/76mmHg，脉搏126次/分，提示为失血性中度休克。

18. A【解析】绞窄性肠梗阻可引起感染性休克。感染性休克除具有休克的一般临床特点以外，还常伴有全身炎症反应综合征的表现，如体温骤升至40℃，寒战，血压95/76mmHg。

19. D【解析】患者有严重创伤病史，伴有休克的症状和体征，即可诊断为创伤性休克。

20~21 C、B【解析】参见A1型题第7题解析。

22. A【解析】失血性休克常见于严重外伤、大手术、消化性溃疡、食管静脉曲张破裂、妇产科疾病等所引起的出血。严重的体液丢失，如大面积烧伤、肠梗阻、剧烈呕吐与腹泻等引起大量血浆或体液的丢失，导致有效循环血量急剧减少，可引发失血性休克。

23. B【解析】大面积撕裂伤可引起创伤性休克。

24. C【解析】重症胰腺炎以及泌尿系感染可引起感染性休克。

25~28 A、D、B、C【解析】30%面积烧伤患者为中等程度烧伤。休克期可采取单纯口服补液或静脉补充晶体溶液即可。若30%均为深度烧伤，则补充晶体、胶体、葡萄糖溶液均可。烧伤休克为低血容量性休克，患者休克期出现血压低、尿少，表明患者处于严重低血容量状态，胶体溶液较其他两种液体能更有效地维持血浆容量。患者血压正常，血钠升高，在烧伤休克期应多补充葡萄糖溶液。

29. B【解析】低动力型感染性休克即冷休克，其临床特点为周围血管阻力增加，心排血量降低。具体参见A3/A4型题第15题解析。

30. D【解析】高阻力型感染性休克即暖休克，又称为高排低阻型休克。表现为神志基本清楚，肤色粉红，脉无力，脉压大于30mmHg，毛细血管充盈时间小于2s，平均每小时尿量超过30ml，右心导管检查示心排血量增多而周围血管阻力降低。

31~34 B、C、A、E【解析】参见A1型题第43题解析。第34题提示为血容量不足或心功能不全。且患者尿量为5ml/h，处于急性肾衰竭少尿期。

35. A【解析】强心药通常是指具有增强心肌收缩力的药物，又称正性肌力药，包括强心苷类（洋地黄类）与非苷类（非洋地黄类）药物。最主要的强心药为洋地黄类的强心苷。临床上最常用的是毛花苷C，对心脏有高度选择性作用，对机体其他器官没有明显影响，基本作用是可增强心肌收缩力，减慢心率，减轻心脏负荷与降低心肌氧耗量。

36. E【解析】山莨菪碱人工合成品（654-2）可对抗乙酰胆碱所致的平滑肌痉挛，使血管舒张，改善微循环；还可通过抑制花生四烯酸代谢，减少白三烯、前列腺素的释放而保护细胞，是良好的细胞膜稳定剂。尤其是在外周血管痉挛时，对提高血压、改善微循环、稳定病情效果较明显。

37. C【解析】异丙肾上腺素对心肌有强大收缩作用，容易导致心律失常，不能用于心源性休克。

38. B【解析】参见A2型题第26题解析。

39. B【解析】急性腹膜炎、胆道感染、绞窄性肠梗阻、重症胰腺炎以及泌尿系感染等外科常见病可发生感染性休克。

40. A【解析】创伤性休克的常见原因参见 A1 型题第 25 题解析。创伤性休克属于低血容量性休克。

41~45 C、B、E、D、A【解析】具体参见 A1 型题第 43 题解析。

46. C【解析】参见 A1 型题第 45 题解析。

47. A【解析】通过肺动脉插管和热稀释法，可测出心排血量（CO）和心脏指数（CI）。成人 CO 的正常值为 4~6L/min；CI 为单位体表面积上的心排血量，正常值为 2.5~3.5L/(min·$m^2$)。

48. B【解析】参见 A1 型题第 36 题解析。

49. E【解析】动脉血气分析主要反映肺通气、换气功能和体液酸碱平衡的变化。动脉血 $PaO_2$的正常值为 80~100mmHg，主要反映肺的氧合功能；$PaCO_2$主要反映通气状况，正常值为 36~44mmHg。pH 为 7.35~7.45。如 pH 降低，多为代谢性酸中毒。

50. D【解析】参见 B 型题第 47 题解析。

## 五、X 型题

1. ABCE【解析】SIRS 是由严重感染、烧伤、创伤、手术、胰腺炎以及缺血-再灌注等多种因素引起的机体内促炎-抗炎自稳失衡所致的、伴有免疫防御功能下降的、持续不受控制的全身性炎症反应。

2. BCE【解析】参见 A1 型题第 16 题解析。

3. ABCD【解析】参见 B 型题第 35 题解析。

4. BD【解析】参见 A1 型题第 8 题解析。

5. ABCD【解析】休克的特殊监测指标参见 A1 型题第 21 题解析。

6. CD【解析】血红蛋白及血细胞比容两项指标升高，常提示血液浓缩，血容量不足。

7. AE【解析】外科休克常见类型为低血容量性休克（包括失血性休克和创伤性休克）、感染性休克，心源性休克、神经源性休克和过敏性休克较少见。

8. BE【解析】失血性休克患者可采用平卧位或头和躯干抬高 20°~30°，下肢抬高 15°~20°的体位。抬高头胸部目的在于降低膈肌平面，减少腹腔脏器上移对呼吸的影响，有利于胸肌活动，增加肺活量，使呼吸运动更接近于生理状态。抬高下肢有利于增加从静脉回心的血量，从而相应增加循环血容量。

9. ACD【解析】参见 A1 型题第 17 题解析。

10. ACD【解析】去甲肾上腺素联合多巴酚丁胺在改善全身氧输送的同时还能纠正组织缺氧，对于感染性休克的疗效较佳。山莨菪碱或东莨菪碱、阿托品等对感染性休克的微循环改善更为安全有效。

11. ABCD【解析】参见 B 型题第 22 题解析。急性腹膜炎常引起感染性休克。

12. ABCE【解析】抗胆碱能药物可分为毒蕈碱受体（M 受体）拮抗药和烟碱受体（N 受体）拮抗药两类。M 受体拮抗药分为选择性 M 受体拮抗药和无选择性 M 受体拮抗药两种。后者包括阿托品、颠茄、东莨菪碱和山莨菪碱（人工合成品为 654-2）。

13. ADE【解析】山莨菪碱、异丙肾上腺素和东莨菪碱均属于血管扩张药。去甲肾上腺素和间羟胺属于血管收缩药。

14. ABCD【解析】革兰阴性菌为引起感染性休克的常见致病菌，占感染性休克病因的 70%~80%，如肠杆菌科细菌（大肠埃希菌、克雷伯菌、肠杆菌等），不发酵杆菌（假单胞菌属、不动杆菌属等），脑膜炎球菌，类杆菌等。

15. ABCD【解析】参见 A1 型题第 8 题、第 45 题及 B 型题第 47 题、第 49 题解析。动脉血乳酸盐正常值为 1~2mmol/L。所以 E 选项错误。

16. ADE【解析】钙通道阻滞药，如维拉帕米、硝苯地平和地尔硫䓬等，具有防止钙离子内流、保护细胞结构与功能的作用。纳洛酮属于吗啡类拮抗药，可改善组织血液灌流和防止细胞功能失常，调节体内前列腺素。输注前列环素可以改善微循环。

17. BCDE【解析】失血性休克是指各种原因致机体大量血液迅速流失于血管之外，引起循环血量减少而导致的有效循环血量与心排血量减少、组织灌注不足、细胞代谢紊乱和功能受损的病理生理过程。所以选项 A 错误。

18. ABCE【解析】大面积烧伤易引起感染性休克，扩充血容量以输入平衡盐溶液为主，配合以适量的胶体溶液、血浆或全血。平衡盐溶液可用来预防电解质紊乱。碳酸氢钠等渗盐水可维持渗透压并预防发生酸中毒。中分子右旋糖酐能提高血浆胶体渗透压，扩充血容量，维持血压、血流量、尿流量和组织灌注等作用，具有代血浆的作用，主要用于失血性休克、创伤性休克及烧伤性休克等。低、小分子右旋糖酐能改善微循环，预防或消除血管内红细胞聚集和血栓形成等，亦有扩充血容量作用，但作用较中分子右旋糖酐短暂，该患者为大面积烧伤性休克，所以选项 D 错误。

19. BD【解析】休克时血管活性药物的选择应结合当时的主要病情，休克早期主要病情与毛细血管前微血管痉挛有关；后期则与微静脉和小静脉痉挛有关。因此，应采用血管扩张药配合扩容治疗。在扩容尚未完成时，如果有必要，也可适量使用血管收缩药，但剂量不宜太大，时间不能太长，应抓紧时间扩容。当中心静脉压>15cm$H_2O$，收缩压<80mmHg 时，可静脉推注毛花苷 C。去甲肾上腺素和硝普钠均可以用于抗休克治疗。

20. ABCE【解析】全身性炎症反应综合征的诊断标准应具有以下 2 项或 2 项以上的指征：①体温>38℃或<36℃。②心率>90 次/分。③呼吸>20 次/分或 $PaCO_2$<32mmHg。④白细胞数>$12\times10^9$/L 或<$4\times10^9$/L 或幼稚细胞>10%。

21. ABCD【解析】参见 A1 型题第 25 题解析。化脓性感染是感染性休克的原因。

22. ABC【解析】血压是反映血容量、心排血量、外周血管阻力这休克三要素的客观指标。视病情每 15 分钟至 2 小时测量 1 次，对严重休克者应使用监护设备连续监测。通常认为收缩压低于 90mmHg、脉压小于 20mmHg 为休克的诊断标准。

23. ABCD【解析】参见 A1 型题第 35 题解析。

24. ABCD【解析】感染性休克扩充血容量时，应根据具体情况及血压、中心静脉压和尿量等监测结果调整失液的量和速度。

25. ABC【解析】休克时微循环的改变可分为微循环收缩期、微循环舒张期、微循环衰竭期。

26. ABD【解析】参见 A1 型题第 33 题解析。

27. ABCE【解析】低血容量性休克的临床特征性表现：①有创伤、胃肠道出血或大量体液丢失的临床证据。②外周静脉塌陷，脉压缩小。③血压：早期正常，晚期下降。④血流动力学改变：中心静脉压、肺毛细血管楔压和心排血量降低，外周血管阻力增加。

**六、案例分析题**

1. B【解析】该患者此时应处于休克代偿期。患者失血量 800ml 以下，收缩压正常，脉压缩小，脉搏 100 次/分，皮肤苍白、体温低等，符合休克代偿期。此期表现参见 A1 型题第 5 题解析。

2. C【解析】参见 B 型题第 12 题解析。

3. D【解析】休克抑制期可采取的扩容措施最好为输入右旋糖酐。

4. BC【解析】具体参见 A1 型题第 43 题解析。

5. A【解析】现代抗休克治疗中，已很少应用血管收缩药，而血管扩张药的应用具有一定的价值，它能解除小动脉和小静脉痉挛，关闭动脉短路，疏通微循环，增加组织灌流量和回心血量。但通常应用的时机是必须先补足血容量，中心静脉压往往已经恢复或升高，而血压仍未改善时，应避免因应用血管扩张药造成血压骤降甚至死亡。因此 A 选项正确。

6. C【解析】车祸伤腹腔内大量出血考虑为实质性脏器损伤，需剖腹探查。所以患者经补液和输血治疗后，休克不能缓解应立即手术。

7. CE【解析】根据脉搏 112 次/分和血压 80/60mmHg，可判断患者为中度休克，处于休克抑制期。休克抑制期的表现参见 B 型题第 12 题解析。

8~9 E、B【解析】患者血压低，中心静脉压低，提示为血容量严重不足。处理原则为积极扩容，充分补液。具体参见 A1 型题第 43 题解析。

10~11 C、E【解析】患者右腹股沟刀刺伤史，出现脉搏触不清，收缩压<70mmHg，神志不清，意识模糊，反应差，无尿，可判断为重度休克，估计失血量为 1600ml 以上。

12. BCDE【解析】对较深的伤口需扩大伤口，以便充分显露伤道深部。血管修复常用血管吻合术：①应分离血管断端，并将邻近关节保持于半屈位，以减少张力。②检查血流情况，血管通畅后方可剥除血管外膜。③剥离血管外膜，以免在缝合时将外膜带入管腔而引起血栓形成。④冲洗断端管腔，将两侧断端修剪整齐后，可用 0.1%肝素生理盐水冲洗两断端管腔，以防止吻合口处血栓形成。⑤根据血管的大小，选择间断或连续缝合法进行吻合。

⑥吻合后处理。松开血管夹，处理动脉痉挛和并行小静脉。⑦缝合伤口。

13. ABCE【解析】患者脉搏 92 次/分，血压 100/80mmHg，尿量 20ml/h。尿量<25ml/h，说明仍存在肾血管收缩或血容量不足。应该继续容量复苏，吸氧，通过监测了解患者病情变化和治疗反应，维持心、肺、肾等重要脏器功能，纠正贫血、酸中毒和水电解质、酸碱平衡紊乱。

14～15 D、BCDE【解析】根据术后四肢皮肤出现多处片状瘀斑，伤口渗血，脉搏 100 次/分，血压下降至 90/60mmHg，尿量减少，可初步诊断为 DIC。诊断参见 A2 型题第 28 题解析。

16. ABE【解析】DIC 患者的治疗原则：①有效治疗原发病。②改善微循环、纠正微循环障碍。③恢复凝血和纤溶动态平衡。

# 第四章　多器官功能障碍综合征

## 一 A1 型题

1. 多器官功能障碍综合征（MODS）防治急性呼吸窘迫综合征（ARDS）的治疗中，临床最常用的通气方法是

   A. 高频通气　　B. 持续气道正压通气（CAPA）

   C. 高浓度吸氧　　D. 双气道正压通气（Bi-PAP）

   E. 呼气末正压通气（PEEP）

2. MODS 消化道出血的预防措施中，叙述不正确的是

   A. 常规应用 $H_2$受体阻断药　　B. 胃肠减压抽空胃液和反流的胆汁

   C. 应用抗酸药物中和胃酸　　D. 应用大剂量的维生素 A

   E. 使用阿司匹林、肾上腺皮质激素等药物

3. 创伤后发生 MODS，最早及最常累及的器官是

   A. 肝　　B. 肾

   C. 肺　　D. 心

   E. 胃肠

4. MODS 防治急性肾衰竭的治疗措施中，叙述不正确的是

   A. 在中心静脉压的监测下做补液试验，进而纠正血容量不足

   B. 早期使用大剂量呋塞米或依他尼酸钠

   C. 早期呋塞米与多巴胺联合应用

   D. 适当应用血管活性药物

   E. 血尿素氮每日升高值大于 5mmol/L 应立即进行透析

5. 急性呼吸窘迫综合征患者保持呼吸道通畅最可靠的方法是

   A. 口咽通气道　　B. 鼻咽通气道

   C. 气管内插管　　D. 喉罩

   E. 上抬下颌

6. ARDS 患者形成肺水肿的主要机制是

   A. 肺泡-毛细血管膜损伤　　B. 肺淋巴回流障碍

   C. 血液中胶体渗透压降低　　D. 肺微血管内静水压升高

E. 肺血管收缩致肺动脉高压形成

7. MODS 最常见的病因是

A. 营养不良　　B. 严重创伤和感染

C. 输液过多　　D. 免疫力低下

E. 吸氧浓度过高

8. MODS 发病机制的基石是

A. 自由基学说　　B. 炎症反应学说

C. 肠道动力学说　　D. 严重休克

E. 大量失血

9. 在确定急性肾衰竭诊断2天内，应立即进行透析的情形为

A. 血尿素氮每日升高值>8.9mmol/L　　B. 血肌酐每日升高 100μmol/L

C. 血钾每日升高 0.8mmol/L　　D. 慢性肺水肿

E. 二氧化碳结合力>10mmol/L

10. MODS 的主要发病机制是

A. 内皮细胞损伤　　B. 炎症细胞激活，炎性物质释放

C. 氧自由基大量释放　　D. 炎症反应失控，导致组织细胞损害

E. 肠道细菌易位

11. MODS 弥散性血管内凝血患者使用肝素治疗时，以 APTT 延长（　　）为度

A. 1~1.5 倍　　B. 1.5~2 倍

C. 2~2.5 倍　　D. 2.5~3 倍

E. 3 倍以上

12. MODS 最早发现于

A. 休克　　B. 严重感染

C. 严重创伤　　D. 大手术后

E. 机体免疫力低下

13. 弥散性血管内凝血患者使用肝素治疗时，出现（　　）时应减量或停用，严重时给予硫酸鱼精蛋白对抗

A. APTT 延长 1 倍　　B. APTT 延长 2 倍

C. APTT 延长 1.5~2 倍　　D. APTT>50 秒

E. APTT>100 秒

14. MODS 的定义，正确的是

A. 严重疾病过程中 2 个以上的系统同时发生功能障碍

B. 严重疾病过程中 2 个以上的器官序贯发生功能障碍

C. 严重疾病过程中 1 个系统的 2 个器官同时或序贯地发生功能障碍

D. 严重急性疾病过程中 2 个器官或 1 个系统同时发生功能障碍

E. 严重疾病过程中出现 2 个或 2 个以上的器官或系统同时或序贯地发生功能障碍

15. 急性肾衰竭少尿时，应针对（ ）因素进行纠治

A. 肾前性 B. 肾后性

C. 肾性 D. 混合性

E. 功能性

16. MODS 时，体内产生细胞因子的主要细胞不包括

A. 中性粒细胞 B. 血小板

C. 吞噬细胞 D. 肥大细胞

E. 内皮细胞

17. MODS 必须是

A. 1 个系统的 3 个器官的急性衰竭

B. 1 个系统的 2 个器官的急性衰竭

C. 3 个系统或器官的急性衰竭

D. 1 个系统或器官为另 1 个系统或器官的发病原因

E. 1 个以上系统或器官在急性疾病过程中相继发生急性功能障碍

18. 对不伴有严重感染或败血症的急性呼吸窘迫综合征患者，可应用（ ）治疗

A. 糖皮质激素 B. 盐皮质激素

C. 胰岛素 D. 胰高血糖素

E. 肾上腺素

19. 有关 MODS 消化道出血的出血治疗，叙述不恰当的是

A. 立即进行剖腹探查术 B. 冷盐水洗胃

C. 应用止血药物 D. 给抗酸药物、$H_2$受体阻断药

E. 垂体后叶素灌注疗法

20. MODS 呼吸衰竭的诊断标准不包括

A. R>28 次/分 B. $PaO_2$<50mmHg

C. $PCO_2$>40mmHg D. $PaO_2/FiO_2$≤200mmHg

E. 胸片显示肺泡实变≥2/3 肺野

21. 急性肾衰竭少尿期发生水中毒的常见原因为

A. 内生水过多 B. 低蛋白血症

C. 不适当输入过多水分 D. 钠潴留

E. 抗利尿激素增加

22. 发生 MODS 的高危因素，正确的是

A. 各种外科感染引起的脓毒症 B. 合并脏器坏死或感染的急腹症

C. 各种原因的休克、心脏停搏复苏后 D. 创伤、烧伤、大手术后失血、脱水

E. 以上都是

23. 多用于亚急性或慢性 DIC 的抗血小板药物为

A. 双嘧达莫　　B. 阿司匹林

C. 低分子右旋糖酐　　D. 中分子右旋糖酐

E. 维生素 K

24. MODS 时不存在的肾功能障碍是

A. 少尿或无尿　　B. 尿钠降低

C. 氮质血症　　D. 尿素氮水平增高

E. 血清肌酐增高

25. MODS 不易早期诊断的系统或器官是

A. 肺、肾、胃肠　　B. 心、肺、血液

C. 肝、肾、胃肠　　D. 肝、胃肠、血液

E. 脑、胃肠、血液

26. 关于 MODS 的营养治疗要点，叙述不正确的是

A. 根据应激的严重程度提供相对足够的热量

B. 降低葡萄糖的输入和负荷

C. 总热量在 1800~2501kcal

D. 在非蛋白热量中，提高脂/糖比值

E. 降低蛋白质的摄入量或氨基酸的输入量

27. 急性肾衰竭少尿期，在 30~60 分钟内补液 500ml，若尿量增加至 30ml/h 以上，而中心静脉压仍低于 $6cmH_2O$，提示（　　），应继续补液

A. 心功能不全　　B. 血容量不足

C. 容量血管过度收缩　　D. 血容量相对不足

E. 血容量相对过多

28. MODS 的诊断标准中，呼吸衰竭的氧合指数（$PaO_2/FiO_2$）应

A. ≤200mmHg　　B. ≤250mmHg

C. ≤300mmHg　　D. ≥200mmHg

E. ≥350mmHg

29. MODS 时肾衰竭的启动机制是

A. 肾小管功能障碍　　B. 肌红蛋白损伤肾小管

C. 内毒素损伤肾小球毛细血管　　D. 体内血流重分布使肾缺血

E. 呼吸衰竭致低氧血症

30. 诊断急性呼吸窘迫综合征最重要的是

A. 心电描述
B. 肺部听诊有啰音
C. 一般吸氧疗法无效
D. 胸部 X 线片上广泛片状阴影
E. 血气分析为低氧血症

31. 约 70%的 MODS 系由（　　）引起
A. 创伤
B. 烧伤
C. 感染
D. 手术
E. 休克

32. MODS 时肾脏的主要表现为
A. 急性肾衰竭
B. 慢性肾衰竭
C. 急性肾小管功能障碍
D. 肾小球滤过率急剧下降
E. 肾小管酸中毒

33. 长时间较高的呼气末正压通气（PEEP）可能产生并发症和副作用不包括
A. 肺泡破裂、气胸
B. 心排血量减少，影响肾肝功能
C. 颅内压增高，加重脑水肿
D. 增加静脉回流，加重心脏前负荷
E. 氧中毒加重肺损伤

## 二 A2 型题

1. 患者，男性，35 岁。土墙倒塌压伤右腰、腹与下肢 16 小时后住院。经抗休克治疗后，血压 140/90mmHg，脉搏 96 次/分，心肺阴性。右腰及右下腹有瘀斑。腹软、肾区无包块。导尿无肉眼血尿，蛋白（+++），有红细胞及管型，导尿后尿色更深，平均尿量 8ml/h。应考虑为
A. 肾外伤合并肾血管破裂
B. 低血容量性休克
C. 急性肾衰竭
D. 膀胱破裂
E. 严重的肾挫裂伤

2. 患者，女性，42 岁。因车祸伤致肝破裂施行肝叶不规则切除。术后第 3 天出现尿量 <100ml/24h。实验室检查：血尿素氮>25mmol/L，血肌酐>442μmol/L，血钾>6. 5mmol/L。临床诊断为肝叶切除术后急性肾衰竭。目前，应立即采取的措施是
A. 透析治疗
B. 静脉滴注呋塞米和甘露醇
C. 控制入水量
D. 10%葡萄糖酸钙+呋塞米静脉注射
E. 25%葡萄糖+胰岛素静脉滴注

3. 患者，女性，32 岁。闭合性肝破裂伴大出血休克入院。行紧急肝破裂修补手术后出血得到控制，术后第 2 天又发生 ARDS。以下选项中不属于 ARDS 发病基础的是
A. 感染
B. 全身炎症反应
C. 休克
D. 肝损伤

E. 应激反应

4. 患者，女性，59 岁。患风湿性心脏病左房室二尖瓣狭窄 12 年。体外循环瓣膜置换术后 6 小时，呼吸机辅助呼吸，吸入 $FiO_2$ 75%，患者烦躁，$PaO_2$ 50mmHg，心率 100 次/分，血压 105/75mmHg。此时考虑病情应是

A. 休克　　B. 循环衰竭

C. 肺栓塞　　D. 急性呼吸窘迫综合征

E. 多器官功能障碍综合征

5. 患者，男性，41 岁。创伤后休克 20 小时，经抢救后血压恢复正常，但一直未排尿，导出尿液 100ml。为确定是否为急性肾衰竭，应检查的内容为

A. 血常规　　B. 尿酚红排泄试验（PSP）试验

C. 血细胞比容测定　　D. 尿钠测定

E. 中心静脉压测定

6. 患者，女性，42 岁。双下肢挤压伤，经初步抗休克处理后出现吸气性呼吸困难，吸 100% 氧气未能改善。检查：无发绀，肺部无啰音，胸部 X 线检查无异常发现。应首先考虑诊断为

A. 输液过量　　B. 吸入性肺炎

C. 心功能不全　　D. 急性呼吸窘迫综合征

E. 下呼吸道梗阻

7. 患者，女性，28 岁。因肝病入院。近半个月来出现黄疸，呼气有“烂苹果味”，近 3 天来呈嗜睡状，但可唤醒。其症状属于

A. 肝性脑病Ⅰ度　　B. 肝性脑病Ⅱ度

C. 肝性脑病Ⅲ度　　D. 肝性脑病Ⅳ度

E. 不属肝性脑病

8. 患者，女性，52 岁。因肝脏撞击伤入院。施行不规则肝叶切除术后并发急性肝衰竭。下列治疗措施不适宜的是

A. 静脉滴注葡萄糖　　B. 静脉滴注脂肪乳

C. 静脉滴注醋谷胺　　D. 静脉滴注左旋多巴

E. 口服甲硝唑

9. 患者，男性，40 岁。因失血性休克入院。手术后 24 小时无尿，使用呋塞米无效。以后补液方案应为

A. 随意口服补液　　B. 3 天内限制液体入量

C. 口服山梨醇导泻　　D. 每天静脉给予液体 2000~2500ml

E. 按“显性失水+非显性失水-内生水”公式补液

10. 患者，男性，42 岁。因急性重症胰腺炎并休克、ARDS 行机械通气治疗。$FiO_2$ 60%条件

下，$PaO_2$仍低于 60mmHg，现给予 PEEP。关于 PEEP 的设置，正确的是

A. 休克患者机械通气禁用 PEEP

B. 目标是使 $FiO_2$ 60%以下，$PaO_2$高于 60mmHg，压力不限制

C. 根据静态压力-容积曲线选择最佳 PEEP

D. 最佳 PEEP 一般为低位拐点所对应的压力+（3~5）$cmH_2O$

E. 逐步增加压力不超过 $10cmH_2O$，而 $PaO_2$达到 60mmHg

11. 患者，女性，62 岁。长期患肺心病，1 天前因剧烈呕吐而口渴、尿少，在当地医院给予迅速大量输液后，患者呼吸困难、发绀而死亡。其诱发死亡的主要原因是

A. 严重脱水　　B. 严重低血钾

C. 输液过快　　D. 严重低血钠

E. 严重酸中毒

12. 患者，女性，39 岁。开胸术后第 2 天呼吸变快，出现呼吸窘迫感，随后出现发绀，经吸氧无好转。肺部未闻及啰音，胸部 X 线检查未见异常，动脉血氧分压下降。可考虑患者发生了

A. 胸膜炎　　B. 肺部感染

C. 急性心力衰竭　　D. 肺不张

E. 急性呼吸窘迫综合征

13. 患者，女性，68 岁。因肝功能不全入院。下列防治措施不适宜的是

A. 采用综合疗法，加强支持治疗　　B. 立即采取血浆置换疗法

C. 抑制肝细胞坏死　　D. 促进肝细胞再生

E. 及早防治肝性脑病和凝血功能障碍

14. 患者，男性，50 岁。因患急性胆源性胰腺炎行胰腺包膜切开引流及胆总管探查手术治疗，术后发生 MODS。引起 MODS 的主要原因为

A. 手术　　B. 年龄

C. 胰腺坏死　　D. 肝功能损害

E. 胆道感染

15. 患者，男性，31 岁。临床诊断为肝脾破裂伴失血性休克。急诊施行脾切除术和肝修补术控制出血，病情稳定，术后第 3 天患者出现巩膜黄染。实验室检查：ALT 118. 3U/L，AST 140. 6U/L，血胆红素 29. 2μmol/L。目前，患者发生急性肝功能损害的最可能原因是

A. 急性肝炎　　B. 药物损害

C. 创伤后感染　　D. 全身炎症反应

E. 休克致组织器官缺血缺氧性损害

16. 患者，男性，62 岁。患胃癌合并幽门梗阻。患者长期呕吐。直肠指诊盆底触及一 3cm×

3cm×2cm结节，因拒绝手术，采取5-FU化疗，每天补液5%葡萄糖盐水2000ml。此后病情逐渐加重，出现肾衰竭死亡。其肾衰竭可能属于

A. 肾前性
B. 肾动脉硬化，肾功能损害
C. 化疗药物致肾中毒
D. 盆底转移压迫输尿管
E. 以上都不是

17. 患者，男性，31岁。工作时塌方被埋6小时后救出，双臂部及股部明显肿胀。诊断为挤压综合征。为观察肾脏并发症，下列最需监测的是

A. 出血、感染
B. 中心静脉压
C. 尿量、尿钠
D. 瞳孔、神志
E. 血压、脉率

18. 患者，女性，49岁。因重型急性胰腺炎并发休克36小时入院。抗休克治疗后行胰腺和其周围坏死组织清除、腹腔引流术。术后查体：血压96/60mmHg，中心静脉压10cm$H_2O$，呼吸22次/分，心率106次/分，动脉血氧分压66mmHg，尿量每小时<20ml，尿比重1.002。患者已发生

A. 肾衰竭
B. 血容量不足
C. 心功能不全
D. 肺衰竭
E. 体内抗利尿激素分泌过多

## 三 A3/A4型题

（1～4题共用题干）

患者，女性，52岁。因腹部挤压伤入院。伤后36小时发生急性弥漫性腹膜炎，急症手术发现结肠穿孔，行穿孔处结肠外置、腹腔引流术。术后轻度腹胀，有排气排便。查体：体温39℃，血压120～140/70～80mmHg。术后第2天尿量由40ml/h减少至25ml/h。经补液尿量无增加。

1. 根据患者情况，尿量减少的最可能原因是

A. 血液浓缩
B. 脱水
C. 尿管不通畅
D. 急性肾衰竭
E. 补液量不足

2. 为明确诊断，首先应做的检查是

A. 腹部B超
B. 肾排泄造影
C. 血细菌培养
D. 血尿素氮、血肌酐检查
E. 血钠、钾、氯，二氧化碳结合力检查

3. 最先需要进行的治疗措施是

A. 严格控制补液量
B. 腹腔冲洗解除腹腔内感染

C. 大剂量抗生素控制感染
D. 迅速静脉输注利尿药
E. 大剂量 10%葡萄糖溶液静脉滴注

4. 临床观察中，最有价值的监测指标是
A. 神志变化
B. 血压变化
C. 体温变化
D. 血电解质变化
E. 每小时尿量变化

（5~7 题共用题干）

患者，男性，38 岁。因腹泻入院治疗，每天经静脉给予庆大霉素 16U，共 10 天，近 2 天来出现少尿、结膜水肿。实验室检查：BUN 42mmol/L，肌酐 104mmol/L，血钾 6.8mmol/L。

5. 患者诊断为
A. 庆大霉素变态反应
B. 泌尿系统结石梗阻
C. 腹泻导致失水过多
D. 前列腺肥大
E. 庆大霉素引起的急性肾衰竭

6. 此时最好的治疗方法为
A. 透析疗法
B. 大剂量呋塞米静脉注射
C. 离子交换树脂保留灌肠
D. 5%碳酸氢钠溶液
E. 10%葡萄糖酸钙静脉输入

7. 下列对本病诊断最有帮助的检查方法是
A. BUN 测定
B. 肾脏 B 超
C. 肾盂分泌造影
D. 肾血管造影
E. 病史及肾脏穿刺活检

（8~10 题共用题干）

患者，女性，49 岁。因双下肢烫伤入院治疗，3 天来 24 小时尿量依次为 1000ml、800ml、300ml，血压 105/60mmHg，脉搏 100 次/分。

8. 患者最可能诊断为
A. 肾性肾衰竭
B. 血容量不足
C. 肾后性肾衰竭
D. 感染性休克代偿期
E. 创伤性休克代偿期

9. 此时若进行尿常规检查，最有可能发现
A. 尿比重在 1.024 以上
B. 尿中无氯化物
C. 尿含钠降低
D. 尿比重在 1.008 以上
E. 尿中有红细胞及管型

10. 随后进行的治疗方案为
A. 鼓励进食含钾食物
B. 给予高蛋白质、高热量饮食
C. 大量输液以纠正低血容量
D. 按急性肾衰竭少尿期处理
E. 给予氨基糖苷类抗生素

（11~13 题共用题干）

患者，女性，30 岁。创伤性休克后入住 ICU，护士进行抽血时，血不易抽出，易凝固，皮肤有出血点，瘀斑。

11. 注射部位出血，应考虑为
A. 呼吸窘迫综合征
B. 急性肾衰竭
C. 肝衰竭
D. 弥散性血管内凝血
E. 心力衰竭

12. DIC 患者最早的临床表现是
A. 皮肤、黏膜出血
B. 消化道出血
C. 伤口出血
D. 注射部位出血
E. 取血时血液不易抽出，血易凝固

13. 无明显出血倾向者应及时应用（　　）治疗
A. 肝素
B. 止血药
C. 凝血因子
D. 阿司匹林
E. 抗纤溶液

## 四 B 型题

（1~2 题共用备选答案）
A. 水中毒、低血钾
B. 酸中毒、高血钾
C. 水中毒、高血钠
D. 脱水、低钾血症及低钠血症
E. 尿量增多，氮质血症及高血钾仍然存在

1. 急性肾衰竭多尿初期的临床特点是
2. 急性肾衰竭多尿后期的临床特点是

（3~6 题共用备选答案）
A. 原发急症发病 24 小时内多器官衰竭致死
B. 原发急症发病 48 小时后突发 2 个或 2 个以上器官功能障碍
C. 原发急症发病 24 小时后 2 个或 2 个以上器官同时功能障碍
D. 原发急症发病 48 小时后 1 个器官功能障碍，长期治疗不能稳定

E. 原发急症发病后 1 个器官功能障碍，经一段稳定期后发生更多器官功能障碍

3. MODS 速发型是指
4. MODS 迟发型是指
5. 复苏失败是指
6. 不属于复苏失败和 MODS 的是

（7~9 题共用备选答案）

A. 肾前性少尿
B. 肾后性少尿
C. 肾性少尿
D. 混合型少尿
E. 慢性肾功能不全

7. 肾小球滤过率降低引起的少尿属于
8. 肾血流量降低引起的少尿属于
9. 下尿路梗阻导致肾积水引起的少尿属于

（10~11 题共用备选答案）

A. 低血容量性休克
B. 四氯化碳
C. 感染性休克
D. X 线造影剂
E. 盆腔肿瘤压迫输尿管

10. 肾前性肾衰竭的病因是
11. 肾后性肾衰竭的病因是

（12~14 题共用备选答案）

A. 补充适量液体
B. 限制入水量
C. 3%高渗盐水静脉滴注
D. 11.2%乳酸钠静脉滴注
E. 10%葡萄糖酸钙静脉滴注

12. 急性肾衰竭酸中毒应采取的治疗措施为
13. 急性肾衰竭高钾血症应采取的治疗措施为
14. 急性肾衰竭多尿期应采取的治疗措施为

（15~17 题共用备选答案）

A. 肾前性肾衰竭
B. 肾后性肾衰竭
C. 肾性肾衰竭
D. 去肾性肾衰竭
E. 慢性肾衰竭

15. 某患者食野生毒蕈后无尿 3 天，巩膜黄染，引起

16. 某患者服用4只青鱼胆治眼疾后无尿4天，引起
17. 患儿在医院行盆腔肿块切除，术后2天无尿，B超显示双肾区未探及肾脏，病理报告显示标本为肾脏组织，为

（18~19题共用备选答案）

A. 低血钾　　B. 高血钾
C. 低血钠　　D. 高血钠
E. 低血镁

18. 急性肾衰竭少尿期最重要的电解质失调是
19. 急性肾衰竭少尿期和多尿期共同的电解质失调是

（20~22题共用备选答案）

A. 血液滤过　　B. 10%葡萄糖溶液静脉滴注
C. 限制水、钠摄入　　D. 5%碳酸氢钠溶液静脉滴注
E. 保持水、电解质平衡，预防感染，增加营养

20. 严重酸中毒治疗的最佳方案是
21. 急性肾衰竭少尿期应
22. 急性肾衰竭多尿期应

（23~24题共用备选答案）

A. 甘露醇　　B. 一般氨基酸
C. 葡萄糖　　D. 左旋多巴
E. 地塞米松

23. 急性肝衰竭不宜使用
24. 应激性溃疡慎用

（25~28题共用备选答案）

A. 肺衰竭　　B. 胃肠衰竭
C. 肾衰竭　　D. 肝衰竭
E. 免疫防御系统衰竭

25. 从MODS中各脏器障碍发生的频度来看，发生率最高的是
26. 从MODS中各脏器障碍发生的频度来看，死亡率最高的是
27. MODS患者出现胃肠黏膜糜烂和浅表溃疡，表明已发生
28. MODS患者发生菌血症和败血症，表明有

（29~30 题共用备选答案）

A. IL-4　　B. IL-8

C. IL-6　　D. IL-2

E. TNFβ

29. 下列选项中，属于抗炎介质的是

30. 下列选项中，属于促炎介质的是

（31~35 题共用备选答案）

A. ≤10. 0μmol/L　　B. 10. 1~15. 0μmol/L

C. 15. 1~20. 0μmol/L　　D. 20. 1~30. 0μmol/L

E. >30. 0μmol/L

31. 心血管评分为 0 分时，校正压力下的心率（PAR）的值为

32. 心血管评分为 1 分时，校正压力下的心率（PAR）的值为

33. 心血管评分为 2 分时，校正压力下的心率（PAR）的值为

34. 心血管评分为 3 分时，校正压力下的心率（PAR）的值为

35. 心血管评分为 4 分时，校正压力下的心率（PAR）的值为

## 五 X 型题

1. 急性呼吸窘迫综合征患者早期采用呼气末正压通气的目的有

A. 提高功能残气量　　B. 预防肺泡萎缩

C. 增加肺泡血量　　D. 减少肺内分泌

E. 提高血氧浓度

2. PEEP 治疗中，应防止（　　）等并发症的发生

A. 气胸　　B. 氧中毒

C. 心排血量减少　　D. 高钾血症

E. 颅内压增高

3. 关于 MODS 的诊断要点，叙述正确的有

A. 心力衰竭：室性心动过速，室颤

B. 呼吸衰竭：呼吸加快、窘迫、发绀，需吸氧和辅助呼吸

C. 脑衰竭：Glasgow 评分低于 4 分为昏迷

D. 肾衰竭：出现少尿或无尿，血清肌酐、尿素氮水平增高

E. 肝衰竭：总胆红素高，肝脏酶较正常升高

4. 弥散性血管内凝血不可缺少的化验有

A. 血小板计数　　B. 血浆纤维蛋白原含量测定

C. 凝血酶原时间测定
D. 血细胞比容测定
E. 鱼精蛋白副凝试验

5. 与 MODS 发病有关的主要炎性介质中，参与骨关节炎进程的重要介质是
A. 白细胞介素-1
B. 肿瘤坏死因子
C. 白三烯
D. 前列腺素
E. 血栓素 $A_2$

6. MODS 患者肝衰竭的诊断标准正确的有
A. 总胆红素>34μmol/L
B. 凝血酶原时间>20 秒
C. 有或无肝性脑病
D. 肝脏酶较正常升高 1 倍以上
E. 凝血酶原时间超出正常值 1 倍以上

7. 下列有关 MODS 评分标准的叙述，不正确的有
A. 呼吸系统评分为 1 分时，$PaO_2/FiO_2$率的值为 226~300mmHg
B. 肾系统评分为 2 分时，血清肌酐的值为 201~350μmol/L
C. 肝系统评分为 1 分时，血清胆红素的值为 61~120μmol/L
D. 血液系统评分为 2 分时，血小板计数的值为（81~120）$\times 10^9$/L
E. 神经系统评分为 1 分时，Glasgow 评分为 10~12

8. 弥散性血管内凝血患者有继发纤溶时要在足量肝素的基础上应用抗纤溶药物，常用药物有
A. 氨基己酸
B. 氨甲苯酸
C. 氨甲环酸
D. 维生素 $K_1$
E. 酚磺乙胺

9. MODS 消化道出血的预防措施中，慎用的可诱发急性胃黏膜病变的药物有
A. 青霉素
B. 阿司匹林
C. 肾上腺皮质激素
D. 红霉素
E. 奥美拉唑

10. MODS 的病因治疗措施正确的有
A. 治疗性应用抗生素
B. 针对性应用高效、广谱抗生素
C. 及时、彻底处理感染病灶
D. 尽早纠正休克，尽快改善微循环
E. 及时纠正水、电解质、酸碱失衡

## 六 案例分析题

（1~4 题共用题干）

患者，女性，65 岁。心脏手术后出现持续低心排血量，之后尿量减少，血肌酐和尿素氮进行性增高，血尿素氮每日增高大于 8.9mmol/L，血钾 9mmol/L。

1. 患者高钾血症的心电图表现不包括
   A. P 波消失　B. T 波高尖
   C. P 波下降　D. QT 间期延长
   E. QRS 波增宽
2. 患者此时最有效的治疗措施为
   A. 进行血液透析　B. 给予高渗葡萄糖溶液静脉滴注
   C. 口服阳离子交换树脂　D. 立即给予 5%碳酸氢钠溶液静脉滴注
   E. 立即给予 10%葡萄糖酸钙溶液静脉滴注
3. 急性肾衰竭少尿期治疗的关键在于
   A. 纠治高血容量　B. 纠治代谢性酸中毒
   C. 纠治低钙血症　D. 纠治氮质血症
   E. 防止感染并发症的发生
4. 针对患者的严重急性肾衰竭，下列措施不恰当的是
   A. 低蛋白质饮食　B. 限制钠、水摄入
   C. 限制钾摄入　D. 早期进行透析
   E. 使用小剂量呋塞米或依他尼酸钠

（5~7 题共用题干）

患者，女性，33 岁。因“头痛伴恶心 1 周”来诊。自述曾间断颜面水肿 3 年余，未进行过正规治疗。查体：体温 36.5℃，脉搏 100 次/分，呼吸 20 次/分，血压 190/90mmHg。中度贫血貌，腹软，无压痛、反跳痛，肠鸣音正常。心、肺听诊无明显异常。实验室检查：SCr 778μmol/L，血钾 6.8mmol/L。肾超声：双肾缩小。拟行血液透析治疗。

5. 慢性肾衰竭患者进行血液透析的指征包括
   A. 少尿、无尿　B. 尿毒症性心包炎
   C. 严重高钠血症　D. 严重碱中毒
   E. 尿毒症脑病　F. 高钾血症
6. 患者接受血液透析治疗，术后 5 年逐渐出现骨痛。经 X 线检查等确诊为肾性骨病。关于肾性骨病的叙述正确的有
   A. 营养不良和低蛋白血症
   B. 尿磷排泄增加
   C. 继发性甲状旁腺功能亢进导致溶骨作用
   D. 活性维生素 $D_3$ 合成障碍
   E. 骨活检是诊断肾性骨病的最可靠指标
   F. 透析相关性淀粉样变发生于透析后

7. 关于肾性骨病的治疗，叙述正确的有

A. 控制磷潴留和高磷血症
B. 补钙
C. 活性维生素 $D_3$ 的应用
D. 甲状腺切除
E. 防止铝中毒
F. 调节透析液成分

# 参考答案与解析

## 一、A1 型题

1. E【解析】多器官功能障碍综合征（MODS）防治急性呼吸窘迫综合征的治疗中，临床最常用的通气方法是呼气末正压通气（PEEP），早期使用可预防肺泡萎缩，提高功能残气量，增加肺泡血量，减少肺内分泌物，改善血氧浓度。

2. E【解析】MODS 消化道出血的预防措施：①常规应用 $H_2$ 受体阻断药，胃肠减压抽空胃液和反流的胆汁，必要时应用抗酸药物以中和胃酸，使胃腔内 pH 维持在 4 以上。②慎用可以诱发急性胃黏膜病变的药物，如阿司匹林、肾上腺皮质激素等。③应用大剂量的维生素 A。④生长抑制激素的应用。⑤全肠外营养治疗或肠内营养治疗。选项 E 的药物应是慎用的药物。

3. C【解析】MODS 一般肺先受累，其次为肾、肝、心血管、中枢系统、胃肠、免疫系统和凝血系统功能。

4. E【解析】MODS 防治急性肾衰竭的治疗中，在少尿时，应针对肾前性因素进行纠治：①在中心静脉压的监测下做补液试验，进而纠正血容量不足。在 30~60 分钟内补液 500~1000ml，若尿量增加至 30ml/h 以上，而中心静脉压仍低于 $6cmH_2O$，提示血容量不足，应继续补液。②早期使用大剂量呋塞米或依他尼酸钠，与多巴胺联合应用效果可能更好。③适当应用血管活性药物，如酚妥拉明、多巴胺，以及扩容药甘露醇等。本题中，血尿素氮每日升高值大于 8.9mmol/L 应立即进行透析。

5. C【解析】气管切开主要是解除呼吸道梗阻症状。气管插管术是院前抢救危重症患者的急救措施之一，及时有效建立呼吸通道是抢救成功的关键。

6. A【解析】急性呼吸窘迫综合征时发生肺水肿主要是由于肺泡-毛细血管膜损伤，内皮细胞的间隙增加或扩大，液体和蛋白质通过损伤的内皮细胞膜的速度加快而引起。

7. B【解析】MODS 最常见的病因是严重创伤和感染。MODS 的病因如下。①严重损伤：如创伤、烧伤、大手术后失血、脱水，在有或无感染的情况下均可发生 MODS，约占 MODS 病例的 50.5%。②感染：约 70%的 MODS 系由感染引起，特别是严重的腹腔内感染（如重症胰腺炎、梗阻性化脓性胆管炎、绞窄性肠梗阻、急性腹膜炎等）所引起的败血症，其致病因素主要为内毒素。③休克：严重休克，特别是休克晚期。④其他：心脏停搏、呼吸骤停复苏术后，急性药物或毒物中毒，大量输血或输液，呼吸机应用失当，肢体、大面积组织或器官缺血-再灌注损伤等。若原有慢性器官病损（如冠心病、肝硬化、慢性肾病等）或免疫功能低下及营养不良等病理因素，则 MODS 发病更易、更重。

8. B【解析】MODS 发病机制学说分别为炎症反应学说、自由基学说和肠道动力学说。其中，炎症反应学说是 MODS 发病机制的基石。

9. A【解析】透析疗法的适应证：①血尿素氮>36mmol/L 或每天升高值大于 8. 9mmol/L。②血肌酐>442μmol/L。③血清钾>6. 5mmol/L 或心电图有高钾血症的表现。④代谢性酸中毒（$HCO_3^-$≤10mmol/L）、有液体潴留或早期有充血性心力衰竭表现。

10. D【解析】MODS 实质上可视为一个失控的全身自我破坏性炎症反应过程。感染、创伤是机体炎症反应的促发因素，而机体炎症反应的失控，最终导致机体自身性破坏，是 MODS 的根本原因。

11. B【解析】无明显出血倾向的 MODS 弥散性血管内凝血患者应及早使用肝素治疗，肝素钠一般剂量为 62. 5～125U/kg，静脉滴注，20～60 分钟滴完，每 6 小时 1 次，以 APTT 延长 1. 5~2 倍为度，若 APTT>100s，出血症状加重则应减量或停用，严重时给予硫酸鱼精蛋白对抗，每 1mg 鱼精蛋白能对抗 1mg 肝素。

12. D【解析】多器官功能障碍综合征最早发现于腹主动脉破裂大手术后，曾称为多系统器官衰竭相继发生的多系统衰竭。

13. E【解析】参见 A1 型题第 11 题解析。

14. E【解析】MODS 是指机体遭受严重感染、创伤、休克及大手术等急性损伤后，同时或序贯出现 2 个或 2 个以上器官功能障碍。

15. A【解析】急性肾功能衰竭少尿时，应针对肾前性因素进行纠治。

16. D【解析】参与 MODS 发病的炎症细胞主要有多形核中性粒细胞、吞噬细胞、内皮细胞及血小板等，不包括肥大细胞。

17. E【解析】多器官功能障碍综合征既不是独立疾病，也不是单一脏器的功能障碍，而是涉及多器官的病理生理变化，是一个复杂的综合征。因此选项 E 正确。

18. A【解析】对不伴有严重感染或败血症的急性呼吸窘迫综合征患者，可应用糖皮质激素，原则为尽早、大剂量、短疗程。

19. A【解析】MODS 消化道出血的出血治疗措施：①输新鲜血。②持续胃肠吸引。③给抗酸药物、$H_2$受体阻断药。④止血药。⑤用冷盐水洗胃有较好的止血作用。⑥有条件时可采用选择性动脉插管（胃左动脉、肠系膜上动脉）行垂体后叶素灌注疗法。⑦如经过积极非手术治疗后出血仍不能止住和/或并有消化道穿孔，应迅速手术治疗。

20. E【解析】MODS 呼吸衰竭的诊断要点：R > 28 次/分；$PaO_2$ < 50mmHg；$PCO_2$ >40mmHg；$PaO_2/FiO_2$≤200mmHg；P（A-a）$DO_2$（$FiO_2$ 1. 0）>200mmHg；胸片显示肺泡实变≥1/2 肺野（具备其中 3 项或 3 项以上）。

21. C【解析】急性肾衰竭时，GFR 降低，因少尿、分解代谢所致内生水增多、摄入水过多等原因，导致体内水潴留，稀释性低钠和细胞水肿。严重时可出现心功能不全、肺水肿、脑水肿。少尿期发生水中毒的常见原因为不适当输入过多水分。

22. E【解析】参见 A1 型题第 7 题解析。

23. B【解析】抗血小板药物用于轻型 DIC 或疑诊 DIC 而未肯定或处于高凝状态的患者。常用双嘧达莫 200~400mg/d，分 3 次口服，阿司匹林 1.2~1.5g/d，分 3 次口服，后者多用于亚急性或慢性 DIC，二者合用有协同作用。另外，亦可合用低分子右旋糖酐 500ml/d 静脉滴注。

24. B【解析】MODS 存在的肾功能障碍的诊断标准：除外肾前因素后，出现少尿或无尿，血清肌酐、尿素氮水平增高，超出正常值 1 倍以上。

25. D【解析】各器官或系统功能障碍的临床表现可因为障碍程度、对机体的影响、是否容易发现等而有较大差异。如肺、肾等器官和呼吸、循环系统的功能障碍临床表现较明显，故较易诊断，而肝、胃肠道和血液凝血功能障碍在较重时临床表现才明显，不易早期诊断。

26. E【解析】MODS 的营养治疗要点：①根据应激的严重程度提供相对足够的热量。如果热量不足会加重机体“自身相食”，热量过多也会加重机体代谢紊乱。②总热量在 1800~2501kcal。③降低葡萄糖的输入和负荷，以免产生或加重高血糖，葡萄糖不超过 500~600g/d。④在非蛋白热量中，提高脂/糖比值，使脂肪供能达总非蛋白热量的 50%~70%。⑤提高蛋白质的摄入量［2.0~3.0g/（kg·d）］或氨基酸的输入量。热量与氮量的比以 100~150∶1 为佳。⑥病情允许时，尽量采用肠内营养途径。

27. B【解析】参见 A1 型题第 4 题解析。

28. A【解析】参见 A1 型题第 20 题解析。

29. D【解析】MODS 时肾衰竭的启动机制是体内血流重分布使肾缺血。

30. E【解析】诊断急性呼吸窘迫综合征最重要的是血气分析为低氧血症。急性呼吸窘迫综合征临床表现以进行性呼吸困难和顽固性低氧血症为特征。

31. C【解析】参见 A1 型题第 7 题解析。

32. A【解析】MODS 的临床表现很复杂，个体差异很大，从 MODS 中各脏器障碍发生的频度来看，发生率最高的是肺功能障碍，其次是胃肠及肾功能障碍。死亡率最高的是肾衰竭。MODS 时肾脏的主要表现为急性肾衰竭。并且由于器官障碍功能程度、机体的反应性、化验指标特异性等因素而有很大差异。

33. D【解析】呼气末正压通气（PEEP）可降低左室舒张末压和左房压减少肺水肿，增加心排血量，降低左心室后负荷，利于肺功能恢复。所以选项 D 错误。

## 二、A2 型题

1. C【解析】本题考虑为急性肾衰竭。理由：①有挤压伤与休克史。②伤后抗休克治疗后尿量减少。③尿检验有蛋白、红细胞及管型，符合急性肾衰竭尿液化验所见。抗休克治疗后，血压已恢复，故若按低血容量性休克继续输液是错误的。腹部柔软，无肉眼血尿，无肾区包块等可排除严重的肾挫裂伤、肾外伤合并肾血管断裂和膀胱破裂。

2. A【解析】参见 A1 型题第 9 题解析。

3. A【解析】ARDS 的发病基础有全身炎症反应、休克、肝损伤和应激反应，不包括感染。

4. D【解析】患者有风湿性心脏病左房室瓣（二尖瓣）狭窄病史，呼吸机辅助呼吸，氧合指数 $=PaO_2/FiO_2=50/0.75=66.67$mmHg，低于 200mmHg，吸入 $FiO_2$ 为 75%后患者烦躁，心率增快，血压下降，故可诊断为急性呼吸窘迫综合征。

5. D【解析】为确定是否为急性肾衰竭，应检查的内容为尿钠测定。尿钠测定是确定急性肾衰竭最简单及可靠的检查方法。

6. D【解析】诊断急性呼吸窘迫综合征最重要的是血气分析为低氧血症。呼吸窘迫综合征的临床特征为呼吸频速和窘迫，进行性低氧血症，胸部 X 线片呈现弥漫性肺泡浸润。第一期：为创伤复苏阶段，呼吸系统症状不明显，或仅有创伤后的反应性呼吸增快。第二期：逐渐出现呼吸急促、胸闷、发绀。但体格检查和肺部 X 线检查没有异常。及时治疗，可望迅速恢复。第三期：表现为进行性呼吸窘迫和发绀，即使吸入高浓度氧气也不能纠正。第四期：为通气衰竭，有严重缺氧和二氧化碳潴留，合并酸中毒，最终导致心脏停搏。

7. C【解析】肝性脑病临床表现比较复杂，一般分为以下 5 度：①Ⅰ度。患者表情欣快、多语或淡漠、嗜睡，行为出现异常，如随地大小便，脑电图多无异常。本期临床表现较轻，时隐时现，可持续数日至数周，易被忽视。②Ⅱ度。上述症状加重，意识模糊、踝阵挛阳性、不能完成简单的计算、明显出现扑翼样震颤、脑电图异常，可持续数小时至数周。③Ⅲ度。患者容易昏睡，但可叫醒，精神错乱明显或躁动不安、计算能力与定向能力差、扑翼样震颤仍存在、肝臭加重、病理征可引出、脑电图异常。④Ⅳ度。浅昏迷，可出现抽搐、不能回答问题、扑翼样震颤消失但压眶反射出现、脑电图明显异常、常伴有少尿及氮质血症、易并发支气管肺炎和败血症。⑤Ⅴ度。深昏迷，对外界刺激无反应、压眶反射消失、深浅反射消失。

8. B【解析】急性肝衰竭患者可以口服乳果糖及肠道抗菌药。改变营养方式，可用葡萄糖和支链氨基酸，限用一般氨基酸，不用脂肪乳剂。静脉滴注谷氨酸的钠盐或钾盐等药物，降低血氨。静脉滴注左旋多巴以利大脑功能的恢复。

9. E【解析】失血性休克术后无尿使用呋塞米无效后的补液方案应为按“显性失水+非显性失水-内生水”公式补液。

10. C【解析】重症胰腺炎并发 ARDS 需尽早行机械通气治疗，加用 PEEP 以改善氧合，减少肺内渗出，改善肺顺应性。PEEP 压力过高会产生副作用，如气压伤、心排血量下降等。最佳 PEEP 常根据呼吸静态压力-容积曲线选择，一般为低位拐点所对应的压力+（2~3）

$cmH_2O$；PEEP 压力逐步增加以不超过 $15cmH_2O$，而 $PaO_2$ 达到 $82cmH_2O$ 最适当；如合并休克，需补充血容量，必要时应用血管活性药物以维持血压。

11. C【解析】肺心病患者迅速大量输液后出现呼吸困难、发绀而死亡的诱发原因为输液过快，加重心脏负担。

12. E【解析】参见 A2 型题第 6 题解析。

13. B【解析】防治肝功能不全的原则：采用综合疗法，加强支持治疗，抑制肝细胞坏死和促进肝细胞再生；密切监护，及早防治肝性脑病和凝血功能障碍等出血性并发症。重症病例可考虑血浆置换疗法。

14. C【解析】参见 A1 型题第 7 题解析。

15. E【解析】休克状态下，全身有效血流量减少，微循环出现障碍，导致重要的生命器官缺血、缺氧，引起肝缺血、缺氧性损伤，肝脏功能障碍。

16. C【解析】肾前性肾衰竭的病因包括休克、大量失血等。本题属于化疗药物所致的肾性肾衰竭。

17. C【解析】尿量、尿钠是判断是否伴有休克的重要体征，尤其是当尿量小于 30ml/h。

18. A【解析】题中患者的表现及检查结果符合肾衰竭的诊断。患者休克纠正后，尿量每小时仍少于 20ml，应考虑为肾衰竭。

**三、A3/A4 型题**

1. D【解析】患者继发严重感染后出现少尿症状，应首先考虑急性肾衰竭。

2. D【解析】为明确诊断，首先应做的检查是血尿素氮、血肌酐检查。肾衰竭会出现少尿或无尿，血清肌酐、尿素氮水平增高，超出正常值 1 倍以上。

3~4 A、E【解析】参见 A1 型题第 4 题解析。

5. E【解析】庆大霉素属于氨基糖苷类抗生素，易致肾中毒。一般剂量过大、肾原有疾病、失水或休克情况下使用庆大霉素，常造成肾中毒，最后导致急性肾衰竭。本例有上吐下泻的症状，即可能为失水状态，用庆大霉素多日，以致造成急性肾衰竭。

6. A【解析】参见 A1 型题第 9 题解析。患者符合透析疗法的指征，所以此时最好的治疗方法为透析疗法。

7. E【解析】对急性肾衰竭诊断最有帮助的依据是病史及肾脏穿刺活检。

8. B【解析】患者因双下肢烫伤，出现尿量减少、血压下降、心率增快等表现，可以考虑为失血性休克，患者出现血容量不足。

9. A【解析】患者因双下肢烫伤，毛细血管通透性增加，血浆胶体渗透压升高，肾脏的有效滤过压下降，所以尿量减少，尿比重增高。此时若进行尿常规检查，最有可能发现尿比重在 1.024 以上。

10. C【解析】考虑患者发生失血性休克，出现血容量不足，所以应大量输液以纠正低血容量。

11~12 D、E【解析】在促凝物质作用下，DIC 患者的凝血因子被激活，血中凝血酶量增加，血液呈高凝状态，循环血液中易有血栓形成。最早的征兆是护士抽血取化验标本时，发现血液不易抽出、血液易凝固，严重患者皮肤上出现瘀点或瘀斑。实验室检查见凝血时间缩短，血小板黏附性增高。

13. A【解析】参见 A1 型题第 11 题解析。

**四、B 型题**

1~2 E、D【解析】急性肾衰竭多尿初期的临床特点是尿量增多，氮质血症及高血钾仍然存在；多尿后期的临床特点是脱水、低钾血症及低钠血症。

3~4 C、E【解析】MODS 是指急性疾病过程中 2 个或 2 个以上的器官或系统同时或序贯发生功能障碍。MODS 的临床过程分速发型和迟发型 2 类。①速发型 MODS 指原发急症在发病 24 小时后，有 2 个或更多的器官系统同时发生的功能障碍。②迟发型 MODS 是指先发生一个重要器官或系统的功能障碍，常为心血管、肺或肾，经过一段较稳定的维持时间，继而发生更多的器官、系统功能障碍。

5~6 A、D【解析】复苏失败是指原发急症发病 24 小时内多器官衰竭致死。原发急症发病 48 小时后 1 个器官功能障碍，长期治疗不能稳定既不属于复苏失败，又不属于 MODS。

7~9 C、A、B【解析】少尿的常见原因有肾前性、肾性和肾后性。肾前性是由于血容量不足，造成肾血流量降低出现少尿；肾性是由于肾单位受损出现肾小球滤过率降低引起少尿；肾后性是由于下尿路梗阻导致肾积水影响肾功能。

10~11 A、E【解析】急性肾衰竭的病因较多，但可以归为 3 类：肾前性、肾性和肾后性。①肾前性主要是因为有效循环血量不足导致的肾灌注不良所引起。②肾性主要是各种原因引起的肾缺血、肾中毒等导致肾脏本身病变引起的肾衰竭，包括感染、血清变态反应、药物、中毒（化学物质、蛇毒、蕈毒等）。③肾后性多是双侧输尿管或肾的尿流突然受阻导致的急性肾衰竭，早期解除梗阻肾功能可以恢复。

12~14 D、E、A【解析】急性肾衰竭少尿期应严格限制入量；出现酸中毒时应补充碱性药物，如用 11.2%乳酸钠来纠正；并发高钾血症时，可通过静脉滴注 10%葡萄糖酸钙，以钙离子对抗钾离子对心肌的抑制作用；而一旦进入多尿期，就应准确记录出入液量并合理补液。

15~16 C、C【解析】参见 B 型题第 10~11 题解析。

17. D【解析】该患儿患的是先天性异位性孤立肾（肾在盆腔），但将肾误作盆腔肿块切除造成去肾性尿闭。若术前做排泄性尿路造影、B 超或 CT 检查则可避免这一严重错误。

18. B【解析】高钾血症是少尿期最重要的电解质紊乱，是急性肾衰竭常见的死亡原因之一。

19. C【解析】急性肾衰竭少尿期可出现三高（高钾、高磷、高镁）和二低（低钠、低钙），其中高钾血症是少尿期的主要致死原因，也是引起急性肾衰竭患者死亡的最常见原因。多尿期可出现低血钠、低血钾和脱水症状。所以，急性肾衰竭少尿期和多尿期共同的电解质失调是低钠血症。

20. A【解析】严重酸中毒治疗的最佳方案是血液滤过。血液滤过是指在血液净化过程中不使用透析液，而是在血管通路中持续补充一定量的置换液，与血液充分混合，再以相同的速度进行超滤，以达到清除体内过多的水和毒素的目的。与血液透析相比，血液滤过具有对血流动力学影响小、中分子物质清除率高等优点。

21. C【解析】急性肾衰竭少尿期因为体内水钠潴留，应严格限制水分的摄入，防止体液过多导致急性肺水肿或引发心衰，如果摄入过多水分，会对患者生命造成极大威胁。保持电解质平衡，严格限制钠盐的摄入，避免使用含钾较多的食物，如橘子、香蕉、紫菜、蘑菇、瘦牛肉、土豆、海带等。控制每天蛋白质的摄入量，以优质蛋白为主，切勿盲目增加营养，减轻肾脏代谢负担和体内毒素的潴留。

22. E【解析】急性肾衰竭多尿期易发生脱水和电解质紊乱，因此应根据患者体重及电解质测定结果予以调整。进入多尿期的第 1 周血清尿素氮、肌酐可持续升高，因此饮食中蛋白质的摄入仍要控制在 0.5 克/千克体重，当尿素氮、肌酐降至正常范围时，饮食中的蛋白质摄入量可逐渐增加，以利于损伤的肾脏细胞恢复。

23. B【解析】治疗急性肝衰竭的措施如下。①营养支持：禁止摄入蛋白质，不能使用一般氨基酸，一般不用脂肪乳剂。可用葡萄糖、支链氨基酸、血清白蛋白等。②减少肠道有毒物质的产生和吸收：可口服乳果糖、生理盐水加食醋灌肠或给予肠道抗菌药。③降低血氨可用谷氨酸钾、谷氨酸钠或精氨酸。④肝性脑病者可试用左旋多巴。⑤应用胰高血糖素-胰岛素疗法。⑥人工肝支持治疗。

24. E【解析】地塞米松有导致应激性溃疡或加重消化道溃疡的可能性，所以应激性溃疡慎用。

25~26 A、C【解析】参见 A1 型题第 32 题解析。

27~28 B、E【解析】MODS 患者出现胃肠黏膜糜烂和浅表溃疡，表明已发生胃肠功能障碍。MODS 患者发生菌血症和败血症，表明有免疫防御系统功能障碍。

29~30 A、B【解析】代偿性抗炎症反应综合征（CARS）时，体内产生的内源性抗炎介质有 IL-4、IL-10 等，而 IL-1、IFN、IL-8 及 TNFα 为促炎介质。

31~35 A、B、C、D、E【解析】心血管评分为 0 分时，校正压力下的心率（PAR）的值为≤10.0μmol/L。心血管评分为 1 分时，PAR 的值为 10.1~15.0μmol/L。心血管评分为 2 分时，PAR 的值为 15.1~20.0μmol/L。心血管评分为 3 分时，PAR 的值为 20.1~30.0μmol/L。心血管评分为 4 分时，PAR 的值为>30.0μmol/L。

**五、X 型题**

1. ABCD【解析】参见 A1 型题第 1 题解析。

2. ABCE【解析】PEEP 治疗中，应监测吸入氧浓度、血流动力学及血气分析指标，防止气胸、心排血量减少、颅内压增高及氧中毒等并发症的发生。

3. ABDE【解析】脑衰竭 Glasgow 评分低于 8 分为昏迷。所以选项 C 错误。其他 4 项均正确。

4. ABCE【解析】弥散性血管内凝血的实验室检查：血小板<$100\times10^9$/L 或进行性下降；血浆纤维蛋白原含量<1.5g/L 或进行性下降；3P 试验阳性或纤维蛋白降解产物（FDP）>20mg/L；凝血酶原时间缩短或延长 3s 以上，或者呈动态变化。

5. AB【解析】与 MODS 发病有关的主要炎性介质有白细胞介素-1、肿瘤坏死因子、白三烯、前列腺素等。前 2 种是参与骨关节炎进程的重要介质。

6. ABC【解析】肝衰竭的诊断要点：总胆红素>34μmol/L；肝脏酶较正常升高 2 倍以上；凝血酶原时间>20s；有或无肝性脑病。

7. CDE【解析】肝系统评分为 1 分时，血浆胆红素的值为 21～60μmol/L。血液系统评分为 2 分时，血小板计数的值为 51～80。神经系统评分为 1 分时，Glasgow 评分为 13～14。见表 4-1。

**表 4-1　MODS 的评分标准**

| 系统 | 参　数 | 评　分 | | | | |
|---|---|---|---|---|---|---|
| | | 0 | 1 | 2 | 3 | 4 |
| 呼吸 | $PaO_2/FiO_2$率（mmHg）* | >300 | 226～300 | 151～225 | 76～150 | ≤75 |
| 肾 | 血清肌酐（μmol/L） | ≤100 | 101～200 | 201～350 | 351～500 | >500 |
| 肝 | 血清胆红素（μmol/L） | ≤20 | 21～60 | 61～120 | 121～240 | >240 |
| 心血管 | PAR（μmol/L）** | ≤10.0 | 10.1～15.0 | 15.1～20.0 | 20.1～30.0 | >30.0 |
| 血液 | 血小板计数（$\times10^9$/L） | >120 | 81～120 | 51～80 | 21～50 | ≤20 |
| 神经 | Glasgow 评分 | 15 | 13～14 | 10～12 | 7～9 | ≤6 |

注：* $PaO_2/FiO_2$率：动脉血氧分压和吸入氧浓度比。其中，$PaO_2$：动脉血氧分压（mmHg）；$FiO_2$：吸入氧浓度。

** 校正压力下的心率（PAR）=心率×（右房压力/平均动脉压）。

8. ABC【解析】弥散性血管内凝血患者有继发纤溶时要在足量肝素的基础上应用抗纤溶药物，常用药物有氨基己酸、氨甲苯酸（PAMBA）、氨甲环酸（AMCHA）等。

9. BC【解析】参见 A1 型题第 2 题解析。

10. BCDE【解析】防治 MODS 的关键是避免和消除诱发因素。病因治疗措施：①预防性应用抗生素，或针对性应用高效、广谱抗生素控制严重的全身感染。②及时、彻底处理感染病灶，如坏死组织的彻底清创、腹腔脓肿的早期引流、梗阻性化脓性胆管炎的及时手术等均是控制外科感染的重要原则。③尽早纠正休克，要尽快改善微循环，防止缺血-再灌注损伤。④及时纠正水、电解质、酸碱失衡。⑤尽早开始有效的营养治疗。⑥消除炎性介质的作用。使用炎性介质的阻滞药与拮抗药可中断 MODS 发病的链环。

## 六、案例分析题

1. BC【解析】高钾血症的心电图早期改变为 T 波高尖，P 波下降；当血清钾 >8.0mmol/L时，P 波消失，QRS 波增宽，QT 间期延长，严重时出现房室传导阻滞、心室颤动。目前患者的血清钾为 9mmol/L，所以心电图表现为 P 波消失，QRS 波增宽，QT 间期延长。

2. A【解析】患者符合透析的指征，所以此时最有效的治疗措施为进行血液透析。透析疗法的适应证参见 A1 型题第 9 题解析。

3. ABDE【解析】急性肾衰竭少尿期治疗的关键在于纠治高血容量、代谢性酸中毒、高钾血症、氮质血症，防止感染并发症的发生。

4. E【解析】严重急性肾衰竭早期应使用大剂量呋塞米或依他尼酸钠，与多巴胺联合应用可能效果更好。

5. ABCEF【解析】血液透析的指征：①一般指征。血清肌酐>707.2mmol/L（8mg/dl）或肌酐清除率<10ml/min。②早期指征。肾衰竭进展迅速，全身状态明显恶化，有严重消化道症状，营养不良；并发周围神经病变：血细胞比容（HCT）<15%。③紧急指征。药物不能控制的高血钾（>6.5mmol/L），水钠潴留、少尿、无尿、高度水肿伴有心力衰竭、肺水肿、高血压、代谢性酸中毒，并发尿毒症性心包炎、消化道出血、中枢神经系统症状等。

6. ACDEF【解析】肾衰竭早期血磷滤出即有障碍，尿磷排出量减少（选项 B 错误），血磷潴留，血钙减少，两者均引起甲状旁腺增生，甲状旁腺激素（PTH）分泌增加。PTH 作用于骨骼释出 $Ca^{2+}$ 以恢复血钙水平。维生素 D 代谢障碍，软组织钙化，骨活检是诊断肾性骨病的最可靠指标。透析相关性淀粉样变发生于透析后。

7. ABCEF【解析】肾性骨病的治疗原则：①尽量维持血钙、磷的正常。②防止和纠正甲状旁腺功能亢进症和甲状旁腺增生。③预防和逆转骨外钙化。④防止铝和其他毒物沉积。⑤避免与治疗相关的不利因素。肾性骨病可引起甲状腺功能亢进，并不是甲状腺本身病变，只要去除肾性骨病的病因，甲状腺功能亢进症状即可缓解，无须切除甲状腺。所以选项 D 错误。

# 第五章　外科患者的营养支持

## 一 A1 型题

1. 创伤及手术后遇到短期饥饿的患者，此时输入（　　）可防止体内蛋白质的糖原异生

A. 葡萄糖　　B. 胰岛素

C. 脂肪乳剂　　D. 维生素

E. 氨基酸

2. 机体处于分解代谢状态时，蛋白质中氮的生理性或内生性丧失每天可达（　　）左右

A. 1g　　B. 2g

C. 3g　　D. 4g

E. 5g

3. 肠外营养时最常见、最严重的并发症是

A. 机械性并发症　　B. 血栓或栓塞并发症

C. 中心静脉导管相关感染　　D. 代谢性并发症

E. 肝损害和胆汁淤积

4. 适用于中心静脉输入基本需要的肠外营养剂不包括

A. 10%葡萄糖溶液　　B. 25%葡萄糖溶液

C. 多种微量元素注射液（Ⅱ）　　D. 脂溶性维生素注射液（Ⅰ）

E. 甘油磷酸钠注射液

5. 全肠外营养（TPN）引起肝损害和胆汁淤积的防治措施不正确的是

A. 降低 TPN 配方中蛋白能量　　B. 减少糖的供给

C. 尽可能恢复肠道营养　　D. 给予外源性缩胆囊素（CCK）

E. 补充腺苷蛋氨酸

6. 实施肠内营养的必要条件是必须至少保留的空肠或回肠分别为

A. 50cm，50cm　　B. 50cm，100cm

C. 80cm，100cm　　D. 100cm，100cm

E. 100cm，150cm

7. 评价营养不良的确诊指标是

A. 清蛋白　　B. 球蛋白

C. 视黄醇结合蛋白
D. 转铁蛋白
E. 外周血淋巴细胞计数

8. 长期输注静脉高价营养后，出现高糖高渗非酮性昏迷的主要原因是
A. 深静脉插管感染导致的脓毒血症
B. 高价营养液被污染
C. 渗透性利尿、水电解质紊乱
D. 胰岛素分泌减少
E. 中枢神经系统功能异常

9. 长期的全胃肠外营养中，最严重的并发症是
A. 高糖高渗非酮性昏迷
B. 凝血酶原过低
C. 血磷过低
D. 溶质利尿
E. 氮质血症

10. 为防止脂肪代谢所致的酮症，需补给
A. 平衡盐溶液
B. 胰岛素
C. 碳酸氢钠溶液
D. 生理盐水
E. 葡萄糖溶液

11. 蛋白质-能量营养不良症中，（　　）可维持在正常范围
A. 体重/身高
B. 三头肌皮褶厚度
C. 肌酐-身高指数
D. 清蛋白
E. 上臂肌围

12. 只有通过内脏蛋白与免疫功能的测定才能诊断的营养不良类型是
A. 蛋白质营养不良
B. 蛋白质-能量营养不良
C. 能量营养不良
D. 混合型营养不良
E. 矿物质营养不良

13. 能较早地反映内脏蛋白质储备量的检查方法是
A. 上臂肌围
B. 三头肌皮褶厚度
C. 肌酐-身高指数
D. 血清转铁蛋白量
E. 氮平衡试验

14. 昏迷或不愿进食的患者，营养补充采用
A. 口服为主
B. 管饲为主
C. 胃肠外营养
D. 要素饮食
E. 口服+胃肠外补充电解质

15. 成人可耐受的最大体重丢失为
A. 15%~20%
B. 25%~30%
C. 35%~40%
D. 40%~45%
E. 45%~50%

16. 下列无须使用全胃肠外营养的疾病是
A. 出血性肠炎
B. 弥漫性腹膜炎
C. 上消化道瘘
D. 溃疡性结肠炎
E. 麻痹性肠梗阻

17. 有关肠内营养的叙述，正确的是
A. 一旦胃肠道功能恢复，即应利用
B. 对肝肾功能影响较大
C. 破坏肠屏障功能
D. 不会引起糖代谢紊乱
E. 应尽量减少纤维，以利于吸收

18. 以下属于肠外营养适应证的是
A. 胃溃疡术后
B. 阑尾切除术后
C. 全髋置换术后
D. 肺叶切除术后
E. 大面积烧伤患者

19. 下列选项中不属于临床常用的肠内营养制剂的是
A. 短肽型肠内营养剂
B. 肝素
C. 整蛋白型肠内营养剂（粉剂）
D. 肠内营养混悬液（TPF）
E. 肠内营养乳剂（TP）

20. 糖代谢过程受胰岛素的控制，一般糖的利用率为
A. 3mg/(kg · min)
B. 4mg/(kg · min)
C. 5mg/(kg · min)
D. 6mg/(kg · min)
E. 7mg/(kg · min)

21. 蛋白质和/或能量供给不能满足机体维持正常生理功能的需要可发生
A. 蛋白质-能量营养不良症
B. 蛋白质营养不良症
C. 能量营养不良症
D. 矿物质缺乏症
E. 混合型营养不良症

22. 导管相关性感染的致病菌多为
A. 真菌
B. 革兰阴性杆菌
C. 革兰阳性杆菌
D. 革兰阴性球菌
E. 革兰阳性球菌

23. 营养支持中，不属于代谢性并发症的是
A. 脓毒症
B. 高糖高渗非酮性昏迷
C. 高氨血症
D. 高碳酸血症
E. 维生素缺乏症

24. 急性胰腺炎患者病情稳定后采用肠内营养，正确的途径是
A. 鼻胃管途径
B. 鼻十二指肠管途径

C. 鼻空肠管途径
D. 胃造口途径
E. 十二指肠造口途径

25. 评价营养不良最早的敏感指标是
A. 清蛋白
B. 球蛋白
C. 总蛋白
D. 视黄醇结合蛋白
E. 转铁蛋白

26. 不属于普通外科临床常见的肠外营养治疗指征的是
A. 急性坏死性胰腺炎
B. 长期昏迷者
C. 克罗恩病（Crohn 病）
D. 多发性内脏损伤
E. 结肠手术准备

27. 适用于周围静脉输入基本需要的肠外营养剂不包括
A. 10%葡萄糖溶液
B. 25%葡萄糖溶液
C. 20%脂肪乳注射液（C14~24）
D. 7%复方氨基酸注射液（18AA-Ⅰ）
E. 注射用水溶性维生素

28. 长期肠外补充营养的首选途径是
A. 鼻胃管
B. 鼻十二指肠管
C. 头静脉
D. 大隐静脉
E. 颈内静脉

29. 蛋白质-能量营养不良小儿最先出现的症状是
A. 身高低于正常
B. 皮下脂肪消失
C. 体重下降
D. 肌酐-身高指数降低
E. 肌张力低下

30. 全营养混合液的组成成分不包括
A. 葡萄糖
B. 维生素
C. 电解质
D. 皮质激素
E. 谷氨酰胺

31. 高糖高渗非酮性昏迷的主要病理生理改变是
A. 高血糖
B. 胰岛素缺乏
C. 细胞内脱水
D. 血浆渗透压增高
E. 细胞外脱水

32. 患者在手术创伤后接受 TPN 支持时，应监测血糖水平为
A. 4.0~4.4mmol/L
B. 4.4~6.7mmol/L
C. 6.7~7.0mmol/L
D. 7.0~7.5mmol/L
E. 7.5~8.0mmol/L

33. 血清转铁蛋白为（　　）时提示已存在营养不良

A. <1.0g/L　　B. <1.2g/L

C. <1.5g/L　　D. <1.8g/L

E. <2.0g/L

34. 肠外营养的优点不正确的是

A. 可调节补液配方，纠正体液丢失、电解质紊乱

B. 能很快达到所需的热量、蛋白质量及比例

C. 能短时间纠正营养不良的状况

D. 相对方便，患者容易接收

E. 代谢紊乱发生率较肠内营养低

35. 关于营养指标的检查项目，下列不正确的是

A. 体重　　B. 三头肌皮褶厚度

C. 血糖测定　　D. 免疫皮肤试验

E. 氮平衡试验

36. 肠内营养液的配制原则不正确的是

A. 按无菌原则配制　　B. 当天配制

C. 即时冷藏　　D. 当天用完

E. 隔天使用

37. 下列关于外科重症患者肠外营养的叙述，不正确的是

A. 经中心静脉首选股静脉途径

B. 应加强胰岛素治疗，维持血糖≤15mg/L，并避免低血糖

C. 任何原因导致胃肠道不能用，应选择肠外营养支持

D. 一旦胃肠可以使用，应尽早向肠内营养过渡

E. 全胃肠外营养患者应早期补充药理剂量谷氨酰胺

38. 下列关于营养支持方法的选择原则，叙述不正确的是

A. 肠外营养与肠内营养两者之间应优先选择肠内营养

B. 肠内营养不足时，可用肠外营养加强

C. 周围静脉营养与中心静脉营养两者之间应优先选用中心静脉营养

D. 营养需要量较高或期望短期内改善营养状况时可用肠外营养

E. 营养支持时间较长应设法应用肠内营养

39. 临床广泛应用的肠外营养液输注方法是

A. 持续输注法　　B. 循环输注法

C. 间歇性输注法　　D. 循环间歇性输注法

E. 循环持续性输注法

40. 评价营养状态的重要而又简便易测的指标是
A. 体重
B. 清蛋白
C. 上臂肌围
D. 肌酐-身高指数
E. 三头肌皮褶厚度

41. 对较长时间胃肠道不能利用、机体需要量增加、有较多额外丢失的患者，经（　　）可保证机体对热量及代谢基质的需要，同时减少患者反复穿刺的痛苦
A. 中心静脉间歇输注
B. 周围静脉持续输注
C. 中心静脉循环输注
D. 周围静脉循环输注
E. 中心静脉持续输注

42. 正常成人每日蛋白质的最低生理需要量为
A. 25~30g
B. 30~35g
C. 35~40g
D. 40~45g
E. 45~50g

43. 用于判断骨骼肌量变化的指标是
A. 三头肌皮褶厚度
B. 上臂肌围
C. 肌酐-身高指数
D. 血清转铁蛋白量
E. 氮平衡试验

44. 关于营养支持与代谢支持的比较，叙述正确的是
A. 营养支持的对象是应激状态下的营养不良
B. 代谢支持的对象是饥饿状态下的代谢紊乱
C. 营养支持的营养基质以混合性为主
D. 代谢支持的营养基质以葡萄糖为主
E. 营养支持中，脂肪占非蛋白热量（NPC）百分比为 30%~50%

45. 肝功能不全时，选下列含何种物质的营养液为宜
A. 精氨酸
B. 芳香族氨基酸
C. 谷氨酸
D. 支链氨基酸
E. 双肽

46. 肠内营养的适应证不包括
A. 低位肠瘘
B. 短肠综合征
C. 高排肠瘘
D. 肝肾衰竭
E. 炎性肠病

## 二 A2 型题

1. 患者，男性，50 岁。因脑外伤导致昏迷，入院后给予鼻胃插管灌注进行肠内营养。营养

液输注过程中应警惕发生的最严重并发症是

A. 腹泻　　B. 误吸

C. 脱水　　D. 感染

E. 高钠血症

2. 患者，男性，42 岁。因胃、十二指肠溃疡出血行胃大部切除术。术后早期最适当的营养液输注途径是

A. 鼻胃管　　B. 胃造瘘

C. 鼻肠管　　D. 空肠造瘘

E. 周围静脉营养支持

3. 患者，女性，42 岁。经鼻胃管实施肠内营养支持。护士的护理措施中不正确的是

A. 避免夜间灌注　　B. 输注营养液时应抬高床头 30°

C. 营养液摄入时应有适当的加温措施　　D. 营养液容量及浓度应逐日增加

E. 当胃内残留量达 120ml 时，可继续输注营养液

4. 患者，男性，35 岁。因胃、十二指肠外瘘入院。患者适用的肠内营养方法是

A. 口服法　　B. 咽造口

C. 胃造口　　D. 鼻肠管

E. 空肠造口

5. 患者，男性，28 岁。身高 165cm，其理想体重为

A. 50kg　　B. 54kg

C. 60kg　　D. 65kg

E. 70kg

6. 患者，女性，39 岁。患慢性胃溃疡，消化功能差，肠道吸收能力较好。此患者的营养支持应给予

A. 流质饮食　　B. 要素饮食

C. 普通饮食　　D. 半流质饮食

E. 中心静脉输注营养

7. 患者，女性，58 岁。因结肠癌入院治疗。可以帮助护士判断其有营养不良的依据为

A. 转铁蛋白<2.0g/L　　B. 1 年内体重下降超过 5kg

C. 总淋巴细胞计数低于 $1.0\times10^9/L$　　D. 血清清蛋白 40g/L

E. 尿肌酐排出的减少量与自身肌肉的丢失量呈负相关

## 三 A3/A4 型题

（1~3 题共用题干）

患者，女性，48 岁。因胰腺癌入院治疗。经中心静脉导管接受肠外营养支持，在营养

支持过程中出现寒战、高热、呼吸急促、低血压等全身感染症状。

1. 患者可诊断为
   A. 全身导管相关性感染
   B. 机械性并发症
   C. 血栓或栓塞并发症
   D. 代谢性并发症
   E. 肝损害和胆汁淤积
2. 该患者实验室检查可见
   A. 白细胞、中性粒细胞计数均增多
   B. 白细胞、中性粒细胞计数均减少
   C. 白细胞计数增多，中性粒细胞计数减少
   D. 白细胞计数减少，中性粒细胞计数增多
   E. 白细胞、中性粒细胞计数均无变化
3. 护士的导管护理措施中正确的是
   A. 每周1次消毒穿刺部位
   B. 可经中心静脉途径给予抗生素
   C. 可经中心静脉途径输血
   D. 可经中心静脉导管抽血
   E. 输液结束后要用肝素稀释液封管

（4~7题共用题干）

患者，男性，78岁。体重60kg。全胃切除术后6天，大量肠液自腹腔引流管引出，左上腹疼痛。查体：左上腹轻压痛，无肌紧张。

4. 患者首选的治疗措施是
   A. 急症手术
   B. 肠外营养支持
   C. 要素饮食
   D. 普通饮食
   E. 输血
5. 患者每日热量基本需求量
   A. 800kcal
   B. 1000kcal
   C. 1050kcal
   D. 1200kcal
   E. 1500kcal
6. 患者基础代谢每日所需氮量为
   A. 0.80~0.12g/kg
   B. 0.12~0.20g/kg
   C. 0.2~0.3g/kg
   D. 0.30~0.45g/kg
   E. 0.5g/kg以上
7. 健康活动男性成人的总能量消耗为
   A. 基础能量消耗（BEE）
   B. 基础能量消耗（BEE）+消化过程耗能
   C. 基础能量消耗（BEE）+劳动或生活耗能（一般性工作计）
   D. 消化过程耗能+劳动或生活耗能（一般性工作计）

E. 基础能量消耗（BEE）+消化过程耗能+劳动或生活耗能（一般性工作计）

（8~10 题共用题干）

患者，男性，20 岁。因高位小肠瘘 1 天入院。入院后经颈内静脉插管滴入肠外营养液，2 周后突然出现寒战、高热，无咳嗽、咳痰，腹部无压痛及反跳痛。

8. 患者最可能诊断为

A. 导管折断
B. 气胸
C. 导管相关脓毒症
D. 肺部感染
E. 高糖高渗非酮性昏迷

9. 在发生题中所述症状后，观察 8 小时仍有高热，应采取的措施是

A. 肠外营养液中增加胰岛素
B. 用抗生素
C. 胸腔穿刺抽气
D. 更换中心静脉导管
E. 拔除中心静脉导管

10. 患者进行相应护理后 24 小时仍没有退热，应采取的措施是

A. 胸腔穿刺抽气
B. 使用抗生素
C. 拔除中心静脉导管
D. 肠外营养液中增加胰岛素
E. 更换中心静脉导管

（11~13 题共用题干）

患者，男性，36 岁。暴饮暴食后突发腹痛，疼痛呈持续性并阵发性加重，伴呕吐，体温升高。入院后诊断为急性坏死性胰腺炎，急诊行手术治疗。

11. 该患者术后第 2 天的营养供给应采取

A. 普食
B. 管饲流食
C. 要素饮食
D. 部分胃肠外营养
E. 完全胃肠外营养

12. 术后第 4 天患者体温降至正常后又升高至 39.5℃，精神不振，寒战，无腹痛腹胀，伤口引流液少，中心静脉置管处红肿，有压痛，应警惕发生了

A. 空气栓塞
B. 低糖血症
C. 高糖血症
D. 导管相关败血症
E. 急性胰腺炎复发

13. 此时正确的处理措施是

A. 更换穿刺部位敷料
B. 全身应用降温药
C. 改用抗生素封管
D. 继续观察病情待其自愈
E. 拔出导管并将管端送细菌培养

（14~15题共用题干）

患者，男性，78岁。因“反复右上腹疼痛3个月，伴寒战、高热1天”入院。轻度黄染，无呕吐、腹泻、呕血、排黑便等症。自述有慢性支气管炎20余年。皮肤、巩膜轻度黄染，唇舌无发绀。桶状胸，两肺呼吸音呈过清音。查体：体温39.5℃，脉搏105次/分，呼吸25次/分，心率105次/分，律齐。腹平坦，右上腹明显压痛，局部肌紧张，Murphy征阳性，肠鸣音2~3次/分。

14. 患者代谢特点叙述正确的是

A. 基础能量代谢不变
B. 脂肪分解减少，同时脂肪廓清能力增强
C. 蛋白质分解代谢增强、合成代谢减弱
D. 必需氨基酸/非必需氨基酸的比例下降
E. 胰岛素与胰岛素受体结合能力下降，导致胰岛素抵抗

15. 腹部B超示胆囊炎、胆囊结石，胆总管直径1.2cm，未见结石及占位。患者行胆囊穿刺引流后，症状改善。下一步考虑的治疗措施是

A. 尽早开始肠内营养支持
B. 给予制酸药，预防应激性溃疡
C. 选择高糖低脂的营养制剂
D. 控制血糖在10.0~11.1mmol/L
E. 以30kcal/kg静脉给予营养支持

（16~18题共用题干）

患者，女性，52岁。反复腹痛、腹胀2月余，近10天加重，体重较病前下降15kg。贫血貌，消瘦。上腹部压痛，轻度肌紧张，无反跳痛，肠鸣音弱。实验室检查：清蛋白20g/L，Hb 68g/L。便潜血试验（+）。

16. 目前患者的营养状态初步评价为

A. 轻度营养不良
B. 轻-中度营养不良
C. 中度营养不良
D. 中-重度营养不良
E. 重度营养不良

17. 经检查，临床诊断为升结肠癌并慢性肠梗阻，术前的营养支持宜选择

A. 口服途径
B. 鼻胃管途径
C. 鼻空肠管途径
D. 空肠造口途径
E. 肠外营养途径

18. 术后早期采用中心静脉途径营养支持，其相关并发症不包括

A. 肾结石
B. 导管相关脓毒症
C. 高血糖及低血糖
D. 肝功能损害
E. 电解质紊乱和酸碱平衡失调

（19~21题共用题干）

患者，男性，36岁。因车祸急诊入院治疗。患者入院时昏迷，左下肢骨折，骨盆骨折，严重

颅脑损伤。CT 检查示闭合性脑挫伤。查体：血压 110/70mmHg，脉搏 130 次/分，呼吸 35 次/分。

19. 患者 1 周内最合理的营养方式是
   A. 经锁骨下静脉给予肠外营养　　B. 经外周静脉给予肠外营养
   C. 肠内营养和肠外营养结合　　D. 经鼻胃管给予肠内营养支持
   E. 经外周中心静脉给予肠外营养支持

20. 10 天后，患者病情稳定，但体重下降 10kg，此时最常用的营养途径是
   A. 经外周静脉给予肠外营养　　B. 恢复口服饮食
   C. 经鼻胃管给予肠内营养支持　　D. 鼻肠管给予肠内营养
   E. 经过 PEG 给予肠内营养

21. 此营养途径最严重的并发症是
   A. 肝酶谱升高　　B. 误吸
   C. 胆汁淤积　　D. 肠源性感染
   E. 胆石形成

（22~25 题共用题干）

患者，女性，32 岁。因腹胀、腹痛 4 个月，近 2 天不能进食入院治疗。上腹部膨隆、压痛。腹部 CT 检查可见上腹部囊状包块。诊断为急性胰腺炎伴假性囊肿形成。

22. 手术中，于胃体打孔置硅胶管一端到空肠，另一端从皮肤引出体外。此种做法的目的是
   A. 肠内营养　　B. 肠外营养
   C. 补充液体　　D. 胃肠减压
   E. 引流消化液

23. 术后患者情况良好，营养支持一般开始于
   A. 术后当天　　B. 术后第 1 天
   C. 术后第 3 天　　D. 肛门排气以后
   E. 肛门排便以后

24. 可以停止肠外营养的指标是每天肠内营养液达到
   A. 50ml/h，24 小时总量大于 500ml　　B. 100ml/h，24 小时总量大于 1000ml
   C. 100ml/h，24 小时总量大于 2000ml　　D. 100ml/h，24 小时总量大于 2500ml
   E. 150ml/h，24 小时总量大于 2500ml

25. 术后第 8 天，肠内营养液 24 小时总量大于 2000ml，连续 2 天少尿。最可能的原因是
   A. 肾衰竭　　B. 血容量不足
   C. 肠内营养的并发症　　D. 肠内营养液滴速过慢
   E. 肠内营养液搭配不当

## 四 B 型题

（1~2 题共用备选答案）

A. 对静脉壁的刺激很大
B. 具有显著节省蛋白质的作用
C. 转化为脂肪而沉积在器官内损害其功能
D. 代谢过程无变化
E. 导致高血糖、尿糖，甚至高糖高渗非酮性昏迷

1. 24 小时补充葡萄糖 100g
2. 机体利用葡萄糖的能力有限，过量或过快输入可能

（3~6 题共用备选答案）

A. 营养支持时间在 2 周以内
B. 营养支持时间在 2 周以上
C. 将多种自然食物混合成半流质
D. 用静脉途径输入生理需要的全部营养要素
E. 包括各种氨基酸、脂肪、糖类、无机盐类、矿物质和维生素等各种分子水平的营养成分的混合物

3. 优先选择周围静脉营养支持
4. 优先考虑中心静脉营养支持
5. 属于有渣自然饮食
6. 完全胃肠外营养

（7~8 题共用备选答案）

A. 长期禁食、低钾血症
B. 休克晚期 DIC 患者
C. 急性肾衰竭、水中毒
D. 消化与吸收功能障碍，病情严重者
E. 消化道功能基本正常，病情严重而不能进食者

7. 经胃肠营养支持适宜
8. 经全胃肠外营养支持适宜

（9~11 题共用备选答案）

A. 每次 200ml
B. 每次 250~500ml
C. 50~80ml/h
D. 80~100ml/h
E. 100~125ml/h

9. 肠内营养支持时营养液连续输注的速度为
10. 肠内营养支持时营养液间歇分次投给的速度为
11. 肠内营养支持时营养液间歇重力滴注的速度为

（12~16 题共用备选答案）
A. 结构脂肪乳注射液（C6~24）
B. 30%脂肪乳注射液（C14~24）
C. 7%复方氨基酸注射液（18AA-Ⅰ）
D. 10%氯化钾溶液
E. 注射用水溶性维生素
12. 肠外营养制剂中，属于长链脂肪乳剂的是
13. 肠外营养制剂中，属于结构脂肪乳剂的是
14. 肠外营养制剂中，属于氨基酸制剂的是
15. 肠外营养制剂中，属于电解质的是
16. 肠外营养制剂中，属于维生素的是

## 五 X 型题

1. 蛋白质营养不良症中，(　　) 降低
A. 清蛋白含量
B. 上臂肌围
C. 总淋巴细胞计数
D. 转铁蛋白含量
E. 三头肌皮褶厚度
2. 手术前后，外科患者补充营养的选择宜为
A. 消化道功能正常者，以口服为主
B. 急性肠梗阻患者可以采用肠内营养
C. 昏迷或不能进食的患者可用管饲
D. 结肠手术前准备和术后处理可用要素饮食
E. 口服或管饲有困难者或仍难提高营养者，可采用胃肠外营养
3. 饥饿早期的主要能量来源有
A. 体内储存的脂肪
B. 体内储存的蛋白质
C. 肝糖原
D. 血中的葡萄糖
E. 外源性脂肪
4. 机体的必需脂肪酸有
A. 亚油酸
B. 亚麻酸
C. 二十碳四烯酸
D. 花生四烯酸
E. 二十碳三烯酸
5. 创伤、感染后机体的代谢变化包括
A. 交感神经兴奋，胰岛素分泌增加
B. 糖异生过程活跃，周围组织利用脂肪的能力受损

C. 可导致水电解质及酸碱平衡失调

D. 创伤时机体对糖的利用下降，易发生高血糖、糖尿病

E. 在抗利尿激素及醛固酮作用下，水钠潴留，以保存血容量

6. 应激状态下，神经内分泌系统发生一系列反应，导致

A. 高合成代谢　　B. 高分解代谢

C. 高血糖　　D. 低血糖

E. 胰岛素抵抗

7. 关于机械性并发症的叙述正确的有

A. 发生于中心静脉穿刺置管过程中

B. 属于穿刺副损伤

C. 锁骨下静脉和颈内静脉穿刺的并发症发生率为 1%~4%

D. 出现浅表静脉炎和导管异位的发生率较低

E. PICC 穿刺置管并发症发生率较低

8. 高糖高渗非酮性昏迷发生的原因包括

A. 输入的总糖量或单位时间内输入的糖量过少

B. 患者原有糖尿病或隐性糖尿病，胰岛素分泌减少

C. 应激状态下体内糖原异生增加，并出现胰岛素抵抗现象

D. 应用肾上腺皮质激素，促进糖异生

E. 患者有肝疾病或肝功能障碍，体内糖的利用受限

9. 肠内营养液的输入方式，正确的有

A. 间歇分次输入　　B. 间歇重力输入

C. 连续输注　　D. 持续输注

E. 循环输注

10. 肠外营养液的输注方法有

A. 持续输注　　B. 循环输注

C. 间歇性输注　　D. 循环间歇性输注

E. 循环持续性输注

11. 肠内营养的适应证包括

A. 围手术期营养补充　　B. 烧伤与创伤

C. 中枢神经系统疾病　　D. 高代谢所致的营养不足

E. 肿瘤化（放）疗的辅助治疗

12. 下列关于人体能量储备和需要的叙述，正确的有

A. 机体消耗脂肪时，蛋白质的氧化供能停止

B. 机体的能量储备包括糖原、蛋白质、脂肪

C. 饥饿时消耗脂肪供能，对组织器官的功能影响不大

D. 蛋白质作为能源会使器官功能受损

E. 糖原的含量有限，只占 1 天正常需要量的 1/2

13. 体重的常用指标有

A. 实际体重占理想体重百分比（IBW） B. 体重改变（%）

C. 肌酐-身高指数（CHI） D. 体重指数（BMI）

E. 氮平衡（NB）

14. 下列选项中，属于必需氨基酸的有

A. 亮氨酸 B. 苯丙氨酸

C. 苏氨酸 D. 蛋氨酸

E. 谷氨酸

15. 全营养混合液的组成成分有

A. 葡萄糖 B. 脂肪乳剂

C. 氨基酸 D. 电解质

E. 糖皮质激素

16. 临床工作中，评价外科患者营养状况的指标有

A. 体重测量 B. 淋巴细胞计数

C. 肌酐-身高指数 D. 血清清蛋白测定

E. 血糖

17. 下列选项中，关于营养状况降低的叙述，正确的有

A. 3 个月内体重丢失 5%或食物摄入为正常需要量的 50%~75%属于轻度营养不良

B. 2 个月内体重丢失 5%或前 1 周食物摄入为正常需要量的 25%~50%属于中度营养不良

C. 3 个月内体重下降 15%属于中度营养不良

D. 1 个月内体重丢失 5%或 BMI<18.5 属于重度营养不良

E. 前 1 周食物摄入为正常需要量的 0~25%属于中度营养不良

18. 蛋白质-能量营养不良症可以分为

A. 水肿型 B. 干型

C. 湿型 D. 消瘦型

E. 混合型

19. 血栓或栓塞并发症的临床表现正确的有

A. 导管堵塞致输液不畅 B. 少量空气进入常无症状

C. 急性肺动脉栓塞 D. 胸闷、胸痛、喘憋

E. 血压上升、心律失常

20. 以下患者营养不良的指标中，可供参考的有

A. 血清转铁蛋白<2.0g/L
B. 氮负平衡
C. 总淋巴细胞低于 $1.5\times10^9/L$
D. 清蛋白轻微下降
E. 体重低于标准体重的15%以上

21. 下列属于脂溶性维生素的有
A. 维生素 A
B. B 族维生素
C. 维生素 C
D. 维生素 D
E. 维生素 K

22. 肠内营养的优点有
A. 改善和维持肠黏膜细胞结构和功能的完整性
B. 维护肠道黏膜屏障，减少肠道细菌移位及肠源性感染的发生
C. 营养物质能很好地被机体利用
D. 减少静脉营养的用量，避免并发症
E. 对技术和设备的要求较低，临床易于管理，费用低廉

23. 中心静脉导管相关感染的主要病因包括
A. 静脉导管置管时污染
B. 穿刺点皮肤污染
C. 穿透静脉误入胸腔
D. 输液操作导致导管污染
E. 其他部位感染产生菌血症时细菌在导管部位定植

24. 临床肠内营养最普遍使用的途径是
A. 经鼻肠管途径
B. 经空肠造口途径
C. 经咽造口途径
D. 经胃造口途径
E. 经鼻胃插管途径

25. 以下肠外营养制剂中，属于电解质的有
A. 10%氯化钠溶液
B. 10%葡萄糖酸钙溶液
C. 11.4%复方氨基酸（18AA-Ⅱ）注射液
D. 20%硫酸镁溶液
E. 5%碳酸氢钠溶液

26. 烧伤患者营养支持时应注意
A. 氨基酸的补充必须有针对性
B. 主张补充高蛋白质营养
C. 营养补充以静脉营养为主
D. 非蛋白质热量多数主张糖脂混合应用
E. 蛋白质补充可以总热量的15%~20%估计

27. 下列必需氨基酸能在肝外代谢的有
A. 赖氨酸
B. 色氨酸
C. 亮氨酸
D. 异亮氨酸
E. 缬氨酸

28. 营养支持中，代谢性并发症包括

A. 浅表静脉炎　　B. 电解质紊乱
C. 酸碱平衡失调　　D. 氮质血症
E. 导管异位

29. 中心静脉穿刺置管过程中损伤邻近神经可出现（　　）的症状
A. 臂丛神经　　B. 膈神经
C. 迷走神经　　D. 喉上神经
E. 喉返神经

30. 关于糖代谢紊乱，下列说法正确的是
A. 外源性胰岛素用量过大可导致低血糖
B. 严重的高血糖可导致高糖高渗非酮性昏迷
C. 葡萄糖输注速度过慢可导致低血糖
D. 机体的糖利用率下降可导致高血糖
E. 突然停止输注含胰岛素的高浓度葡萄糖液可导致低血糖

## 六 案例分析题

（1~3 题共用题干）

患者，女性，58 岁。因呕吐、食欲缺乏、体重下降 3 个月入院。自述有慢性支气管炎 20 余年，高血压 20 年，脑梗死 3 年。实验室检查：清蛋白 25g/L，尿素 5.2mmol/L，肌酐 82μmol/L，葡萄糖 5.4mmol/L，钠 150mmol/L。胃镜：食管正常，萎缩性胃炎，十二指肠正常。全胃肠消化道钡餐未见明显异常，结肠镜检查也未见明显异常。患者近 2 个月常伴有呼吸急促，经过上消化道造影诊断为“贲门失弛缓症”。

1. 患者合理的营养方式是
A. 经锁骨下静脉给予肠外营养支持　　B. 经外周静脉给予肠外营养支持
C. 经过 PICC 给予肠外营养支持　　D. 经鼻胃管给予肠内营养
E. 经过 PEG、PEJ 给予肠内营养　　F. 手术胃肠造口给予肠内营养

2. 适合此患者使用的营养制剂有
A. 高脂低糖　　B. 低脂高糖
C. 低蛋白质制剂　　D. 高蛋白质制剂
E. 长链脂肪乳剂　　F. 中/长链脂肪乳剂

3. 患者经过 2 周的保守支持治疗，一般状况及营养状况改善，主动出院。下列描述正确的是
A. 患者出院后，应该给予家庭肠外营养支持
B. 患者出院后，应该给予家庭肠内营养支持
C. 患者出院后，尽可能恢复经口摄入饮食

D. 患者出院后，应定期检查肝、肾功能和电解质
E. 患者出院后，逐步恢复经口摄入饮食，期间间断给予肠内营养
F. 患者出院后，逐步恢复经口摄入饮食，期间间断给予肠外营养

（4~6题共用题干）

患者，女性，42岁。因车祸外伤入院治疗。患者入院时处于低容量性休克状态，脉搏120次/分，呼吸35次/分，血压70/40mmHg。既往营养状况良好。体格检查发现患者左下肢骨折，骨盆骨折，严重颅脑损伤。CT检查：闭合性脑挫伤、脾破裂、腹腔积血。经过积极输血、抗休克处理后，血压升至100/50mmHg。患者急诊行剖腹探查+脾切除术，术中发现胰腺挫伤，行胰周、腹腔引流术。

4. 对患者营养途径建立的描述不正确的是
A. 术中行胃造口
B. 放置鼻胃管
C. 患者不适合建立肠内营养途径
D. 术中患者条件允许时行空肠造口术
E. 术中患者生命体征不稳定，术中暂时不行空肠造口，术后内镜下行PEG
F. 术中患者生命体征不稳定，术中暂时不行空肠造口，术后内镜下行PEG+PEJ

5. 对给予患者营养支持的描述正确的是
A. 控制血糖水平<8. 3mmol/L
B. 维持血糖水平10. 0~11. 1mmol/L
C. 待病情许可后，尽早开始肠内营养支持
D. 患者既往营养状况良好，1周内暂不考虑营养支持
E. 患者为危重患者，待内稳态、呼吸和循环功能稳定后，以30kcal/kg给予营养支持
F. 患者为危重患者，待内稳态、呼吸和循环功能稳定后，以20~25kcal/kg给予营养支持

6. 治疗1周后患者发生急性肾衰竭，立即进行持续血液净化治疗，对患者有利的措施有
A. 减少蛋白质供应量
B. 增加蛋白质供应量
C. 使用高糖滤过液
D. 使用低糖滤过液
E. 严格限制钾、镁、磷的供给
F. 增加非蛋白质热量中脂肪的比例

# 参考答案与解析

## 一、A1型题

1. A【解析】储存的脂肪和蛋白质是饥饿早期的主要能量来源，其中脂肪占85%以上，

表现为脂肪动员增强，糖原异生增强，肌肉释放氨基酸加速，组织对葡萄糖的利用率降低。创伤及手术后常遇到短期饥饿的患者，此时输入葡萄糖可防止体内蛋白质的糖原异生。每输入 100g 葡萄糖可节省 50g 蛋白质。

2. D【解析】正常成人每日蛋白质的最低生理需要量为 35～40g。机体处于分解代谢状态时，蛋白质中氮的生理性或内生性丧失每日可达 4g 左右。蛋白质的含氮量为 16%，即每克氮相当于 6. 25g 蛋白质。

3. C【解析】肠外营养时最常见、最严重的并发症是中心静脉导管相关感染，包括导管的全身导管相关感染和局部感染。全身感染是导管所致的菌血症或败血症，局部感染是发生在置管部位或周围的软组织感染、腔隙感染或隧道感染。

4. A【解析】10%葡萄糖溶液属于适用于周围静脉输入基本需要的肠外营养剂。25%葡萄糖溶液、多种微量元素注射液（Ⅱ）、脂溶性维生素注射液（Ⅰ）和甘油磷酸钠注射液均属于适用于中心静脉输入基本需要的肠外营养剂。

5. A【解析】TPN 引起肝损害和胆汁淤积的防治措施：①有效地控制感染，特别是腹腔感染。②降低 TPN 配方中非蛋白能量。③减少糖的供给。④尽可能恢复肠道营养。⑤给予外源性缩胆囊素（CCK）。⑥补充腺苷蛋氨酸。

6. E【解析】实施肠内营养的必要条件是必须最少有 100cm 空肠或 150cm 回肠，具备完整的消化吸收功能。

7. A【解析】清蛋白是评价营养不良的确诊指标。血清清蛋白半衰期长达 20 天，只有较严重的蛋白质不足或营养不良持续较长时间时才显著下降。

8. D【解析】长期输注静脉高价营养后，出现高糖高渗非酮性昏迷，其发生原因如下：①输入的总糖量或单位时间内输入的糖量过多。②患者原有糖尿病或隐性糖尿病，胰岛素分泌减少。③应激状态下体内糖原异生增加，并出现胰岛素抵抗现象。④应用肾上腺皮质激素，促进糖异生。⑤患者有肝疾病或肝功能障碍，体内糖的利用受限。

9. A【解析】在长期的全胃肠外营养中，可产生感染细菌或真菌性败血症、高糖高渗非酮性昏迷、溶质性利尿、血磷过低等并发症，其中以感染和高糖高渗非酮性昏迷最为严重。

10. E【解析】饥饿可引起饥饿性酮症，这是由于较多的脂肪分解所致。所以，为防止脂肪代谢所致的酮症，需用葡萄糖溶液来供能减少脂肪分解。

11. D【解析】蛋白质-能量营养不良症中，患者由于蛋白质-能量摄入不足而逐渐消耗肌组织与皮下脂肪，最先表现为体重下降，人体测量数值及肌酐-身高指数均较低。但清蛋白可维持在正常范围。分为水肿型、消瘦型和混合型。

12. A【解析】蛋白质营养不良在临床上易忽视，只有通过内脏蛋白与免疫功能的测定才能诊断。

13. D【解析】血清转铁蛋白为肝脏合成的一种球蛋白，半衰期 8 天，其测定值能较早地反映内脏蛋白质储备量，但受缺铁的影响，可每周测定1~2次。

14. B【解析】昏迷患者或不愿进食的患者，可用管饲代替口服。消化道功能正常者，以口服为主，必要时经胃肠外补充部分热量、水和电解质。口服或管饲有困难提高营养时，可采用胃肠外营养。

15. C【解析】饥饿是指人体摄入的营养物质（主要为热量和蛋白质）不能满足机体维持各种代谢要求的最低需要量，其主要临床表现是体重下降。成人可耐受的最大体重丢失为35%~40%，超过此值将引起死亡。

16. C【解析】普通外科临床常见的肠外营养治疗指征如下。①不能进食或不允许进食的疾病：术后至少有4~5天不能经口或经鼻胃管进食、肠瘘（尤其是高位、高排肠瘘）、急性坏死性胰腺炎、麻痹性肠梗阻、长期昏迷者。②胃肠吸收功能极差，以致生命难以维持的疾病：短肠综合征、广泛性肠道炎性疾病（如克罗恩病、出血性肠炎、溃疡性结肠炎）等。③高代谢所致的营养不足和免疫功能低下的疾病：大面积烧伤、严重创伤、多发性内脏损伤、败血症、弥漫性腹膜炎、全身复杂性大手术、器官移植（肝、脾、肾、心）。上消化道瘘需要使用肠内营养，不须使用全胃肠外营养。因此选项C错误。

17. A【解析】肠内营养的营养物质经肠道和肝门静脉吸收，能很好地被机体利用。肠内营养可以改善和维持肠黏膜细胞结构和功能的完整性，维护肠道黏膜屏障，减少肠道细菌移位及肠源性感染的发生。另外，肠内营养通过刺激消化液和胃肠道激素的分泌，能促进胆囊收缩、胃肠蠕动，增加内脏血流，使代谢更符合生理过程，减少了肝胆并发症的发生率。肠内营养可单独应用，也可与经周围静脉或中心静脉的营养支持联合应用，以减少静脉营养的用量，减少并发症。同时肠内营养对技术和设备的要求较低，临床易于管理，费用低廉。一旦胃肠道功能恢复，即应利用肠内营养。但完全的肠内营养治疗和肠外营养一样，也可引起水及电解质失平衡（脱水、高钠血症、高氯血症、氮质血症）、血糖紊乱等代谢并发症。

18. E【解析】凡是营养不良或有营养不良可能，并且无胃肠道功能的患者，都是肠外营养治疗的适应证。普通外科临床常见的肠外营养治疗指征参见A1型题第16题解析。

19. B【解析】短肽型肠内营养剂、整蛋白型肠内营养剂（粉剂）、肠内营养混悬液（TPF）、肠内营养乳剂（TP）均属于临床常用的肠内营养制剂。其余的肠内营养制剂还有肠内营养粉剂（TP）、肠内营养粉剂（A）、肠内营养乳剂（TP-HE）、肠内营养乳剂（TPF-D）（糖尿病专用型）、肠内营养乳剂（TPF-T）（肿瘤患者专用）等。肝素不属于临床常用的肠内营养制剂。

20. C【解析】糖代谢过程受胰岛素的控制，一般糖的利用率为5mg/(kg · min)。

21. A【解析】蛋白质和/或能量供给不能满足机体维持正常生理功能的需要可发生蛋白质-能量营养不良症。参见A1型题第11题解析。

22. E【解析】导管相关性感染的致病菌多为革兰阳性球菌，少部分为革兰阴性杆菌或真菌。

23. A【解析】代谢性并发症是指在实施营养支持时因未能制订和掌握适宜的个性化营养支持方案、营养素配方不合适或输注速度不当、生命体征及生化指标和出入量监测系统不完善、代谢性并发症的诊断指标不明确或发生此症时的处理（补充或调整）不及时等原因，导致的高糖高渗非酮性昏迷、低血糖休克、高碳酸血症、高脂肪血症、脂肪超载综合征、必需脂肪酸缺乏症、高氨血症或氮质血症、维生素缺乏症、电解质及微量元素缺乏症、肝胆系统损害等。

24. C【解析】单纯经肠道途径，如经鼻肠管或空肠造口灌注，为临床肠内营养最普遍使用的途径。急性胰腺炎患者病情稳定后采用肠内营养，正确的途径是鼻空肠管途径。

25. D【解析】内脏蛋白测定评价营养状态，清蛋白的半衰期为 21 天，不是反映体内蛋白质营养状态的敏感指标，而是评价营养状态的可靠指标；转铁蛋白半衰期为 8 天，但受体内铁储存能力的影响，在储存铁减少时，显著增加；视黄醇结合蛋白半衰期仅为 12 小时，是最敏感的指标，但在维生素 A 缺乏和肾功能障碍时，不能正确反映蛋白质营养状态。

26. E【解析】普通外科临床常见的肠外营养治疗指征参见 A1 型题第 16 题解析。结肠手术准备属于肠内营养治疗指征。

27. B【解析】10%葡萄糖溶液、20%脂肪乳注射液（C14～24）、7%复方氨基酸注射液（18AA-Ⅰ）和注射用水溶性维生素均属于适用于周围静脉输入基本需要的肠外营养剂。25%葡萄糖溶液属于适用于中心静脉输入基本需要的肠外营养剂。因此选项 B 错误。

28. E【解析】肠外营养包含了糖类、脂肪、氨基酸、电解质、维生素、矿物质等，为了提供足够的热能需要应用高张糖等高渗液体，长期应用以深静脉输注为宜，如颈内静脉和锁骨下静脉等。

29. C【解析】参见 A1 型题第 11 题解析。

30. D【解析】全营养混合液由葡萄糖、脂肪乳剂、氨基酸、电解质、微量元素、维生素、甘油磷酸盐、谷氨酰胺和水等组成。将所有上述物质按先后配制顺序灌入用高分子材料制成的 3L“全合一”营养袋中，从而组成全营养混合液。皮质激素不属于组成成分。

31. C【解析】高糖渗透性利尿将导致或加剧患者的内稳态失调，细胞内脱水是高糖高渗非酮性昏迷的主要病理生理改变。

32. B【解析】患者在接受 TPN 支持时，特别是在手术创伤后应逐步调节输入液中葡萄糖的浓度和输入速度，监测血糖水平在 4.4～6.7mmol/L。

33. E【解析】血清转铁蛋白的正常值为 2.0～2.5g/L，血清转铁蛋白<2.0g/L 提示已存在营养不良。

34. E【解析】肠外营养中可调节补液配方，纠正体液丢失、电解质紊乱，避免可能出现的胃肠内营养并发症。肠外营养是可靠的提供营养的途径，能很快达到所需的热量、蛋白质量及比例，能短时间纠正营养不良的状况，相对方便，患者容易接受。但代谢紊乱发生率较全胃肠内营养高。

35. C【解析】营养指标的检查项目有体重、三头肌皮褶厚度、上臂肌围、肌酐-身高指数、血清清蛋白、血清转铁蛋白、淋巴细胞计数、免疫皮肤试验、氮平衡测定。不包括血糖测定。

36. E【解析】肠内营养液应按无菌原则配制，当日配制，即时冷藏，当日用完。

37. A【解析】通过中心静脉或周围静脉输注，添加谷氨酰胺能够明显降低外科重症患者的病死率，降低住院费用。补充应遵循早期足量（药理剂量）的原则，一般超过 5 天。选择经中心静脉途径包括经锁骨下静脉、颈内静脉、股静脉和外周中心静脉导管（PICC）途径。经锁骨下静脉途径感染及血栓性并发症均低于股静脉和颈内静脉途径，随着穿刺技术和管材性能的提高，机械性损伤的发生并不比经股静脉高。PICC 并不能减少中心静脉导管相关性感染的发生。对外科重症患者肠外营养经中心静脉置管通常首选锁骨下静脉途径，其次为颈内静脉途径，一般不用股静脉途径。股静脉途径具有易诱发深股静脉血栓、易感染、护理不方便、影响患者活动等缺点。因此选项 A 错误。

38. C【解析】临床按下列原则选择营养支持方法：①肠外营养与肠内营养两者之间应优先选择肠内营养。②周围静脉营养与中心静脉营养两者之间应优先选用周围静脉营养。③肠内营养不足时，可用肠外营养加强。④营养需要量较高或期望短期内改善营养状况时可用肠外营养。⑤营养支持时间较长应设法应用肠内营养。

39. B【解析】循环输注法为肠外营养液临床广泛应用的输注方法，是指在 12~18 小时内将 1 天的营养液全部输注，其余时间可恢复活动，从而改善患者生活质量。

40. A【解析】体重是评价营养状态的一项重要而又简便易测的指标，应每日测定 1 次。测定时应排除因水钠潴留或脂肪存积而表现的体重增加，选用理想体重百分比和/或与平时（病前）体重的百分比更为可靠。

41. E【解析】持续输注法是指将 1 天的营养液在 24 小时内均匀输入，由于各种营养物质同时等量输入，对机体氮源、能源及其他营养物质的供应处于持续均匀状态，胰岛素的分泌较为稳定，血糖值也不会因输入糖时多时少有较大波动。对于较长时间胃肠道不能利用、机体需要量增加、有较多额外丢失的患者，经中心静脉持续输注可保证机体对热量及代谢基质的需要，同时减少患者反复穿刺的痛苦。

42. C【解析】参见 A1 型题第 2 题解析。

43. B【解析】三头肌皮褶厚度（TSF）可间接反映人体脂肪的储存，宜每周测定 1 次。上臂肌围主要是判断骨骼肌量的变化，宜每周测定 1 次。肌酐-身高指数可较客观地反映人体肌肉总量，可每 1~2 周测定 1 次。血清转铁蛋白为一种肝脏合成的球蛋白，半衰期 8 天，其测定值能较早地反映内脏蛋白质储备量，但受缺铁的影响，可每周测定 1~2 次。氮平衡测定可动态反映蛋白质和能量平衡情况，常用于营养治疗过程中观察患者的营养摄入是否足够和了解分解代谢的演变。

44. E【解析】营养支持与代谢支持的比较见表 5-1。

**表 5-1　营养支持与代谢支持的比较**

| | 营养支持 | 代谢支持 |
|---|---|---|
| 对象 | 饥饿状态下的营养不良 | 应激状态下的代谢紊乱 |
| 目的 | 改善营养状态，保护器官的结构与功能 | 推进各种代谢通路，维护组织与细胞代谢 |
| 营养基质 | 葡萄糖为主 | 混合性 |
| 蛋白质 | 1.0~1.5g/(kg·d) | 2.0~3.0g/(kg·d) |
| NPC：氮 | 628：1 | ≤418：1 |
| 脂肪占 NPC 百分比 | 30%~50% | 50%~70% |

45. D【解析】支链氨基酸在结构上存在分支侧链，是唯一能在肝外代谢的必需氨基酸。所以肝功能不全时，最好选含有支链氨基酸的营养液。

46. C【解析】肠内营养的适应证：胃肠道外疾病［围手术期营养补充，烧伤与创伤，中枢神经系统疾病，肿瘤化（放）疗的辅助治疗，心肺疾病，肝肾衰竭等］及胃肠道疾病（上消化道瘘、低位肠瘘、短肠综合征、炎性肠病、胰腺疾病、结肠手术准备等）。高排肠瘘属于肠外营养的适应证之一。

**二、A2 型题**

1. B【解析】鼻胃插管灌注属于肠内营养的经胃肠道途径，缺点是较易引起反流及呕吐。对昏迷患者特别要警惕误吸的并发症。

2. C【解析】经鼻肠管为临床肠内营养最普遍使用的途径。其优点是避免了呕吐及误吸，可同时做胃十二指肠减压，适于长期治疗的需要，允许同时经口进食。

3. E【解析】经鼻胃管实施肠内营养支持易引起呕吐与误吸，其防治原则：①不用或慎用经胃肠途径的灌注。②密切注意观察喂养管的位置及灌注速率，采取床头抬高 30°，避免夜间灌注。③要经常检查胃充盈程度及胃内残留量，当胃内残留量达 100~150ml 时，应减慢或停止灌注。另外，肠内营养易引起腹泻，其防治原则是针对原因进行处理，如注意营养液容量及浓度应逐日增加，营养液摄入时应有适当的加温措施。

4. E【解析】长期不能经口进食、又无条件较长时间进行全胃肠外营养时，可行空肠隧道式营养性造口术，以便输入流质饮食，维持营养。

5. B【解析】身高在 165cm 的男性，其理想体重（kg）＝［身长（cm）－105］×0.9＝［165（cm）－105］×0.9＝54（kg）。

6. B【解析】要素饮食的适用范围：消化吸收功能障碍的患者，机体代谢率增高、导致大量蛋白质丢失者，手术前后营养不良患者，慢性消耗性疾病患者，晚期癌症患者。肝肾衰竭患者及需要增加营养的老人和小儿均可应用要素饮食。

7. A【解析】血清转铁蛋白为肝脏合成的一种球蛋白，半衰期 8 天，其测定值能较早地反映内脏蛋白质储备量。血清转铁蛋白<2.0g/L 提示已存在营养不良。总淋巴细胞计数（TLC）可由血常规报告中的白细胞总数乘以淋巴细胞百分比获得。低于 $1.5\times10^9$/L（1500/$mm^3$）为异常。血清清蛋白半衰期长达 20 天，只有较严重的蛋白质不足或营养不良持续较长时间时才显著下降。营养不良者尿肌酐排出的减少量与自身肌肉的丢失量呈正相关。

**三、A3/A4 型题**

1~2 A、A【解析】患者可诊断为全身导管相关性感染。全身导管相关性感染表现为反复发作的寒战、高热、呼吸急促、低血压等全身感染症状，严重者可出现意识模糊，多数患者拔除导管后体温很快恢复正常。实验室检查可见白细胞及中性粒细胞计数增多。

3. E【解析】中心静脉导管穿刺部位应每天消毒、更换敷料，换药时严格无菌操作。不要经中心静脉导管取血、给药、输血。输液结束后要用肝素稀释液封管。

4. B【解析】全胃切除术后 6 天，大量肠液自腹腔引流管引出考虑为吻合口瘘，左上腹轻压痛，无肌紧张，且引流通畅，故可保守治疗，给予肠外营养，促进吻合口愈合。

5. E【解析】术后患者简易估计热量需求量 = 25kcal/（kg · d）×体重（kg）= 25×60 = 1500kcal。

6. B【解析】基础代谢每日所需氮量为 0.12 ~ 0.2g/kg；非蛋白质热卡：氮量 = 150kcal：1g。

7. E【解析】健康活动男性成人的总能量消耗（TEE）= 基础能量消耗（BEE）+消化过程耗能+劳动或生活耗能（一般性工作计）。

8. C【解析】肠外营养所致的感染性并发症主要是导管相关脓毒症。其发病与置管技术、导管使用及导管护理有密切关系。临床表现为突发的寒战、高热，重者可致感染性休克。在找不到其他感染灶，出现寒战、高热时，应考虑导管相关脓毒症已经存在，本例患者有中心静脉管应用史。

9~10 E、B【解析】发生感染后，先做输液袋内液体的细菌培养及血培养，丢弃输液袋及输液管，更换新的液体。观察 8 小时，若发热不退，则需拔除中心静脉导管。一般拔管后不必用药，发热可自行消退。如 24 小时后仍不退，则应选用抗生素。

11. E【解析】急性坏死性胰腺炎行手术治疗后第 2 天营养供给应采取完全胃肠外营养，避免刺激胰腺分泌胰液。

12~13 D、E【解析】急性坏死性胰腺炎术后第 4 天患者体温降至正常后又升高至 39.5℃，精神不振，寒战，无腹痛腹胀，伤口引流液少，中心静脉置管处红肿，有压痛，应警惕其可能发生了导管相关败血症。导管相关败血症局部感染表现为导管穿刺部位或周围软组织红肿、疼痛，或置管腔隙、隧道红肿疼痛伴分泌物渗出。一旦怀疑发生导管相关败血症，应予以拔除导管并进行血液和导管的细菌培养。

14. C【解析】由于机体老化，老年人代谢发生一系列改变。机体的基础能量代谢随年龄增长而降低，老年人食物特殊动力作用的能量消耗也减少，蛋白质分解代谢逐渐增强，而合成代谢逐渐减弱，必需氨基酸/非必需氨基酸的比例上升，碳水化合物的代谢率下降，葡萄糖耐受性下降，同时脂肪分解代谢和脂肪廓清能力下降，老年人调节体液及酸碱平衡的能力降低。

15. A【解析】自然营养摄入不足，应首选肠内营养。肠内营养的优点参见 A1 型题第 17 题解析。

16. E【解析】血清清蛋白的正常值为>35g/L，28~35g/L 为轻度营养不良，21~27g/L 为中度营养不良，<20g/L 为重度营养不良。题中患者清蛋白为 20g/L，可诊断患者为重度营养不良。

17. E【解析】凡是营养不良或有营养不良可能，并且无胃肠道功能的患者，都是肠外营养治疗的适应证。升结肠癌并慢性肠梗阻的术前营养支持宜选择肠外营养途径。

18. A【解析】中心静脉途径营养支持的并发症有导管相关脓毒症、高血糖及低血糖、肝功能损害、电解质紊乱和酸碱平衡失调，不包括肾结石。

19. C【解析】患者因车祸入院，处于昏迷状态，不能仅靠肠内营养支持，应选择肠内营养和肠外营养相结合。

20. C【解析】患者 10 天后病情稳定，但体重下降，说明患者有可能处于恢复期，需要更多的营养支持，直接经鼻胃管给予肠内营养即可。

21. B【解析】肠内营养的并发症：喂养管并发症，呕吐与误吸，腹泻，水、电解质失衡，血糖紊乱。鼻胃插管喂养有反流及吸入气管的危险，一旦发生吸入性肺炎，比较严重。

22. A【解析】手术中，于胃体打孔置硅胶管一端到空肠，另一端从皮肤引出体外，此种做法的目的是肠内营养。

23. B【解析】自然营养摄入不足，应首选肠内营养。营养支持一般开始于术后第 1 天。

24. C【解析】每天肠内营养液达到 100ml/h，24 小时总量大于 2000ml 时，可以停止肠外营养。

25. B【解析】术后第 8 天，肠内营养液 24 小时总量大于 2000ml，连续 2 天少尿，最可能的原因是血容量不足。一般有效血容量减少 20%时会出现少尿（低于 30ml/h），减少 35%~40%以上时多致无尿。

**四、B 型题**

1~2 B、E【解析】葡萄糖是肠外营养的主要能源物质，能够在所有组织中代谢，提供所需要的能量。24 小时补充葡萄糖 100g 具有显著节省蛋白质的作用。每输入 100g 葡萄糖可节省 50g 蛋白质，但机体利用葡萄糖的能力有限，过量或过快输入可能导致高血糖、尿糖，甚至高糖高渗非酮性昏迷。

3~4 A、B【解析】若营养支持在 2 周以内，或因肠内营养不能满足需要而同时辅以肠外营养的患者，首先考虑周围静脉途径。若时间大于2周则首先考虑中心静脉途径。

5. C【解析】有渣自然饮食是指将多种自然食物混合成半流质。

6. D【解析】完全胃肠外营养是指不经胃肠而通过周围静脉或中心静脉供给人体每天所需的全部营养物质。

7. E【解析】经胃肠营养支持适宜消化道功能基本正常，病情严重而不能进食者。虽然患者病情严重不能进食，但其消化道功能基本正常，因此可通过鼻胃管、鼻肠管、胃造口或者空肠造口等途径给患者输注营养液。若患者处于体液失衡、出血和凝血功能障碍以及休克时应及时处理，暂缓营养疗法。因此选项B、C、D中患者均暂时不宜接受营养支持。

8. A【解析】患者长期禁食且有低钾血症，需要提供营养支持。但由于其不能经胃肠道摄入饮食，因此应进行完全胃肠外营养支持。

9~11 E、A、B【解析】肠内营养液的输入方式如下。①间歇分次投给：200毫升/次，6~8次/日。②间歇重力滴注：250~500毫升/次，4~6次/日，滴注速度为30毫升/分。③连续输注（100~125毫升/小时，12~24小时连续输入）等，以经输注泵灌注为佳。

12. B【解析】肠外营养制剂中，长链脂肪乳剂（LCT）含油酸、亚油酸、亚麻酸，由16~20个碳原子构成碳链的三酰甘油酯，在营养支持中提供能量和必需脂肪，在代谢过程中需卡尼汀作为辅助因子才能进入细胞内的线粒体中。临床常用制剂为20%、30%英脱利匹特，每毫升供能分别为8.37U、3kcal。

13. A【解析】肠外营养制剂中，结构脂肪乳剂是将等摩尔数的长链三酰甘油和中链三酰甘油混合后在一定的条件下进行水解和酯化反应后形成的混合物，其中约75%为混合链三酰甘油。如结构脂肪乳注射液（C6~24），结构脂肪乳供能均衡，患者耐受性好。

14. C【解析】肠外营养制剂中，目前临床上常用的氨基酸制剂有7%复方氨基酸注射液（18AA-Ⅰ），8.5%、11.4%复方氨基酸注射液（18AA-Ⅱ）注射液，每1000ml含氮量分别为9.4g、14.0g、18.0g。

15. D【解析】肠外营养制剂中，电解质有10%氯化钾溶液、10%氯化钠溶液、10%葡萄糖酸钙溶液、20%硫酸镁溶液、5%碳酸氢钠溶液等。

16. E【解析】肠外营养制剂中，维生素常用制剂有注射用水溶性维生素，含9种水溶性维生素，包括维生素$B_1$、维生素$B_2$和维生素C等；脂溶性维生素注射液（Ⅰ），含4种脂溶性维生素，包括维生素A、维生素D、维生素E、维生素K。各种维生素含量均为日需要量。

**五、X型题**

1. ACD【解析】营养良好的患者患严重疾病时，因应激状态下的分解代谢和营养素的摄取不足，导致血清清蛋白、转铁蛋白含量降低，细胞免疫功能下降，总淋巴细胞计数减少。但人体测量的数值（体重/身高、三头肌皮肤皱褶厚度、上臂肌围）正常，临床上易忽视，只有通过内脏蛋白与免疫功能的测定才能诊断。血清清蛋白是营养不良的确诊指标，其半衰期长达20天，只有较严重的蛋白质不足或营养不良持续较长时间时才显著下降。血清转铁蛋白、氮负平衡、总淋巴细胞计数和体重均属于参考指标。

2. ACDE【解析】临床上，凡胃肠道功能正常，或存在部分功能者，营养支持时应首选肠内营养，以口服为主，这样比较符合生理。急性肠梗阻是肠内营养的禁忌证，患者应采用肠外营养。对于昏迷不能进食的患者，给予管饲，可避免误吸导致吸入性肺炎。结肠手术前准备和术后处理采用要素饮食可减少粪便残渣，以利于肠道清洁。对于给予肠内营养无法满足营养需求的患者，可给予胃肠外营养。

3. AB【解析】参见 A1 型题第 1 题解析。

4. ABC【解析】亚油酸、亚麻酸及二十碳四烯酸为机体的必需脂肪酸。

5. BCDE【解析】创伤、感染后机体的代谢变化如下。①神经、内分泌反应：创伤等外周刺激传导至下丘脑，后者随即通过神经-内分泌发生一系列反应。此时交感神经系统兴奋，胰岛素分泌减少，肾上腺素、去甲肾上腺素、胰高血糖素、促肾上腺皮质激素、肾上腺皮质激素及抗利尿激素分泌均增加。②机体代谢变化：在抗利尿激素及醛固酮的作用下，水、钠潴留，以保存血容量。创伤、感染可致水、电解质紊乱及酸碱平衡失调。交感神经所致的高代谢状态，使机体的静息能量消耗增加。创伤时机体对糖的利用率下降，容易发生高血糖、糖尿病。糖异生过程活跃，周围组织利用脂肪的能力受损。蛋白质分解增加，出现负氮平衡。

6. ABCE【解析】应激状态下，神经内分泌系统发生一系列反应，导致高合成代谢和高分解代谢、高血糖及胰岛素抵抗。

7. ABCE【解析】机械性并发症是指发生于中心静脉穿刺置管过程中的穿刺副损伤，不同穿刺部位并发症种类和发生率不尽相同。锁骨下静脉和颈内静脉穿刺的并发症发生率为 1%~4%，PICC 穿刺置管并发症发生率较低，但出现浅表静脉炎和导管异位的发生率较高。

8. BCDE【解析】参见 A1 型题第 8 题解析。

9. ABC【解析】参见 B 型题第 9~11 题解析。选项 D、E 为肠外营养液的输注方法。

10. AB【解析】肠外营养液的输注方法如下。①持续输注：将一天的营养液在 24 小时内均匀输入。②循环输注：是在 12~18 小时内将 1 天的营养液全部输注，其余时间可恢复活动，从而改善患者生活质量。

11. ABCE【解析】参见 A1 型题第 46 题解析。

12. BCDE【解析】脂肪的主要生理功能是氧化供能，每克脂肪氧化可供能 9kcal。空腹时，体内脂肪氧化可提供 50%以上的能量需要，禁食 1~3 天，85%的能量来自脂肪。所以，机体消耗脂肪时，蛋白质的氧化供能正在进行。

13. ABD【解析】体重是营养评定中最简单、直接而可靠的指标，体重的常用指标有实际体重占理想体重百分比（IBW）、体重改变（%）和体重指数（BMI）。

14. ABCD【解析】必需氨基酸有赖氨酸、色氨酸、苯丙氨酸、蛋氨酸、苏氨酸、亮氨酸、异亮氨酸及缬氨酸，共 8 种。

15. ABCD【解析】参见A1型题第30题解析。

16. ABCD【解析】参见A1型题第35题解析。

17. ABD【解析】NRS（2002）总评分包括疾病严重程度评分、营养状态减低评分和年龄评分（若70岁以上加1分）3个部分的总和，其对于营养状况降低的评分及其定义如下。①0分：正常营养状态。②轻度（1分）：3个月内体重丢失5%或食物摄入为正常需要量的50%~75%。③中度（2分）：2个月内体重丢失5%或前1周食物摄入为正常需要量的25%~50%。④重度（3分）：1个月内体重丢失5%（3个月内体重下降15%）或BMI<18.5或者前1周食物摄入为正常需要量的0~25%。注意：3项问题任1个符合就按其分值，几项都有以高分值为准。

18. ADE【解析】参见A1型题第11题解析。

19. ABCD【解析】血栓或栓塞并发症的临床表现：①导管堵塞致输液不畅。②少量空气进入常无症状，大量空气进入中心静脉，患者表现为突发胸闷、喘憋、血压下降、心动过速，严重栓塞可致患者死亡。③血栓栓塞常见为急性肺动脉栓塞表现，突发胸闷、胸痛、喘憋、血压下降、心律失常，严重栓塞可致患者死亡。

20. ABCE【解析】参见X型题第1题解析。

21. ADE【解析】参见B型题第16题解析。维生素B和维生素C属于水溶性维生素。

22. ABCE【解析】参见A1型题第17题解析。

23. ABDE【解析】中心静脉导管相关感染的主要病因包括静脉导管置管时污染，穿刺点皮肤污染，输液操作导致导管污染，其他部位感染产生菌血症时细菌在导管部位定植等。

24. AB【解析】参见A1型题第24题解析。

25. ABDE【解析】参见B型题第15题解析。

26. ABDE【解析】营养补充应以胃肠营养为主，静脉营养为辅，所以选项C错误。

27. CDE【解析】亮氨酸、异亮氨酸及缬氨酸在结构上存在相同的分支侧链，是能在肝外代谢的必需氨基酸。

28. BCD【解析】参见A1型题第23题解析。代谢性并发症包括电解质紊乱、酸碱平衡失调、氮质血症等。

29. ABCE【解析】机械性并发症是指发生于中心静脉穿刺置管过程中的穿刺副损伤。机械性并发症的临床表现：①损伤胸膜、肺尖致气胸或血胸，表现为剧烈胸痛或咳嗽，甚至呼吸困难，听诊呼吸音减低。②损伤邻近动脉致局部血肿，有时引起纵隔血肿，产生纵隔压迫症状。③穿透静脉误入胸腔可致营养液输入胸腔导致胸腔积液。④损伤邻近神经可出现臂丛神经、膈神经、迷走神经或喉返神经损伤的相应症状。⑤左颈入路穿刺偶有发生胸导管穿破的风险。⑥PICC置管近心端皮肤发红呈索条状，伴有触痛。

30. ABDE【解析】外源性胰岛素用量过大可导致低血糖，严重的高血糖可导致高糖高渗非酮性昏迷。机体的糖利用率下降可导致高血糖，突然停止输注含胰岛素的高浓度葡萄糖溶液可导致低血糖。

**六、案例分析题**

1. E【解析】PEG、PEJ 肠内营养的适应证：①胃肠功能正常而经口摄食障碍。②需长期管饲营养支持或预计需长期胃肠减压者（>3W）。③中枢神经系统损伤引起的吞咽困难，脑卒中、脑外伤、植物人。④头颈部肿瘤放疗或手术前后。⑤呼吸功能障碍行气管切开者。⑥食管穿孔、食管吻合口瘘。⑦腹部手术后胃瘫、胃肠淤积者。⑧重症胰腺炎。

2. ADF【解析】适合此患者使用的营养制剂有高脂低糖、高蛋白质制剂和中/长链脂肪乳剂。

3. BD【解析】患者经过 2 周的保守支持治疗，一般状况及营养状况改善可出院。患者出院后，应该给予家庭肠内营养支持，并应定期检查肝肾功能和电解质。

4. ABCE【解析】患者有车祸外伤史，脉搏、呼吸快，血压低，出现低血容量性休克。查体：左下肢骨折，骨盆骨折，严重颅脑损伤。术中发现胰腺挫伤，行胰周、腹腔引流术，所以患者术中建立的营养途径为有条件行空肠造口。因为患者胰腺挫伤，胰液分泌受阻，造口需绕过胰液与胆总管开口壶腹部及 Oddis 括约肌处，术中患者生命体征不稳定，所以术后内镜下行 PEG+PEJ。

5. ACF【解析】患者既往状态好，也应及早开始营养支持。对于无法实际测得静息能量消耗的患者，推荐的能量摄入量为 20~25kcal/kg，控制血糖水平<8. 3mmol/L。

6. BD【解析】连续性血液净化（CBP）是指所有连续、缓慢清除水分和溶质的治疗方式的总称。临床上主要用于重症肾衰竭患者的治疗，随着技术不断发展，又扩展到对多脏器衰竭、严重创伤、感染、急性肾衰竭、急性胰腺炎、中毒等危重病的救治。主要包括使用低糖滤过液，防止血糖过高引起的高糖高渗非酮性昏迷，增加蛋白质供应量，维持机体正常的生命代谢。实时监测钾、镁、磷的供给，肝功能欠佳者宜选用长链脂肪乳剂。

# 第六章 外科感染

## 一 A1 型题

1. 治疗下肢急性丹毒首选的抗生素是
   A. 四环素　　B. 氯霉素
   C. 庆大霉素　　D. 红霉素
   E. 青霉素
2. 预防气性坏疽最可靠的方法是
   A. 无菌操作　　B. 彻底清创
   C. 敞开伤口　　D. 隔离患者
   E. 大量使用抗厌氧菌药物
3. 在出现波动前需应尽早切开引流或切开减压的急性化脓性感染是
   A. 疖　　B. 痈
   C. 脓性指头炎　　D. 脓血症转移性脓肿
   E. 急性淋巴结炎
4. 为提高菌血症血培养阳性率，抽血时间最好选择在
   A. 发热开始时　　B. 寒战结束时
   C. 寒战初起时　　D. 发热最高峰时
   E. 预计寒战、发热前
5. 预防破伤风最可靠的方法是
   A. 主动免疫　　B. 清除坏死组织
   C. 被动免疫　　D. 综合治疗
   E. 正确处理伤口
6. 脓性指头炎切开引流的指征为
   A. 有波动感　　B. 指头明显红肿
   C. 手指功能障碍　　D. 有搏动性跳痛
   E. X 线片示指骨坏死
7. 鱼际间隙感染的临床表现不正确的是
   A. 鱼际部肿胀、隆起　　B. 拇指呈外展状

C. 尺侧 3 指呈屈曲状
D. 对掌及内收受限
E. 示指被动伸直疼痛加剧

8. 创伤时，如果处理时间过晚，伤口已经感染则应
A. 清创
B. 引流
C. 缝合
D. 植皮
E. 以上都是

9. 脓性指头炎如不及时治疗，最易并发
A. 腱鞘炎
B. 掌中间隙感染
C. 败血症
D. 末节指骨骨髓炎
E. 鱼际间隙脓肿

10. 关于脓性指头炎的治疗措施，叙述不正确的是
A. 局部热敷，理疗
B. 患手抬高、制动，适当运动
C. 一般用青霉素类抗生素
D. 给予镇静药或镇痛药
E. 感染控制后，立即开始练习主动或被动活动

11. 脓肿行切开引流时，做法不正确的是
A. 选择波动最明显处做切口
B. 切开部位宜在病变最低位
C. 切口应够大够长，以便充分引流
D. 脓性指头炎应在末端指节掌面做纵行切口
E. 切口方向宜与皮纹及其深而的大血管、神经干平行

12. 脓血症、败血症与毒血症的最主要鉴别点是
A. 寒战、高热
B. 白细胞增多
C. 转移性脓肿
D. 血液细菌培养阳性
E. 出现感染性骨髓象

13. 甲沟炎伴发甲下脓肿时的手术治疗应为
A. 拔甲术
B. 甲根部横切口，部分指甲切除引流
C. 两侧甲沟纵行切开引流
D. 两侧甲沟纵行切开，甲根上皮片翻起
E. 甲根上皮片翻起，甲根部指甲部分切除术

14. 预防手术切口感染最好的方法不包括
A. 仔细止血
B. 手术患者术后常规使用抗生素
C. 严格无菌操作
D. 如果术后感染机会大应放置引流物
E. 做好术前准备，纠正贫血及低蛋白血症

15. 下列有关外科感染的概念，叙述不正确的是
A. 多为内源性条件致病菌
B. 与体表皮肤和黏膜完整性的破坏紧密关联
C. 大多可自愈或靠抗菌药治愈
D. 可发生于创伤或疾病的原发部位
E. 可以作为并发症发生于原发部位以外的其他组织或器官

16. 肠内菌群包含400多菌种，其中95%以上为
A. 葡萄球菌
B. 铜绿假单胞菌
C. 链球菌
D. 厌氧菌
E. 军团菌

17. 冬眠药物降温时以体温维持在（　　）为宜
A. 34.0℃
B. 35.0℃
C. 36.0℃
D. 36.5℃
E. 37.0℃

18. 外科患者进行营养支持时发生血栓或栓塞并发症时的紧急处理是
A. 结扎血管
B. 吻合血管
C. 气管插管
D. 拔管后充分压迫穿刺部位
E. 右心室穿刺

19. 关于痈的叙述不正确的是
A. 可由多个疖相互融合而成
B. 病原菌为金黄色葡萄球菌
C. 属于急性化脓性感染
D. 不伴有全身症状
E. 好发于皮肤韧厚的项、背部

20. 破伤风患者早期做气管切开的指征是
A. 肺部感染
B. 呼吸中枢麻痹，呼吸困难
C. 抽搐频繁不易用药物控制
D. 吞咽困难，食物误咽
E. 胸腹肌强直，呼吸受限

21. 急性化脓性腱鞘炎的治疗原则，叙述不正确的是
A. 患手抬高、制动，充分休息
B. 局部可用热敷或温热水浸浴等物理疗法
C. 应尽早切开引流
D. 应用抗生素酌情给予镇静药或镇痛药
E. 应在掌面正中做切口

22. 外科感染按感染部位分类不包括
A. 手术部位感染
B. 软组织感染
C. 区域内扩散的感染
D. 厌氧菌需氧菌感染
E. 感染性软组织坏死、器官或系统感染

23. 有关脓毒症，下列不正确的叙述是
A. 是一种全身性感染
B. 血培养阳性即可确诊为脓毒症
C. 脓毒症包括菌血症
D. 伴有某些器官功能障碍
E. 包括感染性低血压和感染性休克

24. 二重感染是指
A. 多种细菌引起的感染
B. 多种致病微生物引起的感染

C. 特殊厌氧菌引起的感染
D. 结核继发化脓菌的感染
E. 使用抗生素时，耐药菌株引起的感染

25. 手掌深部间隙感染的致病菌多为
A. 厌氧性链球菌
B. 乙型溶血性链球菌
C. 金黄色葡萄球菌
D. 铜绿假单胞菌
E. 白色葡萄球菌

26. 给破伤风患者静脉滴注大量破伤风抗毒素（TAT）的目的是
A. 减少毒素的产生
B. 抑制破伤风梭菌生长
C. 控制和解除痉挛
D. 中和血液中的游离毒素
E. 中和血液中游离和结合的毒素

27. 有关痈的临床表现和处理正确的叙述是
A. 可不用抗生素
B. 全身症状不明显
C. 可穿刺引流
D. 上唇和腹壁不可见
E. 切开引流要彻底

28. 下列关于真菌感染的预防及治疗，叙述不正确的是
A. 两性霉素 B 需大剂量使用，逐渐减小剂量至治疗量
B. 超过 1 周者应主动给予预防性抗真菌药或口服生态制剂
C. 抗生素应用引起的菌群失调首先要停用或调整抗生素
D. 如果与静脉导管相关的感染应先拔出导管
E. 对基础疾病重、免疫功能低下者，应特别重视抗生素的合理应用

29. 全身性感染的抗菌疗法，叙述不正确的是
A. 先根据原发感染灶的性质来选用抗生素
B. 宜先选用抗菌谱较窄的抗菌药
C. 宜选用 2 种抗菌药联合应用
D. 抗菌药的剂量宜较大，疗程也应较长
E. 一般在体温下降、临床表现好转和局部病灶控制 1~2 周后停药

30. 一般不化脓，少见组织坏死的软组织感染是
A. 疖
B. 痈
C. 急性淋巴结炎
D. 丹毒
E. 急性蜂窝织炎

31. 适宜预防性使用抗生素的手术是
A. 甲状腺腺瘤切除术
B. 乳腺包块切除术
C. 神经纤维瘤手术后
D. 闭合性骨折术后
E. 开放性损伤清创术后

32. 注射破伤风类毒素主动免疫后，若无外伤，应隔多长时间再强化1次
A. 每年　　B. 每2年
C. 每3年　　D. 5~10年
E. 不需再强化

33. 有关深部脓肿的特点，叙述正确的是
A. 局部红肿明显　　B. 局部波动感明显
C. 全身症状常不明显　　D. 局部疼痛、深压痛不明显
E. 局部诊断性穿刺有脓液

34. 脓性指头炎切开引流时最好采用
A. 指腹侧面横切口　　B. 指腹侧方纵切口
C. 掌面横切口　　D. 掌面纵切口
E. 指腹鱼口形切口

35. 破伤风严重抽搐不能控制者可使用（　　），要警惕喉头痉挛
A. 硫喷妥钠　　B. 氯丙嗪
C. 异丙嗪　　D. 哌替啶
E. 水合氯醛

36. 脓性指头炎的致病菌多为
A. 厌氧性链球菌　　B. 乙型溶血性链球菌
C. 金黄色葡萄球菌　　D. 铜绿假单胞菌
E. 白色葡萄球菌

37. 关于脓肿的叙述正确的是
A. 一旦形成脓肿均有波动感　　B. 深部脓肿局部红肿和波动感明显
C. 有的脓肿相应部位皮肤水肿　　D. 较大的浅表脓肿没有全身症状
E. 可有白细胞及中性粒细胞计数减少

38. 下列关于菌群失调综合征，叙述不正确的是
A. 疑有腹膜炎、肠穿孔者应行手术治疗
B. 患者主要表现为腹泻，呈蛋花样或海水样便
C. 致病菌多为艰难梭状芽孢杆菌和金黄色葡萄球菌
D. 多与应用抗生素不当有关，又称为抗生素相关性肠炎
E. 应立即停用目前使用的抗生素，改用大剂量广谱抗生素控制感染

39. 临床上最容易检出真菌的方法是
A. 血培养　　B. 眼底镜检查
C. 咽拭子检查　　D. 创面组织活检
E. 尿液检查

40. 关于气性坏疽的早期诊断，叙述不正确的是
A. 初期伤部突然胀裂样疼痛，明显肿胀
B. 局部 X 线检查可见肌群之间有积气
C. 伤口流出黑色、恶臭、血性液体，周围皮肤有捻发音
D. 伤口内渗出液涂片发现大量白细胞，革兰阳性粗大杆菌很少
E. 全身中毒症状明显，高热，体温可达 40℃

41. 丹毒常见的病原菌为
A. 金黄色葡萄球菌
B. 白色葡萄球菌
C. 厌氧性链球菌
D. 乙型溶血性链球菌
E. 铜绿假单胞菌

42. 对被动免疫预防破伤风梭菌感染的叙述不正确的是
A. 作用快，而且持久
B. 72 小时后注射无效
C. 最好在伤后 24 小时内注射
D. 注药前必须常规做过敏试验
E. 适用于小、深、脏的创口，严重的开放伤

43. 口底及下颌下的急性蜂窝织炎经积极抗炎治疗无效或有造成窒息可能者的临床处理是
A. 穿刺引流
B. 早期切开引流
C. 避免手术治疗
D. 长期抗生素治疗
E. 不可行气管切开

44. 全身性感染要做好综合性治疗，其关键是
A. 处理原发感染灶
B. 使用敏感抗生素
C. 理疗、热敷
D. 全身支持治疗
E. 增强患者抗感染和修复能力

45. 选择抗生素的最佳依据是
A. 感染的严重程度
B. 细菌的数量
C. 患者的意愿
D. 药物敏感试验
E. 脓液的性质

46. 外科清创术的目的是
A. 切除失活组织
B. 创面止血
C. 伤口内置引流物
D. 使污染伤口变成清洁伤口
E. 彻底清除创口内的污物及异物

47. 有关选用抗生素的原则，叙述不正确的是
A. 根据诊断选择抗生素
B. 尽量联合应用以减少副作用
C. 严重感染应尽量静脉给药
D. 根据药物敏感试验选择抗生素
E. 败血症应在控制感染 2 周后停药

48. 关于真菌感染的叙述不正确的是
A. 是典型的条件致病菌
B. 抗生素大量应用后易出现
C. 长期留置静脉导管易发生
D. 严重创伤后易出现
E. 基础疾病重，加之免疫抑制剂、激素的应用易出现

49. 按感染发生的场所分类，外科感染可分为
A. 社区获得性和医院获得性感染
B. 外源性和内源性感染
C. 厌氧菌感染、需氧菌感染和混合性感染
D. 手术部位感染和软组织感染
E. 器官或系统感染和区域内扩散感染

50. 面部“危险三角区”疖的最危险并发症是
A. 眼球感染
B. 痈
C. 面部蜂窝织炎
D. 毒血症
E. 海绵状静脉窦炎

51. 下列关于抗菌药在外科疾病的应用，叙述不正确的是
A. 严重创伤，大面积烧伤应预防性应用抗菌药
B. 抗菌药应用可减少术后并发症，增加手术安全性
C. 全身情况不良的患者，应尽量选用杀菌性的抗生素治疗感染
D. 肾功能中度减退者，首次给药后，每次应给正常剂量的 1/5~1/2
E. 严重感染者，在体温正常、全身情况和局部感染灶好转后 3~4 天即可停药

52. 下列不属于外科感染特点的是
A. 多为混合感染
B. 内源性细菌污染占据主要地位
C. 常为单一细菌感染
D. 受累组织愈合后形成瘢痕
E. 常需进行引流、清创等外科处理

53. 气性坏疽的致病菌为
A. 梭状芽孢杆菌
B. 产气荚膜梭菌
C. 草绿色链球菌
D. 维罗纳气单胞菌
E. 枯草芽孢杆菌

54. 关于气性坏疽的治疗原则，叙述不正确的是
A. 采取严格的隔离措施
B. 手术过程中使用止血带
C. 术后用盐水替硝唑溶液冲洗及湿敷
D. 术中、术后用3%过氧化氢或1：1000 的高锰酸钾溶液冲洗
E. 给予大剂量青霉素、甲硝唑、第三代头孢菌素等抗生素进行治疗

55. 下列疾病中，无须应用抗菌药即可治愈的是
A. 毛囊炎
B. 丹毒
C. 开放性骨折
D. 结肠手术前
E. 人工关节术后

56. 预防破伤风发生的关键是
A. 应用青霉素
B. 注射 TAT
C. 注射破伤风类毒素
D. 注射人体破伤风免疫球蛋白
E. 创伤后早期彻底清创、敞开伤口

57. 气性坏疽最紧急的处理措施是
A. 中药治疗
B. 高压氧治疗
C. 支持疗法，包括输血及营养支持
D. 应用大量抗生素，首选青霉素
E. 彻底清创，充分引流，解除梗阻，组织减张，改善循环，开放创面

58. 下列关于破伤风的叙述，不正确的是
A. 是急性特异性感染
B. 可能发生于不洁条件下分娩的产妇和新生儿
C. 病菌为破伤风梭菌
D. 可能发生在各种创伤后
E. 潜伏期一般为 4 周

59. 治疗全身性感染主要应用的激素为
A. 肾上腺皮质激素
B. 促肾上腺皮质激素
C. 促肾上腺素
D. 肾上腺素
E. 去甲肾上腺素

60. 两性霉素 B 治疗中要特别注意
A. 肾肝毒性
B. 立即增加剂量至治疗量
C. 使用敏感抗真菌药物
D. 联合用药
E. 在使用抗生素初期即可使用

## 二 A2 型题

1. 患儿，男，出生 1 个月。背部、腰部广泛炎症，坏死，皮肤有漂浮感，体温 39℃，哭闹，拒乳。以下处理措施中最重要的是
A. 密切观察
B. 加强营养
C. 对症处理
D. 应用抗生素
E. 多处切开引流

2. 患者，男性，48 岁。足跟部被铁钉刺伤后发生破伤风，表现为肌肉阵发性痉挛。控制和解除痉挛的最主要护理措施是
A. 住单间并隔离
B. 限制亲属探视

C. 室内安静，遮蔽强光　　D. 定时使用镇静药
E. 静脉滴注破伤风抗毒素

3. 患者，女性，19 岁。上唇疖挤压后出现寒战、高热、头痛、昏迷。首先应考虑为
A. 败血症　　B. 菌血症
C. 脓毒血症　　D. 蜂窝织炎
E. 海绵状静脉窦炎

4. 患儿，女，6 岁。右足跟部被铁钉扎伤 2 小时急诊治疗。患者 1 年前曾注射过百白破混合疫苗。为预防破伤风，此次应
A. 注射青霉素　　B. 注射破伤风抗毒素
C. 注射破伤风类毒素 0.5ml　　D. 注射破伤风类毒素 1ml
E. 注射破伤风免疫球蛋白

5. 患者，女性，36 岁。高处坠落致脾破裂行脾脏切除术治疗。术后第 3 天从引流管引出大量脓性液体且有少量食物残渣。可能的原因是
A. 感染　　B. 胰瘘
C. 膈下脓肿　　D. 脾窝脓肿形成
E. 腹腔空腔脏器损伤伴感染

6. 患者，男性，30 岁。因上唇红肿伴剧痛 3 天来诊。查体：上唇隆起呈紫红色，有多个脓栓，中央破溃坏死。化验 WBC $26\times10^9$/L，中性粒细胞 0.90。以下治疗措施不正确的是
A. 适当休息　　B. 理疗
C. 全身应用抗生素　　D. 加强营养
E. 立即采用“+”或“++”形切口切开引流

7. 患者，女性，30 岁。因外伤后感染，发生了气性坏疽。最重要的急诊治疗是
A. 急诊清创　　B. 应用抗生素
C. 解热、镇痛　　D. 高压氧治疗
E. 纠正水和电解质失调

8. 患者，女性，18 岁。破伤风患者，抽搐时引起窒息。急救处理首先应是
A. 气管插管　　B. 静脉滴注 TAT
C. 立即气管切开　　D. 肌内注射苯巴比妥
E. 口服水合氯醛

9. 患者，男性，45 岁。因右上腹疼痛 1 天急诊治疗。巩膜黄染，右上腹压痛，轻度肌紧张。体温 39.5℃。B 超：胆管轻度扩张，胆管内有结石。患者若不及时治疗，最容易出现
A. 休克　　B. 胆道出血
C. 胆囊穿孔　　D. 胆源性肝脓肿
E. 胆管炎性狭窄

10. 患者，女性，50岁。进行腰背部皮肤撕脱伤清创术，术后第7天体温38.7℃，部分创面出现淡绿色分泌物。可能的原因是

A. 清创不彻底　　B. 创面渗出液
C. 大肠埃希菌感染　　D. 铜绿假单胞菌感染
E. 草绿色链球菌感染

11. 患儿，女，3岁。因颈部蜂窝织炎入院，颈部肿胀明显，应特别注意观察

A. 血压　　B. 脉搏
C. 呼吸　　D. 吞咽
E. 神志

12. 患者，女性，43岁。因车祸受碾压致右臀部及大腿大面积挫伤，行清创缝合后10天，见挫伤区发黑，有较多脓性分泌物溢出。目前较恰当的处理措施是

A. 继续观察、换药　　B. 手术切除坏死组织后换药
C. 手术切除坏死组织后植皮　　D. 手术切除坏死组织后采用人工皮覆盖
E. 手术切除坏死组织后皮瓣转移

13. 患者，男性，42岁。5天前左大腿外伤，当时行X线检查无骨折，超声检查未见血肿，3天后腿部疼痛加重，且发热，体温38.5℃，2天后体温上升到39℃，并伴有寒战、乏力、头痛等症状，拟诊为右大腿深部脓肿。下列不符合该病临床表现的是

A. 局部红肿不明显　　B. 有全身症状
C. 局部压痛明显　　D. 局部波动感明显
E. 穿刺有脓液

14. 患者，男性，61岁。颈部痈切开引流，应用注射用亚胺培南西司他丁钠治疗2周后，患处红肿明显好转。1天前开始突然出现高热，体温40℃，寒战，并出现神志淡漠。眼底检查发现视网膜有小的白色、发亮、圆形隆起。诊断为

A. 革兰阳性细菌败血症　　B. 厌氧菌败血症
C. 真菌性败血症　　D. 革兰阴性细菌败血症
E. 脓血症

15. 患者，男性，30岁。下肢急性蜂窝织炎伴全身化脓性感染。抽血做血培养及抗生素敏感试验的最佳时间应是

A. 高热、寒战时　　B. 高热、寒战间歇期
C. 服用退热药后　　D. 抗生素输入后
E. 静脉滴注抗生素时

16. 患者，男性，22岁。因车祸致右上肢皮肤撕脱伤入院治疗。清创术后第5天，创面皮肤出现发黑、坏死。经检查诊断为铜绿假单胞菌感染。下列处理方法中不正确的是

A. 4%硼酸溶液清洗　　B. 1%苯氧乙醇湿敷

C. 3%冰醋酸清洗
D. 10%醋酸磺胺米隆湿敷
E. 10%硝酸银清洗

17. 患者，男性，39岁。因足癣抓破皮肤出现破溃，小腿及大腿中下段出现一红线，压痛，患肢轻度肿胀。诊断考虑为
A. 急性淋巴结炎
B. 急性静脉炎
C. 急性网状淋巴管炎
D. 急性管状淋巴管炎
E. 急性蜂窝织炎

## 三 A3/A4型题

（1~4题共用题干）

患者，女性，46岁。因足跟被铁钉刺伤1周后发生破伤风入院。

1. 患者最先出现的症状是
A. 张口困难
B. 苦笑面容
C. 怕水声
D. 颈强直
E. 四肢痉挛

2. 对其治疗的中心环节是
A. 抗生素治疗
B. 营养支持
C. 控制和解除痉挛
D. 伤口处理
E. 中和血内游离毒素

3. 伤口处理过程中，操作不正确的是
A. 在用抗毒素及使用有效镇静药物后，在局麻下进行
B. 只需剪除坏死组织，取出异物或做切开引流
C. 创口已愈合不应清创
D. 创口应缝合，外敷3%过氧化氢溶液的敷料，并经常更换
E. 手术时如有痉挛发作，应暂停操作

4. 对患者的饮食护理，叙述不正确的是
A. 高热量
B. 低蛋白
C. 高维生素
D. 不能进食者可以鼻饲
E. 必要时可以全胃肠外营养

（5~9题共用题干）

患者，男性，41岁。左手拇指、示指、中指掌侧外伤3天，发热，白细胞$9.6\times10^9$/L，中性粒细胞0.78。查体：左手拇指、示指、中指创面有脓性分泌物，拇指呈外展状，不能对掌，示指呈半屈状，活动受限，中指可被动活动，掌心有轻度凹陷，手背及大鱼际和拇指

指蹼明显肿胀，并有压痛。

5. 其最主要的诊断是
   A. 左鱼际间隙感染　　B. 左掌中间隙感染
   C. 左拇指、示指、中指化脓性腱鞘炎　　D. 左桡侧化脓性滑囊炎
   E. 左掌中间隙、鱼际间隙均感染
6. 此时做切开引流，下列操作不正确的是
   A. 于拇指、示指指蹼间切开　　B. 于第 2 掌骨桡侧做纵行切开
   C. 于第中指、环指间的掌中间隙切开　　D. 于拇指、示指指部的鱼际间隙切开
   E. 于拇指、示指、中指侧面纵行切开
7. 患者 3 手指受伤处为掌面，发生手背部肿胀的原因是
   A. 手指和掌部血运障碍　　B. 感染扩散
   C. 手指和掌部淋巴液引流至手背部　　D. 患肢未抬高
   E. 感染后近端淋巴结肿大阻碍淋巴液回流
8. 患者经局部引流和全身应用抗生素治疗后，仍有寒战、高热的症状，此时最合适的治疗措施是
   A. 使用抗真菌药物治疗　　B. 加用肾上腺皮质激素
   C. 寻找有无其他感染病灶　　D. 联合应用抗生素，并加大剂量
   E. 尽快明确细菌种类和做药敏试验
9. 根据临床表现，该患者有脓血症征象，其主要特点是
   A. 转移性脓肿　　B. 肝肾功能损害
   C. 白细胞计数 $30\times10^9/L$　　D. 休克出现早
   E. 寒战后，高热呈稽留热

（10~12 题共用题干）

患者，男性，40 岁。因右小腿严重外伤后，发生气性坏疽，住院治疗。患者表现为肌肉广泛坏死且伴有严重毒血症。

10. 患者首先应进行的处理是
    A. 给氧　　B. 高压氧治疗
    C. 镇痛　　D. 早期截肢术
    E. 加强营养
11. 患者外伤后可避免发生气性坏疽的措施为
    A. 彻底清创缝合　　B. 应用 TAT
    C. 清创后伤口敞开　　D. 应用青霉素
    E. 应用甲硝唑

12. 下列处理中不必要的是

A. 隔离
B. 避光、安静
C. 手术
D. 应用青霉素
E. 高压氧治疗

（13~16题共用题干）

患者，女性，56岁。糖尿病病史12年。因颈部有疼痛、红肿的区域前来就诊。查体：颈部左侧略隆起的紫红色浸润区，质韧，界不清，中央部表面有多个脓栓。体温38.1℃，血压120/90mmHg，脉搏78次/分。

13. 患者可诊断为

A. 颈部蜂窝织炎
B. 颈痈
C. 颈部疖
D. 颈部皮下坏疽
E. 颈部脓肿

14. 糖尿病患者易患该病的原因是

A. 糖尿病患者皮肤表面的抵御力下降
B. 多量糖原成为细菌繁殖的好的培养基
C. 糖尿病患者的白细胞功能不良，游动迟缓
D. 糖尿病患者多较胖，感染易于沿脂肪扩散
E. 以上均不正确

15. 此时宜采取的治疗措施不正确的为

A. 进行全身治疗
B. 适当休息，加强营养
C. 切开清创，通畅引流
D. 同时给予胰岛素并控制饮食
E. 首先选择抗革兰阴性球菌的抗生素

16. 红肿范围扩大，中央部坏死组织多，体温升高至38.8℃时，宜进行的处理措施为

A. 肌内注射退热药
B. 足量、规则应用抗生素治疗
C. 卧床休息，加大胰岛素用量
D. 局部湿敷或药物外敷，配合局部理疗
E. 切开清创通畅引流，切口采取“十”字、双“十”字或“井”字形

（17~19题共用题干）

患者，男性，58岁。因胆源性胰腺炎入院治疗。采取胆总管切开取石，胰腺周围引流术5天。术后每天午后先寒战，后高热。查血白细胞$22\times10^9$/L，血红蛋白98g/L。

17. 此时患者首先应采取的必要检查是

A. 床旁胸部X线检查
B. 测定中心静脉压
C. 复查血常规
D. 即刻做细菌培养

E. 于寒战时做细菌培养

18. 患者应实施的最主要的治疗措施为

A. 增加营养　　B. 经 T 管注入抗生素

C. 调整应用抗生素　　D. 保持引流通畅

E. 给予解痉退热药

19. 积极治疗后体温降至正常，术后第 15 天，患者再次突发寒战、高热，出现腹泻、稀水样便。此时采取的治疗措施为

A. 换用抗生素　　B. 加大抗生素剂量

C. 给予止泻药　　D. 口服肠道吸收抗生素

E. 直肠指检了解有无盆腔脓肿

（20~21 题共用题干）

患者，女性，35 岁。左示指因被修鞋针刺伤来诊。自述伤后 3 天来发热，疼痛逐渐加重，肿胀，剧烈跳痛，不能入眠。

20. 现患者左示指已发展为

A. 内部血肿　　B. 刺伤神经

C. 腱鞘炎　　D. 甲沟炎

E. 脓性指头炎

21. 当前采取的首要处理措施是

A. 休息　　B. 切开引流

C. 用抗生素　　D. 抬高患肢

E. 用镇痛药

（22~24 题共用题干）

患者，女性，41 岁。1 周前出现臀部疼痛，近日来局部红肿热痛加重，面积约 5cm×5cm，边界清楚，波动感明显。有寒战、发热、乏力、头痛等全身症状。经有效抗生素治疗后体温恢复至正常。

22. 患者最可能的诊断为

A. 疖　　B. 痈

C. 浅表脓肿　　D. 急性蜂窝织炎

E. 急性淋巴管炎

23. 患者停药的时机为

A. 随时　　B. 体温、血象恢复正常后立即

C. 体温、血象恢复正常 1 天后　　D. 体温、血象恢复正常 3 天后

E. 体温、血象恢复正常 1 周后

24. 患者切开引流的注意事项叙述不正确的是

A. 引流物需要紧密填塞
B. 避免穿过对侧的脓腔壁而达正常组织
C. 避免做通过关节区的纵行切口
D. 按需要适当扩大切口或做对口引流
E. 术前宜先行穿刺以确定脓肿的部位和深度

## 四 B 型题

（1~2 题共用备选答案）

A. 自动免疫
B. 被动免疫
C. 常规免疫
D. 细胞免疫
E. 混合免疫

1. 注射破伤风抗毒素属于
2. 注射人体破伤风免疫球蛋白属于

（3~6 题共用备选答案）

A. 皮肤及网状淋巴管的急性炎症
B. 皮下、筋膜下疏松结缔组织急性炎症
C. 1 个毛囊及其所属皮脂腺急性化脓性炎症
D. 皮下淋巴管及其周围的急性炎症
E. 多个相邻毛囊及其所属皮脂腺急性化脓性炎症

3. 疖是指
4. 痈是指
5. 丹毒是指
6. 蜂窝织炎是指

（7~11 题共用备选答案）

A. 金黄色葡萄球菌
B. 溶血性链球菌
C. 大肠埃希菌
D. 铜绿假单胞菌
E. 变形杆菌

7. 致脓液稠厚、黄色、不臭的细菌是
8. 混合感染产生的脓液稠厚、有恶臭或粪臭的细菌是
9. 对大多数抗生素不敏感，脓液有特殊恶臭的细菌是
10. 大面积烧伤创面感染最常见的细菌是
11. 常引起丹毒和急性蜂窝织炎的共同细菌是

（12~15 题共用备选答案）

A. 细菌仅在局部产生化脓的感染者

B. 细菌进入血液循环，迅速大量繁殖，产生大量毒素，全身中毒症状严重者

C. 大量细菌毒素进入血液循环，引起全身中毒症状者

D. 局部化脓灶的细菌栓子，间歇进入血液循环，并在身体他处产生脓肿者

E. 少量细菌间歇进入血液循环内，而又被人体防御系统所消灭，不引起全身中毒症状者

12. 败血症可见于

13. 脓血症可见于

14. 毒血症可见于

15. 菌血症可见于

（16~17 题共用备选答案）

A. 二重感染　　B. 慢性感染

C. 亚急性感染　　D. 原发性感染

E. 继发感染

16. 致病菌在创伤发生时同时立即进入伤口所引起的感染为

17. 使用抗生素敏感菌株被消灭后，剩下的耐药菌株大量繁殖所引起的感染为

（18~19 题共用备选答案）

A. 金刚烷胺　　B. 喷昔洛韦

C. 伐昔洛韦　　D. 干扰素

E. 阿昔洛韦

18. 阻止病毒吸附、进入细胞等作用的抗病毒药物为

19. 干扰病毒抑制蛋白质作用的抗病毒药物为

（20~21 题共用备选答案）

A. 外源性和内源性感染　　B. 社区获得性和医院获得性感染

C. 器官或系统感染和区域内扩散感染　　D. 手术部位感染和软组织感染

E. 厌氧菌感染、需氧菌感染和混合性感染

20. 按病原微生物来源分类，外科感染可分为

21. 按病原微生物种类分类，外科感染可分为

## 五 X 型题

1. 坏死性筋膜炎的致病菌有
   A. 金黄色葡萄球菌　　B. 白色葡萄球菌
   C. 链球菌　　D. 铜绿假单胞菌
   E. 厌氧菌
2. 应行广泛切开引流的急性蜂窝织炎的适应证有
   A. 经积极治疗不能控制急性蜂窝织炎的扩散
   B. 口底及下颌下的急性蜂窝织炎经积极抗炎治疗好转
   C. 口底及下颌下的急性蜂窝织炎有造成窒息的可能
   D. 急性蜂窝织炎有脓肿形成
   E. 急性蜂窝织炎病变处检查发现捻发音者
3. 破伤风病情较轻时，患者可用的药物有
   A. 地西泮　　B. 氯丙嗪
   C. 水合氯醛　　D. 异丙嗪
   E. 哌替啶
4. 关于破伤风患者的营养支持，叙述正确的有
   A. 治疗其他并发症　　B. 张口困难者可用肠内营养
   C. 严重者可用全胃肠外营养　　D. 纠正维持水电解质平衡
   E. 能经口进食者给高热量、高蛋白、高维生素、易消化吸收的流质饮食
5. 下列属于特异性感染的有
   A. 金黄色葡萄球菌感染　　B. 变形杆菌感染
   C. 梭状芽孢杆菌　　D. 链球菌感染
   E. 破伤风梭菌感染
6. 破伤风病情较重时，患者可用于治疗的药物有
   A. 地西泮　　B. 氯丙嗪
   C. 哌替啶　　D. 异丙嗪
   E. 水合氯醛
7. 破伤风中和毒素是指受伤后注射
   A. 破伤风抗毒素　　B. 胎盘球蛋白
   C. 免疫核糖核酸　　D. 破伤风类毒素
   E. 人体破伤风免疫球蛋白
8. 关于气性坏疽的叙述，正确的有
   A. 是由梭状芽孢杆菌引起的特异性感染

B. 常有开放性创伤史，潜伏期 1~4 天

C. 伤口有血性混浊液体，带有气泡并具恶臭味

D. 伤口分泌物涂片检查可发现大量革兰阴性粗大杆菌

E. 致病菌产生的外毒素可引起严重毒血症及肌肉组织的广泛坏死

9. 脓毒症是指由细菌或其他致病微生物引发的全身性炎症，确诊的依据有

A. 细菌感染的一般证据　　B. 血培养阳性

C. 活跃的细菌感染的确实证据　　D. 38℃<体温<36℃

E. 有全身炎症反应综合征的临床表现

10. 关于脓肿的描述，正确的是

A. 常见的致病菌为大肠埃希菌　　B. 可继发于急性化脓性感染

C. 浅表脓肿可触及波动感　　D. 浅表脓肿不可造成功能障碍或并发症

E. 也可以由远处的原发感染灶经血流或淋巴转移而来

11. 丹毒与蜂窝织炎的共同临床表现有

A. 寒战、高热　　B. 常有化脓

C. 面部蝴蝶状红斑　　D. 局部红肿热痛

E. 与丝虫病有关

12. 全身性感染时，冬眠疗法用药期间应严密观察

A. 意识情况　　B. 脉搏

C. 血糖　　D. 呼吸

E. 肺部情况

13. 破伤风的全身型前驱症状有

A. 乏力、头痛　　B. 舌根发软

C. 咀嚼无力　　D. 吞咽不便

E. 头颈转动不自如

14. 坏死性筋膜炎的诊断标准，叙述不正确的有

A. 接受免疫抑制剂治疗的患者不易得此病

B. 以皮下小动脉栓塞为特征

C. 局部病变发展迅速，累及肌肉

D. 混合感染患者皮下可有气体和恶臭脓液

E. 继发大片组织缺血坏死、皮肤坏疽及厌氧菌感染

15. 急性淋巴管炎的致病菌有

A. 乙型溶血性链球菌　　B. 金黄色葡萄球菌

C. 白喉棒状杆菌　　D. 百日咳鲍特菌

E. 肉毒梭菌

16. 常用于厌氧菌感染创面的溶液有
   A. 含氯石灰硼酸　　B. 高锰酸钾
   C. 庆大霉素　　D. 苯氧乙醇
   E. 过氧化氢

17. 气性坏疽的局部表现正确的有
   A. 患肢胀裂样疼痛　　B. 明显肿胀
   C. 伤口恶臭　　D. 皮下有捻发音
   E. 局部皮肤颜色最后变为暗红

18. 可以引起全身化脓性感染的细菌有
   A. 类杆菌　　B. 大肠埃希菌
   C. 溶血性链球菌　　D. 破伤风梭菌
   E. 金黄色葡萄球菌

19. 以下疾病中，主要是由金黄色葡萄球菌引起的有
   A. 疖　　B. 痈
   C. 脓性指头炎　　D. 急性淋巴管炎
   E. 急性蜂窝织炎

20. 掌中间隙感染多表现为
   A. 掌心凹消失　　B. 手掌肿胀，压痛明显
   C. 尺侧 3 指呈屈曲状　　D. 拇指呈外展状，对掌及内收受限
   E. 尺侧 3 指被动伸直疼痛加剧

21. 急性淋巴管炎的特点正确的有
   A. 起自皮肤破损处或感染病灶近侧　　B. 常见于下肢
   C. 可有发热、头痛症状　　D. 可有食欲缺乏症状
   E. 可见血白细胞及中性粒细胞计数减少

22. 化脓性感染患者的预防目标是
   A. 体温降低　　B. 疼痛减轻
   C. 日常生活得到照顾　　D. 能恢复水、电解质平衡
   E. 避免发生并发症

23. 坏死性筋膜炎术中使用的冲洗液为
   A. 过氧化氢　　B. 高锰酸钾溶液
   C. 庆大霉素　　D. 替硝唑盐水溶液
   E. 苯氧乙醇

## 六 案例分析题

（1~5 题共用题干）

患者，男性，39 岁。足底被刺伤后出现全身肌肉阵发性抽搐、张口困难、牙关紧闭、吞咽困难症状。面部呈“苦笑状”。经检查诊断为破伤风。

1. 破伤风的致病菌是

A. 大肠埃希菌
B. 破伤风梭菌
C. 溶血性链球菌
D. 白色葡萄球菌
E. 金黄色葡萄球菌

2. 治疗此患者应采用的抗生素有

A. 青霉素
B. 甲硝唑
C. 红霉素
D. 四环素
E. 磺胺药

3. 用于冲洗湿敷此患者伤口的溶液有

A. 3%碘酊
B. 1∶5000 高锰酸钾
C. 3%过氧化氢
D. 10%硝酸银溶液
E. 生理盐水

4. 护理过程中患者出现窒息的原因是

A. 休克
B. 喉头痉挛
C. 肺部感染
D. 心脏损害
E. 脱水、酸中毒

5. 针对此患者的护理，叙述正确的是

A. 严格隔离
B. 病室阳光充足
C. 伤口敷料用后高压灭菌
D. 各种护理不要集中处理以免加重刺激
E. 治疗护理操作应在使用镇静药前 30 分钟内进行

（6~8 题共用题干）

患者，男性，32 岁。半个月前出现化脓性扁桃腺炎，近 2 天突然出现右下颌下肿物、剧痛，伴高热、畏寒、食欲缺乏等症状。查体：体温 39℃，右下颌下肿物直径 2cm，红肿、压痛，中央可及波动感。

6. 患者可诊断为

A. 坏死性筋膜炎
B. 淋巴结结核
C. 急性化脓性淋巴结炎
D. 颈深部化脓性蜂窝织炎
E. 口底化脓性蜂窝织炎

7. 患者进行实验室检查可发现

A. 血白细胞及中性粒细胞计数增多

B. 血白细胞及中性粒细胞计数减少

C. 血白细胞计数增多，中性粒细胞计数减少

D. 血白细胞减少，中性粒细胞增多

E. 血白细胞及中性粒细胞计数无变化

8. 关于此疾病的治疗原则，叙述正确的有

A. 积极处理原发病灶

B. 局部采用热敷、理疗或中药外敷

C. 行切开引流术

D. 可应用抗生素

E. 不需切开引流

# 参考答案与解析

## 一、A1 型题

1. E【解析】治疗下肢急性丹毒首选青霉素。全身应用抗生素，要注意在全身和局部症状消失后，仍应继续使用5~7天。

2. B【解析】对于气性坏疽患者应采取严格的隔离措施，一切敷料销毁，器械和用具分别处理。立即给予大剂量青霉素、甲硝唑、第三代头孢菌素等抗生素进行治疗。彻底清创是预防气性坏疽最可靠的方法。应尽早彻底清除一切坏死组织，充分引流，解除梗阻，组织减张，改善循环，开放创面，术中、术后用3%过氧化氢或1∶1000的高锰酸钾溶液冲洗，或用盐水替硝唑溶液冲洗及湿敷。手术过程中，不可用止血带。

3. C【解析】脓性指头炎的治疗原则：①患手抬高、制动，充分休息。局部可用热敷或温热水浸浴等物理疗法。②给予抗生素，一般用青霉素类或其他常用抗生素。③给予镇静药或镇痛药。④应尽早切开引流或切开减压。可在指根部用1%~2%普鲁卡因做指神经阻滞麻醉。在远端指节的指腹侧方做一纵行切口，切口的近端止于距第一指间屈曲皱褶约0.5cm处，以免损伤指屈肌腱鞘。感染严重时，可在两侧做对口引流。⑤术后固定于功能位置，以悬带吊起。⑥感染控制后，立即开始练习主动或被动活动，以防指关节强直。

4. E【解析】为提高菌血症血培养阳性率，抽血时间最好选择在预计寒战、发热前。血培养在高热、寒战时可呈阳性，如为阴性可以重复培养。

5. A【解析】预防破伤风最可靠的方法是主动免疫。注射破伤风类毒素0.5ml。注射破伤风类毒素主动免疫后，若无外伤，应隔5~10年再强化1次。

6. D【解析】脓性指头炎的初期，有肿胀、针刺样疼痛，当指动脉受压，疼痛转为搏动样跳痛时，如不及时治疗，常可引起骨缺血性坏死，形成慢性骨髓炎。脓性指头炎一旦出现

搏动性跳痛，即使无波动感亦应尽早切开减压。

7. C【解析】鱼际间隙感染表现为鱼际部肿胀、隆起，压痛明显，拇指呈外展状，对掌及内收受限，示指呈半屈曲状，被动伸直疼痛加剧。

8. B【解析】创伤时，如果处理时间过晚，伤口已经感染则应引流。感染伤口须充分引流伤口分泌物，经常换药，逐渐达到二期愈合。

9. D【解析】脓性指头炎多有指头刺伤或挤压伤史，可伴有发热、全身不适等全身症状。局部表现为手指末节掌面肿胀，外观呈“蛇头状”，伴剧烈跳痛，手下垂时加重；指掌侧红肿，发硬及显著触痛，局部波动感不明显。如不及时治疗，最易并发末节指骨骨髓炎，X 线片表现为死骨形成，压力高时指头呈苍白色。

10. B【解析】参见 A1 型题第 3 题解析。

11. D【解析】脓肿形成、已有波动感或经穿刺抽得脓液时，应及时行切开引流术。切开引流时，应注意的事项：①术前宜先行穿刺以确定脓肿的部位和深度。②选择波动最明显处做切口，切开部位宜在病变最低位，以利于引流。③切口方向宜与皮纹及其深而的大血管、神经干平行，避免做通过关节区的纵行切口。④术中探明脓肿准确范围后，可按需要适当扩大切口或做对口引流。应避免穿过对侧的脓腔壁而达正常组织，以防感染扩散。⑤术中应彻底清创、去除坏死组织。⑥引流物不可填塞过紧，以免妨碍引流，须妥善固定，准确记录其数目与部位。⑦切开大型脓肿时，应考虑适当补液或输血，以预防休克。

12. C【解析】脓血症的主要特点是有转移性脓肿，而败血症与毒血症则少见。

13. A【解析】甲沟炎处理不及时形成指甲下脓肿后，手术治疗应将指甲拔除，或将脓腔上指甲剪去，同时避免损伤甲床，以免日后新生指甲畸形。

14. B【解析】预防手术切口感染最好的方法：①仔细止血。②严格无菌操作。③如果术后感染机会大应放置引流物。④做好术前准备，纠正贫血及低蛋白血症。

15. C【解析】外科感染常发生于创伤和手术之后，与体表皮肤和黏膜完整性的破坏紧密关联，常由 1 种以上的病原微生物引起，且多为内源性条件致病菌。大多不能自愈或单靠抗菌药治愈，常需进行外科处理，如引流、清创等，否则病情会继续发展。外科感染除了发生于创伤或疾病的原发部位之外，还可以作为并发症发生于原发部位以外的其他组织或器官。

16. D【解析】肠内菌群包含 400 多菌种，其中 95%以上为厌氧菌。各菌群之间相互拮抗又相互依存，维持一个微生态的平衡。

17. C【解析】冬眠疗法可用于病情严重者。冬眠药物降温时以体温维持在 36℃为宜。用药期间应严密观察意识情况、脉搏、血压、呼吸和肺部情况。疗程一般为 1~2 周。对伴有心血管疾病、血容量不足或呼吸功能不足者宜慎用或不用。

18. D【解析】外科患者进行营养支持时发生血栓或栓塞并发症时，插、拔管时置患者于头低位，嘱患者平静呼吸，拔管后充分压迫穿刺部位，以密闭敷料覆盖防止空气栓塞。

19. D【解析】痈是指病原菌为金黄色葡萄球菌的多个相邻毛囊及其所属皮脂腺或汗腺

的急性化脓性感染，其或由多个疖相互融合而成；好发于皮肤韧厚的项、背部，有时也见于上唇和腹壁，常见于糖尿病患者与身体衰弱者；常伴有畏寒、发热、头痛、乏力等全身症状，区域淋巴结肿大、疼痛；可伴有急性淋巴结炎、淋巴管炎、静脉炎及蜂窝织炎。

20. C【解析】破伤风的主要症状是肌痉挛，强烈的肌痉挛可使肌肉撕裂、断裂、尿潴留、呼吸停止等情况发生。当抽搐发作频繁时，引起呼吸肌或膈肌痉挛，如药物控制又不理想时，可能出现呼吸停止，此时应及时行气管切开，保持呼吸道通畅。其他选项为非主要指征。

21. E【解析】急性化脓性腱鞘炎的治疗原则：①患手抬高、制动，充分休息。局部可用热敷或温热水浸浴等物理疗法。②应用抗生素治疗，酌情给予镇静药或镇痛药。③应尽早切开引流。可选用臂丛神经阻滞麻醉或加用全身麻醉诱导。在患指的中、近指节侧面做纵形切口，在直视下切开腱鞘，清除脓液。任何情况下，均不应在掌面正中做切口。尺侧滑囊炎可沿小鱼际桡侧切开，桡侧滑囊炎沿大鱼际尺侧缘切开，腱鞘和滑囊内不放引流，乳胶片可置于皮下组织层。④术后固定在功能位置，以悬带吊起。每次换药前用温热无菌液体浸泡。给予适当的抗生素。⑤感染控制后，立即开始练习主动或被动活动，以防指关节强直。早期活动可减少肌腱粘连，理疗可促进功能恢复。

22. D【解析】外科感染按感染部位分类，可分为手术部位感染（SSI）、软组织感染和感染性软组织坏死、器官或系统感染和区域内扩散的感染（如腹膜炎、盆腔感染）。SSI 包括切口感染和手术涉及的器官或腔隙感染。切口感染又进一步分为浅部感染（皮肤及皮下组织感染）和深部（深部组织，肌肉和筋膜）感染。

23. B【解析】脓毒症是指由细菌或其他致病微生物引发的全身性炎症，确诊需要有活跃的细菌感染的确实证据（血培养不一定阳性）及全身炎症（全身炎症反应综合征）的临床表现。严重脓毒症或严重全身性感染是指伴有某些器官功能障碍、灌注不足或低血压等，实际上包括了感染性低血压和感染性休克。

24. E【解析】二重感染又称重复感染，是指长期使用广谱抗生素，可使敏感菌群受到抑制，而一些不敏感菌（如真菌等）乘机生长、繁殖，产生新的感染的现象。

25. C【解析】手掌深部间隙位于手掌屈指肌腱和滑液囊深面的疏松组织间隙，外侧与内侧分别为大、小鱼际肌。手掌深部间隙感染可以由腱鞘炎感染蔓延而引起，也可因直接刺伤而引发。致病菌多为金黄色葡萄球菌。

26. D【解析】破伤风确诊后，应即以 TAT 5 万 U 加入 5%葡萄糖溶液 500～1000ml 静脉滴注，目的是中和血液中的游离毒素。

27. E【解析】临床表现参见 A1 型题第 19 题解析。应用抗生素治疗，通常首选抗革兰阳性球菌的抗生素；此后还可以根据临床效果或细菌学检查进行调整。需要切开清创、引流，切口采取“十”字、双“十”字或“井”字形，长度应超过炎症范围少许，深达筋膜，彻底清除坏死组织。

28. A【解析】对基础疾病重、免疫功能低下者，应特别重视抗生素的合理应用。超过1周者应主动给予预防性抗真菌药或口服生态制剂。治疗要根据病因，如果是抗生素应用引起的菌群失调首先要停用或调整抗生素，如果与静脉导管相关应先拔出导管。对深部真菌有效的是两性霉素B，但要注意其肝肾毒性，需小剂量试用，逐渐增加剂量至治疗量。氟康唑是新的三唑类抗真菌药，对深部念珠菌、隐球菌有效，毒性较两性霉素B轻。

29. B【解析】全身性感染的抗菌疗法一般可先根据原发感染灶的性质来选用抗菌药，并宜选用抗菌谱较广的抗菌药或2种抗菌药联合应用。以后再根据治疗效果、病情演变和病原菌培养及其敏感度的测定，调整抗菌药的种类。外科医师要高度重视感染的病原学调查，不失时机、反复多次留取有关标本（如渗出液、脓液、感染组织、血液等），尽早从经验性用药过渡到目标性用药。抗菌药的剂量宜较大，疗程也应较长，一般在体温下降、临床表现好转和局部病灶控制1~2周后停药。

30. D【解析】丹毒是指病原菌（常为乙型溶血性链球菌）自皮肤或黏膜微小破损处入侵，引起的皮肤及皮内网状淋巴管的急性炎症，好发于面部及下肢，有反复发作的特点。病变皮肤可见水疱，一般不化脓，少见组织坏死。

31. E【解析】外科手术预防用药基本原则：根据手术野有无污染或污染可能，决定是否预防用抗菌药。若手术野无污染通常无须预防用抗菌药，仅在某些情况时可考虑预防用药。手术涉及重要脏器，一旦发生感染将造成严重后果者，如头颅手术、心脏手术、眼内手术等。开放性损伤清创术后适宜预防性使用抗生素。

32. D【解析】参见A1型题第5题解析。

33. E【解析】深部脓肿局部红肿和波动感不明显，表面组织可有水肿和深压痛，全身症状常较明显；超声检查有液平段，局部诊断性穿刺有脓液。

34. B【解析】脓性指头炎切开引流的治疗方法参见A1型题第3题解析。

35. A【解析】控制和解除痉挛是治疗破伤风的中心环节：①病情较轻者可给予地西泮、水合氯醛等药物。②病情重者，给予氯丙嗪、异丙嗪、哌替啶。③严重抽搐不能控制者可用硫喷妥钠，要警惕喉头痉挛，在已行气管切开的患者中使用较安全。④肌肉松弛剂应在麻醉医师的配合和控制呼吸条件下应用。⑤用药过程中均应警惕血压下降。

36. C【解析】脓性指头炎是手指末节掌面的皮下化脓性感染，致病菌多为金黄色葡萄球菌。

37. C【解析】脓肿的临床表现及治疗注意要点：①浅表脓肿略高于皮肤，患部有红、肿、热、痛，可触及波动感；当脓肿小、腔壁厚时，波动感可以不明显。浅表脓肿多数能向体表穿破形成窦道或溃疡，但也可以向深部发展，压迫或穿入邻近脏器，引起功能障碍或并发症。②深部脓肿局部红肿和波动感不明显，表面组织可有水肿和深压痛，全身症状常较明显；超声检查有液平段，局部诊断性穿刺有脓液。③较大的浅表脓肿或深部脓肿可有寒战、发热、乏力、头痛等全身症状。④可有白细胞及中性粒细胞计数增多。⑤为获得良好的疗效，可行细菌学检查，如做伤口分泌物及脓肿穿刺液涂片检查、细菌培养及药敏试验。必要时做厌氧菌培养。疑有败血症时应做血培养及药敏试验。

38. E【解析】菌群失调综合征最常见的发生原因是大剂量广谱抗生素持续较长时间。致病菌多为艰难梭状芽孢杆菌和金黄色葡萄球菌，突出的临床表现为腹泻，排泄物呈蛋花样或海水样便。菌群失调综合征的治疗方法包括停用原用的广谱抗生素、更换对原发感染灶敏感的窄谱抗生素，同时加用抗真菌药物。但如果出现腹膜炎、疑有肠穿孔者应考虑行手术治疗，并使用抗真菌药。选项 E“改用大剂量广谱抗生素控制感染”与菌群失调综合征的治疗原则不符合。故选项 E 错误。

39. E【解析】真菌检查是通过直接镜检的方法，找到菌丝和孢子，以供初步诊断的1 种检查方法。临床上最容易检出真菌的方法是尿液检查，可以注意尿液的镜检，出现较多的酵母样菌时应引起警惕，培养应采取特殊的方法。

40. D【解析】气性坏疽是指由梭状芽孢杆菌引起的特异性感染，其致病菌产生的外毒素可引起严重毒血症及肌肉组织的广泛坏死。气性坏疽的诊断标准：①常有开放性创伤（特别是大血管伤、大块肌肉坏死、开放性骨折、深部穿入伤及有异物存留的盲管伤等）史，潜伏期 1~4 天。②发病急，病情恶化快，初期伤部突然胀裂样疼痛，明显肿胀。伤口有血性混浊液体，带有气泡并具恶臭味。局部皮肤颜色因水肿而苍白，继而变为暗红，最后呈紫黑色，皮下有捻发音，局部肌肉组织广泛坏死。③全身中毒症状明显，高热，体温可达 40℃，呼吸、脉搏持续加快，烦躁不安，严重贫血，甚至出现黄疸和意识障碍。④局部 X 线检查可见肌群之间有积气。⑤伤口分泌物涂片检查可发现大量革兰阳性粗大杆菌。分泌物培养和厌氧菌培养有助于诊断。

41. D【解析】参见 A1 型题第 30 题解析。

42. A【解析】伤后 24 小时内可注射 TAT 或破伤风免疫球蛋白（TIG），作用快，但不持久；适用于小、深、脏的创口，严重的开放伤以及取异物、肛门直肠手术后；注药前必须常规做过敏试验，若注射 TAT 处皮肤出现直径>1cm 的红肿硬块或伪足为阳性；每次注射后均密切观察，一旦患者面色苍白，出现荨麻疹、打喷嚏、咳嗽、呼吸困难、发绀、休克，应立即深部肌内注射肾上腺素 1mg，余下的 TAT 不再使用。

43. B【解析】对下列情况应行广泛的切开引流：①经治疗不能控制急性蜂窝织炎的扩散。②口底及下颌下的急性蜂窝织炎经积极抗炎治疗无效或有造成窒息可能者。③脓肿形成。④急性蜂窝织炎病变处检查发现捻发音者。

44. A【解析】全身性感染应用综合性治疗，关键是处理原发感染灶。原发感染灶的处理首先需明确感染的原发灶，做及时、彻底的处理，包括清除坏死组织和异物、消灭无效腔、脓肿引流等，还要解除相关的疾病如血流障碍梗阻等因素，如一时找不到原发灶应进行全面检查，特别应注意一些潜在的感染源和感染途径并予以解决。

45. D【解析】药物敏感试验可明确致病菌种类，从而根据细菌的种类来选择敏感的抗生素。

46. E【解析】清创术是用外科手术的方法，清除开放伤口内的异物，切除坏死、失活或严重污染的组织，缝合伤口，使之尽量减少污染甚至变成清洁伤口，达到一期愈合，有利于受伤部位的功能和形态恢复。所以外科清创术的目的是彻底清除创口内的污物及异物。

47. B【解析】外科感染选用抗生素的原则：可以用 1 种抗生素控制的感染不联合应用抗生素；可用窄谱抗生素治疗感染时，不用广谱抗生素。

48. D【解析】正常人的口腔、呼吸道、肠道和阴道通常存在真菌，真菌是典型的条件致病菌。引起真菌感染的情况：①抗生素大量持续使用导致微生态失衡。②基础疾病重，加之免疫抑制剂、激素的应用。③长期留置静脉导管。

49. A【解析】外科感染按感染发生的场所分为社区获得性和医院获得性感染；按病原微生物来源分为外源性和内源性感染；按病原微生物种类分为厌氧菌、需氧菌和混合性感染等。

50. E【解析】单一疖肿一般无明显全身症状，但位于颜面危险三角区的疖肿在受到挤压后，容易并发海绵状静脉窦炎，引起颅内感染性败血症等严重后果。

51. E【解析】抗菌药在外科疾病中的许多方面都起着较大作用。选项 A、B、C、D 均正确。一般认为体温恢复正常、全身情况和局部感染灶好转后 3~4 天即可停药；但对于严重感染患者应在平稳 1~2 周后再停药，以免感染复发。

52. C【解析】参见 A1 型题第 15 题解析。

53. A【解析】气性坏疽是指由梭状芽孢杆菌引起的特异性感染。

54. B【解析】参见 A1 型题第 2 题解析。

55. A【解析】不是所有的外科感染都需要应用抗菌药，如一些表浅、局限的感染，像毛囊炎、疖等，患者亦无全身症状，可不应用抗菌药；但较严重的急性病变或某些手术后应使用，如丹毒、开放性骨折、结肠手术前、人工材料体内移植等，这些情况有可能继发感染，且一旦发生，后果严重，需要预防性应用抗菌药。

56. E【解析】预防破伤风发生的关键是创伤后早期彻底清创、敞开伤口。创口不应缝合，但可填塞浸透 3%过氧化氢或 1：5000 高锰酸钾溶液的敷料，不宜过紧，并经常更换。

57. E【解析】气性坏疽的急诊清创参见 A1 型题第 2 题解析。

58. E【解析】破伤风是一种急性特异性感染，除了可能发生在各种创伤后，还可能发生于不洁条件下分娩的产妇和新生儿。其致病菌为破伤风梭菌。潜伏期自 24 小时~8 周或更长不等，一般为 1~2 周。

59. A【解析】治疗全身性感染主要应用肾上腺皮质激素，以改善人体代谢，保护细胞免受缺氧和毒素的损害，稳定溶酶体，维持内环境的稳定，扩张周围血管和解毒。在重危患者中，早期应用有一定效果，应短期内用大剂量。由于肾上腺皮质激素有免疫抑制作用，使用时须和抗菌药同时应用，以免感染扩散。

60. A【解析】参见A1型题第28题解析。

## 二、A2型题

1. E【解析】新生儿皮下坏疽是新生儿期特有的急性皮下组织的化脓性感染。绝大多数由金黄色葡萄球菌引起，多发生在生后1周，好发于新生儿容易受压的背部或腰骶部，偶发于枕部、肩、腿和会阴部，发病后皮下组织广泛坏死。处理措施中最重要的是多处切开引流。

2. D【解析】参见A1型题第35题解析。

3. E【解析】上唇疖属于“危险三角区”的疖，挤压后出现头痛、高热、昏迷等，提示病菌经内眦静脉进入颅内海绵状静脉窦，引起颅内海绵状静脉窦炎。

4. C【解析】对于曾在1年内接受过破伤风主动免疫（类毒素）的患者，受伤后仅需注射破伤风类毒素0.5ml来加强其免疫效果。

5. E【解析】高处坠落致脾破裂行脾脏切除术治疗，术后第3天从引流管引出大量脓性液体说明有感染体征，引流液中有少量食物残渣说明腹腔空腔脏器损伤。

6. E【解析】痈病变早期呈大片紫红色浸润区，高出体表，水肿坚硬，边界不清，剧痛。此后，中心部位出现多个脓栓，至破溃后呈蜂窝状，继而坏死、溃烂。患者痈发生于上唇，故为上唇痈。痈的治疗原则：①进行全身治疗，适当休息，加强营养。②局部湿敷或药物外敷，配合局部理疗。③应用抗生素治疗，通常首先选择抗革兰阳性球菌的抗生素；此后还可以根据临床效果或细菌学检查进行调整。④积极治疗合并的糖尿病或营养不良。⑤切开清创通畅引流，切口采取“十”字、双“十”字或“井”字形，长度应超过炎症范围少许，深达筋膜，彻底清除坏死组织。⑥切除皮肤较多，待肉芽组织生长健康后，可考虑植皮。

7. A【解析】气性坏疽最重要的急诊治疗是急诊清创。具体治疗参见A1型题第2题解析。

8. C【解析】破伤风患者抽搐时引起窒息的急救处理首先应是立即行气管切开。对频繁抽搐，呼吸道分泌物多，易因呼吸肌持续痉挛和分泌物阻塞引起窒息，气管切开可维持气道通畅，利于清除呼吸道分泌物，防止窒息的发生。

9. A【解析】胆总管结石出现上腹痛、高热、黄疸，称为Charcot三联症，如不及时治疗可引起急性梗阻性化脓性胆管炎，表现为在三联症基础上出现休克和精神症状。胆管结石梗阻使胆道压力增高时可引起胆囊肿大，但极少穿孔；只有当胆管结石反复嵌顿在胆管下端或排入十二指肠过程中才有可能引起胆管炎性狭窄；当急性梗阻性化脓性胆管炎胆道压力增高时，细菌逆行感染可引起肝脓肿和胆道出血，但发生率不高。

10. D【解析】腰背部皮肤撕脱伤清创术后部分创面出现淡绿色分泌物，可能的原因是铜绿假单胞菌感染。

11. C【解析】颈部蜂窝织炎，局部肿胀明显，可由于喉头水肿和气管受压而出现呼吸困难甚至窒息，应特别注意观察患者的呼吸状况。

12. B【解析】此患者可诊断为气性坏疽，较恰当的处理措施是手术切除坏死组织后换药。具体治疗参见 A1 型题第 2 题解析。

13. D【解析】深部脓肿的表现参见 A1 型题第 37 题解析。

14. C【解析】真菌性败血症一般是在重症化脓性感染的基础上，长期应用大剂量广谱抗生素造成的菌群失调，或于恶性肿瘤患者化疗、放疗后，机体免疫功能低下时发生。病初可先出现真菌局部感染，如口腔溃疡（白色念珠菌）、肺部炎症（曲菌）等，继而突然发生寒战、高热（39.5~40.0℃）、出汗，一般情况迅速恶化，并伴有表情淡漠、嗜睡，血压下降和休克。少数患者尚有消化道出血。大多数患者的周围血有白血病样反应，出现晚幼粒细胞和中幼粒细胞，白细胞计数在 $25\times10^9$/L 以上。可有多处真菌感染病变的表现，如白色念珠菌感染可致口腔溃疡、肺病变、皮肤斑片、尿液改变和肾病变、眼底视网膜及脉络膜上出现白色、发亮的小圆形隆起等。

15. A【解析】血培养一般选择患者寒战时采血，这样可以避免应用抗生素以后出现的假阴性结果，较易发现致病菌。

16. E【解析】铜绿假单胞菌感染的处理方法有 4%硼酸溶液清洗、1%苯氧乙醇湿敷、3%冰醋酸清洗、10%醋酸磺胺米隆湿敷，不可用 10%硝酸银清洗。如感染创面肉芽生长过多或不健康，可用 10%~20%硝酸银腐蚀，再用等渗盐水拭净。

17. D【解析】急性淋巴管炎的特点：①急性管状淋巴管炎常见于下肢，多与足癣感染和皮肤破损有关。②浅层的管状淋巴管炎在皮肤破损处或感染病灶近侧出现“红线”，红线处肿胀呈条索状、伴有压痛或发硬；蔓延迅速，向近心端延伸，可达区域淋巴结引起肿胀、疼痛。③深层的管状淋巴管炎往往不出现“红线”，但常伴有患肢的肿胀和条形压痛区。④可有发热、头痛、全身不适及食欲缺乏等全身症状。⑤可见血白细胞及中性粒细胞计数增多。

**三、A3/A4 型题**

1. A【解析】破伤风典型症状是在肌紧张性收缩的基础上出现阵发性强烈痉挛，通常最先受影响的肌群是咀嚼肌，随后顺序为面部表情肌，颈、背、腹、四肢肌，最后为膈肌。因此，最早出现的征象为张口困难（牙关紧闭）、蹙眉、口角下缩、咧嘴“苦笑”。

2. C【解析】控制和解除痉挛是治疗破伤风的中心环节。具体措施参见 A1 型题第 35 题解析。

3. D【解析】破伤风应积极进行合理的伤口处理，以清除毒素来源：①创口处理应在抗毒素及使用有效镇静药物后，在局麻下进行。②手术应简单迅速，只需剪除坏死组织，取出异物或做切开引流，不宜做复杂或过于广泛的手术。如创口已愈合则不应清创。③创口不应缝合，但可填塞浸透 3%过氧化氢或 1：5000 高锰酸钾溶液的敷料，不宜过紧，并经常更换。④手术时如有痉挛发作，应暂停操作，以免加重刺激，同时设法控制痉挛。根据第③条可知，选项 D 错误。

4. B【解析】破伤风能经口进食者给高热量、高蛋白、高维生素、易消化吸收的流质膳食；张口困难者可用鼻饲，严重者可用全胃肠外营养（TPN），同时纠正水电解质失衡和治疗其他并发症。

5. A【解析】鱼际间隙感染表现为鱼际部肿胀、隆起，压痛明显，拇指呈外展状，对掌及内收受限，示指呈半屈曲状，被动伸直疼痛加剧。掌中间隙感染表现为手掌肿胀，掌心凹消失，剧烈疼痛，压痛明显；尺侧三指呈屈曲状，被动伸直疼痛加剧；手背皮肤亦明显发红、肿胀。患者的掌心有轻度凹陷，不能诊断为掌中间隙感染。

6. C【解析】掌中间隙脓肿时，切口应选择在中指和环指的指蹼掌面，不超过掌横纹，以免损伤掌浅动脉弓；鱼际间隙脓肿的切口应在掌面肿胀有波动处（一般在屈拇肌与掌腱膜之间），不宜在“虎口”背面，以免损伤近处的小动脉。

7. C【解析】患者 3 手指受伤处为掌面，发生手背部肿胀是因手指和掌部淋巴液引流至手背部所致。手背皮肤和皮下组织松弛，富有弹性；而手掌皮肤则角化明显、厚而坚韧。故掌面的皮下化脓感染后炎症很难向四周扩散，脓肿也不易从手掌表面溃破，其渗出液则通过淋巴可反流到手背，引起手背肿胀。

8. C【解析】患者经局部引流和全身应用抗生素治疗后，仍有寒战、高热的症状，说明感染未被控制，病菌可能已入血运并繁殖造成全身败血症，并可能造成体内他处的转移性病灶，故应积极寻找有无其他感染灶。

9. A【解析】局部化脓性病灶的细菌栓子或脱落的感染血栓，间歇地进入血液循环，并在身体各处的组织或器官内发生转移性脓肿称为脓血症。所以，脓血症的主要特点是转移性脓肿。

10. D【解析】在肌肉广泛坏死伴有严重毒血症威胁生命时，应考虑早期截肢术，截肢后为防止创口周围皮肤收缩，应行皮肤牵引术，截肢平面较高，残端全层敞开，不缝合，创口处理同上，待肉芽组织长好后，再行残端修整缝合。

11. C【解析】参见 A1 型题第 2 题解析。

12. B【解析】气性坏疽的治疗原则包括隔离治疗、抗生素治疗、急诊清创、高压氧疗法、全身支持疗法、抗生素的应用、血浆置换和手术治疗，不需要避光、安静。

13. B【解析】患者可诊断为颈痈。痈好发于皮肤韧厚的项、背部，有时也见于上唇和腹壁，常见于糖尿病患者与身体衰弱者。病变早期呈大片紫红色浸润区，高出体表，坚硬、水肿，边界不清，剧痛。此后，中心部位出现多个脓栓，至破溃后呈蜂窝状，继而坏死、溃烂。常伴有畏寒、发热、头痛、乏力等全身症状。

14. C【解析】因糖尿病患者的白细胞功能不良，游动迟缓，故易患颈痈。

15. E【解析】痈的治疗应首先选择抗革兰阳性球菌的抗生素。痈的治疗原则参见 A2 型题第 6 题解析。

16. E【解析】红肿范围扩大，中央部坏死组织多，体温升高至38.8℃时，宜进行的处理措施为切开清创，通畅引流，切口采取“十”字、双“十”字或“井”字形，长度应超过炎症范围少许，深达筋膜，彻底清除坏死组织。

17. E【解析】此时患者首先应采取的必要检查是在寒战时做细菌培养，因为血培养在高热、寒战时可呈阳性。

18. C【解析】术后每天午后先寒战，后高热，查血白细胞$22\times10^9$/L，血红蛋白98g/L。患者应实施的最主要的治疗措施为调整抗生素的应用。

19. E【解析】患者经积极治疗后体温降至正常，术后第15天，患者再次突发寒战、高热，出现腹泻、稀水样便，此时采取的治疗措施为直肠指检了解有无盆腔脓肿。

20. E【解析】参见A1型题第9题解析。

21. B【解析】当前采取的首要处理措施是切开引流。切开引流的治疗方法参见A1型题第3题解析。

22. C【解析】参见A1型题第37题解析。

23. D【解析】浅表脓肿患者全身症状明显时应根据细菌学检查和药敏试验结果选用有效抗生素，应用至体温、血象恢复正常3天后停药。

24. A【解析】切开引流的注意事项参见A1型题第11题解析。

**四、B型题**

1~2 B、B【解析】伤后24小时内注射破伤风抗毒素（TAT）或破伤风免疫球蛋白（TIG）属于被动免疫。

3. C【解析】疖是金黄色葡萄球菌或表皮葡萄球菌侵入毛囊或汗腺，引起的单个毛囊及所属皮脂腺的急性化脓性炎症。

4. E【解析】参见A1型题第19题解析。

5. A【解析】参见A1型题第30题解析。

6. B【解析】溶血性链球菌、葡萄球菌或厌氧菌等致病菌侵入皮下、筋膜下、肌间隙或深部疏松结缔组织引起的急性化脓性弥漫性炎症称为急性蜂窝织炎，常向四周迅速扩散。

7~9 A、C、E【解析】①金黄色葡萄球菌感染的特点是局限性组织坏死，脓液稠厚，呈黄色，不臭。②链球菌感染的特点是脓液稀薄，呈淡红色，量多。③大肠埃希菌本身导致的感染产生的脓液并无臭味，但和其他致病菌造成的混合感染产生的脓液稠厚、有恶臭或粪臭。④铜绿假单胞菌感染的特点是脓液呈淡绿色，有甜腥臭。⑤变形杆菌感染的特点是脓液具有特殊的恶臭。

10. D【解析】铜绿假单胞菌是一种广泛存在于自然界的条件致病菌，耐药性强。当大面积烧伤后机体全身及烧伤局部抵抗力下降，易致铜绿假单胞菌在烧伤创面繁殖感染。

11. B【解析】丹毒是指病原菌（常为乙型溶血性链球菌）自皮肤或黏膜微小破损处入侵，引起皮肤及皮内网状淋巴管的急性炎症。溶血性链球菌、葡萄球菌或厌氧菌等致病菌侵入皮下、筋膜下、肌间隙或深部疏松结缔组织引起的急性化脓性弥漫性炎症称为急性蜂窝织炎。所以，溶血性链球菌为引起丹毒和急性蜂窝织炎的共同细菌。

12~15 B、D、C、E【解析】①败血症：细菌自局部病灶进入血液循环中，迅速大量繁殖，产生大量毒素，可引起严重全身中毒症状。②脓血症：局部化脓性病灶的化脓性细菌栓子间歇地进入血液循环，并可在身体各处组织或器官内产生转移性脓肿。③毒血症：由于大量毒素进入血液循环，可引起全身中毒症状。④菌血症：少量致病菌侵入血液循环内，而又被人体防御系统所消灭，不引起全身中毒反应。

16~17 D、A【解析】原发性感染是指致病菌在损伤发生的同时立即进入伤口所引起的感染，常见致病菌是葡萄球菌、大肠埃希菌、气性坏疽和破伤风梭菌。二重感染是指使用大量抗生素造成人体菌群失调，敏感菌株被消灭，剩下的耐药菌株如金黄色葡萄球菌、真菌、肠道革兰阴性杆菌等大量繁殖引起新的感染。继发感染是指临床上损伤发生以后致病菌才进入创口而引起的感染，致病菌多为金黄色葡萄球菌、铜绿假单胞菌和变形杆菌。

18~19 A、D【解析】常用的有效抗病毒药物包括阻止病毒吸附、进入细胞的药物，如金刚烷胺及其乙基衍生物；还包括抑制病毒复制核酸的核苷类药，如阿昔洛韦或衍生物喷昔洛韦、伐昔洛韦等。此外，有干扰病毒抑制蛋白质作用的抗病毒药物为干扰素。

20~21 A、E【解析】参见 A1 型题第 49 题解析。

## 五、X 型题

1. AC【解析】坏死性筋膜炎是由链球菌、金黄色葡萄球菌等多种病原体引起的筋膜侵袭性感染。

2. ACDE【解析】参见 A1 型题第 43 题解析。

3. AC【解析】参见 A1 型题第 35 题解析。

4. ACDE【解析】参见 A3/A4 型题第 4 题解析。

5. CE【解析】破伤风和气性坏疽均属于特异性感染。破伤风是一种急性特异性感染，病菌为破伤风梭菌。气性坏疽是指由梭状芽孢杆菌引起的特异性感染。

6. BCD【解析】参见 A1 型题第 35 题解析。

7. AE【解析】破伤风中和毒素是指受伤后注射破伤风抗毒素和人体破伤风免疫球蛋白。破伤风确诊后，应即以破伤风抗毒素（TAT）5 万单位加入 5%葡萄糖溶液 500~1000ml 静脉滴注。此外，肌内注射 2 万~5 万单位，创口周围注射 1 万~2 万单位。以后每日肌内注射 1 万~2 万单位，连续 5~7 天，总剂量可以根据病情轻重和潜伏期长短而定。用药前应做皮肤过敏试验，如为阳性，应予脱敏注射法。如果脱敏注射法仍引起变态反应，则改用人体破伤风免疫球蛋白（TIG）深部肌内注射（3000~6000 单位）。如无抗毒血清或 TIG 而对 TAT 过敏时，可抽取已获破伤风自动免疫且血型相同的人血液 200~400ml 静脉滴注。

8. ABCE【解析】参见 A1 型题第 40 题解析。

9. CE【解析】参见 A1 型题第 23 题解析。

10. BCE【解析】脓肿是急性炎症过程中在组织内出现的局限脓液积聚，四周有完整的腔壁。常见的致病菌为金黄色葡萄球菌，可继发于急性化脓性感染，也可以由远处的原发感染灶经血流或淋巴转移而来。浅表脓肿的临床表现参见A1型题第37题第①点解析。

11. AD【解析】丹毒与蜂窝织炎的共同临床表现有寒战、高热，局部红肿热痛。丹毒起病时可有头痛、畏寒、发热等症状，局部表现为片状红疹，略高于皮肤，稍肿胀，局部有烧灼样痛。急性蜂窝织炎可伴有畏寒、发热、头痛、乏力、食欲缺乏等全身症状。浅表的急性蜂窝织炎病变区皮肤出现明显的红、肿、热、痛，局部病变呈暗红色，与周围皮肤界限不清。

12. ABDE【解析】参见A1型题第17题解析。

13. ACDE【解析】破伤风的全身型前驱症状可表现为乏力、头痛、舌根发硬、咀嚼无力、吞咽不便及头颈转动不自如等。

14. AC【解析】坏死性筋膜炎的诊断标准如下。①病史特点：a. 可有头颈部、面部、肠道及会阴部外伤、手术感染史；b. 接受化学治疗的恶性肿瘤患者；c. 接受免疫抑制剂治疗的患者；d. 合并糖尿病或动脉硬化的老年人。②局部病变发展迅速，以皮下小动脉栓塞为特征，继发大片组织缺血坏死、皮肤坏疽及厌氧菌感染，但不累及肌肉。③病变周围常有广泛的潜行皮缘，皮肤苍白，有水疱和血疱形成，混合感染病例皮下可有气体和恶臭脓液。④脓液及渗出物培养示需氧菌、厌氧菌或多种细菌。⑤可有明显的全身毒血症，有时迅速引起感染性休克。

15. AB【解析】急性淋巴管炎是由乙型溶血性链球菌、金黄色葡萄球菌等致病菌从破损的皮肤、黏膜或经原有的感染病灶蔓延至周围淋巴管，引起淋巴管及其周围组织的急性炎症。

16. BE【解析】3%过氧化氢或1：5000高锰酸钾溶液可用于浸泡破伤风敷料。3%过氧化氢或1：1000的高锰酸钾溶液可用于气性坏疽术中术后的冲洗。高锰酸钾和过氧化氢常用于厌氧菌感染创面的清洁。

17. ABCD【解析】参见A1型题第40题第②点解析。

18. ABCE【解析】全身化脓性感染通常为继发性，一般分为败血症和脓血症，而以败血症最常见和最重要。换药时伤口脓液有恶臭、发黑带血性，估计感染菌为类杆菌；脓液稀薄、量多、粉红色为溶血性链球菌；脓液黏稠、黄色为金黄色葡萄球菌。不能引起败血症的细菌感染是破伤风梭菌感染。破伤风梭菌主要引起以肌肉阵发性痉挛和强直性收缩为特征的急性特异性感染。

19. ABCD【解析】疖、痈、脓性指头炎和急性淋巴管炎均是由金黄色葡萄球菌引起的。

20. ABCE【解析】掌中间隙感染的表现参见A3/A4型题第5题解析。

21. ABCD【解析】参见A2型题第17题解析。

22. ABCE【解析】化脓性感染患者的预防目标是体温降低、疼痛减轻、日常生活得到照顾、避免发生并发症。

23. ABD【解析】坏死性筋膜炎早期手术切除坏死的筋膜，充分敞开引流，术中用过氧化氢、高锰酸钾溶液或替硝唑盐水溶液冲洗。

**六、案例分析题**

1. B【解析】参见 A1 型题第 58 题解析。

2. AB【解析】治疗破伤风可应用抗生素，常用青霉素和甲硝唑，有利于杀灭破伤风梭菌。

3. BC【解析】破伤风梭菌为厌氧菌，适合在无氧环境中生存。为了破坏无氧环境，消灭破伤风梭菌，伤口局部可用 3%过氧化氢溶液或 1：5000 高锰酸钾溶液冲洗和湿敷。

4. B【解析】破伤风患者喉头痉挛可出现呼吸困难甚至窒息。

5. A【解析】破伤风患者应住单间并隔离，以避免医源性交叉感染，室内必须安静，遮蔽强光，同时避免非必要的刺激性治疗和护理。伤口敷料使用后焚毁，各种护理操作应集中且动作轻柔，使用镇静药后 30 分钟进行医护操作，以减少对患者的刺激。病情严重者安排专人护理。床旁备专用抢救车、气管切开包、吸引器、氧气等物品。

6~7 C、A【解析】急性化脓性淋巴结炎的诊断标准：①化脓性病灶沿淋巴管扩散至区域淋巴结，或急性淋巴管炎蔓延至局部淋巴结而引起的急性化脓性炎症。②多见于颈部、下颌下、腋窝及腹股沟部。③早期受累淋巴结肿大、疼痛、压痛，尚可推动；后期多个受累淋巴结粘连成硬块，不易推动。可伴有皮肤潮红、水肿，局部皮肤温度高，压痛明显，可形成脓肿。④重者可有畏寒、发热、食欲缺乏等全身症状。⑤可有血白细胞及中性粒细胞计数增多。

8. ABCD【解析】急性淋巴结炎的治疗原则：①积极处理原发病灶。②局部可采用热敷、理疗或中药外敷。③一旦脓肿形成，应行切开引流术。④有全身症状时，可应用抗菌药。

颈淋巴结结核

# 第七章 颈部疾病

甲状腺癌

## 一 A1 型题

1. 下列关于颈部囊状淋巴管瘤的叙述，不正确的是
   A. 先天性囊状水瘤，是一种单房性囊肿
   B. 常见于婴儿的颈侧部（颈后三角）皮下组织内
   C. 柔软，囊性，有波动感，透光，不易压缩
   D. 无疼痛，边界不清，可蔓延生长
   E. 内容物透明，微黄色，有大量淋巴细胞
2. 甲状旁腺功能亢进症（简称甲旁亢）患者发生低钙血症时，血清钙达到最低值的时间为
   A. 术后 1~2 天　　B. 术后 2~3 天
   C. 术后 3~4 天　　D. 术后 4~9 天
   E. 术后 10~15 天
3. 甲状腺腺瘤术后可以采取平卧位的时间为
   A. 术后 1 小时　　B. 术后 2 小时
   C. 术后 3 小时　　D. 术后 4 小时
   E. 术后 6 小时
4. 中度甲状腺功能亢进（简称甲亢）的基础代谢率为
   A. +10%~+20%　　B. +20%~+30%
   C. +10%~+30%　　D. +30%~+60%
   E. >+60%
5. 关于甲状腺功能亢进的分型，叙述不正确的是
   A. 原发性甲亢最常见，多发于近海地区
   B. 原发性甲亢有时伴有胫前黏液性水肿
   C. 高功能腺瘤患者无眼球突出，但有胫前黏液性水肿
   D. 高功能腺瘤结节周围的甲状腺组织呈萎缩性改变
   E. 继发性甲亢的腺体呈结节状肿大，两侧多不对称，无眼球突出，也无胫前黏液性水肿
6. 下列选项中，关于甲状舌管囊肿的叙述不正确的是
   A. 是较常见的先天性畸形　　B. 源于甲状舌管的残余上皮

C. 常含淋巴结样组织　　D. 多见于15岁以上儿童
E. 宜手术将囊肿或瘘管全部切除

7. 对于甲状腺癌的手术治疗，下列叙述不正确的是
A. 髓样癌应用放射性碘治疗
B. 有颈淋巴结转移的腺癌，需清扫患侧淋巴结
C. 乳头状腺癌多癌灶或有淋巴结转移，可将甲状腺全部切除
D. 即使滤泡状癌的癌肿局限于单侧腺体内，也应行两侧腺体、峡部全部切除
E. 肿瘤小于1.5cm且在腺体包膜内的乳头状腺癌，可将患侧腺体连同峡部全部切除，对侧腺体大部切除

8. 颈淋巴结结核寒性脓肿继发化脓性感染患者的临床处理是
A. 不可行气管切开　　B. 穿刺引流
C. 长期抗生素治疗　　D. 早期切开引流
E. 先行刮除术

9. 甲亢患者术前需要服用的减少甲状腺素合成的药物是
A. 阿托品　　B. 普萘洛尔
C. 硫氧嘧啶　　D. 甲状腺素
E. 复方碘化钾

10. 甲旁亢同一血标本中（　　），则可以明确甲旁亢的诊断
A. 血清离子钙浓度增高，血清PTH浓度降低
B. 血清离子钙浓度降低，血清PTH浓度增高
C. 血清离子钙浓度和血清PTH浓度均降低
D. 血清离子钙浓度和血清PTH浓度均增高
E. 血清离子钙浓度和血清PTH浓度均不变

11. 甲状旁腺素（PTH）的主要靶器官是
A. 肾和肝　　B. 骨和胰
C. 肾和肺　　D. 胃和肠
E. 肾和骨

12. 甲状腺切除术后出现声音嘶哑是由于损伤了
A. 单侧喉返神经　　B. 双侧喉返神经
C. 喉上神经　　D. 交感神经
E. 副交感神经

13. 甲状腺癌侵透甲状腺被膜，或临床发现有颈淋巴结转移的高复发风险且年龄超过45岁患者，须行
A. 颈淋巴结清扫术　　B. 第Ⅵ组淋巴结清扫术

C. 甲状腺近全切除术　　D. 甲状腺全切除术

E. 腺叶+峡部切除术

14. 甲亢术前准备应用碘剂的主要作用是

A. 促进蛋白水解酶活性　　B. 抑制甲状腺素的合成

C. 减慢心率、保护心脏　　D. 抑制甲状腺素的释放

E. 增加甲状腺球蛋白的分解

15. 甲状腺切除术后出现气管塌陷导致窒息最有效的处理是

A. 进行人工呼吸　　B. 立即高流量给氧

C. 立即床边气管切开　　D. 急送手术室气管插管

E. 麻醉后清除血肿，仔细止血

16. 下列头颈部恶性肿瘤中，最常转移到颈部淋巴结的是

A. 唇癌　　B. 喉癌

C. 鼻咽癌　　D. 口腔癌

E. 甲状腺癌

17. 甲状舌管囊肿的诊断依据正确的是

A. 多在 1 岁时出现　　B. 当肿物发生感染时，局部红肿、压痛

C. 可触及潜行的条索状物　　D. 颈前光滑无痛肿物在伸舌时能上提、回缩

E. 肿物与皮肤无粘连，边缘光滑，界限清楚

18. 有关甲亢术后甲状腺危象的说法，叙述不正确的是

A. 多在术后 12~36 小时内发生

B. 是甲状腺激素在血液中过多所致

C. 预防需要术中先结扎甲状腺静脉

D. 确诊甲状腺危象后口服丙硫氧嘧啶，1 周内减量至停用

E. 手术创伤及疼痛刺激均可使肾上腺皮质激素应激性增多而诱发

19. 下列不适宜施行甲状腺大部切除术的是

A. 青少年患者　　B. 继发性甲亢或高功能腺瘤

C. 中度以上的原发性甲亢　　D. 抗甲状腺药物或 $^{131}I$ 治疗后复发者

E. 腺体较大，伴有压迫症状，或胸骨后甲状腺肿等类型甲亢

20. 甲状腺大部切除术后最危急的并发症是

A. 饮水呛咳　　B. 声音嘶哑

C. 手足抽搐　　D. 甲状腺危象

E. 呼吸困难和窒息

21. 甲状舌管通常自行闭锁的时间为

A. 胎儿 4 周左右　　B. 胎儿 6 周左右

C. 胎儿 10 周左右　　D. 胎儿 12 周左右
E. 出生后 1 周左右

22. 甲亢手术后发生甲状腺危象的高危时间是
A. 术后 1~3 小时　　B. 术后 4~6 小时
C. 术后 7~9 小时　　D. 术后 12~36 小时
E. 术后 48 小时以上

23. 甲状腺腺瘤术后的一般处理措施不正确的是
A. 监测生命体征　　B. 术后 6 小时平卧位
C. 床旁备气管切开包　　D. 术后 6 小时后半流食
E. 术后 6 小时健侧卧位

24. 甲状腺乳头状腺癌的常见特征不包括
A. 多见于 30~45 岁女性　　B. 约 80%肿瘤为多中心性
C. 大部分累及双侧甲状腺　　D. 多无包膜
E. 较早出现颈淋巴结转移

25. 甲亢患者施行甲状腺大部切除术后，出现呼吸困难最常见的原因是
A. 气管塌陷　　B. 排痰不畅
C. 双侧喉返神经损伤　　D. 甲状腺危象
E. 血肿压迫或喉头水肿

26. 颈淋巴结结核手术时应注意勿伤
A. 面神经　　B. 迷走神经
C. 副神经　　D. 舌下神经
E. 交感神经

27. 甲状腺腺瘤术后可以进半流质饮食的时间为
A. 术后 1 小时　　B. 术后 2 小时
C. 术后 3 小时　　D. 术后 4 小时
E. 术后 6 小时

28. 桥本甲状腺炎的叙述，不正确的是
A. 多发生在 50 岁以上女性
B. 血清中可检出抗甲状腺球蛋白抗体
C. 血清中可检出抗甲状腺细胞表面抗体
D. 血清中可检出抗甲状腺微粒体抗体
E. 甲状腺肿合并甲状腺功能减退最常见的原因

29. 不可以采用甲状腺全切除术的情况为
A. 单侧甲状腺癌　　B. 对侧甲状腺复发癌

C. 双侧甲状腺癌
D. 高危组患者
E. 存在远处转移病灶

30. 甲状舌管囊肿起源于
A. 皮脂腺
B. 甲状舌管的残余上皮
C. 胚胎发育残留的上皮
D. 鳃裂残余组织
E. 黏液细胞

31. 甲状腺滤泡状腺癌有患侧颈淋巴结转移应行
A. 患侧腺叶次全切除+峡部切除
B. 全部甲状腺切除+患侧颈清扫
C. 双侧腺叶次全切除+峡部切除
D. 患侧腺叶全切除+峡部切除
E. 全部甲状腺切除+双侧颈清扫

32. 中度甲亢的标准是指基础代谢率在
A. +10%～+20%
B. +20%～+30%
C. +30%～+40%
D. +50%～+60%
E. +30%～+60%

33. 继发性甲亢时会出现心律失常，以（　　）为最常见
A. 室性期前收缩
B. 房性心动过速
C. 交界性期前收缩
D. 心房颤动
E. 房室传导阻滞

34. 颈部大静脉损伤所致的最危险疾病是
A. 大脑缺血
B. 皮下血肿
C. 严重出血
D. 空气栓塞
E. 呼吸道阻塞

35. 关于单纯性甲状腺肿的病因，不正确的是
A. 机体从食物和饮水中吸收的碘少
B. 机体对甲状腺素需要量增加
C. 甲状腺素分泌障碍
D. 甲状腺素合成障碍
E. 甲状腺素功能障碍

36. 原发性甲亢的临床表现正确的是
A. 双侧甲状腺多发结节
B. 患者年龄多在 40 岁以上
C. 双侧弥漫肿大对称常伴突眼
D. 双侧不对称肿大伴心肌损害
E. 多发于单纯性甲状腺肿的流行地区

37. 甲亢患者发生甲状腺危象首选的治疗药物是
A. 甲巯咪唑
B. 氯丙嗪
C. 复方碘溶液
D. 普萘洛尔
E. 丙硫氧嘧啶

38. 引起原发性甲状旁腺功能亢进症最常见的疾病是

A. 甲状旁腺多发腺瘤
B. 甲状旁腺单发腺瘤
C. 甲状旁腺增生
D. 甲状旁腺癌
E. 以上都不是

39. 自乳突呈“Z”形向下行走于斜方肌前缘或表面，跨锁骨中前1/3达胸骨切迹下2~3cm颈中线处的切口是

A. “L”形切口
B. 单臂弧形切口
C. 长低位弧形切口
D. 顺皮纹切口
E. “Y”形切口

40. 甲状腺腺瘤常见的形态学类型为

A. 乳头状囊性腺瘤
B. 滤泡状腺瘤
C. 未分化腺瘤
D. 鳞样腺瘤
E. 髓样腺瘤

41. 颈前区中线、舌骨下方的肿物，吞咽时可随之上、下移动，此肿物可能是

A. 淋巴结
B. 下颌下腺
C. 异位腮腺
D. 甲状腺
E. 以上都不是

42. 关于颈淋巴结结核的临床表现，叙述不正确的是

A. 患者大都具有明显的全身症状，高热
B. 肿大淋巴结一般位于下颌下以及胸锁乳突肌的前、后缘或深面
C. 初期，肿大的淋巴结相互分离，较硬，无痛，可推动
D. 晚期，淋巴结发生干酪样坏死、液化，形成寒性脓肿
E. 脓肿破溃后形成经久不愈的窦道或慢性溃疡

43. 甲旁亢临床上无症状，若血钙（　　）或血PTH（　　）即可诊断为甲旁亢

A. 高于正常值0.10mmol/L，高于2倍以上
B. 高于正常值0.25mmol/L，高于1.5倍以上
C. 高于正常值0.25mmol/L，高于2倍以上
D. 低于正常值0.25mmol/L，低于2倍以上
E. 高于正常值0.25mmol/L，低于2倍以上

44. 若术中证实甲状腺结节为甲状腺癌而需进一步行颈淋巴结清扫术时，可采取的切口为

A. “L”形切口
B. 单臂弧形切口
C. 长低位弧形切口
D. 顺皮纹切口
E. “Y”形切口

45. 形成寒性脓肿，或已破溃形成经久不愈的窦道或溃疡时的诊断依据是

A. 结节硬　　B. 扫描为冷结节
C. 结节穿刺检查　　D. 同侧可扪及肿大淋巴结
E. 以上都不是

46. 颈部最常见的甲状腺恶性肿瘤是
A. 唾液腺癌　　B. 甲状腺癌
C. 腮腺多形性腺瘤　　D. 霍奇金淋巴瘤
E. 非霍奇金淋巴瘤

47. 以下甲状腺癌中，不起源于滤泡上皮细胞的是
A. 未分化癌　　B. 滤泡状腺癌
C. 髓样癌　　D. 乳头状腺癌
E. 胶样癌

48. 甲状旁腺素过多释放于血液循环中可导致
A. 低钙低磷血症　　B. 高钙高磷血症
C. 高钙低磷血症　　D. 低钙高磷血症
E. 高钾血症

49. 来源于滤泡旁降钙素分泌细胞的甲状腺癌为
A. 乳头状癌　　B. 滤泡状腺癌
C. 未分化癌　　D. 髓样癌
E. 胶样癌

50. 下列不属于单纯性甲状腺肿手术指征的是
A. 影响生活和工作　　B. 青春期、妊娠期生理性甲状腺肿
C. 有明显压迫症状　　D. 疑有恶变者
E. 结节性单纯性甲状腺肿继发功能亢进的综合征

51. 关于甲亢术后并发症的描述，正确的是
A. 呼吸困难和窒息多由于排痰不畅　　B. 喉返神经损伤可引起饮水呛咳
C. 喉上神经损伤可引起声音嘶哑　　D. 甲状腺危象可出现发热、食欲缺乏
E. 手足抽搐是由于损伤了颈交感神经

52. 原发性甲旁亢中，最常见的临床类型为
A. 肾型　　B. 肾骨型
C. 骨型　　D. 混合型
E. 其他型

53. 甲亢患者术前准备，下列不符合手术指标的是
A. 情绪稳定　　B. 体重增加
C. 基础代谢率（BMR）<+20%　　D. 睡眠好转

E. 脉搏为120次/分

54. 在甲状腺癌中，恶性度最低，较早便出现颈淋巴结转移的类型是

A. 髓样癌

B. 未分化癌

C. 滤泡状腺癌

D. 乳头状腺癌

E. 嗜酸细胞癌

55. 判断甲亢病情程度的主要标志是

A. 突眼的程度

B. 体重减轻的程度

C. 食欲亢进的程度

D. 甲状腺肿大程度

E. 心率增快、脉压增加程度

56. 符合桥本甲状腺炎表现特点的是

A. 颈部淋巴结也肿大

B. 表面平滑，质较软

C. 无甲状腺功能减退表现

D. 可出现重度呼吸困难或吞咽困难

E. 甲状腺逐渐增大，常为弥漫性、对称性肿大

57. 颈淋巴结结核的全身治疗抗结核药物不包括

A. 异烟肼

B. 乙胺丁醇

C. 利福平

D. 阿米卡星

E. 链霉素

58. 颈部疾病中最常见的甲状腺良性肿瘤是

A. 甲状腺腺瘤

B. 甲状舌管囊肿

C. 颈淋巴结结核

D. 颈部囊状淋巴管瘤

E. 单纯性甲状腺肿

59. 发现颈部血管损伤时的紧急处理是

A. 血管吻合

B. 缝合伤口

C. 气管插管

D. 伤口引流

E. 局部加压

60. 下列关于甲状腺癌的描述，不正确的是

A. 对没有颈淋巴结转移的乳头状腺癌，不需同时清扫患侧淋巴结

B. 滤泡状腺癌病灶多为单发，有包膜，但不完整

C. 滤泡状癌彻底清除颈淋巴结可提高手术疗效

D. 髓样癌较早出现颈淋巴结转移，晚期可有血行转移

E. 未分化癌发病后2~3个月即出现压迫症状或远处转移

61. 对桥本甲状腺炎有诊断意义的实验室检查为

A. 基础代谢率正常，甲状腺摄$^{131}$I量增加

B. 基础代谢率正常，甲状腺摄$^{131}$I量减少

C. 基础代谢率降低，甲状腺摄$^{131}$I量增加

D. 基础代谢率升高，甲状腺摄$^{131}$I量正常

E. 基础代谢率降低，甲状腺摄$^{131}$I量减少

62. 甲状腺功能亢进症患者术前准备，基础代谢率至少降至（　　）才能进行手术

A. +10%以下　　B. +20%以下

C. +25%以下　　D. +30%以下

E. +35%以下

63. 下列关于颈淋巴结结核的治疗，叙述不正确的是

A. 寒性脓肿继发化脓性感染者，需先行切开引流，控制感染

B. 全身给予抗结核药物，口服异烟肼6~12个月

C. 少数大、没有液化、可移动淋巴结可手术切除，缝合切口

D. 寒性脓肿破溃者，清除脓腔后缝合伤口

E. 伴有身体其他处有结核病变者，加服乙胺丁醇、利福平或阿米卡星肌内注射

64. 甲状腺癌的常见病理类型不包括

A. 鳞癌　　B. 乳头状腺癌

C. 滤泡状腺癌　　D. 未分化癌

E. 髓样癌

65. 颈淋巴结结核并有寒性脓肿，穿刺抽脓方法为

A. 经抽脓证实后局部切开排脓　　B. 在脓肿波动明显处抽脓注入异烟肼

C. 在正常皮肤进针潜行进入脓腔　　D. 在脓肿波动处抽脓注入链霉素

E. 经正常皮肤抽脓后注入对氨基水杨酸钠

66. 下列颈部血管损伤时，不可结扎的血管为

A. 椎动脉　　B. 颈内动脉

C. 颈外动脉　　D. 颈内静脉分支

E. 甲状腺中动脉

67. 关于甲状旁腺功能亢进症的叙述，不正确的是

A. 原发性甲旁亢临床上分为骨型、肾型和肾骨型

B. 发病率随年龄增长而增加

C. 90%的甲旁亢为良性病变，男女发病率比例为1∶(2~3)

D. 多由于腺癌引起血钙持续升高

E. 主要临床表现为泌尿系结石、肾损害、消化性溃疡及神经精神症状

68. 甲状腺功能亢进症患者术后发生甲状腺危象的最主要原因是

A. 术中挤压甲状腺　　B. 术前准备不充分

C. 精神过度紧张　　D. 手术切除较多

E. 术中未给碘剂

69. 关于结节性甲状腺肿的手术适应证，不正确的是
A. 胸骨后甲状腺肿
B. 出现气管或食管压迫症状者
C. 结节性甲状腺肿疑有恶变者
D. 20岁前的弥漫性甲状腺肿
E. 结节性甲状腺肿继发功能亢进者

70. 甲亢术后采取的卧位的叙述，不正确的是
A. 全麻患者去枕平卧，头向一侧
B. 颈部术后取仰卧位
C. 胸、腹术后取30°~45°半卧位
D. 脊柱术后一般平卧于硬板床
E. 颅脑术后可取头高斜坡卧位

71. 对于B超提示有沙砾样钙化改变的甲状腺结节应警惕（　　）的可能
A. 甲状腺腺瘤
B. 甲状腺癌
C. 甲状舌管囊肿
D. 颈部囊状淋巴管瘤
E. 单纯性甲状腺肿

## 二 A2型题

1. 患者，男性，37岁。因甲状腺Ⅱ度肿大行手术治疗，术中诊断为桥本甲状腺炎。此时应采取的处理措施为
A. 行双侧甲状腺部分切除术
B. 行双侧甲状腺次全切除术
C. 立即停止手术，缝合伤口，术后给予泼尼松治疗
D. 立即停止手术，缝合伤口，术后给予甲状腺制剂治疗
E. 立即停止手术，缝合伤口，术后给予放射治疗

2. 患者，男性，33岁。因甲状腺功能亢进施行甲状腺次全切除术，术后24小时突然出现烦躁不安、呕吐。体温39.5℃，脉搏128次/分。此时正确的紧急处理措施是
A. 镇静、吸氧、维持体液平衡
B. 给予普萘洛尔
C. 冬眠疗法配合物理降温
D. 口服复方碘溶液或静脉滴注10%碘化钾
E. 以上都是

3. 患者，男性，40岁。6年前因患甲亢行手术治疗，近1年来肝硬化腹胀入院。住院诊断为中度甲亢。其治疗应是
A. 手术治疗
B. 保肝利尿治疗后手术
C. 放射性$^{131}$I治疗
D. 抗甲亢药物治疗
E. 保肝利尿同时抗甲亢药治疗

4. 患者，男性，32岁。近半个月来食欲亢进、消瘦、心悸、乏力、手抖，检查甲状腺肿大Ⅱ度伴有杂音。下列检查结果对诊断有意义的是

A. 血清 TSH 降低
B. 血清 TSH 升高
C. 血清 $T_3$、$T_4$升高
D. 血清 $T_3$、$T_4$降低
E. 血清蛋白结合碘（PBI）>8μmol/L

5. 患者，女性，55 岁。绝经 2 年。因全身骨密度降低，多发肾结石就诊。实验室检查显示血钙升高。患者可初步诊断为
A. 尿石症
B. 甲状腺功能亢进症
C. 甲状旁腺功能亢进症
D. 甲状腺功能减退症
E. 甲状旁腺功能减退症

6. 患者，女性，19 岁。左颈部发现肿物 8 个月。开始时仅有 2 个花生米大小的硬结，随硬结的增大，数目也增多至 10 多个，其中 1 个肿块逐渐变软，于 1 个月前溃破，流出豆渣样碎屑的稀薄脓液，破口不易愈合，至今仍有一小口，不断溢出少量脓液。该患者首先要考虑的是
A. 颈淋巴结结核
B. 颈淋巴结转移瘤
C. 颈部神经鞘瘤
D. 颈部淋巴瘤
E. 颈部囊性水瘤

7. 患者，女性，20 岁。甲状腺功能亢进行甲状腺次全切除术后，饮水时出现呛咳，无声音嘶哑。初步诊断是
A. 喉上神经损伤
B. 喉返神经损伤
C. 气管损伤
D. 食管损伤
E. 交感神经损伤

8. 患者，女性，30 岁。半年前无意间发现左颈部肿物，无压痛及触痛，肿物逐渐增大。查体：左颈肿物约 7cm×7cm，可随吞咽上下活动，边界清楚。该肿物最可能是
A. 结节性甲状腺肿
B. 单纯性甲状腺肿
C. 桥本甲状腺炎
D. 甲状腺癌
E. 甲状舌管囊肿

9. 患者，女性，68 岁。颈部肿物 15 年，快速增大伴压迫感 1 周。此时最不可能的诊断是
A. 桥本甲状腺炎
B. 甲状腺腺瘤
C. 恶性淋巴瘤
D. 甲状腺未分化癌
E. 结节性甲状腺肿

10. 患者，女性，16 岁。因意外发现颈前部肿大来诊。自述平日无任何自觉症状。查体：脉搏 88 次/分。甲状腺双侧对称性肿大、质软，随吞咽活动。患者最可能诊断为
A. 甲状腺功能减退症
B. 甲状腺功能亢进症
C. 甲状腺炎
D. 单纯性甲状腺肿
E. 结节性甲状腺肿

11. 患者，男性，16岁。3个月前食量增加，吃饭后不长时间便出现饥饿感，近来经常与同学、父母争吵。检查发现甲状腺部位1个直径2cm结节，SPECT检查报告为“热结节”。其他有诊断意义的检查是

A. 血脂检查　　B. 血糖测定

C. 心电图　　D. 血 $FT_3$、$FT_4$、TSH水平

E. 胸部正侧位X线片

12. 患者，男性，36岁。甲亢术后36小时出现高热，伴呕吐，腹泻、水样便，烦躁，脉搏140次/分。患者可能是

A. 气管塌陷、压迫　　B. 甲状旁腺损伤

C. 颈深部感染　　D. 输液反应

E. 甲状腺危象

13. 患者，男性，45岁。发现甲状腺左叶包块1个月。查体：包块质硬，表面欠光滑，动度较小，左颈部淋巴结肿大。最可靠的术前诊断方法是

A. 甲状腺B超　　B. 甲状腺CT

C. 细针穿刺细胞学检查（FNAC）　　D. ECT检查

E. 甲状腺磁共振检查

14. 患者，女性，35岁。行甲状腺次全切除术后出现手足抽搐发作。此时最便捷而有效的治疗措施是

A. 停食肉类、乳品和蛋类食品　　B. 口服二氢速固醇油剂

C. 口服维生素 $D_2$ 5万~10万U　　D. 口服葡萄糖酸钙或乳酸钙2~4g

E. 给予10%葡萄糖酸钙10ml静脉注射

15. 患者，男性，42岁。行甲状腺次全切除术后3小时突感呼吸困难、颈部肿胀、口唇发绀。首选的紧急处理措施为

A. 吸氧　　B. 注射呼吸兴奋剂

C. 气管切开　　D. 请麻醉医师插管

E. 立即拆开颈部缝线，去除血块

16. 患者，女性，40岁。发现甲状腺肿物1周。检查发现肿物质硬，同侧有淋巴结肿大。患者有心悸、面色潮红、腹泻、血钙低及降钙素异常升高等表现。最大可能为

A. 甲状腺髓样癌　　B. 甲状腺滤泡状腺癌

C. 甲状腺高功能腺瘤　　D. 甲状腺未分化癌

E. 甲状腺乳头状腺癌

17. 患者，男性，41岁。因颈前部逐渐增大、增粗2个月前来就诊。超声检查：双侧甲状腺肿大，有多个结节，彩色多普勒血流显像示血流丰富，绕结节而行。最可能诊断为

A. 桥本甲状腺炎　　B. 甲状腺癌

C. 毒性甲状腺肿　　D. 结节性甲状腺肿
E. 亚急性甲状腺炎

18. 患者，女性，35岁。因甲亢入院，手术治疗后第2天患者突然出现面部及四肢抽搐。此时应给予的紧急处理为
A. 激素　　B. 抗甲状腺药物
C. 镇静药　　D. 甲状腺素
E. 钙制剂

19. 患者，女性，26岁。因甲状腺功能亢进症入院。抗甲状腺药物治疗症状得到控制后拟行外科手术，此时心率为105次/分。下列药物对术前准备较合适的是
A. 复方碘溶液　　B. 地西泮
C. 盐酸普萘洛尔　　D. 甲状腺片
E. 盐酸普萘洛尔+复方碘溶液

20. 患儿，男，8岁。3年前在颈部中线舌骨下发现1个肿物，可随吞咽上下移动，近来增大。患儿最可能诊断为
A. 下颌下腺炎　　B. 甲状腺腺瘤
C. 甲状舌骨囊肿　　D. 囊状淋巴管瘤
E. 颏淋巴结炎

21. 患者，男性，42岁。被刺伤颈部来诊。查体：颈部伤口血肿，声音嘶哑。发生此症状的原因可能为
A. 食管损伤　　B. 副神经损伤
C. 单侧喉返神经损伤　　D. 膈神经损伤
E. 颈部交感神经损伤

22. 患者，女性，38岁。右颈前气管三角区可及多发肿大淋巴结，质硬，移动度差。该患者最可能诊断为
A. 肺癌　　B. 甲状腺癌
C. 肺结核　　D. 乳腺癌
E. 急性扁桃体炎

23. 患者，女性，23岁。患甲状腺功能亢进症。查体：血压120/90mmHg，心率106次/分。该患者属于
A. 正常　　B. 轻度甲亢
C. 中度甲亢　　D. 重度甲亢
E. 甲状腺危象

24. 患者，男性，29岁。因左颈部肿物1年，声音嘶哑2周入院。查体：左甲状腺上极有一约3.0cm×2.5cm的肿物，质硬、边界不清、表面不光滑，可随吞咽上下移动，颈动脉

搏动不易触及，左声带麻痹。可能诊断为

A. 左甲状腺癌
B. 桥本甲状腺炎
C. 左颈恶性淋巴瘤
D. 甲状腺结核
E. 左甲状腺腺瘤囊性变

25. 患者，男性，32 岁。因甲状腺弥漫肿大来诊。查体：血压 110/74mmHg，心率 82 次/分。甲状腺摄碘试验：2 小时 22%，24 小时 40%。患者可诊断为

A. 甲亢
B. 单纯性甲状腺肿
C. 甲状腺炎
D. 桥本甲状腺炎
E. 结节性甲状腺肿

26. 患者，男性，26 岁。因颈部被刀割伤入院。查体：颈部横切口，可闻呼吸声，呼吸困难，皮下可触及捻发音。此时首要的处理措施是

A. 伤口填塞
B. 缝合伤口
C. 气管插管
D. 伤口局部加压
E. 清除呼吸道积血，保持呼吸道通畅

## 三 A3/A4 型题

（1~3 题共用题干）

患者，女性，42 岁。3 周前开始出现牙龈肿胀、牙痛，1 天前突然出现左颈部肿胀、剧痛，伴高热。查体：左颈部肿胀，张力大，压痛，无结节。

1. 患者可首先诊断为

A. 颈痈
B. 淋巴结结核
C. 急性化脓性淋巴结炎
D. 口底化脓性蜂窝织炎
E. 颈深部化脓性蜂窝织炎

2. 对患者的处理措施正确的是

A. 长期抗生素治疗
B. 穿刺引流
C. 不可行气管切开
D. 早期切开引流
E. 避免手术治疗

3. 患者可能出现的并发症为

A. 化脓性纵隔炎
B. 咽炎
C. 甲状腺急性化脓性感染
D. 支气管炎
E. 肺炎

（4~5 题共用题干）

患者，女性，35 岁。发现右侧颈部包块 1 个月。查体：右侧颈部明显隆起，可触及一

3cm×4cm 包块，质中，边界清楚，表面不光滑，可移动，无痛，无波动感。局部皮肤潜行穿刺抽出可疑豆腐渣样物。CT 检查示右颈部胸锁乳突肌前缘一结节影，边界清楚，增强后呈环行强化。

4. 首先考虑的诊断为

A. 颈部瘘管
B. 癌性溃疡
C. 化脓性淋巴结炎
D. 淋巴肉瘤合并感染
E. 颈淋巴结结核

5. 应选择的治疗方法不包括

A. 全身给予抗结核药物
B. 应用中草药治疗
C. 扩大引流术
D. 病灶刮除术
E. 伤口缝合术

（6~8 题共用题干）

患者，男性，42 岁。因右颈前包块 1 个月，出现声音嘶哑 2 周入院。超声检查：甲状腺右叶单发、边界不清的不均匀低回声结节，内有细点状强回声，伴有右颈部淋巴结肿大。

6. 首先应考虑的诊断为

A. 桥本甲状腺炎
B. 甲状腺癌
C. 甲状腺腺瘤
D. 甲状腺囊肿
E. 结节性甲状腺肿

7. B 超诊断此疾病的指标不正确的是

A. 甲状腺内细沙粒样钙化
B. 甲状腺结节形态欠规则，边缘欠清晰
C. 血流丰富程度为Ⅱ~Ⅲ级
D. 血流分布以周围为主
E. 颈部淋巴结转移病灶

8. 关于此疾病的临床表现，叙述不正确的是

A. 早期无明显自觉症状
B. 晚期波及耳、枕部和肩部，可有顽固疼痛
C. 远处可转移至肝和肺
D. 髓样癌可伴有甲状旁腺增生和嗜铬细胞瘤
E. 可有声音嘶哑、吞咽困难及 Horner 综合征

（9~14 题共用题干）

患者，女性，55 岁。因自觉呼吸困难来院就诊。食欲亢进，但消瘦。查体时发现颈部右侧有直径 2.5cm 肿物，扪诊有震颤感，听诊有杂音，眼球突出。基础代谢率为 50%。

9. 患者最可能的诊断为

A. 甲状腺炎
B. 甲状腺癌
C. 甲状腺腺瘤
D. 甲状腺功能亢进症

E. 颈部淋巴结肿大

10. 为明确诊断，最灵敏可靠的实验室检查方法为
A. 基础代谢率测定
B. 放射免疫分析法测定 $T_4$
C. 放射免疫分析法测定 $T_3$
D. 甲状腺摄 $^{131}I$ 测定
E. 血清蛋白结合碘测定

11. 基础代谢率的常用计算公式为
A. 基础代谢率＝［脉率×脉压-111］/100
B. 基础代谢率＝［脉率×脉压+111］/100
C. 基础代谢率＝［（脉率+脉压）-111］/100
D. 基础代谢率＝［（脉率-脉压）+111］/100
E. 基础代谢率＝［（脉率-脉压）×111］/100

12. 正常甲状腺24小时内摄取的 $^{131}I$ 量为人体总量的
A. 10%~20%
B. 20%~30%
C. 30%~40%
D. 40%~50%
E. 50%~60%

13. 甲亢术前准备的要求标准不包括
A. 脉搏<90次/分
B. 体重增加
C. 基础代谢率<+20%
D. 甲状腺恢复正常大小
E. 情绪稳定，睡眠良好

14. 患者住院后最佳的治疗方法为
A. 化学治疗
B. 放射治疗
C. 药物治疗
D. 甲状腺大部切除术
E. 甲状腺右叶部分切除术

（15~19题共用题干）

患者，女性，33岁。因甲状腺功能亢进入院，准备择期接受甲状腺大部分切除手术治疗。查体：体温36.5℃，脉搏104次/分，呼吸18次/分，血压120/75mmHg。

15. 患者的基础代谢率为
A. 34%
B. 38%
C. 42%
D. 46%
E. 50%

16. 术前进行药物准备的主要目的是
A. 降低基础代谢率
B. 使患者心情放松
C. 使甲状腺变硬变大
D. 防止术后痰液堵塞气道

E. 预防患者术中心动过速

17. 为了抑制甲状腺素的释放，减少甲状腺血供，常用于药物准备的是

A. 阿托品　　B. 普萘洛尔

C. 甲状腺素　　D. 硫氧嘧啶

E. 复方碘化钾

18. 为了预防手术后呼吸道并发症，必须在其床边准备

A. 吸氧管　　B. 体温计

C. 吸痰管　　D. 接呕吐物的弯盘

E. 紧急拆线缝合包和气管切开包

19. 在术后 48 小时内，护士最重要的是要观察

A. 脉搏　　B. 血压

C. 呼吸　　D. 体温

E. 切口

（20～22 题共用题干）

患者，女性，38 岁。2 周前患上呼吸道感染，1 周前已痊愈。近 3 天颈前疼痛明显，低热。皮肤无汗，甲状腺Ⅱ度肿大，右叶硬，明显触痛，拒按。查体：体温 37.8℃，WBC $7.8\times10^9$/L。

20. 患者最可能的临床诊断为

A. 甲状腺右叶囊肿出血　　B. 亚急性甲状腺炎

C. 甲状腺癌伴出血　　D. 急性化脓性甲状腺炎

E. 桥本甲状腺炎

21. 患者进行治疗，叙述不正确的是

A. 使用泼尼松疼痛很快缓解，肿胀消退

B. 泼尼松连用 2 周后逐渐减少剂量

C. X 线放射性治疗的疗效较泼尼松持久

D. 泼尼松的疗效较 X 线放射性治疗持久

E. 若停药后复发，可再用泼尼松，同时加用甲状腺片

22. 关于此疾病的叙述，不正确的是

A. 常发生于病毒性上呼吸道感染之前　　B. 是颈前肿块和甲状腺疼痛的常见原因

C. 病变滤泡周围出现巨细胞性肉芽肿　　D. 甲状腺肿胀、压痛，一般程度较轻

E. 红细胞沉降率增快，$T_3$、$T_4$可增高，但$^{131}$I 摄取量一般减低

（23～24 题共用题干）

患者，女性，52 岁。因原发性甲亢进行甲状腺次全切除术，术后 5 小时，患者感到呼

吸困难，面色青紫，颈部敷料呈红色。

23. 下列可能性最大的并发症为

A. 切口内出血
B. 甲状腺危象
C. 喉上神经损伤
D. 喉返神经损伤
E. 甲状旁腺损伤

24. 下述处理方法最恰当的是

A. 静脉推注葡萄糖酸钙
B. 抗甲状腺药物治疗，静脉给予碘剂
C. 更换敷料，高流量吸氧
D. 床旁打开切口，清除血肿
E. 补液，降温治疗，同时静脉给予肾上腺皮质激素

（25~28题共用题干）

患者，女性，19岁。甲状腺弥漫性肿大，无突眼。甲状腺摄$^{131}$I试验：2小时摄取25%，24小时摄取50%。清晨空腹测定血压120/80mmHg，脉搏78次/分，ECT检查甲状腺无结节。

25. 根据以上临床特点，最可能诊断为

A. 亚急性甲状腺炎
B. 单纯性甲状腺肿
C. 纤维性甲状腺炎
D. 桥本甲状腺炎
E. 甲状腺功能亢进症

26. 首选的检查方法为（　　），可确定有无结节和扫查出1cm以下的结节

A. B超
B. CT
C. X线检查
D. MRI
E. 放射性核素扫描

27. 为治疗该疾病，患者应采取的治疗措施为

A. 服用复方碘溶液
B. 服用糖皮质激素
C. 多食富含碘的食物
D. 服用甲状腺素片
E. 服用抗甲状腺药物

28. 1年后患者再次来诊，主诉平卧时憋气。检查发现右侧甲状腺体有多个结节。此时的治疗应考虑

A. 继续观察6个月
B. 行甲状腺大部切除术
C. 继续服用复方碘溶液
D. 加大甲状腺素剂量
E. 加大抗甲状腺药物剂量

（29~31题共用题干）

患者，男性，39岁。因甲状腺肿大数年就诊。检查发现甲状腺弥漫性肿大，表面呈颗粒状，质中偏硬。

29. 下列检查中有助于进行疾病诊断的是
A. 细针穿刺细胞学检查
B. 甲状腺素测定
C. B 超
D. 甲状腺放射性核素扫描
E. 基础代谢率测定

30. 下列可用作试验性治疗的药物是
A. 核素
B. 甲状腺片
C. 丙硫氧嘧啶
D. 复方碘溶液
E. 醋酸泼尼松

31. 假如患者因甲状腺肿大而出现呼吸困难时，选用的较好的治疗方法是
A. 气管切开
B. 鼻导管吸氧
C. 气管插管
D. 甲状腺峡部切除
E. 两侧甲状腺大部切除

（32~35 题共用题干）

患者，女性，40 岁。1 个月前无意中发现颈前包块，无任何不适症状。视诊可见颈部局部隆起。测定血清甲状腺素在正常范围内。

32. 体检诊断结节原因是甲状腺腺瘤，与该疾病最一致的发现是
A. 结节固定，无压痛
B. 结节质地坚硬，表面不平
C. 结节边界不清楚
D. 结节不随吞咽上下移动
E. 结节呈圆形或椭圆形，表面光滑

33. 如果患者有甲状腺肿大，检查中最可能发现
A. 淋巴性甲状腺肿
B. 亚急性甲状腺炎
C. 甲状腺功能亢进症
D. 多发性甲状腺瘤
E. 结节性甲状腺肿

34. 体检测得脉搏 110 次/分，患者否认有甲亢症状，血清甲状腺素浓度高于正常水平。在病史和体格检查方面，甲状腺功能亢进最不可能表现为
A. 手抖
B. 不引起压迫症状
C. 急躁易激动
D. 甲状腺不大
E. 失眠

35. 如果患者有甲状腺功能亢进，体格检查中可能发现
A. 甲状腺不大
B. 单侧甲状腺肿大
C. 甲状腺上孤立性结节
D. 甲状腺结节性肿大
E. 甲状腺弥漫性肿大伴有杂音

（36~38 题共用题干）

患者，男性，44 岁。诊断为中度甲状腺功能亢进症。拟择期在气管插管全身麻醉下施行甲状腺大部切除术。患者表现为精神紧张，失眠。查体：心率 112 次/分，血压 120/70mmHg。

36. 下列不宜采取的术前准备是

A. 术前常规应用阿托品

B. 每天晨测基础代谢率

C. 适当应用镇静和安眠药

D. 口服利血平或普萘洛尔

E. 服用碘剂的同时，加用硫氧嘧啶类药物

37. 经过术前准备，不符合手术条件的指征是

A. 体重增加

B. 脉搏降至 90 次/分以下

C. 基础代谢率降至+20%以下

D. 精神状态稳定，甲亢症状基本消失

E. 甲状腺大小不变，震颤，可闻及柔和吹风样杂音

38. 抗甲状腺药物的使用剂量不正确的是

A. 丙硫氧嘧啶的初用剂量为每日 200~400mg

B. 甲巯咪唑或卡比马唑的初用剂量为每日 20 ~40mg

C. 基础代谢率上升、体重增加，剂量可以减少

D. 丙硫氧嘧啶的维持剂量为每日 100~200mg

E. 甲巯咪唑或卡比马唑的维持剂量为每日 10~20mg

（39~41 题共用题干）

患者，女性，39 岁。颈前区肿块 5 年，近几个月来心悸、易出汗，逐渐呼吸困难。查体：晨起血压 120/60mmHg，心率 104 次/分，无突眼，甲状腺Ⅲ度肿大，呈结节状。心电图：窦性心律不齐。

39. 患者可初步诊断为

A. 原发性甲亢

B. 继发性甲亢

C. 桥本甲状腺炎

D. 单纯性甲状腺肿

E. 亚急性甲状腺炎

40. 确诊的主要依据是

A. 颈部 CT

B. 血 $T_3$、$T_4$值

C. 甲状腺 B 超

D. 颈部 X 线检查

E. MRI

41. 此时最佳的治疗方法是

A. 甲状腺大部切除术

B. 内科药物治疗

C. 外放射治疗

D. 甲状腺全切术

E. 放射性核素治疗

（42~43 题共用题干）

患者，男性，42 岁。10 年前因甲状腺肿物行甲状腺左叶全切除，右叶次全切除，中央区淋巴结清扫术，病理诊断为乳头状甲状腺癌，2 年前发现左颈部外侧肿物。甲状腺增强 CT 显示左颈侧方淋巴结肿大，细针穿刺怀疑转移。

42. 进一步的治疗措施为

A. 放射性碘治疗，无须手术
B. 甲状腺右叶全切除+双侧颈淋巴结清扫术
C. 仅做左侧颈淋巴结清扫术
D. 口服甲状腺素片，无须手术治疗
E. 甲状腺右叶全切除+左颈侧方淋巴结清扫术

43. 手术治疗，行改良型颈侧方淋巴结清扫术。术后易出现的并发症不包括

A. 呼吸困难甚至窒息
B. 饮水呛咳
C. 声音嘶哑
D. 音调降低
E. 吞咽困难

（44~46 题共用题干）

患者，男性，32 岁。6 天前诊断为甲状腺功能亢进症，为了进一步治疗，入院手术。查体：血压 120/70mmHg，心率 104 次/分。

44. 患者采取的合理的处理措施为

A. 用镇静药和安眠药
B. 服用硫氧嘧啶类药物
C. 应用普萘洛尔
D. 应用阿托品
E. 口服甲状腺素片

45. 甲亢症状得到控制后还需要进行的术前准备为

A. 限制活动
B. 继续服用硫氧嘧啶类药物
C. 高热量、高蛋白质饮食
D. 注意心率及血压的变化
E. 改服碘剂 2 周

46. 甲状腺术后因血管结扎线脱落出血致呼吸困难，此时适当的处理是

A. 静脉滴注强力止血药
B. 请喉科会诊气管切开
C. 血肿穿刺抽血
D. 局部加压包扎
E. 拆去缝线，立即送手术室止血

（47~50 题共用题干）

患者，男性，38 岁。体检发现泌尿系结石入院，住院检查发现消化性溃疡。查体：血钙 3mmol/L，血磷 0.5mmol/L，尿钙 24 小时超过 200mg。

47. 患者发生以上情况最可能的原因是

A. 原发性尿路结石
B. 肾癌
C. 甲状旁腺功能亢进症
D. 胰腺癌
E. 以上都不是

48. 本疾病定位诊断的首选检查方法是

A. B超
B. MRI
C. CT扫描
D. X线检查
E. 放射性核素扫描

49. 行手术治疗后36小时，患者出现手足抽搐，最可能的原因为

A. 低钾血症
B. 高钾血症
C. 低钙血症
D. 高钙血症
E. 低磷血症

50. 患者出现手足抽搐首先给予的恰当处理措施是

A. 静脉应用镇静药
B. 应用降钙素
C. 应用氢化可的松
D. 应用二氯速固醇
E. 给予10%葡萄糖酸钙10~20ml加等量25%葡萄糖溶液稀释后缓慢静脉注射

（51~52题共用题干）

患者，女性，39岁。因颈前肿大伴疼痛3天来诊。自述1周前有流行性腮腺炎史。查体：双侧甲状腺肿大，质地韧，有压痛。化验：红细胞沉降率增快，$T_3$、$T_4$升高，$^{131}I$摄取量下降。

51. 患者的初步诊断为

A. 急性化脓性甲状腺炎
B. 桥本甲状腺炎
C. 结节性甲状腺肿
D. 亚急性甲状腺炎
E. 慢性硬化性甲状腺炎

52. 对患者的正确处理方法为

A. 激素治疗
B. 大剂量抗生素
C. 甲状腺素治疗
D. 急诊手术
E. 继续观察

（53~55题共用题干）

患者，男性，51岁。出现烦躁、易怒、怕热、出汗、食欲亢进、消瘦1年。查体：甲状腺弥漫性肿大，清晨空腹心率111次/分，血压160/80mmHg。

53. 患者的基础代谢率是

A. −10%　　B. +10%
C. +30%　　D. +60%
E. +80%

54. 患者属于
A. 正常　　B. 轻度甲亢
C. 中度甲亢　　D. 重度甲亢
E. 甲状腺功能减退症

55. 患者首选的治疗方案是
A. 用抗生素　　B. 激素治疗
C. 手术治疗　　D. 用碘剂
E. 用甲状腺干制剂

（56~58 题共用题干）

患者，男性，42 岁。颈增粗 15 年，近半年体重减轻 10kg，并心悸。查体：双侧甲状腺多个结节，基础代谢率+31%，2 小时内甲状腺摄碘 29%。

56. 患者最可能诊断为
A. 单纯性甲状腺肿　　B. 甲状腺肿瘤
C. 原发性甲亢　　D. 继发性甲亢
E. 结节性甲状腺肿

57. 下列关于此疾病的叙述正确的是
A. 本疾病较常见　　B. 容易发生心肌损害
C. 两侧肿大多对称　　D. 有胫前黏液性水肿
E. 有眼球突出

58. 患者最有效的治疗方法是
A. 长期抗甲状腺药物治疗　　B. 手术治疗
C. 放射治疗　　D. 甲状腺素治疗
E. 中医治疗

（59~64 题共用题干）

患者，女性，51 岁。颈部包块 5 年，近半个月肿块生长迅速，无痛，伴有轻度呼吸困难。查体：甲状腺右叶包块约 5cm×3cm，质硬，表面不平，吞咽时活动度小。

59. 患者最可能诊断为
A. 甲状腺癌　　B. 甲状腺瘤
C. 单纯性甲状腺肿　　D. 甲状腺瘤囊内出血

E. 亚急性甲状腺炎

60. 本疾病预后最差的组织类型是

A. 未分化癌
B. 滤泡状腺癌
C. 髓样癌
D. 乳头状腺癌
E. 胶样癌

61. 本疾病主要应与以下哪种疾病进行鉴别

A. 单纯性甲状腺肿
B. 甲状腺瘤
C. 甲状腺癌
D. 甲状腺瘤囊内出血
E. 桥本甲状腺炎

62. 如穿刺细胞学检查为滤泡状腺癌，癌肿仅局限于右侧腺体内，治疗应首选

A. 全部切除甲状腺
B. 两侧腺体、峡部全部切除加放射碘治疗
C. 放射治疗
D. 患侧腺体连同峡部全部切除，对侧大部切除
E. 患侧腺体连同峡部全部切除，对侧腺体大部切除加患侧淋巴结清扫

63. 如经上述治疗效果不佳，则应早期给予

A. 碘剂
B. 硫氧嘧啶类药物
C. 普萘洛尔
D. 足量甲状腺抑制剂
E. 大剂量激素

64. 若穿刺细胞学检查为未分化癌，首选的治疗方法应为

A. 用甲状腺抑制剂
B. 放射性碘治疗
C. 外放射治疗
D. 手术治疗
E. 碘剂治疗

（65～66题共用题干）

患者，女性，36岁。发现右颈前部肿物4年，近3天突然增大伴局部疼痛，无发热。查体：右甲状腺下极圆形结节，直径5cm，张力大，触痛。

65. 患者最可能诊断为

A. 甲状腺腺瘤囊内出血
B. 亚急性甲状腺炎
C. 慢性纤维性甲状腺炎
D. 桥本甲状腺炎
E. 急性化脓性甲状腺炎

66. 患者最佳的治疗措施为

A. 止血治疗
B. 碘剂治疗
C. 理疗
D. 抗感染治疗
E. 手术治疗

## 四 B型题

（1~2题共用备选答案）

A. 位于颈侧方，随伸舌活动

B. 位于气管前，透光肿物

C. 位于颈部正中线，随伸舌活动

D. 位于颈侧部，透光肿物，无疼痛

E. 位于颈部正中线，指压可变形

1. 颈部囊状淋巴管瘤的临床表现为
2. 甲状舌管囊肿的临床表现为

（3~6题共用备选答案）

A. 髓样癌

B. 滤泡状腺癌

C. 未分化癌

D. 乳头状腺癌

E. 转移癌

3. 分泌大量降钙素的甲状腺癌是
4. 较早便出现颈淋巴结转移，恶性程度较低的甲状腺癌是
5. 肿瘤生长较快，属中度恶性的甲状腺癌是
6. 发展迅速，且约50%早期便有颈淋巴结转移，高度恶性的甲状腺癌是

（7~10题共用备选答案）

A. 双侧甲状腺全切除术+放射性碘治疗

B. 甲状腺局部切除

C. 放射治疗

D. 激素治疗

E. 患侧甲状腺及峡部全切加对侧次全切除术

7. 甲状腺乳头状腺癌、无淋巴结转移时采取的治疗方法为
8. 甲状腺滤泡状腺癌伴肺转移时采取的治疗方法为
9. 甲状腺未分化癌采取的治疗方法为
10. 甲状腺高功能腺瘤采取的治疗方法为

（11~13题共用备选答案）

A. 丙硫氧嘧啶

B. 普萘洛尔

C. 利血平

D. 甲状腺制剂

E. 洋地黄制剂

11. 桥本甲状腺炎患者试用后腺体常明显缩小的是
12. 可使甲状腺增大、充血的是
13. 不用于甲状腺功能亢进术前准备的是

（14~17 题共用备选答案）

A. 饮水呛咳　　B. 呼吸困难

C. 声音嘶哑　　D. 音调降低

E. 高热脉快

14. 单侧喉返神经损伤出现
15. 双侧喉返神经损伤出现
16. 喉上神经外支损伤出现
17. 喉上神经内支损伤出现

（18~21 题共用备选答案）

A. “L”形切口　　B. 单臂弧形切口

C. 长低位弧形切口　　D. 顺皮纹切口

E. “Y”形切口

18. 上方显露不够充分，手术操作难度大的切口是
19. 能满足同时进行两侧颈淋巴结清扫术的需要，切口线与皮纹一致，可避免术后瘢痕挛缩的切口是
20. 术野显露良好，充分覆盖了颈部重要血管及神经，术后不易发生瘢痕挛缩的切口是
21. 最大的弊端是切口不美观的切口是

（22~24 题共用备选答案）

A. 甲状腺结节性肿大　　B. 甲状腺对称性、弥漫性肿大

C. 甲状腺内多个囊性结节　　D. 甲状腺内单个硬结节，移动度差

E. 甲状腺内单个质韧结节，随吞咽活动

22. 属于甲状腺癌诊断依据的是
23. 属于甲状腺腺瘤诊断依据的是
24. 属于原发性甲亢诊断依据的是

（25~27 题共用备选答案）

A. 患侧甲状腺大部切除　　B. 甲状腺大部切除

C. 甲状腺全切除　　D. 药物治疗

E. 患侧甲状腺峡部全切除和对侧大部切除加患侧颈淋巴结清扫术

25. 乳头状甲状腺癌并同侧颈淋巴结转移时采取的治疗方法为
26. 甲状腺腺瘤采取的治疗方法为
27. 桥本甲状腺炎采取的治疗方法为

（28~30 题共用备选答案）

A. 碘缺乏
B. 细菌感染
C. 病毒性上呼吸道感染
D. 甲状旁腺增生
E. 自身免疫性疾病

28. 继发性甲状旁腺亢进症常伴有
29. 甲状腺功能亢进症可能是
30. 与亚急性甲状腺炎有关的病因是

（31~32 题共用备选答案）

A. 喉上神经外支损伤
B. 喉上神经内支损伤
C. 喉返神经前支损伤
D. 喉返神经后支损伤
E. 喉返神经全支损伤

31. 环甲肌瘫痪引起声调降低的原因为
32. 引起声带内收的原因为

（33~34 题共用备选答案）

A. 甲状腺危象
B. 喉返神经损伤
C. 甲状旁腺损伤
D. 喉上神经内支损伤
E. 喉上神经外支损伤

33. 患者甲状腺大部切除术后出现饮水呛咳，可能是由于
34. 患者术后若有面部针刺感和麻木，并有轻微手足强直感，可能是由于

（35~38 题共用备选答案）

A. 突眼性甲状腺肿
B. 桥本甲状腺炎
C. 结节性甲状腺肿
D. 亚急性甲状腺炎
E. 继发性甲亢

35. 有时伴有胫前黏液性水肿的颈部疾病是
36. 向胸骨后生长的颈部疾病是
37. 摄取$^{131}$I 量减少，基础代谢率降低的颈部疾病是
38. 摄取$^{131}$I 量减少，基础代谢率升高的颈部疾病是

## 五 X 型题

1. 原发性乳头状腺癌、滤泡状腺癌或混合性癌可以采用$^{131}$I 治疗的情况有

A. 术后癌残留
B. 不能切除的继发癌
C. 不能切除的原发癌
D. 未分化腺癌
E. 有摄取$^{131}$I 功能的转移癌灶

2. 甲状腺癌的发病原因可能与（　　）有关
A. 放射性损伤
B. 摄碘过量或不足
C. 亚急性甲状腺炎
D. 慢性甲状腺炎癌变
E. 遗传因素

3. 下列关于甲状腺大部切除术的叙述正确的有
A. 一般可用气管插管全身麻醉
B. 通常需切除腺体的 50%~60%，并同时切除峡部
C. 手术时应认真止血、注意保护甲状旁腺和喉返神经
D. 每侧残留腺体以成人拇指末节大小为恰当
E. 对较大血管应分别采用双重结扎，防止滑脱出血

4. 下列选项中可引起甲亢术后呼吸困难和窒息的因素有
A. 双侧喉上神经损伤
B. 喉头水肿
C. 双侧喉返神经损伤
D. 气管塌陷
E. 切口内出血

5. 抗甲状腺药物治疗的适应证正确的有
A. 有高度突眼症状的患者
B. 20 岁以下的青少年和儿童
C. 有压迫气管症状的患者
D. 有胸骨后甲状腺肿的患者
E. 病程较短、病情较轻的原发性甲亢患者

6. 关于甲状腺单发结节，被认为恶变可能性大的情况有
A. 甲状腺扫描显示为热结节
B. 老年人甲状腺单发结节
C. 儿童甲状腺单发结节
D. 甲状腺扫描显示为冷结节
E. 甲状腺单发结节伴同侧颈淋巴肿大

7. 下列甲状腺疾病中，无须治疗的有
A. 青春期甲状腺肿
B. 甲状腺功能亢进症
C. 妊娠期生理性甲状腺肿
D. 结节性甲状腺肿
E. 甲状腺腺瘤

8. 甲亢术后甲状腺危象的临床表现包括
A. 大汗淋漓
B. 烦躁不安
C. 手足抽搐
D. 恶心、呕吐
E. 嗜睡

9. 可以出现基础代谢率升高的甲状腺疾病是

A. 单纯性甲状腺肿
B. 亚急性甲状腺炎
C. 原发性甲状腺功能亢进症
D. 甲状腺功能减退症
E. 桥本甲状腺炎

10. 甲状腺癌手术的切口有
A. “L”形切口
B. 单臂弧形切口
C. 长低位弧形切口
D. 顺皮纹切口
E. “Y”形切口

11. 分化型腺癌的实验室检查结果叙述正确的有
A. 血清降钙素升高
B. 组织胺酶水平升高
C. 血清甲状腺球蛋白增高
D. 前列腺素升高
E. $T_3$、$T_4$无变化

12. 亚急性甲状腺炎的临床表现包括
A. 甲状腺摄碘量降低
B. 基础代谢率降低
C. 出现巨细胞性肉芽肿
D. 甲状腺肿胀、压痛
E. 常波及耳、颞枕部

13. 甲状腺次全切除术后清醒患者取半卧位有利于
A. 帮助患者及时排出痰液
B. 观察病情
C. 呼吸和引流切口内积血
D. 减轻疼痛
E. 防止压疮

14. 甲亢术前准备的要求标准为
A. 基础代谢率<+20%
B. 情绪稳定，睡眠良好
C. 脉率<90 次/分
D. 甲状腺恢复正常大小
E. 体重增加

15. 甲状腺切除术后出现手足抽搐是由于
A. 损伤了甲状旁腺
B. 血运受损
C. 损伤了迷走神经
D. 损伤了副迷走神经
E. 损伤了副神经

16. 甲状腺腺瘤应早期手术切除的原因有
A. 可以恶变
B. 与甲状腺癌难以鉴别
C. 可引起甲亢
D. 囊性者易发生囊内出血
E. 与结节性甲状腺肿难以鉴别

17. 甲状腺功能亢进经抗甲状腺药物治疗后，如疗效显著，可出现的现象有
A. 基础代谢率下降
B. 体重增加
C. 甲状腺体积缩小
D. 食欲增加

E. 突眼症状减轻

18. 导致单纯性甲状腺肿的原因有

A. 碘过量
B. 妊娠期
C. 绝经期
D. 哺乳期
E. 硫脲类药

19. 甲亢典型的眼症症状有

A. 凝视时极少瞬眼
B. 双侧眼球突出
C. 眼裂增宽
D. 瞳孔散大
E. 两眼集合能力差

20. 颈部囊状淋巴管瘤的治疗原则，叙述正确的是

A. 小囊肿应全部切除
B. 小囊肿可以不必处理
C. 小囊肿可以保留部分
D. 大而深的囊肿首先注射疗法
E. 大而深的囊肿首先手术切除

21. 治疗甲状腺功能亢进的主要药物有

A. 硫唑嘌呤
B. 甲巯咪唑
C. 卡比马唑
D. 别嘌醇
E. 丙硫氧嘧啶

22. 甲旁亢手术中，单侧颈部探查的适应证有

A. 颈部定位检查仅单侧有增大的甲状旁腺
B. 术中病理检查为腺瘤
C. 病理证实为增生、甲状旁腺癌
D. 术中发现定位侧有一个增大的甲状旁腺，另一个正常或已萎缩
E. 有临床表现、高血钙、高 PTH，明确诊断为 PHPT，无家族史，非多发性内分泌肿瘤的患者

23. 甲状腺髓样癌的实验室检查结果叙述正确的有

A. 血清甲状腺球蛋白增高
B. $T_3$、$T_4$无变化
C. 血清降钙素升高
D. 前列腺素升高
E. 组织胺酶水平升高

24. 甲状腺未分化癌的转移途径包括

A. 颈淋巴结
B. 气管
C. 喉返神经
D. 食管
E. 胃

25. 放射性$^{131}$I 治疗的不良反应有

A. 加重突眼征
B. 永久性甲状腺功能减退症

C. 粒细胞减少
D. 暂时性甲状腺功能减退症
E. 诱发危象

26. 单侧单发结节难与甲状腺腺瘤鉴别时，需要进行（　　）以明确诊断
A. X 线片
B. 超声检查
C. FNAC
D. 术中冰冻病理
E. 放射性核素扫描

27. 对颈部肿块的诊断分析，一般规律有
A. 甲状腺肿块多于非甲状腺肿块
B. 肿瘤性肿块多于非肿瘤性肿块
C. 转移性肿瘤多于原发性肿瘤
D. 锁骨上区转移灶多于锁骨下区
E. 恶性肿瘤、良性肿瘤、先天性疾患各占 1/3

28. 与先天胚胎发育有关的颈部疾病有
A. 胸腺咽管囊肿
B. 囊状淋巴管瘤
C. 甲状舌管囊肿
D. 结节性甲状腺肿
E. 颏下皮样囊肿

29. 可引起促甲状腺激素升高的因素为
A. 血中 $T_3$、$T_4$增高
B. 血中 $T_3$、$T_4$降低
C. 口服甲状腺素片
D. 手术切除部分甲状腺
E. 缺碘

30. 甲状旁腺损伤后可出现
A. 手足抽搐
B. 血钙降低
C. 面部、手足麻木
D. 尿钙增加
E. 尿磷减少

31. 桥本甲状腺炎的血清中可检出的抗体有
A. 抗甲状腺球蛋白抗体
B. 抗甲状腺微粒体抗体
C. 抗甲状腺细胞表面抗体
D. 抗甲状腺胶质抗原抗体
E. 抗促甲状腺激素受体抗体

32. 亚急性甲状腺炎的病理变化有
A. 巨细胞形成
B. 干酪样坏死
C. 淋巴细胞浸润
D. 滤泡上皮乳头状增生
E. 滤泡上皮嗜酸性变

## 六 案例分析题

（1~5 题共用题干）

患者，男性，45 岁。颈前正中区右侧肿块 2 年余，近 1 个月迅速增大。查体：肿块质

硬，表面不光滑，无压痛，随吞咽活动。甲状腺核素扫描为冷结节，边缘较模糊；B 超检查为实性包块。

1. 患者可初步诊断为
   A. 甲状腺癌　B. 结节性甲状腺肿
   C. 桥本甲状腺炎　D. 甲状腺腺瘤
   E. 亚急性甲状腺炎
2. 本疾病应与以下哪些疾病进行鉴别
   A. 亚急性甲状腺炎　B. 乳头状囊性腺瘤
   C. 桥本甲状腺炎　D. 甲状腺功能亢进症
   E. 慢性淋巴细胞性甲状腺炎
3. 部分甲状腺癌可确诊的检查方法是
   A. ECT　B. 颈部 B 超
   C. 颈部 CT　D. 喉镜
   E. FNAC
4. 术中最有助于诊断的检查是
   A. ECT　B. 颈部 B 超
   C. FNAC　D. 颈部 CT
   E. 冷冻病理检查
5. 该病的综合治疗方法有
   A. 手术治疗　B. 中医治疗
   C. 内分泌治疗　D. 放射性核素治疗
   E. 照射治疗

（6~8 题共用题干）

患者，男性，48 岁。因甲状腺癌行根治性手术治疗，术后出现引流管大量淋巴液溢出。

6. 甲状腺癌术后的一般处理，叙述不正确的是
   A. 术后 6 小时平卧位　B. 抗感染治疗，应用抗生素 1 周
   C. 术后复查血电解质、甲状腺功能　D. 术后 3 天伤口引流量<20ml 拔除引流管
   E. 术后第 1~2 天可给予左甲状腺素钠 100~200μg/d
7. 结合上述表现，应首先考虑的术后并发症为
   A. 乳糜瘘　B. 甲状旁腺损伤
   C. 食管损伤　D. 气管损伤
   E. 颈丛神经损伤
8. 预防此术后并发症的关键是

A. 处理甲状腺上极时一定要靠近甲状腺并且远离甲状软骨
B. 一次性钳夹切断脂肪淋巴组织
C. 分次钳夹切断脂肪淋巴组织
D. 清扫颈内静脉外侧靠近锁骨 3cm 时，要锐性分离
E. 清扫颈内静脉外侧靠近锁骨 3cm 时，要钝性分离

(9~18 题共用题干)

患者，女性，36 岁。发现颈部包块 2 周急诊。无发热、无声嘶、无情绪改变。查体：右甲状腺有结节，直径 1cm 左右，质硬。

9. 查体时除触摸甲状腺外，还应注意的检查内容为
A. 心脏杂音　B. 肺部听诊
C. 听诊甲状腺包块有无血管杂音　D. 触摸颈部是否有肿大淋巴结
E. 检查头颈部有无炎性病灶　F. 检查伸舌时包块的活动情况

10. 应进行的辅助检查有
A. 颈部 B 超　B. 甲状腺核素扫描
C. 颈部 CT　D. 甲状腺 MRI
E. 胸部 X 线检查　F. 甲状腺包块穿刺活检

11. 若放射性核素扫描提示甲状腺冷结节，则应考虑为
A. 甲状腺腺瘤　B. 颈部淋巴结炎
C. 甲状腺癌　D. 颈淋巴结结核
E. 甲状舌骨囊肿　F. 结节性甲状腺肿

12. 如要进一步进行明确诊断，应做的检查有
A. PPD 试验　B. 甲状腺包块切除活检
C. 甲状腺 MRI　D. 不治疗，进一步观察
E. 甲状腺针吸活检

13. 对此患者采取的治疗措施为
A. 右甲状腺次全切除　B. 甲状腺包块切除
C. 不手术，口服甲状腺素片　D. 先切除包块，根据术中病理决定手术方式
E. 右甲状腺全切除　F. 双侧甲状腺切除

14. 术中游离甲状腺时应注意的内容有
A. 游离下极时要防止喉返神经损伤
B. 游离上极时要防止喉上神经损伤
C. 游离上极时要防止喉返神经损伤
D. 如要避免损伤神经，可常规暴露喉返神经后再进行甲状腺切除

E. 处理甲状腺上下极时都要贴紧甲状腺进行操作，以防损伤喉返及喉上神经

15. 患者术后出现饮水呛咳，考虑是损伤了
    A. 喉返神经　　B. 喉上神经
    C. 喉返神经前支　　D. 喉返神经后支
    E. 喉上神经内支　　F. 喉上神经外支
16. 患者术后第 1 天发现声音嘶哑，考虑是损伤了
    A. 喉返神经　　B. 喉返神经前支
    C. 喉返神经后支　　D. 喉上神经全支
    E. 喉上神经内支　　F. 喉上神经外支
17. 此时应进行的检查、治疗有
    A. 喉镜检查　　B. 电生理检查
    C. X 线检查　　D. 理疗
    E. 雾化吸入治疗　　F. 观察 3~6 个月
18. 患者术后第 3 天出现面部针刺样疼痛，此时的治疗措施为
    A. 观察 3 周　　B. 口服乳酸钙
    C. 口服甲状腺素片　　D. 静脉应用激素治疗
    E. 口服葡萄糖酸钙片　　F. 限制食用肉、奶、蛋

（19~23 题共用题干）

患者，女性，24 岁。体检时发现甲状腺右叶内有 1cm 大小的孤立结节，无任何自觉症状。

19. 以下检查中，合适的有
    A. 颈部 B 超　　B. 放射性核素扫描
    C. PTH 检测　　D. 颈部正侧位片
    E. FNAC　　F. $T_3$、$T_4$检测
20. 需要考虑的诊断是
    A. 甲状腺肿　　B. 甲状腺癌
    C. 甲状腺腺瘤　　D. 甲状旁腺瘤
    E. 甲状舌骨囊肿　　F. 桥本甲状腺炎
21. B 超检查为实性结节，周围淋巴结肿不大。放射性核素扫描为冷结节。适宜的处理是
    A. 切开引流　　B. 穿刺引流
    C. 放射性碘治疗　　D. 暂不处理，观察 3 个月后复查
    E. 手术治疗，术中行冰冻切片病理检查　　F. 口服小剂量甲状腺素片
22. 手术时病理检查（冷冻）：甲状腺乳头状腺癌为主，部分为泡状腺癌，有较完整的包膜，

无腺体被膜侵犯，无肿大淋巴结。此时采取的手术治疗方案应是

A. 右叶与峡部全切除
B. 肿瘤摘除
C. 甲状腺右叶全切除
D. 甲状腺全切除与双侧颈部淋巴结清扫术
E. 应行右叶全切除与右颈部淋巴结清扫术

23. 手术治疗 2 年后，患者右颈部出现 1 个 1cm 大小的淋巴结。应采取的治疗是

A. 放射性$^{131}$I 治疗
B. 对右颈部淋巴结行局部放射治疗
C. 口服甲状腺素，使血中 TSH 下降至“0”
D. 再改行甲状腺全切除及双侧颈部淋巴结清扫术
E. 手术切除肿大淋巴结，同时探查同侧颈部有无肿大淋巴结，对可疑者行病理检查

（24~26 题共用题干）

患者，女性，28 岁。无意间发现右颈部包块 4 天，无任何不适症状。查体：甲状腺右叶下极可扪及结节，直径 2cm，质中，随吞咽上下活动。颈部淋巴结不肿大。

24. 关于甲状腺结节性质的判断，叙述不正确的有

A. 实性结节较囊性结节恶性可能性大
B. 男性甲状腺结节较女性恶性机会大
C. 多个结节较单个结节恶性可能性大
D. 甲状腺放射性核素扫描如果为冷结节则绝大多数为恶性
E. 地方性甲状腺肿大非流行地区的儿童甲状腺结节恶性机会大
F. X 线片发现甲状腺内沙粒样钙化则提示是良性的可能
G. 甲状腺腺癌患者血清中甲状腺球蛋白（Tg）异常升高
H. 怀疑慢性淋巴细胞甲状腺炎可试用甲状腺片治疗，如果腺体缩小提示良性

25. 给予患者手术治疗，术中冷冻报告结节为乳头状腺癌。关于此疾病的手术治疗，叙述正确的是

A. 不可同时结扎双侧甲状腺上、下动脉，以免造成缺血
B. 配合颈淋巴结清扫术
C. 术前无须给予碘剂
D. 行右侧腺体全部切除术为妥
E. 行右侧腺体连同峡部全部切除、对侧腺体大部切除术
F. 处理甲状腺上动、静脉，要远离甲状腺上极，以免损伤喉上神经
G. 处理甲状腺下动脉，要离开腺体背面，避免损伤喉返神经
H. 行结节摘除术即可

26. 全麻下改行甲状腺右侧腺体连同峡部全部切除、对侧腺体大部切除术，术后第 1 天出现

声音变弱，比较单调，且不能发高音，容易疲劳，无声音嘶哑，可正常进食流质。下列判断正确的是

A. 单侧喉上神经内支损伤
B. 双侧喉上神经外支损伤
C. 双侧喉上神经内、外支损伤
D. 单侧喉上神经外支损伤
E. 单侧喉返神经损伤
F. 双侧喉上神经内支损伤
G. 气管插管致喉头水肿所致
H. 双侧喉返神经损伤

## 参考答案与解析

### 一、A1型题

1. A【解析】颈部囊状淋巴管瘤又称先天性囊状水瘤，为一种多房性囊肿，囊壁甚薄，覆有内皮细胞，内容系透明的淋巴液。临床表现为儿童先天性的颈部质软、无痛、囊性肿物，生长较缓慢。常见于婴儿的颈侧部（颈后三角）皮下组织内。柔软，囊性，有波动感，透光，不易压缩，无疼痛，边界不清，可蔓延生长。内容物透明，微黄色，有大量淋巴细胞。

2. D【解析】甲旁亢患者易于术后发生低钙血症，血清钙一般于术后1~2天开始下降，4~9天达到最低值。

3. E【解析】甲状腺腺瘤术后的一般处理：①监测生命体征。②术后6小时平卧位。③床旁备气管切开包。④术后6小时后半流质饮食。

4. D【解析】轻度甲亢的基础代谢率在+20%~+30%；中度在+30%~+60%；严重病例常在+60%以上。

5. C【解析】按引起甲亢的原因可分为原发性、继发性和高功能腺瘤3类。①原发性甲亢：最常见，多发于近海地区，患者年龄多在20~40岁，是指在甲状腺肿大的同时，出现甲状腺功能亢进症状。腺体肿大为弥漫性，两侧对称，常伴有眼球突出，故又称“突眼性甲状腺肿”。有时伴有胫前黏液性水肿。②继发性甲亢：较少见，多发于单纯性甲状腺肿的流行地区，如继发于结节性甲状腺肿的甲亢，患者先有结节性甲状腺肿多年，以后才出现功能亢进症状。发病年龄多在40岁以上。腺体呈结节状肿大，两侧多不对称，无眼球突出，也无胫前黏液性水肿，容易发生心肌损害。③高功能腺瘤：是继发性甲亢的一种特殊类型，少见，甲状腺内有单发的自主性高功能结节，结节周围的甲状腺组织呈萎缩性改变，放射性碘扫描检查显示结节的聚$^{131}$I量增加，为热结节。患者无眼球突出，也无胫前黏液性水肿。

6. D【解析】甲状舌管囊肿是先天性畸形，与甲状腺发育有关，源于甲状舌管的残余上皮，囊肿和瘘管壁覆有柱状或鳞状上皮，常含淋巴结样组织。多见于15岁以下儿童，男性为女性的2倍。甲状舌管囊肿宜手术将囊肿或瘘管全部切除，必须连同舌骨中段一并切除，

并将甲状舌管结扎。若瘘管在舌骨后或穿过舌骨上行，则需切除一段舌骨以彻底清除囊壁或窦道，并向上分离至舌根部，以免复发。

7. A【解析】甲状腺癌的手术治疗：①乳头状腺癌：如果肿瘤小于 1.5cm 且在腺体包膜内，可将患侧腺体连同峡部全部切除，对侧腺体大部切除；如果肿瘤大于 1.5cm 或侵出甲状腺外膜，或为多癌灶或有淋巴结转移，可将甲状腺全部切除；对没有颈淋巴结转移的，不需同时清扫患侧淋巴结，有转移，需清扫患侧淋巴结。②滤泡状腺癌：即使癌肿尚局限于一侧腺体内，也应行两侧腺体、峡部全部切除。但如果已有颈淋巴结转移，大都也已有远处血行转移，因此，即使彻底清除颈淋巴结，也多不能提高手术疗效。③髓样癌：由于其生物学特性不同于未分化癌，积极采用手术切除两侧腺体及峡部，同时清除患侧或双侧颈淋巴结，仍有较好疗效。④未分化癌：发展甚快，发病后 2～3 个月即出现压迫症状或远处转移；强行手术切除不但无益，而且可加速癌细胞的血行扩散，因此，临床上有怀疑时，可先行针吸细胞学检查或做活检以证实；以放射治疗为主。

8. D【解析】颈淋巴结结核寒性脓肿继发化脓性感染者，需先行切开引流，待感染控制后，必要时再行刮除术。

9. C【解析】硫氧嘧啶通过降低甲状腺素合成，抑制体内淋巴细胞产生自身抗体从而控制因甲状腺素升高引起的甲亢症状。所以需要在甲亢术前服用硫氧嘧啶。

10. D【解析】甲旁亢的实验室检查应包括血清钙、磷、碱性磷酸酶、甲状旁腺素（PTH）浓度及尿钙排出量的测定。其中，血清钙及血清 PTH 浓度是最有价值的。若同一血标本中的血清钙离子浓度和 PTH 浓度均增高，则可以明确甲旁亢的诊断。即使临床上无症状，若血钙高出正常值 0.25mmol/L 或血 PTH 高出 2 倍以上即可诊断为甲旁亢。

11. E【解析】甲状旁腺是较小的内分泌器官，分泌甲状旁腺素，甲状旁腺素的生理功能是调节体内钙的代谢，并维持其平衡，主要使骨钙释出入血，再由肾排出调节血钙平衡，故甲状旁腺素的靶器官是骨与肾，与胃、肝、胰、肺均无直接关系。

12. A【解析】单侧喉返神经损伤可出现声音嘶哑，双侧喉返神经损伤可出现呼吸困难甚至窒息。喉上神经分喉内支及喉外支，喉内支损伤可出现饮水呛咳，喉外支损伤可出现音调降低改变。

13. A【解析】甲状腺癌患者颈淋巴结是否清扫的关键在于对患者预后风险的判定。如患者年龄>45 岁，肿瘤侵透甲状腺被膜，或临床发现有颈淋巴结转移的高复发风险患者，需行颈淋巴结清扫术，包括经典颈淋巴结清扫术以及功能性颈淋巴结清扫术，一般常用后者。对于年龄<45 岁，肿瘤病灶小，无临床颈淋巴结转移者可行第Ⅵ组淋巴结清扫术。

14. D【解析】为了抑制甲状腺素的释放，减少甲状腺血供，常使用的药物是复方碘化钾。碘剂的作用是抑制蛋白水解酶，减少甲状腺球蛋白的分解，从而抑制甲状腺素的释放，还能减少甲状腺的血流量，使甲状腺变小、变硬。

15. C【解析】由于巨大甲状腺长期压迫气管，造成气管软化，切除甲状腺后，软化的气管失去支撑，造成气管塌陷，导致窒息。如术中考虑有此种情况出现，可考虑做气管悬吊，以防气管塌陷。如术后出现气管塌陷导致窒息，需立即行气管切开术，放置较长的导管以支撑塌陷的气管，待2~4周气管复原后拔除气管套管。

16. C【解析】鼻咽癌的颈淋巴结转移率高达79.37%（单侧转移44.20%，双侧35.17%）。50%是以颈部包块为初诊症状。转移淋巴结的分布：颈深上前组占53.45%，颈深上后组31.36%，颈深下组15.76%，颈后三角组18.48%，锁骨上组14.71%，其他组仅占0.18%。颈部肿大的淋巴结无痛、质硬，早期可活动，晚期与皮肤或深层组织粘连而固定。因此选项C正确。

17. D【解析】甲状舌管囊肿多见于15岁以下儿童，男性为女性的2倍。表现为在颈前区中线、舌骨下方的球形、无痛性肿块，边界清晰，表面光滑，有囊性感，并能随吞咽或伸、缩舌而上下移动。此肿物可能是甲状腺。诊断要点：儿童青少年颈前光滑无痛肿物，伸舌时能上提、回缩。

18. B【解析】手术引起的甲状腺危象多在术后12~36小时内发生，患者出现大汗淋漓、发热、食欲缺乏、恶心、呕吐、烦躁不安、嗜睡，甚至昏迷。甲状腺危象的发生是因为甲亢时肾上腺皮质激素的合成、分泌及代谢加速，久之使患者肾上腺皮质功能减退，而手术创伤及疼痛刺激均可使肾上腺皮质激素应激性增多而诱发。预防需要术中应先结扎甲状腺静脉，动作要轻柔，减少挤压甲状腺，避免激素大量释放到血液中。确诊甲状腺危象后首选口服丙硫氧嘧啶，每次200mg，每隔8小时1次；复方碘溶液30滴/次，每隔8小时1次，1周内减量至停用；普萘洛尔20毫克/次，每隔8小时1次；静脉滴注氢化可的松200毫克/天，连续3天；并加强抗感染、支持治疗，纠正水、电解质紊乱。

19. A【解析】甲状腺大部切除术的指征：①继发性甲亢或高功能腺瘤。②中度以上的原发性甲亢。③腺体较大，伴有压迫症状，或胸骨后甲状腺肿等类型甲亢。④抗甲状腺药物或$^{131}$I治疗后复发者或坚持长期用药有困难者。此外，鉴于甲亢对妊娠可造成不良影响（可致流产、早产等），而妊娠又可能加重甲亢，因此，妊娠早、中期的甲亢患者凡具有上述指征者，仍应考虑手术治疗。

20. E【解析】呼吸困难和窒息是甲状腺术后最危急的并发症，多发生在术后48小时内。

21. B【解析】甲状舌管通常在胎儿6周左右自行闭锁，若甲状舌管退化不全，即可形成先天性囊肿，感染破溃后成为甲状舌管瘘。

22. D【解析】参见A1型题第18题解析。

23. E【解析】参见A1型题第3题解析。

24. C【解析】乳头状腺癌多见于30~45岁女性，恶性程度较低，约80%肿瘤为多中心性，多无包膜，约1/3累及双侧甲状腺，较早便出现颈淋巴结转移，有时原发癌灶很小（直径<1cm），未被觉察，但颈部转移的淋巴结已经很大。

25. E【解析】甲亢术后呼吸困难的常见原因包括伤口内出血、喉头水肿，另外双侧喉返神经后支损伤引起两侧声带内收，会出现严重呼吸困难。在以上原因中，出现呼吸困难的最常见原因是血肿压迫或喉头水肿。

26. C【解析】颈淋巴结结核手术时应注意勿伤副神经。

27. E【解析】参见 A1 型题第 3 题解析。

28. A【解析】桥本甲状腺炎是一种自身免疫性疾病，也是甲状腺肿合并甲状腺功能减退最常见的原因。由于自身抗体的损害，病变甲状腺组织被大量淋巴细胞、浆细胞和纤维化所取代。血清中可检出抗甲状腺球蛋白抗体、抗甲状腺微粒体抗体及抗甲状腺细胞表面抗体等多种抗体。组织学显示甲状腺滤泡广泛被淋巴细胞和浆细胞浸润并形成淋巴细胞及生发中心，本病多发生在 30~50 岁女性。

29. A【解析】一般认为对双侧甲状腺癌、对侧甲状腺复发癌、存在远处转移病灶、高危组患者，可采用甲状腺全切除术。

30. B【解析】参见 A1 型题第 6 题解析。

31. B【解析】甲状腺滤泡状腺癌即使癌肿尚局限在一侧腺体内，也应行两侧腺体连同峡部切除，如果没有颈淋巴结转移，也不需颈淋巴结清除。有颈淋巴结转移的应做患侧颈部淋巴结清扫。

32. E【解析】参见 A1 型题第 4 题解析。

33. D【解析】在严重病例如继发性甲亢时会出现心律失常，以心房颤动最为常见，最后出现心力衰竭。

34. D【解析】颈部重要的大静脉损伤后最严重的并发症是空气栓塞，其紧急处理是右心室穿刺或颈内静脉置管吸气，但死亡率仍很高。

35. E【解析】单纯性甲状腺肿是由于缺碘引起的。由于机体从食物和饮水中吸收的碘少，血中甲状腺素浓度降低，腺垂体促甲状腺激素分泌增加，使甲状腺代偿性增生。初期呈弥漫性增大，称为弥漫性甲状腺肿，病变逐渐发展形成许多结节，即结节性甲状腺肿，在此基础上可继发甲状腺功能亢进和癌变。另外，机体对甲状腺素需要量增加，如青春期、妊娠期、哺乳期和绝经期也可发生甲状腺肿；某些药物（磺胺、硫脲类药）、食物（萝卜、白菜）以及先天性因素，也可造成甲状腺素合成和分泌障碍，从而引起甲状腺肿。

36. C【解析】原发性甲亢的临床表现参见 A1 型题第 5 题解析。

37. E【解析】参见 A1 型题第 18 题解析。

38. B【解析】原发性甲旁亢多由于单发的甲状旁腺腺瘤引起，较少由于多发的腺瘤或所有 4 个甲状旁腺的增生，很少由于腺癌引起血钙持续升高。

39. B【解析】单臂弧形切口自乳突呈“Z”形向下行走于斜方肌前缘或表面，跨锁骨中前 1/3 达胸骨切迹下 2~3cm 颈中线处。该切口较为隐蔽，术野显露良好，充分覆盖了颈部重要血管及神经，术后不易发生瘢痕挛缩。

40. B【解析】甲状腺腺瘤按形态学分为滤泡状和乳头状囊性腺瘤 2 种。其中滤泡状腺瘤常见，周围有完整的包膜，乳头状囊性腺瘤少见。

41. D【解析】参见 A1 型题第 17 题解析。

42. A【解析】颈淋巴结结核临床表现为颈部一侧或两侧有多个大小不等的肿大淋巴结，一般位于下颌下以及胸锁乳突肌的前、后缘或深面。初期，肿大的淋巴结相互分离，较硬，无痛，可推动。病变继续发展，发生淋巴结周围炎，使淋巴结与皮肤和周围组织发生粘连；各个淋巴结也可相互粘连，融合成团，形成不容易推动的结节性肿块。晚期，淋巴结发生干酪样坏死、液化，形成寒性脓肿。脓肿破溃后形成经久不愈的窦道或慢性溃疡，排出混有豆渣样碎屑的稀薄脓液。窦道口或溃疡面有暗红色、潜行的皮肤边缘和苍白的肉芽组织。患者大都没有明显的全身症状，无高热。已破溃的淋巴结容易继发感染，引起急性炎症。少部分患者可有低热、盗汗、食欲缺乏、消瘦等全身症状。

43. C【解析】参见 A1 型题第 10 题解析。

44. A【解析】若术中证实甲状腺结节为甲状腺癌而需进一步行颈淋巴结清扫术时，可在原颈前弧形切口处沿患侧胸锁乳突肌后缘向上延长，形成“L”形切口。但“L”形切口最大的弊端是切口不美观。

45. C【解析】根据结核病接触史及局部体征，特别是已形成寒性脓肿，或已破溃形成经久不愈的窦道或溃疡时，多可作出颈淋巴结结核的明确诊断。诊断有困难时，可穿刺或切除一个或数个淋巴结做病理检查。

46. B【解析】甲状腺癌是颈部最常见的甲状腺恶性肿瘤，占全身恶性肿瘤的0.2%~1.0%。

47. C【解析】除髓样癌外，绝大部分甲状腺癌起源于滤泡上皮细胞。髓样癌来源于滤泡旁降钙素分泌细胞（C 细胞）。

48. C【解析】甲状旁腺素过多释放于血液循环中，通过对肾和骨的作用，可导致高钙低磷血症，主要临床表现为泌尿系结石、肾损害、消化性溃疡及神经精神症状。

49. D【解析】髓样癌恶性程度中等，来源于滤泡旁降钙素分泌细胞（C 细胞），分泌大量降钙素，细胞排列呈巢状、带状或束状，无乳头或滤泡结构，呈未分化状，瘤内有淀粉样物沉积。较早出现颈淋巴结转移，晚期可有血行转移。预后不如乳头状癌，但较未分化癌好。

50. B【解析】单纯性甲状腺肿的治疗：①青春期、妊娠期生理性甲状腺肿无须治疗，可多吃含碘丰富的食物，如海带、紫菜等。②单纯性甲状腺肿压迫气管、食管、血管或神经引起临床症状时，应尽早手术治疗，可行甲状腺大部切除术。③巨大的单纯性甲状腺肿虽没有引起压迫症状，但影响生活和工作，也应予手术。④结节性单纯性甲状腺肿继发功能亢进的综合征，或怀疑有恶变的可能，应尽早手术治疗。

51. D【解析】呼吸困难和窒息多由于切口内出血压迫气管，气管塌陷，喉头水肿。单侧喉返神经损伤可出现声音嘶哑，双侧喉返神经损伤可出现呼吸困难甚至窒息。喉内支损伤可出现饮水呛咳。甲状腺危象可出现大汗淋漓、发热、食欲缺乏、恶心、呕吐、烦躁不安、嗜睡，甚至昏迷。手足抽搐是由于甲状旁腺被误切或血运受损引起。

52. A【解析】原发性甲旁亢临床上可分为 3 种类型：①肾型：约 70%，主要表现为尿路结石。②肾骨型：约 20%，表现为尿路结石和骨骼的脱钙病变。③骨型：约 10%，主要表现为骨骼的脱钙病变。

53. E【解析】服用硫脲类药物可使甲状腺缩小变硬，加服碘剂 2~3 周后甲亢症状得到基本控制，方可进行手术。甲亢手术指标包括患者情绪稳定，睡眠良好，体重增加，脉搏在 90 次/分以下，基础代谢率<+20%。

54. D【解析】参见 A1 型题第 24 题解析。

55. E【解析】甲亢的严重程度主要是依据基础代谢率测定来判断的，所以平时应注意观察心率及脉压。

56. E【解析】桥本甲状腺炎的临床表现：①患者常为年龄较大的妇女，病程发展缓慢。②甲状腺逐渐增大，常为弥漫性、对称性肿大，表面平滑，质较硬。颈部淋巴结多不肿大。较大腺肿可有压迫症状。临床上可出现轻度呼吸困难或吞咽困难。③50%以上的病例有甲状腺功能减退表现。

57. E【解析】颈淋巴结结核的治疗方法如下。①全身治疗：适当注意营养和休息。全身给予抗结核药物。口服异烟肼 6~12 个月；伴有全身症状或身体其他处有结核病变者，加服乙胺丁醇、利福平或阿米卡星肌内注射。②局部治疗：少数大、没有液化、可移动淋巴结可手术切除，缝合切口；已液化可穿刺吸脓，然后向脓腔内注入 5%异烟肼或 10%链霉素溶液冲洗，并留适量于脓腔内，每周 2 次；已破溃、没有严重继发感染，可行刮除术，伤口不加缝合，开放引流，局部用链霉素或异烟肼溶液换药，疗效良好；寒性脓肿继发化脓性感染者，需先行切开引流，待感染控制后，必要时再行刮除术。穿刺抽脓方法为在正常皮肤进针潜行进入脓腔。

58. A【解析】甲状腺腺瘤是颈部疾病中最常见的甲状腺良性肿瘤，起自腺上皮组织。

59. E【解析】发现颈部血管损伤时的紧急处理是局部加压，其他措施包括血管吻合、缝合伤口、气管插管、伤口引流。

60. C【解析】甲状腺癌的手术治疗参见 A1 型题第 7 题解析。

61. E【解析】桥本甲状腺炎系自身免疫病。诊断：①甲状腺肿大，基础代谢率低，甲状腺摄 $^{131}$I 量减少。②血沉增快，血清清蛋白含量降低、丙种球蛋白含量升高。

62. B【解析】参见 A1 型题第 53 题解析。

63. D【解析】参见 A1 型题第 57 题解析。

64. A【解析】甲状腺癌的病理类型有乳头状腺癌、滤泡状腺癌、髓样癌和未分化癌，不包括鳞癌。

65. C【解析】参见 A1 型题第 57 题解析。

66. B【解析】颈部血管损伤时，颈内动脉不可结扎。颈外动脉、椎动脉或颈内静脉损伤可做结扎术。如果颈内动脉挫伤缺损，可做颈外动脉与颈内动脉交叉吻合术。

67. D【解析】原发性甲状旁腺功能亢进（PHPT）是因甲状旁腺腺瘤、增生或腺癌引起的甲状旁腺激素过多释放于血液循环中，通过对肾和骨的作用，导致高钙低磷血症。主要临床表现为泌尿系结石、肾损害、消化性溃疡及神经精神症状。90%的甲旁亢为良性病变，男女发病率比例为 1∶(2~3)，发病率随年龄增长而增加，绝经后妇女发病率为普通人群的 5 倍。原发性甲旁亢多由于单发的甲状旁腺腺瘤，较少由于多发的腺瘤或所有 4 个甲状旁腺的增生，很少由于腺癌引起血钙持续升高。原发性甲旁亢临床上可分为肾型、肾骨型和骨型 3 种类型。

68. B【解析】甲亢术后发生甲状腺危象的主要原因是术前准备不充分，甲亢症状未能有效控制造成。

69. D【解析】结节性甲状腺肿的手术适应证：结节性甲状腺肿疑有恶变者、结节性甲状腺肿继发功能亢进者、胸骨后甲状腺肿、出现气管或食管压迫症状者、巨大甲状腺肿影响生活和工作的。

70. B【解析】患者术后合理地安置体位包括 2 种：①根据麻醉方式安置体位，即全麻未清醒患者去枕平卧位，头偏向一侧或侧卧，以防误吸引起窒息或吸入性肺炎。②麻醉反应过后，血压平稳，依据手术部位及病情需要调整体位，即颈、胸部术后高坡半卧位，有利于呼吸及引流；腹部术后低坡半卧位，有利于呼吸、循环及腹腔内渗血、渗液的引流，防止膈下感染；颅脑手术后取头高斜坡卧位（头部抬高 15°~30°），预防脑水肿．降低颅内压；骨科患者术后（脊柱手术）一般平卧于硬板床。

71. B【解析】对于 B 超提示有沙砾样钙化改变的甲状腺结节应警惕甲状腺癌的可能。B 超诊断甲状腺癌的指标：①甲状腺内细沙粒样钙化。②甲状腺结节形态欠规则，边缘欠清晰。③甲状腺结节内部不均匀低回声。④血流丰富程度为Ⅱ~Ⅲ级，血流分布以中心为主。⑤颈部淋巴结转移病灶。

**二、A2 型题**

1. D【解析】桥本甲状腺炎一般不宜手术切除，可长期给予甲状腺制剂治疗，每日 120~180mg，有压迫症状者应行活组织病理学检查以排除恶变。患者甲状腺Ⅱ度肿大，诊断为桥本甲状腺炎，所以应立即停止手术，缝合伤口，术后给予甲状腺素治疗。泼尼松治疗效果不持久。

2. E【解析】甲状腺功能亢进施行甲状腺次全切除术后出现烦躁不安、呕吐是发生了甲状腺危象。正确的紧急处理措施是镇静、吸氧、维持体液平衡；冬眠疗法配合物理降温；给予普萘洛尔；口服复方碘溶液或静脉滴注 10%碘化钾。

3. C【解析】甲亢放射性碘治疗的适应证：中度甲亢年龄在 30 岁以上者，对抗甲状腺药物过敏，长期治疗无效或治疗后复发者，合并严重并发症而无法手术者或术后复发者。

4. C【解析】血清 $T_3$、$T_4$升高对诊断甲亢有意义。

5. C【解析】甲状旁腺功能亢进症多见于 20~50 岁，女多于男。对反复发作的肾结石，特别是两侧肾结石，应考虑到此病。若血钙高于正常值 0. 25mmol/L，即可诊断为甲旁亢。

6. A【解析】根据结核病接触史及局部体征，特别是已形成寒性脓肿，或已破溃形成经久不愈的窦道或溃疡时，多可作出颈淋巴结结核的明确诊断。临床表现参见 A1 型题第 42 题解析。

7. A【解析】参见 A1 型题第 12 题解析。

8. A【解析】单纯性甲状腺肿多发于女性，一般发生在青春期，流行地区常发生于入学年龄。单纯性甲状腺肿初期呈弥漫性增大，称为弥漫性甲状腺肿，病变逐渐发展形成许多结节，即结节性甲状腺肿。甲状腺肿大小不等，形状不同。弥漫性肿大仍显示正常甲状腺形状，两侧常对称；结节性肿大常一侧较显著，囊肿样变结节若并发囊内出血，结节可在短期内增大。腺体表面较平坦、光滑，质软，吞咽时，腺体随喉和气管上下移动。

9. A【解析】桥本甲状腺炎的临床表现参见 A1 型题第 56 题解析。题中叙述不符合桥本甲状腺炎的表现，最不可能诊断为此疾病。

10. D【解析】参见 A2 型题第 8 题解析。

11. D【解析】根据患者病情，考虑腺瘤的可能性大，应进一步检查甲状腺功能。血 $FT_3$、$FT_4$、TSH 水平可了解甲状腺功能。

12. E【解析】甲亢术后 36 小时出现高热，伴呕吐，腹泻、水样便，烦躁是发生了甲状腺危象。甲状腺危象的临床表现参见 A1 型题第 18 题解析。

13. C【解析】根据包块质硬，表面欠光滑，动度较小，左颈部淋巴结肿大，患者可诊断为甲状腺癌。对临床上怀疑为恶性的甲状腺结节如结节质地硬，界限不清的，可采取细针穿刺细胞学检查，FNAC 不仅可以诊断结节的良恶性，还可区分恶性结节的病理类型。FNAC 被认为是诊断甲状腺结节最精确、最可靠的检查方法。

14. E【解析】甲状腺次全切除术后，患者出现手足抽搐的原因为甲状旁腺损伤导致的低钙，最便捷而有效的治疗措施是在抽搐发作时给予 10%葡萄糖酸钙 10ml 静脉注射，注射时速度要慢。其他 4 项虽都可使血钙升高，但都不适合急救。

15. E【解析】甲状腺次全切除术后出现窒息可能为创面出血，引流不畅，导致血肿压迫气管引起窒息，遇到此种情况需立即敞开切口，清除血肿，仔细止血。

16. A【解析】甲状腺癌的临床表现：①甲状腺结节增大，质硬，甲状腺移动度差，颈部淋巴结大，可有声音嘶哑、吞咽困难及 Horner 综合征。②早期无明显自觉症状，晚期波及耳、枕部和肩部，可有顽固疼痛，远处转移至扁骨和肺。③髓样癌可有心悸、面色潮红、腹泻、血钙低及降钙素异常升高等表现，亦可伴有甲状旁腺增生和嗜铬细胞瘤。

17. D【解析】单纯性甲状腺肿初期呈弥漫性增大，称为弥漫性甲状腺肿，病变逐渐发展形成许多结节，即结节性甲状腺肿。超声检查：双侧甲状腺肿大，呈多个结节，彩色多普勒血流显像示血流丰富，绕结节而行。

18. E【解析】参见 A2 型题第 14 题解析。

19. E【解析】对精神过度紧张或失眠的甲亢患者可适当应用镇静药和安眠药以消除患者的恐惧心理。心率过快者，可口服利血平 0.25mg 或普萘洛尔 10mg，每日 3 次。发生心力衰竭者，应予以洋地黄制剂。复方碘溶液为甲状腺激素合成的原料，用以预防和治疗地方性甲状腺肿。用于甲状腺功能亢进术前准备，使甲状腺变小变硬，血流减少，抑制甲状腺激素释放，治疗甲状腺危象。

20. C【解析】参见 A1 型题第 17 题解析。

21. C【解析】参见 A1 型题第 12 题解析。

22. B【解析】甲状腺癌的临床表现参见 A2 型题第 16 题解析。

23. B【解析】测定基础代谢率要在完全安静、空腹时进行。正常值为±10%；增高至+20%～+30%为轻度甲亢，+30%～+60%为中度，+60%以上为重度。患者的基础代谢率=［（脉率+脉压）−111］/100=［（106+30）−111］/100=25%，属于轻度甲亢。

24. A【解析】甲状腺癌的临床表现参见 A2 型题第 16 题解析。

25. D【解析】桥本甲状腺炎的诊断参见 A1 型题第 61 题解析。患者的基础代谢率=［（脉率+脉压）−111］/100=［（82+36）−111］/100=7%。正常值为±10%。所以患者的基础代谢率低，甲状腺摄$^{131}$I 量减少。故符合桥本甲状腺炎的诊断。

26. E【解析】患者可诊断为气管损伤，首要的处理措施是清除呼呼道积血，保持呼吸道通畅。

**三、A3/A4 型题**

1. E【解析】浅表的急性蜂窝织炎病变区皮肤出现明显的红、肿、热、痛，局部病变呈暗红色，与周围皮肤界限不清，病变区中央常因缺血而发生坏死。深在的急性蜂窝织炎常只有局部水肿和深在压痛。患者是左颈部出现肿胀、剧痛，所以可首先诊断为颈深部化脓性蜂窝织炎。

2. D【解析】急性蜂窝织炎的治疗原则：①患部休息，适当加强营养。②局部应用药物湿敷或中药外敷，配合局部理疗。③应用抗生素治疗，通常首先选择抗革兰阳性球菌的抗生素；此后还可以根据临床效果或细菌学检查进行调整。④必要时给予镇痛、退热治疗。⑤对于病变的范围不能确定者可以先做穿刺，如果抽出脓液即行切开引流。⑥应行广泛的切开引流。

3. A【解析】口底、下颌下和颈部的急性蜂窝织炎，可发生喉头水肿和压迫气管，引起呼吸困难，甚至窒息。有时炎症还可以蔓延到纵隔，引起纵隔炎及纵隔脓肿。所以患者可能出现的并发症是化脓性纵隔炎。

4. E【解析】患者首先考虑的诊断为颈淋巴结结核。临床表现参见 A1 型题第 42 题解析。根据结核病接触史及局部体征，特别是已形成寒性脓肿，或已破溃形成经久不愈的窦道或溃疡时，多可作出明确诊断。

5. E【解析】参见 A1 型题第 57 题解析。

6~7 B、D【解析】首先应考虑的诊断为甲状腺癌。甲状腺癌的临床表现参见 A2 型题第 16 题解析。B 超诊断指标参见 A1 型题第 71 题解析。

8. C【解析】甲状腺癌的临床表现参见 A2 型题第 16 题解析。

9. D【解析】原发性甲亢的甲状腺体积常呈对称性、弥漫性肿大，一般不引起压迫症状。因腺体的血管扩张和血流加速，触诊时可有震颤，甲状腺功能亢进症听诊时可有杂音，尤其在甲状腺上动脉进入上极处更为明显。双侧眼球突出、眼裂增宽和瞳孔散大是甲亢典型的眼部症状。大多患者食欲亢进，但少数老年患者可出现食欲缺乏，以至恶病质；也有少数患者呈顽固性恶心、呕吐，以致体重在短期内迅速下降。患者的基础代谢率显著增高，严重病例常在+60%以上。

10. C【解析】甲亢时，血清 $T_3$可高于正常 4 倍左右，而 $T_4$仅为正常的 2.5 倍，因此，$T_3$测定对甲亢的诊断具有较高的敏感性。

11. C【解析】基础代谢率的常用计算公式参见 A2 型题第 23 题解析。

12. C【解析】正常甲状腺 24 小时内摄取的$^{131}$I 量为人体总量的 30%~40%。如果在 2 小时内甲状腺摄取$^{131}$I 量超过人体总量的 25%，或在 24 小时内超过人体总量的 50%，且吸$^{131}$I 高峰提前出现，均可诊断甲亢。

13. D【解析】甲亢术前准备的要求标准参见 A1 型题第 53 题解析。

14. D【解析】患者的基础代谢率为 50%可确定为中度甲亢。对中度以上的甲亢最常用而有效的疗法是甲状腺大部切除术，手术后除眼球突出症状外，其他症状都能消失或减轻。

15. B【解析】基础代谢率＝［（脉率+脉压）－111］/100＝［（104+45）－111］/100＝38%。

16. A【解析】药物准备是甲亢术前用于降低基础代谢率的重要环节。

17. E【解析】参见 A1 型题第 14 题解析。

18. E【解析】为了预防手术后呼吸道并发症，必须在其床边准备紧急拆线缝合包和气管切开包。

19. C【解析】甲亢术后当日应密切注意患者呼吸、体温、脉搏、血压的变化，预防甲状腺危象发生。在术后 48 小时内，护士最重要的是要观察呼吸。如脉搏过快，可使用利血平肌内注射。全麻患者采取去枕平卧位，头偏向一侧。清醒患者采用半卧位，以利呼吸和引流切口内积血；帮助患者及时排出痰液，保持呼吸道通畅。

20. B【解析】亚急性甲状腺炎的诊断要点：患者出现颈部疼痛，甲状腺肿胀并有压痛，1~2 周前常有上呼吸道感染或流行性腮腺炎。患者的基础代谢率升高，血清 $T_3$、$T_4$浓度升高，但放射性碘的摄取量显著降低。诊断有困难时，可用泼尼松进行治疗性试验。

21. D【解析】治疗亚急性甲状腺炎，泼尼松有明显疗效，疼痛很快缓解，肿胀消退。

剂量是每日 4 次，每次 5～10mg，连用 2 周，以后逐渐减少剂量，全程 1～2 个月。但停药后易复发，可再用泼尼松，同时加用甲状腺片，可有较好效果。X 线放射性治疗的疗效较泼尼松持久，抗菌药则无效。

22. A【解析】亚急性甲状腺炎常发生于病毒性上呼吸道感染之后，是颈前肿块和甲状腺疼痛的常见原因。病毒感染可能使部分甲状腺滤泡破坏和上皮脱落，胶体外溢引起甲状腺异物反应和多形核白细胞、淋巴及异物巨细胞浸润，病变滤泡周围出现巨细胞性肉芽肿是其特征。临床表现：①患者颈部疼痛，常波及耳、颞枕部，吞咽时加剧，部分患者体温升高。②甲状腺肿胀、压痛，一般程度较轻。③红细胞沉降率增快，$T_3$、$T_4$可增高，但$^{131}$I 摄取量一般减低。

23. A【解析】甲状腺次全切除术后导致呼吸困难的原因根据题干提示，发生在术后 6 小时，且颈部切口敷料呈红色，最可能是切口内出血。一般来讲，出血导致的呼吸困难发展较慢，多在术后 24～48 小时出现，亦可发生于术后 1 小时，表现为颈部肿胀，切口可有渗血。

24. D【解析】甲亢术后发生切口内出血致呼吸困难，应立即行床旁抢救，及时剪开缝线，敞开切口，迅速去除血肿。或送手术室进行检查、止血和其他处理。如无改善，应立即行气管切开。

25. B【解析】根据题中的临床特点，最可能诊断为单纯性甲状腺肿。该患者是由于碘缺乏或其他因素所导致的甲状腺激素不足而引起的代偿性甲状腺肿大。24 小时的摄碘率虽略有增高，但患者无突眼，心率、血压正常，无甲亢表现，不能诊断为甲亢。

26. A【解析】B 超为单纯性甲状腺肿的首选检查方法，可确定有无结节和扫查出 1cm 以下的结节，结节的大小，结节为单发还是多发，还可明确结节是囊性、实性还是混合性。

27～28 C、B【解析】参见 A1 型题第 50 题解析。

29. A【解析】患者可初步诊断为甲状腺癌。参见 A2 型题第 13 题解析。

30. B【解析】甲状腺片可用作试验性治疗。可用干燥甲状腺片，每日 80～120mg，也可用左甲状腺素，每日 100～200μg，并定期测定血浆 $T_4$和 TSH，以此调整用药剂量。

31. D【解析】甲状腺癌患者因甲状腺肿大而出现呼吸困难时，选用的较好的治疗方法是甲状腺峡部切除。甲状腺峡部连接左右两侧甲状腺组织，如果一侧有问题，且出现乳头状增生活跃，可以预防性切除峡部。

32. E【解析】甲状腺腺瘤进展缓慢，往往为无意中发现颈前包块。除功能自主性腺瘤有甲亢症状外，少有特殊不适主诉。视诊可见颈部局部隆起；触诊甲状腺结节为单发，呈圆形或椭圆形，表面光滑、质韧、边界清楚、可随吞咽活动、无压痛。如结节质地硬、不规则，须警惕甲状腺癌的可能。

33. E【解析】如果此患者有甲状腺肿大，检查中最可能发现结节性甲状腺肿。结节性甲状腺肿发病既有地方性流行特点也有散发特点，女性发病率高于男性。临床常无自觉症状，在结节较大时可产生气管压迫症状。双侧多发易与腺瘤鉴别。单侧单发结节难与甲状腺腺瘤鉴别，需 FNAC 或术中冷冻病理检查以明确诊断。

34. D【解析】原发性甲亢是甲状腺功能亢进症的一种类型，甲状腺体积常呈对称性、弥漫性肿大，一般不引起压迫症状。所以选项 D 错误。甲状腺功能亢进自主神经系统的症状表现为交感神经功能过度兴奋，尤其在原发性甲亢更为显著。患者多言、性情急躁、易激动，且常失眠，两手常有细而速的颤动，在严重病例中，舌与足也有颤动。患者常有热感，容易出汗，皮肤常较温暖，这都说明血管舒缩功能的异常兴奋。

35. E【解析】参见 A3/A4 型题第 9 题解析。

36. A【解析】对精神过度紧张或失眠的甲亢患者可适当应用镇静和安眠药以消除患者的恐惧心理。心率过快者，可口服利血平 0.25mg 或普萘洛尔 10mg，每日 3 次。发生心力衰竭者，应予以洋地黄制剂。术前测定基础代谢率，了解甲亢程度，选择手术时机。服用碘剂 2 周后，症状减轻不明显，此时，可在继续服用碘剂的同时，加用硫氧嘧啶类药物，直至症状基本控制，停用硫氧嘧啶类药物后，继续单独服用碘剂 1~2 周，再进行手术。但术前不宜用阿托品，以免引起心动过速。

37. E【解析】参见 A1 型题第 53 题解析。

38. C【解析】治疗甲亢的主要药物有丙硫氧嘧啶、甲巯咪唑或卡比马唑等。初用剂量为丙硫氧嘧啶每日 200~400mg，甲巯咪唑或卡比马唑每日 20~40mg，3~4 周后，如果疗效显著，即基础代谢率下降、体重增加，剂量可以减少。同时，给予甲状腺制剂，每日 30~60mg，以避免甲状腺的肿大和充血。维持剂量为丙硫氧嘧啶每日 100~200mg，甲巯咪唑或卡比马唑每日 10~20mg，连续服用 6~18 个月。在服用抗甲状腺药物时，每周需检查白细胞计数，如果白细胞计数降至 $3\times10^9/L$ 以下，中性粒细胞计数降至 $0.45\times10^9/L$ 时，要立即停药。

39. B【解析】患者可初步诊断为继发性甲亢。参见 A1 型题第 5 题解析。

40. B【解析】甲亢确诊依靠典型的临床表现，结合血 $T_3$、$T_4$值。其他检查不能作为甲状腺功能检查。

41. A【解析】继发性甲亢的首选治疗为甲状腺大部切除术。

42. C【解析】乳头状甲状腺癌的手术治疗参见 A1 型题第 7 题解析。

43. E【解析】手术治疗，行改良型颈侧方淋巴结清扫术术后易出现的并发症：①呼吸困难甚至窒息是由于双侧喉返神经损伤引起的。②饮水呛咳是由于喉内支神经损伤引起的。③声音嘶哑是由于单侧喉返神经损伤引起的。④音调降低改变是由于喉外支神经损伤引起的。题中并发症不包括选项 E“吞咽困难”。

44~45 B、E【解析】患者甲状腺功能亢进，要求手术，应先进行术前准备，先服用硫氧嘧啶类药物，降低甲状腺素的合成，从而控制甲亢症状，待甲亢症状控制后改服碘剂 2 周，方可进行手术。

46. E【解析】参见 A3/A4 型题第 24 题解析。

47. C【解析】患者最可能的原因是甲状旁腺功能亢进症。甲状旁腺功能亢进症表现为血钙升高，神经肌肉的应激性降低，引起全身肌张力低下、胃肠蠕动减弱，出现疲乏、食欲缺乏、恶心、便秘，甚至因咽肌无力而引起吞咽困难。部分患者可伴有胃、十二指肠溃疡，且可合并上消化道出血。血钙>2.7mmol/L，血磷<1.0mmol/L，尿钙 24 小时超过 200mg。

48. A【解析】B 超简便易行，无损伤，费用低廉，是原发性甲状旁腺功能亢进症定位诊断的首选检查方法。

49. C【解析】PHPT 术后约 80%的患者发生不同程度的低钙血症，表现为手足抽搐。

50. E【解析】PHPT 患者若血钙<2.2mmol/L 出现低血钙症状，尤其是伴有手足搐搦，应首先给予 10%葡萄糖酸钙 10~20ml 加等量 25%葡萄糖溶液稀释后缓慢（不低于 10 分钟）静脉注射，或置于 5%葡萄糖溶液 500~1000ml 中静脉滴注，必要时 1 天内可重复 2~3 次。

51. D【解析】患者的初步诊断为亚急性甲状腺炎。诊断要点参见 A3/A4 型题第 20 题解析。

52. A【解析】对患者的正确处理方法为激素治疗，可使用泼尼松。治疗方法参见 A3/A4 型题第 21 题解析。

53. E【解析】基础代谢率=［（脉率+脉压）-111］/100=［（111+80）-111］/100=80%。

54. D【解析】参见 A2 型题第 23 题解析。患者的基础代谢率为 80%，属于重度甲亢。

55. C【解析】对中度以上的甲亢最常用而有效的疗法是甲状腺大部切除术。手术指征参见 A1 型题第 19 题解析。

56~57 D、B【解析】患者最可能诊断为继发性甲亢。参见 A1 型题第 5 题解析。

58. B【解析】参见 A3/A4 型题第 55 题解析。

59. A【解析】患者最可能诊断为甲状腺癌。甲状腺癌的临床表现参见 A2 型题第 16 题解析。

60. A【解析】甲状腺癌的病理类型参见 A1 型题第 64 题解析。在以上类型中，未分化癌的预后最差。

61. E【解析】甲状腺癌主要应与桥本甲状腺炎进行鉴别。桥本甲状腺炎多表现为无痛性弥漫性甲状腺肿，表面光滑，对称，质硬，多伴甲状腺功能减退，较大腺肿可有压迫症状。

62. B【解析】滤泡状腺癌的手术治疗参见 A1 型题第 7 题解析。滤泡状腺癌也可以采用$^{131}$I 治疗。

63. D【解析】如经上述治疗效果不佳，则应早期给予足量甲状腺抑制剂。甲状腺抑制剂能抑制甲状腺激素的合成与释放，会使甲状腺肿物缩小变硬。

64. C【解析】甲状腺未分化癌发展快，强行手术切除不但无益，且可加快癌细胞的血行扩散。治疗以外放射治疗为主。未分化癌已失去甲状腺细胞构造和性质，摄取放射碘量极少，疗效不佳。

65. A【解析】甲状腺腺瘤进展缓慢，往往为无意中发现颈前包块。除功能自主性腺瘤有甲亢症状外，少有特殊不适主诉。如发生腺瘤囊内出血，肿瘤可突然增大，伴局部疼痛和压痛。在腺瘤增长到一定程度对周围组织器官产生压迫时可有呼吸困难、吞咽困难，如出现声音嘶哑时，须高度警惕甲状腺腺瘤发生恶变。

66. E【解析】诊断为甲状腺腺瘤的患者最佳的治疗措施为手术治疗。

**四、B 型题**

1. D【解析】参见 A1 型题第 1 题解析。

2. C【解析】参见 A1 型题第 17 题解析。

3. A【解析】参见 A1 型题第 49 题解析。

4. D【解析】参见 A1 型题第 24 题解析。

5. B【解析】滤泡状腺癌常见于 50 岁左右中年人，肿瘤生长较快，属中度恶性，病灶多为单发，有包膜，但不完整，且有侵犯血管倾向，33%可经血运转移到肺、肝和骨及中枢神经系统。颈淋巴结侵犯仅占 10%，因此患者预后不如乳头状腺癌。

6. C【解析】未分化癌多见于 70 岁左右的老年人。按其细胞形态又可分为小细胞和巨细胞 2 型，发展迅速，且约 50%早期便有颈淋巴结转移，高度恶性。除侵犯气管和/或喉返神经或食管外，还能经血运向肺、骨远处转移。预后很差。

7~9 E、A、C【解析】手术治疗参见 A1 型题第 7 题解析。

10. B【解析】甲状腺高功能腺瘤采取的治疗方法为甲状腺局部切除。如果瘤体体积相对较大，在发病早期就要进行手术，需要将病灶彻底完整切除，尽可能避免复发。

11. D【解析】桥本甲状腺炎多发生在女性，病程较长，甲状腺肿大呈弥漫性、对称，表面光滑，试用甲状腺制剂后腺体常明显缩小。

12. A【解析】丙硫氧嘧啶是抗甲状腺药物，阻止甲状腺内甲状腺素的合成。但服用较久后，由于腺垂体的代偿作用，增加了促甲状腺素的分泌，引起甲状腺增大、充血。

13. D【解析】参见 A3/A4 型题第 36 题解析。

14~17 C、B、D、A【解析】参见 A1 型题第 12 题解析。

18~19 C、C【解析】长低位弧形切口的优点是能满足同时进行两侧颈淋巴结清扫术的需要，切口线与皮纹一致，可避免术后瘢痕挛缩。由于切口低至近锁骨处，更趋隐蔽易于遮盖。其缺点是上方显露不够充分，手术操作难度大。

20. B【解析】参见 A1 型题第 39 题解析。

21. A【解析】参见 A1 型题第 44 题解析。

22. D【解析】甲状腺癌的临床表现参见 A2 型题第 16 题解析。

23. E【解析】参见 A3/A4 型题第 32 题解析。

24. B【解析】参见 A3/A4 型题第 9 题解析。

25. E【解析】乳头状腺癌的手术治疗参见 A1 型题第 7 题解析。

26. A【解析】甲状腺腺瘤有引起甲亢和恶变的可能，所以采取的治疗方法为早期行患侧的甲状腺腺叶或部分（腺瘤小）切除。

27. D【解析】参见 A2 型题第 1 题解析。

28. D【解析】继发性甲旁亢多见于下列原因所致的低血钙：①肾功能不全（慢性肾炎）。②维生素 D 缺乏（如佝偻病、骨软化症等）。③在妊娠或哺乳期母体失钙过多。长时期的低血钙会刺激甲状旁腺素（PTH）分泌增加，即发生甲状旁腺代偿性增生、肿大。所以继发性甲状旁腺亢进症常伴有甲状旁腺增生。

29. E【解析】甲状腺功能亢进症简称“甲亢”，是由于甲状腺功能增高，分泌过多的甲状腺素，引起氧化过程加快、代谢率增高的一组常见内分泌疾病，属于自身免疫性疾病。

30. C【解析】亚急性甲状腺炎常发生于病毒性上呼吸道感染之后，是颈前肿块和甲状腺疼痛的常见原因。

31. A【解析】喉上神经外支支配环甲肌，损伤后引起环甲肌瘫痪，从而引起音调降低改变。

32. D【解析】喉返神经后支支配声带的外展肌，损伤后引起外展肌瘫痪，从而引起声带内收。

33. D【解析】喉上神经内支支配喉黏膜的感觉，损伤后患者失去喉部反射性咳嗽，引起呛咳。

34. C【解析】甲状腺癌术后出现手足抽搐是由于甲状旁腺被误切或血运受损引起，尤其在行双侧甲状腺全切术易发生，多在术后 2~3 天出现，轻者为面部、手足的麻木，重者发生面肌和手足抽搐。

35. A【解析】原发性甲亢的临床表现参见 A1 型题第 5 题解析。

36. C【解析】结节性甲状腺肿的女性发病率较男性高。一般都发生在青春期，在流行地区常出现于入学年龄。甲状腺肿大小不等，形态不同。初期弥漫性肿大，两侧常对称；后期形成结节时，双侧常不对称。结节性甲状腺肿可伴发囊性变，若并发囊内出血，结节可在短期内迅速增大而引起疼痛。腺体表面一般较平坦，质软，吞咽时，腺体随着喉和气管上下移动。结节性甲状腺肿能向胸骨后生长延伸。

37. B【解析】参见 A1 型题第 61 题解析。

38. D【解析】参见 A3/A4 型题第 20 题解析。

## 五、X 型题

1. ACE【解析】原发性乳头状腺癌、滤泡状腺癌或混合性癌在下述情况下可以采用 $^{131}I$ 治疗：①术后癌残留。②不能切除的原发癌。③有摄取 $^{131}I$ 功能的转移癌灶。

2. ABDE【解析】甲状腺癌是一种较常见的甲状腺恶性肿瘤，发病原因可能与放射性损伤、摄碘过量或不足、甲状腺腺瘤、慢性甲状腺炎癌变、遗传因素等有关。

3. ACDE【解析】甲亢外科治疗一般可用气管插管全身麻醉，尤其对巨大胸骨后甲状腺肿压迫气管或精神异常紧张的甲亢患者，以保证呼吸道通畅和手术的顺利进行。手术应轻柔、细致，认真止血、注意保护甲状旁腺和喉返神经。通常需切除腺体的70%~90%，并同时切除峡部，每侧残留腺体以如成人拇指末节大小为恰当（3~4g）。对较大血管（如甲状腺上动静脉，甲状腺中、下静脉），应分别采用双重结扎，防止滑脱出血。

4. BCDE【解析】甲亢术后除双侧喉返神经损伤可引起窒息外，还可由于巨大甲状腺长期压迫气管，造成气管软化，切除甲状腺后，软化的气管失去支撑，造成气管塌陷，导致窒息。出现窒息还有可能为创面出血，引流不畅，导致血肿压迫气管引起窒息。

5. BE【解析】抗甲状腺药物治疗的适应证：①病程较短、病情较轻的原发性甲亢患者。②20岁以下的青少年和儿童。③伴有其他严重疾病而不宜施行手术的患者。④手术前准备。

6. CDE【解析】核素扫描为热结节的甲状腺单发结节，大多是良性病变，癌变可能性较小。老年人甲状腺单发结节的恶变可能性较小。核素扫描为冷结节的甲状腺单发结节，恶变可能性较大，多需手术治疗。凡是发展较快且质地较硬的单发结节、伴有颈部淋巴结肿大的结节，或是儿童的单发结节，因它们演化为恶性的可能性较大，应早日手术。

7. AC【解析】参见A1型题第50题解析。

8. ABDE【解析】参见A1型题第18题解析。

9. BC【解析】亚急性甲状腺炎患者的基础代谢率升高，血清 $T_3$、$T_4$浓度升高，但放射性碘的摄取量显著降低。原发性甲状腺功能亢进症患者的基础代谢率显著增高，其程度与临床症状的严重程度一致。所以选项B、C正确。单纯性甲状腺肿的基础代谢率正常。甲状腺功能减退症的基础代谢率降低。桥本甲状腺炎实验室检查基础代谢率降低，摄$^{131}$I率降低。

10. ABC【解析】甲状腺癌手术的切口有“L”形切口、单臂弧形切口和长低位弧形切口。

11. CE【解析】分化型腺癌可有血清甲状腺球蛋白水平明显增高，而 $T_3$、$T_4$无变化。

12. ACDE【解析】亚急性甲状腺炎的临床表现参见A3/A4型题第22题解析。

13. AC【解析】参见A3/A4型题第19题解析。

14. ABCE【解析】参见A1型题第53题解析。

15. AB【解析】参见B型题第34题解析。

16. ABCE【解析】由于甲状腺腺瘤可以恶变，与甲状腺癌难以鉴别，与结节性甲状腺肿难以鉴别，且可引起甲亢，故应早期手术切除。

17. AB【解析】参见A3/A4型题第38题解析。

18. BCDE【解析】参见A1型题第35题解析。

19. BCD【解析】双侧眼球突出、眼裂增宽和瞳孔散大是典型的眼症症状。其他不常出现的眼部特征：①眼向下看时，上睑不随眼球下闭，在角膜上方露出巩膜。②凝视时极少瞬眼。③两眼集合能力甚差。

20. AD【解析】颈部囊状淋巴管瘤的治疗原则：小囊肿应全部切除，大而深的囊肿首先注射疗法。

21. BCE【解析】参见 A3/A4 型题第 38 题解析。

22. ABDE【解析】单侧颈部探查的适应证：①有临床表现、高血钙、高 PTH，明确诊断为 PHPT，无家族史，非多发性内分泌肿瘤的患者。②颈部定位检查仅单侧有增大的甲状旁腺。③由经验丰富的专科医师主持手术。④术中发现定位侧有一个增大的甲状旁腺，另一个正常或已萎缩。⑤术中病理检查为腺瘤。

23. CDE【解析】甲状腺髓样癌患者测血清降钙素、前列腺素及组织胺酶水平均有明显升高。

24. ABCD【解析】参见 B 型题第 6 题解析。

25. AB【解析】放射性$^{131}$I 治疗可造成永久性甲状腺功能减退症，有时加重突眼征。

26. CD【解析】参见 A3/A4 型题第 33 题解析。

27. BCDE【解析】对颈部肿块的诊断分析，一般规律有：非甲状腺肿块多于甲状腺肿块；肿瘤性肿块多于非肿瘤性肿块；转移性肿瘤多于原发性肿瘤；锁骨上区转移灶多于锁骨下区；恶性肿瘤、良性肿瘤、先天性疾患各占 1/3。

28. ABCE【解析】胸腺咽管囊肿、囊状淋巴管瘤、甲状舌管囊肿、颏下皮样囊肿均属于与先天胚胎发育有关的颈部疾病。结节性甲状腺肿与先天胚胎发育无关，多由弥漫性甲状腺肿演变而成，是后天形成的。

29. BDE【解析】血中 $T_3$、$T_4$增高、口服甲状腺素片可负反馈抑制促甲状腺激素的释放，反之，血中 $T_3$、$T_4$降低、手术切除部分甲状腺、缺碘可促进促甲状腺激素的释放。

30. ABCE【解析】甲状旁腺分泌甲状旁腺激素，它可使血钙浓度升高，又能抑制肾小管对磷的重吸收，使尿磷增加，血磷降低。所以，甲状旁腺损伤时，可出现血钙降低、血磷增加、尿磷减少，并出现 Trousseau 征。血钙降低引起手足抽搐，面部、手足麻木。

31. ABC【解析】参见 A1 型题第 28 题解析。

32. AC【解析】亚急性甲状腺炎可能与病毒感染有关，病理变化表现为肉芽肿性炎或巨细胞性甲状腺炎。病变呈灶性分布，范围大小不一，发展不一致，部分滤泡被破坏，胶质外溢，引起类似结核结节的肉芽肿形成，并有多量的中性粒细胞及不等量的嗜酸性粒细胞、淋巴细胞和浆细胞浸润，可形成微小脓肿，伴异物巨细胞反应，但无干酪样坏死。恢复期巨噬细胞消失，滤泡上皮细胞再生、间质纤维化、瘢痕形成。

## 六、案例分析题

1. A【解析】甲状腺癌的临床表现参见 A2 型题第 16 题解析。甲状腺癌放射性核素扫描大多表现为冷结节，也有少数为温结节。B 超检查可见甲状腺结节形态欠规则，边缘欠清晰。甲状腺结节内部不均匀低回声，为实性包块。

2. ABCE【解析】甲状腺癌需要与亚急性甲状腺炎、桥本甲状腺炎和乳头状囊性腺瘤进行鉴别诊断。

3~4 E、E【解析】部分甲状腺癌患者采取 FNAC 可确诊，但部分患者还需要进一步检查或术中冷冻病理学检查以明确诊断。

5. ACDE【解析】甲状腺癌的综合治疗方法有手术治疗、内分泌治疗、放射性核素治疗、照射治疗。

6. B【解析】甲状腺癌术后的一般处理：①监测生命体征。②术后 6 小时平卧位，床旁备气管切开包。③术后复查血电解质、甲状腺功能。④抗感染治疗，应用抗生素 2 天。⑤术后 3 天伤口引流量<20ml 可拔除引流管。⑥术后第 1~2 天可给予左甲状腺素钠 100~200μg/d。

7~8 A、CE【解析】结合临床表现，应首先考虑的术后并发症为乳糜瘘，因为乳糜瘘表现为术后引流管大量淋巴液溢出。预防乳糜瘘的关键是在清扫颈内静脉外侧靠近锁骨 3cm 时，不能锐性分离，而是要钝性分离，分次钳夹切断脂肪淋巴组织。

9. D【解析】甲状腺结节多伴有淋巴结肿大，所以要触摸颈部淋巴结。

10. ABCEF【解析】颈部 B 超是评价甲状腺结节的首选方法，所以选项 A 正确。甲状腺核素扫描能够评价结节的功能，所以选项 B 正确。颈部 CT 可显示甲状腺结节的情况以及有无胸骨后甲状腺肿，所以选项 C 正确。X 线检查有助于发现不规则的胸骨后甲状腺肿和钙化的结节，所以选项 E 正确。甲状腺包块穿刺活检对术中恶性肿瘤的发现率高，所以选项 F 正确。

11. C【解析】患者无意间发现甲状腺包块，B 超检查发现颈部有肿大淋巴结，甲状腺放射性核素扫描提示甲状腺冷结节，可诊断为甲状腺癌。

12. BE【解析】活检病理学诊断是诊断甲状腺肿瘤的金标准。

13. D【解析】先切除包块，根据术中病理决定手术方式是目前最好的治疗方法之一。

14. ABD【解析】游离甲状腺上极时要紧贴甲状腺进行操作，以防损伤喉上神经，游离甲状腺下极时要远离甲状腺进行操作，以防损伤喉返神经。如要避免损伤神经，可常规暴露喉返神经后再进行甲状腺切除。

15~16 E、A【解析】损伤了喉上神经内支（感觉支），则喉部黏膜感觉丧失，进食特别是饮水时容易误咽引起呛咳。一侧喉返神经损伤，可引起声音嘶哑。

17. ADEF【解析】上述神经损伤后，因血肿、牵拉所致的损伤多是暂时性的，理疗或及时处理后，一般可在 3~6 个月恢复。不需要电生理检查和 X 线检查。

18. ABEF【解析】患者术后 3 天出现面部针刺样疼痛，可能出现了术后并发症手足抽搐，多系损伤甲状旁腺所致。发生手足抽搐后，先观察 3 周，限制食用肉、奶、蛋，抽搐发作时立即给予 10%葡萄糖酸钙 15~20ml，症状轻者，可口服葡萄糖酸钙 2~4g。所以选项 A、B、E、F 正确。

19. ABCDF【解析】颈部正侧位片和 PTH 对甲状腺内 1cm 结节检查意义不大，但可以采取。B 超检查可了解其囊、实性，放射性核素扫描和 $T_3$、$T_4$检测可了解是否存在高功能腺瘤的可能。

20. BC【解析】甲状腺内单个肿物应该考虑甲状腺腺瘤和甲状腺癌的可能。甲状腺肿和桥本甲状腺炎显示甲状腺弥漫性肿大。甲状旁腺瘤和甲状舌骨囊肿不在甲状腺内。

21. E【解析】甲状腺实性结节，周围淋巴结肿不大。放射性核素扫描为冷结节。适宜的处理是手术治疗，术中行冷冻切片病理检查，根据病理结果决定手术方法。

22. A【解析】分化型乳突状、滤泡状甲状腺癌，年龄小于 46 岁，属低危组；肿瘤直径小于 1. 5cm，局限于右叶，适应于右侧甲状腺加峡部切除。

23. E【解析】手术治疗 2 年后，患者右颈部出现一个 1cm 大小肿大淋巴结。应采取的治疗是手术切除肿大淋巴结，同时探查同侧颈部有无肿大淋巴结，对可疑者行病理检查。

24. CDF【解析】相对于多发的小结节，单个孤立的小结节恶性的可能性反而大，在局部成簇出现的小结节，恶性的可能性较小。所以选项 C 错误。“冷结节”有恶性的可能，但多个“冷结节”多为良性腺瘤或结节，此外，若结节内有出血或囊性变，也可表现为“冷结节”。一般单个冷结节为恶性肿瘤的可能性较大，冷结节中癌肿发现率为 54. 5%。所以选项 D 错误。B 超发现甲状腺内沙粒样钙化则提示是甲状腺癌的可能。所以选项 F 错误。

25. CDG【解析】甲状腺上、下动脉之间以及咽喉部、气管、食管的动脉分支之间，均具有广泛的吻合，故在手术中将甲状腺上、下动脉全部结扎，也不会发生甲状腺残留部分及甲状旁腺缺血。所以选项 A 错误。乳头状腺癌当肿瘤大于 1. 5cm，可将甲状腺全部切除；对没有颈淋巴结转移的，不需同时清扫患侧淋巴结，不需要行 $^{131}$I 治疗。所以选项 B、E、H 均错误。手术前无须给予碘剂，处理甲状腺上极时要贴紧甲状腺进行操作，以防损伤喉上神经，处理甲状腺下极时要远离甲状腺进行操作，以防损伤喉返神经。所以选项 F 错误。

26. D【解析】参见 A1 型题第 12 题解析。患者无声音嘶哑，但有音调降低，说明为一侧喉上神经外支损伤。

# 第八章　乳腺疾病

## 一 A1型题

1. 下列关于乳腺纤维腺瘤的叙述，不正确的是

   A. 约有15%表现为多发　　B. 无压痛，生长缓慢

   C. 表面光滑、界清、质硬、活动　　D. 在青春发育期生长较快

   E. 在妊娠及哺乳时生长较慢

2. 乳腺分叶状肿瘤的诊断为

   A. 可根据临床症状和辅助检查结果进行明确诊断

   B. 乳腺钼靶片和超声检查可明确诊断

   C. 组织病理学检查可获得准确的诊断

   D. 空芯针穿刺活检可区分分叶状肿瘤与纤维腺瘤

   E. 细针穿刺可明确诊断

3. 乳腺癌钼靶X线片的主要表现为

   A. 密度不均匀，边界不清楚

   B. 密度均匀的肿物，可见圆圈及小斑片状钙化

   C. 片状或结节状致密影，和周围腺体组织密度类似

   D. 密度均匀的肿物，边界较清晰、整齐

   E. 高密度影肿物，边缘呈毛刺状，可见小簇状、沙砾样钙化

4. 乳腺癌的化疗方案中，蒽环类与紫杉类联合为

   A. CAF方案　　B. A（E）C方案

   C. $FE_{100}C$方案　　D. TAC方案

   E. TC方案

5. 确诊乳腺肿块为良恶性病变的检查方法是

   A. 钼靶X线检查　　B. 近红外线扫描

   C. 彩超　　D. 细针穿刺细胞学检查

   E. 病理切片检查

6. 与乳腺癌发病有直接关系的激素是

   A. 甲状腺素　　B. 孕激素

C. 雄激素
D. 雌激素
E. 泌乳素

7. 下列属于晚期乳腺癌特征的是
A. 乳头溢液
B. 酒窝征
C. 腋窝淋巴结融合固定
D. 肿块3cm左右
E. 肿块表面高低不平

8. 乳房的物理检查方法不正确的是
A. 按一定顺序检查乳房
B. 用手抓捏乳房及肿物，以体会肿物情况
C. 须观察乳头溢液量和色泽
D. 先检查健侧再检查患侧乳房
E. 用手指掌面轻按滑动检查腋窝淋巴结情况

9. 乳腺癌有多种分型方法，目前国内多采用以下病理分型，其中分化较低，预后较差的是
A. 非浸润性癌，包括导管原位癌、小叶原位癌、湿疹样癌
B. 早期浸润性癌，包括早期浸润性导管癌、早期浸润性小叶癌、髓样癌
C. 浸润性癌特殊型包括乳头状癌、髓样癌、小管癌、黏液腺癌等
D. 浸润性癌非特殊型，包括浸润性导管癌和浸润性小叶癌
E. 其他罕见癌

10. 炎性乳腺癌的临床表现不包括
A. 腋窝淋巴结肿大
B. 白细胞计数正常
C. 无明显发热
D. 短期抗生素治疗无效
E. 全身明显发热

11. 隐匿性乳腺癌经（　　）可确定腋窝肿大淋巴结为转移性癌
A. 超声检查
B. 近红外线扫描
C. 病理或细针穿刺细胞学检查
D. 钼靶照相
E. 粗针穿刺组织病理学检查

12. 隐匿性乳腺癌的首发症状多为
A. 腋窝淋巴结肿大
B. 乳头、乳晕糜烂
C. 湿疹样变
D. 乳晕区皮肤增厚、粗糙
E. 表面有灰黄色痂皮

13. 当乳腺癌皮内、皮下淋巴管被癌细胞阻塞时，其临床表现为
A. 乳腺皮肤红肿
B. 乳腺皮肤凹陷
C. 乳头凹陷
D. 乳头呈湿疹样变
E. 乳腺皮肤呈“橘皮”样变

14. 乳腺癌中最常见的病理分型是
A. 非浸润性癌
B. 早期浸润性癌

C. 浸润性导管癌　　D. 浸润性小叶癌

E. 乳头湿疹样乳腺癌

15. 乳腺囊性增生病的疼痛特点是

A. 疼痛无明显规律　　B. 月经前期疼痛减轻

C. 月经前期疼痛出现或加重　　D. 月经后期疼痛加重

E. 月经期疼痛较重

16. 现已有经过验证的、以计算机为基础的评估模型，可依据预后因子来评估乳腺癌患者 10 年无病生存率和总生存率。这些预后因子不包括

A. 患者的年龄　　B. 伴随疾病

C. 肿瘤大小　　D. 肿瘤分级

E. 肿瘤人表皮生长因子受体 2（HER2）状态

17. 乳腺癌的淋巴转移途径中，较少发生但一经发生则预后较差的为

A. 经皮下淋巴管侵入另一侧乳房　　B. 逆行途径转移到对侧腋窝

C. 经内侧淋巴管侵入胸骨旁淋巴结　　D. 经深部淋巴网侵入腹直肌鞘

E. 经胸大肌外侧缘淋巴管侵入同侧腋窝淋巴结

18. 乳腺纤维腺瘤的发病与（　　）有关

A. 雌激素过多　　B. 雌激素过少

C. 孕激素过多　　D. 雄激素过多

E. 激素比例失调

19. 炎性乳腺癌患者的初始治疗为

A. 手术治疗　　B. 全乳切除及腋淋巴结清扫

C. 术后胸部和局部淋巴结放射治疗　　D. 内分泌治疗

E. 以蒽环类为基础、联合或不联合紫杉类的术前化学治疗

20. 关于炎性乳腺癌的叙述，不正确的是

A. 多发生于年轻女性

B. 经临床确诊的炎性乳腺癌患者应最先采取手术治疗

C. 特征为 1/3 以上（包括 1/3）面积皮肤的充血水肿

D. 充血区有明显可触及的边界

E. 对术前化学治疗有反应的患者应接受全乳切除及腋淋巴结清扫

21. 乳腺脓肿切开排脓的注意点不包括

A. 先穿刺抽脓　　B. 用指轻探并分离多房脓腔

C. 酌情做对口引流　　D. 必须应用局部麻醉

E. 乳晕切口或放射状切口

22. 以下不属于晚期乳腺癌表现的是

A. 乳房及周围有广泛的皮肤水肿
B. 患侧腋下多个淋巴结肿大
C. 锁骨上淋巴结转移
D. 患侧手臂水肿
E. 炎性癌

23. 胚叶结缔组织来源的乳房肉瘤不包括
A. 间质肉瘤
B. 纤维肉瘤
C. 血管肉瘤
D. 淋巴肉瘤
E. 脂肪肉瘤

24. 下列乳房疾病中，表现为乳头内陷的疾病是
A. 乳腺纤维腺瘤
B. 乳腺癌
C. 急性乳腺炎
D. 乳腺囊性增生病
E. 导管内乳头状肿瘤

25. 乳腺癌的好发部位是乳房的
A. 外下象限
B. 外上象限
C. 内下象限
D. 内上象限
E. 乳晕区

26. 恶性程度最高的乳腺癌是
A. 湿疹样癌
B. 髓样癌
C. 硬癌
D. 黏液癌
E. 炎性乳腺癌

27. 可经椎旁静脉系统转移到骨的肿瘤是
A. 肺癌
B. 乳腺癌
C. 结肠癌
D. 皮肤癌
E. 四肢肉瘤

28. 乳腺癌 TNM 分期中原发肿瘤（T）的最大直径为
A. 1cm
B. 4cm
C. 2cm
D. 3cm
E. 5cm 以上

29. 哺乳期乳腺炎早期最为关键的治疗是
A. 排空乳汁
B. 停止哺乳
C. 用硫酸镁液湿敷
D. 全身应用抗生素
E. 脓肿切开引流

30. 乳腺囊性增生病的临床表现不包括
A. 周期性乳房胀痛
B. 单侧或双侧乳房肿块
C. 偶有乳头溢液
D. 边界不清的结节性肿块

E. 腋窝淋巴结肿大

31. 乳腺癌局部检查中，以下体征提示预后最差的是

A. 癌块表面皮肤凹陷　　B. 乳头、乳晕湿疹样改变

C. 局部皮肤“橘皮样”改变　　D. 乳头抬高、内陷

E. 局部皮肤充血、发红，呈现急性炎症改变

32. 早期乳腺癌首选的治疗方法是

A. 化学治疗　　B. 激素治疗

C. 放射治疗　　D. 早期手术

E. 免疫疗法

33. 根据定义，炎性乳腺癌的原发病灶被归为

A. $T_{4a}$　　B. $T_{4b}$

C. $T_{4c}$　　D. $T_{4d}$

E. Tis

34. 下列关于乳腺囊性增生病的临床特点，叙述不正确的是

A. 有的患者没有明显周期性变化

B. 可累及到肩部、上肢或胸背部

C. 乳房胀痛多在月经前加重，来潮后减轻，有时整个月经周期都痛

D. 病灶位于乳房外上方较多，也可影响到整个乳房

E. 肿块与周围乳腺组织的界限不清，与皮肤或胸肌粘连

35. 下列关于乳房疾病，叙述不正确的是

A. 乳腺纤维腺瘤是乳腺最常见的良性肿瘤

B. 导管内乳头状肿瘤典型特点是多数有乳头溢液症状

C. 良性乳腺分叶状肿瘤呈膨胀性生长，可突破包膜

D. 急性乳腺炎多发生于产后哺乳期的妇女

E. 手术切除是治疗乳腺纤维腺瘤唯一有效的治疗方法

36. 急性乳腺炎的预防方法，叙述不正确的是

A. 哺乳前后要经常用肥皂、温水洗净　　B. 哺乳前后可用3%硼酸水洗净乳头

C. 哺乳前后可用乙醇洗净乳头　　D. 已有乳头破损或皲裂存在者应停止哺乳

E. 对于乳头内缩者，应将乳头轻轻挤出后再清洗干净

37. 下列选项中可提示为乳腺癌的指标是

A. 月经周期紊乱　　B. 乳房周期性胀痛

C. 乳房内多个小肿块　　D. 乳房内单个无痛性肿块

E. 乳房局限性肿痛

38. 血行转移是乳腺癌术后复发的根源，常见的转移部位不包括

A. 骨　　B. 肝
C. 肺　　D. 脑
E. 心脏

39. 乳腺癌的乳腺照射建议剂量和临床加量分别为
A. 20~35Gy，5~10Gy　　B. 35~40Gy，10~15Gy
C. 40~45Gy，5~15Gy　　D. 45~55Gy，10~15Gy
E. 55~65Gy，10~15Gy

40. 乳腺癌肿瘤最大径≤3cm，单一病灶，乳房丰满，自愿手术的患者采取的方法为
A. 保留乳房的乳癌切除术　　B. 乳癌改良根治术
C. 乳癌区段切除术　　D. 乳房单纯切除术
E. 靶向治疗

41. 根据国际抗癌协会的TNM分期，以下关于乳腺癌的分期，叙述不正确的是
A. 0期：$TisN_0M_0$
B. Ⅰ期：$T_1N_0M_0$
C. Ⅱ期：$T_{0\sim1}N_1M_0$，$T_2N_{0\sim1}M_0$，$T_3N_0M_0$
D. Ⅲ期：$T_{0\sim2}N_2M_0$，$T_3N_{1\sim2}M_0$，$T_4N_{0\sim1}M_0$，任何$TN_3M_0$
E. Ⅳ期：$T_4N_3M_0$，包括$M_1$的任何TN

42. 治疗乳腺纤维腺瘤的有效方法为
A. 应用逍遥散　　B. 应用维生素B
C. 应用维生素C　　D. 应用他莫昔芬
E. 手术治疗

43. 关于乳腺囊性增生病，叙述不正确的是
A. 发生、发展与卵巢内分泌状态密切相关
B. 症状与月经周期有关
C. 常于月经前期出现或加重，月经后减轻或消失
D. 可伴有疼痛、乳房结节、乳头溢液等症状
E. 仅表现为单侧乳房胀痛或针刺样

44. 乳腺癌来源于
A. 小叶间质　　B. 乳腺囊肿
C. 导管内乳头状瘤　　D. 乳腺导管上皮及腺泡上皮
E. 乳腺纤维腺瘤

45. 乳腺癌出现表面皮肤凹陷，即所谓“酒窝征”的形成机制是
A. 癌细胞堵塞乳房皮下淋巴管　　B. 癌肿侵入乳腺管使其收缩
C. 癌细胞浸润大片皮肤　　D. 癌肿侵犯Cooper韧带使其收缩

E. 以上都不是

46. 患者绝经前后均可使用的内分泌治疗药物为
A. 他莫昔芬
B. 来曲唑
C. 阿那曲唑
D. 依西美坦
E. 己烯雌酚

47. 乳腺结核为少见的乳腺疾病，不可经（　　）途径传播至乳房
A. 肺结核
B. 肠结核
C. 肠系膜淋巴结核
D. 血行传播
E. 淋巴管传播

48. 关于乳腺癌的叙述，不正确的是
A. 起源于乳腺各级导管及腺泡上皮
B. 好发于中老年女性，可完全没有主观症状
C. 以导管癌居多
D. 常见的表现是无痛性肿块
E. 多为单发，好发于内上象限

49. 血性乳头溢液最常见于
A. 乳腺叶状囊肉瘤
B. 导管内乳头状肿瘤
C. 乳腺纤维腺瘤
D. 乳腺囊性增生病
E. 乳房脂肪坏死

50. 早期急性乳腺炎的处理措施，叙述正确的是
A. 停止哺乳
B. 青霉素抗感染
C. 避免热敷
D. 磺胺药抗感染
E. 早期手术切开排脓

51. 乳头 Paget 病是指
A. 导管内癌
B. 硬癌
C. 髓样癌
D. 炎性乳腺癌
E. 乳头湿疹样乳腺癌

52. 乳腺癌内分泌治疗时需服用他莫昔芬，其用药时间通常为
A. 0.5 年
B. 1 年
C. 5 年
D. 8 年
E. 10 年

53. 多乳头、多乳房的乳腺始基产生于
A. 胚胎第 3 周
B. 胚胎第 6 周
C. 胚胎第 8 周
D. 胚胎第 10 周
E. 胎儿第 14 周

54. 急性乳腺炎脓肿形成后的主要治疗措施是

A. 局部热敷、理疗
B. 终止哺乳
C. 促进乳汁通畅排出
D. 及时行脓肿切开引流术
E. 应用广谱抗生素

55. 急性乳腺炎乳晕下脓肿切开引流时应采取的切口为
A. 以脓肿为中心的辐射状切口
B. 沿乳晕边缘的弧形切口
C. 沿脓肿边缘的弧形切口
D. 以乳头为中心的辐射状切口
E. 沿乳房下沿的弧形切口

56. 乳房肉瘤典型的临床表现为
A. 搏动性疼痛
B. 乳头内陷
C. 乳房皮肤无明显的静脉扩张
D. 月经前期加重，月经后减轻或消失
E. 无痛而较大的乳房肿块

## 二 A2型题

1. 患者，女性，62岁。右乳头瘙痒1年，逐渐加重为烧灼感、刺痛感，乳头有轻度糜烂，呈碎屑脱皮。可首先考虑的诊断为
A. 乳头湿疹样乳腺癌
B. 乳头皮肤鳞癌
C. 导管内乳头状肿瘤
D. 乳腺囊性增生病
E. 急性乳腺炎

2. 患者，女性，45岁。左乳腺癌根治术后上肢活动受限。护士指导其患侧肢体进行康复锻炼，应达到的目的为
A. 手能摸到同侧耳朵
B. 肩能平举
C. 肘能屈伸
D. 手摸到对侧肩部
E. 手经头摸到对侧耳朵

3. 患者，女性，40岁。右乳房内肿块4.0cm×3.0cm，皮肤略回缩；基底不固定，右腋下2.5cm×1.5cm的活动淋巴结2个，质硬，病理证实为乳腺癌，淋巴结无远处转移。按国际标准，应属于
A. $T_2N_1M_0$
B. $T_3N_3M_0$
C. $T_1N_1M_0$
D. $T_3N_1M_0$
E. $T_3N_2M_0$

4. 患者，女性，42岁。发现左乳长肿物2个月，近期明显增大。左乳外上象限检查可触及3.0cm×3.0cm肿块，质硬，活动差，左腋下未触及肿大淋巴结。经乳腺细针穿刺活检诊断肿块为坏死组织。进一步处理措施为
A. 密切观察一段时间
B. 换用粗针再穿刺活检
C. 切取部分肿块组织做活检
D. 完整切除肿物及其周围组织活检

E. 以上都不正确

5. 乳腺癌患者，女性，50 岁。右乳外上象限有直径 4cm 肿块，与皮肤有粘连，可推动，腋窝淋巴结有 2 个散在肿块。此乳腺癌临床分期为

A. 第Ⅰ期 B. 第Ⅱ期

C. 第Ⅲ期 D. 第Ⅳ期

E. 第Ⅴ期

6. 患者，女性，56 岁。1 年前发现右侧乳房有无痛性肿块。查体：右乳外上象限触及 3cm×2cm 肿块，质硬，边界不清，表面皮肤凹陷，呈“酒窝征”。临床诊断为乳腺癌，其发生表面皮肤凹陷表明

A. 癌细胞浸润大片皮肤 B. 癌细胞堵塞乳房皮下淋巴管

C. 癌肿侵入乳腺管使其收缩 D. 癌肿侵犯 Cooper 韧带使其收缩

E. 癌肿浸润乳腺小叶腺泡

7. 患者，女性，55 岁。乳腺癌术后化疗，静脉给药注意事项中不正确的是

A. 将药物稀释至要求浓度之后给药 B. 长期化疗，血管交替使用

C. 药液溢出应用相应药物解毒 D. 一旦药液外溢，应停止给药

E. 一旦发生血栓性静脉炎应加强热敷按摩

8. 患者，女性，40 岁。左乳长一无痛性肿块，约“黄豆”大小，质较软，可推动，挤压乳头时有血性液体流出。X 线检查未见异常。患者可首先考虑为

A. 乳腺纤维腺瘤 B. 乳腺囊性增生病

C. 导管内乳头状肿瘤 D. 乳癌

E. 急性乳腺炎

9. 患者，女性，53 岁。发现右乳肿块 5 天，查体：乳房外上象限有 2cm×2cm 肿块，细胞学检查可见癌细胞。右腋窝有 1cm×1cm 肿大淋巴结，固定，无远处转移。其他部位检查未发现异常。下列说法中，不正确的是

A. TNM 分期为 $T_2N_1M_0$ B. 根治性手术切除

C. 肥胖可增加发病机会 D. 乳腺癌发生与雌激素水平有关

E. 根治术后除高危病例一般不做常规放疗

10. 患者，女性，55 岁。行右乳腺癌改良根治术后，TNM 分期为 $T_2N_0M_0$，雌、孕激素受体均为阴性。术后第 2 年发现右胸壁有直径 1cm 的结节，手术切除后经病理检查证实为乳腺癌复发。此时采取的措施应为

A. 化学治疗 B. 放射治疗

C. 内分泌治疗 D. 扩大切除右胸壁复发结节范围

E. 门诊随访观察

11. 乳腺癌患者，女性，45 岁。行改良根治术，术后病理：浸润性导管癌，腋窝淋巴结

2/15，ER（-），PR（-），$cerbB_2$（+）。对该患者术后最佳的全身性辅助治疗为

A. 放疗
B. 内分泌治疗（TAM10mg、2 次/日、口服）
C. 化疗（CAF 方案：CTX+AMD+5-FU）
D. 化疗（CMF 方案：CTX+5-FU）
E. 卵巢切除术

12. 患者，女性，32 岁。因左乳胀痛 4 天来诊。查体：体温 38.2℃，左乳处触及 4.5cm×4.0cm 肿块。诊断为急性乳腺炎。对该患者的处理措施不正确的是

A. 使用抗生素
B. 手术切除
C. 穿刺检查
D. 超声检查
E. CT 检查

13. 患者，女性，43 岁。右乳房内肿块 4.0cm×3.0cm，质硬，可活动，乳房皮肤表面呈橘皮样，右腋下 1.5cm×1.0cm 活动的淋巴结 2 个，质硬，病理证实为乳腺癌淋巴结转移。患者乳房皮肤出现橘皮样改变的原因是

A. 癌肿侵及乳管
B. 癌细胞侵入大片皮肤
C. 癌肿侵及 Cooper 韧带
D. 癌细胞堵塞皮下淋巴管
E. 癌肿与皮肤或深部组织粘连

14. 患者，女性，43 岁。1 周前发现右乳外上象限有直径约 1.5cm 结节，较硬，活动，无压痛，两侧乳腺对称，乳头及皮肤无特殊，两侧腋下均触及直径 0.8cm 淋巴结，光滑，活动，患乳无炎症或创伤史，X 线检查发现患乳有细小钙化点。该患者最可能诊断为

A. 乳腺囊性增生病
B. 导管内乳头状肿瘤
C. 乳腺癌
D. 乳房结核
E. 乳腺纤维腺瘤

15. 患者，女性，38 岁。乳腺癌根治术后并经化疗。出院前对其进行健康指导，对患者预防复发最重要的是

A. 加强营养
B. 定期来院复查
C. 5 年内避免妊娠
D. 经常自查乳房
E. 参加体育活动增强体质

16. 患者，女性，40 岁。左乳腺外上象限发现 1 个孤立无痛硬结，不移动。患者可能为

A. 左乳房结核
B. 左乳腺癌
C. 左乳房脓肿
D. 左乳腺导管内乳头状肿瘤
E. 乳腺囊性增生病

17. 患者，女性，35 岁。体检诊断为乳腺癌。检查时发现同侧腋下及胸骨旁有淋巴结转移，但一般情况尚可。患者宜采取的治疗方案为

A. 乳腺癌扩大根治术
B. 乳房单纯切除术
C. 乳腺癌根治术
D. 乳腺癌改良根治术

E. 放疗+化疗

18. 患者，女性，44 岁。乳腺周期性肿胀、疼痛，偶有双乳头清水洋溢液，双乳腺体增厚，左乳外上方有 2.0cm×1.5cm 结节，质韧，边界不清，压痛，腋窝未及肿大淋巴结。患者最可能诊断为

A. 乳腺癌　　B. 乳腺囊性增生病

C. 乳腺纤维腺瘤　　D. 导管内乳头状肿瘤

E. 乳腺结核

19. 患者，女性，38 岁。左乳外上象限可及 3cm×2cm 肿块，与周围皮肤有粘连，左腋窝可及 1cm 淋巴结，活动，未触及远处淋巴结，临床活检为左乳腺癌。TNM 分期应为

A. $T_1N_1M_0$　　B. $T_2N_1M_0$

C. $T_2N_2M_0$　　D. $T_3N_1M_0$

E. $T_3N_2M_0$

20. 患者，女性，43 岁。发现左乳房肿块 2 周，伴乳头溢液。查体：左乳头外上有 1cm×1cm 包块，质韧，光滑，活动，腋窝无肿大淋巴结。该患者常用的检查方法不包括

A. 细胞学检查　　B. 乳腺 CT

C. 近红外线扫描　　D. 乳腺钼靶 X 线检查

E. 乳腺导管造影

21. 患者，女性，35 岁。主诉双侧乳房胀痛 3 年，伴有触痛，月经前出现乳房胀痛，经后自行消退。乳房有多个结节状肿块，边界不清，可推动。患者应考虑为

A. 乳腺纤维腺瘤　　B. 乳腺癌

C. 乳腺肉瘤　　D. 乳腺囊性增生病

E. 导管内乳头状肿瘤

22. 患者，女性，48 岁。未绝经，行右乳腺癌改良根治术后，病理分期 $T_1N_0M_0$，雌激素受体（ER）及孕激素受体（PR）均阳性。术后辅助内分泌治疗可选用

A. 依西美坦　　B. 来曲唑

C. 阿那曲唑　　D. 他莫昔芬

E. 福美坦

23. 患者，女性，52 岁。2 个月前偶然间发现右侧腋窝有肿块。查体：双侧乳腺、锁骨上及颈部均未发现异常。活检证实为淋巴结转移癌。最可能的组织来源是

A. 甲状腺　　B. 乳腺

C. 肝脏　　D. 肺

E. 脊椎

24. 患者，女性，56 岁。无意间发现右乳外上象限有 1cm×2cm 肿块，质硬，边界不清，活动度差，无压痛。右腋下未检查到肿大淋巴结。患者最可能诊断为

A. 乳腺囊性增生病
B. 乳腺内乳头状瘤
C. 乳腺癌
D. 乳腺纤维癌
E. 乳腺结核

25. 患者，女性，28 岁。因左乳房肿块 10 天来诊。查体：左乳房扪及 5cm×3cm 肿物，红肿明显，诊断为急性乳腺炎。急性乳腺炎的鉴别诊断中最应警惕的疾病是
A. 乳头 Paget 病
B. 乳房肉瘤
C. 乳房结核
D. 乳腺病
E. 炎性乳腺癌

26. 患者，女性，34 岁。乳腺癌切除术后激素治疗宜选用
A. 地塞米松
B. 促肾上腺皮质激素
C. 尿促性素
D. 己烯雌酚
E. 双侧卵巢切除术

## 三 A3/A4 型题

（1~6 题共用题干）

患者，女性，29 岁。发现右乳房肿物 3 个月，偶有胀痛，与月经周期有关。查体：右乳内上象限可触及 3cm×2cm 的肿物，呈伞状，有结节，周围边界不清，质中等，活动尚可，同侧腋下未触及肿大淋巴结。

1. 患者最可能诊断为
A. 乳腺癌
B. 乳腺脓肿
C. 乳腺纤维腺瘤
D. 乳腺囊性增生病
E. 导管内乳头状肿瘤

2. 该疾病的辅助检查方法不包括
A. 乳腺超声
B. 乳腺钼靶 X 线检查
C. 近红外线乳腺扫描检查
D. 乳腺磁共振
E. 实验室检查

3. 该疾病的突出表现是
A. 乳房胀痛和乳房肿块
B. 乳头溢液
C. 腋窝淋巴结不大
D. 病程较短
E. 与月经周期无关

4. 对该患者最恰当的处理措施是
A. 乳腺腺叶切除术
B. 肿块切除术
C. 改良根治术
D. 抗生素抗炎
E. 对症治疗，定期复查

5. 对于无明显乳房肿块而仅有乳头溢液的患者可试用
   A. 溴隐亭
   B. 他莫昔芬
   C. 维生素 E
   D. 达那唑
   E. 乳核散结片
6. 患者出现以下哪种情况时应考虑行乳腺单纯切除术
   A. 出现乳头溢液
   B. 由周期性胀痛变为持续性疼痛
   C. 活检证实为乳腺癌
   D. 活检发现上皮细胞增生活跃
   E. 经药物治疗后，疼痛不缓解

（7~9 题共用题干）

患者，女性，40 岁。间断出现左侧乳头溢血性液 2 个月，挤捏乳头时血性溢液增多，无痛，乳房内未扪及肿块。X 线检查未见异常。

7. 应首先考虑的诊断是
   A. 乳腺囊性增生病
   B. 乳腺癌
   C. 导管内乳头状肿瘤
   D. 乳腺纤维腺瘤
   E. 乳腺结核
8. 最恰当的检查应为
   A. 乳腺超声
   B. 肿物穿刺活检
   C. 乳腺钼靶 X 线检查
   D. 乳头溢液涂片细胞学检查
   E. 32P 放射性核素扫描
9. 首选的治疗方法是
   A. 全乳房切除
   B. 乳腺癌根治术
   C. 乳腺癌扩大根治术
   D. 乳腺区段切除术
   E. 乳腺癌改良根治术

（10~15 题共用题干）

患者，女性，51 岁。因 6 个月前发现左乳房肿块，近日发现左腋下淋巴结肿大就诊。查体：左乳房外上象限扪及 5cm×4cm 肿块，质硬，移动度差，乳房皮肤表面呈“橘皮样”，左侧腋窝肿大淋巴结融合成团并固定。

10. 首先应考虑为
    A. 乳腺纤维腺瘤
    B. 乳腺癌
    C. 乳头 Paget 病
    D. 乳房脓肿形成
    E. 乳腺囊性增生病
11. 如根据其他检查结果上述诊断成立，则此病变分期为

A. 0 期
B. Ⅰ期
C. Ⅱ期
D. Ⅲ期
E. Ⅳ期

12. 患者所患疾病的淋巴转移途径中，主要的途径是
A. 经胸大肌外侧缘侵入同侧腋窝淋巴结
B. 经皮下淋巴管侵入对侧乳房
C. 经肋间淋巴管侵入胸骨旁淋巴结
D. 经深部淋巴管网侵入肝镰状韧带
E. 向内侧淋巴管，沿着乳内血管的肋间穿支引流到胸骨旁淋巴结

13. 诊断明确后准备行手术治疗，宜采取的术前准备措施为
A. 化验血、尿常规
B. 胸部 X 线片
C. 肝、肾功能检查
D. 肝脏彩超检查
E. 以上都必要

14. 该患者拟行术前化疗，叙述不正确的是
A. 多用于Ⅲ期病例
B. 会延误手术治疗
C. 一般用 1~2 个疗程
D. 可探测肿瘤对药物的敏感性
E. 减轻与周围组织的粘连

15. 术前化疗后应采取的手术方案为
A. 乳腺癌根治术
B. 扩大乳腺癌根治术
C. 单纯左乳房切除术
D. 乳腺癌改良根治术
E. 姑息性手术

（16~17 题共用题干）

患者，女性，32 岁。半年前对其小儿断乳，发热 1 个月，左乳皮温高，经“消炎”治疗后觉左乳胀大，变硬。就诊时扪及左乳有多个结节。触诊：左乳硬，皮肤较光滑，表面触及小硬结。钼靶 X 线片征象：病侧乳腺可见大片状密度增高影，其中布满不定型的泥沙样钙化影，局部皮肤红肿呈“橘皮样”改变，红肿面积超过乳房面积 1/3，腋下可见肿大淋巴结影。

16. 患者最可能诊断为
A. 导管原位癌
B. 乳腺脓肿
C. 炎性乳腺癌
D. 急性乳腺炎
E. 乳腺肉瘤

17. 经粗针穿刺病理诊断为浸润性导管癌，但未见真皮淋巴管癌栓。首选的治疗方法是
A. 改良根治术
B. 改良根治术+同期重建
C. 保乳术
D. 放疗

E. 化疗

（18～20 题共用题干）

患者，女性，45 岁。1 年前发现右乳肿物，在当地诊断为“乳腺纤维腺瘤”，近 1 个月增大迅速。触诊：右乳外上象限肿物，质硬，边界尚清，活动可，右腋下可及 2 枚淋巴结，有融合，较大者直径为 2cm。钼靶 X 线片征象：右侧乳腺直径 2cm 高密度影，可见砂砾样钙化，BI-RADS 5 级。右乳肿物粗针穿刺示浸润性乳腺癌，非特殊型，Ⅲ级 8 分，ER 阴性，PR 阴性，HER2（+++）。右腋窝淋巴结细针穿刺可见癌细胞。

18. 患者分期诊断是
A. $T_1N_1M_0$
B. $T_1N_2M_0$
C. $T_2N_1M_0$
D. $T_2N_2M_0$
E. $T_1N_3M_0$

19. 病理诊断要求报告的分子指标不包括
A. 肿瘤大小
B. 病理类型
C. 组织学分级
D. HER2
E. 增殖指数（Ki-67）

20. 最佳综合治疗方法为
A. 先手术，后化疗
B. 先行新辅助化疗，再手术
C. 先行新辅助化疗联合曲妥珠单抗治疗，再手术
D. 先行新辅助化疗联合曲妥珠单抗治疗，再手术，继续完成化疗后行放疗
E. 先行新辅助化疗联合曲妥珠单抗治疗，再手术，继续完成化疗后行放疗，之后辅以内分泌治疗

（21～25 题共用题干）

患者，女性，34 岁。初产妇，右乳房红肿胀痛 5 天，伴发热 38.8℃，有搏动性疼痛，当哺乳时更加明显。查体：右乳外下象限有 5cm×4cm 肿块，表面红肿，皮肤水肿。诊断为急性乳腺炎。

21. 急性乳腺炎可确诊的检查方法是
A. 穿刺
B. 钼靶 X 线检查
C. 红外线扫描
D. B 超
E. 血清 CEA

22. 急性乳腺炎最常见的细菌是
A. 厌氧菌
B. 铜绿假单胞菌

C. 脆弱拟杆菌
D. 金黄色葡萄球菌
E. 溶血性链球菌

23. 细菌侵入的主要途径是
A. 正常的乳头
B. 乳管
C. 乳房皮肤
D. 经血行
E. 经乳头破损或皲裂处

24. 急性乳腺炎最常用的治疗药物是
A. 链霉素
B. 青霉素
C. 甲硝唑
D. 红霉素
E. 氯霉素

25. 急性乳腺炎若炎症未能及时控制，局部可形成炎症包块，继而形成脓肿，脓肿形成后应及时行脓肿切开引流术。关于脓肿切开引流的叙述不恰当的是
A. 后间隙脓肿可采用沿下皱襞做弧形切口
B. 乳晕下脓肿应沿乳晕边缘做弧形切口
C. 切口多采用沿乳管做放射状切口
D. 对于脓肿较小者可考虑切开引流
E. 手术当中打开脓腔之间的分隔，使引流通畅

（26~28 题共用题干）

患者，女性，25岁。产后20天，左乳房痛伴发热。查体：体温39.0℃，左乳外上象限皮温高，红肿，有直径约4cm痛性肿块，有波动感。

26. 最可能的诊断为
A. 炎性乳腺癌
B. 积乳症
C. 急性乳腺炎
D. 乳腺脓肿
E. 乳房脂肪液化

27. 进一步明确诊断应首选的检查方法是
A. X线检查（钼靶）
B. B超
C. 乳腺穿刺
D. CT
E. 细胞学检查

28. 最恰当的治疗原则是
A. 行乳腺癌根治术
B. 手术切除坏死液化组织
C. 对症治疗、大量抗菌药控制感染
D. 立即行切开引流排脓
E. 疏通乳管、中医中药

（29~33 题共用题干）

患者，女性，52岁。1周前发现左乳房有肿块。查体：左乳头外侧有5cm×4cm肿块，

质硬，边界不清，腋窝可扪及一肿大淋巴结，活动，无远处转移。怀疑为乳腺癌。

29. 患者最常见的病理类型可能是

A. 乳头 Paget 病
B. 腺样囊性癌
C. 导管内癌
D. 炎性乳腺癌
E. 浸润性导管癌

30. 疑为乳腺癌时确诊的检查方法是

A. 钼靶 X 线检查
B. B 超
C. 细针穿刺细胞学检查
D. 红外线扫描
E. 血清 CEA 检查

31. 患者的 TNM 分期属于

A. $T_1N_1M_0$
B. $T_1N_2M_0$
C. $T_2N_1M_0$
D. $T_2N_2M_0$
E. $T_3N_1M_0$

32. 患者的临床分期属于

A. 0 期
B. Ⅰ期
C. Ⅱ期
D. Ⅲ期
E. Ⅳ期

33. 首选的手术方式是

A. 单纯乳房切除术
B. 乳腺癌根治术
C. 区段切除术
D. 乳腺癌改良根治术
E. 肿块局部切除术

（34~37 题共用题干）

患者，女性，46 岁。左乳无痛性肿块 20 余天。左乳外上象限触及肿块，约 4.0cm×3.0cm，质硬，无压痛，边界不清，与皮肤有轻度粘连。左腋下还可扪及直径 1.5cm 的淋巴结，活动，质硬。钼靶 X 线检查示左乳外上高密度肿块，边缘有毛刺，肿块内密集针尖样钙化。经入院检查诊断为绝经后乳腺癌。

34. 患者的临床分期是

A. $T_2N_1M_0$
B. $T_2N_2M_0$
C. $T_3N_1M_0$
D. $T_3N_2M_0$
E. $T_4N_1M_0$

35. 早期发现和诊断乳腺癌最有效的影像学检查方法是

A. 乳腺磁共振
B. 红外线检查
C. 乳腺 B 超
D. 乳腺 X 线检查

E. 防癌普查体检

36. 患者最佳的手术方式是

A. 单纯乳房切除术
B. 保留乳房的乳腺癌切除术
C. 乳腺癌扩大根治术
D. 术前化疗后行改良根治术
E. 术前放疗后行根治术

37. 患者术后检查示雌激素受体阳性，化疗结束后内分泌治疗应首选

A. 雌二醇
B. 雄激素
C. 孕激素
D. 他莫昔芬
E. 卵巢切除

（38~40题共用题干）

患者，女性，50岁。发现左乳房包块3个月。查体：左乳外上象限可触及约3.0cm×2.5cm肿块，表面不光滑，质硬，边界不清楚，动度小，无明显触痛。同侧腋窝触及肿大、质硬的淋巴结。

38. 为明确肿块性质，最好采取

A. 红外线检查
B. 钼靶X线检查
C. 穿刺活检
D. 切除活检
E. 切取少量组织活检

39. 如确诊为乳腺癌，较理想的治疗方案为

A. 乳腺癌根治术
B. 乳腺癌根治术加放射治疗
C. 乳腺癌根治术加中医治疗
D. 乳腺癌根治术加免疫治疗
E. 乳腺癌根治术加内分泌治疗

40. 方法简便，安全易行，无损伤，适用于各年龄段、不同乳腺疾病的诊断方法是

A. 乳腺B超
B. 乳腺磁共振
C. 空芯针活检
D. 真空辅助活检
E. 纤维乳腺导管镜检查

## 四 B型题

（1~3题共用备选答案）

A. 乳腺内有多发胀痛、质韧之肿块
B. 乳腺内有红肿、触痛伴波动感的包块
C. 乳腺内有单发囊性结节
D. 乳腺内有单发、光滑、活动度大的肿物
E. 乳腺内有单发、质硬、活动度差的肿物

1. 最可能诊断为乳腺癌的是
2. 最可能诊断为乳腺脓肿的是

3. 最可能诊断为乳腺纤维腺瘤的是

（4~6 题共用备选答案）

A. 乳头血性溢液
B. 棕褐色溢液
C. 乳样溢液
D. 乳头浆液性或血性溢液
E. 乳头黄色或黄绿色溢液

4. 孤立性导管内乳头状肿瘤的溢液可为
5. 乳腺囊性增生病的溢液可为
6. 部分乳腺癌乳头溢液患者的首发表现为

（7~10 题共用备选答案）

A. 乳腺囊性增生病
B. 乳腺纤维腺瘤
C. 乳房肉瘤
D. 乳腺癌
E. 导管内乳头状肿瘤

7. 乳腺 B 超上多表现为境界清楚的低回声肿物，多呈圆形、椭圆形或分叶状，可诊断为
8. 乳房肿块无痛而较大，肿块生长迅速，乳头多不内陷，乳房皮肤可见明显的静脉扩张，可诊断为
9. 肿块可在乳晕附近触及，多为圆形，柔软，挤压包块有时可以看到血性乳头溢液，可诊断为
10. 乳腺 B 超检查无肿块及钼靶 X 线片上棉絮状表现，可诊断为

（11~14 题共用备选答案）

A. 乳腺钼靶 X 线检查
B. 乳腺 B 超
C. 乳腺红外热图
D. 空芯针穿刺活检
E. 乳头溢液涂片检查

11. 多表现为致密影，外形不规则呈分叶状，有毛刺，内部密度不均匀的检查方法是
12. 损伤小，对乳房外观无影响的最常用的乳腺癌活检方法是
13. 适用于致密型乳腺，引导肿物定位和穿刺活检，鉴别乳腺病变为囊性或实性宜选择的检查是
14. 临床发现乳头溢液而无可触及肿物时应选择的检查是

（15~17 题共用备选答案）

A. 乳房有周期性疼痛
B. 肿块边界清楚，活动、增长缓慢
C. 肿块具有明显压痛
D. 肿块固定

E. 肿块巨大、活动，淋巴结不大，有骨转移

15. 乳腺癌表现为
16. 乳腺囊性增生病表现为
17. 乳腺纤维腺瘤表现为

（18~21 题共用备选答案）

A. 青年女性
B. 产后哺乳期的女性
C. 40~45 岁的经产女性
D. 中老年女性
E. 绝经期后女性

18. 乳腺癌好发于
19. 乳腺纤维腺瘤好发于
20. 导管内乳头状肿瘤好发于
21. 急性乳腺炎好发于

（22~23 题共用备选答案）

A. 急性乳腺炎
B. 乳房脂肪瘤
C. 乳腺囊性增生病
D. 乳腺纤维腺瘤
E. 孤立性导管内乳头状瘤

22. 乳头溢液，多为血性溢液或陈旧血性，肿瘤较小，常不能触及的疾病是
23. 可伴有腋窝淋巴结肿大、疼痛，患侧乳房肿大，局部变硬，有搏动性疼痛的疾病是

（24~25 题共用备选答案）

A. 芳香化酶抑制剂
B. 己烯雌酚
C. 尿促性素
D. 促肾上腺皮质激素
E. 他莫昔芬

24. 绝经期后的雌激素受体（ER）阳性乳腺癌患者，内分泌治疗宜选用
25. 绝经期前的雌激素受体（ER）阳性乳腺癌患者，内分泌治疗宜选用

## 五 X 型题

1. 急性乳腺炎早期呈蜂窝织炎表现而未形成脓肿之前，应用抗生素可取得良好效果。对于青霉素过敏者可选用

A. 红霉素
B. 阿奇霉素
C. 甲硝唑
D. 庆大霉素
E. 左氧氟沙星

2. 乳腺纤维腺瘤镜下观察可包括的病理类型有
   A. 管内型纤维腺瘤　　B. 管周型纤维腺瘤
   C. 混合型纤维腺瘤　　D. 囊性增生型纤维腺瘤
   E. 肉瘤型纤维腺瘤
3. 炎性乳腺癌的叙述正确的有
   A. 常无肿块　　B. 抗生素治疗有效
   C. 乳腺B超检查对诊断有帮助　　D. 钼靶X线检查对诊断有帮助
   E. 影像引导的对异常腺体和皮肤组织的活检可确诊本病
4. 关于乳头湿疹样乳腺癌的诊断，叙述正确的有
   A. 表现为乳头、乳晕糜烂、湿疹样变
   B. 可伴有瘙痒
   C. 乳晕区皮肤增厚、粗糙、表面有灰黄色痂皮
   D. 早期乳内有肿块
   E. 多次涂片做细胞学检查以免漏诊
5. 乳腺癌术后辅助化疗的适应证有
   A. 淋巴结阳性的患者
   B. HER2 阳性、淋巴结阴性的高复发风险患者
   C. 组织学分级为Ⅲ级、淋巴结阴性的高复发风险患者
   D. 妊娠中期患者
   E. 激素受体阴性、淋巴结阴性的高复发风险患者
6. 乳腺癌患者化学治疗的禁忌证有
   A. 妊娠早期患者　　B. 妊娠中期患者
   C. 激素受体阴性的患者　　D. 未经组织病理学确诊的患者
   E. 年老体弱且伴有严重内脏器质性病变患者
7. 副乳房多见于
   A. 胸壁处　　B. 腋窝处
   C. 会阴处　　D. 膝部
   E. 大腿外侧
8. 关于乳腺囊性增生病，叙述正确的有
   A. 按导管上皮增生的形态可分为5级
   B. 增生的乳腺呈不均匀低回声区
   C. 临床症状多在月经前加剧，月经来临缓解
   D. 停经后症状自动消失或减轻
   E. 发生、发展与卵巢内分泌状态密切相关

9. 下列属于非浸润性乳腺癌的是
A. 小叶原位癌　B. 黏液腺癌
C. 导管原位癌　D. 大汗腺样癌
E. 鳞状细胞癌

10. 乳腺癌的重要特征叙述正确的是
A. 无痛性肿块　B. 质硬，边界不清，活动度差
C. 肿块生长缓慢　D. 肿块、乳头溢液
E. 乳头回缩或凹陷

11. 按乳腺癌的临床分期与TNM分期的关系，乳腺癌第Ⅱ期包括
A. $T_1N_1M_0$　B. $T_3N_0M_0$
C. $T_3N_2M_0$　D. $T_0N_1M_0$
E. $T_4N_1M_0$

12. 乳腺癌不含蒽环类的联合化疗方案的适用对象包括
A. 青少年患者　B. 老年患者
C. 低风险患者　D. 蒽环类禁忌患者
E. 不能耐受的患者

13. 可发生于乳房外上象限的乳房疾病有
A. 急性乳腺炎　B. 乳腺囊性增生病
C. 乳腺癌　D. 乳腺纤维腺瘤
E. 乳头状癌

14. 乳腺囊性增生病的病因多与（　　）有关
A. 内分泌失调　B. 雌、孕激素水平波动
C. 雌、雄激素水平波动　D. 细菌入侵
E. 月经不规律

15. 乳腺癌乳房单纯切除术的切除范围叙述正确的有
A. 上至乳腺上缘　B. 下至乳腺组织下缘
C. 内至胸骨旁　D. 外至腋中线
E. 同时清扫腋窝淋巴结

16. 乳房肉瘤常见的转移途径有
A. 肺　B. 纵隔
C. 脑　D. 骨
E. 淋巴

17. 部分男性乳房发育症患者伴有乳头溢液，溢液的颜色有
A. 鲜红色　B. 暗红色

C. 褐色
D. 黄色
E. 清亮

18. 预防急性乳腺炎的具体方法有
A. 产前纠正乳头内陷
B. 正确的哺乳，避免乳头破损
C. 哺乳后清洗乳头
D. 注意婴儿口腔卫生
E. 应用抗菌药

19. 乳腺癌的化疗方案中，以蒽环类为主的方案有
A. CAF 方案
B. A（E）C 方案
C. $FE_{100}C$ 方案
D. TAC 方案
E. TC 方案

20. 乳腺囊性增生病的病理形态可表现为
A. 乳管囊性扩张
B. 腺泡上皮增生
C. 乳头状增生
D. 月经后疼痛加重
E. 月经期疼痛较重

21. 乳腺癌的病理分型中，属于浸润性癌特殊型的有
A. 乳头湿疹样乳腺癌
B. 大汗腺样癌
C. 乳头状癌
D. 鳞状细胞癌
E. 小叶原位癌

22. 孤立性导管内乳头状肿瘤起源于大导管，75%伴有乳头溢液，多为
A. 咖啡色溢液
B. 血性溢液
C. 陈旧血性溢液
D. 黄色浆液性溢液
E. 清水样溢液

23. 乳腺结核脓液涂片中可见到的细胞有
A. 成团的类上皮细胞
B. 散在的朗汉斯巨细胞
C. 散在的淋巴细胞
D. 成团的朗汉斯巨细胞
E. 成团的淋巴细胞

24. 乳腺癌的病因目前尚未完全阐明，但已确认致病的危险因素有
A. 年龄增大
B. 家族中有年轻时患乳腺癌的情况
C. 女性月经初潮早
D. 女性绝经晚
E. 生育多胎

25. 男性乳房发育症的主要病理表现有
A. 乳腺导管扩张
B. 乳晕下脂肪组织增加，有腺泡生长
C. 扩张导管周围有明显的纤维化和间质玻璃样变性

D. 导管上皮增生
E. 导管周围组织炎性细胞浸润

26. 乳腺癌的视诊表现有
A. 乳房下垂
B. 乳房皮肤呈“橘皮样”改变
C. 乳房增大
D. 乳头表皮有脱屑、糜烂
E. 乳房皮肤有“酒窝征”

27. 急性乳腺炎患者终止泌乳的措施不正确的是
A. 大剂量维生素 $B_6$ 口服
B. 炒麦芽煎服
C. 应用小剂量雌激素
D. 应用大剂量雌激素
E. 应用大剂量孕激素

28. 急性乳腺炎的感染致病菌多为
A. 金黄色葡萄球菌
B. 肺炎双球菌
C. 链球菌
D. 铜绿假单胞菌
E. 大肠埃希菌

29. 乳腺囊性增生病的特征是
A. 乳腺周期性肿胀、疼痛
B. 肿块呈结节状、大小不等，质韧而不硬
C. 症状与月经周期有关
D. 肿块与周围乳腺组织的界限清晰
E. 乳腺钼靶 X 线检查表现为毛玻璃状或棉絮状阴影

30. 乳腺癌最有力的预后因素有
A. 患者的饮食
B. 伴随疾病
C. 肿瘤大小、分级
D. 腋淋巴结受累情况
E. 肿瘤 HER2 状态

## 六 案例分析题

（1~4 题共用题干）

患者，男性，60 岁。体检发现左侧乳房较对侧明显增大 3 个月，轻微疼痛，无乳头溢液，无肿瘤病史。查体：双乳头无内陷，左侧乳房可触及肿块，位于乳头乳晕后方，直径约 4cm，边界清，质不硬，右乳未触及肿块，腋窝淋巴结不肿大。

1. 患者最可能诊断为
A. 男性乳房发育症
B. 纤维腺瘤
C. 乳腺癌
D. 副乳
E. 脂肪瘤

2. 本疾病的高峰阶段为
A. 新生儿期
B. 青春期

C. 老年期
D. 幼儿期
E. 中年期

3. 引起本疾病的药物不包括
A. 洋地黄类药
B. 异烟肼
C. 螺内酯
D. 西咪替丁
E. 雄激素

4. 患者经他莫昔芬治疗3个月若症状无改善，其最佳的治疗方案为
A. 手术乳腺切除
B. 理疗
C. 随诊，观察
D. 手术切除睾丸
E. 口服甲睾酮

（5~9题共用题干）

患者，女性，42岁。右侧血性乳头溢液。右侧乳晕区1点钟位近乳头处可触及小肿物，约黄豆大小，伴压痛，质中，界限不清，压迫时可见乳头溢出血性液体。

5. 患者最可能的诊断为
A. 乳腺导管内增生
B. 导管内乳头状肿瘤
C. 乳腺囊性增生病
D. 乳头 Paget 病
E. 乳腺脓肿

6. 本疾病的发病原因可能与（　　）有关
A. 雌激素水平降低
B. 雌激素水平变化
C. 雌激素水平增高
D. 雄激素水平增高
E. 雄激素水平降低

7. 本疾病的好发部位位于
A. 乳管近开口
B. 乳窦
C. 乳头
D. 乳管远开口
E. 乳腺小叶

8. 有助于本疾病诊断和定位的方法有
A. 乳管镜检查
B. 乳管造影检查
C. 乳头溢液涂片细胞学检查
D. 腋窝淋巴结检查
E. 锁骨上淋巴结检查

9. 本疾病治疗时需服用他莫昔芬，其用药时间通常为
A. 半年
B. 1年
C. 5年
D. 8年
E. 10年

（10~15题共用题干）

患者，女性，45岁。偶然发现左乳房肿物半月余，肿物无压痛，未见明显增大。既往有结核史，月经规律。查体：左乳房外上象限有2.0cm×1.5cm的肿物，无压痛，表面不光滑，边界不清楚，活动度好，与局部皮肤有少许粘连。左腋下可扪及1枚1.0cm的肿大淋巴结。

10. 患者最可能的诊断是

A. 乳腺囊性增生病　　B. 左乳腺导管内乳头状肿瘤

C. 左乳房脓肿　　D. 左乳腺癌

E. 左乳房结核

11. 对早期发现和诊断最有效的影像学检查方法是

A. 结核菌素试验　　B. 乳腺红外线扫描

C. 乳腺B超　　D. 乳腺X线检查

E. 血CA15-3检测

12. 对于可疑病灶唯一确诊手段是

A. 乳腺磁共振　　B. 乳腺B超

C. 细胞学穿刺检查　　D. 乳腺钼靶X线检查

E. 穿刺或切除活检

13. 患者可选择的最佳治疗方法是

A. 手术治疗　　B. 化学治疗

C. 放射治疗　　D. 中医中药治疗

E. 免疫治疗

14. 手术后，配合全身化疗。化疗期间最重要的观察项目不包括

A. 脱发程度　　B. 有无食欲缺乏

C. 有无恶心、呕吐　　D. 有无腹痛、腹泻

E. 白细胞计数

15. 当患者白细胞计数降至$3\times10^9$/L时，首先应

A. 暂停用药　　B. 减少用药量

C. 少量输血　　D. 服用升血药

E. 加强营养

（16~21题共用题干）

患者，女性，56岁。因发现右乳无痛性肿块10天就诊。查体：右乳外上象限有2.5cm×1.5cm的肿块，表面皮肤有“酒窝征”，质硬，边界不清，活动度小，右腋下可触及质硬、融合的2.5cm×2.5cm淋巴结团块。无全身远处转移。

16. 经细胞学检查，证实为乳腺癌，其钼靶 X 线检查支持的征象是

A. 高密度肿块，周围毛刺征
B. 粗大散在钙化点
C. 局部泥沙样恶性钙化点
D. 内部密度均匀
E. 周围可见丰富血管影

17. 患者 TNM 分期为

A. $T_1$
B. $T_2$
C. $M_0$
D. $N_1$
E. $N_2$

18. 患者目前应采取的治疗方法包括

A. 新辅助化疗
B. 乳腺癌根治术
C. 肿块局部切除术
D. 乳房部分切除+前哨淋巴结活检
E. 乳腺癌改良根治术

19. 患者拟术后采用化疗，常用的化疗药物包括

A. 环磷酰胺
B. 甲氨蝶呤
C. 多西紫杉醇
D. 丝裂霉素
E. 表柔比星

20. 患者术后化疗常见的不良反应有

A. 骨髓抑制
B. 肝肾功能损害
C. 月经失调
D. 消化道反应
E. 心脏毒性

21. 乳腺癌最常见的转移途径是

A. 直接蔓延
B. 淋巴转移
C. 血行转移
D. 种植转移
E. 直接蔓延和淋巴转移

（22~24 题共用题干）

患者，女性，50 岁。6 个月前发现右乳腺外上象限有 5cm×4cm 包块。质硬、光滑、活动、无压痛，包块与周围组织有明显界限，经粗针穿刺活检诊断为乳房肉瘤。

22. 乳房肉瘤常见的转移途径有

A. 肺
B. 肝
C. 骨
D. 脑
E. 淋巴

23. 患者宜采取的治疗方法为

A. 化学治疗
B. 放射治疗

C. 内分泌治疗
D. 单纯乳房切除术
E. 生物治疗

24. 乳房肉瘤的随诊时间正确的是
A. 术后2年内每个月复查
B. 术后3年内每3个月复查
C. 术后4年内每2个月复查
D. 术后3~5年每6个月复查
E. 术后5年以后每年复查

（25~30题共用题干）

患者，女性，63岁。既往身体健康。半年前体检发现右侧乳房近乳头处有包块来诊。查体：右侧乳腺外上象限近乳头处可触及肿物，约3.0cm×1.5cm，质硬，肿物局部皮肤稍凹陷，无压痛，边界清楚，腋窝未触及明显肿大淋巴结。乳腺钼靶X线检查发现高密度影肿物，边缘呈毛刺状，可见小簇状、沙砾样钙化。

25. 患者最可能诊断为
A. 乳腺癌
B. 乳腺纤维瘤
C. 乳房结核
D. 乳腺囊性增生病
E. 导管内乳头状肿瘤
F. 浆细胞性乳腺炎

26. 明确疾病诊断最有意义的检查项目是
A. 乳腺红外线检查
B. 乳腺钼靶X线检查
C. 乳腺B超
D. 乳腺CT
E. 切除或穿刺活检
F. 肿瘤标志物测定

27. 若乳腺包块穿刺活检病理报告为乳腺浸润性导管癌。目前最恰当的治疗方式是
A. 观察随访
B. 肿块局部切除术
C. 乳腺癌根治术
D. 单纯乳房切除术
E. 乳腺癌改良根治术
F. 乳腺区段切除+腋窝淋巴结清扫术

28. 手术后病理结果：右乳腺外上象限肿物，3cm×2cm，右腋下淋巴结可见癌转移1/3。患者TNM分期属于
A. $T_1N_1M_0$
B. $T_1N_2M_0$
C. $T_2N_1M_0$
D. $T_3N_1M_0$
E. $T_2N_2M_0$
F. $T_3N_2M_0$

29. 患者的临床分期属于
A. 0期
B. Ⅰ期
C. ⅡA期
D. ⅡB期
E. Ⅲ期
F. Ⅳ期

30. 术后患者切口拆线愈合良好。组织免疫组化染色结果为雌激素、孕激素受体均为阳性，

HER2 表达阴性。患者术后的治疗措施正确的是

A. 抗感染治疗　　B. 化学药物治疗

C. 内分泌治疗　　D. 放射治疗

E. 局部理疗　　F. 生物治疗

（31~35 题共用题干）

患者，女性，62 岁。已绝经。1 年前发现右乳外上象限有 1 个肿块，近半月来肿块明显增大。入院后查体：右乳外上象限扪及肿物，约 2.0cm×3.0cm，肿物固定，右侧腋下可触及 1 枚肿大淋巴结，活动尚可，约 0.5cm×1.0cm。B 超提示：右乳癌、腋窝淋巴结肿大。其余检查均未发现异常。术前穿刺活检提示：右乳浸润性导管癌，ER（+），PR（+）。

31. 患者术前临床 TNM 分期为

A. $T_2N_1M_0$　　B. $T_3N_1M_0$

C. $T_2N_2M_0$　　D. $T_2N_1M_1$

E. $T_2N_2M_1$

32. 目前考虑拟采取的手术方式是

A. 乳腺癌扩大根治术　　B. 乳腺癌标准根治术

C. 单纯乳腺切除术　　D. 乳腺腺叶切除术

E. 乳腺癌改良根治术

33. 患者若行乳腺癌改良根治术，术中切除和清扫的范围正确的是

A. 上至锁骨下　　B. 下至乳腺组织下缘

C. 内至胸骨旁　　D. 外至腋中线

E. 分次清扫腋窝淋巴结

34. 术后需要进行的辅助治疗措施有

A. 内分泌治疗　　B. 营养支持治疗

C. 靶向治疗　　D. 放射治疗

E. 化学治疗

35. 患者术后内分泌治疗首选

A. 紫杉醇　　B. 他莫昔芬+氟尿嘧啶

C. 雌激素　　D. 曲妥珠单抗

E. 芳香化酶抑制剂

（36~38 题共用题干）

患者，女性，27 岁。初产妇，产后半月，右乳房疼痛 5 天，体温 39~40℃，局部明显压痛。

36. 患者诊断为深部急性乳腺炎的最重要依据是
A. 体温升高
B. 有波动
C. 初产妇
D. 乳房疼痛，压痛明显
E. 表皮温度较对侧明显升高
F. 局部皮肤红

37. 若炎症未能及时控制，局部可形成脓肿。形成脓肿最重要的诊断依据为
A. 局部检查有波动
B. 全身毒血症状严重
C. 局部皮温高
D. 穿刺抽出脓液
E. 局部疼痛减轻

38. 乳腺脓肿切开引流后，下列终止哺乳的绝对指征为
A. 初产妇
B. 引流术后并发乳瘘
C. 引流脓液较少
D. 毒血症状明显
E. 体温不正常

# 参考答案与解析

## 一、A1 型题

1. E【解析】乳腺纤维腺瘤是乳腺最常见的良性肿瘤，约占良性肿瘤发病率的 3/4。其发病与雌激素过多有关。本病病因是小叶内纤维细胞对雌激素的敏感性异常增高，可能与纤维细胞所含雌激素受体的量或质的异常有关。雌激素是本病的刺激因子，因此纤维腺瘤好发于性功能旺盛期。该病患者中约有 15%表现为多发。一般情况下乳腺纤维腺瘤光滑、界清、质硬、活动、无压痛，生长缓慢，但在青春发育期、妊娠以及哺乳时生长较快。

2. C【解析】作出分叶状肿瘤诊断应该慎重。尽管对临床症状充分了解，并根据辅助检查结果进行诊断评估，许多分叶状肿瘤仍不能在术前明确诊断。乳腺钼靶片和超声检查中，分叶状肿瘤的表现与大的纤维腺瘤相似，细针穿刺和空芯针穿刺活检也难以区分分叶状肿瘤与纤维腺瘤。组织病理学检查可获得准确的诊断。

3. E【解析】乳腺癌在钼靶 X 线片上多表现为致密影，外形不规则呈分叶状，有毛刺，内部密度不均匀，部分可见小杆状、小叉状或泥沙样恶性钙化点，周围可见丰富血管影。

4. D【解析】乳腺癌选择联合化疗方案：①以蒽环类为主的方案，如 CAF、A（E）C、$FE_{100}C$ 方案。②蒽环类与紫杉类联合方案，如 TAC。③蒽环类与紫杉类序贯方案，如 AC→T/P 或 FEC→T。④不含蒽环类的联合化疗方案，适用于老年、低风险、蒽环类禁忌或不能耐受的患者，常用的有 TC 方案及 CMF 方案。

5. E【解析】病理切片检查是确诊乳腺肿块良恶性的金标准。B 超只是一种影像学检查，通常不作为确诊的依据。

6. D【解析】乳腺癌的发生与雌激素水平关系密切，高水平的生长激素亦是乳腺癌的促发因素，外源性雌激素的补充也可能增加乳腺癌发病风险。目前认为雌二醇和雌酮与乳腺癌的发生有直接关系。

7. C【解析】乳腺癌晚期局部可能有以下特点：①乳腺肿块固定，是乳腺癌侵及胸肌和胸壁的表现。乳腺癌发展至晚期，可侵入胸筋膜、胸肌，以致癌块固定于胸壁不易推动。若侵入皮肤，可出现多个小结节，甚至彼此融合。有时皮肤可破溃成溃疡。②肿物表面呈橘皮样改变，是癌组织广泛侵及 Cooper 韧带的表现。③皮肤出现卫星结节，是癌细胞向深部淋巴结转移受阻后，逆行沿淋巴网广泛扩散全乳房及乳房外皮肤的表现。④肿瘤破溃，是肿瘤穿破皮肤的表现，呈溃疡和菜花状，基底部为大块癌瘤，溃疡常合并细菌感染，分泌有恶臭味的脓液。⑤盔甲胸形成，为癌组织沿乳腺和胸壁广泛浸润和扩散的结果。结合题干所选 C 正确。本题容易错选 D 和 E，乳腺肿块是乳腺癌最常见的症状，约 90%患者以该症状前来就诊，是乳腺癌的早期症状。其次还包括乳头溢液，乳房外形改变如“酒窝征”、“橘皮症”。

8. B【解析】乳房触诊须轻柔，避免过力按压促使癌细胞向周围浸润。检查时用指腹按顺时针或逆时针方向循序进行全乳房触诊，以免遗漏主要病灶以外的病变。检查乳房不可抓捏，以免略呈结节感的腺体影响正确诊断，检查时须注意鉴别。

9. D【解析】5 个选项均是乳腺癌的分型方法。其中，浸润性癌非特殊型主要包括浸润性导管癌和浸润性小叶癌，此类型一般分化较低，预后较差。

10. E【解析】炎性乳腺癌的患者多为中青年，患乳表面皮肤有红、肿、热、痛等急性炎症性病变的表现，伴暗红色、弥漫性水肿及橘皮样改变，乳房质硬，早期出现腋窝淋巴结肿大，白细胞计数正常，无明显发热等全身炎性表现，经短期抗生素治疗无效可考虑炎性乳腺癌可能。乳腺病变腺体及皮肤活检可明确诊断。

11. C【解析】隐匿性乳腺癌的首发症状多为腋窝淋巴结肿大，经组织病理学检查或细针穿刺细胞学检查可确定腋窝肿大淋巴结为转移性癌。

12. A【解析】参见 A1 型题第 11 题解析。

13. E【解析】皮肤在毛囊处与皮下组织联结紧密，因此当乳腺癌皮内、皮下淋巴管被癌细胞阻塞时，毛囊处形成许多点状小孔，使乳腺皮肤呈“橘皮”样变。

14. C【解析】乳腺癌的病理分型有非浸润性癌、早期浸润性癌、浸润性癌非特殊型（包括浸润性导管癌和浸润性小叶癌）和浸润性癌特殊型（包括髓样癌、小管癌、黏液腺癌、腺样囊性癌、乳头状癌、大汗腺样癌、鳞状细胞癌等）。除了以上类型以外，还有一些罕见特殊类型的乳腺癌，如乳头湿疹样乳腺癌、炎性乳腺癌、男性乳腺癌等。这些病理分型中，浸润性导管癌约占乳腺癌的 80%，为最常见的乳腺癌类型。

15. C【解析】乳腺囊性增生病临床表现为乳腺周期性肿胀、疼痛，常于月经前期出现或加重，月经后减轻或消失。有的患者没有明显周期性变化。有的可表现为一侧或两侧乳房胀痛或针刺样，可累及肩部、上肢或胸背部。少数患者（约 15%）可有乳头溢液，可为黄绿色、棕色、浆液性或血性液体。病程有时很长，但停经后症状自动消失或减轻。体检时在一侧或两侧乳房内可触及结节样肿块，大小不等，质韧而不硬，有时有触痛感。肿块与周围乳腺组织的界限不清，但与皮肤或胸肌无粘连，有时表现为边界不清的增厚区。病灶位于乳房外上方较多，也可影响到整个乳房。肿块常在经前期及经期胀大，经后期缩小。

16. E【解析】许多预后因素能预测乳腺癌复发和死亡的情况，最有力的预后因素是患者的年龄、伴随疾病、肿瘤大小、肿瘤分级、腋淋巴结受累情况，可能还包括肿瘤 HER2 状态。现已有经过验证的、以计算机为基础的评估模型，可依据上述所有预后因子（肿瘤 HER2 状态除外）来评估 10 年无病生存率和总生存率。

17. C【解析】乳腺癌的淋巴转移途径：①癌细胞经胸大肌外侧缘淋巴管侵入同侧腋窝淋巴结，进而侵入锁骨下淋巴结以至锁骨上淋巴结；转移至锁骨上淋巴结的癌细胞，又可经胸导管（左）或右侧淋巴导管侵入静脉血流而向远处转移。②癌细胞向内侧侵入胸骨旁淋巴结，继而达到锁骨上淋巴结，之后可经同样途径血行转移。上述的两个主要淋巴转移途径中，一般以前者居多；后一途径的转移虽较少，但一经发生则预后较差。

18. A【解析】参见 A1 型题第 1 题解析。

19. E【解析】2008 版 NCCN 指南建议，将以蒽环类为基础、联合或不联合紫杉类的术前化学治疗作为炎性乳腺癌患者的初始治疗。

20. B【解析】炎性乳腺癌是一种少见的乳腺癌类型，多发生于年轻女性，在乳腺癌中恶性程度最高。其特征为 1/3 以上（包括 1/3）面积皮肤的充血水肿（橘皮征），充血区有明显可触及的边界。经临床确诊的炎性乳腺癌患者在进行化学治疗前不应先行手术治疗。对术前化学治疗有反应的患者应接受全乳切除及腋淋巴结清扫，在完成全部计划的化学治疗后，建议行术后胸部和局部淋巴结放射治疗，激素受体阳性的患者随后继以内分泌治疗。

21. D【解析】乳腺脓肿切开引流的注意点：在炎症与压痛最明显处进行穿刺，及早发现脓肿和深部脓肿的存在。手指轻探脓腔，分离多房脓腔的隔膜，以利引流。为使引流通畅，必要时另加切口做对口引流。为避免手术损伤乳管形成乳瘘，应行放射状切口，但对乳房深部脓肿，乳房后脓肿，乳晕下脓肿应沿乳房下缘、乳晕边缘做弧形切口。但注意点不包括必须应用局部麻醉。

22. B【解析】选项 A，乳房及周围有广泛的皮肤水肿，说明乳腺癌与皮肤广泛粘连，皮肤呈“橘皮样”改变，为晚期乳腺癌的特征。选项 C，锁骨上淋巴结转移，是晚期乳腺癌的表现。选项 D，患侧手臂水肿是由于癌细胞堵塞腋窝主要的淋巴管，引起该侧手臂淋巴回流障碍。选项 E，炎性乳腺癌恶性程度高，出现症状即为晚期癌。选项 B，患侧腋下多个淋巴结肿大不属于晚期乳腺癌表现。

23. E【解析】乳房肉瘤发病率较低，它包括中胚叶结缔组织来源的间质肉瘤、纤维肉瘤、血管肉瘤和淋巴肉瘤，不包括脂肪肉瘤。

24. B【解析】乳腺癌肿瘤侵犯乳腺导管口可导致乳头回缩或凹陷。

25. B【解析】乳腺癌是起源于乳腺各级导管及腺泡上皮的恶性肿瘤，以导管癌居多。乳腺癌可表现为肿块、乳头溢乳。常见的表现是无痛性肿块，多为单发，好发于外上象限，典型者质硬，边界不清，活动度差。

26. E【解析】参见 A1 型题第 20 题解析。

27. B【解析】乳腺癌表现为肿块巨大、活动，淋巴结不大，有骨转移。椎旁静脉系统位于脊柱周围，压力低，无静脉瓣，脱落的乳腺癌细胞极易直接经肋间静脉进入该静脉系统，造成椎骨、骨盆、肋骨等部位的骨转移。

28. E【解析】乳腺癌 TNM 分期中原发肿瘤（T）的分期如下。①$T_X$：原发肿瘤无法评估。②$T_0$：没有原发肿瘤证据。③Tis：原位癌。④Tis（DCIS）：导管原位癌。⑤Tis（LCIS）：小叶原位癌。⑥Tis（Paget）：乳头 Paget 病，不伴有肿块（伴有肿块的乳头 Paget 病按肿瘤大小分类）。⑦$T_1$：肿瘤最大直径≤2cm。⑧$T_1$mic：微小浸润癌，最大直径≤0.1cm。⑨$T_{1a}$：肿瘤最大直径>0.1cm，但≤0.5cm。⑩$T_{1b}$：肿瘤最大直径>0.5cm，但≤1cm。⑪$T_{1c}$：肿瘤最大直径>1cm，但≤2cm。⑫$T_2$：肿瘤最大直径>2cm，但≤5cm。⑬$T_3$：肿瘤最大直径>5cm。⑭$T_4$：不论肿瘤大小，直接侵犯胸壁（a）或皮肤（b）。⑮$T_{4a}$：侵犯胸壁，不包括胸肌。⑯$T_{4b}$：患侧乳腺皮肤水肿（包括橘皮样变），溃破，或限于同侧乳房皮肤的卫星结节。⑰$T_{4c}$：$T_{4a}$与 $T_{4b}$并存。⑱$T_{4d}$：炎性乳腺癌。所以，T 肿瘤的最大直径为 5cm。

29. A【解析】哺乳期乳腺炎早期最为关键的治疗是排空乳汁，应鼓励母亲使用正确哺乳方法继续哺乳，必要时可应用吸乳器吸乳。对于感染严重或脓肿破溃形成乳瘘、局部症状严重难以继续哺乳者可以考虑终止泌乳。急性乳腺炎早期呈蜂窝织炎表现而未形成脓肿之前，应用抗生素可取得良好效果。

30. E【解析】参见 A1 型题第 15 题解析。

31. E【解析】乳腺癌局部检查中，局部皮肤充血、发红，呈现急性炎症改变，为炎性乳腺癌的表现，提示预后最差。

32. D【解析】早期手术是早期乳腺癌首选的治疗方法。早期治疗一般以手术为主。早期乳腺癌一经查出，需及时接受保乳手术，保证生活质量。

33. D【解析】根据定义，炎性乳腺癌的原发病灶被归为 $T_{4d}$。参见 A1 型题第 28 题解析。

34. E【解析】参见 A1 型题第 15 题解析。

35. C【解析】良性乳腺分叶状肿瘤呈膨胀性生长，但不突破包膜。恶性乳腺分叶状肿瘤有包膜浸润。

36. C【解析】对急性乳腺炎的预防重于治疗，预防方法：①妊娠时期，尤其在哺乳时期，要保持乳头清洁，经常用肥皂、温水洗净，哺乳前后也可用 3%硼酸水洗净乳头。对于乳头内缩者，应将乳头轻轻挤出后再清洗干净。但不宜用乙醇洗擦，因为乙醇使乳头、乳晕皮肤变脆，易发生皲裂。②养成良好的哺乳习惯，定时哺乳，每次应使乳汁吸尽；不能吸尽时，用手按摩挤出，或用吸乳器吸出。另外，不让婴儿含着乳头睡眠。③如已有乳头破损或皲裂存在，要停止哺乳，用吸乳器吸出乳汁，待伤口愈合后再行哺乳。

37. D【解析】参见 A1 型题第 25 题解析。

38. E【解析】血行转移是乳腺癌术后复发的根源，常见的转移部位包括骨、肝、肺和脑，不包括心脏。

39. D【解析】保留乳房手术后的全乳房放射治疗可以杀灭可能残存的癌灶。乳腺照射建议剂量为 45~55Gy，临床加量为 10~15Gy。

40. A【解析】保留乳房的乳癌切除术适应证：肿瘤最大径≤3cm，单一病灶，乳房丰满，患者自愿。手术方法：病变所在乳房区段切除，切缘距肿瘤 1cm，术中行切缘冷冻病理检查。另取切口行腋窝淋巴结清扫，如有可能也可选择乳房手术与腋窝淋巴结清扫同一切口。

41. E【解析】乳腺癌的临床分期见表 8-1。

**表 8-1 乳腺癌的临床分期**

| | | | |
|---|---|---|---|
| 0 期 | Tis | $N_0$ | $M_0$ |
| Ⅰ期 | $T_1$ | $N_0$ | $M_0$ |
| ⅡA 期 | $T_0$ | $N_1$ | $M_0$ |
| | $T_1$ | $N_1$ | $M_0$ |
| | $T_2$ | $N_0$ | $M_0$ |
| ⅡB 期 | $T_2$ | $N_1$ | $M_0$ |
| | $T_3$ | $N_0$ | $M_0$ |
| ⅢA 期 | $T_0$ | $N_2$ | $M_0$ |
| | $T_1$ | $N_2$ | $M_0$ |
| | $T_2$ | $N_2$ | $M_0$ |
| | $T_3$ | $N_1$ | $M_0$ |
| | $T_3$ | $N_2$ | $M_0$ |
| ⅢB 期 | $T_4$ | $N_0$ | $M_0$ |
| | $T_4$ | $N_1$ | $M_0$ |
| | $T_4$ | $N_1$ | $M_0$ |
| ⅢC 期 | 任何 T | $N_3$ | $M_0$ |
| Ⅳ期 | 任何 T | 任何 N | $M_1$ |

42. E【解析】手术切除是治疗乳腺纤维腺瘤唯一有效的治疗方法，分为乳腺肿物切除术和真空辅助乳腺微创旋切手术 2 种术式。

43. E【解析】乳腺囊性增生病是妇女常见病，也称慢性囊性乳腺病。其病因多与内分泌失调以及雌、孕激素水平波动有关。本病的发生、发展与卵巢内分泌状态密切相关，临床上多数患者症状与月经周期有关。有的患者表现为一侧或两侧乳房胀痛或针刺样疼痛，可累及肩部、上肢或胸背部。所以选项 E 错误。临床表现参见 A1 型题第 15 题解析。

44. D【解析】参见 A1 型题第 25 题解析。

45. D【解析】乳腺癌的肿瘤侵犯 Cooper 韧带，引起皮肤凹陷，则形成“酒窝征”。

46. A【解析】乳腺癌内分泌治疗时需服用他莫昔芬，其作用机制是与雌激素竞争与 ER 结合而发挥作用。不论患者绝经与否，均有一定的疗效，推荐剂量为 10mg Bid，并服用 5 年。

47. E【解析】乳腺结核为少见的乳腺疾病，多继发于肺结核、肠结核或肠系膜淋巴结核，经血行传播至乳房。

48. E【解析】参见 A1 型题第 25 题解析。

49. B【解析】乳头血性溢液最常见于导管内乳头状肿瘤。导管内乳头状肿瘤多见于经产妇，以 40~45 岁多见，发病原因可能与雌激素水平增高或相对增高有关。一般临床无自觉症状，常见乳头溢液污染内衣而引起注意。

50. B【解析】急性乳腺炎早期呈蜂窝织炎表现而未形成脓肿之前，应用抗生素可取得良好效果。

51. E【解析】乳头湿疹样乳腺癌又称乳头 Paget 病，较少见，是一种特殊类型的乳腺癌。

52. C【解析】参见 A1 型题第 46 题解析。

53. B【解析】正常情况下，自胚胎第 6 周起在腋窝至腹股沟连线上开始出现 6~8 对由外胚层上皮组织产生的乳腺始基，随着年龄增长，除胸前一对表层细胞继续发育形成乳腺外，其余均逐渐萎缩并消失。

54. D【解析】急性乳腺炎若炎症未能及时控制，局部可形成炎症包块，继而形成脓肿。急性乳腺炎脓肿形成后，应及时行脓肿切开引流术。对于脓肿较小者可考虑超声引导下穿刺抽脓，可反复进行，也可置管冲洗引流。对于抽吸无效、脓腔较大或张力较高即将破溃者可切开引流。多建议采用沿乳管放射状切口，后间隙脓肿可采用沿下皱襞弧形切口，乳晕下脓肿应沿乳晕边缘做弧形切口。麻醉应充分，手术当中打开脓腔之间的分隔，使引流通畅，必要时可通过多个切口进行对口引流。

55. B【解析】参见 A1 型题第 54 题解析。

56. E【解析】无痛而较大的乳房肿块是乳房肉瘤典型的临床表现，其平均发病年龄为 50 岁，肿块生长迅速，中位大小为 5. 2cm，乳头多不内陷，乳房皮肤可见明显的静脉扩张，肿瘤易侵犯胸肌而与之固定，可以发生血行转移到肝、肺及脑等器官，淋巴转移少见，腋淋巴结多无肿大。

## 二、A2 型题

1. A【解析】患者可首先诊断为乳头湿疹样乳腺癌。乳头湿疹样乳腺癌临床表现为慢性湿疹，乳头和乳晕的皮肤发红、轻度糜烂、有浆液渗出，因而潮湿，有时覆盖着黄褐色的鳞屑状痂皮。病变的皮肤甚硬，与周围分界清楚。多数患者感到奇痒，或有轻微的灼痛感。

2. E【解析】乳腺癌术后患肢康复的最终目的是患肢能够做到全范围的关节活动，5 个选项中的 5 种活动中只有手经头摸到对侧耳朵能够使上肢全范围活动开。

3. A【解析】$T_2$表示肿瘤最大直径>2cm，但≤5cm；$N_1$表示同侧腋窝淋巴结转移，可活动；$M_0$表示无远处转移。

4. D【解析】根据肿块的质地，怀疑为乳腺癌，细胞穿刺可能为肿瘤中央坏死组织，应切除做冷冻活检。组织病理学检查是确诊乳腺肿块为良恶性病变的检查方法。

5. B【解析】2cm<肿块大小≤5cm 为 $T_2$，腋窝淋巴结有散在肿大，综合为乳腺癌Ⅱ期。

6. D【解析】参见 A1 型题第 45 题解析。

7. E【解析】乳腺癌术后化疗，静脉给药注意事项：①将药物稀释至要求浓度之后给药。②长期化疗，血管交替使用。③药液溢出应用相应药物解毒。④一旦药液外溢，应停止给药。⑤一旦发生血栓性静脉炎应禁忌按摩热敷。

8. C【解析】患者可首先考虑为导管内乳头状肿瘤。孤立性导管内乳头状瘤 75%伴有乳头溢液，多为血性溢液或陈旧血性，少数为浆液性。肿瘤较小，常不能触及。少数可在乳晕附近触及肿块，多为圆形，柔软，挤压包块有时可以看到血性乳头溢液。

9. A【解析】患者的 TNM 分期应为 $T_{1C}N_2M_0$。$T_{1C}$表示肿瘤最大直径>1cm，但≤2cm；$N_1$表示同侧腋窝淋巴结转移，可活动；$N_2$表示同侧腋窝淋巴结转移，固定或相互融合，或缺乏同侧腋窝淋巴结转移的临床证据，但临床上发现有同侧内乳淋巴结转移；$M_0$表示无远处转移。

10. B【解析】术后局部复发癌灶可行放射治疗。因为患者受体均为阴性，进行内分泌治疗无效。

11. C【解析】根据患者的病理情况其分期应为 $T_1N_1M_0$，为ⅡA 期绝经前乳腺癌，而且受体均为阴性，cerb$B_2$（+）提示行内分泌治疗及 CMF 方案的效果欠佳，故选项 BDE 均不适合，选项 A 放疗主要是对局部的控制，所以也不正确。该患者应该应用蒽环类药物的化疗方案预防复发和转移。故 CAF 方案对该患者较为合适。

12. B【解析】急性乳腺炎早期呈蜂窝织炎表现而未形成脓肿之前不宜手术，应用抗生素可获得良好的效果。因此应先进行各项检查，可采取穿刺检查、超声显像检查、CT 检查，详细准确判断病情。

13. D【解析】参见 A1 型题第 13 题解析。

14. C【解析】乳腺 X 线检查是早期发现和诊断乳腺癌较有效的影像学检查方法之一。患者乳房外上象限肿块，质较硬，钼靶 X 线检查见右乳有小钙化点，结合患者年龄和病程，应考虑是乳腺癌。

15. C【解析】乳腺癌患者最重要的是术后 5 年内应避免妊娠，以免促使乳腺癌的复发。

16. B【解析】参见 A1 型题第 25 题解析。患者肿块发生于左乳腺，即为左乳腺癌。

17. A【解析】乳腺癌患者同侧腋下及胸骨旁有淋巴结转移，宜采取的治疗方案为乳腺癌扩大根治术。

18. B【解析】参见 A1 型题第 15 题解析。

19. B【解析】参见 A2 型题第 3 题解析。

20. B【解析】患者可诊断为孤立性导管内乳头状瘤。乳管镜、乳管造影检查有助于诊断和定位，少部分患者乳头溢液涂片细胞学检查可能发现异型细胞。不需要进行 CT 检查。

21. D【解析】参见 A1 型题第 15 题解析。

22. D【解析】患者病理分期 $T_1N_0M_0$表示肿瘤最大直径≤2cm（$T_1$），无区域淋巴结转移（$N_0$），无远处转移（$M_0$）。患者可采取抗雌激素药物治疗，最常用的药物为他莫昔芬。参见 A1 型题第 46 题解析。

23. B【解析】约 90%腋窝淋巴结转移癌来源于乳腺。

24. C【解析】老年女性，发现乳腺质硬肿块，边界不清，活动度差，最大可能诊断为乳腺癌。

25. E【解析】急性乳腺炎的鉴别诊断中最应警惕的疾病是炎性乳腺癌。炎性乳腺癌常无肿块，抗生素治疗无效，乳腺超声和钼靶 X 线检查对诊断很有帮助，影像引导的对异常腺体和皮肤的组织活检可确诊本病。

26. E【解析】年轻女性乳腺癌的激素治疗宜首选卵巢切除术。

**三、A3/A4 型题**

1. D【解析】患者最可能诊断为乳腺囊性增生病。该疾病临床上表现为乳房胀痛，乳腺内有结节，边界不清，且症状与月经周期有关。

2. E【解析】乳腺囊性增生病的辅助检查方法有乳腺超声、乳腺钼靶 X 线检查、近红外线乳腺扫描检查和磁共振成像检查，不包括实验室检查。

3. A【解析】参见 A1 型题第 15 题解析。

4. E【解析】乳腺囊性增生病是妇女的常见病、多发病，是乳腺实质的良性增生，病程长，主要是需要与乳腺癌相鉴别。一是乳腺癌与本病有同时存在的可能性；二是非典型增生者有一定的恶变率。所以该病最恰当的处理措施是对症治疗，定期复查。

5. A【解析】对于无明显乳房肿块而仅有乳头溢液的乳腺囊性增生病患者可试用溴隐亭。溴隐亭是多巴胺受体长效激活剂，间接调节激素水平。

6. D【解析】乳腺囊性增生病患者活检发现上皮细胞增生活跃时应考虑行乳腺单纯切除术。

7. C【解析】导管内乳头状肿瘤常表现为血性溢液伴或不伴乳房肿物。部分导管内乳头状肿瘤患者体检时在乳晕区能触及肿块，轻压肿块，乳头有血性液体。

8. D【解析】导管内乳头状肿瘤最恰当的检查应为乳头溢液涂片细胞学检查。乳头溢液细胞学涂片检查就是通过采集患者的乳头溢液，制成细胞学涂片，经固定、染色，在显微镜下观察，根据细胞的形态、结构、排列方式、细胞群体的毗邻关系以及细胞的退变情况，作出诊断。

9. D【解析】乳腺导管内乳头状瘤属于良性肿瘤，但有 4%~8%的恶变率，主张早期手术切除。术前均应行乳导管造影检查，以明确病变的性质及定位。目前最常用的手术方式是乳腺区段切除术，手术范围包括含乳头状瘤的全部腺段组织，该术式比较彻底，很少复发，且对外形影响不大。术后宜做石蜡切片检查。

10. B【解析】首先应考虑为乳腺癌。参见 A1 型题第 25 题解析。肿瘤侵犯导致皮肤淋巴管堵塞而引起局部皮肤红肿，使皮肤呈橘皮样，形成典型的“橘皮征”。

11. D【解析】肿瘤最大直径>5cm 为 $T_3$；同侧腋窝淋巴结转移，固定或相互融合为 $N_2$；无远处转移为 $M_0$。通过以上可判断病变分期为ⅢA 期。乳腺癌的临床分期参见 A1 型题第 41 题解析。

12. A【解析】参见 A1 型题第 17 题解析。

13. E【解析】乳腺癌诊断明确后准备行手术治疗，宜采取的术前检查有血常规、尿常规，胸部 X 线片，肝肾功能检查，肝脏彩超。

14. B【解析】不可手术的局部晚期乳腺癌（Ⅲ期，不含 $T_3N_1M_0$），用于提高生存率可采取术前化疗。一般用 1~2 个疗程，可探测肿瘤对药物的敏感性，并使肿瘤缩小减轻与周围组织的粘连，减少术中出血。

15. A【解析】①一般认为符合国际临床分期 0、Ⅰ、Ⅱ期及部分Ⅲ期而无禁忌证的患者均可使用乳腺癌根治术。标准适应证：肿瘤的大小为 5cm 以下，位于乳房的外侧半，腋窝已触及肿大淋巴结。本题中患者为ⅢA 期，所以适用乳腺癌根治术。②扩大乳腺癌根治术适用于原发癌位于乳腺的中央区或内侧区的患者，尤其临床检查腋淋巴结有转移期患者。③单纯乳房切除术适应证：原位乳腺癌；微小癌或乳头湿疹样乳腺癌灶仅限于乳头者；年老、体弱、一般情况差，不适合根治手术者；局部晚期病灶，作为综合治疗的一部分实施单纯乳房切除术。④乳腺癌改良根治术适用于Ⅰ期、Ⅱ期和部分Ⅲ期的浸润性癌的患者，术前全面评估无手术禁忌证。

16. C【解析】通过乳腺 X 线检查可初步诊断为乳腺癌。乳腺癌肿瘤侵犯导致皮肤淋巴管堵塞而引起局部皮肤红肿，使皮肤呈橘皮样，形成典型的“橘皮征”，若红肿面积超过乳房面积 1/3 则称之为“炎性乳腺癌”。

17. E【解析】经粗针穿刺病理诊断为浸润性导管癌，但未见真皮淋巴管癌栓，该患者首选的治疗方法是化疗。

18. B【解析】该患者分期诊断是 $T_1N_2M_0$。$T_1$ 表示肿瘤最大直径≤2cm。$N_2$ 表示同侧腋窝淋巴结转移，固定或相互融合；或缺乏同侧腋窝淋巴结转移的临床证据，但临床上发现有同侧内乳淋巴结转移。$M_0$表示无远处转移。

19. A【解析】病理诊断要求报告乳腺癌病理类型，组织学分级，雌激素受体、孕激素受体、人表皮生长因子受体2、增殖指数等分子指标，不包括肿瘤大小。

20. D【解析】乳腺癌患者的最佳综合治疗方法为先行新辅助化疗联合曲妥珠单抗治疗，再手术，继续完成化疗后行放疗。采用含有曲妥珠单抗的新辅助化疗及术后曲妥珠单抗辅助治疗方案，能给局部晚期乳腺癌患者或炎性乳腺癌患者带来无事件生存率的获益，并且可改善 HER2 阳性乳腺癌生存。放疗主要用于淋巴结阳性的患者，假如腋下淋巴没有转移，不需要放疗。化疗结束后，ER、PR 阳性的患者可以行内分泌治疗，阴性则不需要再治疗。

21. A【解析】哺乳期妇女出现高热、乳房疼痛，伴有局部炎症表现，应考虑急性乳腺炎可能。对于体征不明显，可行超声检查了解有无脓肿形成。穿刺抽出脓液可以明确诊断。

22. D【解析】急性乳腺炎可发生于乳房的各个象限，多为金黄色葡萄球菌或链球菌感染。

23. E【解析】急性乳腺炎细菌侵入的主要途径是经乳头破损或皲裂处。给婴儿哺乳婴儿咬伤或含乳头睡觉时乳头破损或皲裂，细菌侵入乳房导致感染。

24. B【解析】急性乳腺炎最常用的治疗药物是青霉素。青霉素应用广泛，疗效肯定，副作用少。

25. D【解析】对于脓肿较小者可考虑超声引导下穿刺抽脓，可反复进行，也可置管冲洗引流。所以选项 D 错误。参见 A1 型题第 54 题解析。

26. D【解析】患者最可能诊断为乳腺脓肿。典型的急性乳腺炎表现为红、肿、热、痛，可伴有腋窝淋巴结肿大、疼痛。炎症进展患者可出现寒战、高热等全身中毒症状，患侧乳房肿大，局部变硬，有搏动性疼痛，当哺乳时更加明显。白细胞计数常增多。若炎症未能及时控制，局部可形成炎症包块，继而形成脓肿。脓肿表浅或范围较大时可以出现明显的波动感。

27. C【解析】参见 A3/A4 型题第 21 题解析。

28. D【解析】参见 A1 型题第 54 题解析。

29. E【解析】浸润性导管癌属于浸润性非特殊性癌，是指癌细胞突破乳腺导管、基底膜，并向间质浸润，浸润成分不超过癌实质的半量。浸润性导管癌约占乳腺癌的 80%，为最常见的乳腺癌类型。

30. C【解析】钼靶 X 线检查不能确诊乳腺癌，只能起到大致筛查乳腺癌的作用。乳腺癌的确诊需要做细针穿刺细胞学检查或者是肿块切除术后的病理检查。

31~32 C、C【解析】患者的 TNM 分期属于 $T_2N_1M_0$。$T_2$表示肿瘤最大直径>2cm，但≤5cm；$N_1$表示同侧腋窝淋巴结转移，可活动；$M_0$表示无远处转移。临床分期属于ⅡB 期。乳腺癌的临床分期参见 A1 型题第 41 题解析。

33. D【解析】题中患者临床分期属于ⅡB 期。Ⅱ期乳腺癌应用乳腺癌根治术及乳腺癌改良根治术的生存率无明显差异，但后者保留了胸肌，术后外观效果好，目前已成为首选的手术方式。

34. E【解析】患者的临床分期是 $T_4N_1M_0$。$T_4$表示不论肿瘤大小，直接侵犯胸壁（a）或皮肤（b）；$N_1$表示同侧腋窝淋巴结转移，可活动；$M_0$表示无远处转移。

35. D【解析】影像学检查在乳腺癌的早期发现中起着重要的作用，在众多的影像学检查方法中，乳腺 X 线检查是早期发现乳腺癌最有效和最可靠的检查方法。

36. D【解析】具有手术指征的乳腺癌患者可行乳腺癌根治术及乳腺癌改良根治术，两者生存率无明显差异，但后者保留了胸肌，术后外观效果好，目前已成为最佳的手术方式，术前需要进行化疗。

37. D【解析】绝经后乳腺癌，若雌激素受体阳性，则术后首选内分泌治疗，而不做化疗，他莫昔芬是最常用药物，可口服 3~5 年，不良反应小；绝经前乳腺癌，若腋下淋巴结转移数目较多（一般多于 4 个），雌激素受体阳性，可在术后辅助化疗的同时，切除双侧卵巢，以降低雌激素水平，减少雌激素对癌细胞的刺激；绝经后晚期乳腺癌，若无复发间期（指手术切除至出现远处转移时间）大于 2 年、雌激素受体阳性、切转移灶范围较小，也首选内分泌治疗，除他莫昔芬以外，还可使用芳香化酶抑制剂等。

38. D【解析】为明确肿块性质，最好采取切除活检。诊断肿瘤性质以细胞学检查最为可靠，但穿刺活检和切取少量组织活检有使肿瘤转移及播散的可能。

39. B【解析】因为已经有淋巴结转移，乳腺癌根治术也有切除不干净的可能，乳腺癌对放疗较敏感，根治术后加放疗比较合适。根治性手术的辅助放射治疗可降低局部复发率。

40. A【解析】当怀疑乳腺有肿块，B 超检查是必须做的。超声诊断具有鉴别良恶性、囊实性、增生和肿瘤的诊断效果，而且方法简便，安全易行，廉价，无损伤，适用于乳腺疾病诊断和广泛应用于乳腺肿瘤的普查。这也是乳腺癌的检查方法。

**四、B 型题**

1. E【解析】参见 A1 型题第 25 题解析。

2. B【解析】参见 A3/A4 型题第 26 题解析。

3. D【解析】乳腺纤维腺瘤多数表现为单侧乳房单发肿瘤，质韧，有弹性，光滑，活动度好，部分患者为多发或双侧纤维腺瘤。多数肿瘤发展缓慢。除肿块外，患者多无明显自觉症状。

4. A【解析】参见 A2 型题第 8 题解析。

5. D【解析】参见 A1 型题第 15 题解析。

6. A【解析】乳腺癌部分患者乳头溢液者以乳头血性溢液为首发表现，多为单侧、单孔溢液。

7. B【解析】典型乳腺纤维腺瘤在乳腺 B 超上多表现为境界清楚的低回声肿物，多呈圆形、椭圆形或分叶状，内部回声均匀，后方回声增强，可见侧方声影。

8. C【解析】参见 A1 型题第 56 题解析。

9. E【解析】参见 A2 型题第 8 题解析。

10. A【解析】根据乳腺周期性肿胀、疼痛，且月经前期加重，月经后减轻或消失的典型症状，体检时乳房内触及结节样的肿块，大小不等，质韧而不硬，有时有触痛，B 超检查无肿块及钼靶 X 线片上棉絮状表现可诊断为乳腺囊性增生病。

11. A【解析】参见 A1 型题第 3 题解析。

12. D【解析】空芯针穿刺活检（SCNB）是将穿刺针直接刺入乳腺可疑病变区，取得组织标本进行组织病理学检查的一种方法。SCNB 是运用自动反弹切割式活检枪（14～16G）从病变部位切取少量组织，其因损伤小，对乳房外观无影响而成为最常用的穿刺活检方法。

13. B【解析】乳腺 B 超方法简便，安全易行，无损伤，适用于各年龄段、不同乳腺疾病的诊断。高频（7.5～10.0MHz）B 超是最实用有效的检查方法，适于致密型乳腺，引导肿物定位和穿刺活检，鉴别 X 线检查所检出的病变为囊性或实性。

14. E【解析】对于乳头溢液未扪及肿块患者，可做乳腺导管内镜检查，乳头溢液涂片细胞学检查，以排除有无乳腺癌。通过溢液细胞学检查，可以初步明确引起溢液的原发病，如炎症、良性肿瘤、导管扩张症、增生性乳腺疾病、乳腺癌。细胞学检查对判断乳腺的良、恶性病变有十分重要的意义。

15. E【解析】参见 A1 型题第 27 题解析。

16. A【解析】参见 A1 型题第 15 题解析。

17. B【解析】参见 A1 型题第 1 题解析。

18. D【解析】乳腺癌好发于中老年女性，其临床表现多样，可表现为肿块、乳头溢液，也可完全没有主观症状。

19. A【解析】乳腺纤维腺瘤好发于青年女性。除肿块外，患者多无明显自觉症状。

20. C【解析】参见 A1 型题第 49 题解析。

21. B【解析】急性乳腺炎是乳腺的急性化脓性感染，是乳腺管内和周围结缔组织炎症，多发生于产后哺乳期的女性，尤其以初产妇多见。

22. E【解析】参见 A2 型题第 8 题解析。

23. A【解析】参见 A3/A4 型题第 26 题解析。

24～25　A、E【解析】对绝经后雌激素受体阳性的乳腺癌患者来说，芳香酶抑制剂比他莫昔芬治疗效果更好。芳香化酶抑制药可阻断或减少绝经后妇女体内雌激素的来源，因为绝经后妇女体内的雌激素主要由外周雄激素在芳香化酶作用下转化而来。他莫昔芬是绝经前 ER 阳性乳腺癌患者的标准治疗方式。他莫昔芬的用法参见 A1 型题第 46 题解析。

**五、X 型题**

1. AB【解析】急性乳腺炎早期呈蜂窝织炎表现而未形成脓肿之前，应用抗生素可取得良好效果。青霉素应用广泛，疗效肯定，副作用少，但目前耐药细菌越来越多，因而可以选用阿莫西林、克拉维酸等耐酶青霉素及头孢类药物，对于青霉素过敏者可选用大环内酯类药物如红霉素、阿奇霉素等，脓肿形成时可加用甲硝唑等抗厌氧菌药物。应尽量避免选用庆大霉素、左氧氟沙星等，因对乳儿有影响。

2. ABCD【解析】乳腺纤维腺瘤镜下观察可包括的病理类型有管内型纤维腺瘤、管周型纤维腺瘤、混合型纤维腺瘤、囊性增生型纤维腺瘤和分叶型纤维腺瘤（巨纤维腺瘤），不包括肉瘤型纤维腺瘤。

3. ACDE【解析】参见 A2 型题第 25 题解析。

4. ABCE【解析】乳头湿疹样乳腺癌表现为乳头、乳晕糜烂、湿疹样变，可伴有瘙痒，乳晕区皮肤增厚、粗糙、表面有灰黄色痂皮，痂下可见肉芽创面伴少量渗液，早期乳内无肿块，皮肤科治疗无效时，应高度怀疑本病。

5. ABCE【解析】乳腺癌术后辅助化疗的适应证：原则上淋巴结阳性的患者需要接受化疗，对于淋巴结阴性的高复发风险患者，如激素受体阴性、HER2 阳性、组织学分级为Ⅲ级等也应接受化疗。妊娠早期、妊娠中期患者应慎重选择化疗。

6. ABDE【解析】乳腺癌化学治疗的禁忌证：妊娠早期、妊娠中期患者应慎重选择化疗；年老体弱且伴有严重内脏器质性病变患者；未经组织病理学确诊的乳腺癌，不推荐将细胞学作为病理诊断标准。激素受体阴性患者应进行术后辅助化疗。

7. ABC【解析】副乳房多见于胸壁、腋窝和会阴处，而异位乳腺组织也可发生于膝部、大腿外侧、臀部、面部和颈部。

8. BDE【解析】乳腺囊性增生病按导管上皮增生的形态可将其分为 4 级。Ⅰ级：不伴有导管上皮增生，此级发生率为 70%；Ⅱ级：伴有导管上皮增生，但上皮细胞不呈异型性，其发生率为 20%；Ⅲa 级：伴有导管上皮增生，上皮细胞呈轻度异型性，发生率为 5%；Ⅲb 级：伴有导管上皮增生，上皮细胞呈重度异型性，发生率为 5%，此级恶变率最高，可能恶变率为 75%~100%。所以选项 A 错误。超声显像检查中，增生的乳腺呈不均匀低回声区，若有囊肿形成则显示为无回声区。所以选项 B 正确。临床表现为乳腺周期性肿胀、疼痛，常于月经前期出现或加重，月经后减轻或消失。所以选项 C 错误，选项 D 正确。本病的发生、发展与卵巢内分泌状态密切相关，临床上多数患者症状与月经周期有关。所以选项 E 正确。

9. AC【解析】非浸润性乳腺癌即原位癌包括小叶原位癌和导管原位癌。

10. ABDE【解析】参见 A1 型题第 25 题解析。肿瘤侵犯乳腺导管可导致乳头回缩或凹陷。

11. ABD【解析】按乳腺癌的临床分期与 TNM 分期的关系，$T_1N_1M_0$、$T_3N_0M_0$、$T_0N_1M_0$ 属于乳腺癌第Ⅱ期。乳腺癌的临床分期参见 A1 型题第 41 题解析。

12. BCDE【解析】参见 A1 型题第 4 题解析。

13. ABCD【解析】急性乳腺炎、乳腺囊性增生病、乳腺癌和乳腺纤维腺瘤均可发生于乳房外上象限。急性乳腺炎可发生于乳房的各个象限；乳腺囊性增生病的病灶位于乳房外上方较多，也可影响到整个乳房；乳腺癌好发于外上象限，典型者质硬，边界不清，活动度差；乳腺纤维腺瘤好发于乳房外上象限，约75%为单发，少数属多发性（同时或不同时）。

14. AB【解析】参见A1型题第43题解析。

15. ABCD【解析】乳腺癌乳房单纯切除术可根据病变部位选择横行或纵行梭形切口，切除范围上至乳腺上缘，下至乳腺组织下缘，内至胸骨旁，外至腋中线。

16. ABD【解析】乳房肉瘤易复发，多见肺、纵隔和骨转移。

17. ABDE【解析】男性乳房发育症的临床表现如下。①疼痛特点：多表现为一侧或双侧乳腺肥大，一般无疼痛，部分患者肿块有轻度触痛。②乳头、乳晕膨隆：乳头、乳晕区可触及肿块或小结节。无明显边界，质地软。③乳头溢液：部分患者伴有乳头溢液，溢液可以有鲜红色、暗红色、白色、黄色或清亮液体。

18. ABCD【解析】参见A1型题第36题解析。

19. ABC【解析】参见A1型题第4题解析。

20. ABC【解析】乳腺囊性增生病在病理形态上可表现为不同程度的乳管囊性扩张、乳头状增生、腺泡上皮增生等。

21. BCD【解析】浸润性癌特殊型具有特殊的组织学形态特点和较好的生物学行为，恶性度相对较低。病理分型参见A1型题第14题解析。

22. BC【解析】参见A2型题第8题解析。

23. ABC【解析】乳腺结核脓液涂片中，坏死组织中可见成团的类上皮细胞，散在的朗汉斯巨细胞和淋巴细胞，抗酸染色可找到结核分枝杆菌。

24. ABCD【解析】乳腺癌的病因目前尚未完全阐明，但已确认致病的许多危险因素，如女性性别、年龄增大、家族中有年轻时患乳腺癌的情况、月经初潮早、绝经晚、生育第一胎的年龄过大、长期的激素替代治疗、既往接受过胸壁放疗、良性增生性乳腺疾病和诸如BRCA1/2等基因的突变。

25. ACDE【解析】男子乳房发育症的主要病理表现为乳腺导管的扩张，且扩张导管周围有明显的纤维化和间质玻璃样变性，乳晕下脂肪组织增加，无腺泡生长；而表现为有疼痛和触痛的新近发生的男性乳房发育症则呈现导管上皮增生，导管周围组织炎性细胞浸润，以及乳晕下脂肪组织增加。

26. ABDE【解析】乳腺癌视诊的检查项目如下。①乳房外形：观察两侧乳房的外形、大小及高低位置有无异常，并了解其是先天性发育异常还是疾病所致。②皮肤：注意有无酒窝征、红肿、静脉扩张、橘皮样改变、卫星结节及溃破等。③乳头：观察两侧乳头是否等高，有无回缩或固定，表皮有无脱屑、糜烂等。

27. DE【解析】急性乳腺炎患者终止泌乳的措施目前多推荐大剂量维生素$B_6$口服、炒麦芽煎服，无效可应用小剂量雌激素。

28. AC【解析】参见 A3/A4 型题第 22 题解析。

29. ABCE【解析】乳腺囊性增生病的临床表现参见 A1 型题第 15 题解析。乳腺钼靶 X 线检查表现为毛玻璃状或棉絮状阴影。

30. BCDE【解析】参见 A1 型题第 16 题解析。

**六、案例分析题**

1. A【解析】参见 X 型题第 17 题解析。

2. ABC【解析】男性乳房发育症可发生在任何年龄，但新生儿、青春期和老年期为发病的高峰阶段。

3. E【解析】许多药物均可能引起男性乳房发育症，如因前列腺癌或前列腺增生而长期服用雌激素，心衰患者长期服用洋地黄药等。另外，异烟肼、螺内酯、西咪替丁等也可引起男性乳腺组织异常发育。

4. A【解析】对于疼痛明显、药物治疗临床表现改善不明显、观察 1 年后无消退者，明显肥大影响外观和心理压力过大者，应采取手术治疗。一般采取保留乳头的皮下乳腺切除术。

5. B【解析】患者最可能的诊断为导管内乳头状肿瘤。参见 A2 型题第 8 题解析。

6. C【解析】参见 A1 型题第 49 题解析。

7. A【解析】导管内乳头状肿瘤多发生在乳管开口部至壶腹部以下 1.5cm 左右的导管内。

8. AB【解析】参见 A2 型题第 20 题解析。

9. C【解析】参见 A1 型题第 46 题解析。

10. D【解析】该患者最可能的诊断是左乳腺癌。参见 A1 型题第 25 题解析。

11. D【解析】乳腺 X 线检查是最为传统的乳腺影像学检查方法，已经成为早期发现、早期诊断乳腺癌的有效可行的影像学检查方法，广泛应用于乳腺癌的筛查及诊断。

12. E【解析】对于可疑病灶进行穿刺或切除活检是乳腺癌唯一的确诊手段。

13. A【解析】现代乳腺癌的治疗原则为根据患者肿瘤分期和分子分型进行的包括手术、放疗、内分泌、化疗和靶向治疗的综合治疗。最佳治疗方法是手术治疗。

14~15 ABCD、A【解析】化疗期间有骨髓抑制的不良反应，所以化疗期间最重要的观察项目为白细胞计数。当患者白细胞降至 $3\times10^9/L$ 时，首先应暂停用药。

16. ACE【解析】参见 A1 型题第 3 题解析。

17. BCE【解析】$T_2$表示肿瘤最大直径>2cm，但≤5cm；$M_0$表示无远处转移；$N_2$表示同侧腋窝淋巴结转移，固定或相互融合。属于ⅢA 期。

18. ABE【解析】患者目前应采取的治疗方法包括新辅助化疗、乳腺癌根治术和乳腺癌改良根治术。①不可手术的局部晚期乳腺癌（Ⅲ期，不含 $T_3N_1M_0$），用于提高切除率，可采取新辅助化疗。②一般认为符合国际临床分期 0、Ⅰ、Ⅱ期及部分Ⅲ期而无禁忌证的患者均可使用乳腺癌根治术。标准适应证：肿瘤的大小为 5cm 以下，位于乳房的外侧半，腋窝已触及肿大淋巴结。本题中患者为ⅢA 期，所以适用乳腺癌根治术。③乳腺癌改良根治术适用于Ⅰ期、Ⅱ期和部分Ⅲ期浸润性癌的患者，术前全面评估无手术禁忌证。

19. ABCE【解析】患者术后化疗常用的化疗药物包括环磷酰胺、甲氨蝶呤、多西紫杉醇、表柔比星。

20. ABDE【解析】乳腺癌化疗常见的不良反应：①骨髓抑制。②肝肾功能损害。③部分或完全停经。④消化道反应。⑤心脏毒性。

21. B【解析】淋巴转移是乳腺癌最常见的转移途径，通过淋巴引流可转移至腋窝、内乳的淋巴结，也可通过淋巴通路转移至肝脏、对侧乳腺。

22. ABD【解析】参见 A1 型题第 56 题解析。

23. D【解析】乳房肉瘤治疗以单纯乳房切除即可，但如有胸肌筋膜侵犯时，也应一并切除。放疗或化疗的效果尚难评价。

24. BDE【解析】乳房肉瘤的随诊时间：①术后 3 年内每 3 个月复查。②术后 3~5 年每 6 个月复查。③术后 5 年以后每年复查。

25. A【解析】根据临床表现及乳腺钼靶 X 线检查可诊断为乳腺癌。参见 A1 型题第 3 题解析。

26. E【解析】对明确疾病诊断最有意义的检查项目是切除或穿刺活检。乳腺癌是常见的恶性肿瘤，该病的诊断需要有明确的病理学检查依据，包括穿刺活检以及手术切除进行病理检查等，可以作为确诊的依据。

27. E【解析】患者病理报告为乳腺浸润性导管癌，具有手术指征，应采取乳腺癌改良根治术。参见案例分析题第 18 题第③点解析。

28~29 C、D【解析】参见 A3/A4 型题 31~32 题解析。

30. BCF【解析】患者切口拆线愈合良好。组织免疫组化染色结果为雌激素、孕激素受体均为阳性，HER2 表达阴性。患者术后的治疗措施为化学药物治疗、内分泌治疗和生物治疗。

31. A【解析】患者术前临床 TNM 分期为 $T_2N_1M_0$。右乳外上象限扪及约 2cm×3cm 大小的肿物，属于 $T_2$，右侧腋下可触及 1 枚肿大淋巴结，属于 $N_1$，无远处转移为 $M_0$。

32. BD【解析】患者目前考虑拟采取的手术方式是乳腺癌标准根治术和乳腺腺叶切除术。

33. ABCD【解析】乳腺癌改良根治术的手术方法：可根据病变部位选择横行或纵行梭形切口，切除范围上至锁骨下，下至乳腺组织下缘，内至胸骨旁，外至腋中线，同时清扫腋窝淋巴结。

34. ACD【解析】乳腺癌术后需要进行的辅助治疗措施有内分泌治疗、靶向治疗和放射治疗。

35. E【解析】患者术后内分泌治疗首选芳香化酶抑制剂。芳香化酶抑制剂效果优于他莫昔芬，能抑制肾上腺分泌雄激素转变为雌激素过程中的芳香化环节，从而降低雌二醇，达到治疗乳腺癌的目的。

36~37 AD、D【解析】参见A3/A4型题第21题解析。

38. B【解析】参见A1型题第29题解析。

# 第九章　周围血管疾病

急性动脉栓塞

## A1 型题

1. 锁骨下动脉瘤最常见的体征为
   A. 锁骨上区搏动性肿块　　B. 锁骨上区杂音
   C. 上肢远端动脉搏动减弱或消失　　D. Horner 综合征
   E. 上肢感觉和运动异常
2. 下肢静脉曲张的主要原因是
   A. 盆腔内占位病变　　B. 慢性咳嗽、习惯性便秘
   C. 长时间站立　　D. 静脉壁薄和静脉压增高
   E. 髂股静脉血栓形成
3. 确诊急性肠系膜上动脉栓塞的可靠手段是
   A. 彩超　　B. 动脉造影
   C. 磁共振血管成像（MRA）　　D. CT 动脉成像（CTA）
   E. 超声心动图
4. 假性周围动脉瘤最常见的病因是
   A. 创伤　　B. 先天性
   C. 马方综合征　　D. 动脉中层发育不良
   E. 动脉炎
5. 游走性血栓性浅静脉炎主要侵袭的静脉为
   A. 中、小浅静脉　　B. 肠系膜静脉
   C. 门静脉　　D. 肾静脉
   E. 大深静脉
6. 判断血栓闭塞性脉管炎的闭塞部位的准确方法是
   A. 肢体位置试验　　B. 静脉注射硫酸镁 10ml
   C. 仔细检查肢体各动脉搏动情况　　D. 行交感神经阻滞
   E. 行动脉造影
7. 肢体动脉栓塞后的最早表现为
   A. 疼痛和麻木　　B. 血压下降

C. 休克　　D. 心脏停搏
E. 肢体感觉消失

8. 治疗下肢深静脉血栓形成的溶栓药物中，最为常用的是
A. 尿激酶　　B. 链激酶
C. 阿替普酶　　D. 瑞替普酶
E. 纤溶酶

9. 血栓闭塞性脉管炎闭塞远端有通畅流出道者可施行的手术是
A. 腰交感神经切除术　　B. 动脉旁路移植术
C. 血栓内膜剥脱术　　D. 大网膜移植术
E. 静脉动脉化手术

10. 怀孕妇女的脾动脉瘤切除术宜在（　　）进行
A. 妊娠期的前12周以前　　B. 妊娠中期
C. 妊娠期的最后12周以前　　D. 妊娠期的最后6周以前
E. 妊娠手术时

11. 下列关于游走性血栓性浅静脉炎的临床表现，叙述不正确的是
A. 多为一处突然出现发红、出现条状或网状条索
B. 可以在全身几个部位同时发现，病变处压痛，全身反应不明显
C. 引起静脉血液回流障碍，具有肢体肿胀现象
D. 发作具有间歇、游走、交替在全身各处发生
E. 周而复始地发作

12. 对动静脉瘘的特点叙述不正确的是
A. 先天性动静脉瘘曲张静脉血气检查，血氧含量增高
B. 先天性动静脉瘘应用彩色多普勒超声显像及动脉造影可确诊
C. 后天性动静脉瘘有明确外伤史，有突发肿胀史
D. 后天性动静脉瘘应用彩色多普勒超声显像及动脉造影可确诊
E. 分为先天性和后天性两种动静脉瘘

13. 颈动脉瘤的最常见于
A. 颈内动脉　　B. 颈外动脉
C. 颈总动脉分叉部　　D. 颅内颈动脉
E. 颈总动脉

14. 急性肢体缺血Ⅲ级的客观指标是
A. 患肢动脉多普勒信号不可闻及，静脉多普勒信号不可闻及
B. 患肢动脉多普勒信号不可闻及，静脉多普勒信号可闻及
C. 血管双功超声示患肢动脉全程低回声填充

D. 患肢动脉 MRA 示阻塞段长，无明显远端流出道

E. 患肢动脉多普勒信号可闻及，肺动脉收缩压>30mmHg，静脉多普勒信号可闻及

15. 30%~60%的内脏动脉瘤与（　　）有关

A. 胰腺炎
B. 滥用药物
C. 胃、十二指肠穿透性溃疡
D. 结节性动脉周围炎
E. 先天性肌纤维发育不良

16. 关于血栓闭塞性脉管炎的病理，叙述不正确的是

A. 起于动脉，然后侵犯静脉
B. 病变一般发生在静脉以下
C. 晚期管壁和血管周围组织呈广泛纤维化
D. 病变呈多节段性，长短不一
E. 病变主要侵袭周围血管的中、小动静脉

17. 目前筋膜室压力为（　　）是公认的筋膜室综合征的诊断标准

A. 10mmHg
B. 20mmHg
C. 30mmHg
D. 40mmHg
E. 50mmHg

18. 关于肢体动脉栓塞的临床特点，叙述不正确的是

A. 栓塞部位以下动脉搏动减弱，以至消失
B. 皮肤呈苍白色，皮肤温度下降
C. 感觉减退平面低于栓塞平面
D. 栓塞远端肢体呈袜套状感觉丧失，其近端有感觉过敏区
E. 皮温改变平面与栓塞平面相一致

19. 血栓闭塞性脉管炎的特征正确的是

A. 没有间歇性跛行
B. 游走性血栓性浅静脉炎
C. 累及内脏
D. 肢体皮肤正常
E. 与酒精中毒有关

20. 胸腹壁血栓性浅静脉炎的主要病变部位不包括

A. 前胸壁
B. 乳房
C. 肋缘
D. 上腹部
E. 下腹部

21. 确定下肢静脉曲张能否手术，必须明确

A. 股隐静脉瓣功能情况
B. 深浅静脉交通支瓣膜功能情况
C. 深静脉是否通畅
D. 小隐静脉瓣功能情况
E. 是否出现并发症

22. 静脉切开取栓术的取栓时间一般在（　　）最好
A. 发病24小时内
B. 发病36小时内
C. 发病48小时内
D. 发病72小时内
E. 发病84小时内

23. 下肢静脉曲张的主要并发症是
A. 小腿溃疡
B. 足部溃疡
C. 小腿丹毒
D. 深静脉血栓形成
E. 静脉瓣功能不全

24. 目前最多应用的颈动脉瘤手术方式是
A. 动脉瘤结扎术
B. 动脉瘤瘤体包裹术
C. 动脉瘤腔内修补术
D. 瘤体切除血管重建术
E. 腔内修复治疗

25. 关于血栓闭塞性脉管炎的一般处理治疗，叙述不正确的是
A. 避免患肢受凉、受潮、外伤
B. 防止过紧鞋袜的挤压
C. 局部保暖，但不宜过热
D. 步行锻炼，每天3次，每次0.5千米
E. 严格戒烟

26. 肢体动脉栓塞患者的疼痛性质为
A. 持续性胀痛，疼痛部位可以移动
B. 剧烈疼痛，疼痛部位可以移动
C. 持续性胀痛，疼痛部位较固定
D. 剧烈疼痛，疼痛部位较固定
E. 剧烈针刺样疼痛，疼痛部位较固定

27. 关于下肢静脉曲张并发溃疡的治疗措施，叙述不正确的是
A. 抬高患肢
B. 溃疡愈合后做大隐静脉结扎及剥脱术
C. 3%硼酸溶液湿敷
D. 只有在溃疡愈合后才考虑手术治疗
E. 手术时要注意结扎功能不全的交通支静脉

28. 广泛下肢深静脉血栓最严重的并发症为
A. 下肢溃疡
B. 肺栓塞
C. 下肢浅静脉曲张
D. 腔静脉阻塞
E. 并发动脉痉挛、肢体缺血

29. 为了解下肢深静脉有无阻塞，最可靠的检查方法是
A. 测下肢浅静脉区
B. 测下肢温度
C. 多普勒超声检查
D. 深静脉通畅试验（Perthes试验）
E. 检测静脉血

30. 下肢急性深静脉血栓形成最常见的类型是
A. 周围型
B. 中央型

C. 混合型　　D. 继发型
E. 原发型

31. 引起肝动脉瘤的最常见原因为
A. 感染　　B. 动脉粥样硬化
C. 胆囊炎　　D. 胆囊结石
E. 创伤

32. 血栓闭塞性脉管炎患者出现静息痛往往提示
A. 病情加重　　B. 肌肉代谢增加
C. 交感神经兴奋　　D. 肌肉淤血或血肿形成
E. 神经淋巴水肿

33. 肠系膜上动脉栓塞的早期病变特征是
A. 突发、剧烈的腹痛　　B. 伴有腹膜刺激征
C. 持续性疼痛　　D. X 线检查有肠梗阻表现
E. 症状与体征分离

34. 周围动脉瘤的后期临床表现不包括
A. 瘤内附壁血栓形成　　B. 疼痛、放射痛和麻木
C. 搏动性肿块　　D. 产生淋巴水肿、浅静脉怒张和肢体水肿
E. 导致局部血肿、失血性休克和死亡

35. 深静脉血栓患者急性期后华法林抗凝，凝血酶原时间国际标准化比值（INR）应维持 2~3，至少
A. 10~15 天　　B. 20~30 天
C. 1~3 个月　　D. 3~6 个月
E. 6~12 个月

36. 锁骨下动脉瘤的临床表现中，比较常见的是
A. 胸、颈、肩部位疼痛　　B. 急、慢性上肢缺血
C. 上肢痛和神经功能障碍　　D. 声音嘶哑
E. 呼吸困难

37. 血栓闭塞性脉管炎肢体缺血的最严重后果是
A. 肢体坏疽或溃疡　　B. 患肢游走性浅静脉炎
C. 肢体营养障碍性病变　　D. 动脉搏动减弱或消失
E. 肢体发凉和感觉异常

38. 动脉栓塞的栓子组成中，最为常见的是
A. 血栓　　B. 动脉硬化斑块或碎片
C. 细菌性纤维素凝集物　　D. 肿瘤组织

E. 脂肪

39. 动脉栓塞的血栓来源最常见的是

A. 血管源性
B. 心源性
C. 医源性
D. 肺源性
E. 腹主动脉

40. 内脏动脉中最常见的动脉瘤是

A. 肝动脉瘤
B. 脾动脉瘤
C. 肠系膜上动脉瘤
D. 腹腔干动脉瘤
E. 十二指肠动脉瘤

41. 深静脉血栓形成（DVT）最常见于

A. 上肢深静脉
B. 上腔静脉
C. 下腔静脉
D. 门静脉
E. 下肢深静脉

42. 真性股动脉瘤的最常见病因是

A. 动脉中层囊性变性
B. 医源性损伤
C. 中层纤维组织增生
D. 动脉粥样硬化
E. 先天性及梅毒

43. 游走性血栓性浅静脉炎的好发部位是

A. 上肢
B. 四肢
C. 下肢
D. 足部
E. 手掌

44. 关于颈动脉瘤的临床表现，叙述不正确的是

A. 发生于颈总动脉分叉处的动脉瘤多为梭形
B. 发生于颈内动脉处的动脉瘤多为囊状
C. 病变一般发生在双侧，少有单侧发病者
D. 患侧颈部搏动性肿物是本病的主要表现
E. 常伴有疼痛，可触及震颤并可闻及收缩期杂音

45. 以严重的症状和轻微的腹部体征不相称为其特点的是

A. 嵌顿性股疝
B. 肠蛔虫团堵塞
C. 急性乙状结肠扭转
D. 急性肠套叠
E. 肠系膜上动脉栓塞

46. 下肢活动静脉压（AVP）的正常值为（　　），静脉功能不全时AVP升高

A. 5～10mmHg
B. 10～30mmHg
C. 30～40mmHg
D. 40～50mmHg

E. 50~60mmHg

47. 锁骨下动脉瘤的病因多见于

A. 动脉硬化性和创伤性假性动脉瘤
B. 胸廓出口综合征
C. 动脉中层变性
D. 感染
E. 动脉炎性

48. 颈动脉瘤主要由（　　）引起，占总数的46%~70%

A. 动脉夹层
B. 颈动脉内膜切除术后
C. 感染（梅毒和细菌）
D. 动脉粥样硬化
E. 穿通伤或钝伤

49. 肢体动脉栓塞血栓的来源不包括

A. 心源性
B. 血管源性
C. 医源性
D. 原因不明
E. 肺源性

50. 对胃、十二指肠和胰十二指肠动脉瘤最具诊断价值，且可行治疗性血管栓塞以控制出血的检查方法为

A. 消化道钡剂
B. 彩色超声
C. 内镜
D. CTA 及 MRA
E. 选择性腹腔干和/或肠系膜上动脉造影

51. 假性动脉瘤医源性导管损伤的常见原因不包括

A. 导引钢丝过粗
B. 使用抗凝和溶栓药物
C. 扩张导管放置时间过长
D. 压迫位置欠佳
E. 移植血管感染

52. 确诊肠系膜动脉瘤的最可靠方法是

A. CT
B. CTA
C. MRA
D. 主动脉造影
E. B 超

53. 血管造影的并发症不包括

A. 血管内膜剥离
B. 穿刺部位血肿
C. 假性动脉瘤
D. 原发病加重
E. 血管破裂

54. 血栓闭塞性脉管炎施行腰交感神经切除术时，其切除范围是

A. 患侧腰交感神经第 2、3、4 神经节及神经链
B. 患侧及对侧第 2 腰交感神经节及神经链
C. 患侧第 2 腰交感神经节及神经链

D. 患侧第3、4腰交感神经节及神经链

E. 患侧及对侧第3、4腰交感神经节及神经链

55. 引起腹腔干动脉瘤最常见的原因不包括

A. 动脉粥样硬化

B. 创伤

C. 感染

D. 先天性因素

E. 梅毒

56. 可用于急性深静脉血栓和急性肺栓塞的筛查和排除性诊断的检查方法是

A. 电阻抗体积描记

B. 下肢深静脉顺行造影

C. 彩色多普勒超声

D. CT静脉血管成像和磁共振静脉血管成像

E. 周围静脉血D-二聚体测定

57. 真性周围动脉瘤最常见的病因是

A. 动脉粥样硬化

B. 先天性

C. 动脉中层囊性变性

D. 梅毒

E. 动脉炎

58. 手术后深静脉血栓形成的好发部位为

A. 小腿肌肉静脉丛

B. 腹股沟部

C. 下腹壁

D. 下腔静脉

E. 整个下肢深静脉

59. 关于血栓性浅静脉炎与深静脉血栓形成的区别，下列叙述不正确的是

A. 前者局部炎症反应明显，后者局部症状不明显

B. 前者一般位于浅静脉，后者位于深静脉

C. 前者一般无静脉回流障碍，后者常伴有回流障碍

D. 前者治疗以局部对症治疗为主，后者以抗凝、溶栓为主

E. 前者易并发肺栓塞，后者常后遗深静脉功能不全

60. 肠系膜动脉瘤的主要病因为

A. 真菌感染

B. 动脉粥样硬化

C. 病毒感染

D. 先天性动脉发育不良

E. 外伤

61. 血栓闭塞性脉管炎常见的临床症状不包括

A. 静息痛

B. 间歇发作的突发性疼痛

C. 活动时有间歇痛

D. 对寒冷敏感性增加

E. 局部皮肤颜色改变

62. 周围动脉瘤中最常见的疾病是

A. 股动脉瘤

B. 腘动脉瘤

C. 胫前动脉瘤　　D. 腓动脉瘤

E. 胫后动脉瘤

63. 下列与单纯性下肢静脉曲张发病无关的是

A. 静脉内血液反流　　B. 下肢浅静脉瓣膜关闭不全

C. 远端静脉淤滞　　D. 深静脉血栓形成

E. 病变静脉扩张、变性

64. 下列关于动脉瘤的叙述，说法正确的是

A. 最典型的临床表现是搏动性肿块和舒张期杂音

B. 手术治疗是动脉瘤最有效的治疗方法

C. 在我国感染是最常见的病因

D. 穿刺对于动脉瘤的诊断没有帮助

E. 多发性动脉瘤，包括伴广泛性动脉粥样硬化的患者均可手术治疗

## 二 A2 型题

1. 患者，男性，53 岁。左侧下肢静脉曲张 8 年，劳动后肢体肿胀，小腿下 1/3 皮炎及溃疡经久不愈半年。患者目前治疗最好采取的方式为

A. 免除体力劳动　　B. 抗感染治疗

C. 局部换药　　D. 弹性绷带包扎治疗

E. 积极治疗溃疡，愈合后手术治疗

2. 患者，女性，25 岁。车床操作员。有雷诺现象样改变，累及环指、小指。最可能诊断为

A. 尺动脉瘤　　B. 下肢动脉栓塞

C. 后天性动静脉瘘　　D. 血栓闭塞性脉管炎

E. 大动脉炎

3. 患者，男性，40 岁。吸烟多年，脉管炎已有 1 年余，现已发展成疼痛严重不能入睡。查体：局部苍白、干冷，肌肉萎缩，足背动脉搏动消失，跛行距离缩短。初步诊断为

A. 血栓闭塞性脉管炎（血管痉挛期）　　B. 血栓闭塞性脉管炎（营养障碍期）

C. 血栓闭塞性脉管炎（坏死期）　　D. 深部静脉血栓形成

E. 大动脉栓塞

4. 患者，男性，38 岁。步行稍长距离后感觉右小腿冷、痛，肌肉抽搐而出现间歇性跛行，跛行距离 500~1000 米，稍休息后症状消失。平时右足发凉、怕冷，有麻木感、针刺感。查体：右足背动脉搏动减弱。根据患者症状、体征，患者可首先诊断为

A. 血栓闭塞性脉管炎（血管痉挛期）　　B. 血栓闭塞性脉管炎（营养障碍期）

C. 血栓性静脉炎　　D. 深静脉血栓形成

E. 动脉粥样硬化症

5. 患者，男性，56 岁。有多年冠心病史。2 小时前突然出现双下肢剧烈疼痛，行走困难，局部皮肤苍白。查体：双下肢股动脉搏动消失，双大腿以下皮温降低，肌力 4 级。患者可诊断为

A. 血栓闭塞性脉管炎　　B. 髂股动脉栓塞

C. 动脉硬化性动脉闭塞症　　D. 糖尿病性动脉闭塞

E. 大动脉炎

6. 患者，男性，50 岁。既往有脑血栓病史。因右腹股沟疝入院。行修补术后第 5 天，体温 38.0℃。查体：右下肢皮温升高，无压痛，右股部以下较左下肢明显增粗。患者最可能的术后并发症为

A. 切口感染　　B. 右股静脉栓塞

C. 右下肢丹毒　　D. 右下肢蜂窝织炎

E. 右下肢深静脉血栓

7. 患者，女性，40 岁。教师，右下肢静脉迂曲扩张 15 年，长时间站立有酸胀感，近 2 年右小腿胫前皮肤颜色加深，可凹性水肿。大隐静脉瓣膜功能试验（Trendelenburg 试验）（+），Perthes 试验（-）。诊断可能是

A. 动静脉瘘　　B. 下肢深静脉血栓形成

C. 单纯性下肢静脉曲张　　D. 原发性下肢深静脉瓣膜功能不全

E. 血栓性浅静脉炎

8. 患者，男性，40 岁。左下肢大隐静脉曲张。为明确深静脉是否通畅，须进行的检查为

A. Perthes 试验　　B. 交通支瓣膜功能检测

C. 浅静脉瓣功能检测　　D. 皮肤温度检测

E. 血小板计数检测

9. 患者，男性，48 岁。突发右下肢疼痛、无力 2 小时。查体：脉搏 104 次/分，心律不齐，右下肢苍白，皮温发凉，足背或胫后动脉搏动未触及。首选的治疗方法为

A. 导管造影溶栓　　B. 经皮腔内血管成形术

C. 中医中药治疗　　D. 经股动脉切开取栓术

E. 高压氧治疗

10. 患者，女性，38 岁。久站后右下肢出现酸胀感，小腿内侧可见轻微突起的静脉。经检查诊断为下肢静脉曲张。此患者在日常保健中操作不正确的是

A. 尽量避免久站　　B. 适当体育锻炼

C. 休息时放低患肢　　D. 使用弹性袜

E. 避免跷二郎腿

11. 患者，男性，75 岁。经检查为左下肢深静脉血栓形成拟行非手术治疗。以下治疗措施不恰当的是

A. 急性期卧床休息
B. 保持大小便通畅
C. 可以进行热敷或按摩
D. 抬高患肢
E. 起床活动时，穿弹性袜或用弹性绷带

12. 患者，男性，23 岁。1 年前右大腿刀刺伤，清创后如期拆线出院。近半年出现右下肢间歇性跛行，浅静脉显露，色素沉着，右胫前皮肤压之凹陷，右大腿可闻及连续性杂音。患者最可能诊断为
A. 血栓闭塞性脉管炎
B. 下肢动脉栓塞
C. 尺动脉瘤
D. 后天性动静脉瘘
E. 大动脉炎

13. 患者，男性，58 岁。因下肢静脉曲张行高位结扎及剥脱术，术后 4 小时因站立排尿，小腿部伤口处突然出血不止。紧急处理方法是
A. 用止血带
B. 于站立位包扎
C. 钳夹结扎止血
D. 指压止血
E. 平卧，抬高患肢，加压包扎

14. 患者，女性，20 岁。因突发右小腿肿胀、疼痛 2 小时就诊。查体：右小腿肿胀，胫前可凹性水肿。诊断考虑为
A. 大动脉炎
B. 雷诺综合征（Raynaud 综合征）
C. 血栓闭塞性脉管炎
D. 右下肢深静脉血栓
E. 右下肢动脉血栓形成

15. 患者，男性，36 岁。软件工程师，感觉久坐后下肢沉重、酸胀 3 天，且易疲劳。指导其在工作期间定时站立，活动下肢，以促进下肢血液循环，其原理是利用
A. 小腿肌泵收缩功能
B. 胸腔吸气期负压
C. 心脏舒张期负压
D. 静脉瓣膜向心单向开放
E. 地心对血柱的吸引力

16. 患者，男性，68 岁。因心肌梗死入内科治疗，早餐后突感脐周和上腹部绞痛，当时患者脸色苍白，大汗淋漓，1 小时后疼痛减轻，右下腹有压痛，不久出现全腹膨隆，肠鸣音消失，明显休克体征。最可能的诊断是
A. 横结肠癌
B. 急性盲肠憩室炎
C. 肠系膜上动脉栓塞
D. 急性阑尾炎并穿孔
E. 急性胆囊炎

17. 患者，女性，57 岁。突发腹痛 1 小时，不伴恶心、呕吐。2 年前曾有“腹主动脉瘤”史。查体：脉搏 116 次/分，血压 70/50mmHg，贫血貌，腹膨隆，无肌紧张，无固定压痛，肠鸣音弱。最有可能诊断为
A. 输尿管结石梗阻
B. 急性胰腺炎

C. 腹主动脉瘤破裂　　D. 急性肠梗阻
E. 上消化道出血

18. 患者，女性，29岁。妊娠6个月，一般情况较差。既往患有先天性心脏病。患者治疗单纯性下肢浅静脉曲张的方法应为
A. 弹性袜压迫治疗　　B. 硬化剂注射和压迫治疗
C. 口服药物治疗　　D. 结扎交通支静脉
E. 大隐静脉高位结扎，剥脱主干，结扎交通支静脉

19. 患者，男性，48岁。4年前诊断为右下肢大隐静脉曲张。查体：血压150/100mmHg。右下肢自腹股沟至踝部可见明显静脉曲张团球，个别静脉壁变薄突出，右小腿下1/3及踝部皮肤有色素沉着，未扪及结节。大隐静脉瓣膜功能、交通静脉瓣膜功能试验阳性，深静脉通畅试验阴性。血胆固醇5.46mmol/L。目前患者宜采取的治疗方法为
A. 应用弹性绷带加压　　B. 先内科治疗，再考虑手术
C. 大隐静脉高位结扎术　　D. 硬化剂局部注射
E. 大隐静脉高位结扎加静脉剥脱、切除术

20. 患者，男性，38岁。2个多月前右大腿根部被木棍击伤，近4天行走困难，发热。查体见右腹股沟区有搏动性肿物，右髋关节不易伸直，皮温升高，可触及震颤。患者应诊断为
A. 髂窝脓肿　　B. 左腹股沟疝
C. 左腹股沟脓肿　　D. 假性股动脉瘤
E. 损伤性动静脉瘘

21. 患者，男性，31岁。既往有风湿性心瓣膜病史。因6小时前突发右下肢持续性剧痛入院。查体：右下肢膝以下肢体苍白、肢冷，右股动脉搏动可及，腘动脉、足背动脉搏动消失，心律不齐。患者可诊断为
A. 肢体动脉栓塞　　B. 急性淋巴管炎
C. 雷诺综合征　　D. 大动脉炎
E. 动脉硬化性闭塞症，并发急性动脉血栓形成

22. 患者，男性，41岁。有4年吸烟史。4个月前出现右下肢酸痛，肢端发凉、怕冷，足趾麻木感，行走一段时间后出现小腿肌肉酸痛，休息后可缓解。该患者可诊断为
A. 丹毒　　B. 痛风
C. 深静脉血栓形成　　D. 单纯性下肢静脉曲张
E. 血栓闭塞性脉管炎

23. 患者，男性，38岁，长期吸烟。左足发凉无力，走路时间长左小腿酸痛，停下休息后好转，再走又痛。局部红肿、压痛，足背动脉搏动减弱。患者可初步诊断为
A. 血栓闭塞性脉管炎Ⅰ期　　B. 血栓闭塞性脉管炎Ⅱ期

C. 血栓闭塞性脉管炎Ⅲ期　　D. 左小腿深静脉血栓
E. 以上都不对

## 三 A3/A4 型题

（1~4 题共用题干）

患者，男性，40 岁。右下肢近腘窝处被刀刺伤后出现搏动性肿块，逐渐增大伴右下肢麻木。查体：右下肢苍白，腘窝部可扪及搏动性肿块，大小为 5cm×4cm，附近有收缩期杂音。

1. 患者可能诊断为
A. 动静脉瘘　　B. 腘动脉闭合性损伤
C. 腘动脉开放性损伤　　D. 腘动脉假性动脉瘤
E. 腘动脉真性动脉瘤

2. 产生本疾病的病因绝大多数为
A. 动脉损伤　　B. 动脉粥样硬化
C. 感染　　D. 动脉中层变性
E. 胸廓出口综合征

3. 本疾病最常见的并发症是
A. 瘤体破裂　　B. 血栓脱落，下肢动脉缺血
C. 瘤体感染　　D. 静脉回流障碍，肢体肿胀
E. 神经压迫症状

4. 患者应采取的治疗方法为
A. 腔内修复治疗　　B. 药物治疗
C. 手术治疗　　D. 化学治疗
E. 超声引导下压迫修复法

（5~8 题共用题干）

患者，男性，38 岁。左下肢发凉、麻木，间歇性跛行 5 个月，近半个月加重，常夜间屈膝抱足而坐。患者有烟酒史。查体：左下肢发绀，皮温低，左股动脉搏动可触及，腘动脉及足背动脉搏动未触及。

5. 患者应首先考虑为
A. 血栓闭塞性脉管炎　　B. 左下肢动脉粥样硬化
C. 动脉硬化性闭塞症　　D. 左下肢血栓性浅静脉炎
E. 下肢深静脉血栓

6. 目前患者的临床分期为

A. Ⅰ期
B. Ⅱ期
C. Ⅲ期
D. Ⅳ期
E. Ⅴ期

7. 本疾病的病变主要位于
A. 大、中动脉
B. 中小静脉
C. 中小动静脉，而以动脉为主
D. 中小动静脉，而以静脉为主
E. 小动脉，而不发生于静脉

8. 患者夜间常屈膝抱足而坐的主要原因是
A. 静息痛
B. 肢体感觉迟钝
C. 下肢发凉
D. 肢端麻木
E. 下肢游走性浅静脉炎

（9~11 题共用题干）

患者，男性，38 岁。右下肢麻木、发凉，间歇性跛行 3 年。吸烟史 10 年。1 年后患者病情进一步发展，出现持续性疼痛，夜间尤甚，下肢肌肉萎缩，足背动脉搏动消失。临床诊断为血栓闭塞性脉管炎营养障碍期。

9. 患者初次就诊时，以下指导对稳定患者的病情最重要的是
A. 嘱患者戒烟
B. 使用激素
C. 使用免疫抑制剂
D. 使用血管扩张剂
E. 肢体保暖防寒

10. 血栓闭塞性脉管炎与动脉硬化性闭塞症进行鉴别诊断的要点是
A. 发病较年轻，病程长
B. 较长的吸烟史
C. 间歇性跛行
D. 静息痛，夜间尤其剧烈
E. 足背动脉搏动消失

11. 对患者行解张试验后皮温明显升高。故宜采取的治疗方法为
A. 截肢或截趾术
B. 使用血管扩张药
C. 腰交感神经切除术
D. 使用抑制交感神经药
E. 动脉内膜剥除术

（12~16 题共用题干）

患者，女性，72 岁。突发右下肢冷、痛、麻木 7 小时。患者自述有心房纤维颤动史。查体：右小腿中下 1/3 以下皮温降低，足部发绀，患肢无肿胀。双侧股动脉搏动可扪及，右侧腘动脉、足背动脉、胫后动脉搏动均消失，左腘动脉、足背和胫后动脉搏动好。

12. 患者可初步诊断为

A. 右下肢血栓闭塞性脉管炎
B. 右下肢静脉血栓形成
C. 右下肢动脉栓塞
D. 右下肢大隐静脉曲张
E. 雷诺综合征

13. 患者肢体皮温改变的平面与实际栓塞的平面关系是
A. 两者在同一平面
B. 皮温改变平面比实际栓塞平面低 2cm
C. 比实际栓塞平面低一横掌
D. 比实际栓塞平面低两横掌
E. 比实际栓塞平面低两横指

14. 初步判断该患者的病变平面位于
A. 足背动脉
B. 股动脉
C. 腹主动脉
D. 腘动脉
E. 胫前动脉

15. 明确诊断需要进行的检查为
A. 下肢动脉造影
B. 下肢静脉 B 超
C. 下肢动脉 B 超
D. 下肢 X 线片
E. 下肢 CT

16. 应该进行的处理方式为
A. 肌筋膜间隔切开术
B. 截肢术
C. 导管溶栓术
D. 静脉取栓术
E. 动脉取栓术

（17~18 题共用题干）

患者，男性，29 岁。车撞伤后发生股骨骨折，同时出现右下肢发凉、发麻并有静息痛。发病 10 小时后来医院就诊。查体：右下肢苍白、皮温低，肢体明显肿胀，脉搏不易触及，小腿肌肉张力高，有明显压痛。影像学检查确诊为左股总动脉血栓形成，深静脉通畅。行外科手术左股总动脉重建术，术后肢体肿胀加剧，小腿尤其严重，腓肠肌明显压痛，小腿张力明显增高，下肢皮温高。实验室检查血肌红蛋白 210μg/L，血肌酐、尿素氮和电解质正常。

17. 患者最可能诊断为
A. 骨筋膜室综合征
B. 小腿血肿
C. 软组织挫伤
D. 急性下肢深静脉血栓形成
E. 腓肠肌静脉丛血栓形成

18. 针对此病例，最适当的治疗方法是
A. 持续血液超滤治疗
B. 血液透析治疗
C. 深筋膜切开减压
D. 扩容、利尿治疗

E. 抬高患肢

（19~21 题共用题干）

患者，男性，72 岁。突发双下肢麻木、疼痛 10 小时。既往有冠心病史 6 年，原发性高血压史 3 年。查体：心房颤动，双股动脉未及，趾间感觉消失，足趾运动明显受限。就诊医院具备术中血管造影条件。

19. 患者的诊断首先应考虑为

A. 肢体动脉栓塞

B. 动脉硬化性闭塞症

C. 急性动脉血栓形成

D. 糖尿病足

E. 下肢深静脉血栓形成

20. 患者术前应紧急进行的检查是

A. 血管双功超声及动脉造影

B. 多普勒超声及动脉造影

C. 多普勒超声及血管双功超声

D. 多普勒超声及血管 MRA

E. 血管双功超声及血管 MRA

21. 接诊医师拟进行急诊手术，手术方案为

A. Fogarty 导管取栓术

B. 腋动脉-双股动脉人工血管转流术

C. Fogarty 导管取栓术，腔内血管成形术

D. Fogarty 导管取栓术，同期膝上截肢术

E. Fogarty 导管取栓术，腔内血管成形术，筋膜切开术

（22~23 题共用题干）

患者，男性，46 岁。左下肢酸胀沉重，小腿出现“蚯蚓状”团块 4 年。查体：左小腿可见明显的静脉曲张，内踝处皮肤增厚，有色素沉着。Trendelenburg 试验阳性，Pratt 试验阳性。

22. 患者可诊断为

A. 大隐静脉瓣膜功能不全

B. 小隐静脉瓣膜功能不全

C. 深、浅静脉间交通支瓣膜功能不全

D. 深静脉瓣膜功能不全

E. 大隐静脉瓣膜功能不全及深、浅静脉间交通支瓣膜功能不全

23. 治疗宜采取

A. 股静脉瓣膜成形术

B. 硬化剂局部注射

C. 弹性绷带包扎

D. 高位结扎术

E. 高位结扎加静脉剥脱、交通静脉结扎术

（24～25 题共用题干）

患者，男性，65 岁。5 个月前发现腹部搏动性肿物入院治疗。超声及 CTA 提示：腹主动脉瘤，最大直径为 6.0cm，累及右髂总动脉，瘤径 1.5cm。患者有 3 年冠心病史，2 年前行冠脉支架植入术，目前偶有活动后心悸不适感。

24. 患者最适合的治疗方法是
   A. 保守治疗　　B. 腔内修复治疗
   C. 腹主动脉瘤切除人工血管重建术　　D. 先行冠脉造影
   E. 同期腹主动脉瘤切除人工血管重建+冠脉旁路移植术

25. 为了制订治疗方案，不需进行的检查为
   A. 超声心动图　　B. 肝功能检查
   C. CTA 测量腹主动脉瘤各径线　　D. 双下肢动脉无创血管检查
   E. 冠脉 CTA 明确冠脉情况

（26～29 题共用题干）

患者，女性，65 岁。反复一过性黑矇、头晕 2 个月余。患者有 10 年高血压史，5 年高血脂史。查体：血压 150/90mmHg，意识清醒，对答切题，四肢肌力正常，神经生理反射存在，未引出病理反射。头部 CT 检查：老年性脑改变，无明显异常。超声多普勒检查：左颈内动脉起始段狭窄 70%，右颈总动脉分叉处狭窄 30%。

26. 患者可诊断为
   A. 颈动脉瘤　　B. 周围动脉瘤
   C. 股动脉瘤　　D. 腘动脉瘤
   E. 内脏动脉瘤

27. 对手术方案制订有决定性作用，可判断瘤体的性质、范围、流入道和流出道通畅情况的检查方法是
   A. 动脉造影　　B. 血管彩超
   C. 动脉 CT　　D. 血管磁共振
   E. 超声心动图

28. 患者的一般治疗措施不包括
   A. 戒烟　　B. 控制血压
   C. 降血脂　　D. 服用阿司匹林
   E. 服用华法林抗凝治疗

29. 患者的外科治疗措施可选择
   A. 右颈动脉支架血管成形术
   B. 右颈动脉内膜切除术

C. 右颈总-颈内动脉旁路移植术

D. 左颈动脉内膜切除术或左颈动脉支架血管成形术

E. 左颈总-颈内动脉旁路移植术

（30~32题共用题干）

患者，女性，51岁。右下肢静脉曲张10年，伴下肢酸胀、水肿，近年来右足靴区皮肤色素沉着。查体：右下肢大腿内侧、小腿后静脉曲张。

30. 患者的诊断为

A. 动脉瘤

B. 动静脉瘘

C. 下肢静脉血流反流性疾病

D. 静脉瘤

E. 下肢静脉回流障碍性疾病

31. 为明确病因应进行的检查为

A. 深静脉瓣膜功能试验

B. 右下肢静脉压测定

C. 右下肢静脉造影

D. 下肢血流多普勒

E. 下肢皮温测定

32. 患者可能发生的最严重的并发症是

A. 右踝关节强直

B. 溃疡破裂出血

C. 右下肢坏死

D. 血栓性浅静脉炎

E. 小腿溃疡

## 四 B型题

（1~4题共用备选答案）

A. “5P”表现

B. Buerger试验（+）

C. 静脉血氧含量明显增高

D. Perthes试验（+）

E. 大隐静脉瓣膜功能试验（+）

1. 下肢急性动脉栓塞可有
2. 下肢深静脉血栓形成可有
3. 先天性动静脉瘘可有
4. 血栓闭塞性脉管炎可有

（5~7题共用备选答案）

A. 肢体抬高试验

B. 硫酸镁静脉滴注试验

C. 交感神经阻滞试验

D. 下肢动脉搏动试验

E. 动脉造影

5. 判断血管闭塞的程度应采取的检查方法是
6. 判断血管有无痉挛应采取的检查方法是
7. 主要用于确诊血栓闭塞性脉管炎应采取的检查方法是

（8~9 题共用备选答案）
A. 高位结扎术或瓣膜环缩术
B. 高位结扎加静脉剥脱术
C. 筋膜下交通支结扎术
D. 硬化治疗
E. 非手术治疗
8. 对下肢静脉曲张较有效且常用的术式是
9. 用于处理剥脱术后残余曲张静脉可采取的术式是

（10~13 题共用备选答案）
A. Trendelenburg 试验（+）
B. Perthes 试验（+）
C. Pratt 试验（+）
D. Buerger 试验（+）
E. Trendelenburg 试验（-）
10. 下肢大隐静脉瓣膜功能不全有
11. 下肢深静脉血栓阻塞有
12. 血栓闭塞性脉管炎有
13. 交通静脉功能不全有

（14~16 题共用备选答案）
A. 患肢冷、痛，出现间歇性跛行
B. 出现持续、剧烈的静息痛，皮温显著下降，发绀，足背搏动消失，跛行距离缩短
C. 患者肢端发黑、坏死
D. 苍白、发绀、潮红
E. 干性坏疽变为湿性坏疽，出现高热、烦躁等全身毒血症症状
14. 血栓闭塞性脉管炎营养障碍期的表现有
15. 血栓闭塞性脉管炎血管痉挛期的表现有
16. 血栓闭塞性脉管炎坏死期的表现有

（17~22 题共用备选答案）
A. 大隐静脉曲张，深静脉不通
B. 大隐静脉曲张，深静脉通畅
C. 血栓闭塞性脉管炎血管痉挛期
D. 血栓闭塞性脉管炎营养障碍期
E. 血栓闭塞性脉管炎坏死期

17. 出现间歇性跛行的是
18. 不可以做大隐静脉曲张手术的是
19. 有静息痛的是
20. 足背搏动消失的是
21. 足趾尖或足趾变黑脱落是
22. 可以行大隐静脉曲张手术的是

（23~24题共用备选答案）

A. 上肢对称性皮肤颜色改变
B. 下肢肿胀、增粗，肢端慢性溃疡形成
C. 趾端坏死，血胆固醇增高
D. 下肢静脉淤血、水肿、慢性溃疡形成
E. 下肢浅组静脉红、肿、硬，有压痛，足背动脉搏动减弱

23. 下肢静脉曲张的临床表现有
24. 血栓闭塞性脉管炎的临床表现有

（25~26题共用备选答案）

A. Trendelenburg 试验
B. Perthes 试验
C. Pratt 试验
D. 直腿抬高试验
E. 杜加试验

25. 可发现单纯性下肢静脉曲张有无合并交通支功能不全的为
26. 可了解单纯性下肢静脉曲张深静脉通畅情况的为

（27~29题共用备选答案）

A. 患肢动脉多普勒信号不可闻及，静脉多普勒信号不可闻及
B. 患肢动脉多普勒信号不可闻及，静脉多普勒信号可闻及
C. 患肢动脉多普勒信号可闻及，静脉多普勒信号可闻及
D. 患肢动脉 MRA 示阻塞段长，无明显远端流出道
E. 患肢动脉多普勒信号不可闻及，但无即刻危险

27. 急性肢体缺血Ⅰ级的客观指标是
28. 急性肢体缺血Ⅱa级的客观指标是
29. 急性肢体缺血Ⅱb级的客观指标是

（30~31题共用备选答案）

A. 隐-股静脉瓣膜
B. 股浅静脉瓣膜第1对瓣膜
C. 股-腘静脉段其他瓣膜
D. 髂-股总静脉瓣

E. 股浅静脉瓣膜第 2 对瓣膜

30. 在瓣膜结构强度方面，最弱的瓣膜是

31. 在瓣膜结构强度方面，最强的瓣膜是

## 五 X 型题

1. 大部分动脉栓塞栓子来源于心脏，心脏疾病中占多数的疾病有

A. 风湿性心脏病　B. 主动脉瓣狭窄

C. 冠状动脉粥样硬化性心脏病　D. 心房颤动

E. 心肌梗死

2. 术后近期的股动脉吻合口假性动脉瘤主要与感染有关，常见病菌为

A. 白色念珠菌　B. 表皮葡萄球菌

C. 大肠埃希菌　D. 金黄色葡萄球菌

E. 白色葡萄球菌

3. 腋-肱动脉瘤明确诊断的检查方法有

A. 彩超　B. CTA

C. MRA　D. 动脉造影

E. X 线检查

4. 锁骨下动脉瘤瘤体压迫臂丛神经引起的临床表现为

A. 呼吸困难　B. 声音嘶哑

C. 上肢痛　D. 上睑下垂

E. 神经功能障碍

5. 关于四肢血栓性浅静脉炎的临床表现，叙述正确的有

A. 全身反应症状比较轻，局部症状比较明显

B. 典型的表现为局部突然呈现网状和柱状的红肿条状物

C. 皮肤苍白，温度明显降低

D. 有明显的疼痛和触痛

E. 疼痛可于 2~4 周内减弱或消失

6. 属于深静脉血栓形成因素的是

A. 短时间运动、站立　B. 手术后、偏瘫、截瘫

C. 长期口服避孕药　D. 血液中凝血因子异常

E. 静脉输注刺激性药物

7. 引起脾动脉瘤的原因有

A. 首次妊娠　B. 动脉粥样硬化

C. 肌纤维发育异常　D. 慢性胰腺炎假性胰腺囊肿

E. 创伤

8. 锁骨下动脉-腋动脉瘤的临床表现包括

A. 压迫神经可出现上肢疼痛、麻木、无力

B. 压迫锁骨下静脉时可出现下肢肿胀

C. 静息痛、坏疽或溃疡

D. 有雷诺现象

E. 上肢的急慢性缺血症状，如苍白、发凉、疼痛

9. 在治疗深静脉血栓后遗症的各种搭桥手术中，目前仍为常规的经典方法是

A. 大隐静脉交叉转流术（Palma 手术）

B. 大隐静脉原位转流术（Husni 手术）

C. 自体带瓣静脉移植术

D. 腘静脉肌袢形成术

E. 大隐静脉移位转流术

10. 周围动脉瘤的最常见原因是

A. 动脉粥样硬化性动脉瘤

B. 损伤动脉瘤

C. 动脉炎

D. 动脉中层发育不良

E. 感染性动脉瘤

11. 鉴别下肢明显水肿的疾病，可以采取的检查方法有

A. 直接或间接法淋巴系统造影

B. 放射性核素淋巴显像技术

C. 静脉造影

D. 磁共振淋巴造影

E. 动脉造影

12. 确诊脾动脉瘤的最可靠方法有

A. 腹部 X 线平片

B. 腹部彩超

C. 内脏动脉造影

D. 磁共振血管成像

E. 数字减影血管造影

13. 瘤体破入腹腔和胆道的机会均等，约 1/3 的肝动脉瘤者表现为

A. 腹痛

B. 黄疸

C. 胆道出血

D. 上腹部肿块

E. 肿大的胆囊

14. 单纯性下肢静脉曲张的临床表现有

A. 久立后患肢沉重，酸胀，易疲劳

B. 下肢浅表静脉曲张

C. 肢端皮肤麻木疼痛

D. 可有足靴区皮肤营养障碍，如皮肤色素沉着

E. 患肢轻度肿胀但多局限于踝部和足背部

15. 四肢血栓性浅静脉炎的特点为

A. 反复静脉穿刺病史

B. 静脉内注射药物史

C. 下肢静脉曲张病史

D. 局部皮温下降

E. 病变静脉区呈红肿索条状

16. 动脉栓塞的特征性影像包括

A. 闭塞两侧呈锥形或“鼠尾形”表现
B. 动脉闭塞端呈平截状或杯口状
C. 几乎看不到侧支循环
D. 有较丰富的侧支循环
E. 有未闭塞处血管动脉粥样硬化性影像表现

17. 诊断腹腔干动脉瘤最可靠的手段有

A. 腹部 X 线平片
B. 磁共振血管成像
C. 动脉造影
D. 彩色超声检查
E. 数字减影血管造影

18. 引起肝动脉瘤的原因有

A. 感染
B. 动脉粥样硬化
C. 胆囊炎
D. 胆囊结石
E. 先天性遗传因素

19. 血栓闭塞性脉管炎的临床表现有

A. 动脉搏动减弱或消失
B. 感觉迟钝
C. 皮肤色泽改变
D. 患肢游走性浅静脉炎
E. 肢体坏疽或溃疡

20. 关于动脉粥样硬化闭塞的叙述，正确的有

A. 发病年龄为 20~40 岁
B. 有全身动脉硬化的表现
C. X 线检查可见动脉钙化斑影
D. 血管造影见管壁呈虫蚀样改变
E. 病变者多在较大血管，如髂、股动脉段

21. 下肢静脉曲张的并发症有

A. 肿胀
B. 神经性皮炎
C. 皮肤色素沉着
D. 经久不愈性溃疡
E. 皮肤和皮下组织硬结

22. 动脉栓塞的肢体常具有特征性的“5P”征，正确的有

A. 疼痛
B. 潮红
C. 无脉
D. 感觉障碍
E. 麻痹

23. 肢体动脉栓塞的辅助检查方法包括

A. 多普勒超声
B. 双功超声
C. 穿刺活检
D. 磁共振血管成像
E. 超声心动图

24. 锁骨下动脉-腋动脉瘤的发病机制是

A. 狭窄后的扩张
B. 动脉瘤形成
C. 异常第1肋
D. 锁骨的骨不联合
E. 引起胸廓出口综合征的解剖异常

25. 下肢静脉的解剖特点包括
A. 隐-股静脉连接处均有隐-股静脉瓣膜
B. 静脉瓣膜和静脉壁离心越远，强度越差
C. 下肢静脉瓣膜的作用是使血液由浅至深，由下至上流动
D. 在深浅静脉交通支中不存在静脉瓣膜
E. 静脉瓣膜缺陷是静脉瓣膜功能不全的主要原因

26. 下肢深静脉血栓形成的临床表现有
A. 肌肉疼痛、压痛
B. 肢体肿胀
C. 皮色发绀
D. 足背动脉搏动正常
E. 股青肿

27. 肢体动脉栓塞与急性动脉血栓形成的鉴别，叙述正确的是
A. 肢体动脉栓塞发病前没有动脉功能不全的症状
B. 急性动脉血栓形成发病前有间歇性跛行史
C. 肢体动脉栓塞有明确的栓子来源（心房颤动、心肌梗死）
D. 急性动脉血栓形成没有栓子来源
E. 肢体动脉栓塞对侧肢体脉搏消失

28. 可引起间歇性跛行的疾病有
A. 血栓闭塞性脉管炎
B. 股动脉瘤
C. 腘动脉瘤
D. 急性动脉血栓形成
E. 单纯性下肢静脉曲张

29. 检查静脉交通支瓣膜功能的有
A. Buerger 试验
B. Perthes 试验
C. Trendelenburg 试验
D. Pratt 试验
E. Hoffmann 试验

## 六 案例分析题

（1~3 题共用题干）

患者，男性，58 岁。双下肢浅静脉迂曲、扩张 5 年，近半年足踝部皮肤颜色发黑，伴瘙痒。

1. 为明确诊断，患者应首先进行的是
A. 下肢静脉彩超
B. Pratt 试验
C. MRI 深静脉成像
D. 静脉造影

E. 双下肢动脉无创血管检查

F. 下肢静脉无创血管检查

2. 超声检查：双下肢深静脉回流通畅，双股浅静脉重度反流。怀疑为原发性下肢深静脉瓣膜功能不全。为进一步明确诊断并制订手术治疗方案，需采取的最可靠的检查方法为

A. 下肢静脉彩超

B. 静脉造影

C. MRI 深静脉成像

D. Perthes 试验

E. 下肢静脉放射性核素显像

F. Pratt 试验

3. 静脉造影结果支持原发性下肢深静脉瓣膜功能不全的诊断。患者可行的手术方式为

A. 单纯股浅静脉瓣手术

B. 单纯大隐静脉剥脱术

C. 单纯交通支静脉结扎术

D. 股浅静脉瓣手术+交通支静脉结扎术

E. 自体大隐静脉耻骨上转流术

F. 股浅静脉瓣手术+大隐静脉剥脱术+交通支静脉结扎术

（4~6 题共用题干）

患者，女性，68 岁。突发左下肢发凉、麻木、疼痛 15 小时。自述有 30 年风湿性心脏病史，8 年心房颤动、合并高血压史。查体：左小腿以下及远端肤色苍白，足趾轻度发绀，浅静脉瘪陷，膝以下皮温低。双侧股动脉（+++），左腘动脉以及远动脉未扪及，右足背、胫后动脉搏动好。

4. 患者可初步诊断为

A. 动脉硬化性闭塞症

B. 急性左下肢动脉血栓形成

C. 急性左下肢动脉栓塞

D. 急性主动脉夹层

E. 急性左下肢动脉痉挛

F. 急性下肢缺血

5. 为明确诊断，首先应行的检查是

A. 超声心动图

B. 左下肢动脉造影

C. 双下肢 MRA 或 CTA

D. 左下肢动脉多普勒测压

E. 双下肢动脉多普勒测压

F. 左下肢静脉多普勒检查

6. 患者取栓术后左下肢动脉恢复，无肿胀、麻木。出院后应使用的治疗药物是

A. 肠溶阿司匹林

B. 硫酸氢氯吡格雷片

C. 肠溶阿司匹林+华法林

D. 华法林

E. 肠溶阿司匹林+硫酸氢氯吡格雷片

F. 华法林+硫酸氢氯吡格雷片

（7~9 题共用题干）

患者，男性，60 岁。因直肠癌入院。住院后突发左下肢剧烈疼痛 1 小时，左大腿剧痛，

足背动脉搏动消失。查体：左大腿上部触及较明显变温处。自述患有10余年风湿性心脏病。

7. 患者最可能诊断为

A. 左下肢多发大动脉炎
B. 左下肢深静脉血栓形成
C. 急性左下肢动脉栓塞
D. 雷诺综合征
E. 血栓闭塞性脉管炎
F. 急性左下肢动脉硬化性闭塞症

8. 估计病变可能在

A. 左股静脉
B. 左腘动脉
C. 左股动脉
D. 左髂总静脉
E. 左髂总动脉
F. 左髂股静脉

9. 为进一步明确诊断，有价值的检查方法为

A. 动脉造影
B. 静脉造影
C. X线平片
D. CTA
E. 多普勒超声
F. MRA

（10~12题共用题干）

患者，女性，53岁。行腰椎间盘术后卧床5天，1天前突发左下肢肿胀、疼痛，并感胸闷、气短，有咯血。否认糖尿病、冠心病、肿瘤病史。查体：一般状况良好，体温37.5℃。血压135/80mmHg，心率88次/分。左下肢水肿明显，张力大，肢围增粗，腹股沟及腓肠肌压痛（+）。右下肢无肿胀，张力正常，双下肢无浅静脉曲张及色素沉着。双侧足背及胫后动脉搏动（++++）。

10. 患者可初步诊断为

A. 丹毒
B. 股青肿
C. 血肿
D. 急性深静脉血栓
E. 静脉曲张
F. 血栓闭塞性脉管炎

11. 此时需要进行的检查方法有

A. 彩色多普勒超声检查
B. 下肢深静脉顺行造影
C. CT静脉血管成像
D. 周围静脉血D-二聚体检查
E. 胸部CT平扫+增强
F. 磁共振静脉血管成像

12. 针对该患者，正确的治疗措施有

A. 急诊手术取栓
B. 静脉造影
C. 抗凝治疗
D. 放置下腔静脉滤器
E. 溶栓治疗
F. 动脉支架血管成形术

（13~18题共用题干）

患者，男性，32岁。既往健康，有烟、酒嗜好。1年前发现左上肢“红线”，伴肿胀、

发硬，压痛。5个月前感觉右下肢凉、怕冷、麻木，行走200米出现小腿痛。近1个月症状加重，出现夜间疼痛，查体：右下肢发绀，皮温低，右股动脉弹性好，足背胫后动脉搏动未触及。

13. 此患者可诊断为
A. 右下肢血栓性浅静脉炎
B. 下肢静脉曲张
C. 动脉硬化性闭塞症
D. 血栓闭塞性脉管炎
E. 下肢深静脉血栓

14. 此时患者处于临床分期中的
A. Ⅰ期
B. Ⅱ期
C. Ⅲ期
D. Ⅳ期
E. Ⅴ期

15. 此疾病的病变主要位于
A. 大、中动脉
B. 中小静脉
C. 中小动静脉，而以动脉为主
D. 中小动静脉，而以静脉为主
E. 小动脉，而不发生于静脉

16. 可明确显示动脉闭塞的部位、程度及侧支循环形成情况的方法是
A. 肢体位置试验
B. 静脉注射硫酸镁10ml
C. 仔细检查肢体各动脉搏动情况
D. 交感神经阻滞
E. 动脉造影

17. 患者进行药物治疗时，可扩张血管，改善微循环的药物有
A. 丹参
B. 毛冬青
C. 阿司匹林
D. 双嘧达莫
E. 前列腺素

18. 此疾病进行手术治疗的方法有
A. 腰交感神经切除术
B. 动脉旁路搭桥术
C. 血栓内膜剥脱术
D. 大网膜移植术
E. 血栓摘除术

## 参考答案与解析

### 一、A1型题

1. A【解析】锁骨上区搏动性肿块是锁骨下动脉瘤最常见的体征，其他体征根据症状可表现为锁骨上区杂音、上肢远端动脉搏动减弱或消失、上肢感觉和运动异常、Horner综合

征等。

2. D【解析】静脉壁薄弱、静脉瓣膜缺陷及浅静脉内压升高是引起下肢静脉曲张的主要原因。遗传因素、长期站立、重体力劳动、妊娠、慢性咳嗽、习惯性便秘可增加发病率。

3. B【解析】腹部选择性动脉造影有较高的诊断价值，它不但能帮助诊断，还可鉴别是动脉栓塞血栓形成或血管痉挛，是诊断急性肠系膜上动脉闭塞最可靠的方法。动脉造影有助于早期诊断，也有利于治疗方法的选择，CT、MRI、腹腔镜检查对早期诊断虽有一定帮助，但都不如动脉造影直观、准确。

4. A【解析】假性周围动脉瘤的瘤壁由周围纤维组织构成，瘤腔与动脉管腔相通，最常见于创伤、医源性损伤、血管旁路术后吻合口动脉瘤、感染等。

5. A【解析】游走性血栓性静脉炎主要侵袭中、小浅静脉，偶可侵犯肠系膜静脉、门静脉或肾静脉等。

6. E【解析】动脉造影可以明确患肢动脉阻塞的部位、程度、范围及侧支循环建立情况。

7. A【解析】肢体动脉栓塞的周围神经对缺氧最敏感，其次是肌肉组织。因而疼痛和麻木为肢体动脉栓塞后的最早表现，发展到肢体感觉消失时，组织很可能已发生坏死。

8. A【解析】治疗下肢深静脉血栓形成的常用溶栓药物有尿激酶，链激酶，组织型纤维溶酶原激活剂（阿替普酶，瑞替普酶）。其中尿激酶最为常用，首剂 4000U/kg，30 分钟内静脉注射。维持剂量为 60 万~120 万 U/d，持续 48~72 小时，必要时持续 5~7 天。也可采用低剂量，如 20 万~50 万 U/d，每天 1 次。

9. B【解析】动脉旁路搭桥术又称动脉旁路移植术，适用于血栓闭塞性脉管炎闭塞远端有通畅流出道者，用自体大隐静脉或人造血管做旁路术。适应证少。

10. C【解析】怀孕妇女的动脉瘤切除术宜在妊娠期的最后 12 周以前进行，因为瘤体的破裂好发于妊娠最后 12 周。

11. C【解析】游走性血栓性浅静脉炎好发于下肢，多为一处突然出现发红、出现条状或网状条索，有时可以在全身几个部位同时发现，病变处压痛，全身反应不明显。发作时的临床表现与一般的血栓性浅静脉炎并无明显的不同。由于病变累及的都是中、小浅静脉，管腔内虽然有血栓阻塞，但并不引起静脉血液回流障碍，没有肢体肿胀现象。游走性血栓性浅静脉炎全身反应比较轻，部分患者仅有轻度发热，发作具有间歇、游走、交替在全身各处发生，每次发作大都只持续 2~4 周，即自行消退。间隔数周或数年后，身体其他部位的浅静脉又可同样发作，屡次周而复始反复发作，长期后所遗留的色素沉着和索状物可以布满全身。

12. C【解析】动静脉瘘分为先天性和后天性，前者自幼发现多发浅静脉迂曲，扪及可触及震颤，曲张静脉血气检查，血氧含量增高，应用彩色多普勒超声显像及动脉造影可确诊；后者有明确外伤史，且无突发肿胀史，应用彩色多普勒超声显像及动脉造影可确诊。

13. C【解析】颈动脉瘤最常见于颈总动脉分叉部，其次为颅外颈内动脉，较少位于颈外动脉。

14. A【解析】急性肢体缺血的临床分级见表 9-1。

**表 9-1　急性肢体缺血的临床分级**

| 分　级 | 感觉丧失 | 运动受限 | 动脉多普勒信号 | 静脉多普勒信号 | 预　　后 |
|---|---|---|---|---|---|
| Ⅰ级 | 无 | 无 | 可闻及，肺动脉收缩压>30mmHg | 可闻及 | 肢体活动存在，无立即危险 |
| Ⅱa 级 | 足趾感觉正常或减退 | 无 | 通常不可闻及 | 可闻及 | 迅速治疗可挽救 |
| Ⅱb 级 | 感觉丧失不仅限于足趾 | 轻度到中度受限 | 通常不可闻及 | 可闻及 | 立即血管再通可挽救 |
| Ⅲ级 | 广泛感觉丧失 | 瘫痪，僵直 | 通常不可闻及 | 不可闻及 | 组织坏死，永久神经损伤——截肢 |

15. A【解析】30%～60%的内脏动脉瘤与胰腺炎有关，可能是胰蛋白酶和弹性蛋白酶“消化”邻近内脏动脉所致。其他病因如滥用药物或胃十二指肠穿透性溃疡、结节性动脉周围炎及先天性肌纤维发育不良等也偶见。

16. B【解析】血栓闭塞性脉管炎主要侵袭周围血管的中、小动静脉，一般发生在动脉以下。起于动脉，然后侵犯静脉。病变呈多节段性，长短不一，腔内血栓形成，可发生机化。晚期管壁和血管周围组织呈广泛纤维化。

17. C【解析】一些医院进行隔室内压力测量来进行筋膜室综合征的诊断。目前筋膜室压力 30mmHg 是公认的诊断标准。使用这一标准得出正确诊断的特异性高，但敏感性非常低。

18. E【解析】动脉栓塞的肢体常具有特征性的“5P”征。①疼痛：突发剧痛，开始位于动脉栓塞处，以后累及整个患肢。②苍白：患肢皮肤由苍白逐渐转变为花斑状。皮温降低，皮温改变平面一般较栓塞平面低一横掌。③无脉：栓塞部位以下动脉搏动消失。④感觉障碍：栓塞远端肢体呈袜套状感觉丧失，其近端有感觉过敏区。感觉减退平面低于栓塞平面。⑤麻痹：手足活动困难或足下垂，提示已发生坏死。

19. B【解析】对烟草过敏，寒冷、潮湿刺激使血管持续处于痉挛状态，可能是血栓闭塞性脉管炎的主要病因。所以本疾病与酒精中毒无关。本病主要侵袭周围血管的中、小动静脉，一般发生在动脉以下。起于动脉，然后侵犯静脉，不累及内脏。临床表现如下。①肢体疼痛：开始时肢体疼痛源于动脉痉挛，此时疼痛多不严重。当动脉内膜发生炎症并血栓形成导致动脉闭塞后，可产生肢体缺血性疼痛，逐步加重，从行走后发生疼痛导致间歇性跛行，继而发展至静息痛。②肢体发凉和感觉异常：早期肢体发凉、怕冷，逐步出现肢体皮温下降，也可以出现肢体针刺感、烧灼感和麻木等感觉异常。③皮肤色泽改变：因肢体缺血导致皮色苍白，还可出现皮肤潮红或青紫。④患肢游走性浅静脉炎：大约一半患肢可反复发生游走性浅静脉炎。所以选项 B 正确。

20. E【解析】胸腹壁血栓性浅静脉炎又称为 Mondor 病，主要病变部位在前胸壁、乳房、肋缘和上腹部浅静脉，不包括下腹部。

21. C【解析】手术治疗是单纯性下肢静脉曲张的根治方法。确定下肢静脉曲张能否手术，必须进行深浅静脉功能试验以明确深静脉是否通畅。大隐静脉曲张，深静脉不通，不可以做大隐静脉曲张手术。

22. D【解析】静脉切开取栓术一般在发病 72 小时内取栓最好。如果病期已经超过了上述时间，血栓已经与血管内膜广泛粘连，则取栓效果不佳。

23. A【解析】下肢静脉曲张主要发生于下肢小腿部，所以主要并发症是小腿溃疡。

24. D【解析】瘤体切除血管重建术是目前最多应用的颈动脉瘤手术方式。该方式适用于瘤体位于颈总动脉和近端颈内动脉的病例，不适用于某些瘤体向颅内延伸、远端无法控制的病例。

25. D【解析】血栓闭塞性脉管炎的一般处理措施：①严格戒烟。②避免患肢受凉、受潮、外伤及过紧鞋袜的挤压。③坚持行走锻炼，延长跛行距离，促进侧支循环建立。

26. B【解析】参见 A1 型题第 18 题第①点解析。

27. D【解析】下肢静脉曲张并发溃疡的治疗方法：创面用 3%硼酸溶液湿敷，抬高患肢以利回流，较浅的溃疡一般都能愈合，接着应采取手术治疗，较大或较深的溃疡，经上述处理后溃疡缩小，周围炎症消退，创面清洁后也应作手术治疗，手术时要注意结扎功能不全的交通支静脉，高位结扎和剥脱曲张的大、小隐静脉。同时清创植皮，可以缩短创面愈合期。

28. B【解析】肺栓塞是广泛下肢深静脉血栓最严重的并发症。急性下肢深静脉血栓，慢性血栓急性发作时血栓崩解、脱落可造成肺栓塞，单纯的慢性下肢深静脉血栓不引起肺栓塞。较小的栓子可引起胸闷、心悸、咳嗽等症状，大的栓子可致猝死。

29. D【解析】为了解下肢深静脉有无异常，最可靠的检查方法是 Perthes 试验，Perthes 试验可了解深静脉通畅情况。

30. C【解析】下肢急性深静脉血栓形成的临床分型有周围型、中央型和混合型。混合型为血栓累及整个下肢深静脉系统。无论髂股静脉血栓形成逆行扩散，或小腿肌肉静脉丛血栓形成顺行扩展，均称混合型。混合型为下肢急性深静脉血栓形成最常见的类型。

31. A【解析】引起肝动脉瘤的原因按发生频率依次为感染、动脉粥样硬化、胆囊炎、胆囊结石及创伤。所以引起肝动脉瘤的最常见原因为感染。近年来创伤和动脉粥样硬化逐渐成为肝动脉瘤的主要原因。自身免疫病与 15%的肝内动脉瘤有关。

32. A【解析】血栓闭塞性脉管炎患者疼痛初期为间歇性跛行，随病情加重继而出现静息痛，如夜间常屈膝抱足而坐。所以患者出现静息痛往往提示病情加重。

33. E【解析】肠系膜上动脉栓塞早期腹部查体可无压痛、反跳痛，症状与体征分离是肠系膜上动脉栓塞的早期病变特征。随着肠管缺血加重，肠壁坏死自黏膜层发展到浆肌层，出现肠壁全层坏死，并出现明显腹膜炎体征；病程后期，患者可出现麻痹性肠梗阻，腹部膨胀、肠鸣音减弱或消失、腹肌紧张，以及全身感染中毒反应。

34. C【解析】周围动脉瘤早期往往没有临床症状，瘤体增大后患者可自觉搏动性肿块，后期临床表现主要如下。①瘤内附壁血栓形成：附壁血栓脱落可导致远端动脉栓塞，造成脑栓塞或肢体动脉栓塞，附壁血栓也可使动脉瘤腔完全阻塞，如腘动脉瘤和颈内动脉瘤。②瘤体压迫症状：如压迫周围神经可产生疼痛、放射痛和麻木，并发感染时呈持续性剧痛，压迫淋巴管和静脉时产生淋巴水肿、浅静脉怒张和肢体水肿。③瘤体破裂：可导致局部血肿、失血性休克和死亡。

35. E【解析】深静脉血栓患者急性期后华法林抗凝 INR 应维持在 2~3，至少 6~12 个月，并且每年复查彩色超声及双下肢血管检查 1 次，检查有无血栓复发及静脉血反流。

36. B【解析】锁骨下动脉瘤的临床表现如下：因瘤体膨胀或破裂引起的胸、颈、肩等部位疼痛；因血栓栓塞引起的急、慢性上肢缺血症状，比较常见，约占 68%；因瘤体压迫臂丛神经引起的上肢痛和神经功能障碍；压迫右侧喉返神经引起声音嘶哑；压迫气管引起呼吸困难。

37. A【解析】肢体坏疽或溃疡是肢体缺血的最严重后果，先发生于趾指端，逐步向上发展。

38. A【解析】动脉栓塞的栓子可由血栓、动脉硬化斑块或碎片、细菌性纤维素凝集物、肿瘤组织、脂肪、子弹、折断的导丝或导管之类、羊水等组成，但以血栓最为常见。

39. B【解析】动脉栓塞的血栓来源包括心源性、血管源性、医源性和原因不明性。最常见的是心源性。大部分动脉栓塞栓子来源于心脏。

40. B【解析】脾动脉瘤是内脏动脉中最常见的动脉瘤，占腹腔内脏动脉瘤的 50%以上。其实质并非肿瘤，但临床上仍主张将其归类于脾脏良性肿瘤。

41. E【解析】深静脉血栓形成是指血液在深静脉内不正常的凝结，多发生于下肢深静脉，其发病率约是上肢的 10 倍。

42. D【解析】真性股动脉瘤的病因主要为动脉粥样硬化，多见于老年男性，常合并全身其他部位的动脉瘤，其他的病因有各种动脉炎、感染等。

43. C【解析】游走性血栓性浅静脉炎专指反复发作的浅静脉炎、浅静脉血栓形成，可发生于人体不同部位，以下肢为最常见，常为血栓闭塞性脉管炎或潜在内脏肿瘤的早期表现。

44. C【解析】颈动脉瘤最好发于颈总动脉，尤其是颈总动脉分叉处，另一个多发部位是颈内动脉中、远段。发生于颈总动脉分叉处的动脉瘤多为梭形，而位于颈内动脉者多为囊状。病变一般发生在单侧，少有双侧发病者。患侧颈部搏动性肿物是本病的主要表现，常伴有疼痛，可触及震颤并可闻及收缩期杂音，尤其是当瘤体流出道有狭窄时更为明显。

45. E【解析】参见 A1 型题第 33 题解析。

46. B【解析】下肢深浅静脉压经交通静脉传递，因此测量浅静脉压力在静息态与活动后的变化，可以反映整个下肢静脉系统的血流动力学改变。AVP 正常值为 10～30mmHg，静脉功能不全时 AVP 升高。

47. A【解析】锁骨下动脉瘤的病因多见于动脉硬化性和创伤性假性动脉瘤，其他病因包括胸廓出口综合征、动脉中层变性、感染和动脉炎性。其中，胸廓出口综合征导致的发病率较高，以及迷走右侧锁骨下动脉瘤，但国内病因为胸廓出口综合征者少见。

48. D【解析】颈动脉瘤主要由动脉粥样硬化引起，占总数的 46%～70%；其他病因包括外伤（穿通伤或钝伤）、动脉夹层、颈动脉内膜切除术后、感染（梅毒和细菌）等。

49. E【解析】参见 A1 型题第 39 题解析。

50. E【解析】消化道钡剂、彩色超声及内镜检查均不能确诊动脉瘤。CTA 及 MRA 对诊断具有一定价值。选择性腹腔干和/或肠系膜上动脉造影最具诊断价值，且可行治疗性血管栓塞以控制出血。对于采用其他方法仍不能确定上消化道和腹内出血原因的病例，应常规进行腹主动脉造影，此方法确诊动脉瘤可靠性强，成功率高。

51. E【解析】医源性导管损伤是假性动脉瘤的原因之一，常见的原因包括导引钢丝过粗、使用抗凝和溶栓药物、扩张导管放置时间过长、压迫位置欠佳等，不包括移植血管感染。

52. D【解析】肠系膜动脉瘤的辅助检查方法如下。①CT：能显示肠系膜间血肿，间接提示肠系膜动脉瘤出血。②CTA 及 MRA：近年来较广泛应用，具有较高诊断价值。③主动脉造影：是确诊肠系膜动脉瘤最可靠的方法。

53. D【解析】血管造影可发生许多并发症，除血管内膜剥离、穿刺部位血肿、假性动脉瘤和血管破裂外，还有造影剂外漏、血栓栓塞、动静脉瘘等。

54. A【解析】腰交感神经切除术适用于临床Ⅰ期、Ⅱ期血栓闭塞性脉管炎患者。手术切除患侧腰交感神经 2、3、4 神经节，或用苯酚等行化学性腰交感神经节切除术。行解张试验后皮温明显升高可以采取此手术。

55. E【解析】引起腹腔干动脉瘤最常见的原因是动脉粥样硬化、创伤、感染以及先天性因素。梅毒所致也偶有报道。

56. E【解析】D-二聚体为纤维蛋白裂解的标志性产物，对诊断血栓性疾病具有很高敏感性。周围静脉血 D-二聚体检查可用于急性深静脉血栓和急性肺栓塞的筛查和排除性诊断。D-二聚体一般采用酶联免疫吸附法（ELISA），大于 500μg/L 则有临床参考价值。其特异性较差，易受到炎症、创伤、妊娠、手术等多种因素的影响。

57. A【解析】真性周围动脉瘤的瘤壁包含动脉壁的 3 层结构，最常见的病因是动脉粥样硬化，其次为动脉中层囊性变性、先天性及梅毒等。此类患者常合并其他部位动脉瘤。

58. A【解析】小腿肌肉静脉丛为手术后深静脉血栓形成的好发部位。

59. E【解析】血栓性静脉炎是指静脉血管腔内急性非化脓性炎症的同时伴有血栓形成，是一种常见的血管血栓性疾病，病变主要累及四肢浅静脉和深静脉。血栓性浅静脉炎尽管可能蔓延至深静脉，但发生肺栓塞者罕见。深静脉血栓形成是指血液在深静脉内不正常的凝结，多发生于下肢深静脉，其发病率约是上肢的 10 倍。急性期如不及时诊断和治疗，可因血栓脱落而造成肺栓塞，甚至威胁生命。如果治疗效果不够理想，晚期因下肢深静脉阻塞或静脉瓣膜功能不全而留后遗症。

60. A【解析】肠系膜动脉瘤的主要原因为真菌感染，其他为动脉粥样硬化、先天性动脉发育不良和外伤。

61. B【解析】间歇发作的突发性疼痛不是血栓闭塞性脉管炎的临床症状。参见 A1 型题第 19 题解析。

62. A【解析】股动脉瘤是周围动脉瘤中最常见的疾病，在国外，绝大多数由动脉粥样硬化引起，患者常伴有高血压和其他部位动脉粥样硬化性疾病；在国内，股动脉瘤患者约 2/3 由损伤引起，常为呈球形的假性动脉瘤。

63. D【解析】单纯性下肢静脉曲张是指深静脉无病理改变，仅为下肢浅静脉瓣膜关闭不全，使静脉内血液反流，远端静脉淤滞，继而病变静脉扩张、变性、出现不规则膨出和扭曲。所以深静脉血栓形成与单纯性下肢静脉曲张发病无关。

64. B【解析】动脉瘤是动脉病变或损伤形成的局限性动脉异常扩张或膨出，以胸、腹主动脉和下肢主干动脉瘤常见。搏动性肿块是最典型的体征，伴有震颤和血管杂音，压迫瘤体近端动脉肿块缩小。穿刺、X 线检查、超声显像及动脉造影术均有助于动脉瘤的诊断。手术是唯一有效的治疗方法。所以选项 B 正确。

**二、A2 型题**

1. E【解析】踝周及足靴区易在皮肤损伤破溃后引起经久不愈的溃疡，愈合后常复发。处理方法参见 A1 型题第 27 题解析。

2. A【解析】患者最可能诊断为尺动脉瘤。尺动脉瘤又称为小鱼际锤击综合征，患者往往有手掌慢性重复性损伤史，多见于职业性用手掌工作者，如车床操作员、自动机械修理工等。慢性损伤可导致管壁退化变性，形成尺动脉瘤，并可伴有远端血管血栓栓塞，导致指端缺血坏死，或产生雷诺现象样改变，累及环指、小指居多。

3. B【解析】患者可初步诊断为血栓闭塞性脉管炎营养障碍期。血栓闭塞性脉管炎多见于青壮年男性，有吸烟史者。疼痛初期为间歇性跛行，随病情加重继而出现静息痛，如夜间常屈膝抱足而坐。患肢发凉，怕冷，可有麻木、针刺感或烧灼感等感觉异常表现。患肢足背动脉、胫后动脉，甚至腘动脉搏动减弱或消失，但一般不累及股动脉。血栓闭塞性脉管炎的临床分期如下。①Ⅰ期：血管痉挛期。患肢冷、痛，出现间歇性跛行，跛行距离 500~1000 米。②Ⅱ期：营养障碍期。肢体靠侧支血管供血，表现为持续剧烈静息痛，皮温显著下降，发绀，足背搏动消失，跛行距离缩短。③Ⅲ期：坏死期。肢端发黑、坏死。

4. A【解析】患者可首先诊断为血栓闭塞性脉管炎血管痉挛期。临床表现及分期参见A2型题第3题解析。

5. B【解析】中年男性患者，多年冠心病史。突发下肢剧烈疼痛，局部皮肤苍白。双下肢股动脉搏动消失（提示梗阻平面在髂动脉分叉以上），双股以下皮温低，肌力4级，诊断为髂股动脉栓塞，所以选项B正确。血栓闭塞性脉管炎（选项A）多见于有吸烟嗜好的青壮年男性，进展缓慢，早期表现为患肢感觉异常及疼痛，随病变进展可出现间歇性跛行及静息痛。动脉粥样硬化性动脉闭塞症（选项C）多见于45岁以上人群，进展缓慢，早期表现为患肢麻木、发凉及色泽苍白，随病变发展可出现间歇性跛行及静息痛。糖尿病性动脉闭塞（选项D）多累及微动脉，常见于视网膜、肾、肌肉、神经等组织器官，且进展较慢。大动脉炎（选项E）好发于青年女性，是主动脉及其分支的慢性、多发性、非特异性炎症，造成罹患动脉狭窄或闭塞，其临床症状视累及动脉不同而各异，常有低热、乏力、肌肉或关节疼痛、病变血管疼痛以及结节红斑等症状。

6. E【解析】根据肢体肿胀、皮肤改变、皮温升高可确定为右下肢深静脉血栓。

7. C【解析】患者可能诊断为单纯性下肢静脉曲张。单纯性下肢静脉曲张表现为大隐静脉曲张多见，单独的小隐静脉曲张少见，双侧下肢可先后发病，主要临床表现为下肢静脉扩张、伸长、迂曲，站立时明显，平卧后消失。久立后患肢沉重，酸胀，易疲劳，平卧休息后可减轻。大隐静脉瓣膜功能试验（+），深静脉通畅试验（+），交通静脉瓣膜功能试验（Pratt试验）（+）。

8. A【解析】参见A1型题第29题解析。

9. B【解析】根据肢体疼痛、肢体发凉和感觉异常、皮肤色泽改变、下肢足背或胫后动脉搏动消失可以诊断为血栓闭塞性脉管炎。血栓闭塞性脉管炎首选的治疗方法为经皮腔内血管成形术。

10. C【解析】患者可诊断为单纯性下肢静脉曲张。临床表现参见A2型题第7题解析。患者平时可以绑弹性绷带或穿带压力差的弹性袜。日常保健中尽量避免久站，适当体育锻炼，休息时抬高患肢，避免跷二郎腿。

11. C【解析】下肢深静脉血栓形成的一般治疗：①急性期卧床休息，患肢抬高，禁止热敷和按摩，保持大小便通畅。②下肢加压治疗：可采用弹性绷带加压包扎、穿医用弹性袜促进下肢水肿消退，预防深静脉血栓后综合征所致肢体溃疡。

12. D【解析】患者最可能诊断为后天性动静脉瘘。后天性动静脉瘘有明确外伤史，且无突发肿胀史。外伤后患者可有搏动性肿块，而且局部有嗡嗡声。一侧肢体肿胀，静脉曲张和静脉瓣膜功能不全，肢体局部皮温比对侧的高，受伤部位有瘢痕、杂音和震颤时，应考虑到动静脉瘘的诊断。

13. E【解析】高位结扎及剥脱术后出现出血不止的紧急处理方法是平卧，抬高患肢，加压包扎。

14. D【解析】患者诊断考虑为右下肢深静脉血栓。下肢深静脉血栓形成的临床表现：①肌肉疼痛、压痛：小腿腓肠肌血栓形成时腓肠肌疼痛，大腿内收肌群内血栓形成时，大腿内侧疼痛。②肢体肿胀：根据血管栓塞长度可出现不同范围的肿胀，局限于小腿或全肢肿胀。③皮肤改变：发绀，皮温升高，浅静脉扩张。④出现张力性水疱，疼痛剧烈。动脉痉挛收缩，可致足背动脉搏动消失，皮温下降。⑤导致深静脉血栓形成后综合征：远期出现下肢肿胀、小腿皮肤色素沉着、浅静脉曲张及足靴区溃疡等。

15. A【解析】下肢静脉血液能向心回流主要依赖于 3 方面的因素。①小腿肌泵收缩功能：是静脉血回流的主要动力。②胸腔吸气期和心脏舒张期负压：使周围静脉与心脏之间形成压力差，有利于向心回流。③静脉瓣膜向心单向开放：阻止血液向远端逆流。适当站立和活动下肢可以利用小腿肌泵收缩功能，推动静脉血液对抗重力而回流。

16. C【解析】患者最可能的诊断是肠系膜上动脉栓塞。临床表现参见 A1 型题第 33 题解析。

17. C【解析】腹主动脉瘤破裂对于短期内有明显大出血者可存在“三联征”，即剧烈腹痛或腰背部疼痛、低血压甚至休克及腹部搏动性肿块。对于年龄在 50 岁以上具有破裂性腹主动脉瘤症状和体征特别是具有三联征者，结合必要的检查，诊断不难确立。

18. A【解析】患者治疗单纯性下肢浅静脉曲张的方法应为弹性袜压迫治疗。绑弹性绷带或穿带压力差的弹性袜法适合于病变程度较轻者、妊娠期妇女、不能耐受手术或不愿手术者。

19. B【解析】患者可诊断为单纯性下肢静脉曲张。治疗宜采取的方法为先内科治疗，再考虑手术。

20. D【解析】患者应诊断为假性股动脉瘤。外伤性假性股动脉瘤多为刀刺伤或枪伤等锐性创伤。搏动性肿物是股动脉瘤最常见的临床表现，为膨胀性搏动。肿块压迫症状多见于压迫静脉引起下肢肿胀，也可以压迫股神经引起下肢疼痛，还可有下肢缺血症状，如间歇性跛行、静息痛、溃疡及坏疽。

21. A【解析】根据患者有风湿性心瓣膜病史及“5P”征可以诊断为肢体动脉栓塞。“5P”征即疼痛、苍白、无脉、感觉障碍和麻痹。

22~23 E、A【解析】患者可诊断为血栓闭塞性脉管炎 I 期，即血管痉挛期。临床表现及分期参见 A2 型题第 3 题解析。

**三、A3/A4 型题**

1. D【解析】患者可能诊断为腘动脉假性动脉瘤。外伤性假性动脉瘤多为刀刺伤或枪伤等锐性创伤。腘动脉瘤后期可出现腘窝处搏动性肿物。瘤体长大后压迫静脉，导致回流障碍而出现下肢肿胀，或压迫胫神经产生麻木、疼痛。

2. B【解析】腘动脉瘤的病因绝大多数为动脉粥样硬化，动脉损伤和感染引起的腘动脉瘤很罕见。

3. B【解析】腘动脉瘤腔内附壁血栓形成或脱落至远端动脉栓塞，导致下肢动脉缺血，是最常见的并发症。

4. C【解析】腘动脉瘤都应手术治疗，对于出现下肢动脉血栓栓塞、瘤体破裂的患者需急诊手术以挽救肢体和生命。

5~6 A、B【解析】患者应首先考虑为血栓闭塞性脉管炎Ⅱ期，即营养障碍期。临床表现及分期参见 A2 型题第 3 题解析。

7. C【解析】参见 A1 型题第 16 题解析。

8. A【解析】参见 A1 型题第 32 题解析。

9. A【解析】血栓闭塞性脉管炎的外来因素主要有吸烟、寒冷和潮湿的生活环境、慢性损伤和感染。烟草中的烟碱能使血管收缩，烟草浸出液可致实验动物动脉发生炎性病变。故应嘱患者戒烟。

10. A【解析】下肢动脉硬化性闭塞症多见于年龄大于 45 岁的患者，患者常并发高血压、冠心病、高脂血症及糖尿病，常见其他部位动脉病变，而本例年龄为 38 岁，主要表现为持续性疼痛，夜间尤甚，下肢肌肉萎缩，足背动脉搏动消失。故与下肢动脉硬化性闭塞症的鉴别要点主要为发病年龄较小，病程长。

11. C【解析】参见 A1 型题第 54 题解析。

12. C【解析】根据患者有器质性心脏病、房颤和动脉粥样硬化等病史，再根据“5P”征可诊断为右下肢动脉栓塞。具体参见 A1 型题第 18 题解析。

13. C【解析】参见 A1 型题第 18 题第②点解析。

14. D【解析】初步判断该患者的病变平面位于腘动脉，因为腘动脉以下动脉搏动消失。

15. A【解析】动脉造影为明确诊断需要进行的检查。超声检查安全、简便、无创伤，但对整个肢体血管的侧支循环，以及血管腔内硬化狭窄等情况，无法做到全面准确地了解。CT 对诊断及术式准备有一定帮助。

16. E【解析】肢体动脉栓塞的手术方式有：①取栓术：只要患者全身情况许可，一经诊断，应积极行经动脉切开 Fogarty 导管取栓术。②截肢术：肢体已有坏疽，一旦分界线明确，须行截肢术。题中患者肢体无坏疽，故无须进行截肢术，只进行动脉取栓术即可。

17~18 A、C【解析】恢复灌注后肌肉的急性炎症导致肿胀及骨筋膜室综合征的发生。术后室间隔压力升高，毛细血管灌注减低，即可发生神经损伤和肌肉坏死。骨筋膜室综合征的基本临床特征是疼痛，常剧烈且与体征“不成比例”。触诊肌肉坚硬有触痛；间隔中的神经也受累，引发感觉和运动功能的失调。急性下肢动脉栓塞手术后要注意骨筋膜室综合征的征兆，频繁的体检是极为重要的。一旦怀疑存在骨筋膜室综合征，应行筋膜切开术进行深筋膜切开减压。

19. A【解析】根据患者有器质性心脏病史，再根据“5P”征可诊断为肢体动脉栓塞。

具体参见 A1 型题第 18 题解析。

20. C【解析】多普勒超声无创血管检查用于进行动脉节段测压、肢体末梢动脉波形及静脉频谱描记，可明确肢体缺血的严重程度，判断栓塞的大致部位，对一侧肢体发病的患者，可了解对侧肢体是否存在动脉粥样硬化性狭窄或闭塞，为鉴别诊断提供依据。双功超声检查可对动脉栓塞的部位给予较准确的定位，还可了解相关动脉是否存在扩张性病变，对病因评估提供帮助。所以多普勒超声及血管双功超声均是患者术前应紧急进行的检查。

21. D【解析】肢体动脉栓塞的手术方式参见 A3/A4 型题第 16 题解析。

22. E【解析】Trendelenburg 试验用来测定大隐静脉瓣膜的功能，可发现有无合并交通支功能不全。Pratt 试验用于发现功能不全的交通静脉。Trendelenburg 试验阳性，Pratt 试验阳性，患者可诊断为大隐静脉瓣膜功能不全及深、浅静脉间交通支瓣膜功能不全。

23. E【解析】手术治疗是本病的根治方法。确定下肢静脉曲张能否手术，必须明确深静脉是否通畅。①高位结扎和剥脱曲张的大、小隐静脉。若术后出现出血不止，紧急处理方法是令患者平卧，抬高患肢，加压包扎。②结扎功能不全的交通支静脉。③还有以激光、射频或电凝法治疗静脉曲张的方法。

24. B【解析】腹主动脉瘤是最常见的动脉瘤，瘤体破裂是其最严重的后果。腹主动脉瘤腔内修复术利用植入的人工血管在瘤腔内重建新的血流通道，因此隔绝了腹主动脉高压血流对瘤壁的冲击。同时在瘤壁与人工血管之间继发血栓及机化，从而防止了动脉瘤的增大与破裂。

25. B【解析】为了制订治疗方案，需要进行的检查有超声心动图、CTA 测量腹主动脉瘤各径线、双下肢动脉无创血管检查、冠脉 CTA 明确冠脉情况。不包括肝功能检查。

26. A【解析】患者可诊断为颈动脉瘤。颈动脉瘤可产生短暂性脑缺血发作（TIA）和脑卒中的症状，包括头痛、头晕、黑矇、偏瘫、失语等。参见 A1 型题第 44 题解析。

27. A【解析】血管彩超、CT、MRA 均对明确诊断有重要价值，动脉造影对手术方案制定有决定性作用，可判断瘤体的性质、范围、流入道和流出道的通畅情况，同时还可了解颅内动脉和 Willis 环的情况。

28. E【解析】患者的一般治疗措施有戒烟、控制血压、降血脂和服用阿司匹林，不包括使用华法林抗凝治疗。

29. D【解析】颈动脉狭窄的治疗方法如下。①颈动脉内膜切除手术（CEA）：仍然被视作治疗颈动脉狭窄首要选择。②颈动脉支架血管成形术（CAS）：一般被认为是 CEA 的有效替代方法。

30. C【解析】患者的疾病为单纯性下肢静脉曲张，是一种下肢静脉血液反流性疾病，这种疾病是指在各种因素作用下，大隐静脉内出现异常的血液反流，从而引起肢体远端静脉高压形成以及静脉曲张、皮肤溃疡等改变为主要表现的综合征。轻者可表现为下肢静脉迂曲扩张、沉重坠胀感、易疲乏、皮肤色素沉着；重者可引起静脉炎，肢体肿胀，难以愈合的足靴部皮肤溃疡，严重影响患者的生活质量。

31. A【解析】下肢静脉反流性疾病为明确诊断应行深静脉瓣功能试验。手术前，应行下肢静脉造影了解瓣膜结构状态。

32. B【解析】患者可能发生的最严重的并发症是溃疡破裂出血。皮肤破溃时引起外出血，因大隐静脉压力高而出血快，如不及时止血，后果不堪设想。

**四、B 型题**

1. A【解析】参见 A1 型题第 18 题解析。

2. D【解析】下肢深静脉血栓形成可有 Perthes 试验阳性。

3. C【解析】先天性动静脉瘘参见 A1 型题第 12 题解析。

4. B【解析】血栓闭塞性脉管炎可有肢体抬高试验（Buerger 试验）结果阳性。

5. E【解析】动脉造影能准确显示病变的部位、范围、程度、侧支和闭塞远侧动脉主干的情况，是目前最有价值的检查。

6. C【解析】判断血管有无痉挛应采取的检查方法是交感神经阻滞试验。施行交感神经阻滞试验，如阻滞后皮肤测温升高超过 2℃，提示痉挛因素占主要。

7. A【解析】肢体抬高试验结果阳性主要用于确诊血栓闭塞性脉管炎。

8. B【解析】高位结扎和剥脱曲张的大、小隐静脉是对下肢静脉曲张较有效且常用的术式。

9. D【解析】硬化治疗仅作为手术后的辅助疗法，用于处理剥脱术后残余曲张静脉。

10. A【解析】参见 A3/A4 型题第 22 题解析。下肢大隐静脉瓣膜功能不全表现为 Trendelenburg 试验（+）。

11. B【解析】Perthes 试验可了解深静脉通畅情况。下肢深静脉血栓阻塞表现为 Perthes 试验（+）。

12. D【解析】参见 B 型题第 4 题解析。

13. C【解析】参见 A3/A4 型题第 22 题解析。交通静脉功能不全表现为 Pratt 试验（+）。

14~17 B、A、C、C【解析】血栓闭塞性脉管炎的临床分期参见 A2 型题第 3 题解析。

18. A【解析】参见 A1 型题第 21 题解析。

19~21 D、D、E【解析】血栓闭塞性脉管炎的临床分期及表现参见 A2 型题第 3 题解析。

22. B【解析】参见 A1 型题第 21 题解析。

23. D【解析】下肢静脉曲张患者由于下肢静脉回流障碍，表现为下肢静脉淤血、水肿、慢性溃疡形成。

24. E【解析】在血栓闭塞性脉管炎缺血期，约一半患者可有游走性浅静脉炎，患肢足背动脉、胫后动脉，甚至腘动脉搏动减弱或消失。

25~26 A、B【解析】参见 A3/A4 型题第 22 题解析及 B 型题第 11 题解析。

27~29 C、B、B【解析】急性肢体缺血的临床分级参见 A1 型题第 14 题解析。

30~31 A、B【解析】在瓣膜结构强度方面，隐-股静脉瓣最弱，一般仅能抗逆向压力 180~260mmHg，而股浅静脉瓣膜第 1 对瓣膜最强，可抗拒 350~420mmHg 的逆向压力，股-腘静脉段其他瓣膜则为 260~350mmHg，大隐静脉瓣膜为 100~200mmHg。

**五、X 型题**

1. ACDE【解析】动脉栓塞最常见的病因是心源性。大部分动脉栓塞栓子来源于心脏，心脏疾病中以风湿性心脏病、冠状动脉粥样硬化性心脏病、二尖瓣狭窄、心房颤动和心肌梗死占多数。

2. ABC【解析】术后近期的股动脉假性动脉瘤主要与感染有关，常见病菌为白色念珠菌、表皮葡萄球菌和大肠埃希菌。

3. ABC【解析】彩超、CTA 和 MRA 可明确诊断腋-肱动脉瘤。

4. CE【解析】锁骨下动脉瘤可压迫臂丛神经可引起上肢麻木、无力、神经痛或神经功能障碍；压迫右侧喉返神经可引起声音嘶哑；压迫气管可引起呼吸困难。

5. ABDE【解析】血栓性浅静脉炎全身反应症状比较轻，局部症状比较明显，典型的表现为局部突然呈现网状和柱状的红肿条状物，皮肤温度升高，有明显的疼痛和触痛。疼痛可于 2~4 周内减弱或消失。

6. BCDE【解析】深静脉血栓形成的因素如下。①血液淤滞状态：血小板与血管内膜接触机会增多，血小板就有可能沉积、黏附在血管内膜上，构成血栓形成的核心，如长时间制动、卧床者（手术后、偏瘫、截瘫患者）。②血液高凝状态：创伤、手术后、大面积烧伤、妊娠、肿瘤、长期口服避孕药及血液中凝血因子的异常等。③静脉壁损伤：有机械损伤、化学损伤、感染性损伤等，如静脉输注刺激性药物，外伤和感染均可造成静脉壁损伤，静脉壁损伤后所发生的各种改变，都可引起局部血小板黏附、聚集，纤维蛋白及血细胞沉积，最后形成血栓。

7. BCDE【解析】脾动脉瘤的病因：①脾动脉瘤中 30% 发生于门静脉高压症脾大的患者，可能与其高血流动力学引起脾动脉扩张有关。②多次妊娠与脾动脉瘤的发生有密切关系，可能与妊娠时雌激素和局部血流动力学改变引起脾动脉中层缺损相关。③引起脾动脉瘤的其他原因有动脉粥样硬化、肌纤维发育异常、慢性胰腺炎胰腺假性囊肿、创伤等。

8. ACDE【解析】锁骨下动脉-腋动脉瘤的临床表现多种多样，有些以胸廓出口综合征为主要表现，如压迫神经可出现上肢疼痛、麻木、无力，压迫锁骨下静脉时可出现上肢肿胀；有些患者表现有上肢的急慢性缺血症状，苍白、发凉、疼痛，或雷诺现象，严重者可出现静息痛、坏疽或溃疡。

9. AB【解析】在治疗深静脉血栓后遗症的各种搭桥手术中，大隐静脉交叉转流术和大隐静脉原位转流术目前仍为常规的经典方法。前者适用于一侧髂-股静脉闭塞者，后者适用于股-腘静脉闭塞，而大隐静脉汇入股总静脉处，以及其近侧静脉主干均已完全再通或未受血栓累及者。

10. AB【解析】周围动脉瘤最常见原因是动脉粥样硬化性动脉瘤和损伤动脉瘤。其他病因包括各种类型的动脉炎、动脉中层发育不良、梅毒，医源性、感染性动脉瘤等。

11. AB【解析】下肢明显水肿的病例，可通过直接或间接法淋巴系统造影，或放射性核素淋巴显像技术作出鉴别诊断。

12. CE【解析】脾动脉瘤的辅助检查包括腹部X线平片、腹部B超以及内脏动脉造影或数字减影血管造影（DSA）。68%~72%的脾动脉瘤伴有钙化，腹部X线平片上常见到曲线形或环状不透亮区域的钙化灶。超声检查损伤小，常用作怀孕妇女的首选检查，多普勒超声和传统的双重超声的联合应用，可提高诊断率。CTA及MRA具有较好的诊断价值。而内脏动脉造影及DSA是确诊脾动脉瘤最可靠方法，可确切了解脾动脉瘤的部位、大小、范围以及与邻近器官关系，也为手术方案的制订提供依据。

13. ABC【解析】瘤体破入腹腔和胆道的机会均等，约1/3的肝动脉瘤者表现为腹痛、黄疸、胆道出血的Quinke三联征。大多数胆道出血患者有发热，少部分可表现为肿大的胆囊或者上腹部肿块。

14. ABDE【解析】单纯性下肢静脉曲张的临床表现：①下肢浅表静脉曲张，即大隐静脉、小隐静脉及其属支迂曲和扩张，站立时明显，平卧后消失。②久立后患肢沉重，酸胀，易疲劳，平卧休息后可减轻；病情轻者可无明显不适。③病情进展时，可出现患肢轻度肿胀但多局限于踝部和足背部，也可有足靴区皮肤营养障碍如皮肤色素沉着、皮肤和皮下组织硬结、湿疹甚至经久不愈性溃疡。④合并浅静脉炎时可出现局部红、肿、热、痛，可扪及红肿的条索样血管。⑤部分患者可合并患肢的皮炎，如湿疹或神经性皮炎。

15. ABCE【解析】四肢血栓性浅静脉炎有反复静脉穿刺史，静脉内注射药物、高渗溶液史或下肢静脉曲张病史。病变静脉区呈红肿条索状，明显疼痛和压痛，局部皮温升高。

16. BC【解析】动脉栓塞的特征性影像表现：①动脉闭塞端呈平截状或杯口状。②几乎看不到侧支循环。而血栓形成的病例则在闭塞两侧呈锥形或“鼠尾形”表现，同时有较丰富的侧支循环及未闭塞处血管动脉粥样硬化性影像表现。

17. CE【解析】彩色超声、CTA、MRA对诊断有较大帮助。由于动脉造影及DSA广泛应用，腹腔干动脉瘤的发现日益增多。动脉造影及DSA是诊断腹腔干动脉瘤最可靠的手段。

18. ABCD【解析】参见A1型题第31题解析。

19. ACDE【解析】血栓闭塞性脉管炎的临床表现有肢体疼痛、肢体发凉和感觉异常、皮肤色泽改变、患肢游走性浅静脉炎、动脉搏动减弱或消失、肢体坏疽或溃疡。

20. BCDE【解析】动脉粥样硬化闭塞的发病年龄相对较高，在45~50岁以上。有全身动脉硬化的表现。病变者多在较大血管，如髂、股动脉段。X线检查可见动脉钙化斑影，血管造影见管壁呈虫蚀样改变。

21. BCDE【解析】参见 X 型题第 14 题解析。

22. ACDE【解析】参见 A1 型题第 18 题解析。

23. ABDE【解析】肢体动脉栓塞的辅助检查方法有多普勒超声无创血管检查、双功超声检查、动脉造影、磁共振血管成像和超声心动图检查。

24. AB【解析】锁骨下动脉-腋动脉瘤是指因胸廓出口综合征压迫所致的狭窄后扩张，多见于年轻女性。其发病机制是狭窄后的扩张和动脉瘤形成。

25. ABCE【解析】下肢静脉系统分深静脉和浅静脉两组，深、浅静脉之间有交通静脉相连通。下肢的静脉属于体静脉系统，因此，不管是深静脉、浅静脉，还是交通静脉内都有很多静脉瓣膜。所以选项 D 错误，其他几项均正确。

26. ABCE【解析】参见 A2 型题第 14 题解析。

27. ABCD【解析】肢体动脉栓塞与急性动脉血栓形成的鉴别见表 9-2。

**表 9-2　肢体动脉栓塞与急性动脉血栓形成的鉴别**

| 肢体动脉栓塞 | 急性动脉血栓形成 |
|---|---|
| 发病前没有动脉功能不全的症状 | 发病前有间歇性跛行史 |
| 有明确的栓子来源（心房颤动、心肌梗死） | 没有栓子来源 |
| 突然发生（数小时至数日） | 病史长（数日至数周） |
| 缺血严重 | 缺血较严重 |
| 对侧肢体脉搏正常 | 对侧肢体脉搏消失 |
| 没有慢性缺血的体征 | 有慢性缺血的阳性体征 |

28. ABCD【解析】血栓闭塞性脉管炎当动脉内膜发生炎症并血栓形成导致动脉闭塞后，可产生肢体缺血性疼痛，逐步加重，从行走后发生疼痛导致间歇性跛行，继而发展至静息痛。股动脉瘤可有下肢缺血症状，间歇性跛行、静息痛、溃疡及坏疽。40%的腘动脉瘤者伴血栓形成，25%伴有动脉栓塞，远端肢体可出现间歇性跛行、静息痛，甚至溃疡和坏疽。急性动脉血栓形成病史中有动脉硬化性闭塞的慢性缺血表现，如间歇性跛行、静息痛等。单纯性下肢静脉曲张没有间歇性跛行史。

29. CD【解析】检查静脉交通支瓣膜功能的有 Trendelenburg 试验和 Pratt 试验。参见 A3/A4 型题第 22 题解析。Buerger 试验用于确诊血栓闭塞性脉管炎；Perthes 试验可了解深静脉通畅情况；Hoffmann 试验用以验证锥体束是否有损伤或病变。

**六、案例分析题**

1. AF【解析】为明确原发性下肢深静脉瓣膜功能不全的诊断，患者应首先进行的检查是下肢静脉彩超和下肢静脉无创血管检查。彩超可以探测下肢静脉系统的血流方向，以判断有无逆流。彩超可以检测静脉血流状况：有无静脉反流或阻塞；鉴别原发性静脉反流或继发于深静脉血栓形成；判断反流或阻塞的部位在深静脉、浅静脉或交通静脉。

2. B【解析】下肢静脉造影是诊断原发性下肢深静脉瓣膜功能不全最可靠的检查方法，该方法是一种有创伤性检查方法，可以显示下肢静脉系统包括瓣膜的形态和功能，确定疾病的解剖定位。

3. F【解析】患者双下肢深静脉回流通畅，双股浅静脉重度反流，可行的手术方式为股浅静脉瓣手术+大隐静脉剥脱术+交通支静脉结扎术。

4. C【解析】患者符合急性动脉栓塞“5P”征，即疼痛、苍白、无脉、感觉障碍、麻痹，且都是左侧，右侧正常，故诊断为急性左下肢动脉栓塞。

5. EF【解析】为明确诊断，首先应行的检查是左下肢静脉多普勒检查和双下肢动脉多普勒测压。多普勒超声无创血管检查参见 A3/A4 型题第 20 题解析。

6. D【解析】患者取栓术后左下肢动脉恢复，无肿胀、麻木，出院后应使用的治疗药物是华法林。华法林常作为门诊抗凝治疗的首选药物。抗凝治疗可以防止继发血栓蔓延，初以全身肝素化 3~5 天，然后用香豆素类衍生物维持 3~6 个月。常见的香豆素类药物有双香豆素、华法林和醋硝香豆素。

7. C【解析】根据患者具有器质性心脏病、房颤和动脉粥样硬化等病史，再加上具有特征性的“5P”征可诊断为急性左下肢动脉栓塞。“5P”征参见 A1 型题第 18 题解析。

8. E【解析】根据检查：左大腿上部触及较明显变温处，说明最可能的病变部位是左髂总动脉。

9. ADEF【解析】为进一步明确诊断，有价值的检查方法有动脉造影、MRA、CTA、多普勒超声无创血管检查。

10. D【解析】患者可初步诊断为急性深静脉血栓。急性期根据下肢突发肿胀、疼痛、浅静脉曲张及全身反应等临床表现；慢性期根据下肢突发肿胀的病史及长期以来浅静脉曲张，足靴区湿疹，色素沉着，甚至淤积性溃疡，结合彩超及多普勒血管检查，可诊断为深静脉血栓。患者小腿腓肠肌血栓形成时可致腓肠肌疼痛。

11. ABCDF【解析】下肢深静脉血栓形成的检查方法有周围静脉血 D-二聚体检查、彩色多普勒超声检查、CT 静脉血管成像和磁共振静脉血管成像、下肢深静脉顺行造影、电阻抗体积描记法和放射性核素静脉造影。

12. CDE【解析】所有无禁忌证的急性深静脉血栓病例均应采取抗凝治疗。对于急性期中央型或混合型 DVT，在全身情况好、预期生存期>1 年、出血风险较小的前提下，首选经导管引导溶栓。不具备条件者，可行全身溶栓。急性深静脉血栓患者也可以放置下腔静脉滤器进行治疗。

13. D【解析】此患者可诊断为血栓闭塞性脉管炎。参见 A2 型题第 3 题解析。

14. B【解析】此时患者处于临床分期中的Ⅱ期，即营养障碍期。临床表现参见 A2 型题第 3 题解析。

15. C【解析】参见 A1 型题第 16 题解析。

16. E【解析】参见 B 型题第 5 题解析。

17. AB【解析】进行药物治疗时，丹参、毛冬青等中草药，可扩张血管，改善微循环。阿司匹林、双嘧达莫等抗血小板药物可改善患者生存率。前列腺素及钙离子拮抗剂等药物也有一定疗效。

18. ABCD【解析】血栓闭塞性脉管炎患者进行手术治疗的方法有腰交感神经切除术、动脉旁路搭桥术、血栓内膜剥脱术、大网膜移植术、静脉动脉化手术、肾上腺大部切除术、截肢术及多种术式联合应用，不包括血栓摘除术。

腹股沟疝（1）

# 第十章　腹　外　疝

腹股沟疝（2）

## 一　A1 型题

1. 腹部切口疝发生的最主要原因为
   A. 切口放置引流　　B. 切口感染
   C. 术中处理不当　　D. 术后腹胀，长期咳嗽
   E. 术中切断肋间神经，腹直肌强度减弱
2. 腹股沟疝修补术成功的关键和目标是
   A. 防止疝气复发　　B. 防止切口感染
   C. 术后创伤较小　　D. 防止手术周围区域的组织受累
   E. 提高患者术后生活质量并重视术后患者的舒适度
3. 关于腹股沟直疝的叙述，正确的是
   A. 腹壁内脏经过内环　　B. 腹壁内脏经过腹股沟管
   C. 腹壁内脏可坠入阴囊　　D. 属于先天性疝
   E. 腹壁内脏自腹壁下动脉内侧的腹股沟三角（Hesselbach 三角）直接脱出
4. 检查腹股沟疝时，压迫内环的部位应在
   A. 肿块隆起最明显处　　B. 精索的前内方
   C. 腹股沟韧带中点　　D. 耻骨结节外缘
   E. 腹股沟韧带中点上方 2cm
5. 腹股沟疝修补术后复发的常见原因是
   A. 遗留内环太大　　B. 疝囊游离和切除不够，未做到高位结扎
   C. 血肿形成或感染　　D. 腹横筋膜或腹横肌腱膜弓缝合失误
   E. 以上都是
6. 对年老体弱或身患其他重病不能施行手术的腹股沟斜疝患者进行的处理为
   A. 疝带治疗　　B. 手法整复
   C. 无张力疝修补　　D. 暂不手术
   E. 以上全对
7. 下列股疝的临床表现，不正确的是
   A. 女性多见，通常无特殊不适　　B. 容易发生嵌顿或绞窄，可掩盖股疝局部症状

C. 疝块突发嵌顿，引起局部剧烈疼痛　　D. 咳嗽冲击感明显

E. 半球形隆起，质地软，平卧回纳疝内容物后疝块并不完全消失

8. 引起婴儿脐疝腹压增加的主要原因不包括

A. 经常啼哭　　B. 咳嗽

C. 小便　　D. 便秘

E. 包茎

9. 腹股沟斜疝修补术后最常见的并发症是

A. 疝气复发　　B. 阴囊血肿

C. 膀胱损伤　　D. 切口感染

E. 髂腹下和髂腹股沟神经损伤

10. 以下叙述不符合婴儿脐疝特点的是

A. 小儿脐疝发生与脐部解剖特点有关　　B. 疝块呈圆形或卵圆形

C. 有的可在 2 岁内自愈　　D. 疝内容物多是大网膜、小肠或结肠

E. 疝囊覆盖的仅为瘢痕组织、皮下组织和皮肤

11. 最常见的腹外疝是

A. 腹股沟斜疝　　B. 腹股沟直疝

C. 切口疝　　D. 股疝

E. 脐疝

12. 疝修补术后切口部位放置沙袋的主要作用是

A. 减轻切口疼痛　　B. 减少切口张力

C. 固定伤口敷料　　D. 防止伤口出血

E. 防止切口裂开

13. 以下疝中，由内脏构成疝囊一部分的是

A. 脐疝　　B. 腹股沟斜疝

C. 腹股沟直疝　　D. 嵌顿性疝

E. 滑动性疝

14. 关于腹股沟斜疝的叙述，不正确的是

A. 从腹壁下动脉外侧的腹股沟内环突出　　B. 通过全腹股沟管，向下前方斜行

C. 不能下降至阴囊　　D. 斜疝远较直疝多见

E. 多发生于男性，右侧多于左侧

15. 股疝常见的手术治疗方法不包括

A. 经腹股沟的 McVay 修补法　　B. 经股部封闭股环的修补法

C. Plug 网塞填充法　　D. 腹膜前间隙耻骨肌孔覆盖方法

E. 肌前置网修补法

16. 下列关于绞窄性疝的手术治疗，叙述不正确的是

A. 一定要妥善保护好切口

B. 切除坏死肠管，同时行疝修补术

C. 坏死的疝内容物为大网膜、卵巢、输卵管时，均应切除

D. 肠管坏死较广泛，应做肠切除吻合术

E. 肠管坏死为局限性、小面积，可做局部坏死组织切除，褥式缝合

17. 咳嗽患者接受疝手术的主要危害是

A. 伤口疼痛

B. 影响休养

C. 术后复发

D. 术后出血

E. 术后伤口感染

18. 关于腹股沟斜疝的手术治疗，叙述不正确的是

A. McVay 法适用于腹壁肌肉薄弱的成人巨疝、老年人和复发性斜疝

B. Bassini 法将腹内斜肌和联合腱与腹股沟韧带缝合，精索置于皮下

C. 疝囊高位结扎术仅适用于婴幼儿

D. Ferguson 法适用于无明显腹壁肌肉薄弱的儿童和青年人的小型斜疝

E. 嵌顿性疝手法复位失败，应急诊手术

19. 导致腹股沟直疝发生的诱因不包括

A. 慢性咳嗽

B. 排尿困难

C. 慢性便秘

D. 过强的劳动

E. 长期站立

20. 下列腹外疝中，发生肠管壁疝的机会较多的是

A. 斜疝

B. 直疝

C. 股疝

D. 脐疝

E. 白线疝

21. 白线疝的内容物多为

A. 大网膜

B. 膀胱

C. 盲肠

D. 小肠

E. 卵巢

22. 交通性鞘膜积液与腹股沟斜疝的主要鉴别要点是

A. 交通性鞘膜积液透光试验阳性

B. 腹股沟斜疝压迫内环时内容物不复出

C. 交通性鞘膜积液立位时不易触及睾丸

D. 腹股沟斜疝卧位或立位可触及睾丸

E. 交通性鞘膜积液挤压时不像斜疝可骤然回复

23. 腹股沟管外环位于

A. 腹横肌

B. 腹内斜肌

C. 腹横筋膜
D. 腹外斜肌腱膜
E. 皮下浅筋膜

24. 腹外嵌顿性疝是指
A. 所有不能回纳的腹外疝
B. 疝内容物与疝囊粘连的腹外疝
C. 疝囊颈弹性收缩将内容物卡住
D. 肠管成为疝囊的一部分
E. 疝内容物有血运障碍

25. 出现下列哪种情况时，应怀疑腹外疝发生绞窄
A. 疝突出后，停止排气排便
B. 腹外疝不能回纳并伴有腹部不适
C. 腹外疝发生嵌顿后出现腹痛
D. 疝嵌顿数小时后，局部压痛并略显红肿
E. 以上都不是

26. 腹股沟斜疝发生嵌顿的最主要原因是
A. 疝环小，疝内容物有粘连
B. 疝环小，腹内压骤然增高
C. 腹壁肌肉紧张收缩外环
D. 疝环大，致疝内容物脱出过多
E. 腹壁肌肉紧张收缩内环

27. 对于非切口感染引起的切口疝，可在（　　）进行修补
A. 伤口愈合 1 个月后
B. 伤口愈合 3 个月后
C. 伤口愈合 5 个月后
D. 伤口愈合 6 个月后
E. 伤口愈合 1 年后

28. 关于脐疝的临床特点，下列叙述不正确的是
A. 成人脐疝多见于中年经产妇，也可见于腹水患者和孕妇
B. 成人脐疝较婴儿脐疝多见
C. 婴儿脐疝多为易复性疝，较少嵌顿和绞窄
D. 成人脐疝易发生嵌顿和绞窄
E. 婴儿脐疝是由于脐环闭锁不全或脐部瘢痕组织不够坚强所致

29. 关于白线疝的临床表现，叙述不正确的是
A. 发生在腹壁正中白线上，多在脐上可触及较小的肿块
B. 早期白线疝的内容物是腹膜外脂肪组织，有疝囊
C. 疝块回纳后，可在白线区扪及孔隙
D. 白线疝一般较小，很少嵌顿
E. 白线疝早期一般无症状，也不易被发现

30. 直疝三角的三边分别是
A. 联合腱、腹股沟韧带和腹直肌外缘
B. 联合腱、腹直肌外缘和耻骨梳韧带
C. 腹壁下动脉、联合腱和腹股沟韧带
D. 腹壁下动脉、腹直肌外缘和腹股沟韧带
E. 腹壁下动脉、腹直肌外缘和耻骨梳韧带

31. 早期嵌顿性闭孔疝可采取的治疗措施为
A. 经腹手术治疗
B. 手法复位
C. 对症治疗
D. 抗感染治疗
E. 疝带治疗

32. 腹股沟直疝的特点是
A. 疝内容物脱出后常需用手推送复位
B. 常见于中年以上妇女
C. 疝内容物不可进入阴囊，极少嵌顿
D. 疝囊颈狭小，容易嵌顿
E. 疝内容物多为小肠，内容物可进入阴囊

33. 腹股沟斜疝一旦嵌顿，需立即施行（　　）加以解除
A. 紧急手术
B. 手法复位
C. 对症治疗
D. 抗感染治疗
E. 支持治疗

34. 对于因切口感染引起的切口疝，可在（　　）进行手术
A. 切口愈合 1 个月后
B. 切口愈合 3 个月后
C. 切口愈合 5 个月后
D. 切口愈合 6 个月后
E. 切口愈合 1 年后

35. 嵌顿性疝与绞窄性疝的主要区别是
A. 疝内容物能否回纳
B. 有无肠梗阻表现
C. 疝囊部位是否发硬
D. 有无休克表现
E. 疝内容物有无血液循环障碍

36. 腹股沟区疝中发病率最低的疝是
A. 腹股沟斜疝
B. 腹股沟直疝
C. 腹壁切口疝
D. 脐疝
E. 股疝

37. 腹外疝发病最重要的原因是
A. 腹壁强度降低
B. 慢性便秘
C. 慢性咳嗽
D. 排尿困难
E. 胸腔积液

38. 体表诊断腹股沟疝和股疝的界线是
A. 腹直肌外缘
B. 髂前上棘
C. 腹壁下动脉
D. 耻骨结节
E. 腹股沟韧带

39. 下列有关腹股沟斜疝的处理，叙述不正确的是
A. 病史长的巨大疝，估计腹壁缺损较大而疝环松弛者可行手法整复

B. 疝环周围组织富于弹性的小儿可行手法整复

C. 无张力疝修补术不适合绞窄性斜疝

D. 5 小时以内的嵌顿性疝，可行手法整复

E. 无张力疝修补可减轻术后疼痛，缩短恢复时间，降低疝复发率

40. 属于成人脐疝手术传统的组织缝合修补法的是

A. Mayo 手术　　B. 肌前置网修补法

C. 疝环充填修补法　　D. 肌后筋膜前置网修补法

E. “三明治”修补技术

41. 腹股沟疝术前嘱患者排尽尿液是为了

A. 防止尿在手术台上　　B. 防止患者尿多、躁动

C. 防止术后尿潴留　　D. 防止术中损伤膀胱

E. 例行公事

42. 加强腹股沟后壁的无张力疝修补术不包括

A. Lichtenstein 术　　B. Trabucco 术

C. Rutkow 术　　D. Millikan 术

E. Kugel 术

43. 下列腹外疝中，必须紧急手术治疗的是

A. 易复性疝　　B. 难复性疝

C. 滑动性疝　　D. 嵌顿性疝

E. 绞窄性疝

44. 腹壁切口疝首选的治疗方法是

A. 压迫治疗　　B. 药物治疗

C. 放射治疗　　D. 手术治疗

E. 化学治疗

45. 腹外疝疝环是指

A. 疝内容物突出的部分　　B. 疝外被盖组织

C. 腹壁缺损或薄弱处　　D. 壁腹膜的一部分

E. 疝囊颈部

46. 闭孔疝的内容物多为

A. 小肠　　B. 结肠

C. 膀胱　　D. 卵巢

E. 盲肠

47. 腹股沟斜疝与直疝主要的鉴别点是

A. 发病年龄不同　　B. 疝块外形不同

C. 压迫内环后疝是否再突出
D. 有无咳嗽冲击感
E. 嵌顿机会的多少

48. 切口疝表现为难复性疝的原因在于
A. 腹壁神经损伤，腹肌萎缩无力
B. 口处有较硬的瘢痕
C. 常无壁腹膜形成的疝囊，疝内容物常与腹壁粘连
D. 疝内容物为大网膜
E. 以上都是

49. 先天性腹股沟斜疝的主要发病因素是
A. 腹壁缺损
B. 腹壁强度降低
C. 腹内压过高
D. 腹膜鞘状突未闭
E. 先天性腹横肌和腹内斜肌发育不全

50. 鉴别腹股沟斜疝或直疝最有意义的体征是
A. 疝块的形状
B. 单侧还是双侧
C. 疝块是否进入阴囊
D. 是否容易嵌顿
E. 回纳后指压内环和增加腹压后肿块是否发现

51. 成人脐疝的疝内容物初期多为
A. 大网膜
B. 小肠
C. 盲肠
D. 结肠
E. 乙状结肠

52. 关于腹壁切口疝的症状及体征，叙述不正确的是
A. 较大的切口疝伴食欲减退、恶心、便秘、腹部隐痛等表现
B. 小的切口疝无其他症状，较大的切口疝有牵拉感
C. 腹壁切口肿块在患者平卧时更为明显，站立、行走、用力时则消失
D. 切口瘢痕处肿块，小者数厘米，大者可达20cm以上
E. 可见肠型和蠕动波

53. 有关股疝的叙述，不正确的是
A. 股管后缘为耻骨梳韧带
B. 股管内缘为陷窝韧带
C. 股管外缘为股动脉
D. 股管前缘为腹股沟韧带
E. 股管上口为股环，下口为卵圆窝

54. 内容物已进入阴囊的疝是
A. 腹股沟直疝
B. 腹股沟斜疝
C. 肠管壁疝
D. 股疝
E. 切口疝

55. 股疝的股环和疝囊颈位于
A. 腹横筋膜
B. 腹横肌
C. 腹内斜肌
D. 腹外斜肌腱膜
E. 皮下浅筋膜
56. 1 岁以内婴幼儿腹股沟疝暂不手术的理由是
A. 不会发生嵌顿
B. 部分有自愈可能
C. 啼哭容易复发
D. 腹壁太薄影响修补效果
E. 手术影响睾丸发育
57. 股疝在处理疝囊后常用的方法是
A. 腹股沟韧带在精索前方与联合腱缝合在一起
B. 腹股沟韧带在精索后方和联合腱缝合在一起
C. 腹内斜肌下缘和联合腱缝至耻骨梳韧带
D. 腹股沟韧带在精索后方和腹外斜肌腱膜缝合在一起
E. 腹股沟韧带在精索前方和腹外斜肌腱缝合在一起
58. 关于白线疝的概念，叙述不正确的是
A. 又称腹上疝
B. 发生在腹壁正中白线上
C. 一般较小，内容物多为大网膜
D. 易成为难复性疝
E. 易发生嵌顿
59. 按手术原理及修补层次，腹股沟疝的无张力疝修补手术方法不包括
A. 加强腹股沟后壁的经典缝合修补术
B. 加强腹股沟后壁的无张力疝修补术
C. 腹膜前间隙的无张力疝修补术
D. 腹腔镜腹股沟疝修补术
E. 肠切除吻合术
60. 在腹外疝中，最易发生嵌顿的疝是
A. 股疝
B. 腹股沟直疝
C. 腹壁切口疝
D. 婴儿脐疝
E. 白线疝
61. 股疝经股环和股管突出于
A. 腹股沟韧带上方
B. 股三角内侧
C. 股三角外侧
D. 腹股沟韧带上方
E. 股部卵圆窝
62. 手术时发现腹壁下动脉在疝囊颈外侧的是
A. 腹股沟直疝
B. 股疝
C. 脐疝
D. 腹股沟斜疝
E. 白线疝

63. 腹股沟直疝和斜疝的共同点是

A. 都不易嵌顿
B. 都应手术治疗
C. 疝囊均通过腹股沟管
D. 腹股沟管的外环口均扩大
E. 疝环都位于腹壁下动脉的内侧

64. 腹股沟斜疝与直疝在解剖上的区别是

A. 斜疝与腹横筋膜薄弱有关，直疝与腹内斜肌薄弱有关
B. 斜疝的内环在凹间韧带内侧，直疝在内侧
C. 斜疝由腹壁下动脉内侧发生，直疝则由外侧发生
D. 斜疝疝囊在精索后方，直疝在前方
E. 斜疝自内环处发生，沿精索发展；直疝则由海氏三角处发生，不沿精索发展

65. 关于腹股沟直疝与斜疝的鉴别诊断，叙述不正确的是

A. 斜疝好发于儿童及青壮年
B. 直疝好发于老年人
C. 斜疝经腹股沟管突出，由外上方斜向内下方，可进入阴囊
D. 直疝由 Hesselbach 三角直接自后向前突出，从不进入阴囊
E. 斜疝呈半球形，基底部宽

66. 腹股沟上入路手术中，修补股疝需要缝合以闭合股环的部位不包括

A. 耻骨梳韧带
B. 陷窝韧带
C. 髂耻束
D. 腹股沟韧带
E. 耻骨筋膜

## 二 A2 型题

1. 患儿，男，6个月。出生不久哭闹时右阴囊有一包块，平卧安静时包块明显缩小或消失。2小时前因哭闹包块掉出，伴呕奶、不停哭闹、精神萎靡。右阴囊可见一似梨状包块。最有可能的诊断是

A. 交通性鞘膜积液
B. 睾丸炎
C. 嵌顿性疝
D. 睾丸发育异常
E. 睾丸扭转

2. 患者，女性，39岁。左腹股沟区可回复性肿块2年，不可回纳8小时，伴腹痛入院。拟行急诊手术。在判断嵌顿肠管是否发展成绞窄性疝时的标准不包括

A. 肠壁失去弹性
B. 肠壁失去光泽
C. 肠壁失去完整性
D. 肠壁失去蠕动
E. 肠系膜动脉搏动消失

3. 患者，男性，66岁。5年前曾做右腹股沟斜疝高位结扎+修补术，8个月前出现右腹股沟

可复性肿块，诊断为复发性疝。最佳的手术方式应为

A. 单纯疝囊高位结扎术
B. 疝囊高位结扎+Ferguson 修补法
C. 疝囊高位结扎+Bassini 修补法
D. 疝囊高位结扎+Halsted 修补法
E. 疝囊高位结扎+McVay 修补法

4. 患者，女性，58 岁。腹痛 2 天，伴恶心、呕吐、不排气就诊。查体：左侧卵圆窝突起半球形包块，不能推动。腹部 X 线检查：腹腔胀气，有数个液平。患者可诊断为

A. 粘连性肠梗阻
B. 肠套叠
C. 绞窄性直疝
D. 肠扭转
E. 嵌顿性股疝

5. 患者，男性，60 岁。右腹股沟斜疝嵌顿 1 天。查体：体温 38℃，脉搏 120 次/分，血压 100/70mmHg，局部皮肤轻度红肿，压痛明显。最适当的手术为

A. 疝回纳整复修补术
B. 肠外置、肠造瘘术
C. 肠切除及吻合术
D. 肠切除吻合，疝囊高位结扎
E. 肠切除及疝修补术

6. 患者，男性，48 岁。右阴囊可复性肿物 10 余年，不能回纳 2 天，伴呕吐、停止排气排便 1 天。查体：血压 150/105mmHg，心率 108 次/分，右阴囊肿大、压痛明显，腹膨隆、肠鸣音亢进。白细胞 $14\times10^9$/L，中性粒细胞 0.85。对该患者的最佳处理是

A. 立即剖腹探查
B. 急诊室留观
C. 镇痛，抗炎
D. 胃肠减压，择期行修补术
E. 急做腹股沟疝探查，并做肠切除准备

7. 患者，男性，38 岁。左腹股沟斜疝 10 年，发作时肿块可突至阴囊内。手术治疗可选用

A. Ferguson 法疝修补术
B. McVay 法疝修补术
C. Bassini 法疝修补术
D. 单纯疝囊高位结扎术
E. 疝成形术

8. 患者，男性，32 岁。诊断为白线疝，有疝囊存在，拟行手术治疗。疝囊高位结扎手术中必须解剖出

A. 疝囊底
B. 疝囊体
C. 疝囊颈
D. 全部疝囊
E. 腹膜

9. 患者，男性，49 岁。因右腹股沟斜疝急诊。在病史采集中必须询问的有关内容不包括

A. 慢性咳嗽史
B. 慢性便秘史
C. 慢性腹痛史
D. 尿频、尿急史
E. 工作种类

10. 患者，女性，62 岁。因右腹股沟斜疝入院行手术治疗。手术中发现疝囊壁的一部分由盲

肠构成。患者此时可诊断为

A. 滑动疝
B. Litter 疝
C. Richter 疝
D. 逆行性疝
E. 嵌顿性疝

11. 患儿，男，7 岁。右阴囊发育较左侧小。查体：未查到右侧睾丸，腹压增加时可在右腹股沟上方膨出如枣大小的包块，轻推即消失，消失时常闻及咕噜声。可能诊断为

A. 右精索静脉曲张
B. 右腹股沟脂肪瘤
C. 右腹股沟慢性淋巴结炎
D. 右精索鞘膜积液
E. 右侧隐睾症并腹股沟斜疝

12. 患者，男性，45 岁。左侧阴囊可复性包块 6 年。包块于起床或站立活动后缓慢出现逐渐增大，平卧和睡觉后逐渐缩小。下列体征中，排除哪项可诊断为左腹股沟斜疝

A. 疝块进入阴囊
B. 外环口扩大
C. 咳嗽冲击感试验阳性
D. 透光试验阳性
E. 压迫内环试验阳性

13. 患儿，男，12 岁。患右侧腹股沟斜疝 3 年。最恰当的手术方式为

A. 单纯疝囊高位结扎术
B. Bassini 法疝修补术
C. Ferguson 法疝修补术
D. McVay 法疝修补术
E. 疝成形术

14. 患者，男性，68 岁。右腹股沟区发现可复性包块 6 年，不能回纳、伴腹痛 8 小时。查体：右腹股沟斜疝并嵌顿。急诊手术术中发现嵌顿段小肠色暗，无蠕动，行部分肠切除。此时，如果高位结扎疝囊的同时行疝修补术，则易导致修补失败，其主要的原因是

A. 组织水肿，脆性增加
B. 解剖关系不清，难以做到高位结扎
C. 局部渗出，影响愈合
D. 局部渗血，形成血肿
E. 切口感染

15. 患者，男性，45 岁。腹股沟发现可复性肿物 4 年，因肿物突然脱出并伴剧痛 8 小时，无法回纳就诊。在手术治疗中发现疝囊内肠管发黑，行肠切除吻合术。术后对于疝的治疗方法正确的是

A. 单纯疝囊高位结扎术
B. Ferguson 法疝修补术
C. McVay 法疝修补术
D. Halsted 法疝修补术
E. Bassini 法疝修补术

16. 患者，男性，45 岁。在行左腹股沟直疝腹腔镜手术后，左股部上外侧感到疼痛、麻木。患者最可能发生的并发症是

A. 髂腹下神经损伤
B. 髂腹股沟神经损伤
C. 股外侧皮神经损伤
D. 生殖神经损伤

E. 股神经损伤

17. 患者，男性，28 岁。体检时发现肿块位于腹股沟区睾丸上方，无回纳史，肿块较小，边缘清楚，有囊性感，牵拉睾丸时，可随之上下移动。但咳嗽无冲击感，透光试验阳性。患者此时可诊断为

A. 睾丸鞘膜积液　　B. 精索鞘膜积液

C. 交通性鞘膜积液　　D. 髂窝部寒性脓肿

E. 腹股沟斜疝

18. 患者，男性，61 岁。3 年前发现左腹股沟可复性球形包块入院治疗。查体：站立时左耻骨结节外上方有球形包块，未进入阴囊，平卧时可自行回纳。压迫腹股沟韧带中点上方 2cm 处站立时包块复出。首先考虑的诊断是

A. 左侧股疝　　B. 左侧腹股沟直疝

C. 左侧腹股沟斜疝　　D. 左侧精索鞘膜积液

E. 交通性鞘膜积液

## 三 A3/A4 型题

（1~2 题共用题干）

患儿，男，10 个月。在换衣服时无意中发现婴儿的脐上方有肿块，呈圆形或卵圆形。当啼哭、站立或用劲时，疝块增大、紧张，无其他症状，安静时则可消失。经诊断为婴儿脐疝。

1. 婴儿脐疝属于

A. 易复性疝　　B. 难复性疝

C. 滑动性疝　　D. 嵌顿性疝

E. 以上都不是

2. 目前的处理宜采取

A. 限期手术　　B. 不需要手术

C. 急诊手术　　D. 择期手术

E. 及早手术

（3~4 题共用题干）

患者，女性，49 岁。曾行子宫切除术，现瘢痕处皮肤红，并有不可回纳的肿物，伴发热、呕吐及腹胀。

3. 患者可诊断为

A. 皮肤感染　　B. 切口嵌顿性疝

C. 皮肤过敏　　D. 切口绞窄性疝

E. 切口肿瘤

4. 在各种常用的腹部切口中，最常发生切口疝的是

A. 下腹部腹直肌旁切口
B. 上腹正中切口
C. 左侧旁正中切口
D. 肋缘下斜切口
E. 下腹部横切口

（5~7 题共用题干）

患儿，男，3 岁。右腹股沟部出现可复性包块半年余，因哭闹伴呕吐 5 小时急诊。查体：右侧阴囊内肿块，肿块呈蒂状延至腹股沟部，有触痛，不能回纳。

5. 患儿可首先诊断为

A. 股疝
B. 腹股沟斜疝嵌顿
C. 腹股沟直疝
D. 右侧睾丸扭转
E. 滑动性疝

6. 最有价值的检查方法是

A. 测定血生化
B. 腹部 X 线片
C. 测定白细胞计数与分类
D. 直肠指检
E. B 超

7. 本例最有效的治疗措施是

A. 应用镇静药
B. 应用镇痛药
C. 静脉补液纠正酸碱失衡
D. 试行手法复位
E. 抗生素治疗

（8~10 题共用题干）

患者，男性，65 岁。因右阴囊突发肿物 15 小时，伴发热、呕吐，肛门停止排气、排便，阴囊红肿入院。

8. 对该患者进行处理的关键是

A. 进行疝修补术
B. 补充血容量
C. 判断疝内容物活力
D. 判别疝内容物性质
E. 鉴别是腹股沟直疝还是斜疝

9. 术中鉴别直疝与斜疝最可靠的依据是

A. 精索与疝囊的关系
B. 是否产生嵌顿
C. 疝块与内环的关系
D. 疝块是否进入阴囊
E. 疝囊颈与腹壁下动脉的关系

10. 术中探查发现为小肠绞窄，且已呈紫黑色，首选的术式是

A. 坏死肠管外置术
B. 切开疝环，回纳肠管后 Halsted 法疝修补术
C. 剖腹行肠切除术
D. 坏死肠管切除后，行 McVay 法疝修补术
E. 坏死肠管切除及肠吻合，回纳后再行疝囊高位结扎术

（11～13 题共用题干）

患者，男性，72 岁。进行性排尿困难 8 年，因尿潴留留置导尿管 3 次，2 年前测残余尿量为 100ml。查体：下腹膨隆，浊音界在脐下两指，右侧腹股沟区有一包块，凸入阴囊，可以回纳。

11. 患者可首先诊断为
A. 腹股沟疝
B. 尿道狭窄
C. 前列腺增生
D. 膀胱结石
E. 神经源性膀胱

12. 患者的第二诊断是
A. 右侧腹股沟股疝
B. 右睾丸鞘膜积液
C. 右侧腹股沟斜疝
D. 右侧腹股沟直疝
E. 右侧腹股沟囊肿

13. 目前，首选的治疗措施是
A. 留置导尿管
B. 间歇性膀胱穿刺
C. 膀胱穿刺造瘘
D. 应用 5α 还原酶抑制剂
E. 间歇性膀胱穿刺+药物治疗

（14～17 题共用题干）

患者，男性，52 岁。10 年前发现左侧腹股沟区包块，2 天前站立时包块明显出现，平卧后消失，有时可降入阴囊，可回纳。查体：左侧腹股沟区肿块，约 8cm×6cm，可回纳，外环容 3 指，压迫内环后肿块不再出现。

14. 患者最可能诊断为
A. 先天性鞘膜积液
B. 股疝
C. 腹股沟斜疝
D. 腹股沟直疝
E. 精索鞘膜积液

15. 患者最佳的手术方式是
A. 疝囊高位结扎术
B. 内环口紧缩术
C. 疝前壁修补术
D. 疝后壁修补术
E. 疝囊高位结扎术+内环口紧缩术+疝后壁修补术

16. 该患者最容易出现的并发症是

A. 逆行性嵌顿　　B. 急性肠梗阻
C. 感染性休克　　D. 嵌顿性疝并绞窄性肠梗阻
E. 以上均正确

17. 若患者行 Halsted 修补术，精索的位置位于
A. 腹外斜肌腱膜下，腹内斜肌外侧　　B. 腹内斜肌下，腹横肌外
C. 皮下，腹外斜肌腱膜外　　D. 腹内斜肌内侧，腹膜外
E. 没有改变精索位置

（18～22 题共用题干）

患者，男性，62 岁。有多年慢性便秘史。近 1 年来站立时阴囊部位出现肿块，呈梨形，平卧时可回纳。查体：外环扩大，患者咳嗽时指尖有冲击感，平卧回纳肿块后，手指压迫内环处，站立咳嗽，肿块不再出现。初步诊断为腹外疝，拟行手术治疗。

18. 患者可诊断为
A. 腹股沟斜疝　　B. 腹股沟直疝
C. 切口疝　　D. 脐疝
E. 股疝

19. 为避免术后疝的复发，术前准备中最重要的是
A. 排尿　　B. 备皮
C. 治疗便秘　　D. 灌肠
E. 麻醉前用药

20. 正常情况下，患者术后第 2 天的饮食为
A. 禁食禁水　　B. 禁食可进水
C. 流质　　D. 半流质
E. 普食

21. 术后第 2 天患者宜采用的体位是
A. 头低脚高位　　B. 斜坡卧位
C. 半卧位　　D. 平卧位，膝、髋关节微屈
E. 端坐位

22. 术后预防血肿的措施是
A. 仰卧位　　B. 应用抗生素
C. 不可过早下床活动　　D. 保持敷料清洁、干燥
E. 托起阴囊、伤口沙袋压迫

(23~25 题共用题干)

患者，男性，58 岁。右侧腹股沟区肿块，站立过久肿块出现，平卧消失，无痛，有时肿块可入阴囊。查体：右侧肿块直径约 8cm，可回纳，压内环腹压增加，肿物不出现，透光试验阴性。

23. 患者可初步诊断为

A. 可复性腹股沟直疝
B. 可复性腹股沟斜疝
C. 难复性腹股沟直疝
D. 难复性腹股沟斜疝
E. 右侧睾丸鞘膜积液

24. 患者应采取的治疗措施为

A. 疝成形术
B. 手术疝囊高位结扎
C. 手术疝囊高位结扎及修补
D. 手术修补
E. 鞘膜切除反转术

25. 出院时进行的康复指导，不恰当的是

A. 出院后注意休息
B. 防止感冒
C. 多饮水、多吃蔬菜，防止便秘
D. 随诊
E. 1 个月后可从事重体力劳动

(26~28 题共用题干)

患者，男性，65 岁。患腹股沟斜疝 4 年，今天剧烈咳嗽后，突感疝部痛，推之肿块不消失，有肠梗阻症状，5 小时后入院时患者疼痛已减轻，但仍有触痛肿块。经诊断为绞窄性疝。

26. 可提示为绞窄性疝的症状为

A. 疝块 6 小时未回纳
B. 触痛减轻，肿块仍在
C. 有肠梗阻症状
D. 肿块有压痛
E. 患者被抬至医院

27. 绞窄性疝确诊后，应采取的处理方法是

A. 立即手法复位解除绞窄
B. 立即手术
C. 经必要的术前准备后手术
D. 待疝块回纳后手术
E. 继续观察变化

28. 绞窄性疝手术时，最关键的处理是

A. 进行肠造瘘
B. 切除疝内小肠
C. 正确判断疝内容物活力
D. 将疝内容物立即推入腹腔
E. 妥善修补疝缺损部

（29~31 题共用题干）

患者，男性，54 岁。患左侧腹股沟斜疝 2 年多。早晨便后疝突出，不能回纳，感觉局部疼痛，伴恶心，无呕吐 5 小时入院。

29. 此时首要的处理是
    A. 回纳疝内容物
    B. 判断有无肠梗阻症状
    C. 判断是否有绞窄性疝
    D. 应用镇痛药，解除痉挛
    E. 以上都不是

30. 有关绞窄性疝，叙述不正确的是
    A. 疝囊内有血性渗液
    B. 有急性机械性肠梗阻
    C. 可引起疝外被盖组织发生蜂窝织炎
    D. 可引起粪瘘
    E. 绞窄肠管血运障碍是先动脉后静脉

31. 手术发现肠管绞窄坏死，应采取的治疗是
    A. 坏死肠段切除术
    B. 坏死肠段切除，加疝囊高位结扎术
    C. 坏死肠段切除加疝修补术
    D. 坏死肠段切除吻合、上段肠造口术
    E. 坏死肠段外置

（32~33 题共用题干）

患者，男性，65 岁。右腹股沟可复性包块，坠入阴囊 6 年。患者吸烟 30 年，偶有咳嗽及夜尿频，近 2 个月来夜尿次数增多。查体：右侧腹股沟韧带中点上方至阴囊有梨形包块，约 6cm×8cm 大小，平卧时可回纳入腹腔，压迫内环口站立不复出，肛诊：前列腺增大，中间沟消失。肺部 X 线片阴性。

32. 患者最可能诊断为
    A. 右侧腹股沟 Richter 疝，良性前列腺增生
    B. 右侧股疝，良性前列腺增生
    C. 右侧腹股沟 Litter 疝，良性前列腺增生
    D. 右侧腹股沟直疝，良性前列腺增生
    E. 右侧腹股沟可复性斜疝，良性前列腺增生

33. 目前患者最适当的治疗方法是
    A. McVay 法疝修补术
    B. 非手术治疗
    C. Bassini 法疝修补术
    D. 疝成形术
    E. Ferguson 法疝修补术

（34~36 题共用题干）

患者，男性，60 岁。左腹股沟部有球形包块 3 年。近半个月以来包块增大明显，站立

时出现，平卧时消退。查体：左腹股沟部内侧及耻骨结节外上方有一球形包块，未进入阴囊，用手可回纳，咳嗽时有膨胀性冲击感，压迫内环试验阴性。

34. 患者最可能诊断为

A. 左侧腹股沟斜疝
B. 左侧股疝
C. 左侧腹股沟直疝
D. 左侧精索鞘膜积液
E. 左交通性鞘膜积液

35. 患者手术治疗的术式宜选择

A. Bassini 法
B. McVay 法
C. Ferguson 法
D. 疝囊切除高位结扎术
E. Shouldice 法

36. 术后半年复发，包块比第 1 次更大，腹壁缺损大。此时术式宜采用

A. 经腹疝囊高位结扎术
B. Bassini 法
C. Ferguson 法
D. 疝成形术
E. Halsted 法

## 四 B 型题

（1~4 题共用备选答案）

A. 腹内斜肌、腹横肌的弓状下缘
B. 腹股沟韧带和陷窝韧带
C. 腹外斜肌腱膜
D. 腹膜、腹横筋膜和联合腱
E. 腹直肌外侧缘

1. 构成腹股沟管前壁的是
2. 构成腹股沟管后壁的是
3. 构成腹股沟管上壁的是
4. 构成腹股沟管下壁的是

（5~6 题共用备选答案）

A. 腹股沟韧带上方，腹壁下动脉外侧
B. 腹股沟韧带上方，腹壁浅动脉外侧
C. 腹股沟韧带下方，股静脉外侧
D. 腹股沟韧带上方，腹壁浅动脉内侧
E. 腹股沟韧带上方，腹壁下动脉内侧

5. 腹股沟直疝的疝囊颈位于
6. 腹股沟斜疝的疝囊颈位于

（7~9 题共用备选答案）

A. Litter 疝
B. 腹股沟直疝

C. 股疝　　D. Richter 疝

E. 腹股沟斜疝

7. 40 岁以上女性腹外疝所致的肠梗阻常见于

8. 容易继发于长期咳嗽的老年慢性支气管炎、前列腺肥大等疾病的疝考虑为

9. 腹横腱膜弓（或联合肌腱）附着点高位或其他原因使之难以与腹股沟韧带靠拢易形成

（10~11 题共用备选答案）

A. 腹膜的卵圆形裂隙　　B. 腹横筋膜的卵圆形裂隙

C. 腹外斜肌腱膜的三角形裂隙　　D. 腹横肌的卵圆形裂隙

E. 腹股沟韧带下方的漏斗形间隙

10. 腹股沟管的内环是

11. 腹股沟管的外环是

（12~14 题共用备选答案）

A. 腹股沟斜疝　　B. 脐疝

C. 腹股沟直疝　　D. 切口疝

E. 股疝

12. 疝的内容物多是大网膜、小肠，被盖仅为瘢痕组织、皮下组织和皮肤的疝是

13. 疝囊通过股环、经股管向卵圆窝突出的疝是

14. 腹腔内组织、器官经由手术切口处的缺损或薄弱区突出于体表下所形成的腹壁包块是

（15~16 题共用备选答案）

A. 可复性疝　　B. 难复性疝

C. 嵌顿性疝　　D. 绞窄性疝

E. 混合性疝

15. 决定性的症状是腹股沟区有肿块突出，开始时患者仅在站立、劳动、行走、跑步或剧烈咳嗽时出现，平卧后突出的肿块可自行回复，消失不见，此疝属于

16. 斜疝病程较久者，疝内容物与疝囊内壁经常摩擦，发生轻度炎症，逐渐形成粘连，疝内容物不能完全回纳形成

（17~20 题共用备选答案）

A. 部分肠壁　　B. 大网膜和小肠

C. 小肠　　D. 大网膜

E. 腹膜外脂肪组织

17. 小儿脐疝的内容物多为
18. 腹壁切口疝的内容物多为
19. 成人脐疝的内容物初期多为
20. 早期白线疝的内容物为

（21~25 题共用备选答案）

A. Onlay 修补法
B. Mesh Plug 修补法
C. Sublay 修补法
D. IPOM 修补法
E. Onlay 修补法与 Sublay 修补法相结合

21. 人工合成材料的开放式脐疝无张力修补术中，属于肌前置网修补法的是
22. 人工合成材料的开放式脐疝无张力修补术中，属于疝环充填修补法的是
23. 人工合成材料的开放式脐疝无张力修补术中，属于肌后筋膜前置网修补法的是
24. 人工合成材料的开放式脐疝无张力修补术中，属于“三明治”修补技术的是
25. 成人脐疝的治疗中，属于腹腔镜脐疝修补术的是

（26~29 题共用备选答案）

A. 小切口疝
B. 中切口疝
C. 大切口疝
D. 巨大切口疝
E. 超级切口疝

26. 疝环最大距离<3cm 的疝是
27. 疝环最大距离为 3~5cm 的疝是
28. 疝环最大距离为 5~10cm 的疝是
29. 疝环最大距离≥10cm 的疝是

## 五 X 型题

1. 需紧急手术的腹外疝有
   A. 可复性疝
   B. 嵌顿性疝
   C. 难复性疝
   D. 绞窄性疝
   E. 复发性疝
2. 腹外疝的内容物可有
   A. 大肠
   B. 大网膜
   C. 卵巢
   D. 结肠
   E. 膀胱
3. 引起腹壁切口疝的原因有

A. 术中处理不当
B. 手术后腹内压力降低
C. 缝合时腹壁组织缺损
D. 腹壁切口放置引流时间长
E. 术后腹胀、咳嗽

4. 腹股沟斜疝与直疝的鉴别点有
A. 透光试验
B. 疝内容物回纳后压住疝环
C. 疝块外形
D. 疝囊颈与腹壁下动脉关系
E. 突出路径

5. 成人脐疝常见的诱因有
A. 妊娠
B. 大网膜脂肪过多
C. 慢性咳嗽
D. 肝硬化致腹水
E. 先天性脐部发育不全

6. 腹股沟疝手术方法中，加强腹股沟后壁的经典缝合修补方法有
A. Lichtenstein 法
B. Bassini 法
C. Trabucco 法
D. Millikan 法
E. Shouldice 法

7. 与腹股沟疝发生相关的解剖因素有
A. 腹膜鞘状突未闭
B. 腹壁组织疏松
C. 腹外斜肌在腹股沟区已形成腹膜
D. 精索（或圆韧带）由腹股沟管通过
E. 腹内斜肌的弓状下缘发育不全或位置偏高

8. 需要与腹股沟斜疝进行鉴别诊断的疾病有
A. 睾丸鞘膜积液
B. 精索鞘膜积液
C. 交通性鞘膜积液
D. 睾丸下降不全
E. 腹壁切口疝

9. 关于股疝的叙述正确的有
A. 女性股疝发病者明显多于男性
B. 易与腹股沟淋巴结肿大相混淆
C. 不易发生嵌顿，易回纳
D. 不易发生绞窄性疝
E. 疝囊易于与大网膜发生粘连而难以回纳，形成难复性疝

10. 交通性鞘膜积液与腹股沟斜疝的鉴别要点包括
A. 后者立位时也能触及睾丸
B. 前者透光试验（+）
C. 前者不能回纳
D. 后者咳嗽时无冲击感
E. 前者挤压肿块体积也可缩小

11. 嵌顿性腹股沟疝试行手法复位的指征是
A. 时间在12小时内
B. 疝环周围组织富于弹性的小儿
C. 没有腹膜刺激症状
D. 尚未形成绞窄

E. 估计腹壁缺损较大而疝环松弛者

12. 2003 年中华医学会外科学会疝和腹壁外科学组根据疝环缺损大小将切口疝分为

A. 小切口疝
B. 中切口疝
C. 大切口疝
D. 巨大切口疝
E. 超级切口疝

13. 疝修补术后的护理，叙述正确的有

A. 注意保暖，避免受凉
B. 术后平卧，膝下垫枕，使髋关节微屈
C. 术后不宜过早下床活动
D. 注意观察有无伤口渗血
E. 血压平稳后改半卧位

14. 关于婴儿脐疝的病因与发生机制，以下叙述不正确的是

A. 腹压骤然增加
B. 脐部过于坚固
C. 脐部发育不全
D. 脐环没有完全闭锁
E. 脐部薄弱有瘢痕组织

15. 关于嵌顿性疝的处理措施，叙述正确的是

A. 嵌顿在 3~5 小时内，局部压痛不明显，无腹膜刺激征者可试行手法复位
B. 年老体弱，伴有其他严重疾病不能施行手术者可进行疝带治疗
C. 原则是先试行手法复位，失败后紧急手术
D. 回纳后应注意肠梗阻现象是否得以解除
E. 术后注意有无腹痛、腹肌紧张及大便带血现象

16. 下列各术式中，属于腹膜前间隙的无张力疝修补术的是

A. Kugel 法
B. Bassini 法
C. Gilbert 法
D. Shouldice 法
E. Stoppa 法

17. 人工合成材料的开放式脐疝无张力修补术的常用方法有

A. Mayo 手术
B. 肌前置网修补法
C. 疝环充填修补法
D. 肌后筋膜前置网修补法
E. “三明治”修补技术

18. 后天性腹股沟斜疝的病因有

A. 解剖结构缺陷
B. 腹内压力升高且持续存在
C. 生理保护机制失效
D. 腹膜鞘状突未闭
E. 腹横腱膜弓和腹内斜肌下缘高位或发育不全

19. 腹股沟斜疝的临床类型包括

A. 嵌顿性疝
B. 绞窄性疝
C. 可复性疝
D. 难复性疝

E. 切口疝

20. 股疝手术治疗方法的注意要点，叙述正确的有

A. 嵌顿性股疝必须将股环内界的髂耻束返折部和陷窝韧带剪开松解

B. 嵌顿性股疝可以在股管上口提拉嵌顿的疝内容物

C. 股疝手术多采用腹股沟上入路

D. 腹股沟上入路的优点是能清楚地显露股环，真正做到疝囊高位结扎和缝闭股环

E. 操作简单，创伤较小是腹股沟下入路的唯一优点

21. 股疝最易嵌顿的原因有

A. 股管几乎是垂直的
B. 股环小
C. 疝块在卵圆窝处向前转折时形成一锐角
D. 周围有坚韧的韧带
E. 疝内容物粘连

22. 闭孔疝疼痛减轻或者消失的情形有

A. 咳嗽
B. 用劲
C. 患侧下肢处于屈曲位置
D. 患侧下肢处于内收位置
E. 患侧下肢处于内旋位置

## 六 案例分析题

（1~5 题共用题干）

患者，女性，58 岁。久站或咳嗽时左腹股沟区胀痛 1 年。有慢性支气管炎病史 3 年，近 1 个月咳嗽加重。查体：站立时左腹股沟韧带下方内侧突起半球形肿物，平卧时缩小，咳嗽时无明显冲击感。

1. 患者可诊断为

A. 左侧腹股沟斜疝
B. 左侧腹股沟脂肪瘤
C. 左侧腹股沟肿大淋巴结
D. 大隐静脉曲张结节膨大
E. 左侧股疝

2. 本疾病与腹股沟疝进行鉴别诊断时，叙述正确的是

A. 腹股沟疝肿块位于腹股沟韧带内下方

B. 本疾病肿块位于腹股沟韧带上方

C. 本疾病肿块一般较小，不易回纳，也常无反复脱出病史

D. 腹股沟疝则较易回纳

E. 腹股沟疝回纳路径不同于股疝的路径

3. 患者如果行手术治疗，最适宜的手术方法应选择

A. Ferguson 法疝修补术
B. 大隐静脉高位结扎术
C. 肿物切除术
D. McVay 法疝修补术

E. Halsted 法疝修补术

4. 该疾病进行修补的具体做法是将（　　）缝合以闭合股环

A. 腹股沟韧带　　B. 髂耻束

C. 陷窝韧带　　D. 耻骨梳韧带

E. 腹横腱膜弓

5. 患者于手术前必须

A. 高蛋白高维生素饮食　　B. 卧床休息

C. 镇痛　　D. 肿物穿刺活检

E. 治疗慢性支气管炎

（6~8 题共用题干）

患者，男性，76 岁。右腹股沟可复性肿物 7 年，肿物已入阴囊。3 小时来肿物不能回纳，伴下腹部疼痛，恶心，未吐，腹微胀，无发热，急诊就诊。确诊为右腹股沟嵌顿疝。

6. 须紧急采取的措施是

A. 急诊手术　　B. 手法疝复位

C. 注射塞替派　　D. 头低脚高位

E. 检查有无腹膜刺激征　　F. 髋关节屈曲

G. 髋关节外展

7. 手法复位成功后，下一步的处理措施是

A. 即刻回家　　B. 留观

C. 观察有无腹膜刺激征　　D. 观察有无肠梗阻

E. 观察大便是否带血　　F. 择期手术

G. 疝带治疗

8. 嵌顿疝回纳成功后的治疗方案为

A. 疝气带治疗　　B. 通便药治疗

C. 观察　　D. 中药治疗

E. 加强腹肌锻炼　　F. 局部热敷

G. 择期手术

（9~12 题共用题干）

患者，女性，56 岁。2 小时前左股部突发肿物，局部疼痛，直立疼痛加重，弯腰疼痛减轻来诊。查体：左腹股沟韧带下方有一肿块，约 2cm×2cm 大小，有触痛，平卧后肿块不能回纳。

9. 应首先考虑为

A. 左侧腹股沟斜疝
B. 耻骨旁疝
C. 左侧嵌顿性股疝
D. 左侧淋巴结炎
E. 马鞍疝
F. 左侧腹股沟直疝

10. 为明确诊断，需要做的是
A. 生化检查
B. 胃肠造影
C. 针吸病理检查
D. 血钙水平
E. 止血与血栓试验
F. 超声检查

11. 确诊本疾病前，需要鉴别的疾病包括
A. 腹股沟疝
B. 深静脉血栓
C. 脂肪瘤
D. 腹股沟淋巴结肿大
E. 大隐静脉曲张
F. 腰大肌脓肿

12. 患者若确诊为嵌顿性股疝，需要进行的治疗应为
A. 手法复位
B. 急诊手术
C. 注射塞替派
D. 局部热敷
E. 择期手术
F. 抗感染

（13~15 题共用题干）

患者，男性，62 岁。5 小时前发生左腹股沟肿物突出，自行用力可回纳。在包块回纳后出现腹痛，伴恶心、呕吐。自述曾进行过左斜疝疝修补术，之后复发 2 次，均行传统疝修补术。查体：体温 38.2℃，血压 110/60mmHg，脉搏 96 次/分，腹平坦，全腹压痛（+），反跳痛（+），伴肌紧张。移动性浊音阴性。可闻及肠鸣音。

13. 为明确诊断，应该检查的项目有
A. 血常规
B. 尿常规
C. 血清淀粉酶测定
D. 腹部 B 超
E. 腹腔穿刺检查
F. 腹部立位 X 线片

14. 患者经立位腹部 X 线检查：双膈下未见游离气体，腹部可见略扩张的肠袢及 2 个小液平。血常规：WBC $19.0\times10^9$/L。尿常规：RBC 3~5 个/HP，WBC 1~3 个/HP。腹穿抽出少量混浊黄绿色液体，无味。目前最可能诊断为
A. 腹内疝
B. 十二指肠溃疡穿孔
C. 肠破裂
D. 膀胱破裂
E. 左斜疝复发
F. 急性弥漫性腹膜炎

15. 患者经剖腹探查发现腹腔内有一段小肠致密、粘连成团，该段小肠有一处 0.3cm 破口，近端小肠无明显扩张，腹腔内渗出物为脓性。此时应做的处理有
A. 小肠破裂修补
B. 粘连段小肠切除，肠吻合

C. 传统疝修补　　D. 仅缝合关闭疝内口
E. 粘连松解　　F. 无张力疝修补

（16~18 题共用题干）

患者，男性，59 岁。因右下腹可复性包块入院。5 年前在 1 次劳动后右下腹坠胀不适，后出现一包块，开始为鸽蛋大小，逐渐增大。劳累、久站或咳嗽时出现，平卧休息或用手可回纳，未在意。包块渐增大并进入右侧阴囊，在 5 天前出现下坠感并疼痛加重，回纳困难，遂住院治疗。发病期间经常伴有消化不良及便秘，体重无明显改变。查体：一般状况良好。心肺无异常，腹平，无压痛、反跳痛及肌紧张，无移动性浊音，肠鸣音亢进，无气过水声。立位时右腹股沟出现一肿物，能进入右侧阴囊，平卧及用手可部分回纳，手指通过阴囊皮肤伸入浅环，可触及浅环扩大，咳嗽时指尖有冲击感。部分回纳后，指压内环，嘱咳嗽，肿物未再扩大。肿物质地柔软，叩诊鼓音，可闻及肠鸣音。腹部 X 线检查见肠管轻度积气，未见气液平。

16. 患者可诊断为
A. 右侧股疝　　B. 右侧腹股沟斜疝
C. 右侧精索鞘膜积液　　D. 右侧隐睾
E. 右侧阴囊鞘膜积液　　F. 急性肠梗阻
G. 右侧交通性鞘膜积液　　H. 右侧难复性腹股沟疝

17. 腹股沟斜疝的特点有
A. 多见于儿童及青壮年　　B. 精索在疝囊前外方
C. 疝囊颈在腹壁下动脉外侧　　D. 经腹股沟管突出，可进阴囊
E. 疝块呈半球形　　F. 嵌顿机会较多
G. 回纳疝块后压住深环，疝块不再突出

18. 患者可采取的治疗方式有
A. 复位后使用疝带　　B. McVay 法疝修补术
C. Halsted 法疝修补术　　D. 腹腔镜疝修补术
E. Bassini 法疝修补术　　F. 无张力疝修补术
G. Ferguson 法疝修补术

# 参考答案与解析

## 一、A1 型题

1. B【解析】腹部切口疝发生最主要的原因是手术后切口感染，切口不能一期愈合。术

后一期愈合切口疝发生率少于 1%，一旦感染，发生率增至 10%左右。

2. E【解析】提高患者术后生活质量并重视术后患者的舒适度，是腹股沟疝修补术成功的关键和目标。随着微创腹腔镜技术的进步，腹股沟疝患者将有更高的满意度。

3. E【解析】腹股沟直疝是指腹壁内脏自腹壁下动脉内侧的腹股沟三角（Hesselbach 三角）直接脱出而形成的疝，其不经过内环、腹股沟管，也不坠入阴囊，常见于年老体弱者，属于后天性疝，特别容易继发于患有长期咳嗽的老年慢性支气管炎、前列腺肥大等疾病的患者。

4. E【解析】腹股沟斜疝与直疝主要的鉴别点是压迫内环后疝是否再突出。压迫内环试验用来鉴别腹股沟斜疝和腹股沟直疝时，后者在疝块回纳后并用手指压住内环让患者咳嗽，疝块仍可出现。压迫内环的部位应在腹股沟韧带中点上方 2cm。

5. E【解析】腹股沟疝修补术后复发的常见原因：①遗留内环太大。②疝囊游离和切除不够，未做到高位结扎。③血肿形成或感染。④腹横筋膜或腹横肌腱膜弓缝合失误。

6. A【解析】疝带治疗适宜于年老体弱或身患其他重病不能施行手术者。

7. D【解析】股疝的临床表现：①股疝多见于中年以上的经产妇女，右侧多见。②股疝疝块一般不大，呈半球形隆起，位于腹股沟韧带下方卵圆窝处。③症状轻微，常不为患者注意，特别在肥胖者更易疏忽，仅在久站或咳嗽时，略有坠胀感。④疝囊颈较狭窄，咳嗽冲击感不太明显。⑤早期易回纳，由于疝块外有较多的脂肪组织，疝块并不完全消失。往后，疝囊易与大网膜发生粘连而难以回纳，形成难复性疝。⑥股疝极易发生嵌顿，且迅速发展为绞窄。⑦疝块突发嵌顿，引起局部剧烈疼痛，出现明显的急性肠梗阻症状。腹痛可以十分剧烈，以致有些病例可掩盖局部症状，特别是对于没有股疝病史的患者，极易漏诊。

8. C【解析】引起婴儿脐疝腹压增加的主要原因有经常啼哭、包茎、咳嗽或便秘等。

9. B【解析】腹股沟斜疝的术后并发症有阴囊血肿、切口感染、疝气复发等。阴囊血肿是腹股沟斜疝修补术最常见的并发症，通常与手术止血不彻底、剥离面过大有关，因而疝气患者应早期就诊，避免造成粘连过重，增加手术难度。

10. D【解析】小儿脐疝发生与脐部解剖特点有关。婴儿脐疝为先天性脐部发育不全，大多于脐上方出现肿块，呈圆形或卵圆形。因为脐静脉位于脐部上缘，该区更趋薄弱。一般直径为 1~2cm，疝的内容物多是大网膜、小肠；被盖仅为瘢痕组织、皮下组织和皮肤。有的可在 2 岁内自愈。

11. A【解析】腹股沟斜疝是从腹壁下动脉外侧的腹股沟内环突出，通过全腹股沟管，向下前方斜行，再穿过腹股沟外环，形成疝块，并可下降至阴囊。斜疝远较直疝多见，占全部腹外疝或腹股沟疝的 90%以上，多发生于男性，右侧多于左侧。

12. D【解析】疝修补术后应取平卧位，膝下垫一软枕，使髋关节微屈，以降低腹股沟切口张力和腹腔内压力，利于切口愈合和减轻切口疼痛，防止切口出血。所以切口部位放置沙袋的主要作用是防止伤口出血。

13. E【解析】腹股沟滑动性疝系由部分腹膜后内脏连同疝囊的囊壁共同脱出，构成疝囊壁的一部分。腹股沟斜疝的部分疝囊壁由腹腔内脏本身构成时，即为滑动性疝。

14. C【解析】参见 A1 型题第 11 题解析。

15. E【解析】股疝常见的手术方法如下。①传统修补：经腹股沟的 McVay 修补法和经股部封闭股环的修补法。②Plug 网塞填充法。③腹膜前间隙耻骨肌孔覆盖方法。

16. B【解析】绞窄性疝必须紧急手术治疗，手术中一定要妥善保护好切口。考虑到手术区污染，在高位结扎疝囊后，一般不强求做疝修补术。绞窄性疝内容物为大网膜时，可予以切除，同时做疝修补术。坏死的疝内容物为大网膜、卵巢、输卵管时，均应切除。肠管坏死较广泛，应做肠切除吻合术。肠管坏死为局限性、小面积，可做局部坏死组织切除，褥式缝合。

17. C【解析】咳嗽患者接受疝手术的主要危害是术后复发，因为咳嗽可以增加腹内压，是导致直疝发生的诱因。

18. B【解析】Bassini 法是提起精索，把腹内斜肌下缘和联合腱缝至腹股沟韧带上，精索置于腹内斜肌和腹外斜肌腱膜之间。

19. E【解析】慢性咳嗽、排尿困难、慢性便秘和过强的劳动等都可以增加腹内压，是导致腹股沟直疝发生的诱因。

20. C【解析】肠管壁疝发生于股管者较多，所以，股疝发生肠管壁疝的机会较多。

21. A【解析】白线疝又称腹上疝，是指发生在腹壁正中白线上的疝。一般较小，内容物多为大网膜，易成为难复性疝，但不易发生嵌顿。

22. A【解析】交通性鞘膜积液的肿块于每日起床或站立活动后缓慢出现逐渐增大，平卧和睡觉后逐渐缩小，挤压肿块体积也可缩小，透光试验阳性。

23. D【解析】腹股沟区内侧是一个特别薄弱区，仅有一层菲薄无力的腹横筋膜覆盖，其浅面即是腹外斜肌腱膜和皮肤。腹股沟管的内环是腹横筋膜的卵圆形裂隙。腹股沟管外环位于腹外斜肌腱膜，即腹外斜肌腱膜的三角形裂隙。

24. D【解析】腹外嵌顿性疝是指腹腔脏器进入疝囊以后，因外环狭窄，不能自行复位而停留在疝囊内，成为疝囊的一部分。疝内容物没有血运障碍。

25. D【解析】疝内容物被嵌顿过久，发生动脉性血液循环障碍，失去活力，甚至坏死，即为绞窄性疝。所以，疝嵌顿数小时后，局部压痛并略显红肿时应怀疑腹外疝发生绞窄。

26. B【解析】腹股沟斜疝发生嵌顿的最主要原因是疝环小，腹内压骤然增高。腹股沟斜疝嵌顿和绞窄多数无明显诱因，也有因强度劳动或腹内压骤增时发生。

27. D【解析】对于非切口感染引起的腹壁切口疝，可在伤口愈合 6 个月后进行修补；如果因切口感染引起，一般选择在切口愈合 1 年后进行手术。

28. B【解析】脐疝临床上分为婴儿脐疝和成人脐疝两种类型，前者远较后者多见。婴儿脐疝是由于脐环闭锁不全或脐部瘢痕组织不够坚强，在经常啼哭和便秘时发生，多为易复性疝，较少嵌顿和绞窄。成人脐疝多见于中年经产妇，也可见于腹水患者和孕妇，易发生嵌顿和绞窄。

29. B【解析】白线疝的临床表现：①在腹壁正中白线上，多在脐上可触及较小的肿块，疝块回纳后，可在白线区扪及孔隙。②早期白线疝的内容物是腹膜外脂肪组织，无疝囊。随着白线疝的发展，内脏推动腹膜从间隙中突出，形成一完整的有疝囊的疝。③白线疝一般较小，内容物多为大网膜，和疝囊易发生粘连，成为难复性疝，但很少嵌顿。④白线疝早期一般无症状，也不易被发现。以后，因发生粘连，大网膜牵拉，可有上腹部疼痛、消化不良、恶心、呕吐等症状。

30. D【解析】直疝三角的三边分别是腹壁下动脉、腹直肌外缘和腹股沟韧带。

31. A【解析】闭孔疝一经发现，应尽早治疗。经腹手术是比较理想的进路。疝带有诱发绞窄的可能，不可采用。早期嵌顿性闭孔疝也不可试用手法复位。

32. C【解析】腹股沟直疝的诊断要点：①多见于老年人，极少发生在女性和儿童。②直疝疝块呈半球形，位于耻骨结节上方，在患者直立时出现。平卧时，由于疝囊颈宽大，多能自行回入腹腔而消失。③无须手法进行复位，极少发生嵌顿。④内容物多为小肠和大网膜，不可坠入阴囊。⑤回纳后指压内环和增加腹压后肿块仍可出现。⑥直疝三角可触及明显的腹壁缺损。⑦若部分膀胱壁构成滑动性疝的一部分，可有膀胱刺激症状。

33. A【解析】腹股沟斜疝一旦嵌顿，需立即施行紧急手术加以解除，以防止肠段坏死。仅在少数情况下，可以试行手法整复。手法整复适应证：①嵌顿时间较短（3~5小时以内），估计尚未形成绞窄，没有腹膜刺激症状。②疝环周围组织富于弹性的小儿。③病史长的巨大疝，估计腹壁缺损较大而疝环松弛者。绞窄性疝必须紧急手术治疗。无张力疝修补是目前外科治疗的主要方法，此方法可减轻术后疼痛，缩短恢复时间，降低疝复发率。

34. E【解析】参见A1型题第27题解析。

35. E【解析】嵌顿性腹股沟斜疝是指腹腔脏器进入疝囊后，因外环狭窄，不能自行复位而停留在疝囊内。如不及时处理，发生血液循环障碍时，会造成绞窄性肠梗阻、肠坏死而出现严重的后果。所以嵌顿性疝与绞窄性疝的主要区别是疝内容物有无血液循环障碍。

36. E【解析】股疝是腹股沟区疝中发病率最低的一种疝，占腹外疝的3%~5%，多见于40岁以上女性。

37. A【解析】腹外疝的发病原因如下。①腹压升高：是主要诱因，如啼哭、重体力劳动、妊娠、便秘、排尿困难、腹腔肿瘤等。②腹壁抵抗力下降：可因先天或后天所致的腹壁薄弱，是发病的基础。腹壁有先天性或后天性薄弱或缺损是腹外疝的发病基础，也是最重要的原因，腹腔内压力增高是重要的诱因。

38. E【解析】体表诊断腹股沟疝和股疝的界线是腹股沟韧带。若以腹股沟韧带为界，股疝肿块应位于腹股沟韧带内下方，耻骨结节的外下方，而腹股沟疝肿块则位于腹股沟韧带上方。股疝一般较小，不易回纳，也常无反复脱出病史，腹股沟疝则较易回纳，且其回纳路径不同于股疝的路径。

39. C【解析】参见 A1 型题第 33 题解析。

40. A【解析】成人脐疝需要手术治疗。嵌顿时，应紧急手术。传统的组织缝合修补法有常用的 Mayo 手术，高位切断结扎疝囊，缝合两侧腹直肌鞘。肌前置网修补法、疝环充填修补法、肌后筋膜前置网修补法和“三明治”修补技术均属于人工合成材料的开放式脐疝无张力修补术。

41. D【解析】腹股沟疝术前 2 小时备皮，送患者进手术室时嘱其排尽尿液，以防术中误伤膀胱。

42. E【解析】加强腹股沟后壁的无张力疝修补术有单纯平片修补（Lichtenstein、Trabucco 等）术式和网塞加平片修补（如 Rutkow、Millikan 等）术式。Kugel 术属于腹膜前间隙的无张力疝修补术。

43. E【解析】绞窄性疝必须紧急手术治疗，否则可能会出现穿孔，导致腹膜炎。

44. D【解析】腹壁切口疝首选手术治疗。腹压增高因素未解除、一般情况差不能耐受手术者，可暂时采用压迫治疗。

45. C【解析】腹外疝是腹部外科最常见的疾病之一，多见于腹股沟疝，占 90%以上，股疝次之，占 5%左右。疝环主要是疝囊从腹腔突出的“口”，呈环形，相当于腹壁缺损或薄弱处。

46. A【解析】闭孔疝的内容物多为小肠，也有结肠、膀胱、卵巢等。

47. C【解析】参见 A1 型题第 4 题解析。

48. C【解析】切口疝疝内容物为肠管和/或大网膜，与腹膜外腹壁组织粘连而成为难复性疝，可出现不完全性肠梗阻的表现。所以，腹壁切口疝表现为难复性疝的原因在于常无壁腹膜形成的疝囊，疝内容物常与疝囊壁粘连。

49. D【解析】先天性腹股沟斜疝的主要发病因素是腹膜鞘状突未闭。先天性腹股沟斜疝的病因：胚胎期睾丸下降时形成上通腹腔的腹膜鞘状突，少数在婴儿期未闭，成为一个天生的疝囊，形成先天性腹股沟斜疝。后天性腹股沟斜疝的病因如下。①腹壁抵抗力薄弱。a. 解剖结构缺陷：腹股沟管区无肌肉保护，且精索或者子宫圆韧带通过时在腹横筋膜上形成一个裂口，腹横腱膜弓和腹内斜肌下缘高位或发育不全；b. 生理保护机制失效：腹横腱膜弓（或联合肌腱）附着点高位或其他原因使之难以与腹股沟韧带靠拢；腹横筋膜悬吊带、髂耻束等松弛，腹内斜肌和腹横肌发育不良，没有构成完整的弓状缘腱膜，肌肉变形萎缩，收缩力很小，括约作用减弱或消失。②腹内压力升高且持续存在。包括生理和病理状态，如劳动、肥胖、咳嗽、便秘、腹水等。

50. E【解析】腹股沟直疝和斜疝是根据疝发生的位置而命名的疝，腹股沟直疝突出的部位是直疝三角；腹股沟斜疝是从腹股沟管内口（内环）沿腹股沟管向体表突出。因此当腹股沟管内环被压迫、堵塞后，斜疝便不出现突出，但直疝不受影响；因此回纳后指压内环和增加腹压后肿块是否出现是鉴别斜疝或直疝最有意义的体征。

51. A【解析】成人脐疝的疝内容物初期多为大网膜，随后还有小肠、结肠等，常因与疝囊发生广泛粘连，形成多房性间隙。

52. C【解析】腹壁切口疝的症状及体征：①腹壁切口有肿块突出，在患者站立、行走、用力时更为明显，平卧时则消失。②小的切口疝无其他症状，较大的切口疝有牵拉感，伴食欲缺乏、恶心、便秘、腹部隐痛等表现。③切口瘢痕处肿块，小者数厘米，大者可达 20cm 以上，可见肠型和蠕动波。肿块复位后，可触及腹肌裂开所形成的疝环边缘。有时疝内容物为小肠，可见蠕动波且能听到肠鸣音。

53. C【解析】脏器或组织经股环突入股管，再经股管突出卵圆窝为股疝，即疝囊通过股环、经股管向卵圆窝突出的疝。股管前缘为腹股沟韧带，后缘为耻骨梳韧带，内缘为腔隙韧带，外缘为股静脉，股管上口为股环，下口为卵圆窝。

54. B【解析】参见 A1 型题第 11 题解析。

55. A【解析】股疝手术时取腹股沟切口，在腹股沟韧带上内侧切开腹横筋膜，即可找到股环和疝囊颈。

56. B【解析】1 岁以内的婴幼儿腹股沟疝多采用保守治疗，暂不手术，因为婴幼儿腹肌可随躯体生长逐渐强壮，疝有自愈的可能。

57. C【解析】腹股沟上入路手术中，股疝的修补是将腹股沟韧带、髂耻束、陷窝韧带与耻骨梳韧带缝合以闭合股环，注意避免误伤股静脉；或采用 McVay 法将腹内斜肌、腹横腱膜弓、腹横筋膜的上切缘以及联合肌腱缝合于耻骨梳韧带，并在外侧缝到股鞘和精索的内侧处；亦可采用无张力性疝修补术。McVay 修补法是常用的方法。

58. E【解析】参见 A1 型题第 21 题解析。

59. E【解析】按手术原理及修补层次，腹股沟疝手术方法可分为以下几类：①加强腹股沟后壁的经典缝合修补术。②加强腹股沟后壁的无张力疝修补术。③腹膜前间隙的无张力疝修补术。④腹腔镜腹股沟疝修补术。

60. A【解析】股疝经股管突出，是腹外疝中最易嵌顿的，发生率达 60%；直疝经直疝三角突出，周围不是管状结构，所以嵌顿机会极少；多数切口疝无完整疝囊，疝内容物常与腹膜外腹壁组织粘连而成为难复性疝，但很少嵌顿；脐疝，小儿极少发生嵌顿和绞窄，成人发生嵌顿和绞窄较多；白线疝内容物多为大网膜，易成为难复性疝，但不易发生嵌顿。

61. E【解析】参见 A1 型题第 53 题解析。

62. A【解析】腹股沟直疝在手术时发现腹壁下动脉在疝囊颈外侧。腹股沟直疝与斜疝的鉴别诊断见表 10-1。

表 10-1　腹股沟直疝与斜疝的鉴别诊断

| 鉴别项目 | 斜　疝 | 直　疝 |
|---|---|---|
| 好发人群 | 儿童及青壮年 | 老年人 |
| 突出路径 | 经腹股沟管突出，由外上方斜向内下方，可进入阴囊 | 由 Hesselbach 三角直接自后向前突出，从不进入阴囊 |
| 疝块外形 | 疝块呈椭圆形或梨形，上部呈蒂柄 | 半球形，基底部宽 |
| 疝内容物回纳后压住疝环 | 疝块不再突出 | 疝块仍突出 |
| 精索与疝囊关系 | 精索在疝囊后方 | 精索在疝囊前外方 |
| 疝囊颈与腹壁下动脉关系 | 疝囊颈在其外侧 | 疝囊颈在其内侧 |
| 嵌顿发生率 | 较高 | 较低 |

63. B【解析】腹股沟斜疝自腹股沟管内口（腹壁下动脉外侧）突出，通过腹股沟管自腹股沟管外环突入阴囊，因此外环口扩大，因腹股沟管内口小，又经过腹股沟管这一狭窄通道，故易嵌顿；而腹股沟直疝自直疝三角（腹壁下动脉内侧）突出，不经过腹股沟管，故外环口不扩大，一般不进入阴囊。但两者的共同特点是均存在腹壁缺损，均需手术方可治疗。

64. E【解析】斜疝是从内环口突出，伴随精索下行疝囊位于提睾肌深面，疝囊大时会降落到阴囊；直疝是从海氏三角的腹横筋膜处直接突出的疝，一般不会落入阴囊。二者在解剖学上以腹壁下血管为界，外侧为斜疝，内侧为直疝。

65. E【解析】斜疝的疝块呈椭圆形或梨形，上部呈蒂柄。直疝的疝块呈半球形，基底部宽。腹股沟直疝与斜疝的鉴别诊断参见 A1 型题第 62 题解析。

66. E【解析】参见 A1 型题第 57 题解析。

## 二、A2 型题

1. C【解析】最有可能的诊断是嵌顿性疝。在小儿嵌顿性疝初始阶段，当孩子安静地躺下时，肿块就会消失。随着腹内压的不断增加，肿块会落入阴囊。肿块过大的时候，安置儿童俯卧或轻轻推向腹腔，肿块或可通过睾丸下降通道返回腹腔。如果肿块无法返回，会出现腹痛加剧，过度哭闹，然后出现呕吐、腹胀、肠梗阻症状。

2. C【解析】判断嵌顿肠管是否发展成绞窄性疝时的标准包括肠壁是否失去弹性、光泽、蠕动和肠系膜动脉搏动是否消失。

3. E【解析】患者为复发性疝，故采用 McVay 法。McVay 法可加强腹股沟管后壁，适用于腹壁肌肉重度薄弱的成人、老年人和复发性斜疝、直疝。

4. E【解析】股疝多见 40 岁以上女性，疝块通常不大，常在腹股沟韧带下方卵圆窝处表现为一半球形的突起。本例患者是股疝，加之有明显腹痛，疝不可回纳，伴有急性机械性梗阻性黄疸症状，说明已经发生嵌顿，是嵌顿性股疝。

5. D【解析】该患者右侧腹股沟斜疝嵌顿 1 天，体温 38℃，脉搏 120 次/分，血压 100/70mmHg，局部皮肤轻度红肿，压痛明显，故可考虑实行肠切除吻合术。成年腹股沟疝患者都存在程度不同的腹股沟管前壁或后壁薄弱或缺损，只有在疝囊高位结扎后，可加强或修补薄弱的腹股沟管前壁或后壁，治疗方为彻底。

6. E【解析】患者右侧阴囊可复性肿物 10 年，不能回纳 2 天，停止排气排便可诊断为右腹股沟斜疝嵌顿；肠鸣音亢进，腹部膨隆可考虑嵌顿疝内容物为肠管；不能回纳 2 天说明肠管已经坏死。因此需急做腹股沟疝探查，并做肠切除准备。

7. C【解析】手术治疗可选用 Bassini 法疝修补术。Bassini 法加强腹股沟管后壁，适用于成人腹股沟斜疝、直疝、腹壁一般性薄弱者。Ferguson 法加强腹股沟管前壁，适用于腹横腱膜弓无明显缺损、腹股沟管后壁尚健全的儿童和年轻人的小型斜疝。McVay 法加强腹股沟管后壁，适用于腹壁肌肉重度薄弱的成人、老年人和复发性斜疝和直疝。单纯疝囊高位结扎术适用于绞窄性腹股沟斜疝行肠切除吻合术后的处理。疝成形术通常适用于巨大的腹股沟斜疝或直疝，而腹股沟管后壁严重缺损，腹横腱膜弓完全萎缩，不能用于缝合修补的病例。

8. C【解析】白线疝疝块较小而又无明显症状者，可不必治疗。症状明显者可行手术。一般只需切除突出的脂肪，缝合白线的缺损。如果有疝囊存在，则应结扎疝囊颈，切除疝囊，并缝合疝环（即白线上的缺损）。白线疝较大者，可用合成纤维网修补。

9. C【解析】腹股沟斜疝病史采集中必须询问的有关内容包括慢性咳嗽史，慢性便秘史，尿频、尿急史和工作种类，不包括慢性腹痛史。

10. A【解析】滑动疝是指腹腔脏器连同被覆盖的部分腹膜脱出，构成部分疝囊壁的疝。滑动疝中常见滑出的脏器依次为乙状结肠、盲肠、膀胱、子宫及附件等。此型疝临床常无特征性表现，术前往往难以确诊，多在术中才予以确诊。

11. E【解析】患儿右阴囊发育较左侧小，且查体未查到右侧睾丸，可诊断为右侧隐睾症。患儿也符合腹股沟斜疝的表现，故可诊断为右侧隐睾症并腹股沟斜疝。腹股沟斜疝大多数患者早期无自觉症状，偶尔感到腹股沟区钝性疼痛，站立、负重或过度用力时加重，平卧后好转。肿块开始时较小，随着疾病发展逐渐增大，自腹股沟下降至阴囊或大阴唇内。肿块呈带柄的梨形，柄向外斜行通入腹股沟管。

12. D【解析】腹股沟斜疝视诊可见腹股沟管区肿块，有的可坠入阴囊，久站或咳嗽时明显。咳嗽冲击感试验阳性，透光试验阴性，疝块回纳试验阳性。

13. C【解析】患儿最恰当的手术方式为 Ferguson 法疝修补术。参见 A2 型题第 7 题解析。

14. E【解析】高位结扎疝囊的同时行疝修补术，易导致修补失败，其主要的原因是切口感染。切口感染发生率很低，但一旦发生，后果严重，会引起补片感染，甚至修补失败。

15. A【解析】绞窄性疝是指疝内容物进入疝囊引起血运障碍。患者疝囊内肠管发黑发生血运障碍可诊断为绞窄性疝。绞窄性腹股沟斜疝行肠切除吻合术后，一般采取单纯疝囊高位结扎术。

16. C【解析】根据左股部上外侧感到疼痛麻木，最可能诊断发生了股外侧皮神经损伤。

17. B【解析】精索鞘膜积液的肿块位于腹股沟区睾丸上方，无回纳史，肿块较小，边缘清楚，有囊性感，牵拉睾丸时，可随之上下移动。但咳嗽无冲击感，透光试验阳性。

18. B【解析】腹股沟直疝表现为耻骨结节外上方出现的半球形可复性肿块，未进入阴囊，压迫内环肿块不再突出，直立时出现，平卧时消失；回纳后指压内环和增加腹压后肿块仍可出现；多见于老年人。该患者符合该诊断，首先考虑诊断为左侧腹股沟直疝。

**三、A3/A4 型题**

1. A【解析】婴儿脐疝多属于易复性疝，嵌顿少见。当啼哭、站立或用劲时，疝块增大、紧张，无其他症状，安静时则可消失。婴儿脐疝为先天性脐部发育不全，大多于脐上方出现肿块，呈圆形或卵圆形。

2. B【解析】在 2 周岁之前，婴儿脐疝不需要手术，除非嵌顿，可以等待或采取贴胶布疗法，因脐疝尚有迟至 1~2 岁时自行关闭的可能。

3. D【解析】腹壁切口疝是发生于原腹部手术切口部位的疝，是腹腔内组织、器官经由手术切口处的缺损或薄弱区突出于体表下所形成的腹壁包块。症状表现参见 A1 型题第 52 题解析。根据题中叙述可考虑为切口疝。患者伤口处肿物不可回纳，且合并发热，呕吐、腹胀等血运障碍表现，故可诊断为切口绞窄性疝。

4. A【解析】腹部切口疝一般多见于纵切口。腹部纵切口除腹直肌外，切断了所有横行走向的腹壁各层肌肉、筋膜、腹膜、鞘膜组织纤维；在缝合后，又容易受到肌肉的横向牵引力而易裂开。即使是腹直肌，也因切断肋间神经而有损其强度。为此，应尽量少用腹直肌旁切口，代之以横行切口、正中切口或旁正中切口。

5. B【解析】先天性腹股沟斜疝可因哭闹出现肿块。肿块有触痛，不能回纳，说明已发生嵌顿。

6. B【解析】最有价值的检查方法是腹部 X 线片。斜疝在儿童、青壮年中多见，经腹股沟管突出，椭圆形或梨形，回纳疝块后压住内环疝块不再突出，透光试验阴性，易有肠梗阻表现。

7. D【解析】嵌顿性腹股沟疝手法整复的适应证参见 A1 型题第 33 题解析。

8. C【解析】嵌顿性疝原则上需要紧急手术，手术的关键在于正确判断疝内容物的活力，然后确定手术方法。

9. E【解析】鉴别腹股沟斜疝和直疝的方法：如果未行手术治疗，待疝回纳后压住内环，如果不再突出的为斜疝；如果采取手术治疗，术中可以通过疝囊与腹壁下动脉的关系来鉴别。

10. E【解析】术中探查发现为小肠绞窄，且已呈紫黑色，说明形成绞窄性腹股沟疝，可判断为坏死，应在患者全身情况允许的情况下切除该段肠管并进行一期吻合，之后再采取疝囊高位结扎术。

11. C【解析】患者可首先诊断为前列腺增生。进行性排尿困难是良性前列腺增生患者的典型表现症状。

12. C【解析】患者的第二诊断是右侧腹股沟斜疝。参见 A2 型题第 12 题解析。

13. A【解析】前列腺增生合并右侧腹股沟斜疝患者首选的治疗措施是留置导尿管。

14. C【解析】参见 A1 型题第 4 题解析。题中肿块不再出现可判断为腹股沟斜疝。

15. E【解析】腹股沟斜疝首选手术治疗：①疝囊高位结扎术（在疝囊颈或其上方进行结扎）。②疝修补术在疝囊高位结扎的基础上，利用邻近的健康组织修补腹壁缺损，包括深、浅环的修补和腹股沟管管壁的加强。

16. D【解析】参见 A1 型题第 35 题解析。本题中外环容 3 指，容易出现嵌顿性疝并绞窄性肠梗阻。

17. C【解析】Halsted 修补法：将精索游离提起，于其深面将腹内斜肌下缘、腹横腱膜弓和联合腱缝合到腹股沟韧带上，再将腹外斜肌腱膜上下两叶在精索的深面对合或重叠缝合，精索被移位到皮下。

18. A【解析】根据有多年慢性便秘史，近 1 年来站立时阴囊部位出现肿块，呈梨形，平卧时可回纳可初步诊断为腹股沟斜疝。根据咳嗽冲击试验和疝环检查可诊断。疝环检查：疝块回纳后，检查者用示指尖轻挑阴囊皮肤沿精索向上插入扩大的外环，进入腹股沟管内。嘱患者咳嗽，肿块并不出现；移开手指，见疝块自外上方向内下方突出，可确诊为腹股沟斜疝。

19. C【解析】术前若患者存在腹内压增高因素应先解除，否则易导致疝复发。因该患者存在慢性便秘多年，故应先治疗便秘。

20. E【解析】正常情况下，该患者术后第 2 天的饮食为普食。

21. D【解析】参见 A1 型题第 12 题解析。

22. E【解析】术后当天宜由于阴囊比较松弛、位置较低，渗血、渗液易积聚于此。为避免阴囊内积血、积液和促进淋巴回流，术后可用丁字带将阴囊托起，并密切观察阴囊肿胀情况。局部伤口用沙袋压迫也有助于预防阴囊血肿。

23. B【解析】可复性腹股沟斜疝决定性的症状是腹股沟区有一肿块突出，开始时患者仅在站立、劳动、行走、跑步或剧烈咳嗽时出现，平卧后突出的肿块可自行回复，消失不见（即可复性疝）。再根据有时肿块可进入阴囊，压内环腹压增加，肿物不出现，透光试验阴性可确诊。

24. C【解析】腹股沟斜疝常用的术式如下。①疝囊高位结扎术：适用于儿童、疝囊较小、腹壁肌肉发育健全者。它也是疝修补术或疝成形术的基本步骤之一。②疝修补术：适用于腹壁缺损不十分严重的患者。是治疗腹股沟疝最常用的方法，在疝囊高位结扎后加强腹壁，其修补法主要有加强腹后壁的 Bassini 法和加强前壁的 Ferguson 法。③无张力疝修补术。可复性腹股沟斜疝应采取的治疗措施为手术疝囊高位结扎及修补。

25. E【解析】出院时进行的康复指导：出院后注意休息，防止感冒，多饮水、多吃蔬菜，防止便秘，随诊。

26. B【解析】患者肿物推之不消，有肠梗阻的症状，证明已出现嵌顿，5 小时后来院就诊，患者疼痛减轻，可能是因为嵌顿的肠袢坏死、穿孔，疝块压力骤降而暂时有所缓解，但仍有触痛肿块，提示发生绞窄。

27. C【解析】绞窄性疝确诊后，应采取的处理方法是经必要的术前准备后手术。绞窄性腹股沟斜疝行肠切除吻合术后，一般采取单纯疝囊高位结扎术。

28. C【解析】绞窄性疝手术的关键在于正确判断疝内容物的活力，然后根据病情确定处理方法。

29. C【解析】嵌顿疝最重要的是要判断有无绞窄疝存在，因为嵌顿疝与绞窄疝的处理及治疗上有很大区别。

30. E【解析】嵌顿疝发生绞窄后，其系膜受压逐渐加重，首先压迫静脉，然后是动脉，血流逐渐减少，终至完全阻断。

31. B【解析】嵌顿疝如发生绞窄坏死，应切除坏死肠段，高位结扎疝囊，因手术区污染重，一般不宜做修补术，以免感染。

32. E【解析】患者最可能诊断为右侧腹股沟可复性斜疝，良性前列腺增生。可复性斜疝的症状表现参见 A3/A4 型题第 23 题解析。肿块开始时较小，随着疾病发展逐渐增大，自腹股沟下降至阴囊或大阴唇内。肿块呈带柄的梨形，柄向外斜行通入腹股沟管。患者前列腺增大，中央沟消失，考虑为良性前列腺增生。

33. B【解析】患者为可复性斜疝合并良性前列腺增生，目前最适当的治疗方法是非手术治疗。

34. C【解析】参见 A2 型题第 18 题解析。该患者符合以上诊断，故最可能诊断为左侧腹股沟直疝。

35. B【解析】患者为老年人且为直疝，故采用 McVay 法。参见 A2 型题第 3 题解析。

36. D【解析】疝成形术通常适用于巨大的腹股沟斜疝或直疝。该患者腹壁缺损较大，最适宜的治疗方法为疝成形术。

**四、B 型题**

1~4 C、D、A、B【解析】构成腹股沟管前壁的组织是腹外斜肌腱膜，外侧 1/3 有腹内斜肌覆盖；后壁是腹横筋膜和腹膜，内侧 1/3 有腹股沟镰；上壁是腹内斜肌和腹横肌的弓状下缘；下壁是腹股沟韧带和腔隙韧带。

5~6 E、A【解析】腹股沟直疝的疝囊颈位于腹股沟韧带上方，腹壁下动脉内侧；腹股沟斜疝的疝囊颈位于腹股沟韧带上方，腹壁下动脉外侧。腹股沟直疝与斜疝的鉴别诊断参见

A1 型题第 62 题解析。

7. C【解析】股疝多见于中年以上的经产妇女，右侧多见。疝块突发嵌顿，引起局部剧烈疼痛，出现明显的急性肠梗阻症状。

8. B【解析】参见 A1 型题第 3 题解析。

9. E【解析】腹横腱膜弓（或联合肌腱）附着点高位或其他原因使之难以与腹股沟韧带靠拢易形成腹股沟斜疝。

10~11 B、C【解析】参见 A1 型题第 23 题解析。

12. B【解析】参见 A1 型题第 10 题解析。

13. E【解析】参见 A1 型题第 53 题解析。

14. D【解析】参见 A3/A4 型题第 3 题解析。

15. A【解析】参见 A3/A4 型题第 23 题解析。

16. B【解析】斜疝病程较久者，疝内容物与疝囊内壁经常摩擦，发生轻度炎症，逐渐形成粘连，疝内容物不能完全回纳形成难复性疝。

17. B【解析】参见 A1 型题第 10 题解析。

18. B【解析】腹壁切口疝的疝囊多不完整，疝环较大，不易发生嵌顿，内容物多为大网膜和小肠，可与疝囊壁发生粘连，形成难复性疝。

19. D【解析】参见 A1 型题第 51 题解析。

20. E【解析】上腹部白线深面是镰状韧带，它所包含的腹膜外脂肪常是早期白线疝内容物。

21~24 A、B、C、E【解析】人工合成材料的开放式脐疝无张力修补术的常用方法有肌前置网修补法（Onlay 修补法）、疝环充填修补法（Mesh Plug 修补法）、肌后筋膜前置网修补法（Sublay 修补法）、“三明治”修补技术（Onlay 修补法与 Sublay 修补法相结合）。

25. D【解析】成人脐疝的治疗中，腹腔镜脐疝修补术一般采用腹膜内置网修补法（IPOM 修补法），使用防粘连补片。

26~29 A、B、C、D【解析】2003 年中华医学会外科学会疝和腹壁外科学组根据疝环缺损大小将切口疝分为 4 类。①小切口疝：疝环最大距离<3cm。②中切口疝：疝环最大距离 3~5cm。③大切口疝：疝环最大距离 5~10cm。④巨大切口疝：疝环最大距离≥10cm。

**五、X 型题**

1. BD【解析】参见 A1 型题第 33 题解析。

2. BCDE【解析】腹壁切口疝的内容物多为大网膜和小肠；婴儿脐疝的内容物多是大网膜、小肠；成人脐疝的疝内容物初期多为大网膜，随后还有小肠、结肠等；白线疝的内容物多为大网膜；闭孔疝的内容物多为小肠，也有结肠、膀胱、卵巢等。以上各种疝均属于腹外疝。所以腹外疝的内容物可有大网膜、小肠、结肠、膀胱、卵巢，不包括大肠。

3. ACDE【解析】腹壁切口疝的直接诱因如下。①术中处理不当：如术中缝合层次有误，对合不当，缝合不密，嵌入其他组织，或缝腹膜时留有缺口；麻醉效果不佳，强行拉拢创缘缝合引起组织撕裂。②术后处理不当：手术留置引流物过久合并切口发生感染。③手术后腹内压力升高：如手术后肠麻痹引起的腹胀、频繁呕吐，以及原有的老年慢性支气管炎和术后并发肺炎所致的剧烈咳嗽，均可使缝线撕脱或组织撕裂。

4. BCDE【解析】腹股沟斜疝与直疝的鉴别点有好发年龄、突出路径、疝块外形、疝内容物回纳后压住疝环、精索与疝囊关系、疝囊颈与腹壁下动脉关系、嵌顿发生率。腹股沟直疝与斜疝的鉴别诊断参见 A1 型题第 62 题解析。

5. ABCD【解析】成人脐疝常见的诱因是妊娠、大网膜脂肪过多、慢性咳嗽、肝硬化致腹水等。先天性脐部发育不全是婴儿脐疝的诱因。

6. BE【解析】加强腹股沟后壁的经典缝合修补方法有 Bassini 法、Shouldice 法等术式。Bassini 法加强腹股沟管后壁，适用于成人腹股沟斜疝、直疝、腹壁一般性薄弱者。Shouldice 法为多层加强疝修补，又称“加拿大疝修补术”，其重点在修复腹横筋膜，加强腹股沟管的后壁。

7. ABDE【解析】参见 A1 型题第 49 题解析。

8. ABCD【解析】需要与腹股沟斜疝进行鉴别的疾病有睾丸鞘膜积液、精索鞘膜积液、交通性鞘膜积液、睾丸下降不全和髂窝部寒性脓肿，不包括腹壁切口疝。

9. ABE【解析】女性因骨盆较宽大而平坦，联合肌腱和腔隙韧带较薄弱，股环大于男性，致股管上口宽大松弛，加之妊娠是腹压增高的重要因素，使得女性股疝发病者明显多于男性。股疝易与腹股沟淋巴结肿大相混淆。腹股沟淋巴结肿大的股三角区慢性炎可扪及数个肿大的淋巴结，并易推动，还可能有急性感染史。股疝为单发难复性肿块。在腹外疝中，股疝嵌顿者最多，高达 60%。股疝一旦嵌顿，可迅速发展为绞窄性疝。股疝早期易回纳，由于疝块外有较多的脂肪组织，疝块并不完全消失。往后，疝囊易于与大网膜发生粘连而难以回纳，形成难复性疝。

10. ABE【解析】参见 A1 型题第 22 题解析。

11. BCDE【解析】参见 A1 型题第 33 题解析。

12. ABCD【解析】参见 B 型题第 26~29 题解析。

13. ABCD【解析】疝修补术后的护理：注意保暖，避免受凉；术后平卧，膝下垫枕，使髋关节微屈；术后不宜过早下床活动；注意观察有无伤口渗血。

14. ACDE【解析】婴儿脐疝属于先天性。婴儿脐部发育不全，脐环没有完全闭锁；或脐部薄弱有瘢痕组织，不够坚固。当腹压骤然增加时，内脏可以从脐部突出而形成脐疝。

15. ABDE【解析】嵌顿时间较短（3~5 小时以内），估计尚未形成绞窄，没有腹膜刺激症状的患者可试行手法复位。年老体弱或身患其他重病不能施行手术者可进行疝带治疗。腹股沟斜疝一旦嵌顿，须立即施行紧急手术加以解除，以防止肠段坏死。仅在少数情况下，可以试行手法整复。手法复位的注意事项：①回纳后应严密观察 24 小时。②注意有无腹痛、腹肌紧张及大便带血现象。③注意肠梗阻现象是否得以解除。④手法复位有一定的危险性，必须严格控制应用，成功后建议患者择期手术治疗，以加强薄弱的腹横筋膜和腹股沟管后壁，恢复腹股沟区正常解剖和生理功能，防止再次嵌顿。

16. ACE【解析】腹膜前间隙的无张力疝修补方法有 Kugel 法、Gilbert 法、Stoppa 法等修补术式。Bassini 法和 Shouldice 法属于加强腹股沟后壁的经典缝合修补术。

17. BCDE【解析】人工合成材料的开放式脐疝无张力修补术的常用方法参见 B 型题第 21~24 题解析。Mayo 手术是常用的传统的组织缝合修补方法。

18. ABCE【解析】后天性腹股沟斜疝的病因参见 A1 型题第 49 题解析。所以选项 A、B、C、E 均正确。选项 D“腹膜鞘状突未闭”是先天性腹股沟斜疝的病因。

19. ABCD【解析】腹股沟斜疝的临床类型包括嵌顿性疝、绞窄性疝、可复性疝、难复性疝，不包括切口疝。切口疝与腹股沟斜疝一样均属于腹外疝。

20. ACDE【解析】手术治疗方法的注意要点：①遇有嵌顿性股疝，必须将股环内界的髂耻束返折部和陷窝韧带剪开松解，再将疝块推送回纳，切忌在股管上口提拉嵌顿的疝内容物。②股疝手术虽有两种入路，但多采用腹股沟上入路，其优点是能清楚地显露股环，真正做到疝囊高位结扎和缝闭股环。对绞窄性股疝更应采用腹股沟上入路，以便更好地处理绞窄的疝内容物，这些都是腹股沟下入路无法做到的，后者唯一优点是操作简单，创伤较小。

21. ABCD【解析】由于股管几乎是垂直的，疝块在卵圆窝处向前转折时形成一锐角，且股环本身较小，周围又多坚韧的韧带，因此股疝最易嵌顿。

22. CDE【解析】闭孔疝主要症状为股部和膝关节内侧局部刺痛、麻木和异常感觉，为闭孔神经受压引起。咳嗽或用劲时，疼痛加剧，而当患侧下肢处于屈曲、内收和内旋位置时，疼痛减轻，有时可消失。

**六、案例分析题**

1. E【解析】患者可诊断为左侧股疝。临床表现参见 A1 型题第 7 题解析。

2. CDE【解析】参见 A1 型题第 38 题解析。

3. D【解析】股疝易嵌顿，确诊后即应及时手术治疗。手术方法：①常用 McVay 修补法，在处理疝囊后，于腹股沟韧带后方把腹股沟韧带、腔隙韧带和耻骨肌筋膜缝合在一起，借以关闭股环。②利用人工材料进行成形手术，封闭股环。

4. ABCD【解析】患者采取腹股沟下入路途径，即在腹股沟韧带下方卵圆窝处做一直切口，切开筛状筋膜显露疝囊，切开疝囊回纳疝内容物，疝囊高位结扎后将腹股沟韧带、髂耻束、陷窝韧带与耻骨梳韧带、耻骨筋膜缝合以闭合股环。

5. E【解析】该患者于手术前必须治疗慢性支气管炎，因为慢性支气管炎可引起股疝。

6. BCDEF【解析】腹股沟嵌顿疝需紧急采取的措施有头低脚高位，髋关节屈曲，注射塞替派，检查有无腹膜刺激征。嵌顿时间较短（3~5 小时以内），估计尚未形成绞窄，没有腹膜刺激症状可试行手法复位。

7~8 BCDEF、G【解析】手法复位的注意事项参见 X 型题第 15 题解析。

9. C【解析】患者应首先考虑为左侧嵌顿性股疝。股疝多见于中年以上的经产妇女，疝块一般不大，呈半球形隆起，位于腹股沟韧带下方卵圆窝处。早期易回纳，由于疝块外有较多的脂肪组织，疝块并不完全消失。股疝肿块应位于腹股沟韧带内下方，耻骨结节的外下方，而腹股沟疝肿块则位于腹股沟韧带上方。题中患者肿块发生于左腹股沟韧带下方，且平卧后肿块不能回纳，可诊断为左侧嵌顿性股疝。

10. F【解析】超声检查对股疝的诊断可以提供证据，有时并不能对腹股沟疝和股疝作出正确鉴别，但对于择期或急诊病例治疗的选择并无影响。

11. ACDEF【解析】需要与股疝进行鉴别的疾病有腹股沟疝、脂肪瘤、大隐静脉曲张、腹股沟淋巴结肿大、圆韧带囊肿、腰大肌脓肿。

12. B【解析】股疝容易发生嵌顿及绞窄，因此择期病例诊断后应及时手术；对于急诊病例，手法复位困难且风险较高，也应选择手术治疗。故早期手术治疗是股疝唯一有效的方法。

13. ABEF【解析】为明确诊断，应该检查的项目有血常规、尿常规、腹部立位 X 线片和腹腔穿刺。

14. CEF【解析】通过题干中给出的临床表现及检查结果可诊断为急性弥漫性腹膜炎。通过腹腔穿刺抽出少量混浊无味的黄绿色液体为肠内容物可诊断为肠破裂。通过腹部可见略扩张的肠袢可考虑为左斜疝复发。

15. ABDE【解析】患者经剖腹探查发现腹腔内有一段小肠致密、粘连成团，该段小肠有一处 0.3cm 破口，近端小肠无明显扩张，腹腔内渗出物为脓性。此时应做的处理方法：小肠破裂修补；粘连段小肠切除，肠吻合；仅缝合关闭疝内口；粘连松解。

16. BH【解析】疝囊经过腹壁下动脉外侧的腹股沟管内环（深环）突出，向内、向下、向前斜行经过腹股沟管，再穿出腹股沟管外环（浅环），并可进入阴囊者，称为腹股沟斜疝。难复性斜疝除胀痛稍重外，主要特点是疝块不能完全回纳。题中患者肿块发生于右侧，所以可诊断为右侧腹股沟斜疝和右侧难复性腹股沟疝。

17. ACDFG【解析】腹股沟直疝与斜疝的鉴别诊断参见 A1 型题第 62 题解析。

18. BDF【解析】难复性腹股沟疝患者可采取的治疗方式有 McVay 法疝修补术、腹腔镜疝修补术、无张力疝修补术。McVay 法加强腹股沟管后壁，适用于腹壁肌肉重度薄弱的成人、老年人和复发性斜疝、直疝。无张力疝修补术是目前外科治疗的主要方法。此方法可减轻术后疼痛，缩短恢复时间，降低疝复发率。

肝脏损伤（1）

# 第十一章　腹部损伤

肝脏损伤（2）

## 一　A1 型题

1. 不会引起肝内或腹腔内脓肿的肝外伤是
   A. 开放性肝损伤　　B. 肝包膜下血肿
   C. 肝真性破裂　　D. 肝中央破裂
   E. 肝被膜挫裂
2. 以下不属于腹部开放性损伤的是
   A. 有腹膜破损者，多伴有内脏损伤　　B. 无腹膜破损者，偶伴有内脏损伤
   C. 投射物有入口、出口者　　D. 投射物有入口，无出口者
   E. 仅局限于腹壁，也可同时兼有内脏损伤者
3. 引起直肠周围感染可能性最大的为
   A. 直肠下段损伤　　B. 后尿道损伤
   C. 腹膜后血肿　　D. 直肠上段损伤
   E. 胰腺损伤
4. 一般单纯腹壁损伤的临床表现，叙述不正确的是
   A. 症状和体征较轻　　B. 表现为受伤部位疼痛
   C. 局限性腹壁肿胀、压痛　　D. 有时可见皮下瘀斑
   E. 程度和范围随时间的推移而加重或扩大
5. 腹部闭合性损伤造成胃、空肠、回肠穿孔，手术修补顺序正确的是
   A. 空肠、胃、回肠　　B. 回肠、空肠、胃
   C. 胃、空肠、回肠　　D. 回肠、胃、空肠
   E. 根据穿孔大小决定修补顺序
6. 腹部空腔脏器破裂最为突出的临床表现是
   A. 创伤性休克　　B. 腹膜刺激征
   C. 急性肠梗阻　　D. 急性内出血
   E. 膈下游离气体
7. 腹部开放性损伤中，穿透性伤剖腹探查的切口多采用
   A. 腹部正中切口　　B. 右腹直肌切口

C. 左腹直肌切口　　D. 肋缘下斜切口
E. 腹直肌旁切口

8. 肝外胆管损伤引起的临床表现不包括
A. 发热　　B. 左上腹持续性绞痛
C. 梗阻性黄疸　　D. 全腹压痛
E. 肌紧张

9. 腹部开放性损伤有内脏损伤时的特征性临床表现是
A. 腹痛、恶心、呕吐、休克　　B. 腹痛、休克、腹膜刺激征
C. 腹痛、腹膜刺激征、呕吐　　D. 腹痛、腹胀、无肛门排气排便
E. 腹痛、休克、腹胀

10. 怀疑有脾破裂时，最简单可靠的诊断方法是
A. 腹部 CT　　B. 血常规
C. 腹部平片　　D. 腹腔穿刺
E. 以上都不对

11. 对脾破裂的论述，下列不正确的是
A. 原则上应紧急手术　　B. 可无明显内出血征象
C. 出现明显腹膜炎表现　　D. 被膜下脾破裂可转为真性破裂
E. 病理性增大的脾发生破裂，应行脾切除

12. 腹部损伤的致伤程度与下列哪项因素无关
A. 暴力强度　　B. 速度
C. 硬度　　D. 对创伤的耐受性
E. 着力部位

13. 诊断腹腔内实质性脏器损伤的主要依据是
A. 腹肌紧张　　B. 膈下游离气体
C. 板状腹　　D. 腹腔穿刺抽出混浊液体
E. 腹腔穿刺抽出不凝血

14. 腹部闭合性损伤术后抗生素治疗截止的时间为
A. 血常规、尿常规正常　　B. 体温、血象恢复正常
C. 体温、血象恢复正常后 1 天　　D. 术后 2 周
E. 体温、血象恢复正常后 2~3 天

15. 区别空腔脏器破裂与实质性脏器破裂最重要的依据是
A. 外伤史　　B. 腹痛程度
C. 腹膜刺激征轻重　　D. 有无移动性浊音
E. 腹腔穿刺液体性状

16. 钝性肝脏损伤或表浅裂伤可试行保守治疗，其指征不包括
A. 血流动力学稳定
B. 腹部体征轻
C. 神志清楚
D. 不伴有其他脏器损伤
E. 输血多于2个单位
17. 十二指肠损伤的临床表现不包括
A. 右上腹及右腰部有明显固定压痛
B. 闭合伤所致的腹膜后十二指肠破裂的早期症状明显
C. 腹部体征相对轻微而全身情况不断恶化
D. 直肠指检有时可在骶前扪及捻发音
E. 发生在腹腔内部分，破裂后可有胰液和胆汁流入腹腔而早期引起腹膜炎
18. 判断腹部开放性损伤有无膈下游离气体，可协助确诊有无合并空腔脏器损伤的检查方法为
A. 白细胞计数
B. 腹腔穿刺和腹腔灌洗
C. 腹部B超
D. 腹部X线检查
E. 腹部MRI
19. 左半结肠破裂损伤患者一般选择的治疗方式为
A. 单纯横向缝合修补
B. 部分切除，端端吻合
C. 肠造口术或肠外置术
D. 保守治疗
E. 带蒂肠片修补术
20. 腹部损伤中腹膜炎出现较晚的脏器损伤为
A. 胆囊损伤
B. 上段回肠损伤
C. 结肠损伤
D. 胃、十二指肠损伤
E. 下段回肠损伤
21. 胃损伤有重要意义的检查是
A. 腹腔穿刺抽出血性液体
B. 腹部叩诊鼓音
C. 腹部X线检查见膈下游离气体
D. 腹膜刺激征明显
E. 腹膜刺激征较轻
22. 胃损伤的临床表现中，出现较早，并在80%的严重病例中成为主要症状的是
A. 休克
B. 上腹部疼痛
C. 恶心、呕吐
D. 腹膜炎表现
E. 呼吸困难
23. 为了防止腹部闭合性损伤漏诊和误诊，需要进行诊断的叙述不正确的是
A. 有无内脏损伤
B. 详细询问病史
C. 是否合并腹部外器官损伤
D. 是否存在多发损伤

E. 必要的体格检查，全面而有重点的辅助检查

24. 实质性脏器破裂的临床表现不包括

A. 面色苍白　　B. 脉率加快

C. 脉搏微弱　　D. 血压不稳

E. 肝浊音界缩小或消失

25. 下列关于肝脏损伤的处理方法，叙述不正确的是

A. CT 示创伤随时间延长而改善或不加重的肝脏损伤可行保守治疗

B. 边缘整齐的裂伤可做间断缝合，缝合满意者不放置引流

C. 裂口不深、出血不多、创缘比较整齐的病例，在清创后可将裂口直接予以缝合

D. 裂口内有不易控制的动脉性出血，可考虑行肝动脉结扎

E. 对于裂口较深或肝组织已有大块缺损而止血不满意、又无条件进行较大手术的患者可行纱布块填塞法

26. 关于肝破裂的描述，下列不正确的是

A. 肝内胆管损伤严重　　B. 胆囊或胰腺损伤腹膜刺激征严重

C. 腹痛较严重　　D. 腹痛和腹膜刺激征并不严重

E. 探明肝破裂伤情后，应对损伤的肝进行清创

27. 肝脏损伤伴有肝硬化等病理情况时，肝血流阻断时间为

A. 每次少于 15 分钟　　B. 每次少于 20 分钟

C. 每次少于 25 分钟　　D. 每次少于 30 分钟

E. 每次少于 40 分钟

28. 判断胃肠道破裂最有价值的发现是

A. 呕血　　B. 心率增快

C. 腹胀　　D. 有气腹

E. 腹膜刺激征

29. 关于脾脏损伤的体征，以下叙述不正确的是

A. 神志淡漠　　B. 血压下降

C. 脉搏增快　　D. 叩诊时腹部有移动性浊音，肠鸣音增强

E. 腹部压痛、反跳痛和腹肌紧张

30. 诊断腹部损伤的关键首先是要明确

A. 有无水电解质平衡失调　　B. 有无腹内脏器损伤

C. 是否存在多发损伤　　D. 后腹膜有无血肿

E. 是否合并腹部外器官损伤

31. 关于肝脏损伤的纱布块填塞法止血，下列叙述不正确的是

A. 非不得已，应避免采用　　B. 各型肝裂伤均可采用

C. 纱条尾端自腹壁切口引出　　D. 有并发感染及再出血可能
E. 术后 3~5 天起，每天抽出纱条 1 段，7~10 天取完

32. 腹部闭合性损伤诊断的关键在于首先确定有无
A. 腹痛　　B. 腹壁损伤
C. 内脏损伤　　D. 恶心、呕吐
E. 腹膜后血肿

33. 腹部闭合性损伤合并失血性休克时的处理原则是
A. 立即手术探查　　B. 输血并给予止血药
C. 输血并给予抗生素　　D. 积极抗休克，休克纠正后手术探查
E. 积极抗休克的同时手术探查

34. 关于脾脏损伤行诊断性腹腔穿刺和腹腔灌洗的描述，下列不恰当的是
A. 属于侵入性检查
B. 阳性率 40%以上
C. 抽出液体为新鲜不凝血或血性液体，证明腹腔内脏器出血
D. 抽出液体混浊是胃肠破裂的特征
E. 对于诊断腹腔内有无脏器损伤和哪类脏器损伤有很大帮助

35. 胆总管完全断裂患者行胆管两断端无张力吻合术后，留置“T”管的时间为
A. 3~4 个月　　B. 6 个月
C. 6~9 个月　　D. 9~12 个月
E. 12~16 个月

36. 肝脏损伤的术后并发症中，最为常见的是
A. 感染　　B. 胆瘘
C. 出血　　D. 胆道出血
E. 胰腺炎

37. 关于医源性胆管损伤的叙述，不正确的是
A. 可为胆管横断性损伤或部分损伤
B. 胆管被横断结扎后，均合并胆管感染症状
C. 医源性胆管损伤多可在术中发现
D. 少数于术后出现胆汁漏或阻塞性黄疸时才被发现
E. 如为损伤性胆管狭窄，术后早期可无临床表现

38. 小肠与肠系膜损伤的手术方法，叙述不正确的是
A. 肠管系膜缘有大量血肿，应采用肠切除术
B. 创缘新鲜的小穿孔或线状裂口，可以用丝线间断横行缝合
C. 肠段挫伤或腹腔污染特别严重的，可考虑肠外置造口

D. 在有限的小段肠管区域内有多处不规则穿孔，应采用肠切除术
E. 系膜严重挫伤横行撕脱或撕裂导致肠壁血运障碍，以保守治疗为主

39. 小肠与肠系膜损伤的手术探查指征不包括
A. 腹膜炎症开始不明显但随着时间的进展加重
B. 肠鸣音逐渐减弱或消失
C. 腹腔穿刺或腹腔灌洗液检查阴性
D. 腹部 X 线平片发现有气腹者
E. 来院时已较晚，有典型受伤史呈现腹胀、休克者

40. 关于空腔脏器损伤，下列叙述不正确的是
A. 临床表现主要为腹膜炎体征
B. 腹腔穿刺可抽出胃肠内容物或胆汁
C. 小肠损伤机会最多
D. 腹部 X 线透视常见膈下游离气体
E. 十二指肠球部损伤时，腹膜炎体征不明显

41. 脾破裂时可出现的 X 线片征象不包括
A. 出现气液平面
B. 胃大弯有受压现象
C. 胃向右前方移位
D. 左膈升高，结肠脾曲下移
E. 胃与横结肠间距离增宽

42. 肝破裂大出血的主要处理是
A. 用止血剂
B. 输血
C. 补液
D. 急诊手术
E. 吸氧

43. 下列损伤中，不属于开放性损伤的是
A. 砍伤
B. 撕裂伤
C. 切伤
D. 挫伤
E. 刺伤

44. 腹部闭合性损伤的患者，如果诊断未能明确，在观察期间如出现下列情况者，应及时手术探查，但不包括
A. 肠鸣音减弱或消失
B. 腹膜刺激征进行性加重或范围扩大
C. 血压不稳定或下降
D. 红细胞计数进行性增多
E. 膈下出现游离气体，腹腔穿刺吸出气体

45. 严重肝脏损伤手术处理的关键是
A. 彻底清创
B. 止血
C. 彻底清创和止血
D. 单纯缝合
E. 肝叶切除

46. 小肠损伤的临床表现以（　　）为主

A. 腹膜炎　　B. 内出血
C. 休克　　D. 胃肠道症状
E. 全身感染

47. 腹部闭合性损伤剖腹探查时一般先探查
A. 胃后壁及胰腺　　B. 直肠及系膜
C. 十二指肠球部　　D. 盆腔器官
E. 肝、脾、胃

48. 脾脏损伤非手术治疗的适应证不包括
A. 单纯性脾破裂　　B. 非开放性损伤
C. 患者年龄大于 50 岁　　D. 临床症状逐渐好转
E. 伤后血流动力学稳定，输血量不多于 2~4 个单位

49. 肝外胆管损伤的实验室检查，叙述不正确的是
A. 白细胞计数增多明显　　B. 血清胆红素含量增多
C. 尿胆红素阳性　　D. 血清酶学升高
E. 中性粒细胞比例升高明显

50. 腹部闭合性腹腔内脏器损伤探查采用的切口为
A. 上腹正中切口　　B. 左侧旁正中切口
C. 经腹直肌切口　　D. 肋缘下切口
E. 麦氏切口

51. 以下关于真性肝裂伤的叙述，不正确的是
A. 轻微者出血量少并可自行停止
B. 有四肢冰冷、脉搏快而弱、血压上升的表现
C. 严重者大量出血而致休克
D. 腹部体征较轻
E. 胆汁刺激膈肌可出现呃逆和肩部牵涉痛

52. 腹腔炎症引起肩部牵涉痛的原因是
A. 炎症刺激膈肌　　B. 炎症引起纵隔炎
C. 炎症刺激后腹膜　　D. 炎症刺激引起肺炎
E. 炎症刺激引起胸膜炎症

53. 闭合性损伤中最容易损伤的实质性脏器是
A. 肾脏　　B. 肝脏
C. 脾脏　　D. 胰腺
E. 肾上腺

54. 腹部闭合性损伤在临床观察期间，下列做法不正确的是

A. 不随意搬动患者　B. 应用镇痛药，减轻疼痛
C. 禁食　D. 禁用泻药
E. 禁灌肠

55. 并发空气栓塞的肝破裂，提示
A. 门静脉裂伤　B. 肝短静脉撕裂
C. 合并气胸　D. 合并中空脏器破裂
E. 肝静脉主干或肝后段下腔静脉破裂

56. 腹膜后血肿具有诊断意义的临床表现为
A. 探查手术中发现腹膜后出血　B. 轻微腹痛、腰背痛、腹胀
C. 晚期出现侧腹膜和腰部瘀斑　D. 肠鸣音减少及肠麻痹
E. 直肠指诊可摸到柔软有波动感的触痛性包块

57. 腹部闭合性损伤行手术治疗时，如未找到明确损伤时，应进行探查的顺序是
A. 肝、脾等实质性器官→小肠、大肠及其系膜→盆腔器官→胃后壁及胰腺→十二指肠降部、水平部、升部
B. 胃后壁及胰腺→肝、脾等实质性器官→小肠、大肠及其系膜→十二指肠降部、水平部、升部→盆腔器官
C. 胃后壁及胰腺→肝、脾等实质性器官→小肠、大肠及其系膜→盆腔器官→十二指肠降部、水平部、升部
D. 肝、脾等实质性器官→小肠、大肠及其系膜→胃后壁及胰腺→十二指肠降部、水平部、升部→盆腔器官
E. 小肠、大肠及其系膜→十二指肠降部、水平部、升部→肝、脾等实质性器官→胃后壁及胰腺→盆腔器官

58. 十二指肠破裂后，X 线检查的典型表现是
A. 膈下积气　B. 胃受压右移
C. 腹膜后积气　D. 左膈抬高
E. 胃结肠间距增大

59. 肝动脉结扎术止血时，应慎用的情况为
A. 结扎肝固有动脉　B. 结扎肝总动脉，止血有时不满意
C. 肝段动脉结扎　D. 结扎左肝或右肝动脉后肝功能可能波动
E. 结扎左肝或右肝动脉，效果肯定

60. 小肠损伤与结肠损伤的不同点是
A. 大肠损伤症状比较明显　B. 小肠损伤常产生膈下游离气体
C. 小肠损伤早期出现腹膜炎症状　D. 大肠损伤污染轻
E. 大肠有回盲瓣存在，阻止肠内容物反流，故闭合伤时损伤机会大

61. 单纯骨盆骨折所致的腹膜后血肿的处理最为恰当的是
A. 抗生素治疗　　B. 手术探查
C. 切开血肿　　D. 非手术治疗
E. 结扎单侧或双侧髂内动脉
62. 脾脏损伤的首选辅助方法是
A. 超声检查　　B. X线检查
C. CT检查　　D. 选择性腹腔动脉造影
E. 腹腔镜检查
63. 肝脏闭合性损伤的特点不包括
A. 多见于肝脏膈面　　B. 可致胆道出血
C. 常合并其他脏器损伤　　D. 暴力直接作用的体表有伤口
E. 较易引起低血容量性休克
64. 关于腹部损伤的分类，下列叙述不正确的是
A. 根据伤道性质分为盲管伤、贯通伤
B. 根据腹壁有无伤口分为开放伤、闭合伤
C. 根据膈是否破裂分为复合伤和多发伤
D. 闭合伤分为单纯腹壁伤和腹腔脏器伤
E. 根据是否穿破腹膜分为贯通伤、非贯通伤
65. 对于有大块肝组织破损，特别是粉碎性肝破裂，或肝组织挫伤严重的患者应施行的手术方式为
A. 规则性肝叶切除术　　B. 清创式肝切除术
C. 肝动脉结扎术　　D. 肝单纯缝合
E. 纱布块填塞法

## 二 A2型题

1. 患者，男性，52岁。2天前行脾切除术。术后患者使用呼吸机辅助呼吸，输液1200ml，24小时尿量300ml，腹腔引流管引流淡血性液体3500ml。查体：体温38.8℃，脉搏126次/分，血压97/65mmHg。血常规：Hb 126g/L，WBC $13.24\times10^9$/L，N 0.75，L 0.24，PLT $523\times10^9$/L。腹部高度膨隆，腹膜刺激征（+），膀胱测压为31mmHg。目前最紧迫的处理措施是
A. 控制输液的量和速度　　B. 利尿、保护肾功能
C. 抗感染治疗　　D. 立即剖腹探查
E. 立即胃肠减压
2. 患者，男性，32岁。因腹部外伤疼痛难忍，伴恶心、呕吐。提示有腹腔内脏器损伤的主

要体征是

A. 腹式呼吸减弱
B. 腹膜刺激征阳性
C. 移动性浊音可疑
D. 肠鸣音减弱
E. 肝浊音界缩小

3. 患者，男性，32 岁。2 天前因左季肋部外伤，当时局部疼痛，经休息后缓解。今晨起床后突然出现腹痛。心率 108 次/分，血压 60/45mmHg，全腹压痛。最有价值的检查是

A. 血常规
B. 腹部 B 超
C. 腹部 CT
D. 立位腹部平片
E. 腹腔穿刺

4. 患者，男性，32 岁。因 3 天前左下腹被拖拉机压伤入院。当时有弥漫性腹膜炎，感染性休克表现。经积极抗休克治疗后行剖腹探查术。术中发现腹腔内有约 800ml 黄色混浊脓性渗出液，降结肠下段有直径约 0.5cm 大小穿孔，有少量肠液溢出。正确的手术方式是

A. 降结肠穿孔修补，冲洗腹腔，腹腔引流术
B. 左半结肠切除术
C. 降结肠穿孔外置，冲洗腹腔，腹腔引流术
D. 降结肠穿孔处肠段切除，端端吻合术，冲洗腹腔，腹腔引流术
E. 横结肠单腔造瘘，远端关闭，穿孔修补，冲洗腹腔，腹腔引流术

5. 患者，男性，30 岁。因腹部闭合性损伤入院，X 线检查发现右膈肌抬高，右下胸肋骨骨折，患者最可能诊断为

A. 肝破裂
B. 十二指肠破裂
C. 腹膜后血肿
D. 胃穿孔
E. 膈疝

6. 患者，男性，31 岁。1 天前左季肋部被打伤，当时仅感伤部疼痛，仍可工作。次日伤部疼痛逐渐加重，仍勉强工作。今下午突然出现腹剧痛，晕倒在地。查体：脉搏 120 次/分，血压 80/60mmHg。面色苍白，痛苦面容，强迫体位。全腹压痛、反跳痛明显，以左上腹为甚。首先应考虑为

A. 急性脾破裂
B. 延迟性脾破裂
C. 肝破裂
D. 肠系膜血管破裂
E. 肾破裂

7. 患者，男性，25 岁。因 2 小时前左上腹被自行车碰伤后急诊。伤后腹痛，呕吐 1 次，呕吐物为胃内容物，诉头晕、乏力、口渴、心悸。查体：脉搏 110 次/分，血压 85/60mmHg，面色苍白，四肢湿冷，左上腹见皮下瘀斑，约 4cm×4cm 大小，全腹压痛，轻度肌紧张和反跳痛，以左上腹为著，叩诊有移动性浊音，听诊肠鸣音较弱。根据患者症状和体征，最可能诊断为

A. 肝破裂　　B. 脾破裂
C. 空回肠破裂　　D. 结肠破裂
E. 胰腺损伤

8. 患者，男性，26岁。4小时前因腹部撞击伤入院。查体：体温37.0℃，脉搏82次/分，呼吸12次/分，血压120/80mmHg。左中腹壁可见瘀斑，局部压痛明显，拒按。肠鸣音存在。实验室检查：WBC $6.5\times10^9$/L，N 0.68，Hb 127g/L。根据患者目前情况，可初步诊断为

A. 腹膜后血肿　　B. 单纯性腹壁损伤
C. 肠系膜血肿　　D. 空腔脏器浆膜下出血或浆肌层断裂
E. 腹腔内实质脏器包膜下血肿

9. 患者，男性，34岁。4小时前因腹部挤压伤来诊。查体：体温37.2℃，脉搏89次/分，血压110/80mmHg，腹部有压痛，无反跳痛，肠鸣音可闻及。以下处理措施中最不合理的是

A. 行腹部B超检查　　B. 行腹部穿刺检查
C. 禁食及输液治疗　　D. 密切观察腹部体征及生命体征变化
E. 尽快剖腹探查，以防延误治疗

10. 患者，女性，25岁。5小时前因汽车撞伤左上腹入院。伤后逐渐出现全腹疼痛。查体：血压95/60mmHg，神志清楚，左上腹压痛、反跳痛，移动性浊音（±），腹腔穿刺（-）。以下处理措施最不恰当的是

A. 行腹部B超检查　　B. 继续观察
C. 静脉输液　　D. 再次腹腔穿刺
E. 给予哌替啶镇痛

11. 患者，女性，28岁。胸部及上腹部被方向盘挤压后疼痛8小时。查体：体温37.8℃，呼吸20次/分，脉搏120次/分，血压100/70mmHg。面色苍白，胸廓挤压征阳性，中上腹压痛，腹壁肌紧张，反跳痛，肠鸣音弱。腹腔穿刺阴性。损伤可能性最大的腹内脏器是

A. 胃　　B. 脾
C. 小肠　　D. 肝
E. 十二指肠及胰腺

12. 患儿，男，3岁。因腹部外伤入院。手术探查时发现脾下极有一道裂口，长4.0cm，深1.5cm。患儿最佳的手术方式是

A. 脾切除术　　B. 脾下极切除术
C. 脾动脉结扎术　　D. 脾破裂缝合修补术
E. 明胶海绵填充术

13. 患者，女性，35岁。因外伤后发生休克入院，经输液治疗病情好转。X线检查：第9、10肋骨骨折。住院治疗4天后又发生休克。患者发生休克的最可能原因是

A. 气胸　　B. 肝破裂

C. 脾破裂　　D. 胃破裂

E. 结肠破裂

14. 患者，女性，41岁。因3小时前发生左下胸部撞击伤入院。查体：神志清楚，血压80/60mmHg，心率110次/分，Hb 112g/L，左侧腹压痛，有肌紧张及反跳痛。以下处理措施中最恰当的是

A. 应用抗生素治疗　　B. 密切观察，一旦血压下降，立即剖腹探查

C. 输血、输液并观察　　D. 输血的同时，考虑立即剖腹探查

E. 以上都不正确

15. 患者，女性，31岁。因1小时前上腹部剑突下被摩托车撞击致腹痛、呕吐入院。查体：面色苍白，痛苦面容，被迫体位，腹部膨隆，全腹压痛，肌紧张及反跳痛明显。脉搏120次/分，血压70/50mmHg。实验室检查：WBC $10.5\times10^9/L$，N 0.81，Hb 80g/L。根据患者情况，诊断首先应考虑为

A. 胃破裂　　B. 十二指肠破裂

C. 脾破裂　　D. 胰腺破裂

E. 肝破裂

16. 患者，男性，35岁。腹部被刺刀穿透，有大网膜及肠管部分脱出。现场处理措施正确的是

A. 将肠管回纳用消毒棉垫加压包扎　　B. 迅速将肠管回纳于腹腔，用干净衣物包扎

C. 用自来水清洁后，暂时包扎　　D. 紧急送医院处理

E. 用清洁纱布或碗覆盖保护，妥善包扎后送医院

17. 患者，女性，58岁。3小时前因右下胸被板车撞击入院。查体：血压80/40mmHg，脉搏120次/分，呼吸24次/分。脸色苍白，四肢湿冷。下列处理措施中不正确的是

A. 快速补血，抗休克　　B. 急诊剖腹探查

C. 腹腔穿刺　　D. 上腹部CT检查

E. 禁饮食

18. 患者，女性，42岁。因腹部闭合性外伤2小时入院。诉腹痛，疼痛向左肩放射。查体：血压60/40mmHg，心率140次/分。全腹轻压痛，肠鸣音减弱。应考虑为

A. 肝破裂　　B. 脾破裂

C. 胃破裂　　D. 胆囊破裂

E. 胰腺损伤

19. 患者，男性，18岁。因刀刺伤入院。急诊行腹部X线检查，发现腹膜后积气。进行口

服造影剂后拍片，发现造影剂外渗。患者可诊断为

A. 胰腺损伤
B. 结肠破裂
C. 小肠破裂
D. 十二指肠破裂
E. 胃破裂

20. 患者，男性，32 岁。2 小时前因腹部刀伤入院。剖腹探查时发现肝部分破裂，胃、肠破裂，横结肠破裂，膀胱破裂。患者首先应进行的治疗处理为

A. 小肠破裂修补术
B. 胃破裂修补术
C. 横结肠造瘘术
D. 膀胱破裂修补术
E. 肝破裂修补术

21. 患者，男性，21 岁。因 5 小时前被自行车撞伤腹部来诊。伤后腹痛逐渐加重，并出现全腹痛。查体：脉搏 120 次/分，血压 95/60mmHg。神志清楚，痛苦面容，强迫体位。左上腹压痛、反跳痛明显，轻度肌紧张，移动性浊音（±）。腹腔穿刺（-）。正确的处理措施为

A. 建立静脉输液通道，禁食，胃肠减压
B. 血常规、尿常规，淀粉酶检查
C. 腹部 X 线平片、腹部 B 超或 CT
D. 做好剖腹探查准备
E. 以上都是

## 三 A3/A4 型题

（1~2 题共用题干）

患者，男性，24 岁。1 天前被小汽车撞伤左下腹部，即感腹痛，以左下部为著，腹胀明显，伴恶心、呕吐，呕吐物为胃内容物。查体：体温 38.9℃，脉搏 120 次/分，呼吸 28 次/分，血压 90/60mmHg；痛苦面容，较烦躁，唇干，四肢稍发凉，心肺未见异常，腰部无外伤，腹式呼吸消失。全腹压痛，反跳痛，肌紧张，肝浊音界缩小，肠鸣音消失。腹腔穿刺抽出有粪臭味液体，涂片脓细胞（+++）。血白细胞 $15\times10^9$/L，N 0.93。

1. 该患者可初步诊断为

A. 结肠破裂
B. 脾破裂
C. 小肠破裂
D. 肝破裂
E. 膈肌破裂

2. 此时应采取的治疗措施不包括

A. 积极补液抗休克治疗
B. 急诊行剖腹探查手术
C. 应用广谱抗生素
D. 密切观察患者病情变化
E. 纠正水、电解质平衡失调

（3~4 题共用题干）

患者，女性，23 岁。3 小时前因腹部被压伤入院。中腹部剧痛伴呕吐。查体：血压 120/86mmHg，体温 38℃。腹部膨隆、肌紧张，压痛、反跳痛阳性，肠鸣音消失。

3. 最可能诊断为

A. 腹壁挫伤　　B. 腹膜后血肿

C. 肝破裂　　D. 小肠破裂

E. 右肾挫伤

4. 诊断小肠闭合性损伤合并穿孔的最有力的依据为

A. 腹部 B 超可见腹水　　B. 腹腔穿刺可抽出黄绿色小肠内容物

C. 腹腔穿刺液检查肉眼见有肠内容物　　D. 实验室检查白细胞计数增多

E. X 线检查出现膈下游离气体或侧腹部游离气体

（5~9 题共用题干）

患者，男性，45 岁。5 小时前因上腹部强力挤压入院。上腹部、腰部及右肩持续性疼痛，伴恶心、呕吐、腹胀。查体：体温 38.4℃，上腹部肌紧张明显，有压痛，反跳痛（±），移动性浊音（-），有肠鸣音。血常规：白细胞 $18.4\times10^9$/L，中性粒细胞 0.89，诊断为胰腺损伤。

5. 为进一步确诊，首选的检查方法是

A. 复查血常规　　B. 动态监测血压

C. 血清淀粉酶测定　　D. 尿淀粉酶测定

E. 腹腔穿刺液淀粉酶测定

6. 最有价值的诊断本疾病的无创性检查方法是

A. 淀粉酶测定　　B. 腹部 B 超

C. 腹部 CT　　D. 腹部 MRI

E. 经内镜逆行性胰胆管造影（ERCP）

7. 患者最可能合并损伤的脏器是

A. 十二指肠　　B. 胆总管

C. 横结肠　　D. 右侧肾脏

E. 脾脏

8. 如果患者行手术治疗，术后胰管引流，引流管应留置

A. 1~2 天　　B. 3~4 天

C. 5~7 天　　D. 8~10 天

E. 10 天以上

9. 术后为减少胰液分泌，常应用的药物为

A. 抗生素
B. 甲硝唑
C. 垂体后叶素
D. 生长激素
E. 抑肽酶

（10~14 题共用题干）

患者，男性，18 岁。3 天前因腹部撞击急诊。主诉左上腹疼痛伴轻度恶心，无呕吐，心悸，出冷汗。查体：左上腹轻度压痛，无明显反跳痛，局限性腹肌紧张，有移动性浊音，肠鸣音 6 次/分，血压 85/50mmHg。诊断为脾破裂。

10. 患者最有价值的诊断方法是
A. 血常规
B. 血清淀粉酶测定
C. 拍摄腹部平片
D. 尿常规
E. 腹腔穿刺

11. 如腹腔穿刺抽出不凝血，提示是
A. 空腔脏器破裂
B. 实质脏器破裂
C. 穿入血管
D. 穿至腹膜后血肿
E. 穿至脾脏

12. 腹腔内抽出不凝血的主要原因是
A. 患者凝血机制异常
B. 使用抗凝药物
C. 弥散性血管内凝血
D. 腹膜炎性渗出液混合
E. 腹膜脱纤维作用

13. 脾破裂最佳的治疗方法是
A. 补液治疗
B. 止血药治疗
C. 急症手术治疗
D. 栓塞治疗
E. 腹腔镜手术治疗

14. 若患者诊断为脾破裂并失血性休克，处理原则是
A. 快速补液治疗
B. 快速输血并用止血药治疗
C. 积极治疗休克同时急症手术
D. 脾动脉栓塞治疗
E. 镇静、抗炎支持治疗

（15~18 题共用题干）

患者，女性，29 岁。3 小时前因上腹部被撞击，感觉右上腹及背部疼痛，伴呕吐，呕吐物为血性，急诊入院。腹部 X 线检查提示腹膜后积气，膈下未见游离气体。

15. 患者最可能的诊断为
A. 肝破裂
B. 右肾挫伤

C. 十二指肠损伤
D. 胆囊破裂
E. 右半结肠损伤

16. 引起本疾病的绝大部分原因为
A. 创伤
B. 医源性损伤
C. 异物损伤
D. 化学性损伤
E. 放射性损伤

17. 本疾病较多见的部位是
A. 球部+水平部
B. 降部
C. 水平部
D. 升部
E. 降部+水平部

18. 本疾病的严重并发症为
A. 十二指肠缝合处裂开
B. 腹腔内脓肿
C. 胰腺炎
D. 十二指肠梗阻
E. 胆瘘

（19~21 题共用题干）

患者，男性，25 岁。2 小时前因骑自行车摔倒被车把顶到左下胸壁，感觉左上腹疼痛入院。查体：血压 115/70mmHg，脉搏 87 次/分。左上腹局限性腹肌紧张，压痛阳性。Hb 100g/L。腹腔穿刺发现不凝固血液。

19. 患者可能性最大的诊断是
A. 肝破裂
B. 结肠破裂
C. 脾破裂
D. 小肠破裂
E. 胰腺破裂

20. 有助于观察脾脏损伤的程度、分型等，可以帮助动态观察病情发展的首选方法是
A. CT 检查
B. 放射性核素检查
C. 超声检查
D. X 线检查
E. 磁共振成像

21. 目前应采取的治疗为
A. 止血药物
B. 脾动脉栓塞
C. 剖腹探查
D. 补液、抗生素
E. 严密监护下的综合性保守治疗

（22~24 题共用题干）

患者，女性，52 岁。4 小时前因腹部外伤入院。腹痛、腰痛、明显恶心。查体：右上腹

略膨隆，腹膜刺激征（±）。X线片示右腰大肌影消失，直肠指诊骶前捻发感。

22. 扪及骶前捻发感提示
A. 气体已达盆腔腹膜后间隙
B. 合并骨盆骨折
C. 细菌已达盆腔腹膜后间隙
D. 化脓性消化液进入盆腔腹膜后间隙
E. 血液已达盆腔腹膜后间隙

23. 若患者生命体征平稳，优先选择的检查为
A. 腹部CT
B. 血清淀粉酶测定
C. 腹部MRI
D. 腹腔穿刺
E. 碘水胃肠透视

24. 若患者明确诊断为十二指肠降部、水平部破裂，合理处理为
A. 急诊手术探查
B. 床边腹腔灌洗术
C. 胃肠减压
D. 输注抗生素
E. 注射吗啡镇痛，防止外伤性休克

（25~27题共用题干）

患者，男性，25岁。因被自行车撞伤右侧腹部，腹部剧烈疼痛来诊。查体：血压80/40mmHg，脉搏120次/分。全腹压痛、反跳痛，以左上腹为重，移动性浊音阳性，肠鸣音消失。

25. 为确诊进行的最有价值的检查是
A. 心电图
B. 腹腔穿刺
C. 静脉肾盂造影
D. 胸部X线片
E. 测定肌酐、尿素氮

26. 根据病史、体格检查及腹腔穿刺抽出不凝血，拟诊为
A. 脾破裂
B. 肝破裂
C. 小肠破裂
D. 肠系膜血肿
E. 结肠破裂

27. 首先应采取的措施是
A. 静脉输注血管收缩药物
B. 剖腹探查
C. 胸腔穿刺减压
D. 静脉输注利尿药改善肾功能
E. 大剂量应用抗生素

（28~31题共用题干）

患者，男性，52岁。2小时前因创伤，伴恶心、呕吐、腹痛入院。查体：面色苍白，脉搏微弱，左下胸可见皮肤瘀斑，胸廓挤压征（+），左肺呼吸音减弱，移动性浊音（+），腹

膜炎体征不明显。

28. 应首先考虑的诊断为

A. 左肋骨骨折
B. 左肋骨骨折，左胸膜腔积血
C. 左胸膜腔积血
D. 脾破裂，左肾挫伤
E. 脾破裂，左多发性肋骨骨折，左胸膜腔积血

29. 患者首选的检查方法为

A. 腹腔穿刺
B. 腹腔灌洗
C. 选择性脾动脉造影
D. 腹部 B 超
E. 胸、腹 X 线摄片

30. 此时最适合的抢救措施是

A. 抗休克
B. 抗休克治疗后进一步检查
C. 抗休克，肋骨骨折固定
D. 在抗休克的同时剖腹探查
E. 抗休克，左胸膜腔穿刺引流后剖腹探查

31. 在剖腹探查术中，发现脾脏损伤，脾破裂伤及脾门部，应采用的治疗方法是

A. 脾部分切除术
B. 大网膜填塞止血
C. 脾切除术
D. 脾血管结扎术
E. 脾门部修补术

（32~34 题共用题干）

患者，男性，28 岁。因 7 小时前上腹部撞伤，腹部剧烈疼痛伴恶心、呕吐 2 小时入院。查体：神志清楚，血压 80/50mmHg，全腹压痛、反跳痛，腹肌紧张，左肋膈角区叩痛（+），移动性浊音（+）。

32. 患者可能诊断为

A. 胃穿孔
B. 脾破裂
C. 左肾破裂
D. 小肠破裂
E. 腹膜后血肿

33. 首先应进行的检查方法是

A. 选择性动脉造影
B. 腹部 B 超或 CT
C. 诊断性腹腔穿刺
D. 胃内镜检查
E. 腹部 X 线检查

34. 仅用于伤情稳定而其他方法未能明确诊断的闭合性损伤的检查方法是

A. 诊断性腹腔灌洗
B. 腹部 B 超
C. 腹部 CT 或 MRI
D. 腹腔镜检查
E. 选择性腹腔动脉造影

（35~37题共用题干）

患者，女性，44岁。因6小时前上腹部碰伤，右上腹压痛急诊入院。查体：脉搏100次/分，血压90/60mmHg，右上腹反跳痛（+），腹部立位X线平片见右膈肌上抬，活动受限。

35. 患者最可能损伤的脏器为

A. 胃　　B. 肝脏

C. 十二指肠　　D. 胰腺

E. 结肠

36. 最有价值的诊断措施是

A. 血常规　　B. 尿淀粉酶测定

C. 胸部透视　　D. 血细胞比容测定

E. 诊断性腹腔穿刺

37. 患者患腹膜炎的主要原因为

A. 血液刺激　　B. 胆汁刺激

C. 胃液刺激　　D. 胰液刺激

E. 小肠液刺激

（38~42题共用题干）

患者，男性，32岁。因10小时前急刹车致使方向盘挤压上腹部来诊。自述上腹部、腰部及右肩疼痛，持续伴恶心、呕吐。查体：体温38.4℃，上腹部肌紧张明显，有压痛，无明显反跳痛，移动性浊音（-），肠鸣音存在。怀疑为胰腺损伤。

38. 关于胰腺损伤的临床特点，叙述不正确的是

A. 腹腔穿刺液中淀粉酶升高，可确诊　　B. 主要临床表现是内出血及胰液性腹膜炎

C. 在损伤早期，症状和体征常不典型　　D. 具有脐周皮肤变色征

E. 疼痛可放射至肩背部，伴恶心、呕吐和腹胀

39. 以下辅助检查中，对明确诊断帮助不大的是

A. 腹部B超　　B. 腹部CT

C. 血清淀粉酶测定　　D. 尿淀粉酶测定

E. 血细胞比容检查

40. 患者若行剖腹探查术，术中最有可能发现合并损伤的脏器为

A. 十二指肠　　B. 胆总管

C. 横结肠　　D. 右肾

E. 脾

41. 胰腺损伤若处理不当，最可能的远期并发症是

A. 胆总管狭窄
B. 胰腺真性囊肿
C. 脂肪泻
D. 胰腺假性囊肿
E. 横结肠梗阻

42. 对创伤的治疗过程中，应注意了解的事项中最不重要的是
A. 致伤因素作用的性质强度
B. 致伤因素作用的时间和速度
C. 受伤部位的组织和功能状态
D. 受伤者的年龄和全身状态
E. 受伤者的性别

（43~45 题共用题干）

患者，男性，35 岁。5 小时前从 4 米处坠落。主诉腰背部疼痛，腹胀。查体：脉搏 120 次/分，血压 98/56mmHg，脸色苍白，右腰部有瘀斑，腹部膨隆较明显，右下腹有压痛，反跳痛（±），骨盆无压痛，直肠指检骶前有波动感。

43. 患者最可能诊断为
A. 直肠破裂
B. 腹膜后血肿
C. 胰腺损伤
D. 膀胱破裂
E. 后尿道损伤

44. 本疾病缺乏特征性临床表现，且随出血程度、血肿范围有较大差异。其最常见的症状是
A. 腹痛
B. 腹胀
C. 腰背痛
D. 肠鸣音减弱或消失
E. 腹肌紧张和反跳痛

45. 患者的治疗处理为
A. 抗休克，同时行剖腹探查
B. 抗休克保守治疗
C. 胃肠减压
D. 血管造影+栓塞治疗
E. 抗休克+生长抑素持续静脉输入

（46~47 题共用题干）

患者，男性，28 岁。2 小时前因背重物突然晕倒急诊。查体：神志清楚，面色苍白。脉搏 130 次/分，脉弱，血压 80/60mmHg，呼吸 30 次/分，腹部膨隆，无明显压痛及反跳痛，移动性浊音明显，肠鸣音存在，左下胸有皮肤瘀斑。自述 1 周前因车祸撞伤过左下胸部，曾卧床休息 2 天。

46. B 超示左膈升高，胃右移。患者可诊断为
A. 延迟性脾破裂
B. 肝破裂
C. 肠系膜血管破裂
D. 腹膜后血肿
E. 肠系膜血管栓塞症

47. 患者应采取的措施为

A. 吸氧、输血，严密观察
B. 抗休克治疗，待血压回升后手术探查
C. 输液、输血，再次 B 超复查
D. 抗休克治疗的同时，迅速剖腹探查
E. 胸部 X 线检查，并请胸外科医师会诊，排除左肋骨折

（48~50 题共用题干）

患者，女性，30 岁。因胃溃疡而行胃大部切除术，术后次日晨起出现腹胀，腹部有压痛。查体：面色苍白，心率 122 次/分，脉搏弱，血压 85/70mmHg，尿量 20ml/h，肠鸣音消失。

48. 患者目前情况可能为

A. 术后肠麻痹
B. 术后胰腺炎
C. 术后肠梗阻
D. 术后疼痛所致
E. 术后腹腔内出血

49. 诊断明确后，应采取的治疗方法是

A. 剖腹探查术
B. 抗炎抑制胰酶治疗
C. 镇静镇痛治疗
D. 持续胃肠减压
E. 继续观察病情变化

50. 为进一步明确诊断，选择的最恰当措施是

A. 血常规检查
B. 腹部 X 线透视
C. 腹部 B 超
D. 诊断性腹腔穿刺
E. 血、尿淀粉酶测定

（51~55 题共用题干）

患者，男性，27 岁。因从约 6 米高处坠落伤及胸腹部，疼痛伴呼吸困难 1 小时入院。查体：呼吸 30 次/分，脉搏 110 次/分，血压 88/40mmHg。神志恍惚，气管偏向左侧，右胸呼吸音较低。腹膨隆，全腹压痛。

51. 考虑患者存在休克及胸部、腹部损伤，必须首先进行

A. 大量补液抗休克
B. 拍摄胸片
C. 胸腔闭式引流术
D. 胸腹部 CT
E. 气管插管

52. 经过上述处理后，胸腔穿刺阳性，应该

A. 术前准备，等待手术
B. 立即行开胸探查术
C. 先行液体复苏后手术
D. 待呼吸、血压稳定后手术
E. 立即气管插管作手术准备

53. 手术中探查发现肝破裂，裂口较大呈星形裂伤，腹腔内较多血性及胆汁样液体，术中患者血压进一步下降，出现呼吸心搏骤停，此时采用的措施为

A. 继续手术　　B. 大量输血

C. 肝切除修补　　D. 创面填塞止血，终止手术

E. 腹腔引流，终止手术

54. 如手术中采用了填塞物止血，术后生命体征逐渐平稳，可在术后几天考虑拔出填塞物

A. 1~2 天　　B. 3~5 天

C. 5~7 天　　D. 7~10 天

E. 10 天以后

55. 拔出填塞物后不可能出现的并发症是

A. 出血　　B. 胆瘘

C. 感染　　D. 肝坏死

E. 腹腔脓肿

（56~58 题共用题干）

患者，男性，22 岁。因车祸致伤来院急诊。查体：神志不清，呕血，口鼻均有泥沙夹血外溢，呼吸困难，左胸严重擦伤，肿胀，心率 120 次/分，血压 90/60mmHg，腹部膨隆，全腹部压痛、反跳痛，四肢尚可活动，左大腿中段肿胀明显。

56. 此时最主要的抢救措施为

A. 输血，抢救休克　　B. 吸氧

C. 请胸外科会诊　　D. 保持呼吸道通畅

E. 左下肢固定

57. 下列诊断不予考虑的是

A. 血气胸　　B. 鼻骨骨折

C. 颅脑损伤　　D. 腹部闭合性损伤

E. 左股骨骨折

58. 最合适的处理是

A. 多科会诊处理　　B. 输血、输氧

C. 影像学检查　　D. 左下肢包扎固定

E. 紧急处理后收入院治疗

## 四 B 型题

（1~4 题共用备选答案）

A. 脾破裂　　B. 肝破裂

C. 胰腺破裂　　D. 十二指肠损伤

E. 结肠损伤

1. 左膈升高、胃受压右移为
2. 腹膜后积气提示为
3. 尿淀粉酶升高为
4. 右侧下位肋骨骨折合并失血性休克为

（5~9题共用备选答案）

A. 单纯修补术　　B. 带蒂肠片修补术

C. 损伤肠管切除吻合术　　D. 十二指肠憩室化

E. 胰十二指肠切除术

5. 十二指肠损伤裂口不大，边缘整齐，良好，无张力者适用的手术治疗方法为
6. 适合十二指肠损伤裂口较大，不能直接缝合者的手术治疗方法为
7. 十二指肠水平部、升部严重损伤，不能缝合修补时适用的手术治疗方法为
8. 适用于十二指肠球部、降部严重损伤或同时伴有胰腺损伤的手术治疗方法为
9. 只宜用于十二指肠降部严重破裂累及胰头，无法修复者的手术治疗方法为

（10~14题共用备选答案）

A. 腹腔穿刺抽出不凝血液　　B. 腹腔穿刺抽出血液很快凝固

C. 腹腔穿刺抽出含食物残渣的液体　　D. 腹腔穿刺抽出脓性有臭味液体

E. 腹腔穿刺抽出血性含淀粉酶增高的液体

10. 肝破裂
11. 结肠损伤
12. 脾破裂
13. 胃损伤
14. 经腹刺入血管

（15~16题共用备选答案）

A. 可伴失血性休克症状　　B. 可有呕血、黑便

C. 可有腹膜后积气　　D. 可出现膈下游离气体

E. 早期症状轻，常只有局限性腹膜炎

15. 胃破裂
16. 脾破裂

（17～19 题共用备选答案）

A. $1\times10^8/L$
B. $2\times10^8/L$
C. $3\times10^8/L$
D. 128 文氏单位
E. $5\times10^8/L$

17. 腹腔灌洗液检查镜检白细胞超过（　　）时提示有肠损伤性穿孔
18. 腹腔灌洗液检查红细胞超过（　　）时则提示有内出血
19. 腹腔灌洗液检查淀粉酶超过（　　）时多提示有胰腺损伤

## 五 X 型题

1. 脾脓肿的临床表现多以（　　）为主要特点
A. 寒战
B. 发热
C. 左上腹或左胸疼痛
D. 消瘦、乏力
E. 左肩部放射性疼痛

2. 腹部闭合性创伤患者，在伤后 20 分钟入急诊室，各项体检未发现内脏损伤体征，再行辅助检查，下列哪些不是剖腹探查指征
A. 血清淀粉酶升高
B. 红细胞数进行性下降
C. 膈下出现游离气体
D. 腹部平片示肠胀气
E. 腹腔穿刺吸出气体

3. 腹膜后十二指肠破裂的主要临床表现有
A. 血性呕吐物
B. 腹部 X 线片示腹膜后有积气
C. 右上腹及右腰部有明显固定压痛
D. 膈下有游离气体
E. 疼痛可向左肩及左睾丸放射

4. 肝、脾和肾较其他腹腔脏器更容易受损的原因包括
A. 血管丰富
B. 组织结构脆弱
C. 解剖位置较深
D. 位置比较固定
E. 为实质性脏器

5. 严重挤压伤可引起
A. 剧烈疼痛
B. 脂肪栓塞
C. 低血钾
D. 急性肾衰竭
E. 骨筋膜室综合征

6. 腹部闭合性损伤的治疗措施中，正确的有
A. 不随便搬动患者，以免加重伤情
B. 防治休克、纠正电解质紊乱
C. 术后营养维持及对症治疗
D. 注射镇痛药，以减轻患者痛苦
E. 应用广谱抗生素，预防可能存在的感染

7. 引起十二指肠损伤的原因是指
A. 创伤
B. 医源性损伤
C. 异物损伤
D. 化学性损伤
E. 放射性损伤
8. 胰腺损伤的主要并发症有
A. 胰腺坏死
B. 假性囊肿
C. 胰腺脓肿
D. 胰瘘
E. 导管堵塞
9. 腹膜后血肿的 X 线片表现正确的是
A. 腰大肌阴影消失
B. 花斑状改变
C. 肾影异常
D. 脊柱或骨盆骨折
E. 双肠壁征
10. 腹部闭合性损伤患者出现下列哪些情况可考虑有内脏损伤
A. 有早期休克征象
B. 肝浊音界消失
C. 持续性剧烈疼痛
D. 有呕血或黑便
E. 以上都不对
11. 腹部损伤的腹腔镜探查指征不包括
A. 有腹膜炎体征
B. 怀疑腹腔内脏损伤，经保守治疗病情不见好转
C. 严重的复合性损伤
D. 生命体征不稳定者
E. 怀疑腹腔内有活动性出血但血流动力学稳定者
12. 腹部闭合性损伤诊断未明确时的处理原则正确的是
A. 禁食
B. 静脉补液
C. 禁用镇痛药
D. 严密观察病情
E. 鼓励患者活动
13. 钝性肝脏损伤或表浅裂伤可试行保守治疗，保守治疗措施有
A. 卧床消息
B. 控制饮食
C. 镇痛
D. 应用抗生素
E. 肝动脉结扎术
14. 脾脏损伤的实验室检查中，特异性诊断项目包括
A. 红细胞计数
B. 血红蛋白计数
C. 白细胞计数
D. 电解质检查
E. 凝血功能检查

15. 胰腺损伤的病死率主要取决于
A. 合并伤的多少
B. 受伤机制
C. 损伤部位
D. 合并伤的程度
E. 出血量的快慢

16. 关于腹部开放性损伤的临床表现，叙述正确的有
A. 腹部有锐器或火器穿入伤史
B. 贯通伤和盲管伤都有入口和出口
C. 可有大网膜或小肠脱出
D. 有腹痛、腹部压痛、腹肌紧张等腹膜刺激征
E. 可从伤口渗出肠道内容物、胆汁、尿液和血液

17. 急性胃扩张首选的治疗方法有
A. 禁食、持续胃肠减压
B. 经常变换体位，利用体位引流
C. 暂时性胃造口术
D. 营养支持
E. 纠治水电解质及酸碱平衡紊乱

18. 关于腹腔穿刺抽出液体提示正确的有
A. 不凝血，提示脾破裂
B. 黄绿色混浊液体提示结核性腹膜炎
C. 含胆汁的不凝血，提示肝破裂
D. 血性稀薄液，淀粉酶明显增高，提示胰腺损伤
E. 黄色、混浊、含胆汁无臭味液体，提示结肠损伤

19. 可以预防和治疗外伤性胰瘘的药物有
A. 生长抑素八肽
B. 生长抑素九肽
C. 生长抑素十二肽
D. 生长抑素十三肽
E. 生长抑素十四肽

20. 胰腺损伤中的医源性损伤主要见于
A. 胃大部切除术
B. 脾切除术
C. 十二指肠憩室手术
D. 胆囊切除术
E. 结肠切除术

## 六 案例分析题

（1~3 题共用题干）

患者，男性，32 岁。被锐器刺伤左上腹 2 小时。伤后立感腹痛，伴恶心、呕吐、心悸。查体：体温 36.9℃，脉搏 120 次/分，呼吸 48 次/分，血压 70/40mmHg。急性失血貌，唇苍白，四肢稍凉，心肺未见异常，左腹部可见刀刺伤伤口，有活动性出血，肌紧张，肠鸣音消失。WBC $1.0\times10^{12}$/L，Hb 50g/L。

1. 患者可初步诊断为

A. 结肠破裂　　B. 脾破裂
C. 小肠破裂　　D. 肝破裂
E. 膈肌破裂

2. 应采取的治疗措施包括
A. 积极补液抗休克治疗　　B. 急诊行剖腹探查手术
C. 应用广谱抗生素　　D. 密切观察患者病情变化
E. 胃肠减压

3. 关于手术治疗原则，叙述不正确的是
A. 吸净积血，找到脾动脉　　B. 急诊行剖腹探查手术
C. 首先找到脾蒂，控制出血　　D. 切除脾脏
E. 开腹后即用大止血钳在积血中盲夹脾蒂

（4~6题共用题干）

患者，女性，39岁。腹部闭合性损伤6小时，因持续性腹痛、腹胀伴恶心、呕吐入院。查体：腹膨隆，呼吸运动受限，全腹部明显压痛、反跳痛、肌紧张，肠鸣音消失。

4. 患者可诊断为
A. 腹腔实质性脏器破裂　　B. 腹腔空腔脏器破裂
C. 腹实质性与空腔脏器同时损伤　　D. 腹壁软组织严重挫伤
E. 肠系膜血管血栓

5. 鉴别实质脏器破裂和空腔脏器穿孔的最好方法是
A. 腹部彩超　　B. 腹部CT
C. 腹腔诊断性穿刺　　D. 腹部钡餐造影
E. 腹部X线透视

6. 下列治疗方法中，合适的有
A. 马上手术　　B. 密切观察生命体征
C. 腹腔穿刺后明确诊断　　D. 禁食，胃肠减压
E. 根据情况选择保守治疗或手术

# 参考答案与解析

## 一、A1型题

1. E【解析】肝脏被膜挫裂不会引起肝内或腹腔脓肿。肝被膜下裂伤多有被膜下血肿，受伤不重时临床表现不典型，仅有肝区或右上腹胀痛、压痛，肝区叩击痛，有时可扪及触痛

的肝脏，血肿不破裂一般无失血性休克和明显的腹膜刺激征。若继发感染则形成脓肿。

2. E【解析】腹部开放性损伤分类如下。①穿透伤：有腹膜破损者，多伴有内脏损伤。②非穿透伤：无腹膜破损者，偶伴有内脏损伤。③贯通伤：投射物有入口、出口者。④盲管伤：投射物有入口，无出口者。

3. A【解析】引起直肠周围感染可能性最大的为直肠下段损伤。下段直肠肛管破裂将引起严重的直肠周围感染，而不表现为腹膜炎。

4. E【解析】一般单纯腹壁损伤的症状和体征较轻，可表现为受伤部位疼痛，局限性腹壁肿胀、压痛，或有时可见皮下瘀斑，它们的程度和范围并不随时间的推移而加重或扩大。

5. B【解析】空腔脏器破裂的手术原则首先是控制污染，远端肠道的细菌较近端肠道的细菌数量多，故修补应按从远端到近端的顺序进行。若腹部闭合性损伤造成胃、空肠、回肠穿孔，手术修补顺序为回肠、空肠、胃。

6. B【解析】胃肠道、胆道、膀胱等腹部空腔脏器破裂，其内容物如胃酸、胆汁、胰液等外溢，导致弥漫性腹膜炎，除恶心、呕吐，便血、呕血等胃肠道症状及稍后出现的全身性感染表现外，最为突出的临床表现是腹膜刺激征。

7. A【解析】腹部开放性损伤中，穿透性伤剖腹探查的切口多采用正中切口。

8. B【解析】肝外胆管损伤引起的症状主要为胆汁外漏至腹腔引起的发热、右上腹持续性绞痛，随时间推移，疼痛程度、范围逐渐扩展，甚至达全腹。如果胆道部分断裂、完全断裂或误扎时，表现为梗阻性黄疸。查体可触及右上腹或全腹压痛、反跳痛及肌紧张等明显腹膜炎体征。

9. B【解析】腹部开放性损伤的临床表现：①腹部有锐器或火器穿入伤史。②腹壁有开放性伤口，如贯通伤有入口和出口，盲管伤只有入口。③有内脏损伤时，除腹痛、腹部压痛、腹肌紧张等腹膜刺激征外，可从伤口渗出肠道内容物、胆汁、尿液和血液，可有大网膜或小肠脱出。④损伤严重或有腹腔内出血者常合并休克症状。

10. D【解析】怀疑有脾破裂时，最简单可靠的诊断方法是腹腔穿刺。腹腔穿刺抽出不凝固血，提示为实质性脏器破裂，根据受伤史可做出脾破裂诊断。脾被膜下破裂可无内出血征象而不易被发现。

11. C【解析】脾破裂主要表现为腹腔内出血，血液对腹膜刺激较轻，血液对腹膜的刺激会导致出现腹痛，始于左上腹，慢慢波及全腹，仍以左上腹明显，因此不会出现明显的腹膜炎症状。

12. D【解析】腹部损伤的致伤程度决定于暴力强度、速度、硬度、着力部位、作用力、受伤脏器、受损程度等，与对创伤的耐受性无关。

13. E【解析】腹腔穿刺对于诊断腹腔内有无脏器损伤和哪一类脏器损伤有很大帮助。区别空腔脏器破裂与实质性脏器破裂最重要的依据是腹腔穿刺液体性状。抽出不凝固的血液考虑是实质性脏器受伤，因腹膜的脱纤维作用导致不凝固，抽出凝固的血液则是空腔脏器受伤。

14. E【解析】腹部闭合性损伤术后需要进行抗生素治疗，须定期检查血常规、尿常规，直到体温、血象恢复正常后2~3天为止。

15. E【解析】参见A1型题第13题解析。

16. E【解析】钝性肝脏损伤或表浅裂伤试行保守治疗的指征：①血流动力学稳定。②腹部体征轻。③神志清楚。④CT示创伤小。⑤不伴有其他脏器损伤。⑥输红细胞少于2个单位。⑦CT示创伤随时间延长而改善或不加重。

17. B【解析】十二指肠损伤的临床表现：①十二指肠损伤最典型的表现是腹膜后血肿、胆汁染色和捻发音。十二指肠损伤如发生在腹腔内部分，破裂后可有胰液和胆汁流入腹腔而早期引起腹膜炎。②闭合伤所致的腹膜后十二指肠破裂的早期症状多不明显，可仅有右上腹或腰部持续性疼痛且进行性加重，可向右肩及右睾丸放射；右上腹及右腰部有明显固定压痛，腹部体征相对轻微而全身情况不断恶化；有时可有血性呕吐物；直肠指检有时可在骶前扪及捻发音，提示气体已达盆腔腹膜后间隙。

18. D【解析】腹部开放性损伤的辅助检查有白细胞计数、腹腔穿刺和腹腔灌洗、腹部B超和腹部X线检查。腹部X线检查可判断腹部开放性损伤有无膈下游离气体，可协助确诊有无合并空腔脏器损伤。腹腔穿刺和腹腔灌洗有助于除外腹内脏器损伤。腹部B超用于除外腹内脏器破裂和腹腔游离液体。

19. C【解析】除少数裂口小、腹腔污染轻、全身情况良好的患者可以考虑一期修补或一期切除吻合（限于右半结肠）外，大部分患者均需先采用肠造口术或肠外置术处理，待3~4周后患者情况好转时，再行关闭瘘口。

20. C【解析】结肠内容物液体成分少而细菌含量多，故结肠损伤时腹膜炎出现得较晚，但较严重。

21. C【解析】X线检查是胃损伤有重要意义的检查。因游离气体的出现，腹部平片表现为膈下新月形阴影、穹隆征、镰状韧带征和“双肠壁征”。

22. A【解析】胃损伤的临床表现有上腹部疼痛，休克症状，恶心、呕吐，腹膜炎表现及合并症状。其中，休克症状出现较早，并在80%的严重病例中成为主要症状。

23. E【解析】腹部闭合性损伤的诊断要防漏诊和误诊。首先需要明确有无内脏损伤（空腔脏器、实质脏器）；其次要明确是否存在多发损伤，如腹部多个脏器损伤、一个脏器多处损伤，以及是否合并腹部外器官损伤，如合并颅脑损伤、胸部损伤、骨折等。为避免误诊和漏诊需要详细询问病史，重视全身情况观察，全面而有重点的体格检查，必要的辅助检查。

24. E【解析】腹部闭合性损伤中：①实质性脏器破裂主要表现是内出血，包括面色苍白、脉率加快，严重时脉搏微弱，血压不稳，甚至休克。腹痛呈持续性，体征最明显处一般即是损伤所在，可能有压痛，但是腹膜刺激征不明显。②空腔脏器破裂有恶心、呕吐、便血、呕血等胃肠道症状，有时可有气腹征，稍后出现全身感染的表现。查体，压痛、反跳痛、肌紧张等腹膜刺激体征明显，肝浊音界缩小或消失。

25. B【解析】CT 示创伤随时间延长而改善或不加重的肝脏损伤可行保守治疗。裂口不深、出血不多、创缘比较整齐的病例，在清创后可将裂口直接予以缝合。如果裂口内有不易控制的动脉性出血，可考虑行肝动脉结扎。纱布块填塞法对于裂口较深或肝组织已有大块缺损而止血不满意、又无条件进行较大手术的患者，仍有一定应用价值。

26. D【解析】脾损伤后一般腹痛和腹膜刺激征并不严重，但肝破裂导致肝内胆管损伤、胆囊或胰腺损伤，腹膜刺激征和腹痛则较严重。

27. A【解析】开腹后发现肝破裂并有凶猛出血时，可用纱布压迫创面暂时止血，同时用手指或橡皮管阻断肝十二指肠韧带控制出血，以利探查和处理。常温下每次阻断的时间不宜超过 30 分钟。肝硬化等病理情况时，肝血流阻断时间每次应少于 15 分钟。若需控制更长时间，应分次进行。

28. D【解析】判断胃肠道破裂最有价值的发现是有气腹。气腹可明确提示胃肠道破裂穿孔。

29. D【解析】脾脏损伤的表现：患者弯腰曲背、神志淡漠、血压下降、脉搏增快，如腹腔出血量较多，可表现为腹胀，同时有腹部压痛、反跳痛和腹肌紧张，并以左上腹为著。叩诊时腹部有移动性浊音，听诊肠鸣音减弱。直肠指诊时 Douglas 窝饱满。有时可因血液刺激左侧膈肌而有左肩牵涉痛，深呼吸时牵涉痛加重，此即 Kehr 征。

30. B【解析】诊断腹部损伤的关键首先是要明确有无腹内脏器损伤。腹腔穿刺和腹腔灌洗有助于鉴别是否合并腹内脏器损伤。腹部 B 超可探查血肿大小、范围、位置及是否有腹内脏器损伤。

31. B【解析】纱布块填塞法对于裂口较深或肝组织已有大块缺损而止血不满意、又无条件进行较大手术的患者，仍有一定应用价值。非不得已，应避免采用。纱条尾端自腹壁切口引出。术后 3~5 天起，每天抽出纱条一段，7~10 天取完。此法有并发感染及再出血的可能。

32. C【解析】参见 A1 型题第 23 题解析。

33. E【解析】失血性休克力争收缩压回升至 90mmHg 以上进行手术，但若在积极抗休克治疗下，仍未能纠正，提示腹内有进行性大出血，则应在抗休克同时手术探查、剖腹止血。

34. B【解析】脾脏损伤的诊断性腹腔穿刺和腹腔灌洗属侵入性检查，阳性率 90%以上，且对于诊断腹腔内有无脏器损伤和哪一类脏器损伤有很大帮助。如抽出液体为新鲜不凝血或血性液体，证明腹腔内脏器出血，若抽出液体混浊则是胃肠破裂的特征。

35. D【解析】胆总管完全断裂患者以“T”管为支架，行胆管两断端无张力吻合术。“T”管于吻合口下方 1~2cm 处，另开口放置，留置 9~12 个月。

36. A【解析】肝脏损伤的术后并发症有感染、胆瘘、出血和胆道出血。其中，感染最为常见，约占并发症的 50%。

37. B【解析】医源性胆管损伤可为胆管横断性损伤或部分损伤。医源性胆管损伤多可在术中发现，少数于术后出现胆汁漏或阻塞性黄疸时才被发现。如为损伤性胆管狭窄，术后早期可无临床表现。胆管被横断结扎后，不仅合并胆管感染症状，还可以合并其他症状。所以选项 B 错误。

38. E【解析】肠切除术适应证：肠壁破裂口的缺损大、创面不整齐、污染严重以及缝合后可能发生肠腔狭窄的纵行裂伤；在有限的小段肠管区域内有多处不规则穿孔；肠管有严重挫伤或出血；肠管系膜缘有大量血肿；肠壁内有大血肿；肠壁与系膜间有 3cm 以上的大段撕脱；系膜严重挫伤横行撕脱或撕裂导致肠壁血运障碍；肠管受到严重挤压伤，无法确认回纳入腹腔后的肠管是否不发生继发的肠坏死。

39. C【解析】小肠与肠系膜损伤的手术探查指征：①有腹膜炎体征，或开始不明显但随着时间的进展腹膜炎症加重，肠鸣音逐渐减弱或消失。②腹腔穿刺或腹腔灌洗液检查阳性。③腹部 X 线平片发现有气腹者。④来院时已较晚，有典型受伤史呈现腹胀、休克者，应积极准备创造条件进行手术探查。

40. E【解析】十二指肠球部为腹膜内位器官，故损伤时将导致明显腹膜炎；而其他段十二指肠为间位或腹膜外位器官，故损伤时腹膜炎可不明显。

41. A【解析】脾破裂时可出现的 X 线片征象：胃大弯有受压现象，胃向右前方移位，左膈升高，结肠脾曲下移，胃与横结肠间距离增宽。脾破裂时一般不会引起肠梗阻，故 X 线检查一般不会出现气液平面。

42. D【解析】肝破裂大出血应紧急手术，同时要抗休克。肝破裂手术原则上彻底清创、止血，消除胆汁溢液和建立通畅的引流。

43. D【解析】腹部开放性损伤是由锐性外力致使腹壁裂开或穿通，腹腔与外界相通，并伴有内脏损伤。所以，挫伤不属于开放性损伤。

44. D【解析】腹部闭合性损伤的患者，必要时需手术探查明确诊断，如果诊断未能明确，在观察期间如出现下列情况者，应及时手术探查：①腹痛或腹膜刺激征进行性加重或范围扩大。②肠鸣音减弱或消失。③全身情况恶化，红细胞计数进行性减少，血压不稳定或下降。④膈下出现游离气体，腹腔穿刺吸出气体。

45. C【解析】严重肝脏损伤是腹部损伤时常见的急腹症，其伤情重，病情凶险，死亡率高。早期诊断和及时手术处理是抢救肝脏损伤成败的关键。手术处理的关键是彻底清创和止血。

46. A【解析】小肠损伤的临床表现以腹膜炎为主，肠系膜裂伤（如系膜血管断裂）的临床表现以内出血为主。小肠横断合并附近系膜血管断裂者，多伴有休克。

47. E【解析】腹腔内脏器损伤诊断明确或有探查指征，应尽快剖腹探查。探查采用经腹直肌切口，充分暴露，探查次序一般为肝、脾、胃、十二指肠球部、空肠、回肠、结肠、直肠及系膜、盆腔器官、胃后壁、胰腺及十二指肠降部、水平部和升部。一般先处理实质性脏器，再处理空腔脏器。

48. C【解析】脾脏损伤非手术治疗的适应证：①单纯性脾破裂。②伤后血流动力学稳定，输血量不多于2~4个单位。③非开放性损伤。④患者年龄小于50岁。⑤临床症状逐渐好转。

49. E【解析】肝外胆管损伤的实验室检查可见白细胞计数明显增多，血清胆红素含量增多，尿胆红素阳性和血清酶学升高。

50. C【解析】参见A1型题第47题解析。

51. B【解析】真性肝裂伤时，轻微者出血量少并可自行停止，腹部体征也较轻。严重者，大量出血而致休克，患者有面色苍白、四肢冰冷、脉搏细速、血压下降等休克表现。如合并胆管受累，则胆汁和血液刺激腹膜，引起腹痛、腹肌紧张、压痛和反跳痛等腹膜刺激表现。有时胆汁刺激膈肌可出现呃逆和肩部牵涉痛。

52. A【解析】腹腔炎症刺激膈肌，通过膈神经的反射，引起肩部牵涉性痛。

53. C【解析】腹部损伤可分为开放性损伤和闭合性损伤。闭合性损伤可能仅限于腹壁，也可同时兼有内脏损伤，脾脏是腹部内脏中最易受损的器官，在腹部闭合性损伤中，脾破裂占20%~40%，肝破裂在各种腹部损伤中占15%~20%，胰腺破裂在各种腹部损伤中占1%~2%。

54. B【解析】在腹部闭合性损伤患者观察期间，尽量不随意搬动伤者或轻柔搬动，以免病情加重。在患者未确诊前，不建议注射镇痛药，以免掩盖病情。应禁食、禁用泻药、禁灌肠。术前必须给予补液，必要时输血，防治休克及水电解质、酸碱平衡紊乱，以提高手术耐受性。术前、术中和术后均需应用抗生素，特别是腹腔脏器破裂腹腔炎时，更需联合应用。术后应营养维持及对症治疗。术后禁食、胃肠减压期间，需经静脉输入液体、电解质、葡萄糖、维生素等。

55. E【解析】肝损伤累及肝静脉主干或肝后段下腔静脉破裂时，出血多较汹涌，且有并发空气栓塞的可能，死亡率高达80%，处理十分困难。

56. C【解析】腹膜后血肿有外伤史，如高处坠落、挤压、车祸史等。血肿巨大或伴有渗入腹腔者可有腹肌紧张、反跳痛、肠鸣音减弱或消失。进行性腹胀和休克提示本诊断。主要临床表现：①腹膜后出血，多在探查手术中发现。②轻微腹痛，腰背痛，腹胀，肠鸣音减少及肠麻痹表现。③晚期出现侧腹膜和腰部瘀斑有诊断意义。④血肿进入盆腔时，直肠指诊可摸到柔软有波动感的触痛性包块。

57. A【解析】参见A1型题第47题解析。

58. C【解析】腹部X线检查可见膈下游离气体，腰大肌阴影模糊，十二指肠腔外、右肾前旁间间隙游离气体和/或液体积聚，右肾周阴影模糊，十二指肠扩张。但早期X线平片多难以发现其典型的 X 线表现。十二指肠破裂时，腹部平片上可见到腹膜后、右肾及腰大肌周围积气。

59. A【解析】肝动脉结扎术止血时，结扎肝总动脉最安全，但止血效果有时不满意。结扎左肝或右肝动脉效果肯定，但手术后肝功能可能波动。结扎肝固有动脉有一定危险，故应慎用。

60. C【解析】小肠损伤与结肠损伤的不同点是小肠损伤早期出现腹膜炎症状。小肠破裂后可在早期即产生明显的腹膜炎。结肠肠壁较薄，血液循环较差，又易积气，组织愈合能力差；肠腔内粪便含大量细菌，污染严重，感染率高，主要表现为细菌性腹膜炎，且出现较晚。

61. D【解析】单纯骨盆骨折所致的腹膜后血肿，出血一般可自行停止，手术探查多无必要。所以非手术治疗是最为恰当的处理方法。

62. A【解析】超声检查是脾脏损伤首选的辅助检查方法，具有无创、经济、快捷等优点，能显示破碎的脾脏，较大的脾包膜下血肿及腹腔内积血。助于观察脾脏损伤的程度、分型等，可以帮助动态观察病情的发展。其他检查还有 X 线检查、CT 检查、选择性腹腔动脉造影、腹腔镜检查和诊断性剖腹探查术。

63. D【解析】肝脏闭合性损伤为钝性暴力造成，多见于工伤或交通事故。高空坠落时反冲力的间接作用也会损伤肝脏，损伤特点是暴力直接作用的体表并无伤口。

64. C【解析】多发伤和复合伤的区别在于两者的病因不同。

65. B【解析】对于有大块肝组织破损，特别是粉碎性肝破裂，或肝组织挫伤严重的患者应施行肝切除术。但不宜采用创伤大的规则性肝叶切除术，而是在充分考虑肝脏解剖特点的基础上做清创式肝切除术。

**二、A2 型题**

1. E【解析】根据患者目前的临床表现，如腹部高度膨隆，腹膜刺激征（+），膀胱测压为 31mmHg，且腹腔引流量 3500ml，可知患者目前为弥漫性腹膜炎伴有腹腔压力过高。患者目前最紧迫的处理措施是立即胃肠减压。胃肠减压还可用于急性胃扩张、胃出血，急性弥漫性腹膜炎及腹部大、中型手术，尤其是作消化道吻合术者，可减轻胃肠道的张力，防止胃过度膨胀，减轻吻合口张力，促进吻合口愈合。

2. B【解析】胃肠道、胆囊、膀胱等空腔脏器破裂后，腹膜受化学性胃肠液、胆汁、尿液的强烈刺激发生化学性腹膜炎，随后发生细菌性腹膜炎。除消化道症状及之后出现的全身性感染症状外，腹膜刺激征最为突出。

3. E【解析】根据病史及检查考虑患者为延迟性脾破裂，因此腹腔穿刺可抽出不凝血即可诊断。

4. E【解析】结肠壁薄，血液供应差、含菌量多，所以结肠破裂不能简单地进行修补，对于少数裂口小、腹腔污染轻、全身状况良好的患者可以一期修补；如果污染较严重，可以造口，待二期修复。所以，正确的手术方式是横结肠单腔造瘘，远端关闭，穿孔修补，冲洗腹腔，腹腔引流术。

5. A【解析】右侧躯干受暴力打击，右上腹痛向右胸及右肩放射，有右下胸肋骨骨折、右侧膈肌抬高等，都应高度怀疑肝脏损伤。

6. B【解析】延迟性脾破裂表现为脾脏被膜下破裂形成的血肿和少数脾真性破裂后被网膜等周围组织包裹而形成局限性血肿，可在36~48小时冲破被膜和凝血块而出现典型的出血和腹膜刺激症状。再次破裂一般发生在2周内，少数病例可延迟至数月以后发生。

7. B【解析】根据患者症状和体征，最可能诊断为脾破裂。脾破裂的临床表现主要取决于脾破裂的性质及程度、出血量与出血速度以及合并伤的类型。脾破裂始为左上腹疼痛，慢慢涉及全腹，但仍以左上腹最为明显。出血量少而慢者症状轻微，除左上腹轻度疼痛外无其他明显表现，随时间推移，出血量增多，出现休克前期表现，继而发生休克。患者可出现烦躁、口渴、心悸、乏力等症状。查体时可发现患者神志淡漠、血压下降、脉搏增快，如腹腔出血量较多，可表现为腹胀，同时有腹部压痛、反跳痛和腹肌紧张，并以左上腹为著。叩诊时腹部有移动性浊音，听诊肠鸣音减弱。

8. B【解析】根据患者目前情况，可初步诊断为单纯性腹壁损伤。参见A1型题第4题解析。

9. E【解析】该患者体温升高，应在肠鸣音减弱或消失，积极控制感染后再行剖腹探查。

10. E【解析】在患者未确诊前，不建议注射镇痛药，以免掩盖病情。

11. E【解析】凡上腹部创伤，都应考虑到胰腺损伤的可能。胰腺损伤常因上腹部遭受强力挤压，以致将胰腺挤压于脊柱上，造成不同程度的损伤。十二指肠损伤如发生在腹腔内部分，破裂后可有胰液和胆汁流入腹腔而早期引起腹膜炎。所以题中损伤可能性最大的腹内脏器是十二指肠及胰腺。

12. D【解析】小儿脾损伤，应尽量保留脾脏，对患儿的免疫功能有利。病例中脾下极裂伤，可行脾破裂缝合修补术。

13. C【解析】患者发生休克的最可能原因是脾破裂。参见A2型题第7题解析。

14. D【解析】该患者存在休克体征，应在积极抗休克的同时行剖腹探查明确诊断。

15. E【解析】根据患者情况，诊断首先应考虑为肝破裂。肝表浅裂伤时仅有上腹部疼痛，中间型裂伤或贯通伤时，可有不同程度休克、剧烈腹痛、腹肌紧张、压痛和反跳痛，严重肝挫裂伤或大血管破裂者可在短期内出现不可逆转的休克、意识不清、腹部膨隆、呼吸困难等，肝包膜下或深部血肿时，主要表现为肝区疼痛、肝大、右上腹肿块、贫血等。

16. E【解析】腹部开放性损伤者首先处理穿透伤，如穿透伤内脏脱出（大网膜、小肠）者应先处理。用清洁纱布或碗覆盖保护脱出的肠管，妥善包扎后送医院。

17. D【解析】患者可诊断为脾脏损伤。脾脏损伤表现为低血压和失血性休克。随着失血量的增加，患者会出现烦躁、口渴、心悸、呼吸急促、皮肤苍白、四肢冰冷等失血性休克症状。可以采取的处理措施如下：快速补血，抗休克；急诊剖腹探查；腹部穿刺检查；禁饮食。

18. B【解析】患者应考虑为脾破裂。脾破裂的表现参见 A2 型题第 7 题解析。

19. D【解析】十二指肠损伤的腹部 X 线平片可见右膈下或右肾周围空气积聚、腰大肌轮廓模糊、脊柱侧凸，有时可见腹膜后呈花斑状改变并逐渐扩展，口服造影剂后拍片，如见造影剂外渗可确诊。

20. E【解析】一般先处理实质性脏器、再处理空腔脏器，所以应先处理胃破裂和肝破裂。而肝脏破裂出血短期内会导致休克，应优先紧急处理。

21. E【解析】该患者腹部损伤，并发急性腹膜炎，且有休克体征，其处理程序：建立静脉输液通道，禁食，胃肠减压；血常规、尿常规，淀粉酶检查；拍摄腹部 X 线平片、腹部 B 超或 CT；做好剖腹探查准备。

**三、A3/A4 型题**

1. A【解析】患者可初步诊断为结肠破裂。结肠破裂有腹部外伤病史，一般都有腹痛、腹胀等症状，常伴有恶心、呕吐，腹式呼吸减弱或消失。结肠破裂最突出的体征是全腹部压痛、反跳痛与肌紧张，以病变部位最明显，移动性浊音可阳性，肠鸣音消失。腹腔穿刺或腹腔灌洗术可抽出粪便或粪臭性液体即可确诊。

2. D【解析】凡疑有结肠损伤或已确诊者，急诊行剖腹探查手术。决定行剖腹探查手术后，应尽快经静脉给予广谱抗生素。结肠内存在大量细菌，外伤破裂后极易引起严重的感染，病死率高，除需加强支持疗法，积极补液抗休克治疗，纠正水、电解质平衡失调外，还需加强抗感染治疗。

3. D【解析】各种外力作用所致的小肠穿孔称为小肠破裂。其临床表现如下：腹痛、腹胀、发热；腹肌紧张，全腹压痛、反跳痛，移动性浊音（+），肠鸣音减弱或消失：严重者可伴有休克。在原发症状体征为主的情况下出现轻度兴奋征象，如意识尚清，但烦躁、焦虑，精神紧张，面色、皮肤苍白，口唇、甲床轻度发绀，心率加快，呼吸频率加快，出冷汗，脉搏细速，血压可骤降，也可略降，甚至正常或稍高，脉压缩小，尿量减少。

4. E【解析】立位或侧卧位进行腹部 X 线透视或摄片出现膈下游离气体或侧腹部游离气体，是诊断小肠闭合性损伤合并穿孔的最有力依据。

5. E【解析】①胰腺损伤后，血清淀粉酶大多升高（约占 90%），但损伤与升高的时间成正比。②腹腔灌洗或腹腔穿刺：此法的诊断价值大，阳性率几乎可达 100%（腹腔积血抽出液淀粉酶升高）。

6. C【解析】腹部 CT 检查是当前公认的最有价值的诊断胰腺外伤的无创性检查，可准确判断有无胰腺裂伤、胰腺血肿、胰腺周围积液、胰腺及周围组织水肿等。

7. A【解析】胰腺位于上腹部腹膜后，部位较深，因而受伤机会较少。胰腺损伤常因上腹部遭受强力挤压暴力，以致将胰腺挤压于脊柱上，造成不同程度的损伤。暴力偏向脊柱右侧时，多伤及胰头及邻近的十二指肠、肝外胆管和肝脏；暴力正对脊柱时，多造成胰体或胰体和十二指肠裂伤或断裂；暴力偏向左侧时，可引起胰尾和脾破裂。所以该患者最可能合并损伤的脏器是十二指肠。

8. E【解析】胰腺损伤术后应进行充分有效的腹腔引流和胰管引流。烟卷引流可在数日后拔除。胰管引流应维持 10 天以上。腹腔引流液应做淀粉酶测定，以判断治疗是否有效。

9. E【解析】为减少胰液分泌，应在术后应用抑制胰腺及整个消化道分泌的药物，如抑肽酶、5-FU、奥曲肽注射液。

10. E【解析】诊断性腹腔穿刺是诊断脾破裂最有价值的诊断方法，简单易行、安全、阳性率高。

11~12 B、E【解析】参见 A1 型题第 13 题解析。

13. C【解析】脾破裂最佳的治疗方法是急症手术治疗。

14. C【解析】脾破裂合并失血性休克的处理原则是积极治疗休克同时急症手术。

15. C【解析】闭合伤所致的腹膜后十二指肠破裂的临床表现参见 A1 型题第 17 题第②点解析。腹部 X 线检查可判断有无膈下游离气体，可协助确诊有无合并空腔脏器损伤。患者膈下未见游离气体可诊断为空腔脏器损伤。十二指肠损伤的 X 线检查可见腹膜后积气。所以患者最可能的诊断为十二指肠损伤。

16. A【解析】十二指肠损伤绝大部分由创伤引起，也有少见的医源性损伤、异物损伤、化学性损伤和放射性损伤。由于十二指肠位置较深且有肋弓保护，多为上腹穿透伤所致。闭合性损伤，或由暴力直接作用，或由于暴力引起幽门与 Treitz 韧带间十二指肠闭袢内压力剧增而发生胀裂。

17. E【解析】十二指肠分为 4 部，即球部、降部、水平部和升部。十二指肠损伤多见于降部和水平部，占 3/4 以上。

18. A【解析】十二指肠缝合处裂开和十二指肠瘘形成是十二指肠损伤的严重并发症，约发生于 6.6%的患者中，其他并发症还有腹腔内脓肿、胰腺炎、十二指肠梗阻、胆瘘等。

19. C【解析】抽出不凝固的血液考虑是实质性脏器受伤。脾破裂最初表现为左上腹疼痛，慢慢涉及全腹，但仍以左上腹最为明显。

20. C【解析】参见 A1 型题第 62 题解析。

21. E【解析】对于一些包膜下或者浅层脾破裂的患者，如果出血量不多、生命体征稳定，并且没有合并伤，可在严密的动态观察下行保守治疗。经过止血、补液治疗，15%~18%的患者可以通过保守治疗治愈。

22. A【解析】根据腹部 X 线平片表现及临床表现可判断为十二指肠损伤。X 线平片表现参见 A2 型题第 19 题解析。直肠指检有时可在骶前扪及捻发音，提示气体已达盆腔腹膜后间隙。

23. A【解析】若患者生命体征平稳，优先选择 CT 检查。CT 检查可显示腹膜后及右肾前间隙有气泡等表现。

24. A【解析】十二指肠损伤较多见于降部、水平部，而二者位于腹膜后，损伤后早期症状体征多不明显，容易延误诊断。所以绝大多数十二指肠损伤剖腹探查时才明确诊断。患者明确诊断为十二指肠降部、水平部破裂，合理处理为急诊手术探查。

25~27 B、B、B【解析】腹腔穿刺抽出不凝血对确诊最有价值。根据病史、体格检查及腹腔穿刺抽出不凝血，拟诊为肝破裂。因为腹腔穿刺抽出液体为新鲜不凝血证明腹腔内脏器出血，系实质性脏器受伤。右侧躯干受暴力打击应高度怀疑肝脏损伤。首先应采取的措施是剖腹探查。

28. E【解析】该患者是胸腹复合伤，根据题干本患者首先考虑诊断为脾破裂，左多发性肋骨骨折，左胸膜腔积血。腹部闭合性损伤中，脾是最容易受损的实质性器官。主要表现是内出血。包括面色苍白、脉率加快，严重时脉搏微弱，血压不稳，甚至休克。左下胸可见皮肤瘀斑，胸廓挤压征（+），左肺呼吸音减弱，移动性浊音（+），腹膜炎体征不明显，可考虑为左多发性肋骨骨折，左胸膜腔积血。

29~30 A、D【解析】为了明确腹腔中是否有积血或持续性出血，首选的检查方法为腹腔穿刺，治疗应该在抗休克的同时行剖腹探查，了解腹腔脏器尤其是脾脏的损伤情况，这种复合伤的处理应该首先处理危及生命的损伤部位。

31. C【解析】对于脾包膜裂伤或线性实质损伤，可试行脾修补术。而对于脾脏严重破裂或脾蒂断裂者则需行脾切除术。

32. B【解析】患者可能诊断为脾破裂。脾破裂的表现参见 A2 型题第 7 题解析。

33. C【解析】诊断性腹腔穿刺是最有价值的诊断方法，简单易行、安全、阳性率高，对于诊断腹腔内有无脏器损伤和哪一类脏器损伤有很大帮助。

34. E【解析】选择性腹腔动脉造影也是一种侵入性检查，虽然操作较复杂，有一定危险性，但是诊断脾破裂的准确性高，能显示脾脏受损动脉和实质部位，目前仅用于伤情稳定而其他方法未能明确诊断的闭合性损伤。

35. B【解析】患者最可能损伤的脏器为肝脏。参见 A2 型题第 5 题解析。

36. E【解析】诊断性腹腔穿刺抽出不凝血对肝脏损伤的确诊最有价值。

37. B【解析】题中考虑患者为肝脏损伤，肝脏内含有胆汁，胆汁刺激腹膜可引起腹膜炎。血液对腹膜的刺激性不大。因胰腺不在右面，故胰液刺激错误。

38. A【解析】胰腺损伤的主要临床表现是内出血及胰液性腹膜炎，尤在严重胰腺损伤或主胰管破裂时，可出现上腹剧烈疼痛，放射至肩背部，伴恶心、呕吐和腹胀，肠鸣音减弱或消失，且因内出血和体液大量丢失而出现休克，脐周皮肤变色征。胰腺损伤在损伤早期，症状和体征常不典型，加上并发症的掩盖而不易明确诊断。所以选项 B、C、D、E 正确。血清及腹腔灌洗液淀粉酶测定是腹部创伤时的常用检查项目，胰腺创伤及创伤性胰腺炎时，其测定值升高。但血清及腹腔灌洗液淀粉酶升高并非胰腺损伤所特有，上消化道穿孔时也可有类似表现，其升高幅度也与胰腺伤情不成比例，且约 30%胰腺损伤无淀粉酶升高。所以选项 A 错误。

39. E【解析】怀疑胰腺损伤时，血清淀粉酶和腹腔穿刺液的淀粉酶升高，有一定诊断参考价值，B 超和 CT 检查可显示胰腺损伤及周围积血、积液情况，而血细胞比容无特异性，对诊断意义不大。

40. B【解析】胰腺损伤易合并胆道损伤。患者若行剖腹探查术，术中最有可能发现合并损伤的脏器为胆总管。

41. D【解析】胰腺损伤如果处理不当，最可能的远期并发症是胰腺假性囊肿。胰腺假性囊肿发生率为 20%，大多由于手术中未发现胰管损伤或胰液积聚于裂伤的胰腺实质中，而未得到充分引流所致。

42. E【解析】对创伤需要确定其部位、性质、程度、全身性改变以及并发症，方能实行正确的治疗，因而了解致伤因素、作用部位以及伤者的全身情况和年龄是十分重要的。受伤者的性别对本病的治疗及预后无影响。

43. B【解析】患者最可能诊断为腹膜后血肿。参见 A1 型题第 56 题解析。

44. A【解析】腹膜后血肿缺乏特征性临床表现，且随出血程度、血肿范围有较大差异。腹痛为最常见的症状，部分患者有腹胀和腰背痛，合并失血性休克者占 1/3。

45. A【解析】患者处于休克状态，且直肠指检骶前有波动感，所以治疗处理为抗休克，同时行剖腹探查。

46. A【解析】年轻男性患者，1 周前有左下胸撞击史。2 小时前背重物突然晕倒，查体见脉率快，血压降低，面色苍白，腹膨隆，无明显腹膜刺激征，移动性浊音明显，左下胸皮肤瘀斑，左膈升高，胃受压右移，诊断考虑为延迟性脾破裂。1 周前左下胸外伤史导致脾被膜下血肿形成，2 小时前背重物导致血肿破裂，大量血液进入腹腔，血液为温和的腹膜刺激物，导致轻度的腹膜刺激征，并出现移动性浊音阳性，因循环血量减少，导致脉搏加快及低血压。

47. A【解析】延迟性脾破裂一般发生在伤后 2 周以内。所以非手术治疗期间应严格卧床休息 2 周以上，避免咳嗽、大便用力等增加腹压因素，避免剧烈活动 6~8 周，避免肢体接触性体育运动至少 6 个月或直到 CT 显示陈旧病灶被完全吸收。所以患者应采取的措施为吸氧、输血，严密观察。

48~49 E、A【解析】患者目前情况可能为术后腹腔内出血。根据查体，面色苍白，心率 122 次/分，脉搏弱，血压 85/70mmHg，腹部有压痛，考虑为失血性休克。腹腔穿刺抽出血性液体可明确诊断。诊断明确后，应尽早剖腹探查，彻底止血。

50. D【解析】为进一步明确诊断，选择的最恰当措施是诊断性腹腔穿刺。腹腔穿刺可见胃肠内容物样液体。

51. C【解析】考虑患者存在休克及胸部、腹部损伤，必须首先进行胸腔闭式引流术。

胸腔闭式引流术，又称“胸廓造口术、胸腔管手术”，是一种较为简单的外科手术。适用范围：各种类型的气胸；经胸穿抽气肺不能复张者；血胸（中等量以上）；脓胸或支气管胸膜瘘；乳糜胸；开胸手术后。

52. B【解析】该患者已有休克，且胸腔穿刺阳性，不能排除血气胸，应立即开胸探查明确病因并治疗。

53. D【解析】手术中探查发现肝破裂，裂口较大呈星形裂伤，腹腔内较多血性及胆汁样液体，术中患者血压进一步下降，说明出血并未停止，且出现呼吸心搏骤停，此时采用的措施为创面填塞止血，终止手术。

54. B【解析】填塞物压迫止血在生命体征稳定后3~5天即可拔出。

55. D【解析】拔出填塞物后可能出现的并发症有出血、胆瘘、感染、腹腔脓肿。

56. D【解析】急救的目的是挽救生命和稳定伤情，在处理复杂伤情时，应优先解除危及伤员生命的情况，使伤情得到初步控制，为转送和后续确定性治疗创造条件。必须优先抢救的急症主要包括心搏呼吸骤停、窒息、大出血、张力性气胸和休克等。此时最主要的抢救措施为清除上呼吸道异物，保持呼吸道通畅。

57. E【解析】四肢活动尚可可除外骨折，诊断可不予考虑左股骨骨折。

58. E【解析】患者神志不清，呕血，口鼻均有泥沙夹血外溢，呼吸困难，左胸严重擦伤，肿胀，心率120次/分，血压90/60mmHg，最合适的处理是紧急处理后收入院治疗。

**四、B型题**

1. A【解析】脾破裂时X线检查可见左膈升高，胃受压右移，胃结肠间距增宽，左侧下位的肋骨骨折等。

2. D【解析】参见A2型题第19题解析。

3. C【解析】胰腺破裂后胰液外漏，诊断性腹腔穿刺液的淀粉酶含量增高；尿淀粉酶也升高。

4. B【解析】肝破裂X线检查可见右膈升高，肝正常外形消失及右胸肋骨骨折。右侧下位肋骨骨折合并失血性休克，证明有肝破裂。

5. A【解析】单纯修补术适于裂口不大，边缘整齐，良好，无张力者。为避免狭窄，以横形缝合为宜，80%的十二指肠裂伤，可用这种方法治疗。

6. B【解析】带蒂肠片修补术适合裂口较大，不能直接缝合者，可选取一小截带蒂肠管，经修剪后镶嵌缝合于缺损处。

7. C【解析】损伤肠管切除吻合术适用于十二指肠水平部、升部严重损伤，不能缝合修补时，可将该肠管切除行端端吻合。

8. D【解析】十二指肠憩室化适用于十二指肠球部、降部严重损伤或同时伴有胰腺损伤。手术包括损伤修复加幽门旷置术，经修复方法或切除吻合无法修复损伤时，加做幽门荷包缝闭及胃空肠吻合术。

9. E【解析】胰十二指肠切除术只宜用于十二指肠降部严重破裂累及胰头，无法修复者。

10~14 A、D、A、C、B【解析】肝破裂时，腹腔穿刺可抽出不凝血。结肠损伤腹腔穿刺可抽出粪便或粪臭性液体，或抽出的淡色液证实为粪便性液体。脾破裂腹腔穿刺可抽出不凝血液。胃损伤腹腔穿刺可见胃肠内容物样液体。经腹刺入血管后，腹腔穿刺抽出的血液很快凝固。

15. D【解析】胃破裂以腹膜炎为主要表现。胃壁全层破裂时，胃内容物具有很强的化学性刺激，进入腹腔后引起剧烈腹痛和腹膜刺激等腹膜炎表现，可呕吐血性物，肝浊音界消失，膈下有游离气体。

16. A【解析】参见 A2 型题第 17 题解析。

17~19 E、A、D【解析】腹腔灌洗液镜检白细胞计数超过 $5\times10^{8}$/L 时提示有肠损伤性穿孔，红细胞计数超过 $1\times10^{10}$/L 时则提示有内出血。血清淀粉酶超过 128 文氏单位多提示有胰腺损伤。

**五、X 型题**

1. ABCD【解析】脾脓肿的临床表现多以寒战、发热、左上腹或左胸疼痛及消瘦、乏力为主要特点，可有左上腹触痛、腹肌紧张、脾区叩击痛。

2. AD【解析】剖腹探查的指征参见 A1 型题第 44 题解析。选项 A“血清淀粉酶升高”提示胰腺损伤，选项 D“腹部平片示肠胀气”，两项均诊断明确，不需剖腹探查。

3. ABC【解析】腹膜后十二指肠破裂的主要临床表现参见 A1 型题第 17 题解析。

4. ABD【解析】肝、脾和肾较其他腹腔脏器更容易受损，因为这些部位血管丰富，组织结构脆弱且位置比较固定。

5. ABDE【解析】严重挤压伤可引起剧烈疼痛、脂肪栓塞、急性肾衰竭、骨筋膜室综合征。严重挤压伤不会引起低血钾，但可引起高血钾。严重挤压伤是外科引起高血钾的常见病因。

6. ABCE【解析】参见 A1 型题第 54 题解析。

7. ABCDE【解析】参见 A3/A4 型题第 16 题解析。

8. BCD【解析】胰腺损伤的主要并发症有假性囊肿、胰腺脓肿和胰瘘。胰腺损伤若处理不当，渗液被局限在网膜囊内，最可能的远期并发症是假性胰腺囊肿。

9. ACD【解析】可从脊柱或骨盆骨折、腰大肌阴影消失和肾影异常等 X 线检查的征象，提示腹膜后血肿的可能。“花斑状改变”是十二指肠损伤的 X 线片表现。“双肠壁征”是胃损伤的 X 线片表现。

10. ABCD【解析】参见 A1 型题第 24 题解析。

11. CD【解析】腹部损伤中，严重的复合性损伤和生命体征不稳定者不适宜采用腹腔镜探查。

12. ABCD【解析】腹部闭合性损伤诊断未明确时可以禁食、静脉补液、禁用镇痛药、严密观察病情。诊断明确或有探查指征者，应尽快剖腹探查。

13. ABCD【解析】钝性肝脏损伤或表浅裂伤可试行保守治疗。保守治疗包括卧床消息、控制饮食、镇痛、应用抗生素等，借助 B 超、CT 对局部伤情进行动态观察。肝动脉结扎术属于肝脏损伤的手术治疗措施。

14. ABC【解析】脾破裂出血时血常规红细胞计数、血红蛋白含量等呈进行性减少，白细胞计数可略微增多，其他检查如电解质、凝血功能、血型、淀粉酶等虽对诊断无特异性，但也应作为腹部外伤的常规检查，有助于鉴别诊断其他合并伤，判断病情。

15. AD【解析】胰腺损伤的病死率主要取决于合并伤的多少和程度，也与受伤机制和损伤部位有关。

16. ACDE【解析】参见 A1 型题第 9 题解析。

17. ABDE【解析】急性胃扩张首选非手术治疗：①禁食、持续胃肠减压，可行温盐水洗胃。②如病情许可可经常变换体位，采取俯卧位，并可垫高身体下部，利用体位引流。③营养支持。④纠治水电解质及酸碱平衡紊乱。暂时性胃造口术属于手术治疗方法。

18. ACD【解析】小肠与肠系膜损伤在腹腔穿刺和腹腔灌洗术中可抽出黄绿色小肠内容物，腹腔穿刺液检查肉眼见有肠内容物，镜检白细胞计数超过 $5\times10^8$/L 即可作出诊断。结肠损伤腹腔穿刺或腹腔灌洗术可抽出粪便或粪臭性液体，或抽出的淡色液证实为粪便性液体，即可确诊。所以选项 B、E 错误，选项 A、C、D 正确。

19. AE【解析】生长抑素八肽及生长抑素十四肽可预防和治疗外伤性胰瘘。

20. ABC【解析】胰腺损伤中的医源性损伤主要见于胃大部切除术、脾切除术和十二指肠憩室手术，容易造成胰瘘。

**六、案例分析题**

1. B【解析】患者可初步诊断为脾破裂。患者左上腹受伤，活动性出血，出现休克体征，考虑实质脏器损伤，最可能的是脾脏。

2. AB【解析】脾破裂患者最适宜的紧急处理为积极抗休克的同时行剖腹探查术。

3. E【解析】该患者手术的关键步骤是先充分游离脾脏，使之能提出至切口外，用无损伤血管钳或手指控制脾蒂血流，不能盲夹。

4. B【解析】患者可诊断为空腔脏器破裂。空腔脏器破裂的表现参见 A1 型题第 24 题解析。

5. C【解析】腹腔诊断性穿刺是鉴别实质脏器破裂和空腔脏器穿孔的最好方法。参见 A1 型题第 13 题解析。

6. BCDE【解析】患者不可马上手术，需要密切观察生命体征，腹腔穿刺后明确诊断，禁食，胃肠减压，根据情况选择保守治疗或手术。

# 第十二章　腹膜、网膜与腹膜后间隙疾病

继发性
腹膜炎

## 一 A1 型题

1. 患继发性腹膜炎时，腹痛的特点是
   A. 进食后疼痛能缓解
   B. 发热后持续腹痛
   C. 持续性全腹痛，原发部位显著
   D. 阵发性腹痛，逐渐加重
   E. 阵发性腹痛，能自行缓解
2. 原发性腹膜炎与继发性腹膜炎的最主要区别点是
   A. 是儿童或是成人患者
   B. 是首次发病或多次发病
   C. 致病细菌的种类不同
   D. 腹腔有无原发病灶
   E. 患者全身抵抗力的好坏
3. 继发性化脓性腹膜炎早期呕吐的原因为
   A. 肠麻痹
   B. 肠梗阻
   C. 神经性呕吐
   D. 反射性呕吐
   E. 胃肠痉挛
4. 继发性腹膜炎体征表现为体温升高，脉搏增快，多超过
   A. 60 次/分
   B. 70 次/分
   C. 80 次/分
   D. 90 次/分
   E. 100 次/分
5. 表现为反复出现的慢性不全性肠梗阻或急性肠梗阻的慢性结核性腹膜炎病理类型为
   A. 腹水型
   B. 粘连型
   C. 干酪型
   D. 包裹型
   E. 渗出型
6. 继发性腹膜炎最主要的临床表现是
   A. 腹痛、腹胀
   B. 腹膜刺激征
   C. 移动性浊音
   D. 肠鸣音消失
   E. 高热、脉快、疲乏
7. 继发性腹膜炎鉴别诊断困难时为避免不必要的剖腹探查可采用
   A. 诊断性腹腔穿刺
   B. 腹部 X 线检查

C. 腹部B超检查　　D. 诊断性腹腔灌洗
E. 实验室检查

8. 在任何原因所引起的急性继发性化脓性腹膜炎的病例中，最关键的治疗是
A. 消除病因，充分引流　　B. 应用大量广谱抗生素
C. 禁食和胃肠减压　　D. 输血
E. 输液，纠正水、电解质和酸碱平衡

9. 肠源性囊肿覆有肠黏膜上皮和肠壁各层组织，最多见于
A. 回肠系膜　　B. 空肠系膜
C. 小肠系膜根部　　D. 横结肠系膜内
E. 盲肠系膜内

10. 以下关于继发性腹膜炎的临床表现，叙述不正确的是
A. 腹痛表现为持续性　　B. 腹痛的范围可局限，也可弥漫
C. 腹痛均以原发病灶处最厉害　　D. 早期症状表现为类似肠梗阻的呕吐
E. 化学性腹膜炎腹痛最为剧烈，腹腔出血所致的腹痛最轻

11. 大网膜粘连综合征症状可以缓解的体位为
A. 伸直侧卧位　　B. 仰卧位
C. 蜷曲侧卧位　　D. 俯卧位
E. 头低足高位

12. 有利于腹膜炎渗液流至盆腔、减少毒素吸收的护理措施是
A. 应用抗生素　　B. 保持腹腔引流通畅
C. 胃肠减压　　D. 安置半卧位
E. 禁食水、输液

13. 结核性腹膜炎的治疗中最主要的是
A. 腹腔内注射皮质激素，防止腹膜粘连　B. 大量抽腹水
C. 手术清除腹腔淋巴结及干酪样物质　D. 周身联合抗结核药物治疗
E. 营养和休息

14. 结核性腹膜炎的病理类型中，最多见的是
A. 腹水型　　B. 渗出型
C. 粘连型　　D. 干酪型
E. 包裹型

15. 原发性大网膜扭转的原因多与（　　）有关
A. 先天性异常　　B. 网膜本身肿瘤
C. 腹腔肿物　　D. 炎性粘连
E. 网膜小段纤维化

16. 诊断出急性化脓性腹膜炎后，进一步要明确的中心环节是
A. 引起腹膜炎的原因
B. 是否合并酸碱平衡紊乱
C. 有无脱水
D. 感染的主要细菌
E. 有无贫血
17. 原发性腹膜后肿瘤恶性淋巴瘤对放疗敏感，放疗总量以（　　）为最佳剂量
A. 10～20Gy
B. 20～30Gy
C. 30～50Gy
D. 50～60Gy
E. 60～70Gy
18. 急性结核性腹膜炎的主要临床表现为
A. 急性腹痛
B. 全身感染中毒症状
C. 腹膜刺激征
D. 腹水
E. 肠梗阻
19. 关于膈下脓肿的叙述，不正确的是
A. 多因膈下部位直接感染所引起
B. 胸部感染和腹膜后间隙感染扩散引起的膈下脓肿较多见
C. 膈下脓肿的病原菌主要为大肠埃希菌、链球菌和厌氧菌
D. 膈下脓肿的病原菌一般与原发病的致病菌一致
E. 脓肿位于膈肌以下、横结肠及其系膜以上的间隙内
20. 腹膜假黏液瘤最常来源于
A. 子宫
B. 卵巢
C. 结肠
D. 胰腺
E. 胃
21. 继发性腹膜炎的手术适应证不包括
A. 胆囊炎穿孔
B. 胃肠道穿孔
C. 急性弥漫性腹膜炎已局限
D. 绞窄性肠梗阻
E. 急性重症胰腺炎伴感染，中毒症状明显者
22. 引起原发性腹膜炎的原因不包括
A. 儿童、婴儿感染的血行播散
B. 外伤引起的肠破裂
C. 女性生殖道的上行性感染
D. 泌尿系感染的直接扩散
E. 肝硬化腹水的透壁感染
23. 膈下脓肿的治疗不包括
A. 脓肿的引流
B. 原发病的控制
C. 抗生素的应用
D. 非引流治疗
E. 一般支持治疗

24. 腹膜炎或腹部手术后，膈下脓肿患者的热型呈

A. 间歇热　　B. 弛张热
C. 回归热　　D. 稽留热
E. 波状热

25. 腹膜刺激征是指

A. 恶心、呕吐、腹痛　　B. 腹部压痛、反跳痛、腹肌紧张
C. 腹痛、腹部压痛、反跳痛　　D. 发热、呕吐、腹肌紧张
E. 腹痛、腹部压痛、腹肌紧张

26. 原发性腹膜炎的特点叙述不正确的是

A. 又称继发性化脓性腹膜炎　　B. 肝硬化患者常有腹水增多及肝性脑病
C. 有全身感染中毒症状　　D. 有低血压、肝性脑病及感染性休克表现
E. 最初腹痛部位不明确，以后弥漫至全腹

27. 有关继发性化脓性腹膜炎的叙述，不正确的是

A. 最常见的病原菌是肠球菌　　B. 多数为混合感染
C. 是最常见的腹膜炎　　D. 病情一般严重
E. 常由腹内脏器穿孔、炎症、缺血及损伤引起

28. 下列关于膈下脓肿切开引流术的护理，叙述不正确的是

A. 网膜囊脓肿的引流适用经腹腔途径切开引流术
B. 右肝下和左膈下靠后的脓肿适用经后腰部切口
C. 右肝上、右肝下及左膈下靠前的脓肿适用经前腹壁切口
D. 经腹膜外途径引流术有污染游离腹腔的可能
E. 胰腺炎所致的网膜囊脓肿患者，宜行切开引流术

29. 以下肠系膜肿瘤中，不属于良性肿瘤的是

A. 神经纤维瘤　　B. 平滑肌瘤
C. 脂肪瘤　　D. 纤维肉瘤
E. 血管瘤

30. 关于腹膜间皮细胞瘤的诊断标准，叙述不正确的是

A. 良性肿瘤表现为局限性生长缓慢
B. 良性肿瘤多发生于盆腔
C. 良性肿瘤早期有压迫症状
D. 恶性肿瘤有腹壁紧张、血性腹水等表现
E. 确诊需组织病理学检查

31. 弥漫性腹膜炎晚期发生休克的主要原因是

A. 致病菌不能进入血液循环　　B. 致病菌在血液内生长繁殖

C. 微小脓栓进入血液循环
D. 肠腔内大量毒素被吸收
E. 腹腔内大量毒素被吸收

32. 有关结核性腹膜炎的治疗原则，下列不正确的是
A. 适当休息，增强营养
B. 坚持早期、联合、全程规范化的抗结核治疗原则
C. 必要时给予静脉输液及肠内肠外营养治疗
D. 对腹水型者，特别是急性渗出阶段应实行手术治疗
E. 并发慢性不全性肠梗阻经非手术治疗无效或加重，应行手术治疗

33. 最常见的腹膜炎是（　　），约占急性腹膜炎的98%
A. 原发性腹膜炎
B. 继发性腹膜炎
C. 结核性腹膜炎
D. 癌性腹膜炎
E. 自发性腹膜炎

34. 确诊原发性腹膜炎，腹水中的白细胞计数和中性粒细胞比例应分别超过
A. $0.5\times10^{7}$/L，0.30
B. $0.5\times10^{8}$/L，0.40
C. $0.5\times10^{9}$/L，0.50
D. $0.5\times10^{10}$/L，0.60
E. $0.5\times10^{11}$/L，0.70

35. 膈下脓肿的常见临床表现不包括
A. 热型常呈弛张热
B. 寒战、乏力、食欲缺乏
C. 腹痛常为钝痛，可向肩背部放射
D. 下肺呼吸音减弱
E. 肝浊音界可缩小

36. 原发性腹膜炎的体征不包括
A. 腹部压痛
B. 肠鸣音亢进
C. 腹部反跳痛
D. 腹部膨隆
E. 腹肌紧张

37. 引起继发性腹膜炎的病因不包括
A. 急性阑尾炎
B. 急性阑尾炎坏疽穿孔
C. 胃、十二指肠溃疡穿孔
D. 肝硬化腹水感染
E. 结肠穿孔

38. 继发性腹膜炎的病因中，最常见的炎症性腹膜炎是
A. 盆腔腹膜炎
B. 肠憩室炎
C. 急性阑尾炎
D. 坏死性肠炎
E. 克罗恩病

39. 关于腹膜间皮细胞瘤的描述，正确的是
A. 恶性者可出现血性腹水
B. 恶性者无血性腹水

C. 即使良性，手术切除效果也不佳　　D. 早期出现腹水
E. 腹腔化疗效果良好

40. 肠系膜恶性肿瘤常伴有的临床表现不包括
A. 食欲缺乏　　B. 消瘦乏力
C. 腹泻　　D. 贫血
E. 肠梗阻

41. 关于腹膜炎的叙述，不正确的是
A. 分为继发性和原发性腹膜炎
B. 临床所见大部分为继发性腹膜炎
C. 继发性腹膜炎的常见致病菌是大肠埃希菌
D. 原发性腹膜炎多表现为弥漫性腹膜炎
E. 原发性腹膜炎很常见，可发生于任何年龄

42. 继发性腹膜炎患者，其腹膜刺激征最明显的部位是
A. 原发病灶所在部位　　B. 继发性病变所在部位
C. 手术切口选择部位　　D. 感染所在部位
E. 最可忽视的部位

43. 结核性腹膜炎的主要感染途径为
A. 血行播散　　B. 输卵管结核直接蔓延
C. 肠结核直接蔓延　　D. 肠系膜淋巴结结核直接蔓延
E. 腹腔内的结核病灶直接蔓延

44. 结核性腹膜炎的好发年龄为
A. 5 岁以下　　B. 10 岁以下
C. 20~40 岁　　D. 40~50 岁
E. 50 岁以上

45. 经直肠或阴道后穹隆穿刺抽到脓液可确诊为
A. 膈下脓肿　　B. 盆腔脓肿
C. 肠间隙脓肿　　D. 脾周围脓肿
E. 肝脓肿

46. 可判断原发性腹膜后肿瘤的血供来源及肿瘤定位的辅助检查方法为
A. 腹部 X 线检查　　B. 腹主动脉或选择性腹腔动脉造影
C. 全消化道钡餐造影　　D. 下腔静脉造影
E. 彩超

47. 腹膜炎术后残余脓肿最常见的是
A. 膈下脓肿　　B. 肠间脓肿

C. 盆腔脓肿　　D. 阑尾周围脓肿
E. 髂窝脓肿

48. 以下应立即采取手术治疗的情况为
A. 阑尾周围脓肿已有局限趋势，并中毒症状不重者
B. 急性弥漫性腹膜炎已局限者
C. 盆腔感染所致腹膜炎者
D. 急性弥漫性腹膜炎病因不明且腹部及全身情况都不严重者
E. 急性重症胰腺炎伴感染，中毒症状明显者

49. 继发性腹膜炎常见的致病菌是
A. 肠球菌　　B. 链球菌
C. 变形杆菌　　D. 铜绿假单胞菌
E. 大肠埃希菌

50. 盆腔脓肿的治疗原则不包括
A. 下腹部理疗、热敷　　B. 抗生素及中药治疗
C. 尽早剖腹探查、脓肿引流　　D. 直肠或阴道后穹隆切开引流
E. 温盐水灌肠

51. 继发性腹膜炎的实验室检查中，白细胞计数常不低于
A. $10\times10^9/L$　　B. $12\times10^9/L$
C. $14\times10^9/L$　　D. $15\times10^9/L$
E. $14\times10^8/L$

52. 急性化脓性腹膜炎，如不能确定原发病灶部位，剖腹探查宜选用的切口为
A. 上腹正中切口　　B. 下腹正中切口
C. 左旁正中切口　　D. 右旁正中切口
E. 右肋缘下切口

53. 对于诊断困难的继发性化脓性腹膜炎，操作简单，可协助明确诊断的方法为
A. 内镜检查　　B. X 线钡餐检查
C. 诊断性腹腔穿刺　　D. 选择性血管造影
E. 肝、胆、胰 CT 扫描

54. 胃后壁穿孔及急性胰腺炎均可引起的膈下脓肿为
A. 右膈下脓肿　　B. 左膈下脓肿
C. 右肝下间隙脓肿　　D. 左肝下间隙脓肿
E. 网膜囊脓肿

55. 大网膜囊肿的最后诊断手段为
A. 腹部检查　　B. 腹部 B 超

C. 腹部 CT
D. 腹部 X 线检查
E. 剖腹探查

56. 下列关于腹腔脓肿处理原则的叙述，不正确的是
A. 一经诊断，原则上应紧急手术处理
B. 大剂量应用抗生素
C. 脓肿形成后切开引流
D. 营养支持
E. 纠正水、电解质与酸碱平衡失衡

57. 膈下脓肿按部位分类不包括
A. 右膈下脓肿
B. 左膈下脓肿
C. 右肝下间隙脓肿
D. 左肝下间隙脓肿
E. 网膜囊脓肿

58. 盆腔脓肿的临床表现不包括
A. 全身中毒症状
B. 有典型的直肠刺激征
C. 有典型的膀胱刺激征
D. 直肠后壁压痛、波动感
E. 肛门括约肌松弛

59. 继发性腹膜炎腹腔或后穹隆穿刺可抽出脓液，镜检多为
A. 丝状菌
B. 厌氧菌
C. 杆菌
D. 链球菌
E. 梭菌

60. 原发性腹膜炎最常见的感染来源是
A. 女性生殖器官化脓感染
B. 产后感染
C. 外伤导致腹腔开放
D. 急性胰腺炎
E. 病原体经血行播散感染

61. 肠系膜囊肿的主要诊断依据为
A. 临床表现
B. X 线钡餐表现
C. B 超表现
D. CT 表现
E. 选择性血管造影表现

62. 结核性腹膜炎超声检查可探及的征象不包括
A. 腹水
B. 肠间粘连
C. 包裹性积液
D. 均质性肿块
E. 非均质性肿块

63. 胃肠内容物或致病菌进入腹腔后，机体的防御反应中不正确的是
A. 腹腔充血、水肿
B. 腹膜失去固有光泽
C. 产生大量清亮的浆液性渗液
D. 渗出液中含有大量中性粒细胞
E. 渗出液中含有大量嗜酸性粒细胞

## 二 A2 型题

1. 患者，女性，34 岁。胃溃疡穿孔入院。修补术后第 10 天，体温 38℃，排黏液便每天 4~6 次，伴里急后重及尿急、尿频、排尿困难。直肠指检前壁有肿物，触痛，有波动感。此患者应考虑为

A. 细菌性痢疾　　B. 肠道功能紊乱
C. 膀胱炎　　D. 盆腔脓肿
E. 直肠癌

2. 患者，男性，51 岁。急性阑尾炎伴阑尾穿孔手术后持续发热半个月。右上腹及右肋缘下钝痛，并向右肩部放射，深呼吸或咳嗽时加重。腹部 X 线平片：右膈肌膨隆，可见局限性液平。胸部 X 线片：右侧胸腔积液。根据患者情况，首先要考虑的术后并发症是

A. 腹腔感染　　B. 右膈下脓肿
C. 右肺部感染　　D. 右膈上脓肿
E. 高位肠间脓肿

3. 患者，男性，45 岁。因十二指肠溃疡穿孔继发腹膜炎。下列最有利于预防膈下感染的护理措施是

A. 半卧位　　B. 补液
C. 胃肠减压　　D. 给予镇痛药
E. 纠正电解质紊乱

4. 患者，女性，32 岁。急性阑尾炎穿孔术后 5 天出现下腹坠胀、便频、里急后重，体温复升等症状。最可能考虑为

A. 痢疾　　B. 肠粘连
C. 切口感染　　D. 膈下脓肿
E. 盆腔脓肿

5. 患者，男性，48 岁。急性弥漫性腹膜炎观察 3 小时后病情无缓解，腹胀加重，但病因仍难以确定。根据患者情况，目前的治疗措施中不宜采取的是

A. 立即进行剖腹探查　　B. 应用广谱抗生素
C. 通过辅助检查手段尽可能明确病因　　D. 纠正水电解质、酸碱代谢失调
E. 禁食、胃肠减压、补充能量、营养支持

6. 患者，男性，83 岁。因凌晨 3 点左右突发腹痛，伴恶心、呕吐急诊。自述有慢性支气管炎、肺气肿、冠心病病史 10 余年。2 个月前曾住院进行治疗。查体：生命体征平稳；中上腹压痛，局限性肌紧张，轻度反跳痛；中腹部及下腹部软，无压痛。腹部 X 线平片示膈下游离气体。根据患者情况，目前宜采取的处理措施为

A. 急诊胃镜检查　　B. 急诊剖腹探查

C. 腹腔诊断性穿刺
D. 采用腹腔镜微创治疗
E. 禁食、胃肠减压、保守治疗、严密观察病情变化

7. 患者，女性，38 岁。因急性胆囊炎、胆囊穿孔并发继发性腹膜炎入院。术后为了预防肠粘连，最主要的护理措施是
A. 补液
B. 应用抗生素
C. 禁食和胃肠减压
D. 指导患者早期下床活动
E. 保持引流管固定通畅

8. 患者，男性，50 岁。因突发上腹痛伴恶心、呕吐 6 小时入院。查体：末梢循环差，血压 95/60mmHg，巩膜无黄染，全腹腹膜刺激征（+），以上腹为重，移动性浊音（+），肠鸣音弱，腹穿抽出血性液。为明确诊断，以下检查方法中最有效的是
A. 腹部 B 超
B. 腹部 CT
C. 腹腔穿刺抽取液淀粉酶测定
D. ERCP
E. 腹部 MRI

9. 患儿，女，11 岁。1 周前曾患上呼吸道感染，2 天来全腹痛，体温 38℃。查体：全腹压痛，轻度肌紧张和反跳痛，肠鸣音消失。腹腔穿刺抽出 5ml 稀薄、无臭味脓液。诊断应考虑为
A. 消化性溃疡穿孔
B. 胆囊穿孔
C. 原发性腹膜炎
D. 急性胰腺炎
E. 阑尾炎穿孔

10. 患者，女性，35 岁。6 天前因胃穿孔入院。术后出现高热，呈弛张型，下腹坠胀，大便次数增多，尿频。查体：下腹软，深压痛，未及包块。最可能的诊断为
A. 急性菌痢
B. 盆腔脓肿
C. 肠间隙脓肿
D. 急性膀胱炎
E. 急性附件炎

## 三 A3/A4 型题

（1~2 题共用题干）

患者，男性，32 岁。因急性化脓性阑尾炎合并穿孔、弥漫性腹膜炎入院。行阑尾切除术后自行要求转院，在术后 5 小时转至市医院。

1. 作为应诊医师，首先应注意的内容为
A. 手术是否顺利
B. 患者血常规及体温变化
C. 腹部体征的恢复情况
D. 术后是否已给予大量抗生素
E. 脉搏、血压及精神状态

2. 患者术后 3 天起，持续发热，有时呃逆，右上腹痛。查体：右肺底呼吸音弱，胸部 X 线

检查：右膈活动受限，肋膈角少量积液，白细胞 $20\times10^9$/L，首先应考虑为

A. 右侧胸膜炎
B. 肺不张
C. 右下肺炎
D. 膈下脓肿
E. 门静脉炎肝脓肿

（3~5 题共用题干）

患者，男性，38 岁。突然出现上腹部剧烈疼痛，波及全腹，患者面色苍白，出冷汗，全腹压痛并伴反跳痛、肌紧张。

3. 可首先诊断为
A. 急性阑尾炎
B. 急性胆囊炎
C. 急性胃肠炎
D. 急性胰腺炎
E. 上消化道穿孔并发腹膜炎

4. 首选的检查方法为
A. 腹部 CT
B. 腹部 X 线检查
C. 血常规
D. 尿常规、便常规
E. 血清淀粉酶测定

5. 患者应采取的治疗措施，正确的是
A. 禁食，胃肠减压
B. 立即剖腹探查
C. 大剂量应用抗生素
D. 适当应用抗生素及生长抑素类药物
E. 密切观察病情，有感染征象时可手术探查

（6~10 题共用题干）

患者，男性，38 岁。3 周前行阑尾切除术，术后右上腹痛，深呼吸时疼痛加重，发热，体温 38.5℃，持续性咳嗽。X 线检查：右侧膈肌升高，呼吸动度受限，膈下见占位性阴影。

6. 患者最可能诊断为
A. 肝血管瘤
B. 肝癌
C. 肝脓肿
D. 肝硬化
E. 膈下脓肿

7. 病变发生于此处的原因为
A. 此处血运丰富
B. 此处淋巴管丰富
C. 此处神经丰富
D. 平卧时此处较低
E. 阑尾静脉入门静脉

8. 选择使用抗生素的最佳方法是
A. 询问患者药物过敏史
B. 根据患者经济情况

C. 大剂量联合应用抗生素
D. 根据医师用药经验
E. 根据细菌培养及药敏试验

9. 本疾病的最佳治疗方法为
A. 营养支持治疗
B. 大剂量抗生素联合治疗
C. 置管引流术
D. 根治性切除术
E. 腹腔灌洗术

10. 本疾病的常见并发症不包括
A. 肠瘘
B. 消化道出血
C. 心包积液
D. 胸腔积液
E. 贫血

（11~12题共用题干）

患者，男性，51岁。曾有10余年肝硬化病史。4天前患呼吸道感染，近2天感到上腹部痛，为全腹痛，伴恶心、呕吐，大便次数增多，里急后重，发热，体温38.5~39.0℃。查体：腹膨隆，全腹压痛、反跳痛，伴腹肌紧张，肠鸣音稍弱。血常规：WBC $18\times10^9$/L，N 0.96;便常规（-）。腹腔穿刺抽出稀薄、无味脓性液，革兰染色为阳性球菌。

11. 诊断可首先考虑为
A. 肺脓肿破裂
B. 梅克尔憩室穿孔
C. 阑尾穿孔
D. 肠伤寒穿孔
E. 原发性腹膜炎

12. 以下治疗措施中，叙述不正确的是
A. 积极手术
B. 监测生命体征及腹部体征
C. 大剂量应用抗生素
D. 输液、维持水电解质及酸碱平衡
E. 禁食和胃肠减压

（13~16题共用题干）

患者，男性，45岁。5年前因胃、十二指肠溃疡入院治疗。近半个月来反复发作，饮食后突感腹部剧烈疼痛，刀割样。血压100/70mmHg，脉搏100次/分，全腹压痛、反跳痛、肌紧张。

13. 患者可初步诊断为
A. 急性阑尾炎
B. 急性胆囊炎
C. 阑尾穿孔
D. 胃、十二指肠溃疡
E. 胃、十二指肠溃疡穿孔腹膜炎

14. 下列检查方法中有助于诊断的是

A. 腹腔穿刺
B. 血白细胞计数
C. 血红细胞计数
D. 黄疸指数
E. 血胆红素测定

15. 患者确诊后的正确处理方法是
A. 抗生素治疗
B. 输液治疗
C. 镇痛治疗
D. 手术治疗
E. 针灸治疗

16. 患者术后行胃肠减压，拔除胃管的时机是
A. 疼痛消失
B. 腹胀减轻
C. 已拆线
D. 肛门排气
E. 患者要求

（17~19 题共用题干）

患者，女性，36 岁。因 1 小时前上腹部突发刀割样剧痛急诊入院。查体：强迫体位，板状腹，全腹压痛、反跳痛、肌紧张，右上腹为著，肝浊音界减小，肠鸣音减弱。

17. 患者若行诊断性腹腔穿刺，穿刺液性质最可能为
A. 草绿色、透明
B. 血性、恶臭
C. 稀脓性略带臭气
D. 血性、无臭、淀粉酶含量高
E. 黄色、混浊、含胆汁或食物残渣

18. 下列非手术疗方法中，无必要的是
A. 禁食、胃肠减压
B. 抗胰酶疗法
C. 抗生素治疗
D. 输液、纠正电解质紊乱
E. 针刺治疗

19. 假设术后 1 周，患者出现持续性高热，右肋缘下疼痛伴呃逆，WBC $24\times10^9/L$，胸片示右侧中量胸腔积液。患者最可能并发
A. 肺部感染
B. 切口感染
C. 膈下脓肿
D. 盆腔脓肿
E. 肠间脓肿

（20~22 题共用题干）

患者，女性，40 岁。曾有 3 年消化道溃疡病史。今早突发上腹部刀割样疼痛，迅速蔓延至全腹，服抗生素后不能缓解，症状加重入院。经 X 线检查诊断为消化道穿孔，腹膜炎。

20. 腹膜炎的主要标志是

A. 肠鸣音消失
B. 腹式呼吸减弱或消失
C. 剧烈的腹绞痛
D. 腹膜刺激征
E. 明显腹胀

21. 引起继发性腹膜炎的细菌中，最多见的是
A. 厌氧类杆菌
B. 大肠埃希菌
C. 变形杆菌
D. 肺炎球菌
E. 链球菌

22. 假如患者在入院半小时后出现烦躁表现，血压70/40mmHg，发生这种状况的原因是
A. 心肺功能障碍
B. 细菌毒力强
C. 血浆蛋白降低
D. 吸收大量毒素和血容量下降
E. 脱水和电解质紊乱

（23~25题共用题干）

患者，男性，52岁。15小时前因盆腔腹膜炎入院。术后第5天，发热，体温38℃，腹痛、腹胀，大便次数多而量少，黏液便，里急后重，尿急，尿频。

23. 患者最可能为
A. 盆腔脓肿
B. 假膜性脓肿
C. 急性肠梗阻
D. 细菌性痢疾
E. 并发门静脉炎

24. 最有意义的检查方法为
A. 血常规
B. 腹部X线平片
C. 血培养
D. 直肠指检
E. 大便培养

25. 经检查确诊已有脓液，除支持治疗及应用抗生素外，还需采用
A. 经腹手术脓肿引流
B. 腹部理疗
C. 经麦氏切口行腹腔引流
D. 经直肠脓肿切开引流
E. 温盐水保留灌肠

（26~28题共用题干）

患者，女性，38岁。2年前曾因下腹部隐痛不适入院治疗。12小时前突发右下腹疼痛伴恶心、呕吐、发热。查体：体温37.9℃。右下腹局限性压痛、反跳痛、肌紧张明显。血常规：WBC $16\times10^9$/L，N 0.88。尿常规（-）。

26. 根据患者症状、体征，结合辅助检查，与急性盆腔炎进行鉴别，最具临床意义的是
A. 下腹部隐痛不适病史
B. 恶心、呕吐、发热

C. 尿常规阴性　　D. 白细胞及中性粒细胞增多
E. 右下腹局限性压痛、反跳痛、肌紧张

27. 术后第 4 天，患者出现下腹坠胀和里急后重症状。首先要考虑的术后并发症是
A. 急性肠炎　　B. 阑尾残端瘘
C. 盆腔积液　　D. 肠间隙脓肿
E. 盆腔脓肿

28. 经直肠和阴道指检发现波动性肿块向阴道突出，有触痛。此时宜采取
A. 抗感染，热水坐浴，会阴部理疗　　B. 经直肠穿刺引流
C. 经直肠切开引流　　D. 经腹腔切开引流
E. 经阴道后穹隆切开引流

## 四 B 型题

（1~2 题共用备选答案）
A. 原发性腹膜炎　　B. 盆腔脓肿
C. 继发性腹膜炎　　D. 出生腹膜炎
E. 慢性腹膜炎

1. 直肠前壁扪及触痛性肿块可诊断为
2. 全腹压痛和反跳痛，腹肌紧张，穿刺脓液稠厚、有粪臭可诊断为

（3~5 题共用备选答案）
A. 直肠、膀胱刺激征　　B. 发热、呃逆，肩颈部痛
C. 膈下出现游离气体　　D. 消化道出血
E. 腹痛、腹胀、腹部压痛并可扪及包块

3. 肠间脓肿的临床表现多为
4. 膈下脓肿的临床表现多为
5. 盆腔脓肿的临床表现多为

（6~7 题共用备选答案）
A. 腹式呼吸基本消失　　B. 压痛最明显的部位腹膜刺激征更明显
C. 腹肌强直呈板状　　D. 右下腹柔软，无压痛
E. 腹胀，肠鸣音消失

6. 寻找弥漫性腹膜炎的病因时最有参考价值的体征为
7. 老年人腹膜炎的体征为

（8~10题共用备选答案）

A. 剧烈腹痛
B. 恶心、呕吐
C. 体温升高，脉搏增快
D. 板状腹
E. 发热，脉搏、呼吸频率增快，大汗

8. 继发性腹膜炎常见的早期症状是
9. 继发性腹膜炎最重要的体征是
10. 继发性腹膜炎感染中毒表现为

（11~13题共用备选答案）

A. 伴黏液便、里急后重
B. 胸腔积液
C. 膈下游离气体
D. 伴失血性休克症状
E. 严重的全身中毒症状

11. 继发性腹膜炎伴消化道穿孔可出现
12. 原发性腹膜炎腹水迅速增长，可出现
13. 盆腔脓肿可出现

## 五 X型题

1. 肠源性囊肿覆有肠黏膜上皮和肠壁各层组织，可见于
A. 回肠系膜
B. 空肠系膜
C. 小肠系膜根部
D. 横结肠系膜
E. 盲肠系膜

2. 腹膜假黏液瘤的治疗原则包括
A. 手术切除原发病灶
B. 术中腹腔内置管，术后注入化疗药物或配合腹腔热灌注治疗
C. 肿瘤复发时可再次手术及腹腔内注射抗癌药物
D. 尽可能清除腹腔内假性黏液瘤及取出黏液状物
E. 清除全部大网膜和小网膜

3. 原发性腹膜后肿瘤的术前准备正确的是
A. 肠道准备
B. 确认对侧肾解剖及功能正常
C. 做好血管移植准备
D. 准备足够的同型血
E. 治疗原发病

4. 继发性腹膜炎放置引流管的指征是
A. 病灶处仍有感染坏死组织及较多脓液
B. 化脓性阑尾炎行阑尾切除术后

C. 腹腔内继续渗血
D. 腹腔内可能发生胆汁或胰液渗漏
E. 胃肠道缝合后有渗漏可能

5. 浆液性囊肿覆有间皮细胞，多发于
A. 横结肠系膜
B. 乙状结肠系膜
C. 回肠系膜
D. 空肠系膜
E. 小肠系膜根部

6. 急性腹膜炎手术时，放置引流的目的是
A. 控制炎症
B. 减轻中毒症状
C. 引流腹腔内积气
D. 促进炎症局限且便于向腹腔注入抗生素
E. 引流残余液体和继续产生的渗液

7. 膈下脓肿的 X 线摄片表现为
A. 患侧膈肌降低，活动度增强
B. 肋膈角模糊或有积液
C. 含气脓肿出现气液平面
D. 左膈下脓肿可见胃受压推移改变
E. 以上均正确

8. 引起原发性腹膜炎最常见的细菌有
A. 溶血性链球菌
B. 肺炎双球菌
C. 肺炎克雷伯菌
D. 葡萄球菌
E. 厌氧菌

9. 结核性腹膜炎的手术治疗方式有
A. 粘连松解术
B. 肠段切除术
C. 短路吻合术
D. 空肠造口术
E. 原发性结核病灶切开剔除、搔刮及切除术

10. 脾、胃切除，左侧结肠手术，胰腺疾病及手术常可引起的膈下脓肿为
A. 右膈下脓肿
B. 左膈下脓肿
C. 右肝下间隙脓肿
D. 左肝下间隙脓肿
E. 网膜囊脓肿

11. 肝脓肿破裂、胃、十二指肠穿孔、急性阑尾炎穿孔常可引起的膈下脓肿为
A. 右膈下脓肿
B. 左膈下脓肿
C. 右肝下间隙脓肿
D. 左肝下间隙脓肿
E. 网膜囊脓肿

12. 关于原发性腹膜炎的叙述，正确的有
A. 腹腔内无原发性疾病或感染病灶
B. 病原菌多为需氧革兰阴性菌
C. 脓汁呈草黄或草绿色，有臭味
D. 多有厌氧菌感染
E. 细菌侵入腹腔多经由血循环或淋巴途径

13. 炎症性腹膜炎的常见原因包括
A. 急性阑尾炎
B. 坏死性肠炎
C. 急性胰腺炎
D. 急性胆囊炎
E. 绞窄性肠梗阻

14. 急性继发性腹膜炎的治疗原则是
A. 高热量、高蛋白质饮食
B. 纠正低血容量，预防或纠正低氧
C. 根据需要给予心肺、循环及营养支持
D. 及时给予适当的抗生素
E. 适时消除腹腔感染源，清除脓液和其他物质

15. 急性腹膜炎发生全身病理变化后可出现
A. 缺氧、发绀
B. 水、电解质紊乱
C. 毒血症
D. 感染性休克
E. 早期即出现 DIC

16. 原发性腹膜炎的病原菌包括
A. 大肠埃希菌
B. 链球菌
C. 肺炎克雷伯菌
D. 葡萄球菌
E. 厌氧杆菌

17. 与继发性大网膜扭转有关的原因有
A. 先天性异常有关
B. 网膜本身肿瘤
C. 腹腔肿物
D. 炎性粘连
E. 网膜小段纤维化

18. 大网膜扭转的诊断要点不正确的是
A. 常有腹腔炎症或体位突发改变病史
B. 腹部局限性压痛，反跳痛和肌紧张
C. 白细胞计数中度减少
D. 体温升高
E. 疼痛部位开始于脐周或全腹，逐渐局限于腹部

19. 引起继发性腹膜炎的病因有
A. 盆腔腹膜炎
B. 肠憩室炎
C. 克罗恩病
D. 结肠穿孔
E. 急性脾衰竭

20. 原发性腹膜后肿瘤的发生部位为
A. 腹膜后间叶组织
B. 腹膜后神经组织
C. 腹膜后淋巴组织
D. 腹膜后胚胎残余组织
E. 输尿管

21. 原发性腹膜后肿瘤中，临床较多见的恶性肿瘤有
A. 淋巴管瘤
B. 恶性淋巴瘤

C. 纤维肉瘤
D. 脂肪肉瘤
E. 平滑肌瘤

## 六 案例分析题

（1~7 题共用题干）

患者，男性，38 岁。因 2 小时前右侧腹痛，逐渐扩散至全腹部急就诊。查体：体温 37℃，血压 120/75mmHg，脉搏 100 次/分，呼吸 24 次/分，心肺未现异常，腹肌紧张，全腹有压痛和反跳痛，肠鸣音低弱，可疑移动性浊音。血常规：WBC $13.2\times10^{9}$/L，中性粒细胞 0.82。

1. 为确定病因需要进行的检查为
   A. 血、尿淀粉酶测定
   B. 肝胆 B 超
   C. 尿常规及尿糖检查
   D. 腹腔穿刺液涂片及有关化验
   E. 腹部 CT
   F. 腹部 X 线平片
   G. 肛门指检
   H. 纤维胃镜胃、十二指肠检查
2. 患者在急诊室腹痛加剧，病因不明。此时应做的处理措施是
   A. 静脉滴注平衡盐溶液
   B. 肌内注射哌替啶 50mg
   C. 静脉滴注广谱抗生素
   D. 留置肛管排气
   E. 患者 1~2 小时内入院
   F. 留置鼻胃管做胃肠减压
3. 经过检查，患者腹部平片中见右侧腹较昏暗，未见明显膈下游离气体影。血、尿淀粉酶不高。腹腔穿刺有少量淡绿混浊液，涂片有食物残渣及脓细胞。经询问曾有上腹饥饿痛史。诊断为消化性溃疡穿孔所致全腹膜炎，需要对患者行急诊剖腹探查术。行急诊剖腹探查术的主要理由是
   A. 患者本次急性发病时间较短
   B. 腹膜炎的确诊尚待剖腹探查证实
   C. 疑有上消化道穿孔
   D. 溃疡病可能进行根治性手术
   E. 若阑尾有继发炎症可一并切除
   F. 患者尚无全身性病理生理紊乱
   G. 腹腔化脓性感染尚不明显
   H. 患者的内环境和生命体征相对稳定
4. 腹膜炎行剖腹探查术的处理原则，叙述正确的有
   A. 清除腹腔内食物残渣、粪便、异物、脓液是手术治疗的主要目的
   B. 为避免切口术后裂开，一般以横切口为宜
   C. 手术切口应做在原发灶附近
   D. 若腹膜炎严重仍应切除原发病灶
   E. 腹腔污染严重时，可用大量 0.9%氯化钠液冲洗腹腔
   F. 为达到引流通畅的目的，必须将腹腔内假膜和纤维蛋白等去除
   G. 弥漫性腹膜炎手术后一般必须放置引流物

H. 腹腔探查应全面彻底，分离所有粘连

5. 患者未手术出现腹腔感染加剧，一般可能出现的病理生理变化有

A. 发热、呕吐和肠道内积液进一步促使血容量下降

B. 麻痹性肠梗阻致肠膨胀，膈肌升高，影响心肺功能

C. 腹膜吸收大量毒素导致感染性休克

D. 腹膜大量体液渗入第三间隙，引起血容量增高

E. 腹膜感染，积液渗出，发生低蛋白血症与贫血

F. 内毒素血症加剧低血容量性和感染性休克，各重要器官功能逐渐衰退

6. 关于弥漫性腹膜炎的鉴别诊断，叙述不正确的有

A. X线片膈下游离气体只出现在消化性溃疡穿孔的情况下

B. 急性胰腺炎早期腹痛明显，但不一定有腹膜刺激征

C. 尿常规有WBC和RBC即可确定为急性肾盂肾炎

D. 腹腔内大量出血可出现腹痛、腹胀及肠鸣音减弱，腹膜刺激征明显

E. 急性腹痛、恶心、呕吐、高热、腹部压痛，不能排除急性胃肠炎

F. 腹胀，腹部X线片有多个气液平面，可确定为急性肠梗阻

G. 女性患者有急性下腹痛、腹部压痛，查肛触及盆腔有压痛可判定为急性盆腔炎

7. 弥漫性腹膜炎非手术疗法的处理原则，正确的有

A. 一般应胃肠减压

B. 无休克情况下患者一律平卧

C. 每天需要热量达3000~4000kcal

D. 可适当用哌替啶为确诊患者镇痛

E. 一律禁食至腹膜炎控制为止

F. 一般应用庆大霉素和克林霉素两者控制混合感染，甲硝唑控制厌氧菌感染

G. 严重患者应多输血浆、白蛋白和全血，以防止低蛋白血症或贫血

## 参考答案与解析

### 一、A1型题

1. C【解析】继发性腹膜炎的腹痛为持续性。因病因不同，腹痛程度也不同。化学性腹膜炎腹痛最为剧烈，腹腔出血所致的腹痛最轻。腹痛的范围可局限，也可弥漫，但均以原发病灶处最明显。

2. D【解析】原发性和继发性腹膜炎的概念是以腹膜腔内有无原发性感染病灶来定义的。原发性腹膜炎又称自发性细菌性腹膜炎，是指腹腔内无原发性疾病或感染病灶存在而发

生的细菌性腹膜炎。继发性腹膜炎又称继发性化脓性腹膜炎，是最常见的腹膜炎，有原发性感染病灶，常由腹内脏器穿孔、炎症、缺血及损伤引起。

3. D【解析】恶心、呕吐是继发性化脓性腹膜炎常见的早期症状，早期由腹膜受到刺激引起，多较轻微，呕吐物为胃内容物，晚期由于肠麻痹可出现类似肠梗阻的呕吐，且伴腹胀、食欲缺乏。

4. D【解析】继发性腹膜炎体征表现为体温升高，脉搏增快，多超过 90 次/分。

5. B【解析】慢性结核性腹膜炎病理类型中，粘连型常表现为反复出现的慢性不全性肠梗阻或急性肠梗阻。

6. B【解析】腹部压痛、反跳痛和腹肌紧张同时存在，称为腹膜刺激征，是继发性腹膜炎最主要的临床表现。

7. D【解析】继发性腹膜炎鉴别诊断困难时为避免不必要的剖腹探查可采用诊断性腹腔灌洗。

8. E【解析】在任何原因所引起的急性继发性化脓性腹膜炎的病例中，其最关键的治疗是输液，纠正水、电解质和酸碱平衡。

9. A【解析】肠源性囊肿覆有肠黏膜上皮和肠壁各层组织，最多见于回肠系膜，也见于空肠系膜和小肠系膜根部。

10. D【解析】参见 A1 型题第 1 题解析。恶心、呕吐是继发性腹膜炎常见的早期症状，晚期由于肠麻痹可出现类似肠梗阻的呕吐，且伴腹胀、食欲缺乏。所以选项 D 错误。

11. C【解析】大网膜粘连综合征表现为横结肠梗阻便秘，阵发性绞痛，蜷曲侧卧位常可缓解。

12. D【解析】半卧位用于腹腔、盆腔手术后，有利于腹膜炎渗液流至盆腔、减少毒素吸收、预防膈下感染，并可减小切口张力，利于愈合。

13. D【解析】结核性腹膜炎的治疗中最主要的是坚持早期、联合、全程规范化的抗结核治疗原则，以达到彻底治愈、避免复发及防止并发症的目的。一般使用 3 种或 4 种药物联合强化治疗。

14. C【解析】结核性腹膜炎的病理类型如下。①腹水型：也称渗出型。②粘连型：最多见。③干酪型：也称包裹型。

15. A【解析】大网膜扭转分为原发性和继发性。原发性大网膜扭转罕见，原因不清，多与先天性异常有关。继发性大网膜扭转多因网膜本身肿瘤或腹腔肿物、炎性粘连等所诱发。

16. A【解析】急性化脓性腹膜炎诊断成立后，明确病因或原发病是治疗过程中的重要环节。

17. C【解析】原发性腹膜后肿瘤恶性淋巴瘤对放疗敏感，放疗总量以 30~50Gy 为最佳剂量。对复发病例仍可重复放射治疗。

18. A【解析】急性结核性腹膜炎主要表现如下。①腹痛：为主要症状，发病急，可迅速扩散至全腹，程度不一，有时出现绞痛或剧痛，疼痛部位可为脐周或全腹，有时为右下腹疼痛，常伴腹胀。②全身感染中毒症状：不如细菌性腹膜炎严重。③腹膜刺激征：较轻。

19. B【解析】膈下脓肿是指脓肿位于膈肌以下、横结肠及其系膜以上的间隙内，按部位可分为右膈下脓肿（右肝上间隙脓肿）、左膈下脓肿、右肝下间隙脓肿和网膜囊脓肿。右侧多见，双侧者少见。膈下脓肿发生的部位和原发病有密切关系。多因膈下部位直接感染所引起，感染来自局部病变、损伤，也可为邻近的脓液蔓延所致。胸部感染和腹膜后间隙感染扩散引起的膈下脓肿较少见。膈下脓肿的病原菌一般与原发病的致病菌一致，主要为大肠埃希菌、链球菌和厌氧菌等，且常为多种细菌的混合感染。

20. B【解析】腹膜假黏液瘤最常来源于卵巢。它是常由卵巢假性黏液性囊肿或阑尾黏液囊肿破裂引起，是一种低度恶性的黏液腺癌。

21. C【解析】继发性腹膜炎的手术适应证：①胆囊炎穿孔，胃肠道穿孔，全身情况较差，腹腔渗液多。②绞窄性肠梗阻。③术后腹腔内出血。④明显的外伤性内脏破裂。⑤急性重症胰腺炎伴感染，中毒症状明显者。⑥病情较重，原发病灶未明确者。急性弥漫性腹膜炎已局限、盆腔腹膜炎、急性弥漫性腹膜炎病因不明等且腹部及全身情况都不严重者应采取非手术治疗，但必须在有经验的医师指导下进行。

22. B【解析】原发性腹膜炎又称自发性细菌性腹膜炎，是指腹腔内无原发性疾病或感染病灶存在而发生的细菌性腹膜炎。病原菌多为需氧革兰阴性菌，其中大肠埃希菌占首位，其次为链球菌、肺炎克雷伯菌、肠球菌、葡萄球菌等，偶有厌氧菌感染。细菌侵入腹腔多经由血循环或淋巴途径；肠黏膜屏障受损时细菌可直接穿透肠壁进入腹腔；女性也可经生殖道侵入。腹腔穿刺可获草黄或草绿色、多无臭味的脓性液体。引起原发性腹膜炎的原因不包括外伤引起的肠破裂。

23. D【解析】膈下脓肿的治疗包括脓肿的引流、原发病的控制、抗生素的应用及一般支持治疗。非引流治疗仅适应于部分小脓肿或脓肿形成早期，待其自行吸收。

24. B【解析】腹膜炎或腹部手术后的膈下脓肿患者，经治疗体温持续下降或下降数日后又逐渐上升，热型常呈弛张热。

25. B【解析】参见 A1 型题第 6 题解析。

26. A【解析】原发性腹膜炎又称自发性细菌性腹膜炎，是指腹腔内无原发性疾病或感染病灶存在而发生的细菌性腹膜炎。症状表现：①腹痛。最初腹痛部位不明确，以后弥漫至全腹。女性经生殖道感染者腹痛可局限于下腹及盆腔。后期随着肠麻痹的发生，可出现腹胀。②恶心、呕吐。③全身感染中毒症状。儿童发热较突出。④肝硬化患者常有腹水增多及肝性脑病。体征主要为腹部压痛、反跳痛、肌紧张、腹胀、肠鸣音减弱等；直肠指诊可有明显触痛。

27. A【解析】继发性腹膜炎又称继发性化脓性腹膜炎，是最常见的腹膜炎，约占急性腹膜炎的98%，常由腹内脏器穿孔、炎症、缺血及损伤引起。常见的致病菌是大肠埃希菌，其次为肠球菌、链球菌、变形杆菌、铜绿假单胞菌和厌氧类杆菌，但多数为混合感染，故而病情一般严重。

28. D【解析】经腹膜外途径引流术的优点是对机体损伤小，直接引流，不污染游离腹腔，并发症少，但必须在术前准确定位脓肿，否则可使多发脓肿遗漏或误诊。经腹膜外途径又分经腹部的前路和经后腰部的后路两种。①经前腹壁切口：适用于右肝上、右肝下及左膈下靠前的脓肿。②经后腰部切口：适用于右肝下和左膈下靠后的脓肿。经腹腔途径切开引流术常用于多发脓肿，同时可探查腹腔内有无其他病变，尤其适宜网膜囊脓肿的引流，但此法有污染游离腹腔的可能。

29. D【解析】肠系膜肿瘤大多为实性肿物，分为良性和恶性，恶性肿瘤占实性肿物的60%左右。良性肿瘤有神经纤维瘤、纤维瘤、脂肪瘤、平滑肌瘤和血管瘤等；恶性肿瘤以纤维肉瘤和平滑肌肉瘤最多见。

30. C【解析】腹膜间皮细胞瘤的诊断标准：①良性者表现为局限性生长缓慢的肿瘤，多发生于盆腔，早期无症状，长大后有压迫症状。②恶性者呈弥漫性生长，有腹壁紧张、血性腹水等表现。③确诊需靠组织病理学检查。

31. E【解析】弥漫性腹膜炎的晚期，患者会出现感染性休克的表现，如烦躁不安、血压下降，主要原因是腹膜吸收大量毒素，血容量减少。

32. D【解析】①结核性腹膜炎的非手术治疗方法如下。a. 加强支持治疗：适当休息，增强营养，必要时给予静脉输液及肠内肠外营养治疗；b. 腹腔放液：对腹水型者，特别是急性渗出阶段，每周可适量放腹水一次，并腹腔内注射异烟肼 100mg、链霉素 0.25g；c. 抗结核治疗：应坚持早期、联合、全程规范化的抗结核治疗原则，以达到彻底治愈、避免复发及防止并发症的目的。②手术治疗适应证：a. 并发完全性、急性肠梗阻或慢性不全性肠梗阻经非手术治疗无效或加重；b. 腹壁瘘管经久不愈；c. 诊断不清，不能排除其他原因的急腹症或腹腔内肿瘤。因此选项 D 错误。

33. B【解析】参见 A1 型题第 27 题解析。

34. C【解析】腹水中白细胞计数超过 $0.5\times10^9$/L，中性粒细胞大于 0.50，可确诊为原发性腹膜炎。

35. E【解析】膈下脓肿的临床表现：①腹膜炎或腹部手术后的患者，经治疗体温持续下降或下降数日后又逐渐上升，热型常呈弛张热。②腹痛常为钝痛，可向肩背部放射，深呼吸或咳嗽时加重，有时伴有呃逆、胸痛、腹胀及恶心。③可有寒战、乏力，食欲缺乏等，常伴有肠麻痹。④查体可见局部腹壁及肋间隙水肿，有压痛及叩击痛，肝浊音界可扩大，下肺呼吸音减弱。

36. B【解析】原发性腹膜炎的体征参见 A1 型题第 26 题解析。

37. D【解析】继发性腹膜炎的病因如下。①炎症性腹膜炎：最常见的为急性阑尾炎，急性胰腺炎、急性胆囊炎、绞窄性肠梗阻也是常见的原因。其他原因有女性生殖器炎症引起的盆腔腹膜炎、肠憩室炎、坏死性肠炎、克罗恩（Crohn）病等。②脏器穿孔性腹膜炎：急性阑尾炎坏疽穿孔、胃十二指肠溃疡穿孔、胃肠道肿瘤穿孔、肝脓肿破裂、伤寒溃疡穿孔以及绞窄性肠梗阻引起的肠坏死、破裂等。③手术后腹膜炎：如吻合口漏及结肠镜检查时的结肠穿孔等医源性损伤。④腹部钝性或穿透性损伤致脏器出血、穿孔或破裂等。

38. C【解析】炎症性腹膜炎的病因参见A1型题第37题解析。

39. A【解析】腹膜间皮细胞瘤的诊断标准参见A1型题第30题解析。良性者手术切除效果好；恶性者可进行手术切除与腹腔内化疗相结合，但效果不佳。

40. C【解析】肠系膜肿瘤多见于成人，可有腹部隐痛或胀痛，恶性肿瘤常伴有食欲缺乏、消瘦、乏力、贫血和肠梗阻症状，无腹泻症状。

41. E【解析】腹膜炎分为原发性和继发性腹膜炎。临床所见大部分为继发性腹膜炎。原发性腹膜炎多发生于患有严重慢性病的儿童，成人较少发生，也可见于脾切除术后，女性稍多，多表现为弥漫性腹膜炎。继发性腹膜炎可见于任何年龄，以青壮年最多见，常见致病菌是大肠埃希菌。

42. A【解析】腹膜刺激征视腹膜炎的范围和腹腔刺激物的性质而定，一般在原发病灶的部位压痛和腹肌紧张更为明显。

43. E【解析】结核性腹膜炎的感染途径以腹腔内的结核病灶直接蔓延为主，肠系膜淋巴结结核、肠结核、输卵管结核是常见的直接原发病灶。少数可由血行播散引起。

44. C【解析】结核性腹膜炎可见于任何年龄，以青壮年最多见，多数在20~40岁，以女性为多，男女比例约为1：2。

45. B【解析】盆腔脓肿的辅助检查：①白细胞计数增多。②B超或CT可了解脓肿的部位及大小。③经直肠或阴道后穹隆穿刺抽到脓液可确诊。

46. B【解析】腹主动脉或选择性腹腔动脉造影可根据血管分支的分布及其行径、形态的改变判断肿瘤的血供来源及肿瘤的定位。所以选项B正确。腹部X线中，正侧位平片可发现肿块阴影或局部钙化影。全消化道钡餐检查可见胃及肠管被推压的征象。下腔静脉造影可显示其受压移位情况及是否被侵犯。腹部彩超对腹主动脉瘤的排除极为可靠。

47. C【解析】腹膜炎术后残余脓肿最常见于盆腔脓肿。盆腔脓肿常发生于急性腹膜炎治疗过程中、阑尾穿孔或结直肠手术后。

48. E【解析】阑尾周围脓肿已有局限趋势，并中毒症状不重者应采取非手术治疗。参见A1型题第21题解析。

49. E【解析】参见A1型题第27题解析。

50. C【解析】盆腔脓肿的治疗方法如下。①非手术治疗：小的脓肿或脓肿尚未形成时，可用温盐水灌肠，下腹部理疗、热敷、抗生素及中药治疗。②手术治疗：a. 脓肿已局限者可经直肠或阴道后穹隆切开引流，也可不放引流管而在术后每天用手指扩张引流口，以保持引流通畅，术后继续使用抗生素、热水坐浴及理疗等；b. 经前腹壁切口进行引流：腹腔、盆腔有多发性脓肿，或合并粘连性肠梗阻时，可用此法。手术应在脓肿充分形成后进行，所以选项 C 错误。

51. C【解析】继发性腹膜炎的实验室检查中，白细胞计数增多，常在 $14\times10^9/L$ 以上。

52. D【解析】继发性腹膜炎的多数病灶在腹腔右侧，当原发灶不能确定时，腹部探查切口多先做在脐旁右旁正中，便于探查到病灶后可上下延长切口。

53. C【解析】诊断性腹腔穿刺对于诊断困难的继发性化脓性腹膜炎，可协助明确诊断，穿刺中可抽获胆汁着色液或脓性液体。虽然内镜（主要选用腹腔镜）检查也是可选的，但对设备和技术有一定要求，不是所有医院都能具备，而诊断性腹腔穿刺操作简便，不需要特殊设备，患者痛苦小，且能为腹内病灶提供准确资料。

54. E【解析】膈下脓肿发生的部位和原发病有密切关系。多因膈下部位直接感染所引起，感染来自局部病变、损伤，也可为邻近的脓液蔓延所致，如肝脓肿破裂、胃十二指肠穿孔、急性阑尾炎穿孔、右侧结肠手术、肝胆疾病及手术等常可引起右膈下或右肝下间隙脓肿；而脾切除、胃切除、左侧结肠手术、胰腺疾病及手术常可引起左膈下或网膜囊脓肿，胃后壁穿孔及急性胰腺炎也可引起网膜囊脓肿。胸部感染和腹膜后间隙感染扩散引起的膈下脓肿较少见。

55. E【解析】大网膜囊肿临床除自觉腹部包块外，一般无症状，偶有腹胀，发生扭转时表现出急腹症。腹部检查可扪及无压痛且移动度较大的包块，可有囊性感。腹部 B 超可探及囊性肿块，但确切定位仍依赖腹部 CT。剖腹探查为最后诊断手段。

56. A【解析】腹腔脓肿的处理主要包括抗生素处理和脓肿引流处理等方式。对于早期发现的小型腹腔脓肿，可根据患者自身情况采用抗生素控制感染。对于脓腔较大的患者，单纯的抗生素治疗已经无法控制病情，可考虑在 B 超或 CT 引导下进行导管引流。对于复杂多发脓肿患者，及时采用手术引流处理腹腔脓肿是十分必要的。所以选项 A 错误。

57. D【解析】参见 A1 型题第 19 题解析。不包括左肝下间隙脓肿。

58. D【解析】盆腔脓肿的临床表现如下。①全身症状：发热、脉搏增快、乏力等，因盆腔腹膜吸收毒素能力较低，全身中毒症状明显较膈下脓肿轻。②局部症状：常有典型的直肠或膀胱刺激症状，如大便次数多而量少、黏液便、里急后重、尿急、尿频等。③直肠指检：肛门括约肌松弛，直肠前壁饱满或可及肿块，有触痛，有时有波动感。

59. C【解析】继发性腹膜炎腹腔或后穹隆穿刺抽出脓液，镜检多为杆菌。

60. E【解析】原发性腹膜炎的感染途径以血行播散为主，也可来自肠管的细菌移位或女性生殖系统的淋巴侵入。

61. A【解析】肠系膜囊肿的诊断要点：①主要以临床表现为依据。②X 线钡餐检查可表现为肠管受压移位。③B 超及 CT 可确定诊断。

62. D【解析】结核性腹膜炎超声检查常可探及腹水、肠间粘连、包裹性积液或非均质性肿块等。所以可探及的征象不包括均质性肿块。

63. E【解析】胃肠内容物或致病菌进入腹腔后，机体立即产生反应，腹腔发生充血、水肿，并失去固有光泽，产生大量清亮的浆液性渗液，渗出液中含有大量中性粒细胞。

**二、A2 型题**

1. D【解析】患者应考虑为盆腔脓肿。溃疡病穿孔修补术后患者发生盆腔脓肿。主要表现参见 A1 型题第 58 题解析。

2. B【解析】急性阑尾炎穿孔可引起膈下脓肿。患者症状在右侧，所以首先要考虑的术后并发症为右膈下脓肿。膈下脓肿的腹痛常为钝痛，可向肩背部放射，深呼吸或咳嗽时加重，有时伴有呃逆、胸痛、腹胀及恶心。X 线检查可见患侧膈肌抬高，活动度受限或消失；肋膈角模糊或有积液；含气脓肿可出现气液平面；左膈下脓肿可见胃受压推移改变。

3. A【解析】参见 A1 型题第 12 题解析。

4. E【解析】患者最可能考虑为盆腔脓肿。急性阑尾炎穿孔术后残余脓肿最常见于盆腔脓肿。临床表现参见 A1 型题第 58 题解析。

5. A【解析】急性弥漫性腹膜炎已局限、盆腔腹膜炎、急性弥漫性腹膜炎病因不明且腹部及全身情况不严重者应采取非手术治疗，但必须在有经验的医师指导下进行。如果治疗后症状不减轻或加重，则应果断改为手术治疗。非手术治疗措施：①半卧位、禁食、胃肠减压、吸氧。②输液维持水、电解质平衡与营养。③应用广谱抗生素。④防治肾功能不全、呼吸衰竭及腹腔脓肿等各种并发症。

6. E【解析】腹部 X 线透视或腹部平片，若见膈下游离气体影，提示消化道穿孔。由于患者体征相对局限，且患者高龄、近期内有严重影响手术的基础疾病发作，保守治疗是目前的首选。故患者应采取的处理措施为禁食、胃肠减压、保守治疗、严密观察病情变化。

7. D【解析】继发性腹膜炎术后为了预防肠粘连，应指导患者早期下床活动。腹腔内炎症严重者术后早期多有肠蠕动恢复慢和肠麻痹等表现，是早期肠粘连发生的基础，此种粘连多属广泛性非完全性梗阻，患者表现以腹胀为主，腹痛不明显，经积极下床活动多可痊愈。

8. C【解析】从题干分析，考虑该患者的诊断是急性腹膜炎合并休克。为了寻找病因，进一步最有帮助的检查为腹腔穿刺，抽出的液体可行常规和淀粉酶检查。ERCP 和 MRI 帮助不大，且患者难以耐受，B 超和 CT 虽有帮助，但不如腹穿液淀粉酶测定更直接、明确。

9. C【解析】诊断应考虑为原发性腹膜炎。原发性腹膜炎发病前常有呼吸道、泌尿系统或胆道感染，主要症状为腹痛，最初腹痛部位不明确，以后弥漫至全腹，儿童发热较突出。体征主要表现为腹部压痛、反跳痛、肌紧张、腹膨隆、肠鸣音减弱等。腹腔穿刺可获草黄或草绿色、多无臭味的脓性液体。

10. B【解析】胃穿孔术后发生盆腔脓肿，主要表现为有膀胱或直肠刺激征，并有发热。临床表现参见 A1 型题第 58 题解析。

## 三、A3/A4 型题

1. E【解析】该患者为急性化脓性阑尾炎合并穿孔、弥漫性腹膜炎患者，阑尾切除术后应密切观察患者脉搏、血压及精神状态。

2. D【解析】腹膜炎或腹部手术后的患者，经治疗体温持续下降或下降数日后又逐渐上升，热型常呈弛张热，有时伴呃逆、胸痛、腹胀及恶心。查体可见肝浊音界扩大，下肺呼吸音减弱。白细胞计数增多，中性粒细胞比例显著升高。X 线检查可见患侧膈肌抬高，活动度受限或消失，肋膈角模糊或有积液；含气脓肿可出现气液平面，左膈下脓肿可见胃受压推移改变。该患者阑尾切除术后，持续发热，右上腹痛，白细胞计数增多，X 线片示右膈活动受限，肋膈角少量积液，可诊断为膈下脓肿。

3. E【解析】根据该患者临床表现及腹膜刺激征表现，首先考虑的诊断为上消化道穿孔并发腹膜炎。

4. B【解析】患者首选的检查方法为 X 线检查。根据患者临床表现首先考虑腹腔空腔脏器破裂，X 线片发现膈下游离气体即可确诊。

5. B【解析】为明确诊断，该患者应立即剖腹探查明确病因。

6. E【解析】患者最可能诊断为膈下脓肿。参见 A3/A4 型题第 2 题解析。

7. D【解析】脓液积聚于一侧或两侧膈肌下与横结肠及其系膜的间隙内者，统称为膈下脓肿。患者平卧时，左膈下间隙处于较低位，急性腹膜炎时腹腔内的脓液易积聚于此。细菌亦可经门静脉和淋巴系统到达膈下。所以病变多发生于此处。

8. E【解析】膈下脓肿选择使用抗生素的最佳方法是根据细菌培养及药敏试验。

9. C【解析】膈下脓肿的最佳治疗方法为经皮穿刺置管引流术。该方法避免了大手术及麻醉的危险，操作简单，损伤小，并发症少，安全可靠。

10. C【解析】膈下脓肿的常见并发症如下。①胸腔感染：膈下感染可引起反应性胸腔积液，或经淋巴途径蔓延到胸腔引起胸膜炎；亦可穿入胸腔引起脓胸。②消化道出血和消化道瘘：因脓肿可腐蚀消化道管壁而引起消化道反复出血，肠瘘或胃瘘。③贫血。

11. E【解析】诊断可首先考虑为原发性腹膜炎。原发性腹膜炎发病前常有呼吸道、泌尿系统或胆道感染。症状表现为腹痛，最初腹痛部位不明确，以后弥漫至全腹，伴恶心、呕吐。体征主要表现为腹部压痛、反跳痛、肌紧张、腹胀、肠鸣音减弱等。实验室检查：血白细胞计数增多，中性粒细胞比例可达 0.90 以上。腹腔穿刺可获草黄或草绿色、多无臭味的脓性液体。约半数患者血培养可检出与腹水培养相同的细菌，特别是有 1/3 腹水培养阴性的患者，血培养可呈阳性。

12. A【解析】治疗应根据穿刺液涂片染色所见的细菌针对性应用抗生素，采用头孢菌素类常很有效。如脓液有臭味，或染色发现有革兰阴性杆菌，还需考虑有厌氧菌混合感染的可能，这类细菌属无芽胞厌氧菌，女性生殖道多见，治疗时可加用甲硝唑。此外尚需输液，保持水、电解质平衡等。如上述处理效果不好，病情进展，腹胀严重，出现全身中毒症状，则宜剖腹探查，引流腹腔。术中还需检查有无脏器，尤其是胆道、肠道疾患，以排除继发性腹膜炎。因此应先保守治疗，无效再考虑手术。

13. E【解析】患者可初步诊断为胃、十二指肠溃疡穿孔腹膜炎。胃、十二指肠溃疡穿孔可引起脏器穿孔性腹膜炎，其腹痛为持续性，因病因不同，腹痛程度也不同。腹膜刺激征视腹膜炎的范围和腹腔刺激物的性质而定，一般原发病灶部位的压痛和腹肌紧张更为明显。

14. A【解析】参见 A1 型题第 53 题解析。

15. D【解析】胆囊炎穿孔，胃肠道穿孔，全身情况较差，腹腔渗液多的患者可行手术治疗。

16. D【解析】患者术后若行胃肠减压，待肛门排气后可拔除胃管。

17. E【解析】根据突发上腹部刀割样剧痛，板状腹，全腹压痛、反跳痛、肌紧张（表现为明显的腹膜刺激征），肝浊音界减小，肠鸣音减弱（提示空腔脏器穿孔），结合患者病史，应考虑为消化性溃疡急性穿孔。溃疡穿孔后，胆汁和食物残渣可漏入腹腔，胆汁等化学性刺激可使腹膜产生大量淡黄色的渗出液，由于渗出液含有大量细胞可呈不同程度混浊，因此该患者腹腔穿刺液的性质最可能是黄色、混浊、含胆汁或食物残渣。草绿色、透明的腹腔穿刺液常见于结核性腹膜炎；血性、恶臭常见于绞窄性肠梗阻；血性、无臭、淀粉酶含量高的腹腔穿刺液常见于急性胰腺炎；腹腔穿刺液呈稀脓性略带臭气提示合并厌氧菌感染。患者穿孔尚处于早期，无感染征象，因此还不会出现这种性状的腹水。

18. B【解析】患者诊断为急性腹膜炎，需依据患者病情采用非手术治疗或手术治疗。非手术疗法包括禁食、胃肠减压、输液、抗生素治疗、镇静镇痛及针刺治疗等。禁食、胃肠减压可抽出肠道内容物和气体，改善胃壁血运，有利于炎症消退和促进胃肠恢复蠕动；由于禁食、胃肠减压及腹膜大量渗液，因此易造成体内水、电解质紊乱，需行输液治疗；胃肠穿孔后肠道细菌进入腹腔，易引起感染，因此应预防性应用抗生素；针刺治疗可选用足三里、内关等穴位，通调腹气、缓急止痛。抗胰酶治疗为胰腺炎的非手术治疗方法，而本病为消化性溃疡穿孔所引起，抗胰酶无太大作用。

19. C【解析】手术可引起膈下脓肿。参见 A3/A4 型题第 2 题解析。

20. D【解析】腹膜炎的主要标志是腹膜刺激征，即全腹出现弥漫性压痛、反跳痛及腹肌紧张，重者可为板状腹。

21. B【解析】参见 A1 型题第 27 题解析。

22. D【解析】参见 A1 型题第 31 题解析。

23. A【解析】患者最可能为盆腔脓肿，盆腔腹膜炎可引起盆腔脓肿。临床表现参见 A1 型题第 58 题解析。

24. D【解析】直肠指检是盆腔脓肿最有意义的检查方法。临床表现参见 A1 型题第 58 题解析。

25. D【解析】如盆腔脓肿患者已出现脓液，则应尽早切开引流，男性患者可采取直肠脓肿切开引流术。

26. E【解析】盆腔腹膜炎表现为腹膜刺激征，症状视腹膜炎的范围和腹腔刺激物的性质而定，一般在原发病灶的部位压痛和腹肌紧张更为明显。根据患者症状、体征，结合辅助检查，与急性盆腔炎进行鉴别，最具临床意义的是右下腹局限性压痛、反跳痛、肌紧张。急性盆腔炎下腹压痛伴或不伴反跳痛。

27. E【解析】术后第 4 天，患者出现下腹坠胀和里急后重症状，首先要考虑的术后并发症是盆腔脓肿。临床表现参见 A1 型题第 58 题解析。

28. E【解析】经直肠和阴道指检发现波动性肿块向阴道突出，有触痛。此时宜采取经阴道后穹隆切开引流：术前排空膀胱，先行直肠指检，了解脓肿的位置，在肛门镜直视下穿刺抽出脓液后，用尖刀切一小口，以止血钳扩大切口排脓，然后用手指探查脓腔，分开其内的间隔，最后放置引流管引流。

**四、B 型题**

1. B【解析】直肠指检参见 A1 型题第 58 题解析。

2. C【解析】继发性腹膜炎表现为全腹压痛和反跳痛，腹肌紧张，诊断性腹腔穿刺可抽出胆汁着色液或脓性液体。

3. E【解析】肠间脓肿临床表现有弛张热、腹胀或不完全性肠梗阻，有时可扪及压痛的包块。

4. B【解析】参见 A1 型题第 35 题解析。

5. A【解析】腹腔内炎性渗出物、脓液易积聚在盆腔，形成盆腔脓肿。盆腔脓肿的主要表现为有膀胱或直肠刺激征，并有发热。

6. B【解析】寻找弥漫性腹膜炎病因时最有参考价值的体征为压痛最明显的部位腹膜刺激征更为明显。

7. E【解析】在老年人中发生急性继发性化脓性腹膜炎时，重要的体征是腹胀，肠鸣音消失。

8. B【解析】参见 A1 型题第 3 题解析。

9. C【解析】参见 A1 型题第 4 题解析。

10. E【解析】继发性腹膜炎感染中毒表现为发热，脉搏、呼吸频率增快，程度不一，后期明显。严重者高热、大汗、呼吸急促，可出现明显代谢性酸中毒、休克及多器官衰竭。

11. C【解析】继发性腹膜炎腹部 X 线透视或腹部平片检查中，若见膈下游离气体影，提示消化道穿孔。

12. E【解析】原发性腹膜炎腹水迅速增长，可出现全身中毒症状，重者可有低血压、肝性脑病及感染性休克。

13. A【解析】参见 A1 型题第 58 题解析。

## 五、X 型题

1. ABC【解析】参见 A1 型题第 9 题解析。

2. ABCD【解析】腹膜假黏液瘤的治疗原则：①手术切除原发病灶。②尽可能清除腹腔内假性黏液瘤及取出黏液状物，清除全部大网膜，必要时清除小网膜。③术中腹腔内置管，术后注入化疗药物或配合腹腔热灌注治疗。④肿瘤复发时可再次手术及腹腔内注射抗癌药物。

3. ABCD【解析】为提高腹膜后肿瘤的切除率，往往需要多科的通力合作，术前应根据各项检查资料初步明确手术范围，做好大范围、多脏器切除的准备：①按结肠手术准备肠道。②按肾切除手术要求确认对侧肾解剖及功能正常。③按大血管受侵做好血管移植准备。④准备足够的同型血。

4. ACDE【解析】病灶已清除、腹腔清洗干净者，原则上不放置引流，但对下列情况应放置引流：①病灶处仍有感染坏死组织及较多脓液。②腹腔内继续渗血。③腹腔内可能发生胆汁或胰液泄漏。④胃肠道缝合后有泄漏可能。

5. AB【解析】浆液性囊肿覆有间皮细胞，多发于横结肠系膜和乙状结肠系膜。

6. ABDE【解析】急性腹膜手术时放置引流的目的是控制炎症，减轻中毒症状，促进炎症局限且便于向腹腔注入抗生素，引流残余液体和继续产生的渗液。

7. BCD【解析】膈下脓肿的 X 线检查表现参见 A2 型题第 2 题解析。

8. AB【解析】原发性腹膜炎的病原菌多为溶血性链球菌和肺炎双球菌。

9. ABCE【解析】结核性腹膜炎的手术治疗方式：①粘连松解术。②肠段切除术。③短路吻合术。④小肠插管造口术。⑤原发性结核病灶（肠系膜淋巴结结核、肠结核、输卵管结核等）切开剔除、搔刮及切除术。

10~11 BE、AC【解析】参见 A1 型题第 54 题解析。

12. ABE【解析】参见 A1 型题第 22 题解析。

13. ACDE【解析】炎症性腹膜炎的病因参见 A1 型题第 37 题解析。

14. BCDE【解析】继发性腹膜炎因病因、轻重缓急及患者体质不同，治疗方法也不完全相同，但总的原则如下：①纠正低血容量，预防或纠正低氧，根据需要给予心肺、循环及营养支持。②及时给予适当的抗生素。③适时消除腹腔感染源，清除脓液和其他物质。

15. BCD【解析】急性腹膜炎发生全身病理变化后可有水、电解质紊乱，毒血症，感染性休克的表现。

16. ABCD【解析】原发性腹膜炎的病原菌参见 A1 型题第 22 题解析。

17. BCD【解析】参见 A1 型题第 15 题解析。

18. CD【解析】大网膜扭转的诊断要点：①常有腹腔炎症或体位突发改变病史。②临床表现：a. 突发腹部绞痛，逐渐加重，部位多开始于脐周或全腹，逐渐局限于腹部，活动可使疼痛加剧；b. 腹部局限性压痛，反跳痛和肌紧张；c. 体温不高。③白细胞计数中度增多。④需排除急性胆囊炎、急性阑尾炎、小肠扭转和卵巢囊肿蒂扭转等疾病。

19. ABC【解析】继发性腹膜炎的病因参见 A1 型题第 37 题解析。

20. ABCD【解析】原发性腹膜后肿瘤是指原发于腹膜后间叶组织、神经组织、淋巴组织以及胚胎残余组织等的良、恶性肿瘤，不包括肾上腺、肾、输尿管和胰腺的肿瘤，也不包括腹膜后淋巴结转移性肿瘤。

21. BCD【解析】腹膜后肿瘤以恶性居多，约占 80%，约 15%发生于 10 岁以下。临床较多见的为恶性淋巴瘤、纤维肉瘤、脂肪肉瘤等。淋巴管瘤和平滑肌瘤属于良性肿瘤。

**六、案例分析题**

1. ACEF【解析】该患者右侧腹痛，已扩散至全腹，并出现腹膜刺激征及感染征象，为明确诊断，应进行的检查项目包括血、尿淀粉酶测定，腹部 CT，尿常规及尿糖检查，腹部 X 线检查。

2. ACEF【解析】患者疼痛加剧，应及时对症处理，但不可使用镇痛药掩盖病因，可静脉滴注广谱抗生素、平衡盐溶液，留置鼻胃管做胃肠减压，安排患者 1~2 小时内入院。

3. ACDFGH【解析】由于该患者急性发病时间短，有饥饿史，不排除消化道穿孔。若探查结果为消化道穿孔。可能需要进行溃疡病根治术。患者全身一般情况可，内环境和生命体征相对稳定，尚无全身性病理生理紊乱，腹腔化脓性感染尚不明显，故可行剖腹探查术明确诊断。

4. CEF【解析】腹膜炎剖腹探查的原则：为达到引流通畅的目的，必须将腹腔内假膜和纤维蛋白等除去；腹腔污染严重时，可用大量 0. 9%氯化钠液冲洗腹腔；手术切口应做在原发灶附近。

5. ABCEF【解析】患者未手术出现腹腔感染加剧，可能出现的病理生理变化：发热、呕吐和肠道内积液进一步促使血容量下降；麻痹性肠梗阻致肠膨胀，膈肌升高，影响心肺功能；腹膜吸收大量毒素导致感染性休克；腹膜感染，积液渗出，发生低蛋白血症与贫血；内毒素血症加剧低血容量性和感染性休克，各重要器官功能逐渐减退等。当间质和血管内液体渗入第三间隙，和细胞外液的平衡不能维持时，可发生容量不足。所以选项 D 错误。

6. ACDFG【解析】X 线片膈下游离气体不仅仅出现在消化性溃疡穿孔的情况下，还可以发生在空腔脏器破裂时，如胃穿孔。所以选项 A 错误。腹膜刺激征是炎症波及腹壁引起，轻症胰腺炎如果炎症局限在胰腺周围，未波及腹壁，就不会有腹膜刺激征，如果胰腺炎较重，渗出多，渗液波及腹壁，就会有腹膜刺激征。因此，急性胰腺炎早期腹痛明显，但不一定有腹膜刺激征。所以选项 B 正确。尿常规 RBC 10~15 个/HP，WBC 20~30 个/HP 可诊断为急性肾盂肾炎。所以选项 C 错误。实质脏器损伤以腹腔内出血为主要表现，可有轻度腹膜刺激征和消化道症状。空腔脏器损伤以腹膜炎为主要表现，有明显的腹膜刺激征和消化道症状，随后可有腹部和全身的感染症状。有腹痛、腹膜刺激征等，可出现腹胀、肠鸣音减弱或消失。所以选项 D 错误。急性腹痛、恶心、呕吐、高热、腹部压痛，不能排除急性胃肠炎。所以选项 E 正确。肠梗阻时 X 线片可显示出气液平面，但是发现气液平面不一定都是肠梗阻。不同原因引起的肠道内容物气液分离时均可于 X 线片上出现气液平面，应当结合临床表现、实验室检查及影像学表现综合分析。所以选项 F 错误。急性盆腔炎的临床诊断标准，需同时具备下列 3 项：①下腹压痛伴或不伴反跳痛。②宫颈或宫体举痛或摇摆痛。③附件区压痛。所以选项 G 不能判定为急性盆腔炎。

7. ACDEFG【解析】弥漫性腹膜炎的非手术疗法应在严密观察和做好手术准备的情况下进行，处理原则如下。①体位：一般取半卧位，以促使腹腔内渗出液流向盆腔，减少吸收和减轻中毒症状。②禁食、胃肠减压：一律禁食至腹膜炎控制为止。放置鼻胃管，一般应持续胃肠减压。③可适当用哌替啶为确诊患者镇痛。④抗生素的应用：一般应用庆大霉素和克林霉素两者控制混合感染，甲硝唑控制厌氧菌感染。⑤补充热量和营养支持：每天需要热量达 3000~4000cal。长期不能进食的患者应尽早给予肠外营养，经治疗肠道功能恢复后应尽快给予肠内营养。严重患者应多输血浆、白蛋白和全血，以防止低蛋白血症或贫血。

# 第十三章　胃与十二指肠疾病

胃十二指肠溃疡急性穿孔

十二指肠憩室

## 一　A1 型题

1. 溃疡病穿孔时，从开始即存在的体征为
   A. 肠鸣音消失　B. 均有板状腹
   C. 用镇痛药也难以缓解疼痛　D. 均有膈下游离气体
   E. 腹部移动性浊音阳性
2. 胃癌患者出现以下哪项临床表现应考虑发生了远处转移
   A. 贫血　B. 腹水
   C. 上腹部触及肿块　D. 消瘦
   E. 直肠指检触及盆腔肿块
3. 十二指肠血管压迫综合征的 X 线钡餐检查中不可能出现的是
   A. 侧卧或俯卧时钡剂可迅速通过十二指肠水平部进入空肠
   B. 近端十二指肠及胃扩张，有明显的十二指肠逆蠕动
   C. 孤立胀大的肠袢，位置固定，不随时间而改变
   D. 切迹远端肠腔瘪陷，钡剂在 2~4 小时内不能排空
   E. 钡剂在十二指肠水平部脊柱中线处中断，有整齐的类似笔杆压迫的斜行切迹
4. 瘢痕性幽门梗阻的首选手术方式是
   A. 毕Ⅰ式胃大部切除术　B. 毕Ⅱ式胃大部切除术
   C. 壁细胞迷走神经切断术　D. 幽门成形术
   E. 迷走神经干切除
5. 急性完全性输入袢梗阻的诊断标准不正确的是
   A. 发生于胃大部切除毕Ⅱ式吻合术后　B. 突发上腹剧烈疼痛
   C. 上消化道造影有助于诊断　D. 查体时上腹部有压痛，扪不到包块
   E. 呕吐频繁但量不大，呕吐物不含胆汁，呕吐后症状缓解
6. 对于胃癌的诊断和鉴别诊断最有价值的方法是
   A. 胃脱落细胞细胞学检查　B. 内镜检查
   C. X 线钡餐胃肠造影　D. 肠系膜上动脉造影
   E. 血 CEA 检测

7. 消化性溃疡外科治疗的目的是
A. 防止溃疡发生恶变
B. 去除溃疡病灶
C. 防止溃疡并发症
D. 消除临床症状
E. 治愈溃疡，消除症状，防止复发

8. 关于应激性溃疡的临床特点，下列不正确的是
A. 大量出血首先以出现呕血为早期表现
B. 大出血可导致休克，危及生命
C. 上消化道大出血可导致急性失血性休克
D. 肠蠕动增强腹压降低
E. 腹压进行性升高，呼吸困难

9. 进展期胃癌分型中不包括的类型为
A. 息肉样型
B. 局限溃疡型
C. 浸润溃疡型
D. 弥漫浸润型
E. 浅表隆起型

10. 溃疡大出血的主要表现为
A. 肠鸣音减少或消失
B. 上腹部可有明显压痛
C. 上腹部疼痛加剧
D. 移动性浊音阳性
E. 急性大呕血和/或柏油样便

11. 有胃、十二指肠溃疡病史的患者出现急性弥漫性腹膜炎表现，提示患者可能发生
A. 癌变
B. 幽门梗阻
C. 急性穿孔
D. 肠壁破裂
E. 溃疡出血

12. 瘢痕性幽门梗阻所致持续呕吐可造成
A. 低氯低钾性酸中毒
B. 低氯低钾性碱中毒
C. 低氯高钾性酸中毒
D. 低氯高钾性碱中毒
E. 以上都不对

13. 应激性溃疡的非手术治疗，叙述不正确的是
A. 使用抗酸剂 $H_2$受体阻断药
B. 胃镜止血
C. 使用质子泵抑制剂
D. 使用肾上腺皮质激素
E. 胃肠减压给予局部止血药物

14. 胃和十二指肠溃疡的致病菌为
A. 幽门螺杆菌（Hp）
B. 梅毒
C. 沙门菌
D. 志贺菌
E. 大肠埃希菌

15. 当今的肿瘤减瘤方法以（　　）最有效
    A. 手术切除　　B. 化疗
    C. 放疗　　D. 免疫治疗
    E. 中药治疗
16. 瘢痕性幽门梗阻患者术前纠正体液代谢和酸碱平衡失调时，选用的液体应为
    A. 1.25%碳酸氢钠溶液+林格液　　B. 1.25%碳酸氢钠溶液+5%葡萄糖溶液
    C. 5%葡萄糖溶液+1/6mol/L 乳酸钠溶液　　D. 5%葡萄糖盐水+氯化钾溶液
    E. 1/6mol/L 乳酸钠溶液
17. 瘢痕性幽门梗阻患者的术前准备，最重要的是
    A. 心理护理　　B. 皮肤准备
    C. 补充碱性药物　　D. 连续 3 天温盐水洗胃
    E. 改善营养不良
18. 消化道最常见的间叶源性肿瘤是
    A. 平滑肌瘤　　B. 肉瘤
    C. 胃肠道间质瘤（GIST）　　D. 神经纤维瘤
    E. 脂肪瘤
19. 上消化道大出血最常见的原因为
    A. 门脉高压症　　B. 胃癌
    C. 出血性胃炎　　D. 胃、十二指肠溃疡
    E. 肝内局限性感染，肝脓肿及外伤
20. 胃癌可发生于胃的任何部位，最多见于
    A. 胃小弯　　B. 贲门
    C. 胃窦　　D. 胃大弯
    E. 前壁
21. 胃大部切除术后吻合口排空障碍最常见的原因是
    A. 吻合口开口过小　　B. 吻合口水肿
    C. 功能性梗阻　　D. 胃肠壁翻入过多
    E. 空肠逆行套叠堵塞吻合口
22. 胃溃疡大出血最主要的治疗方式是
    A. 奥美拉唑静脉滴注　　B. 包括溃疡在内的胃大部切除术
    C. 三腔二囊管压迫　　D. 迷走神经干切断+半胃切除术
    E. 高选择性迷走神经切断术
23. 下列关于胃肠道间质瘤手术治疗的原则，叙述不正确的是
    A. 小肠、结肠间质瘤可采取肠部分切除术

B. 胃肠道间质瘤可采取胃部分切除或全胃切除
C. 十二指肠的间质瘤可做局部切除或 Whipple 手术
D. 最大径线超过 2cm 的局限性胃肠间质瘤，原则上可行手术切除
E. 其发生淋巴结转移较早，手术应常规行广泛淋巴结清扫

24. 恶性度高的胃癌可能发生跳跃式淋巴转移而直接侵犯远处淋巴结，其中最常见的是侵犯
A. 腹腔淋巴结
B. 肝总动脉旁淋巴结
C. 脾门淋巴结
D. 结肠中动脉旁淋巴结
E. 左锁骨上淋巴结

25. 进展期胃癌的标准手术方式是
A. D1 手术
B. D2 手术
C. D3 手术
D. D0 手术
E. D4 手术

26. 怀疑溃疡穿孔最有意义的体征是
A. 腹式呼吸受限
B. 板状腹
C. 肝浊音界缩小或消失
D. 肠鸣音减弱消失
E. 胃泡鼓音区缩小或消失

27. 下列疾病与胃癌发病无关的是
A. 慢性萎缩性胃炎
B. 胃黏膜肠上皮化生
C. 胃黏膜上皮异型性增生
D. 胃平滑肌瘤
E. 胃大部切除术后残胃

28. 下列不属于胃癌根治性切除禁忌证的是
A. 大量血性腹水
B. 直肠膀胱（子宫）窝种植转移灶
C. 腹膜广泛转移
D. 锁骨上淋巴结转移
E. 肝左叶孤立性转移灶

29. 有关应激性溃疡的诊断要点，叙述不正确的是
A. 有长期饮酒史
B. 呕血，便血，大便潜血阳性
C. 出血量大可有休克表现
D. 内镜可见溃疡侵蚀大血管引起大出血
E. 有应激状态，如脑疾病或手术史、烧伤、大手术

30. 有关消化性溃疡大出血的手术指征，下列叙述不正确的是
A. 年龄大于 60 岁，有冠状动脉硬化症者
B. 十二指肠溃疡出血，上腹痛剧者
C. 失血速度快，迅速出现休克者
D. 经非手术治疗后再次出现大出血的患者
E. 有溃疡病史，近期内已有多次出血的患者

31. 胃癌好发部位的顺序依次为

A. 胃窦、胃小弯、胃大弯、贲门
B. 胃窦、贲门、胃小弯、胃大弯
C. 胃窦、胃大弯、胃小弯、贲门
D. 胃窦、胃大弯、贲门、胃小弯
E. 胃窦、胃小弯、贲门、胃大弯

32. 下列不需要外科手术治疗的情况为

A. 溃疡恶变
B. 复合溃疡，经正规内科治疗无效
C. 胃、十二指肠瘢痕性幽门梗阻
D. 因十二指肠溃疡引起严重腹痛
E. 胃、十二指肠溃疡急性穿孔，腹腔污染严重

33. 选择性胃迷走神经切断术治疗十二指肠溃疡时，附加幽门成形术的主要目的是

A. 解除胃潴留
B. 防止术后消化不良
C. 防止术后腹泻
D. 减少胃酸分泌
E. 降低溃疡复发率

34. 胃大部切除术后患者出现贫血的主要原因是

A. HCl 减少
B. $HCO_3^-$减少
C. 黏液减少
D. 胃蛋白酶活性降低
E. 内因子减少

35. 胃大部切除术治疗十二指肠溃疡的机制是

A. 切除溃疡病变
B. 解除梗阻
C. 预防癌变
D. 减少胃酸分泌
E. 阻断迷走神经刺激

36. 溃疡的主要病因是

A. 幽门螺杆菌感染
B. 过度疲劳引起胃瘫
C. 胃酸分泌过多与黏膜屏障受损
D. 长期服用制酸类药物
E. 酗酒

37. 胃大部切除术消化道再建首选的手术方法是

A. 胃空肠吻合术
B. 毕Ⅰ式胃大部切除术
C. 毕Ⅱ式胃大部切除术
D. 选择性迷走神经切断术
E. 高选择性迷走神经切断术

38. 提高早期胃癌诊断的三项关键手段是

A. 纤维胃镜检查、胃液脱落细胞学检查、X 线钡餐检查
B. 纤维胃镜检查、胃液酸碱度测定、X 线钡餐检查
C. X 线钡餐检查、大便潜血试验、纤维胃镜检查
D. 胃液脱落细胞学检查、大便潜血试验、纤维胃镜检查
E. 胃液脱落细胞学检查、四环素荧光试验、X 线钡餐检查

39. 吻合口梗阻的诊断标准不正确的是
A. 发生于胃大部切除术后
B. 进食后呕吐，不伴腹痛
C. CT 或 MRI 检查可协助诊断
D. 上消化道造影，造影剂不能或仅少量通过吻合口
E. 呕吐物为大量食物，可含或不含胆汁

40. 关于胃癌手术治疗的原则，不正确的是
A. 根据肿瘤部位、进展程度及临床分期选择合理的手术方式
B. 根治性手术清扫淋巴结的组别数要大于淋巴结阳性的组别数
C. 癌肿已侵及浆膜层或邻近组织器官，但能一并切除，尚无远处转移者行根Ⅲ式手术
D. 手术不能达到根治目的，放弃手术，以免引起肿瘤扩散
E. 肿瘤已侵及胰腺、横结肠或肝脏有孤立转移灶，但可切除者，可在根Ⅲ式基础上行联合脏器切除

41. 胃癌最早、最多见的转移途径
A. 血行转移
B. 直接浸润
C. 淋巴转移
D. 腹腔种植转移
E. 卵巢种植转移

42. 关于胃、十二指肠溃疡穿孔的叙述，不正确的是
A. 患者有长期溃疡病史
B. 发生在慢性溃疡的基础上
C. 急性溃疡不发生穿孔
D. 饮食过量可促进穿孔的发生
E. 精神过度紧张或劳累可促进穿孔的发生

43. 毕Ⅰ式胃大部切除术后的并发症不包括
A. 胃肠吻合口瘘
B. 吻合口梗阻
C. 残胃癌
D. 十二指肠残端破裂
E. 胃出血

44. 进展期胃癌分型中最少见的类型是
A. 息肉样型
B. 局限溃疡型
C. 皮革型
D. 弥漫浸润型
E. 浸润溃疡型

45. 早期胃癌的大体分型不包括
A. 隆起型
B. 浅表型
C. 凹陷型
D. 混合型
E. 息肉样型

46. 胃、十二指肠溃疡引起大出血的原因是

A. 胃窦部黏膜炎性糜烂渗血
B. 溃疡侵及胰腺引起大出血
C. 溃疡的侵蚀导致基底部血管破裂
D. 胃、十二指肠壁微血管不断渗血
E. 胃酸作用使渗血不易凝固

47. 下列不易合并出血的溃疡为
A. 十二指肠球部前壁溃疡
B. 十二指肠球部后壁溃疡
C. 应激性溃疡
D. 吻合口溃疡
E. 球后溃疡

48. 胃大部切除术后当天，可有少许暗红色或咖啡色胃液自胃管抽出，一般 24 小时内不超过
A. 50ml
B. 100ml
C. 150ml
D. 200ml
E. 300ml

49. 胃癌转移的途径不包括
A. 血行转移
B. 卵巢种植转移
C. 淋巴转移
D. 腹腔种植转移
E. 直接浸润

50. 胃、十二指肠溃疡手术治疗前，如有幽门梗阻，可在（　　）每晚温盐水洗胃 1 次
A. 术前 1 日起
B. 术前 2 日起
C. 术前 3 日起
D. 术前 5 日起
E. 术前 1 周起

51. 下列关于胃、十二指肠溃疡的临床表现，叙述不正确的是
A. 主要症状是上腹部疼痛
B. 可无明显症状或出现隐匿症状
C. 病史可达数年或数十年
D. 情绪不良或过劳不可诱发
E. 发作与自发缓解相交替

52. 幽门螺杆菌（Hp）是胃癌的主要危险因素之一，感染主要与（　　）有关
A. 膨胀型胃癌
B. 弥漫型胃癌
C. 肠型胃癌
D. 浸润型胃癌
E. 弥散型胃癌

53. 根据淋巴结清除范围的不同，胃癌根治术分为根Ⅰ式、根Ⅱ式和根Ⅲ式。以下关于远端胃癌根Ⅱ式手术的淋巴结清扫范围，正确的是
A. 1、3、4、5、6、7、8、9 组淋巴结
B. 1、2、3、4、5、7、8、9、10、11 组淋巴结
C. 1、2、3、4、5、6、8、9、10、11 组淋巴结
D. 1、3、4、5、6、8、9、10、11、12 组淋巴结

E. 3、4、5、6、7、8、9、10组淋巴结

54. 胃、十二指肠前壁穿孔的临床表现，不正确的是

A. 上腹部阵发性绞痛
B. 腹肌板样紧张
C. 发病后短期内患者处于虚脱状态
D. 立位腹部X线平片有助于诊断
E. 多数患者有溃疡病史

55. 胃癌患者术后拔出腹腔引流管的时间为术后

A. 1~3日
B. 3~7日
C. 1周
D. 2周
E. 3周

56. 高选择性迷走神经切断术中被称为“罪恶支”，易遗漏而造成术后溃疡复发的是指

A. 迷走神经腹腔支
B. 迷走神经终末“鸦爪支”
C. 迷走神经前干
D. 迷走神经后干
E. 迷走神经高位分布到胃底的分支

57. 以下不属于胃息肉的是

A. 增生性息肉
B. 胃底腺息肉
C. 瘤样息肉或腺瘤
D. 炎性纤维性息肉
E. 错构瘤性息肉

58. 关于胃癌的临床表现特点，下列叙述不正确的是

A. 早期仅有一些不明显的上消化道症状
B. 早期表现为上腹隐痛不适、嗳气、反酸、轻度贫血、食欲缺乏、消瘦
C. 随着病情进展，上腹疼痛、食欲缺乏、消瘦等症状渐加重
D. 病程的晚期可见局部肿块、腹水、锁骨上淋巴结肿大、恶病质等
E. 胃窦部进展期癌有时可触及肿块

59. 对胃酸分泌具有强大抑制作用的药物是

A. 奥美拉唑
B. 雷尼替丁
C. 兰索拉唑
D. 硫糖铝
E. 氢氧化铝

60. 关于胃癌新辅助化疗，叙述不正确的是

A. 主要用于局部晚期病例
B. 对早期胃癌同样适用
C. 是否能够延长生存还有争议
D. 目的在于降低分期、提高手术切除率
E. 不良反应以胃肠道反应、骨髓抑制、神经系统毒性较多见

61. 胃、十二指肠溃疡穿孔典型的X线检查结果为

A. 胃泡扩张
B. 肠管扩张
C. 胃内有液平
D. 双侧横膈抬高

E. 膈下游离气体

62. 进展期胃癌分型中，最为多见的类型是
A. 息肉样型
B. 局限溃疡型
C. 浸润溃疡型
D. 弥漫浸润型
E. 皮革型

63. 胃空肠吻合术后，发生吻合口溃疡最多见的部位是
A. 吻合口边缘上角
B. 吻合口后壁侧
C. 吻合口边缘胃侧
D. 吻合口对侧的空肠壁
E. 吻合口边缘下角

64. 胃癌的浸润深度用 T 来表示，以下含义中不正确的是
A. $T_{1a}$：肿瘤局限于黏膜层（M）
B. $T_{1b}$：肿瘤侵犯黏膜下层（SM）
C. $T_2$：肿瘤侵犯固有肌层（Mp）
D. $T_3$：肿瘤侵犯浆膜下层（SS）
E. $T_{4b}$：肿瘤侵犯浆膜表面（SE）

65. 关于胃大部切除术后贫血的原因，下列不正确的是
A. 食物不通过十二指肠，影响铁吸收
B. 食物快速从残胃中排空，小肠蠕动快，影响铁吸收
C. 胃酸减少或缺乏，不利于食物中铁的溶解、游离和吸收
D. 胃黏膜分泌的内因子减少或缺乏，造成维生素 $B_{12}$吸收障碍
E. 免疫机制改变，导致骨髓造血功能障碍

66. 毕Ⅰ式与毕Ⅱ式胃大部切除术的主要区别是
A. 切断十二指肠
B. 切除胃的多少
C. 胃肠吻合口的部位
D. 近端空肠与胃小弯的关系
E. 结肠前或结肠后胃肠吻合

67. 上消化道钡餐造影诊断消化性溃疡的间接 X 线片征象是
A. 轮廓外的龛影
B. 痉挛切迹
C. 壶腹部激惹征
D. 黏膜皱襞聚集
E. 残存钡点

68. 在组织病理学上，胃癌 90%以上是
A. 腺癌
B. 腺鳞癌
C. 类癌
D. 小细胞癌
E. 未分化癌

69. 胃、十二指肠溃疡急性穿孔最主要的临床表现是
A. 腹式呼吸减弱
B. 恶心、呕吐
C. 突发的上腹刀割样剧烈疼痛
D. 发热

E. 肠鸣音消失

70. 吻合口空肠溃疡首选的治疗方法为

A. 溃疡病内科治疗　　B. 胃空肠 Roux-en-Y 吻合术

C. 空肠 Braun 吻合术　　D. 迷走神经切断术

E. 穿孔修补术

71. 下列不属于胃癌前期病变的是

A. 胃息肉　　B. 胃溃疡

C. 慢性萎缩性胃炎　　D. 胃酸缺乏症

E. 慢性糜烂性浅表性胃炎

72. 关于胃癌的淋巴转移途径与特点，下列叙述不正确的是

A. 通常循序进行，但也可发生跳跃转移

B. 早期胃癌无淋巴转移

C. 淋巴转移是胃癌的主要转移途径

D. 最初多局限于胃大弯、胃小弯和胃周围的淋巴结

E. 肿瘤部位不同，需根治性清除的淋巴结分组不同

73. 关于胃空肠吻合手术后急性完全性输入袢梗阻，下列说法不恰当的是

A. 急性输入袢梗阻多发于毕Ⅰ式胃大部切除术后

B. 与输入袢扭曲或输入袢过长形成内疝等因素有关

C. 诊断明确或高度可疑时应及时手术

D. 术中根据造成梗阻的原因选择不同的手术方式

E. 手术复杂，死亡率高

74. 无并发症的十二指肠溃疡首选的手术方式是

A. 胃大部切除术（毕Ⅰ式）　　B. 壁细胞迷走神经切断术

C. 选择性迷走神经切断术　　D. 胃大部切除术（毕Ⅱ式）

E. 迷走神经干切断术附加胃窦切除术

75. 十二指肠憩室绝大多数位于

A. 十二指肠降部的内侧　　B. 十二指肠横部的内侧

C. 十二指肠横部的外侧　　D. 十二指肠降部的外侧

E. 十二指肠升部的内侧

76. 下列关于消化性溃疡并发出血的叙述，不正确的是

A. 发生大出血的溃疡以胃小弯溃疡为多见

B. 以十二指肠前壁溃疡多见

C. 血管的侧壁破裂较之断端出血不易自行止住

D. 约有30%病例可出现第2次大出血

E. 胃小弯溃疡出血常来自胃右、左动脉的分支

77. 应激性溃疡的主要临床表现是

A. 反酸　　B. 嗳气
C. 上腹疼痛　　D. 上消化道出血
E. 恶心

78. 胃、十二指肠溃疡患者出现大量呕吐物，顽固、定时呕吐，提示患者可能发生

A. 急性穿孔　　B. 癌变
C. 肠壁破裂　　D. 溃疡出血
E. 幽门梗阻

79. 关于十二指肠血管压迫综合征的临床特点，下列叙述不正确的是

A. 长期反复发作的餐后上腹慢性绞痛，有时也有急性发作
B. 呕吐常发生于餐后 2~3 小时或夜间，吐后症状暂缓解
C. 伴上腹饱胀、隐痛、嗳气、恶心和呕吐等症状
D. 患者进食后站立或坐位易诱发呕吐
E. 肠鸣音亢进，可闻及气过水声

80. 下列对早期胃癌的大体分型描述正确的是

A. Ⅰ型：隆起型　　B. Ⅱa 型：浅表平坦型
C. Ⅱb 型：浅表凹陷型　　D. Ⅱc 型：浅表隆起型
E. Ⅲ型：混合型

81. 左锁骨上淋巴结转移癌的原发部位常见于

A. 甲状腺　　B. 食管
C. 乳腺　　D. 胃
E. 肝

82. 仅在十二指肠血管压迫综合征患者全身情况极差时考虑，一般不宜采用的手术术式是

A. 胃空肠吻合术　　B. 十二指肠空肠吻合术
C. 十二指肠悬韧带松解术　　D. 十二指肠血管前移术
E. 胃大部切除胃空肠吻合术

83. 胃肠道间质瘤的肿瘤最多位于

A. 浆膜上层　　B. 浆膜下层
C. 胃肠黏膜上层　　D. 胃肠黏膜下层
E. 肌壁层

84. 下列胃癌大出血的紧急处理，不正确的是

A. 情况允许时应行手术治疗　　B. 做好充分术前准备，纠正休克
C. 体形消瘦者不宜行手术治疗　　D. 手术力求小而简单又能达到目的

E. 晚期肿瘤者，可采取介入放射学方法栓塞治疗

85. 引起应激性溃疡的因素不包括

A. 胃酸分泌过多
B. 维生素 A 减少
C. 前列腺素 E 增加
D. 氢离子逆向弥散
E. 血管活性胺释放

86. 关于胃空肠吻合术后输出袢梗阻的叙述，下列不正确的是

A. 与输出段肠袢受炎性粘连有关
B. 与横结肠系膜压迫无关
C. 表现为上腹胀、痛
D. 查体可扪及左上腹膨隆及包块
E. 表现为恶心、呕吐，呕吐物含食物及胆汁，吐后腹胀、腹痛可缓解

87. 高选择性迷走神经切断术的优点不包括

A. 不需附加引流性手术
B. 消除神经性胃酸分泌，不引起胃潴留
C. 保留胃窦部的迷走神经
D. 仅切断胃近端支配胃体、胃底部壁细胞的迷走神经
E. 手术效果稳定，术后无溃疡复发

88. 关于急性胃扩张的临床表现，下列叙述不正确的是

A. 溢出性呕吐，呕吐量由小至多
B. 呕吐后不缓解
C. 可因胃出血而呕出血性物
D. 腹部呈不对称膨隆，振水音阳性
E. 持续性上腹饱胀感，可有阵发性加剧，程度剧烈

89. 对早期胃癌诊断最有价值的方法是

A. 脱落细胞学检查
B. 纤维胃镜检查
C. X 线钡餐胃肠造影
D. 超声检查
E. 血 CEA 检测

90. 胃息肉的临床表现不包括

A. 腹痛与不适
B. 恶心、食欲缺乏、消化不良
C. 出血、黑便
D. 幽门梗阻
E. 腹泻

91. 最常见的早期胃癌类型是

A. Ⅱa 型浅表隆起型
B. Ⅱb 浅表平坦型
C. Ⅱc 型浅表凹陷型
D. Ⅰ型凹陷型
E. Ⅲ型凹陷型

92. 下列哪项并发症是胃大部切除术后患者死亡的主要原因

A. 术后出血
B. 胆汁反流性胃炎
C. 胃肠吻合口破裂
D. 倾倒综合征

E. 十二指肠残端破裂

93. 原发性胃淋巴瘤最常见的症状为

A. 恶心、呕吐　　B. 腹痛

C. 体重减轻　　D. 胃穿孔

E. 梗阻

94. 胃大部切除术后48小时内发生十二指肠残端破裂的处理原则是

A. 保守治疗　　B. 保守治疗失败后再行手术治疗

C. 腹腔引流　　D. 缝合残端+引流减压+营养支持

E. 引流减压+营养支持

95. 胃溃疡首选的手术方法是

A. 胃空肠吻合术　　B. 毕Ⅰ式胃大部切除术

C. 毕Ⅱ式胃大部切除术　　D. 选择性迷走神经切断术

E. 壁细胞迷走神经切断术

96. 幽门窦部癌患者行胃癌根治术时，手术切除十二指肠最少应离幽门多远才算足够

A. 1~2cm　　B. 3~5cm

C. 4~6cm　　D. 6~8cm

E. 8~10cm

97. 瘢痕性幽门梗阻的突出症状是

A. 上腹部疼痛　　B. 经常呕吐

C. 代谢性酸中毒　　D. 恶心、嗳气、食欲缺乏

E. 上腹部闷胀感

98. 关于应激性溃疡的叙述，不正确的是

A. 是胃黏膜的急性浅表性糜烂或溃疡　　B. 脑外伤患者则常有胃酸分泌过多

C. 腹腔动脉系统发生收缩　　D. 胃肠缺血，引起缺血性损伤和能量代谢障碍

E. $H^+$反流增多，黏膜pH增高

99. 发生大出血的溃疡以（　　）为多见

A. 胃底部溃疡　　B. 胃近贲门处溃疡

C. 胃近幽门处溃疡　　D. 胃小弯溃疡

E. 十二指肠后壁溃疡

## 二 A2型题

1. 患者，男性，39岁。3年前患十二指肠球部溃疡。因近1个月来间断性呕吐，上腹胀痛入院。查体：上腹部膨隆，有振水音。经检查诊断为十二指肠球部溃疡并幽门梗阻。治疗措施宜采取

A. 胃肠减压，补液
B. 胃肠减压，补液，洗胃
C. 急诊胃大部切除
D. 胃肠减压，补液，洗胃，择期行胃大部切除术
E. 胃肠减压，补液，洗胃，择期行胃空肠吻合术

2. 患者，男性，63 岁。因胃癌入院。术中发现胃窦部 5cm×6cm 肿块，与胰腺、肠系膜上静脉等组织浸润粘连固定，肝脏有散在多个大小不等转移结节，盆腔有广泛种植性转移灶。此时，宜采取的手术方式是
A. 胃癌根治术
B. 胃空肠吻合术
C. 关腹后化疗
D. 胃癌扩大根治术
E. 姑息性胃癌切除术+静脉插管化疗

3. 患者，男性，41 岁。十二指肠溃疡病史 10 年，经多次内科治疗，久治不愈，拟行手术治疗。不宜选择的手术方式是
A. 壁细胞迷走神经切断术
B. 选择性迷走神经切断术
C. 迷走神经干切断术
D. 毕Ⅰ式胃大部切除术
E. 毕Ⅱ式胃大部切除术

4. 患者，男性，50 岁。毕Ⅱ式胃大部切除术后第 5 天，进半流质食物后呕吐，呕吐物为食物和胆汁。可考虑首先出现了
A. 吻合口梗阻
B. 倾倒综合征
C. 输出袢梗阻
D. 完全性输入袢梗阻
E. 不完全性输入袢梗阻

5. 患者，男性，65 岁。因半年前上腹隐痛不适伴食欲缺乏，体重下降 10kg 来诊。查体：上腹剑突下有轻压痛，移动性浊音（+），贫血貌，直肠指诊膀胱直肠陷窝可扪及结节状硬块，无压痛，不活动。应考虑为
A. 直肠息肉
B. 盆腔脓肿
C. 前列腺癌
D. 直肠癌
E. 胃癌盆腔种植性转移

6. 患者，男性，51 岁。胃窦部癌大小 6cm×4cm×4cm，已累及浆膜层。腹部 CT：左肝外叶有一 3cm 大小孤立转移灶，胰腺正常。根据患者情况，治疗方式宜采取
A. 根治性胃大部切除+左肝动脉栓塞术
B. 姑息性胃癌切除+静脉插管化疗
C. 不考虑手术，全身化疗
D. 根治性胃大部切除+左肝外叶切除术
E. 根治性胃大部切除+左肝转移灶局部注射化疗药物

7. 患者，男性，70 岁。胃酸低、全身情况差，诊断为瘢痕性幽门梗阻。应采取的治疗方式是

A. 迷走神经切断术
B. 输血，输液，加强营养
C. 壁细胞迷走神经切断术
D. 胃空肠吻合术
E. 迷走神经切断术+幽门成形术

8. 患者，女性，38 岁。6 年前因患十二指肠球部溃疡行胃大部切除术。3 天前出现上腹部不适、反酸。不应诊断为
A. 溃疡复发
B. 反流性胃炎
C. 残胃癌
D. 残胃慢性胃炎
E. 应激性溃疡

9. 患者，男性，34 岁。有 4 年溃疡病史。近 3 天来反复出现夜间呕吐，呕吐物量大，有酸臭味，无胆汁，吐后自觉舒适。最可能诊断为
A. 急性胃扩张
B. 幽门梗阻
C. 十二指肠淤滞症
D. 胃窦癌
E. 十二指肠球部溃疡

10. 患者，男性，43 岁。因胃不适、嗳气、消化不良 3 个月就诊。经检查确诊为早期胃癌。首选的治疗方案是
A. 根治术
B. 姑息手术
C. 根治术+化疗
D. 化疗
E. 放疗

11. 患者，男性，35 岁。间断上腹部疼痛伴反酸、剑突下烧灼感半年余，夜间及空腹时明显，进食后可缓解，突发恶心、呕吐 12 小时，呕吐物为咖啡渣样物，伴黑便。查体：轻度贫血貌，上腹部轻压痛。腹平片未见异常。考虑最可能的诊断为
A. 胃癌出血
B. 应激性溃疡出血
C. 消化性溃疡出血
D. 胆道出血
E. 食管静脉曲张破裂出血

12. 患者，男性，61 岁。1 个月前感到上腹闷痛不适，食欲缺乏。自述无胃病史。查体：消瘦，贫血貌，腹部无阳性体征。OB（+），Hb 92g/L。患者首先应诊断为
A. 胃溃疡
B. 十二指肠溃疡
C. 慢性胃炎
D. 慢性胆囊炎
E. 胃癌

13. 患者，女性，42 岁。因十二指肠球溃疡并幽门梗阻入院。经内科禁食、胃肠减压、补液等治疗 4 天后缓解。患者发生幽门梗阻的原因可能为
A. 因胃癌造成幽门梗阻
B. 因炎症水肿造成幽门梗阻
C. 因胃内良性肿瘤造成幽门梗阻
D. 因食物消化不良造成幽门梗阻
E. 因胃外肿块压迫造成幽门梗阻

14. 患者，女性，45岁。有12年胃痛病史。上消化道造影检查发现胃窦部有2.0cm龛影。患者的治疗方法应为
A. 口服西咪替丁
B. 胃大部切除术
C. 迷走神经切断术
D. 甲溴阿托品治疗
E. 以上都不正确
15. 患者，男性，31岁。因左肱骨及股骨开放性骨折入院，术后第4天突发腹胀痛，呕鲜血500ml，上腹部轻压痛。既往无溃疡病和肝炎史。患者应考虑为
A. 胃穿孔
B. 应激性溃疡
C. 胃癌出血
D. 食管-胃底静脉曲张破裂出血
E. 十二指肠溃疡出血
16. 患者，女性，45岁。因十二指肠溃疡大出血行手术治疗。术中发现十二指肠溃疡，位置很低，且穿透入胰腺。此时应采取的术式为
A. 毕Ⅱ式胃大部切除术
B. 迷走神经切断+幽门成形术
C. 旷置溃疡的胃大部切除术
D. 结扎十二指肠周围血管，旷置溃疡的胃大部切除术
E. 结扎出血点，结扎胃、胰十二指肠动脉，旷置溃疡的胃大部切除术
17. 患者，男性，39岁。患十二指肠球部溃疡4年。近期疼痛加重，今晨突然晕倒急就诊。查体：血压72/49mmHg，脉搏130次/分。患者应首选的治疗措施为
A. 胃镜检查
B. 静脉应用止血药
C. 冷盐水洗胃
D. 口服去甲肾上腺素
E. 补充血容量
18. 患者，男性，55岁。中上腹部疼痛伴腹胀、嗳气10年，消瘦3个月。胃镜检查发现胃窦部有2.5cm大小的溃疡灶，活检病理报告示轻度不典型增生。根据患者情况，治疗宜采取
A. 迷走神经切断术
B. 胃大部切除术
C. 西咪替丁治疗
D. 甲溴阿托品治疗
E. 以上都不是
19. 患者，女性，45岁。毕Ⅱ式胃大部切除手术后第5天，突发右上腹剧痛，伴有腹膜刺激征。应考虑为
A. 倾倒综合征
B. 吻合口瘘
C. 上消化道出血
D. 低血糖综合征
E. 十二指肠残端破裂
20. 患者，男性，46岁。胃镜检查发现胃小弯侧1.2cm×1.0cm浅表溃疡，病理诊断为腺癌。

手术切除标本病理显示病变累及黏膜层及黏膜下层，小弯侧有 2 枚淋巴结转移。患者应诊断为

A. 小胃癌　　B. 早期胃癌
C. 中期胃癌　　D. 进展期胃癌
E. 晚期胃癌

21. 患者，男性，37 岁。2 周前行毕Ⅱ式胃大部切除术，术后出现上腹部胀痛，多出现在进食后半小时左右，伴恶心和呕吐，呕吐物为胆汁样液体，不含食物；吐后症状明显减轻。查体：体形消瘦，轻度缺水表现；上腹部轻压痛，偶可扪及包块，未闻及振水音。引起上述症状最可能的原因是

A. 吻合口梗阻　　B. 输出袢梗阻
C. 急性完全性输入袢梗阻　　D. 倾倒综合征
E. 慢性不全性输入袢梗阻

22. 患者，女性，32 岁。既往有溃疡病史。因胆石症于全麻下行胆囊切除术。术后当晚患者面色苍白，烦躁，呼吸急促，上腹饱胀，呕吐频繁，吐出棕褐色胃内容物，粪便潜血试验（+）。查体：上腹膨隆、压痛。患者最可能诊断为

A. 膈下感染　　B. 粘连性肠梗阻
C. 急性胃扩张　　D. 继发穿孔
E. 溃疡所致幽门梗阻

23. 患者，女性，51 岁。因患胃窦癌入院。手术探查发现胃前壁有肿瘤，约 3cm×2cm 大小，未侵及浆膜层，周围淋巴结无明显肿大，无远处转移。一般手术近、远端切缘距肿瘤的距离应是

A. 切除肿瘤远端 5cm，近端切缘距肿瘤边缘至少 3cm
B. 切除肿瘤远端 4cm，近端切缘距肿瘤边缘至少 3cm
C. 切除肿瘤远端 3cm，近端切缘距肿瘤边缘至少 4cm
D. 切除幽门远端 3cm，近端切缘距肿瘤边缘至少 4cm
E. 切除幽门远端 3cm，近端切缘距肿瘤边缘至少 5cm

24. 患者，男性，35 岁。晚餐进食较多，餐后突然上腹部刀割样疼痛，迅速波及全腹，不敢直立行走，2 小时后入急诊。查体：痛苦面容，腹式呼吸消失，腹肌强直，有腹膜刺激征，肝浊音界消失，肠鸣音消失。患者最可能诊断为

A. 阑尾炎穿孔　　B. 溃疡病穿孔
C. 胆囊穿孔　　D. 绞窄性肠梗阻
E. 急性胰腺炎

25. 患者，女性，40 岁。十二指肠球部溃疡多年，近 2 个月来，进食后上腹胀满，呕吐，吐宿食。查体：消瘦，缺水征，上腹稍膨隆，偶见胃型，有振水音。治疗应首先选择

A. 使用抗酸、解痉药治疗
B. 急行胃大部切除术
C. 选择性迷走神经切除+幽门成形术
D. 补液，洗胃，继续观察
E. 胃肠减压，补液，温盐水洗胃后行胃大部切除术

26. 患者，女性，51岁。既往无消化性溃疡病史。2天前因全身大面积烧伤入院。3小时前突然出现呕血、黑便症状。应首选的检查方法是
A. 选择性血管造影
B. 腹部X线透视
C. 纤维胃镜检查
D. 腹部CT
E. 上消化道X线钡餐造影

27. 患者，男性，45岁。10余天前感到上腹部疼痛，近日加重入院。经胃镜和X线钡餐造影检查诊断为十二指肠后壁溃疡。行手术治疗的恰当术式应是
A. 幽门成形术
B. 毕Ⅰ式胃大部切除术
C. 毕Ⅱ式胃大部切除术
D. 胃肠吻合术
E. 溃疡切除术

28. 患者，女性，47岁。上腹饱胀不适1年，有嗳气、无反酸。血清促胃液素14pg/ml，纤维胃镜见胃窦部萎缩性胃炎，病理检查结果为慢性黏膜炎症，伴重度不典型增生，最理想的治疗方法是
A. 应用$H_2$受体阻断药
B. 手术治疗
C. 应用质子泵抑制剂
D. 应用肾上腺皮质激素
E. 应用抗多巴胺受体阻断药

29. 患者，男性，43岁。患胃十二指肠溃疡多年，并发瘢痕性幽门梗阻。其主要的病理生理后果是
A. 低氯低钾性酸中毒
B. 低氯高钾性酸中毒
C. 低氯低钾性碱中毒
D. 低氯高钾性碱中毒
E. 高氯低钾性碱中毒

## 三 A3/A4型题

（1~2题共用题干）

患者，女性，32岁。毕Ⅱ式胃大部切除术后15天，进食30分钟后突然感到中上腹胀痛，喷射性呕吐，吐出大量不含食物的胆汁，吐后腹痛消失。

1. 患者最可能发生了
A. 吻合口梗阻
B. 吻合口溃疡
C. 慢性不全性输入袢梗阻
D. 反流性食管炎
E. 倾倒综合征

2. 本疾病的诊断依据不包括

A. 胃大部切除毕Ⅱ式吻合术后　B. 突发上腹剧烈疼痛
C. 腹痛，位于中上腹，常于呕吐前出现　D. 查体时上腹部有压痛，偶可扪及包块
E. 上消化道造影有助于诊断及鉴别诊断

（3~5 题共用题干）

患者，女性，52 岁。1 年前因食欲缺乏、剑突下隐痛入院。现明显消瘦，持续大便潜血阳性 2 个月，近 1 周呕吐隔夜食物。

3. 为明确诊断，应进行的检查为
A. 纤维胃镜　B. 胃肠钡餐 X 线造影
C. 腹部 B 超　D. ERCP
E. 腹部 CT

4. 患者最可能诊断为
A. 胃溃疡　B. 十二指肠溃疡
C. 应激性溃疡　D. 十二指肠淤积症
E. 胃癌

5. 该患者最适合的治疗方式是
A. 补液、止血　B. 全胃切除术
C. 十二指肠溃疡旷置+胃空肠吻合　D. 胃大部切除术
E. 胃癌根治术

（6~8 题共用题干）

患者，男性，45 岁。全身乏力、食欲缺乏、间断解黑便、进行性消瘦半年，体重下降约 10kg。5 小时前因突然呕吐暗红色血，量约 200ml 入院。查体：上腹部膨隆，轻压痛，肝脾未触及，移动性浊音（+）。大便潜血（+++）。

6. 首先应考虑的诊断是
A. 出血性胃炎　B. 胃癌
C. 食管静脉曲张破裂出血　D. 疣状胃炎出血
E. 消化性溃疡出血

7. 首先要做的检查是
A. 胃镜　B. 血管造影
C. 腹部 B 超　D. 胃肠道造影
E. 腹部 CT

8. 诊断一经明确，治疗方案宜采取
A. 全身营养支持　B. 限期手术

C. 重要脏器功能检查　　D. 纠正贫血、营养不良和低蛋白血症
E. 以上都是

（9~11题共用题干）

患者，男性，52岁。行毕Ⅱ式胃大部切除术。术后第3天，突感右上腹剧痛。查体：痛苦面容，右上腹压痛（+），全腹肌紧张。

9. 病因最可能为
A. 急性胆囊炎　　B. 急性胰腺炎
C. 胃肠吻合口破裂　　D. 十二指肠残端破裂
E. 腹内疝形成

10. 此时最合适的治疗应是
A. 输液，抗感染治疗　　B. 即行胆囊切除术
C. 即行破裂处修补术　　D. 即行空肠Roux-en-Y吻合术
E. 即行手术，置引流管外引流术

11. 假如术后3周，患者仍感右上腹钝痛，向肩背放射，体温38℃，有呃逆。最可能的诊断是
A. 术中迷走神经损伤　　B. 膈下脓肿形成
C. 胃空肠吻合口排空障碍　　D. 输入袢梗阻
E. 输出袢梗阻

（12~14题共用题干）

患者，男性，50岁。有15年胃痛史。近来消瘦、乏力，持续性呕吐宿食，胃痛规律改变，伴腰背痛。

12. 最可能的诊断是
A. 胃窦癌　　B. 多发性溃疡
C. 瘢痕性幽门梗阻　　D. 萎缩性胃炎
E. 胃后壁溃疡浸润至胰腺

13. 对诊断最有价值的检查方法是
A. 胃液酸度测定　　B. 胃液脱落细胞学检查
C. 纤维胃镜检查　　D. 四环素荧光试验
E. 腹部CT

14. 最可能出现的电解质酸碱失衡是
A. 高氯、高钾酸中毒　　B. 高氯、高钾碱中毒
C. 低氯、低钾酸中毒　　D. 低氯、低钾碱中毒

E. 高氯、低钾碱中毒

（15～16 题共用题干）

患者，男性，25 岁。平素体健，生活、饮食有规律，进食冷热适当，定时定量，无烟酒嗜好。无胃痛、反酸等症状。近 2 年因工作关系，饮食不能按时和定量，且冷热失当，并开始嗜烟酒，患者上腹部出现饥饿痛或半夜痛醒，进食或服用碱性药物后症状缓解。昨晚突然出现上腹部剧烈疼痛，并迅速出现全腹部疼痛，伴恶心、呕吐。查体出现“板状腹”。

15. 根据病史首先考虑为

A. 胃溃疡并穿孔　　B. 胃窦炎

C. 十二指肠球炎　　D. 胃癌

E. 十二指肠球部溃疡并穿孔

16. 采取首选治疗方案为

A. 放置胃管胃肠减压，准备手术

B. 放置胃管胃肠减压，补液，观察

C. 解痉，镇痛，氟尿嘧啶（5-FU）+抗生素治疗

D. 放置胃管胃肠减压，静脉滴注西咪替丁观察

E. 解痉，镇痛，静脉滴注西咪替丁，观察

（17～19 题共用题干）

患者，男性，42 岁。因 3 小时前突发中上腹剧烈疼痛呈“刀割样”入院。查体：全腹胀，全腹有压痛、反跳痛，以剑突下偏右以及右下腹最明显，全腹肌紧张。移动性浊音（±）。

17. 患者可初步考虑为

A. 急性阑尾炎　　B. 急性肠炎

C. 急性胆囊炎　　D. 急性胃、十二指肠溃疡穿孔

E. 急性胰腺炎

18. 此时最具有诊断价值的检查方法是

A. 右上腹部 B 超　　B. 右下腹部 B 超

C. 腹部 X 线平片　　D. 腹腔穿刺涂片

E. 血、尿淀粉酶测定

19. 如明确诊断，应采用的处理措施是

A. 选择有针对性的抗生素　　B. 给予解痉镇痛药物

C. 给予抑制胃酸分泌的药物　　D. 观察病情的变化

E. 立即手术

（20~21题共用题干）

患者，男性，40岁。因十二指肠溃疡入院。择期经上腹正中切口行胃大部切除术，并置切口内乳胶片引流。

20. 一般拔除引流片的时间为

A. 术后1~2天　　B. 术后3~4天

C. 术后5~6天　　D. 术后7~8天

E. 术后9~10天

21. 正常情况下，患者拆线时间应在术后

A. 3~4天　　B. 5~6天

C. 7~9天　　D. 10~12天

E. 12天以上

（22~24题共用题干）

患者，男性，70岁。饮酒后突发上腹疼痛8小时，呈持续性，难以忍受，并迅速扩散至右下腹，呕吐1次，呕吐物为胃内容物。查体：体温38.5℃，呼吸22次/分，血压90/60mmHg。急性痛苦貌，唇干燥，巩膜、皮肤无黄染，腹平坦，腹式呼吸弱，全腹压痛、反跳痛及肌紧张，以中上腹及右下腹最显著，肝浊音界正常，有移动性浊音，肠鸣音消失。血白细胞$13\times10^9$/L，中性粒细胞0.85。

22. 患者最可能诊断为

A. 急性阑尾炎穿孔　　B. 急性胰腺炎

C. 急性胆道感染　　D. 绞窄性肠梗阻

E. 胃、十二指肠溃疡急性穿孔

23. 有助于诊断的体征是

A. 发热，脉快，唇干燥　　B. 腹式呼吸弱，肠鸣音消失

C. 腹部移动性浊音阳性　　D. 腹膜刺激征

E. 静卧不敢转动身体

24. 患者不宜选用的辅助检查是

A. 腹部B超　　B. 胃镜检查

C. 血清淀粉酶、尿淀粉酶测定　　D. 腹部X线检查

E. 腹腔诊断性穿刺

## 四 B型题

（1~4题共用备选答案）

A. 近幽门的胃前壁　　B. 胃小弯

C. 胃窦　　D. 十二指肠球部前壁

E. 十二指肠球部后壁

1. 肠型胃癌多发于
2. 胃溃疡多见于
3. 胃溃疡穿孔多见于
4. 十二指肠溃疡穿孔多见于

（5~6 题共用备选答案）

A. 右上腹突发剧痛，局部有腹膜刺激征

B. 上腹饱胀，呕吐食物和胆汁

C. 上腹部突发剧痛，频繁呕吐，呕吐物不含胆汁

D. 进食后心悸、出汗、恶心、腹泻

E. 剑突下持续烧灼痛，进食后加重，抗酸药无效

5. 胃大部切除术后，输出袢梗阻可有
6. 胃大部切除术后，急性完全性输入袢梗阻可有

（7~9 题共用备选答案）

A. 吻合口梗阻　　B. 输出袢梗阻

C. 碱性反流性胃炎　　D. 倾倒综合征

E. 慢性不全性输入袢梗阻

7. 胃大部切除术后出现，间歇性大量呕吐胆汁，多于餐后不久出现的是
8. 胃大部切除术后，感上腹部饱胀，呕吐含胆汁的胃内容物的是
9. 胃大部切除术后，进食后呕吐伴腹痛，呕吐物为胃内容物，可含或不含胆汁的是

（10~11 题共用备选答案）

A. 胃镜检查　　B. 胃液脱落细胞学检查

C. 腹部 X 线立位平片　　D. 腹腔穿刺液涂片检查

E. 腹部 B 超

10. 上腹闷痛 3 个月，突发上腹剧痛 4 小时，全腹肌紧张，上腹压痛，反跳痛明显。为明确诊断首选的检查是
11. 贫血消瘦 4 个月，大便潜血试验强阳性，上腹隐约触及包块。为明确诊断首选的检查是

（12~13 题共用备选答案）

A. 早期胃癌　　B. 小胃癌

C. 微小胃癌　　D. 进展期胃癌
E. 晚期胃癌

12. 癌灶直径≤5mm 的胃癌是
13. 病变局限于黏膜或黏膜下层的胃癌是

（14～16 题共用备选答案）
A. 溃疡呈椭圆形龛影，边缘光滑
B. 胃黏膜呈“鹅卵石样”改变
C. 胃内可见形状规则、边缘整齐的半圆形充盈缺损阴影
D. 龛影不规则，有半月征
E. 胃内可见边缘整齐的圆形充盈缺损，中心可出现“脐样”溃疡龛影

14. 胃和十二指肠溃疡内镜检查可见
15. 胃癌钡剂造影检查可见
16. 原发性胃淋巴瘤钡剂造影可见

（17～19 题共用备选答案）
A. 胃大部切除术　　B. 胃肠吻合术
C. 胃大部切除加淋巴结清扫术　　D. 壁细胞迷走神经切断术
E. 全胃切除术

17. 十二指肠溃疡合并大出血尽量采用
18. 早期胃体、胃窦部癌可采用
19. 晚期胃癌合并幽门梗阻可采用

（20～22 题共用备选答案）
A. 胃、十二指肠溃疡大出血　　B. 溃疡游离穿孔
C. 幽门梗阻　　D. 癌变
E. 穿透性溃疡

20. 表现为大量呕血或排柏油样便，血红蛋白值明显下降的是
21. 疼痛涉及背部，血清淀粉酶水平升高的是
22. 呕吐的特点为朝食暮吐、呕吐宿食，呕吐物有酸臭味，吐后自觉舒适的是

（23～27 题共用备选答案）
A. FⅠa　　B. FⅠb
C. FⅡa　　D. FⅡb
E. FⅢ

23. 内镜下胃十二指肠溃疡出血病灶特征现多采用 Forrest 分级，可见溃疡病灶处喷血的是
24. 内镜下胃十二指肠溃疡出血病灶特征现多采用 Forrest 分级，可见病灶处渗血的是
25. 内镜下胃十二指肠溃疡出血病灶特征现多采用 Forrest 分级，病灶处可见裸露血管的是
26. 内镜下胃十二指肠溃疡出血病灶特征现多采用 Forrest 分级，病灶处有血凝块附着的是
27. 内镜下胃十二指肠溃疡出血病灶特征现多采用 Forrest 分级，溃疡病灶基底仅有白苔而无活动性出血征象的是

## 五 X 型题

1. 消化性溃疡手术中与减少胃酸直接有关的手术有
A. 幽门成形术
B. 高选择性迷走神经切断术
C. 壁细胞迷走神经切断术
D. 胃大部切除术
E. 胃空肠吻合术
2. 显微镜下胃肠道间质瘤可呈现的形状有
A. 浆细胞样细胞
B. 梭形细胞
C. 上皮样细胞
D. 透明细胞
E. 梭形/上皮样细胞混合型
3. 十二指肠溃疡合并瘢痕性幽门梗阻常引起
A. 代谢性酸中毒
B. 代谢性碱中毒
C. 脱水
D. 营养不良
E. 高钾血症
4. 十二指肠血管压迫综合征发作时，患者减轻症状应采取的体位有
A. 俯卧位
B. 仰卧位
C. 膝胸位
D. 前倾坐位
E. 左侧卧位
5. 迷走神经切断术后并发症包括
A. 胃潴留
B. 溃疡复发
C. 吞咽困难
D. 胃小弯坏死穿孔
E. 胆汁反流性胃炎
6. 以下关于胃肠道间质瘤的病理，叙述正确的有
A. 大小不等
B. 呈局限性膨胀性生长
C. 大体形态呈结节状或分叶状
D. 切面呈灰白色、红色
E. 经常能看到假包膜
7. 关于急性胃扩张的实验室检查结果，叙述正确的有
A. 血红蛋白增多
B. 白细胞明显增多

C. 高氮质血症　　D. $CO_2$结合力及非蛋白氮上升
E. 低钠、低钾血症

8. 下列十二指肠溃疡大出血需急症手术的有
A. 出血快，短期出现休克
B. 年龄在60岁以上伴动脉硬化症
C. 近期有多次出血的患者
D. 内镜检查明确出血部位，但无法止血或止血后再次大出血
E. Cushing溃疡出血

9. 上消化道钡餐造影诊断溃疡的直接征象包括
A. 龛影　　B. 残存钡点
C. 壶腹部变形　　D. 壶腹部激惹征
E. 痉挛切迹

10. 进展期胃癌的传统化疗药物有
A. 氟尿嘧啶　　B. 顺铂
C. 紫杉醇　　D. 多西紫杉醇
E. 伊立替康

11. 影响应激性溃疡失血性休克程度的因素有
A. 出血量的多少　　B. 失血速度
C. 机体的代偿能力　　D. 贫血程度
E. 活动程度

12. 经典的胃大部切除术的切除范围包括
A. 胃体的大部分　　B. 整个胃窦部
C. 十二指肠壶腹部　　D. 幽门
E. 胃底、贲门

13. 胃大部切除术治疗消化性溃疡的理论依据有
A. 预防十二指肠溃疡恶变　　B. 切除溃疡好发部位
C. 切除胃窦部消除促胃液素调节　　D. 阻断迷走神经刺激
E. 切除胃大部胃体，减少胃酸和胃蛋白酶分泌

14. 胃肠道间质瘤的潜在恶性指标包括
A. 肿瘤长径>5cm　　B. 瘤细胞围绕血管呈簇状排列
C. 肿瘤与周围组织粘连　　D. 核分裂数在胃部5~9个/50HPF
E. 小上皮样细胞呈细胞巢或腺泡状排列

15. 消化性溃疡的诱因有
A. 进食　　B. 饥饿

C. 服药
D. 酸性食物
E. 碱性食物

16. 胃大部切除术后 24 小时内应特别注意
A. 体温情况
B. 出血情况
C. 腹痛情况
D. 切口情况
E. 呼吸道分泌物情况

17. 胃癌早期可出现的临床症状为
A. 上腹隐痛不适
B. 嗳气、反酸
C. 食欲缺乏
D. 幽门或贲门梗阻
E. 轻度贫血

18. 导致胃、十二指肠溃疡穿孔的因素包括
A. 精神过度紧张或劳累
B. 饥饿
C. 应用非类固醇抗炎药（NSAIDs）
D. 在器官移植患者中应用激素治疗
E. 患者年龄增长

19. 饮食因素中，胃癌的危险因素包括
A. 亚硝基化合物
B. 多环芳烃化合物
C. 高盐饮食
D. 高钙饮食
E. 饮酒

20. 吻合口空肠溃疡的诊断标准包括
A. 偶并发穿孔
B. 常并发出血有贫血、便血或便潜血阳性
C. 可形成内瘘
D. 胰源性溃疡患者常于术后出现并发症
E. 上腹痛规律性明显，可为饭前加重

21. 选择性迷走神经切断术加引流的缺点有
A. 易术后复发
B. 术后易发生胆石症
C. 造成反流性胃炎
D. 易发生胃潴留
E. 易发生倾倒综合征

22. 消化性溃疡急性穿孔非手术治疗的适应证不包括
A. 症状较轻，一般情况较好的单纯性空腹小穿孔
B. 饱食后穿孔者
C. 伴有幽门梗阻者
D. 顽固性溃疡穿孔者
E. 穿孔超过 48 小时，症状较轻，腹膜炎较局限

23. 十二指肠憩室按病理检查肠内有无肌层可分为
A. 真性憩室
B. 假性憩室

C. 腔内憩室　　D. 腔外憩室
E. 先天型憩室

24. 发生大出血的溃疡多位于
A. 胃底部　　B. 胃近贲门处
C. 胃近幽门处　　D. 胃小弯
E. 十二指肠后壁

25. 食管静脉曲张破裂出血查体时可发现
A. 蜘蛛痣　　B. 肝掌
C. 腹壁静脉曲张　　D. 肝小
E. 巩膜黄染

26. 胃癌的病理分型包括
A. 乳头状腺癌　　B. 黏液腺癌
C. 管状腺癌　　D. 高分化腺癌
E. 印戒细胞癌

## 六 案例分析题

(1~5 题共用题干)

患者，男性，32 岁。餐后 1 小时突发上腹部剧痛，很快扩散至右下腹，疼痛呈持续性，无放射痛，伴恶心、呕吐。发病 3 小时后来院就诊。查体：血压 120/70mmHg，腹平，全腹压痛、反跳痛、肌紧张，以右上腹及中上腹为甚，肝浊音界不清，肠鸣音微弱。

1. 患者行立位腹平片检查未见膈下游离气体，应考虑的诊断为
A. 胆囊穿孔　　B. 乙状结肠穿孔
C. 肝破裂　　D. 结肠肝曲肿瘤破裂
E. 胃、十二指肠溃疡穿孔

2. 引起患者腹痛的原因是
A. 细菌性腹膜炎　　B. 化学性腹膜炎
C. 肠道梗阻　　D. 消化性溃疡
E. 肠麻痹

3. 患者辅助检查可见
A. 白细胞计数减少　　B. 中性粒细胞比例升高
C. 血清淀粉酶可轻度降低　　D. 腹部 B 超可发现腹水
E. 腹腔穿刺可获胆汁着色液或脓性液体

4. 此患者首选的治疗方案为
A. 镇静，镇痛　　B. 静脉营养支持治疗

C. 穿刺引流　　D. 胃肠减压，补液观察
E. 即行手术治疗

5. 胃、十二指肠溃疡穿孔手术的适应证包括
A. 症状重，腹痛剧烈的患者　　B. 饱腹穿孔者
C. 腹膜炎体征重者　　D. 空腹穿孔者
E. 非手术治疗后症状和体征无缓解，甚至加重的患者

（6~10 题共用题干）

患者，男性，57 岁。进食后呕吐 1 个月，朝食暮吐，呕吐物含有宿食，有酸臭味，吐后自觉舒适。查体：贫血貌，消瘦，上腹可见胃型，叩诊上腹部时有振水音。

6. 患者可诊断为
A. 痉挛水肿性幽门梗阻　　B. 瘢痕性幽门梗阻
C. 十二指肠壶腹部以下梗阻性病变　　D. 胃窦部与幽门的癌肿
E. 成人幽门肌肥厚症

7. 患者最有价值的辅助检查是
A. 腹部 B 超　　B. 腹部 CT
C. 胃镜　　D. 腹部 X 线平片
E. 全消化道钡餐造影

8. 患者最早出现的酸碱失衡和水、电解质紊乱的类型是
A. 低钾血症、代谢性碱中毒　　B. 高钾血症、代谢性酸中毒
C. 高钾血症、代谢性碱中毒　　D. 低钾血症、代谢性酸中毒
E. 低氯血症、代谢性酸中毒

9. 患者进行手术治疗的术前准备正确的是
A. 纠正脱水，低钾、低氯、碱中毒　　B. 改善营养不良
C. 给予 $H_2$受体阻断药或质子泵抑制剂　　D. 若症状良好可以暂停胃肠减压
E. 术前 3 天起温盐水洗胃，术日清洁洗胃

10. 胃酸高、溃疡疼痛症状较重的年轻患者可选用的手术方式是
A. 迷走神经切断术　　B. 胃大部切除术
C. 壁细胞迷走神经切断术　　D. 胃空肠吻合术
E. 迷走神经切断术+幽门成形术

（11~15 题共用题干）

患者，男性，22 岁。长期服用非甾体抗炎药。近 1 个月有上腹痛、腹胀、恶心、呃逆的症状。2 天前出现呕咖啡色血和排柏油样便表现，因大出血引起休克入院。

11. 患者可诊断为

A. 急性肾衰竭　　B. 急性腹膜炎

C. 应激性溃疡　　D. 急性肝衰竭

E. 急性呼吸窘迫综合征

12. 患者早期在胃的近段黏膜上可发现

A. 多发性浅表红色的糜烂点　　B. 多数散在的苍白斑点

C. 溃疡　　D. 黑色斑点

E. 活动性出血

13. 患者治疗期间每日出血量达到（　　）时可出现黑便

A. 40ml　　B. 50~70ml

C. 250~300ml　　D. 400ml

E. 500ml

14. 提示患者为休克或低血容量状态的指标为

A. 收缩压<90mmHg　　B. 脉率>120次/分

C. 尿量<30ml/h　　D. 舒张压>30mmHg

E. CVP<3.75mmHg

15. 关于患者的治疗要点，叙述正确的有

A. 降低胃酸和保护黏膜可以缓解胃、十二指肠的炎症

B. 可以使用抗酸药、$H_2$受体阻断药

C. 可以静脉滴注西咪替丁等药物

D. 患者正在使用肾上腺皮质激素类药物，可以不必停药

E. 常用手术方式为选择性迷走神经切断加胃窦切除或次全胃切除，并行局部止血

（16~21题共用题干）

患者，男性，44岁。5天前因阵发性上腹痛伴反复恶心、呕吐急诊。自述呕吐物为隔夜宿食，呕吐后腹痛减轻。查体：消瘦，上腹部可见胃型，能闻及腹部振水音。

16. 患者可能诊断为

A. 胃癌　　B. 急性胰腺炎

C. 胆石症　　D. 瘢痕性幽门梗阻

E. 痉挛水肿性幽门梗阻　　F. 胰头癌

G. 急性阑尾炎　　H. 十二指肠淤滞症

17. 为明确诊断，需要进行的检查包括

A. 血生化检查　　B. 血常规

C. 消化道X线钡剂造影　　D. 纤维胃镜检查

E. 血清淀粉酶检查　　F. 腹部 MRI
G. ERCP　　H. 大便潜血试验

18. 患者经 X 线钡剂检查，证实为胃、十二指肠溃疡瘢痕性幽门梗阻，其血生化检查最可能出现的结果是
A. 代谢性酸中毒　　B. 代谢性碱中毒
C. 等渗性脱水　　D. 低渗性脱水
E. 高渗性脱水　　F. 低血钾
G. 低氯血症　　H. 高氯血症

19. 患者应采取的治疗措施包括
A. 持续胃肠减压　　B. 急症手术
C. 温盐水洗胃　　D. 禁饮食
E. 应用抗生素　　F. 输血
G. 维持水、电解质平衡　　H. 纠正脱水

20. 患者经充分准备后，行毕Ⅱ式胃大部切除术，该术式治疗胃、十二指肠溃疡的原理包括
A. 切除了溃疡本身及溃疡好发部位　　B. 减少了壁细胞数量
C. 减少了主细胞数量　　D. 减少了胃酸分泌量
E. 减少了黏液细胞数量　　F. 减少了促胃液素分泌量
G. 减少了胃的神经分布量　　H. 减少了胃的血液供应

21. 患者手术后可能出现的早期并发症包括
A. 碱性反流性胃炎　　B. 倾倒综合征
C. 术后胃出血　　D. 胃排空障碍
E. 吻合口破裂　　F. 十二指肠残端破裂
G. 术后梗阻　　H. 腹泻

（22~30 题共用题干）

患者，男性，42 岁。1 周前因上腹隐痛并骤然发生呕血、便血 4 小时入院。15 年前曾出现上腹不适和隐痛，并有反酸、嗳气，服抗酸药缓解，近 1 个月来症状加重。否认有肝炎病史，无烟酒嗜好。查体：烦躁不安，体温 36.9℃，脉搏 130 次/分，呼吸 20 次/分，血压 60/40mmHg，口唇、眼睑苍白，四肢冷。浅表淋巴结无异常肿大，腹平坦、软，无明显压痛，未触及包块。血常规：Hb 45g/L，WBC $7.6\times10^9$/L，N 0.66，L 0.36。

22. 患者可初步诊断的疾病有
A. 胃癌　　B. 贲门撕裂性出血
C. 十二指肠溃疡出血　　D. 胆道出血
E. 急性胃炎出血　　F. 胃溃疡出血

23. 患者入院时首先需要进行的处理措施有
A. 输血
B. 补液
C. 肌内注射异丙嗪
D. 多巴胺静脉滴注
E. 静脉输入止血药
F. 肌内注射哌替啶

24. 经处理后血压108/70mmHg，脉搏100次/分，呼吸24次/分。还应进行的急诊检查有
A. 腹部B超
B. 胃镜检查
C. 胃液分析
D. 腹部CT
E. 胃X线钡餐造影
F. 全消化道X线钡餐造影

25. 胃镜检查见十二指肠球部后壁溃疡伴活动性出血，在行胃镜检查同时又便血较多。血压下降为80/60mmHg，脉搏120次/分，输血量已达1200ml，肠鸣音活跃。此时宜进行的处理是
A. 输血加冷水洗胃
B. 急行胃大部切除术
C. 输血加去甲肾上腺素静滴及口服
D. 留置三腔二囊管止血
E. 不考虑手术而行胃镜下十二指肠溃疡出血处孟氏液喷撒

26. 术中见十二指肠球部后壁溃疡呈穿透性，局部瘢痕活动性出血。手术宜选择的方式有
A. Bancroft法胃大部切断术
B. 壁细胞迷走神经切断术
C. 半胃切除加迷走神经干切断术
D. Nissen法胃大部切除术
E. 毕Ⅰ式胃大部切除术
F. 毕Ⅱ式胃大部切除术加十二指肠造口术

27. 使用胃大部切除术治疗十二指肠溃疡时，胃大弯侧的切断线应在
A. 脾门上方水平
B. 最下第1支胃短动脉水平
C. 胃网膜左右动脉之间
D. 胃大弯侧1/2部位
E. 最下第2~3支胃短动脉以上水平

28. 在行胃肠吻合时，吻合口近端空肠位置必须高于远端空肠是为了
A. 防止内疝
B. 防止胆道感染
C. 防止吻合口梗阻
D. 防止近端空肠段梗阻
E. 防止急性胰腺炎发生
F. 防止食物向近端空肠逆流

29. 患者胃手术后1年，经常出现上腹剑突部不适和烧灼感，进食后症状加重，时有呕吐胆汁样液体，吐后症状不缓解，体重下降。应进行的检查是
A. 腹部平片
B. 腹部B超
C. 血糖测定
D. 胃液分析
E. 纤维胃镜
F. 血、尿淀粉酶测定

30. 宜采用的治疗方法为
A. 药物治疗
B. TPN
C. 再行胃切除术
D. 胃迷走神经切断术

E. 改行胃空肠 Roux-en-Y 型吻合术，同时行迷走神经切断术

（31~36 题共用题干）

患者，女性，66 岁。8 小时前腹部突发剧痛急诊入院。有 10 年胃病史，服药后可好转。近 1 个月来感到上腹隐痛，乏力，易疲倦，体重减轻约 10kg。近半个月来进食后上腹部闷胀不适，时有呕吐和黑便，呕吐物多为胃液及宿食，无胆汁，呕吐后腹部闷胀感减轻，曾在当地卫生院对症处理，疗效欠佳。8 小时前进食后突然出现上腹剧痛，如刀割样，为持续性腹痛，曾呕吐 1 次，量约 200ml。查体：体形消瘦，贫血貌，大汗淋漓，痛苦面容。心肺正常，腹式呼吸消失，板状腹。

31. 患者最可能的诊断为
A. 急性胆囊炎并穿孔
B. 胃溃疡急性穿孔
C. 胃溃疡并幽门梗阻
D. 胃窦癌并幽门梗阻和穿孔
E. 十二指肠溃疡并幽门梗阻和紊乱
F. 十二指肠溃疡急性穿孔

32. 对于此患者应进行的处理措施有
A. 积极术前检查及准备
B. 腹腔穿刺引流术
C. 急症剖腹探查术
D. 禁食及胃肠减压
E. 使用镇痛药
F. 胸腹部 CT 检查（平扫+强化）

33. 在为此患者实施手术中，检查发现腹腔内有含食物残渣的混浊样液体，共吸出约 300ml，胃窦部近幽门处可扪及 4cm×3cm 的肿块，浆膜面灰白色，胃壁稍水肿。幽门上下淋巴结肿大，幽门下淋巴结融合成团并与胰头浸润或粘连，不易推动。术中诊断为胃窦癌。此时应选择的手术方式是
A. 胃癌穿孔修补+腹腔引流术
B. 胃癌联合胰十二指肠切除术
C. 胃癌穿孔修补+胃空肠吻合术
D. 胃癌切除，胃、空肠 Roux-en-Y 吻合术
E. 胃癌切除，毕Ⅱ式胃大部切除术
F. 胃癌切除，毕Ⅰ式胃大部切除术

34. 根据术中患者全身和局部情况及术者的经验，实施了姑息性胃癌切除、毕Ⅱ式胃大部切除术。术后第 3 天排气，术后第 4 天开始进食。术后当天出现呕吐，未引起重视，以后数天每当进食后即有呕吐，呕吐物为食物，经上消化造影检查提示胃扩张、胃潴留、无蠕动波。为促进胃排空，可采用的治疗措施为
A. 禁食
B. 温盐水洗胃
C. 肠内营养
D. 针灸疗法
E. 持续胃肠减压
F. 应用胃肠动力药物

35. 经过 2 周的对症综合治疗，胃排空障碍得以缓解，开始让患者进流质，起初 1~2 天尚好，但以后的几天则在餐后 0.5~1 小时内出现上腹部胀痛，有时为绞痛，伴大量呕吐，呕吐物为胆汁，几乎不含食物。患者最有可能发生的并发症是

A. 倾倒综合征
B. 吻合口梗阻
C. 输出袢梗阻
D. 急性输入袢梗阻
E. 慢性输出袢梗阻
F. 慢性输入袢梗阻

36. 患者重新进行禁食、胃肠减压等治疗，经过近 2 周的对症处理，症状不能缓解，经讨论决定再进行手术。适宜的术式是

A. 扩大胃空肠吻合口
B. 残胃部分切除及胃空肠吻合术
C. 切除过长的输入袢
D. 改行 Roux-en-Y 型胃空肠吻合术
E. 在原吻合口基础上，再辅加胃空肠吻合术
F. 辅加空肠输入袢与输出袢间的侧侧吻合术

（37~41 题共用题干）

患者，男性，35 岁。因 3 小时前腹部疼痛入院。自述 3 小时前因大量饮酒后突发腹部疼痛，为剑突下持续性疼痛，休息后无缓解，疼痛不随体位而减轻，并伴呕吐、腹胀，无呕血、黑便，无发热、咳嗽、气促、心悸等不适。患者既往有胃、十二指肠溃疡病史，无外伤史、肝炎病史。

37. 应考虑的疾病不包括

A. 急性肠梗阻
B. 急性胃肠炎
C. 胃癌
D. 脾破裂
E. 急性胆囊炎
F. 胃、十二指肠穿孔

38. 应进行的检查有

A. 肾功能
B. 腹部 CT
C. 血常规
D. 胸片
E. 凝血功能
F. 大便常规+潜血

39. 消化道钡餐提示胃小弯处有龛影，边缘整齐，胃镜示溃疡，腹部立位平片可见膈下游离气体。患者可能为

A. 急性胃肠炎
B. 急性胆囊炎
C. 胃溃疡
D. 胃癌
E. 急性肠梗阻
F. 急性阑尾炎

40. 胃溃疡最常发生于

A. 幽门后壁
B. 胃后壁
C. 胃小弯
D. 胃大弯
E. 幽门前壁

41. 胃、十二指肠常见的并发症有
    A. 穿孔
    B. 出血
    C. 癌变
    D. 幽门梗阻
    E. 多器官衰竭

(42~49 题共用题干)

患者，男性，59 岁。3 天前中、上腹疼痛，加重伴消化道出血入院。入院前经常有上腹疼痛，具有周期性发作病史，每年秋季上腹痛次数明显增加，腹痛时服用抑酸药可以暂时缓解。有高血压病史，平时血压 172/98mmHg。查体：体温 37.2℃，脉搏 102 次/分，呼吸 26 次/分。Hb 92g/L，WBC $12.3\times10^{9}$/L，无肝病及手术、外伤史，亦无食物及药物过敏史。家族中无胃肠道肿瘤史。

42. 初步诊断主要考虑的疾病有
    A. 胃癌
    B. 贲门黏膜撕裂症
    C. 胃黏膜脱垂症
    D. 胃、十二指肠溃疡
    E. 胆道出血
    F. 胃肠道血管自发性破裂出血
43. 急诊最好应进行的检查有
    A. 胃镜检查
    B. 血清钾、钠、氯测定
    C. 脑电图
    D. 心电图
    E. 肝、脾磁共振成像
    F. 选择性腹腔动脉造影
44. 急诊中应尽快进行的处理措施有
    A. 肌内注射呋塞米
    B. 立即给予口服要素饮食以营养支持
    C. 立即给予口服降血压药物
    D. 静脉滴注西咪替丁 0.4g，巴曲酶 2U
    E. 立即开放静脉通道，给予补液及抗休克处理
45. 急诊行胃镜检查，证实系十二指肠球部溃疡（3cm×2cm）合并大出血。此时，可采用的新型止血方法有
    A. 经皮穿刺胃冠状静脉，以栓塞物控制出血
    B. 内镜下硬化剂止血
    C. 内镜下喷涂黏合剂
    D. 内镜下高频电凝止血
    E. 选择性动脉栓塞止血
    F. 激光电凝止血
46. 下列符合急诊手术指征的情况有

A. 在短期内大量出血，迅速出现休克者
B. 出血前曾出现幽门梗阻或疑有溃疡恶变者
C. 出血已停止，复查心电图有明显的心肌缺血表现
D. 入院后一度出血停止，但在系统内科治疗中又大量出血者
E. 年龄在 60 岁以上且伴有其他器官疾病者
F. 在 6~8 小时内经内科积极治疗，并已输血 800ml，尚难使生命体征稳定者

47. 以下可行的手术方法有
A. 胃大部切除术
B. 单纯十二指肠球部溃疡切除术
C. 食管胃底周围血管离断术
D. 胃冠状静脉结扎术
E. 经胸腹食管胃底静脉横断术
F. 胃迷走神经切断术加幽门成形术

48. 在硬膜外麻醉下行胃大部切除术、毕Ⅱ式手术顺利，术后出血停止。术后 3 天开始进流质饮食后，出现上腹膨胀和溢出性呕吐，呕吐物为所进流质饮食、胆汁和胃液，放置胃肠减压管吸出大量液体而症状消失，但停止减压后症状又出现。查全腹无肌紧张。上述情况的出现应考虑是术后哪些并发症
A. 复发性溃疡
B. 吻合口狭窄
C. 胃空肠吻合口排空障碍
D. 胆汁反流性胃炎
E. 十二指肠残端瘘
F. 空肠输出袢梗阻

49. 经急诊胃镜检查，发现吻合口通畅，仅有 3 个吻合线头外露，其余外观基本正常，确诊为吻合口排空障碍。此时采取的治疗措施正确的有
A. 应用促进胃排空药物
B. 立即再次手术治疗
C. 禁食、由静脉补充营养
D. 针刺足三里等穴位，促进胃肠排空
E. 给予胃肠减压，并行营养支持治疗
F. 立即口服要素饮食，给予营养支持

# 参考答案与解析

## 一、A1 型题

1. A【解析】溃疡病穿孔的体征表现为腹式呼吸受限，胃泡鼓音区缩小或消失，肝浊音界缩小或消失，肠鸣音减弱或消失。肝浊音界缩小或消失是溃疡穿孔最有意义的体征。肠鸣音消失从开始即存在。

2. E【解析】胃癌体检在早期多无特殊发现，胃窦部进展期癌有时可触及肿块。直肠指检触及盆腔肿块考虑发生了远处转移。

3. C【解析】十二指肠血管压迫综合征的 X 线钡剂的特征性表现：①钡剂在十二指肠水平部脊柱中线处中断，有整齐的类似笔杆压迫的斜行切迹（“笔杆征”），钡剂在此处通过

受阻。②近端十二指肠及胃扩张，有明显的十二指肠逆蠕动。③切迹远端肠腔瘪陷，钡剂在2~4小时内不能排空。④侧卧或俯卧时钡剂可迅速通过十二指肠水平部进入空肠。

4. B【解析】胃大部切除术适于胃酸高、溃疡疼痛症状较重的年轻患者。瘢痕性幽门梗阻的首选手术方式是毕Ⅱ式胃大部切除术。

5. D【解析】急性完全性输入袢梗阻的诊断标准：①发生于胃大部切除毕Ⅱ式吻合术后。②突发上腹剧烈疼痛。③呕吐频繁但量不大，呕吐物不含胆汁，呕吐后症状缓解。④查体时上腹部有压痛，偶可扪及包块。⑤上消化道造影有助于诊断。⑥CT或MRI检查可协助诊断。

6. B【解析】内镜检查可直接观察胃内各部位，对胃癌，尤其对早期胃癌的诊断价值很大。

7. E【解析】外科治疗消化性溃疡的目的：①缓解临床症状。②促进溃疡愈合。③防止溃疡复发。④减少并发症。

8. D【解析】应激性溃疡的临床表现如下。①呕血和黑便：上消化道出血是主要临床表现，表现为呕血和黑便。大量出血以呕血为早期表现；大出血可导致休克，危及生命。②失血性休克：上消化道大出血可导致急性失血性休克，其程度取决于出血量的多少、失血速度和机体的代偿能力。③肠道功能减退：表现为肠蠕动消失，停止排便和排气，腹腔压力升高，可出现腹腔室间隔综合征，临床表现为腹压进行性升高，呼吸困难，肾血流量减少，进一步加重急性肾衰竭。

9. E【解析】进展期胃癌分为4个类型：Ⅰ型（息肉样型），Ⅱ型（局限溃疡型），Ⅲ型（浸润溃疡型），Ⅳ型（弥漫浸润型）。Ⅰ型是最为少见的类型，Ⅲ型为最为多见的类型。浅表隆起型属于早期胃癌。

10. E【解析】急性大呕血和/或柏油样便是胃十二指肠溃疡大出血的主要症状，多数患者可仅有柏油样便；大量迅猛的十二指肠溃疡出血者黑便的色泽可较鲜红。腹部常无明显体征，腹部可能有轻度膨隆，上腹部即溃疡所在部位有轻度压痛，肠鸣音增多。

11. C【解析】急性穿孔是胃、十二指肠溃疡的严重并发症，为常见的外科急腹症。起病急、病情重、变化快，需要紧急处理，若诊治不当可危及生命。多数患者既往有溃疡病史，且在数日前溃疡症状加剧。急性穿孔多在夜间空腹或饱食后突然发生，典型症状是突发性上腹剧痛，呈刀割样，可放射至肩部，很快扩散至全腹。患者常出现面色苍白、出冷汗、肢体发冷、脉弱等休克症状，伴恶心、呕吐。由于继发细菌性腹膜炎，腹痛可加重。体征为患者呈强迫体位，呼吸表浅，常有高热。全腹压痛、反跳痛，以上腹部最明显，呈“板状腹”。叩诊肝浊音界缩小或消失，可有移动性浊音。听诊肠鸣音消失或明显减弱。

12. B【解析】瘢痕性幽门梗阻持续呕吐可丢失大量电解质和胃酸，造成低氯低钾，并出现碱中毒。

13. D【解析】应激性溃疡的非手术治疗：①解决应激状态，积极治疗原发病。②禁食。

③胃肠减压给予局部止血药物，胃黏膜保护剂。④给予抗酸药 $H_2$受体阻断药，质子泵抑制剂。⑤可给予生长抑素。⑥内镜止血。⑦可考虑行血管造影栓塞治疗。应用肾上腺皮质激素可引起应激性溃疡。

14. A【解析】幽门螺杆菌（Hp）感染是慢性胃炎的致病菌，与溃疡病和胃癌关系也极为密切。60%～80%的胃溃疡和 70%～100%的十二指肠溃疡患者的胃窦部可检出 Hp，血清学检查证实，这些患者血清 Hp 抗体滴度较高。

15. A【解析】当今的肿瘤减瘤方法以手术切除最有效。因此，除部分早期胃癌外，只要患者全身情况许可，无严重心、肺、肝、肾疾病，能耐受麻醉及手术者，均应剖腹探查。不应将远处转移视为剖腹探查的绝对禁忌证。同理，术中只要局部解剖条件许可，应力争将原发癌灶切除。胃癌患者即使手术不能达到根治目的，也应当尽量手术切除，使肿瘤组织减少到最低程度，以便为其他治疗方式创造条件。

16. D【解析】瘢痕性幽门梗阻患者术前纠正脱水，低钾、低氯、碱中毒，使用 5%葡萄糖盐水+氯化钾液。

17. D【解析】瘢痕性幽门梗阻患者的术前准备，最重要的是连续 3 天温盐水洗胃。幽门梗阻手术术前 3 天，每晚用 300～500ml 温生理盐水洗胃，以减轻胃黏膜水肿，有利于吻合口的愈合。

18. C【解析】胃肠道间质瘤（GIST）是消化道最常见的间叶源性肿瘤，其免疫表型上表达 KIT 蛋白（CD117），遗传学上存在频发性 c-kit 基因突变，组织学上主要以梭形细胞和上皮样细胞呈束状交叉或弥漫性排列为特征。

19. D【解析】上消化道大出血常见原因依次是消化性溃疡、食管静脉曲张、胃癌、急性胃黏膜病变。所以，胃、十二指肠溃疡为最常见的原因。

20. C【解析】胃癌可发生于胃的任何部位，最多见于胃窦部，其次为胃小弯、贲门部，胃大弯和前壁较少见。

21. C【解析】胃空肠吻合口排空障碍最常见的原因不是机械梗阻因素，而是功能性梗阻，即术后残胃弛张无力，吻合口局部肠麻痹和运动功能紊乱综合因素造成，属功能性排空障碍。

22. B【解析】胃大部切除术是我国治疗溃疡病常用的手术方法，多年来临床经验证明疗效比较满意。传统的胃大部切除范围是胃的远侧 2/3～3/4，包括胃体大部、整个胃窦部、幽门及十二指肠球部。溃疡病灶本身的切除并非绝对必须，在切除技术有困难时，可以加以旷置，因为手术后食物不再通过，所以旷置的溃疡可以逐渐愈合。溃疡大出血尽量采用包括溃疡在内的胃大部切除术。

23. E【解析】胃肠道间质瘤的手术治疗原则为争取达到 R0 切除，避免肿瘤破裂和术中播散，一般情况下不必常规清扫淋巴结，不推荐进行内镜下治疗。所以选项 E 错误。

24. E【解析】淋巴转移是胃癌的主要转移途径，通常由原发部位→第一站淋巴结→第二站淋巴结→第三站淋巴结，循序逐步转移，但恶性程度较高的胃癌可以发生跳跃式转移，可经胸导管向左锁骨上淋巴结转移或经肝圆韧带转移至脐部。选项 ABCD，腹腔淋巴结、肝总动脉旁淋巴结、脾门淋巴结、结肠中动脉旁淋巴结均属于胃的区域淋巴结，所以选项 E 正确。

25. B【解析】D2 切除可以作为进展期胃癌标准的手术治疗方式。D3 切除是一种研究性治疗，不是标准治疗。

26. C【解析】参见 A1 型题第 1 题解析。

27. D【解析】胃癌病因未明，但已知与某些疾病和因素有关，如胃溃疡、萎缩性胃炎、胃息肉、胃大部切除术后残胃、胃黏膜上皮异型性增生、胃幽门螺杆菌感染等，但与胃平滑肌瘤无关。

28. E【解析】胃癌根治性切除应满足下列条件：①无腹外远位转移。②无腹内广泛转移（如肝内多发性转移结节）或种植（腹膜的广泛种植）。③胃周的浸润、转移、种植灶能借联合脏器切除达到根治目的。④患者全身情况能耐受此侵袭性较大的根治性手术。肝左叶孤立性转移灶可行胃癌根治术。

29. D【解析】应激性溃疡的诊断要点：①有应激状态，如脑疾病或手术史、烧伤、大手术。②长期服用水杨酸类药物、非甾体抗炎药等。③有长期饮酒史。④呕血，便血，便潜血阳性。⑤出血量大可有休克表现。⑥内镜可见胃黏膜糜烂、渗血、表浅溃疡，少有溃疡侵蚀大血管引起大出血。

30. B【解析】消化性溃疡大出血的手术指征：①失血速度快，迅速出现休克。②快速输血、输液休克仍无法改善的患者。③年龄大于 60 岁，有冠状动脉硬化症者。④有溃疡病史，近期内已有多次出血的患者。⑤经非手术治疗后再次出现大出血的患者。⑥内镜检查明确出血部位，但无法止血者或止血处理后再次大出血的患者。⑦血管造影栓塞治疗无法止血或栓塞后再次大出血的患者。

31. E【解析】参见 A1 型题第 20 题解析。

32. D【解析】胃和十二指肠溃疡的手术适应证：①内科规律治疗无效或复发。②出现过并发症，如穿孔、大出血、幽门梗阻。③胃溃疡恶变。

33. A【解析】迷走神经切断术后，常因胃张力降低而发生胃潴留，须同时加用幽门成形或胃空肠吻合术，或胃窦切除胃空肠吻合术，以解除胃潴留。现多采用高选择性迷走神经切断术（又称壁细胞迷走神经切断术）。该术仅切断胃近端支配胃体、胃底部壁细胞的迷走神经，而保留胃窦部的迷走神经，从而在消除神经性胃酸分泌的同时，不会引起胃潴留，无须附加引流性手术。

34. E【解析】胃壁细胞可以分泌一种糖蛋白，称为内因子，内因子可以保护维生素 $B_{12}$ 不被消化液破坏，从而到达回肠，内因子还有促进回肠吸收维生素 $B_{12}$ 的作用。胃大部切除后，内因子分泌减少，维生素 $B_{12}$ 破坏增多，而吸收减少，是产生贫血的主要原因。

35. D【解析】胃大部分切除治疗十二指肠溃疡，可减少胃酸分泌。根据胃酸分泌的生理，经胃大部分切除后，胃窦部已不存在，促胃液素的来源已大部分消除，体液性胃酸分泌显著减少，同时由于大部分胃体已切除，分泌胃酸的壁细胞数量也随之减少，神经性胃酸分泌有所降低，从而去除了溃疡形成的直接原因。

36. C【解析】胃液酸度过高，激活胃蛋白酶致胃十二指肠黏膜“自家消化”导致屏障受损可能是溃疡发生的重要原因。

37. B【解析】胃大部切除术的消化道再建应以毕Ⅰ式胃大部切除术为首选，若受限于局部解剖条件必须做毕Ⅱ式胃大部切除术时，应尽量选用结肠后逆蠕动半口吻合。

38. A【解析】提高早期胃癌诊断的3项关键手段是纤维胃镜检查、胃液脱落细胞学检查、X线钡餐检查。①大便潜血试验：大便潜血试验多次反复检查为阳性，应怀疑胃癌。②X线钡餐检查：是目前发现胃癌的常用方法，若用气钡双重对比造影，检出率更高。③纤维胃镜检查：不但可以直接观察病变的黏膜情况，同时还可借助胃镜进行冲洗、摄影及取材活检等，胃癌的发现率和诊断准确率均较高。④脱落细胞学检查。纤维胃镜检查是诊断早期胃癌的有效方法，与胃液脱落细胞学检查、病理检查联合应用，可大大提高诊断阳性率。

39. B【解析】吻合口梗阻是胃和十二指肠溃疡的术后并发症，其诊断标准：①发生于胃大部切除术后。②进食后呕吐伴腹痛，呕吐物为大量所进食物，可含或不含胆汁。③上消化道造影，造影剂不能或仅少量通过吻合口。④CT或MRI检查可协助诊断。

40. D【解析】参见A1型题第15题解析。

41. C【解析】胃癌转移的途径有直接浸润、血行转移、腹膜种植转移和淋巴转移。淋巴转移为最早、最多见的转移途径，最初多局限于胃大弯、胃小弯和胃周围的淋巴结，尔后至远处淋巴结，如左锁骨上淋巴结（Virchow淋巴结）、腋下淋巴结等。胃癌淋巴结转移通常循序进行，但也可发生跳跃转移，即第一站淋巴结无转移而第二站有转移。肿瘤部位不同，需根治性清除的淋巴结分组不同。

42. C【解析】胃十二指肠溃疡穿孔发生在慢性溃疡的基础上，患者有长期溃疡病史，但在少数情况下，急性溃疡也可以发生穿孔。下列因素可促进穿孔的发生：①精神过度紧张或劳累，增加迷走神经兴奋程度，溃疡加重而穿孔。②饮食过量，胃内压力增加，使溃疡穿孔。③应用非类固醇抗炎药（NSAIDs）和十二指肠溃疡、胃溃疡的穿孔密切相关，现在研究显示，治疗患者时应用这类药物是主要的促进因素。④免疫抑制，尤其在器官移植患者中应用激素治疗。⑤其他因素包括患者年龄增长，慢性阻塞性肺疾病、创伤、大面积烧伤和多器官功能障碍。

43. D【解析】十二指肠残端破裂是胃大部切除术毕Ⅱ式中最严重的并发症，是胃大部切除术后患者死亡的主要原因，死亡率为10%~15%，多发生在术后4~7天。表现为右上腹突然发生剧烈疼痛，局部或全腹明显压痛、反跳痛、腹肌紧张等腹膜炎症状。

44. A【解析】参见A1型题第9题解析。

45. E【解析】早期胃癌的大体分型为：①Ⅰ型：隆起型。②Ⅱ型（浅表型）：Ⅱa 型为浅表隆起型；Ⅱb 型为浅表平坦型；Ⅱc 型为浅表凹陷型，是最常见的早期胃癌类型。③Ⅲ型：凹陷型。④混合型。息肉样型属于进展期胃癌的分型。

46. C【解析】胃、十二指肠溃疡引起大出血是因为溃疡的侵蚀导致基底部血管破裂，大多数为中等动脉出血。

47. A【解析】十二指肠球部后壁溃疡、应激性溃疡、吻合口溃疡、球后溃疡均易并发出血，十二指肠球部前壁溃疡较易并发穿孔，出血较少见。

48. E【解析】胃大部切除术后当天，可有少许暗红色或咖啡色胃液自胃管抽出，一般 24 小时内不超过 300ml，以后胃液颜色逐渐变浅，出血自行停止。若术后不断吸出新鲜血液，24 小时后仍未停止，则为术后出血。

49. B【解析】胃癌转移的途径参见 A1 型题第 41 题解析。

50. C【解析】参见 A1 型题第 17 题解析。

51. D【解析】溃疡病的主要症状是上腹部疼痛，可无明显症状或出现隐匿症状。病史可达数年或数十年。发作与自发缓解相交替，发作期和缓解期可长短不一，短者数周，长者数年，发作常呈季节性，一般秋至早春为好发季节，疼痛持续数周后好转，间歇 1～2 个月而再发。可因情绪不良或过劳而诱发。

52. C【解析】幽门螺杆菌（Hp）感染与慢性活动性胃炎和消化性溃疡高度相关。Hp 是胃癌的主要危险因素之一，感染主要与发生在远端的肠型胃癌有关。

53. A【解析】根据淋巴结清除范围的不同，胃癌根治术分为根Ⅰ式、根Ⅱ式和根Ⅲ式。远端胃癌根Ⅱ式手术的淋巴结清扫范围为 1、3、4、5、6、7、8、9 组淋巴结。

54. A【解析】胃、十二指肠前壁穿孔 80%～90%的患者有溃疡病史，近期有溃疡病症状加重史。最主要的临床表现是突发上腹刀割样剧烈疼痛，迅速波及全腹，可有肩、肩胛部放射性疼痛。有腹部压痛、反跳痛、肌紧张，典型者为板状腹。常有面色苍白、出冷汗、肢端发冷等休克症状。立位腹部 X 线平片有助于诊断。

55. B【解析】胃癌术后放置腹腔引流者观察引流量、性状。一般在术后 3～7 天，待体温正常、进食、无液体引出后拔出。

56. E【解析】高选择性迷走神经切断术后溃疡复发的重要原因就是遗漏了迷走神经高位到胃底部的分支，因此被称为“罪恶支”。

57. E【解析】胃息肉通常是指高出胃周围黏膜、突向胃腔的病变。一般分为增生性息肉、胃底腺息肉、瘤样息肉或腺瘤、炎性纤维性息肉，不包括错构瘤性息肉。错构瘤性息肉属于结肠息肉。

58. B【解析】胃癌早期仅有一些不明显的上消化道症状，如上腹隐痛不适、嗳气、反酸、食欲缺乏、轻度贫血等。随着病情进展，上腹疼痛、食欲缺乏、消瘦等症状渐加重。靠近幽门或贲门的癌灶增长到一定程度，可出现幽门或贲门梗阻的表现。此期尚可发生上消化道大出血、穿孔的并发症。病程的晚期可见局部肿块、腹水、锁骨上淋巴结肿大、恶病质等。体检在早期多无特殊发现，胃窦部进展期癌有时可触及肿块。

59. B【解析】雷尼替丁属于 $H_2$ 受体阻断药，对胃酸分泌具有强大抑制作用。奥美拉唑和兰索拉唑属于质子泵抑制剂。硫糖铝属于黏膜细胞保护药物。氢氧化铝属于抗酸药。

60. B【解析】新辅助化疗是对手术治疗的有效补充，中晚期胃癌手术治疗前应用新辅助化疗可有效控制肿瘤疾病进展，促使肿瘤体积缩小或临床分期降级，有利于提高绝对性根治切除率。胃癌术前新辅助化疗多采用 FOLFOX 方案，其不良反应以胃肠道反应、骨髓抑制、神经系统毒性较多见，但症状多为轻度毒副反应，经过预防性用药和对症处理后均可缓解。

61. E【解析】胃、十二指肠溃疡穿孔中，腹部立位 X 线平片有助于诊断。在站立位腹部 X 线透视或平片约 80%患者可见单侧或双侧膈下线状、新月状游离气体影。

62. C【解析】参见 A1 型题第 9 题解析。

63. D【解析】胃空肠吻合术后最易发生溃疡的部位是吻合口对侧的空肠壁，其次是吻合口边缘空肠侧，胃侧少见。

64. E【解析】2009 年公布的 UICC 新 pTNM 分期，p 表示术后经病理组织学证实，T 指癌肿本身，N 指淋巴结转移，M 指远处转移。按照癌肿浸润深度分期如下。$T_{1a}$：肿瘤局限于黏膜层（M）；$T_{1b}$：肿瘤侵犯黏膜下层（SM）；$T_2$：肿瘤侵犯固有肌层（Mp）；$T_3$：肿瘤侵犯浆膜下层（SS）；$T_{4a}$：肿瘤侵犯浆膜表面（SE）；$T_{4b}$：肿瘤侵犯邻近结构（SI）。

65. E【解析】胃大部分切除术是残胃与空肠的吻合，术后发生贫血的原因：①食物不能直接通过十二指肠，影响了铁的吸收。②食物快速从残胃中排空，迅速进入空肠，影响了铁的吸收。③胃分泌胃酸，胃大部分切除术后，胃酸明显减少，甚至缺乏，不利于食物中铁的溶解、游离和吸收。④残胃吻合口易发生浅表性炎症或糜烂出血而加重贫血。

66. C【解析】毕Ⅰ式与毕Ⅱ式胃大部切除术的主要区别是胃肠吻合口的部位。毕Ⅰ式是在胃大部切除后，将残胃直接与十二指肠吻合，多用于治疗胃溃疡病。毕Ⅱ式是在胃大部切除后，将十二指残端闭合，将残胃与近端空肠吻合，临床上应用较广，适用于各种情况的胃、十二指肠溃疡，特别用于十二指肠溃疡。

67. C【解析】X 线检查中，上消化道钡餐造影诊断溃疡的直接征象包括龛影、残存钡点、壶腹部变形。溃疡呈椭圆形龛影，边缘光滑。间接征象为壶腹部激惹征。精细的气钡双重对比造影可发现小而浅表的溃疡。

68. A【解析】在组织病理学上，胃癌 90%以上是腺癌，其中又可以细分为乳头状腺癌、管状腺癌、低分化腺癌、黏液腺癌、印戒细胞癌。少见类型包括腺鳞癌、类癌、小细胞癌、未分化癌等。

69. C【解析】胃、十二指肠溃疡急性穿孔最主要的临床表现是突发上腹刀割样剧烈疼痛，迅速波及全腹，可有肩、肩胛部放射性疼痛，恶心、呕吐等上消化道症状，常有面色苍白、出冷汗、肢端发冷等休克症状。体征主要为腹膜炎体征，如压痛、反跳痛、肌紧张，典型者为板状腹，还可出现腹式呼吸受限，胃泡鼓音区缩小或消失，肝浊音界缩小或消失，肠鸣音减弱或消失。

70. A【解析】吻合口空肠溃疡的治疗原则：①可首选溃疡病内科治疗方法。②胃大部切除术后胃空肠 Roux-en-Y 吻合或空肠 Braun 吻合术的患者加行迷走神经切断术。③如有急性穿孔，可行穿孔修补，加胃迷走神经切断术。也可再切除部分残胃，重建吻合，加（或不加）迷走神经切断术。④胰源性溃疡所致的并发症，要按胰源性溃疡原则治疗（促胃液素瘤）。

71. E【解析】胃息肉、胃溃疡、慢性萎缩性胃炎、胃酸缺乏症、恶性贫血属于胃癌前期病变。

72. B【解析】参见 A1 型题第 41 题解析。

73. A【解析】输入袢梗阻（输入袢综合征）见于毕Ⅱ式胃大部切除术后，与输入袢扭曲或输入袢过长形成内疝等因素有关。诊断明确或高度可疑时应及时手术。术中根据造成梗阻的原因选择不同的手术方式。如为扭转则复位固定，如出现坏死则切除。手术复杂，死亡率高。

74. B【解析】胃大部切除术治疗十二指肠溃疡术后并发症多，患者术后营养差，近年来已逐渐被迷走神经切断术所取代。迷走神经切断术中以高选择性迷走神经切断术（又称壁细胞迷走神经切断术）最符合治疗的要求，已逐渐成为治疗十二指肠溃疡的首选方式。

75. A【解析】十二指肠憩室是部分肠壁向外扩张所形成的袋状突起，多为单发，绝大多数的憩室位于十二指肠降部的内侧，特别好发于十二指肠乳突的附近，有的深入胰腺组织之中，在手术时也难于寻找，少数发生在十二指肠横部或升部。

76. A【解析】发生大出血的溃疡多位于胃小弯或十二指肠后壁，并以十二指肠后壁溃疡为多见。胃小弯溃疡出血常来自胃右动脉、胃左动脉的分支，而十二指肠后壁溃疡的出血则多来自胰十二指肠上动脉或胃十二指肠动脉及其分支。血管的侧壁破裂较之断端出血不易自行停止，有时由于大出血后血容量减少、血压降低，血管破裂处凝血块形成，出血能自行停止，但约有 30%病例可出现第 2 次大出血。

77. D【解析】参见 A1 型题第 8 题解析。

78. E【解析】瘢痕性幽门梗阻突出的症状是呕吐，呕吐的特点为朝食暮吐、呕吐宿食；呕吐量大，一次可达 1~2L；呕吐物有酸臭味，吐后自觉舒适，常有患者自行诱吐以缓解上腹胀满。

79. E【解析】十二指肠血管压迫综合征突出的症状：①长期反复发作的餐后上腹慢性绞痛，有时也有急性发作。②伴上腹饱胀、隐痛、嗳气、恶心和呕吐等症状。③呕吐常发生于餐后 2~3 小时或夜间，呕吐物含有胆汁和隔餐食物，吐后症状暂缓解。患者进食后站立或坐位易诱发呕吐。④发作时如患者采取俯卧位、左侧卧位、胸膝位、前倾坐位将额部放在双膝上可减轻症状。⑤发作时上腹部可偶见胃蠕动波及振水音。⑥病程迁延者可出现营养不良、消瘦、贫血等症状。

80. A【解析】早期胃癌的大体分型参见 A1 型题第 45 题解析。

81. D【解析】淋巴转移是恶性肿瘤常见的转移方式，多数情况为区域淋巴结转移，但也可呈"跳跃式"转移，即"第 1 站"淋巴结没有发生转移而至"第 2 或第 3 站"淋巴结出现转移。某些恶性程度较高或晚期的胃癌还可以经由胸导管转移至左侧锁骨上淋巴结。临床上左锁骨上窝出现转移淋巴结时，最常见的原发部位就是消化道，特别是胃。

82. A【解析】十二指肠血管压迫综合征的手术术式如下。①十二指肠空肠吻合术：吻合口尽可能靠近梗阻部位。在横结肠系膜下将空肠与十二指肠降部、水平部交界处做侧-侧或端-侧吻合，效果确切。②十二指肠悬韧带松解术：适用于十二指肠悬韧带过短者。③胃空肠吻合术：仅在患者全身情况极差时考虑，一般不宜采用。

83. D【解析】胃肠道间质瘤的肿瘤多位于胃肠黏膜下层（60%）、浆膜下层（30%）和肌壁层（10%）。

84. C【解析】胃癌大出血时在情况允许时应行手术治疗，做好充分术前准备，纠正休克，手术力求小而简单又能达到目的。晚期肿瘤者，可采取介入放射学方法栓塞治疗。体形消瘦者也应行手术治疗以控制出血。

85. C【解析】应激性溃疡是指患者在遭受严重损伤、烧伤、大手术、重症感染以后，或处于其他危重情况下，所发生的一种胃黏膜的急性浅表性糜烂或溃疡。脑外伤患者常因胃酸分泌过多所致，其他诱发因素还包括维生素 A、前列腺素 E 减少，氢离子逆向弥散与血管活性胺释放等。上述情况诱发机体神经内分泌系统的应激反应，受此影响，腹腔动脉系统发生收缩，使胃肠缺血，引起缺血性损伤和能量代谢障碍，由于 ATP 降低，不能维持 $H^+$浓度梯度，造成 $H^+$反流增多，黏膜 pH 降低。

86. B【解析】输出袢梗阻与输出段肠袢受炎性粘连、大网膜水肿或横结肠系膜压迫有关，其诊断要点：①上腹胀、腹痛，恶心、呕吐。呕吐物含食物及胆汁，吐后腹胀、腹痛可缓解。若不能自行缓解，应手术解除梗阻。②查体可扪及左上腹膨隆及包块。③上消化道造影有助于诊断，CT 或 MRI 检查可协助诊断。

87. E【解析】参见 A1 型题第 33 题解析。高选择性迷走神经切断术后有溃疡复发的可能，所以选项 E 错误。

88. E【解析】急性胃扩张的临床表现：①可发生于手术或过量进食后，持续性上腹饱胀感，可有阵发性加剧，程度不剧烈。②溢出性呕吐，呕吐量由小至多，呕吐后不缓解，可因胃出血而呕出血性物。③左上腹可见包块，腹部呈不对称膨隆，振水音阳性。④晚期可出现腹膜炎表现，休克和尿毒症是主要死亡原因。

89. B【解析】参见 A1 型题第 38 题解析。

90. E【解析】胃息肉的临床表现如下。①腹痛与腹部不适：常由胃酸缺乏和胃酸低下所致。②恶心、食欲缺乏、消化不良，因肿瘤引起的梗阻或胃功能紊乱所致。③出血、黑便：如息肉表面有糜烂、溃疡，可发生间歇性或持续性出血。④梗阻：较大的息肉阻塞于幽门管或息肉样的胃窦黏膜进入十二指肠，可出现幽门梗阻症状。

91. C【解析】参见 A1 型题第 45 题解析。

92. E【解析】参见 A1 型题第 43 题解析。

93. B【解析】原发性胃淋巴瘤最常见的症状为腹痛，多为钝痛，恶心、呕吐、体重减轻常见。部分患者可出现胃穿孔和梗阻症状。约有 10%的患者无明显症状。患者恶病质多见，腹部压痛，少数患者可触及左上腹包块。

94. D【解析】十二指肠残端早期破裂（术后 48 小时内）应重新缝合残端，在残端内及周围置引流管，胃管减压，营养支持。晚期破裂（术后 48 小时以后）行十二指肠残端内及残端周围引流，胃管减压，营养支持。

95. B【解析】毕Ⅰ式胃大部切除术是在胃大部切除后将胃的剩余部分与十二指肠切端吻合，此法操作简便，吻合后胃肠道接近于正常解剖生理状态，所以术后由于胃肠道功能紊乱而引起的并发症少。当十二指肠溃疡伴有炎症、瘢痕及粘连时，采用这种术式常有困难，有时为了避免胃十二指肠吻合口的张力过大，切除胃的范围不够，就容易引起溃疡复发。对胃酸分泌高的十二指肠溃疡患者不太适合，故此术式多用于胃溃疡。

96. B【解析】原发癌灶切除的“安全边缘”视癌肿的分化程度及周边浸润情况在 3~8cm之间选择。幽门窦部癌应切除十二指肠到幽门下 3~5cm，而胃底贲门部癌应切除食管下段 5cm 以上。

97. B【解析】瘢痕性幽门梗阻的突出症状参见 A1 型题第 78 题解析。

98. E【解析】参见 A1 型题第 85 题解析。

99. E【解析】参见 A1 型题第 76 题解析。

**二、A2 型题**

1. D【解析】患者诊断为十二指肠球部溃疡并幽门梗阻，处理原则是先纠正体液代谢紊乱（胃肠减压，补液），洗胃使胃壁水肿减轻，择期施行胃大部切除术。

2. B【解析】胃空肠吻合术适用于不能切除的胃幽门部肿瘤、胃溃疡引起幽门梗阻、十二指肠溃疡并发幽门梗阻不能耐受胃大部切除术的患者。该患者应采取胃空肠吻合术。

3. D【解析】该患者是十二指肠溃疡患者，不宜选择毕Ⅰ式胃大部切除术，因为此手术多应用于胃溃疡。

4. C【解析】患者可首先考虑出现了输出袢梗阻。诊断要点参见 A1 型题第 86 题解析。

5. E【解析】患者应考虑为胃癌盆腔种植性转移。在胃癌组织浸出浆膜或有腹膜播种时，由于重力的原因，腹膜腔的癌细胞易下沉到盆腔内，于直肠膀胱陷窝内或直肠子宫陷窝内发生盆腔种植性转移。直肠前凹的较大种植转移灶可以经肛门触及。

6. D【解析】除部分早期胃癌可选择经胃镜切除或胃楔形切除外，胃癌的基本手术方式为远端胃大部切除、近端胃部分切除、全胃切除，视癌肿的部位及根治的要求选择。题中胃癌患者的治疗方式宜采取根治性胃大部切除+左肝外叶切除术。

7. D【解析】年老体弱、全身情况差的瘢痕性幽门梗阻患者应采取胃空肠吻合术。

8. E【解析】参见 A1 型题第 85 题解析。患者手术 6 年后出现上述症状，应排除应激性溃疡。

9. B【解析】患者最可能诊断为瘢痕性幽门梗阻。参见 A1 型题第 78 题解析。

10. C【解析】早期发现、早期诊断和早期治疗是提高胃癌疗效的关键。手术是首选的方法，辅以化疗、放疗及免疫治疗等可以提高疗效。

11. C【解析】考虑最可能的诊断为消化性溃疡出血。间断上腹部疼痛伴反酸、剑突下烧灼感半年余，夜间及空腹时明显，进食后可缓解，可诊断为十二指肠溃疡。临床表现参见 A1 型题第 10 题解析。

12. E【解析】患者首先应诊断为胃癌。胃癌的临床表现参见 A1 型题第 58 题解析。

13. B【解析】位于幽门或幽门附近的溃疡可以因为黏膜水肿，或因溃疡引起反射性幽门环行肌收缩，导致幽门梗阻，该患者最可能的原因为炎症水肿所致。

14. B【解析】胃大部切除术是我国治疗溃疡病常用的手术方法，多年来临床经验证明疗效比较满意。该患者病史较长，内科治疗效果较差，应采取胃大部切除术。参见 A1 型题第 22 题解析。

15. B【解析】患者考虑为应激性溃疡。临床表现参见 A1 型题第 8 题解析。

16. E【解析】十二指肠溃疡大出血手术尽量采用包括溃疡在内的胃大部切除术。在切除溃疡有困难而予以旷置时，应贯穿缝扎溃疡底出血动脉或结扎其来源动脉（胰十二指肠动脉、胃十二指肠动脉等）。迷走神经切断加引流术（幽门成形或胃空肠吻合术）或迷走神经切断加胃窦切除术可按术者的经验选用，同样应注意对出血灶的贯穿缝扎。

17. E【解析】患者为球部溃疡出血，就诊时处于休克状态，首先应采取抗休克治疗补充血容量。

18. B【解析】慢性溃疡反复发作，直径>2.0cm 的胃溃疡应考虑手术治疗，胃大部切除术是我国治疗溃疡病常用的手术方法。

19. E【解析】患者应考虑为十二指肠残端破裂。参见 A1 型题第 43 题解析。

20. B【解析】癌组织浸润仅限于黏膜层及黏膜下层者均属早期胃癌，判断早期胃癌的标准不是其面积的大小和是否有局部淋巴结转移，而是其深度。

21. E【解析】引起上述症状最可能的原因是慢性不全性输入袢梗阻。慢性不全性输入袢梗阻的诊断依据：①胃大部切除毕Ⅱ式吻合术后。②间歇性大量呕吐胆汁，多于餐后不久出现；腹痛位于中上腹，常于呕吐前出现。③查体时上腹部有压痛，偶可扪及包块。④上消化道造影有助于诊断及鉴别诊断，CT 或 MRI 检查可协助诊断。

22. C【解析】患者最可能诊断为急性胃扩张。急性胃扩张的临床表现参见 A1 型题第

88 题解析。

23. E【解析】胃癌根治术近端切缘距癌肿边缘至少 5cm，肿瘤远端切除包括幽门远侧 3cm，因为胃窦部癌可沿黏膜下向十二指肠蔓延。

24. B【解析】患者最可能诊断为溃疡病穿孔。临床表现参见 A1 型题第 69 题解析。

25. E【解析】根据该患者临床表现，可诊断为瘢痕性幽门梗阻。瘢痕性幽门梗阻突出的症状是呕吐，呕吐的特点为朝食暮吐、呕吐宿食，呕吐物有酸臭味，吐后自觉舒适。查体可见形体消瘦、缺水征，上腹隆起，有时可见自左肋下至右上腹的胃蠕动波，手拍上腹部时有振水音。此患者首先选择的治疗方法为禁食，胃肠减压，必要时以温生理盐水洗胃，之后行胃大部切除术。

26. C【解析】患者可诊断为应激性溃疡。针对该患者应首选的检查方法是纤维胃镜。参见 A1 型题第 29 题解析。

27. C【解析】患者的恰当术式应是毕Ⅱ式胃大部切除术。毕Ⅱ式胃大部切除术是在胃远端部分切除后将十二指肠残端缝合关闭，残胃与空肠吻合。这种重建方式术后食物由胃直接进入上段空肠，十二指肠溃疡病变可以旷置而不予切除，可以切除较多的胃组织而无吻合口张力过大的问题，因而比较适合于治疗十二指肠溃疡穿孔。

28. B【解析】慢性萎缩性胃炎，血清促胃液素下降，且伴重度不典型增生，为癌前期病变，最理想的治疗方法为胃大部切除术。

29. C【解析】瘢痕性幽门梗阻的病理结果为胃壁的代偿性肥厚及胃腔扩大，主要的病理生理后果为低氯低钾性碱中毒。

**三、A3/A4 型题**

1~2 C、B【解析】由于胆汁、胰液、十二指肠液不能及时排空，潴留在肠输入袢，储存到一定量时，特别在进食后分泌液明显增多，发生强烈的输入段肠蠕动，将其倾注入胃内，引起呕吐大量胆汁，这是慢性不全性输入袢梗阻的典型表现。如果为急性完全性输入袢梗阻不会呕吐胆汁。慢性不全性输入袢梗阻的诊断依据参见 A2 型题第 21 题解析。

3. A【解析】根据患者表现考虑为胃部肿瘤，应进行纤维胃镜检查以明确诊断。

4~5 E、E【解析】患者最可能诊断为胃癌。食欲缺乏、剑突下隐痛伴明显消瘦、持续大便潜血阳性 2 个月考虑胃癌的可能性较大。胃癌的临床表现参见 A1 型题第 58 题解析。该患者最适合的治疗方式是胃癌根治术。

6. B【解析】首先应考虑的诊断是胃癌。胃癌的临床表现参见 A1 型题第 58 题解析。

7. A【解析】胃癌首先要做的检查是胃镜检查。电子胃镜检查可明确病灶的部位、大小、大体形态，同时做多点活检，获取组织学分类及分化程度、生长方式等方面资料。有条件时做超声胃镜检查，可进一步了解肿瘤的浸润深度及胃周淋巴结肿大情况。

8. E【解析】胃癌诊断一经明确，应进行重要脏器功能检查，纠正贫血、营养不良和低蛋白血症，全身营养支持，并限期手术。

9. D【解析】病因最可能为十二指肠残端破裂。参见 A1 型题第 43 题解析。

10. E【解析】十二指肠残端破裂的治疗参见 A1 型题第 94 题解析。患者现在处于术后 48 小时以后，应行十二指肠残端内及残端周围引流，胃管减压，营养支持。

11. B【解析】膈下脓肿的腹痛常为钝痛，可向肩背部放射，深呼吸或咳嗽时加重，有时伴有呃逆、胸痛、腹胀及恶心。

12. A【解析】患者为中老年男性，“胃痛”史 15 年，消瘦，乏力，持续性呕吐宿食，胃痛规律改变，伴腰背痛，提示最可能为胃窦癌。

13. C【解析】参见 A1 型题第 38 题解析。

14. D【解析】幽门附近的胃癌可有幽门梗阻的表现，后期幽门梗阻因恶心、呕吐可出现低氯低钾性碱中毒。

15. E【解析】患者出现饥饿痛或半夜痛醒，进食或服用碱性药物可使症状缓解，据此可诊断为十二指肠球部溃疡。胃、十二指肠溃疡穿孔的临床表现参见 A1 型题第 69 题解析。所以首先考虑为十二指肠球部溃疡并穿孔。

16. A【解析】首选治疗方案为放置胃管胃肠减压，准备手术。

17. D【解析】患者可初步考虑为急性胃、十二指肠溃疡穿孔。临床表现参见 A1 型题第 69 题解析。

18. C【解析】参见 A1 型题第 61 题解析。

19. E【解析】急性胃、十二指肠溃疡穿孔诊断明确后，应采用的处理措施是立即手术。

20. A【解析】拔除乳胶引流片时间为术后 1~2 天，置乳胶片引流的适应证为创面少量渗血、渗液，引流时间短，浅表部位引流。放置时间过长，有逆行感染的可能，所以要早拔除。

21. C【解析】伤口拆线时间：头、面、颈部术后 4~5 天拆线；下腹部、会阴部术后 6~7天拆线；胸部、上腹部、背部、臀部术后 7~9 天拆线；四肢术后 10~13 天拆线；减张缝线术后 14 天拆线。

22. E【解析】患者最可能诊断为胃、十二指肠溃疡急性穿孔。临床表现参见 A1 型题第 69 题解析。

23. D【解析】腹部压痛、反跳痛和腹肌紧张是腹内脏器破裂后出现的主要体征，为腹膜刺激征，一般可由腹部感染、穿孔、梗阻、内脏损伤出血等原因引起。本题中全腹压痛、反跳痛及肌紧张，以中上腹及右下腹最显著，为急腹症，腹部感染及胃肠穿孔可能性大。

24. B【解析】患者不宜选用的辅助检查是胃镜检查。食管、胃、十二指肠穿孔的急性期是胃镜检查的禁忌证，腹部 B 超、血清淀粉酶、尿淀粉酶测定、腹部 X 线检查、腹腔诊断性穿刺都有助于急腹症的诊断与排除相关疾病。

**四、B 型题**

1. C【解析】肠型胃癌的发病年龄较晚，多发于胃窦部，主要由环境致癌因素所致。

2. B【解析】胃溃疡多见于胃小弯与胃角附近，上腹部疼痛是本病的主要症状。

3~4 A、D【解析】十二指肠溃疡穿孔多见于十二指肠球部前壁偏小弯侧；胃溃疡穿孔多见于近幽门的胃前壁，多偏小弯侧。

5. B【解析】胃大部切除术后，输出袢梗阻表现参见 A1 型题第 86 题解析。

6. C【解析】参见 A1 型题第 5 题解析。

7. E【解析】参见 A2 型题第 21 题解析。

8. B【解析】参见 A1 型题第 86 题解析。

9. A【解析】参见 A1 型题第 39 题解析。

10. C【解析】患者可初步诊断为胃、十二指肠溃疡穿孔。参见 A1 型题第 61 题解析。

11. A【解析】患者可诊断为溃疡大出血。为明确诊断首选的检查是胃镜检查，急诊胃镜有助于诊断及判定出血部位。

12. C【解析】癌灶直径≤5mm 的胃癌是微小胃癌。

13. A【解析】参见 A2 型题第 20 题解析。

14. A【解析】胃和十二指肠溃疡内镜下所见：溃疡呈圆形或椭圆形；周边规则光整；基底平坦，覆盖白色或灰黄色苔膜；周围黏膜有不同程度的水肿、充血；可见黏膜皱襞向溃疡的集中。

15. D【解析】胃癌钡剂造影检查可见龛影不规则，有半月征，其附近胃壁僵硬、胃部蠕动消失。

16. B【解析】原发性胃淋巴瘤有典型上消化道造影表现：①多数圆形不规则的充盈缺损间存有正常黏膜，呈“鹅卵石样”改变。②在不规则的充盈缺损周围伴有粗糙、扭曲而又肥大的环形病变。

17. A【解析】十二指肠溃疡合并大出血尽量采用包括溃疡在内的胃大部切除术。参见 A2 型题第 16 题解析。

18. C【解析】早期胃体、窦部癌宜选远端根治性胃大部切除术，即胃大部切除加淋巴结清扫术。胃癌根治术要求按照肿瘤外科原则，切除原发灶，按胃区域淋巴结分组廓清，整块清除，淋巴结廓清范围必须超过已有转移的淋巴结的一站，如第 1 站有转移，应清除第 1、第 2 站所有淋巴结；如第 2 站有转移，应清除至第 3 站淋巴结。

19. B【解析】晚期胃癌合并幽门梗阻可采用胃肠吻合术。

20. A【解析】胃、十二指肠溃疡大出血是指有明显出血症状的大出血，即表现为大量呕血或排柏油样大便，血红蛋白值明显下降，以致发生循环动力学。

21. E【解析】穿透性溃疡疼痛涉及背部，血清淀粉酶水平升高。

22. C【解析】瘢痕性幽门梗阻的突出症状参见 A1 型题第 78 题解析。

23~27 A、B、C、D、E【解析】内镜下胃十二指肠溃疡出血病灶特征现多采用 Forrest 分级，具体如下。①FⅠa：可见溃疡病灶处喷血。②FⅠb：可见病灶处渗血。③FⅡa：病灶处可见裸露血管。④FⅡb：病灶处有血凝块附着。⑤FⅢ：溃疡病灶基底仅有白苔而无上述活动性出血征象。

**五、X 型题**

1. BCD【解析】参见 A1 型题第 33 题解析。胃大部切除术治疗十二指肠溃疡也是为了减少胃酸分泌。

2. BCE【解析】显微镜下 70% 的胃肠道间质瘤呈现梭形细胞，20% 为上皮样细胞，10% 为梭形/上皮样细胞混合型。

3. ABCD【解析】十二指肠溃疡合并瘢痕性幽门梗阻常引起代谢性酸中毒、代谢性碱中毒、脱水、营养不良和低钾血症。

4. ACDE【解析】参见 A1 型题第 79 题第④点解析。

5. ABDE【解析】迷走神经切断术后并发症包括胃潴留、溃疡复发、胃小弯坏死穿孔、胆汁反流性胃炎。

6. ABCD【解析】胃肠道间质瘤大小不等，呈局限性膨胀性生长，边缘清楚，偶尔可以看到假包膜。肿瘤大体形态呈结节状或分叶状，切面呈灰白色、红色，均匀一致，质地硬韧。

7. ACDE【解析】急性胃扩张实验室检查：血红蛋白增多，有低钠、低钾血症及高氮质血症，$CO_2$结合力及非蛋白氮上升，白细胞一般无明显增多。

8. ABCD【解析】溃疡大出血手术治疗的适应证参见 A1 型题第 30 题解析。

9. ABC【解析】参见 A1 型题第 67 题解析。

10. AB【解析】进展期胃癌的化疗除了传统的氟尿嘧啶和顺铂外，还可以考虑紫杉醇、多西紫杉醇、伊立替康等药物的联合方案。

11. ABC【解析】参见 A1 型题第 8 题解析。

12. ABCD【解析】经典的胃大部切除术的切除范围包括胃体的大部分、整个胃窦部、幽门及十二指肠壶腹部。

13. BCE【解析】胃大部切除术能治疗消化性溃疡的原因：①切除了整个胃窦部黏膜，消除了促胃液素引起的胃酸分泌。②切除了大部胃体，使分泌胃酸和胃蛋白酶原的腺体数大量减少，使神经性胃酸分泌也有所减少。③切除了溃疡的好发部位。④切除了溃疡本身。其中主要是前 3 项起作用。所以选项 B、C、E 正确。

14. ACDE【解析】胃肠道间质瘤的潜在恶性指标：肿瘤长径>5cm，核分裂数在胃部 5~9 个/50HPF，肿瘤与周围组织粘连，细胞丰富，小上皮样细胞呈细胞巢或腺泡状排列，周围无正常组织。

15. ABCD【解析】消化性溃疡疼痛与饮食有关，可因进食、饥饿、服药、摄入酸性食物或饮料而诱发，也可以因进食、饮水、服用碱性食物而缓解。

16. BD【解析】胃大部切除术后 24 小时内应特别注意出血情况和切口情况。

17. ABCE【解析】胃癌的临床表现参见 A1 型题第 58 题解析。

18. ACDE【解析】导致胃十二指肠溃疡穿孔的因素参见 A1 型题第 42 题解析。

19. ABCE【解析】胃癌的危险因素中，饮食因素包括亚硝基化合物、多环芳烃化合物、高盐饮食及其他，如吸烟、饮酒增加胃癌的发病风险。

20. ABCD【解析】吻合口空肠溃疡可能与胃切除范围不够或迷走神经未被完全切断有关。其诊断标准：①上腹痛规律性不明显，可为饭后加重或夜间加重。②常并发出血，有贫血、便血或便潜血阳性。③偶并发穿孔。④可形成内瘘。⑤胰源性溃疡患者常于术后出现此并发症。⑥上消化道造影及胃镜有助于诊断。⑦CT 或 MRI 检查可协助诊断。

21. ACE【解析】选择性迷走神经切断术加引流的缺点有易术后复发，造成反流性胃炎，易发生倾倒综合征。

22. BCD【解析】消化性溃疡急性穿孔非手术治疗适应证：①症状较轻，一般情况较好的单纯性空腹小穿孔。②空腹穿孔者。③穿孔超过 48 小时，症状较轻，腹膜炎较局限，估计穿孔已自行粘堵者。

23. AB【解析】十二指肠憩室按其囊袋膨出方向可分为腔内憩室和腔外憩室，按病变形成可分为先天型和后天型，按病理检查肠内有无肌层可分为真性和假性憩室，按 X 线表现又可分为内压性和牵引性憩室。

24. DE【解析】参见 A1 型题第 76 题解析。

25. ABCE【解析】食管静脉曲张破裂出血查体时可发现蜘蛛痣、肝掌、腹壁静脉曲张、肝大、腹水、巩膜黄染等肝硬化的表现。

26. ABCE【解析】参见 A1 型题第 68 题解析。

**六、案例分析题**

1. E【解析】该患者符合胃、十二指肠溃疡穿孔的诊断。胃、十二指肠溃疡穿孔的临床表现参见 A1 型题第 11 题解析。X 线检查未发现膈下游离气体并不能排除溃疡穿孔的可能，因约有 20%患者穿孔后可以无气腹表现。

2. B【解析】急性穿孔后，有强烈刺激性的胃酸、胆汁、胰液等消化液和食物溢入腹腔，引起化学性腹膜炎，导致剧烈的腹痛和大量腹腔渗出液，甚至可致血容量下降，低血容量性休克。

3. BDE【解析】胃、十二指肠溃疡穿孔的实验室检查可见白细胞计数增多，中性粒细胞比例升高；血清淀粉酶可轻度升高。腹部 B 超可发现腹水。腹腔穿刺可获胆汁着色液或脓性液体。

4. E【解析】患者首选的治疗方案为即行手术治疗。手术方法除胃大部切除术外，对十二指肠穿孔可选用穿孔缝合术加选择性迷走神经切断术或选择性迷走神经切断术加胃窦切除术。

5. ABCE【解析】胃、十二指肠溃疡穿孔手术治疗的适应证：①症状重，腹痛剧烈的患者。②饱腹穿孔者。③腹膜炎体征重者。④非手术治疗后症状和体征无缓解，甚至加重的患者。

6. B【解析】患者可诊断为瘢痕性幽门梗阻。瘢痕性幽门梗阻的临床表现参见A2型题第25题解析。

7. C【解析】胃镜检查是瘢痕性幽门梗阻最有价值的辅助检查方法。胃腔于空腹时潴留液增多，甚至可见残存宿食；幽门变形及变窄，镜管不能通过。

8. A【解析】瘢痕性幽门梗阻突出的症状是呕吐，呕吐的特点为朝食暮吐、呕吐宿食，呕吐量大，持续大量呕吐可导致低钾血症和低氯性碱中毒。所以患者最早出现的酸碱失衡和水、电解质紊乱的类型是低钾血症、代谢性碱中毒。

9. ABCE【解析】瘢痕性幽门梗阻的术前准备：①使用5%葡萄糖盐水+氯化钾液，纠正脱水、低钾、低氯、碱中毒。②改善营养不良。③给予 $H_2$受体阻断药或质子泵抑制剂。④持续胃肠减压。⑤术前3天起温盐水洗胃，术日清洁洗胃。

10. B【解析】胃大部切除术适用于胃酸高、溃疡疼痛症状较重的年轻患者。胃空肠吻合术适用于年老体弱、全身情况差者。胃窦切除加迷走神经切断术及幽门成形加迷走神经切断术可按术者经验选用。

11. C【解析】患者可诊断为应激性溃疡。应激性溃疡有长期服用水杨酸类药物、非甾体抗炎药等病史。上消化道出血是其主要临床表现，表现为呕血和黑便。出血量大可有休克表现。此外，也可出现上腹痛、腹胀、恶心、呕吐、反酸等消化系统症状，但较一般胃、十二指肠溃疡病轻。

12. B【解析】应激性溃疡胃镜可见胃的近段黏膜有糜烂、渗血、浅表溃疡，表现为多数散在的苍白斑点，少有溃疡侵蚀大血管引起大出血。

13. B【解析】应激性溃疡患者治疗期间每日出血量达到50~70ml时可出现黑便。

14. ABCE【解析】提示患者为休克或低血容量状态的指标：①收缩压<90mmHg。②脉率>120次/分。③尿量<30ml/h。④CVP<3.75mmHg。

15. ABCE【解析】应激性溃疡的治疗：①降低胃酸和保护黏膜可以缓解胃十二指肠的炎症，以免大出血和穿孔。用胃管减压，同时用西咪替丁等 $H_2$受体阻断药、氢氧化铝凝胶或硫糖铝等黏膜保护药。如患者正在用肾上腺皮质激素类药物，应停药。②出血经上述治疗措施仍不停止，或一时止血又复发者，需用手术疗法，以选择性迷走神经切断加胃窦切除或次全胃切除，并行局部止血为常用术式。③溃疡穿孔者也需手术，行次全胃切除或加以十二指肠穿孔处缝合，同时充分引流腹腔内感染性液体。

16. ADEFH【解析】患者消瘦并有阵发性上腹痛，考虑慢性消耗性疾病。反复恶心、呕吐5天，呕吐物为隔夜宿食，后腹痛减轻，考虑为上消化道梗阻，可能为胃癌、瘢痕性幽门梗阻、十二指肠淤滞症、痉挛水肿性幽门梗阻及胰头癌。

17. ABCDH【解析】可进一步行X线钡剂检查、纤维胃镜检查，探查胃癌、瘢痕性幽门梗阻、十二指肠淤滞症及痉挛水肿性幽门梗阻情况，行血生化检查、血常规及大便潜血试验进一步检查消化道癌指标，明确诊断。

18. BCFG【解析】患者反复恶心、呕吐5天，呕吐物为隔夜宿食，丢失大量的胃容物及电解质，可能导致胃酸及胃液丢失过多，电解质紊乱、代谢性碱中毒、低钾血症、低氯血症，等渗性脱水可能性大。

19. ACDGH【解析】针对消化道梗阻及反复恶心、呕吐的患者，处理措施应为禁饮食、温盐水洗胃、持续胃肠减压。因丢失胃液、胃内容物及电解质较多，应进行维持水、电解质平衡及纠正脱水等对症治疗。

20. ABCDF【解析】毕Ⅱ式胃大部切除术切除了溃疡本身及溃疡好发部位，减少了壁细胞数量、主细胞数量、胃酸分泌量及促胃液素分泌量，从而减少胃溃疡的复发。

21. CDEFG【解析】术后胃出血、胃排空障碍、吻合口破裂、十二指肠残端破裂及术后梗阻是胃大部切除手术后的早期并发症，而碱性反流性胃炎、倾倒综合征是远期并发症。

22. ACEF【解析】根据上腹隐痛不适、嗳气、反酸可初步诊断为胃癌。胃癌后期还可发生上消化道大出血、穿孔的并发症。根据呕血和便血可诊断为胃溃疡出血、十二指肠溃疡出血、急性胃炎出血。胆道出血者常有肝内局限性感染、肝癌、肝血管瘤以及肝外伤病史，周期性出现胆绞痛、高热、黄疸，查体发现胆囊肿大。所以，患者可初步诊断的疾病有胃癌、胃溃疡出血、十二指肠溃疡出血和急性胃炎出血。

23. ABE【解析】患者入院时首先需要进行的处理措施有输血、补液、静脉输入止血药。

24. B【解析】经处理后血压108/70mmHg，脉搏100次/分，呼吸24次/分，还应进行胃镜检查。胃镜检查可以对胃癌和消化性溃疡出血进行有效鉴别，并可明确出血部位。

25. B【解析】失血速度快，迅速出现休克，内镜检查明确出血部位，但无法止血者或止血处理后再次大出血的患者应行手术治疗，尽量采用包括溃疡在内的胃大部切除术。

26. DF【解析】术中见十二指肠球部后壁溃疡呈穿透性，局部瘢痕活动性出血。手术宜选择的方式有Nissen法胃大部切除术和毕Ⅱ式胃大部切除术加十二指肠造口术。毕Ⅱ式胃大部切除术适用于十二指肠溃疡，且十二指肠球部后壁溃疡呈穿透性，应行十二指肠造瘘术。

27. E【解析】使用胃大部切除术治疗十二指肠溃疡时，胃大弯侧的切断线应在最下第2~第3支胃短动脉以上水平。

28. F【解析】在行胃空肠吻合时，近端空肠段与胃小弯或胃大弯吻合，可按各术者习惯而定，但吻合口的近端空肠位置必须高于远端空肠，使食物不会发生淤积，如果近端空肠与胃大弯吻合，必须注意将远端空肠段置于近端空肠段前面，以免术后内疝形成。

29. E【解析】患者应进行的检查是纤维胃镜检查，可帮助十二指肠溃疡的确诊。

30. E【解析】患者可诊断为碱性反流性胃炎。碱性反流性胃炎发生在毕Ⅱ式术后数月至数年，胆汁胰液进入残胃所致。表现为上腹持续烧灼痛、胆汁性呕吐、体重减轻三联症。

严重时应手术治疗，方法是将毕Ⅱ式改为毕Ⅰ式或 Roux-en-y 术式，同时行迷走神经切断术。

31. D【解析】患者最可能的诊断为胃窦癌并幽门梗阻和穿孔。胃癌临床表现参见 A1 型题第 58 题解析。幽门梗阻表现参见 A1 型题第 78 题解析。溃疡穿孔表现为腹膜炎体征，如压痛、反跳痛、肌紧张，典型者为板状腹。

32. ACDE【解析】对于此患者应进行的处理措施有积极术前检查及准备，禁食及胃肠减压，使用镇痛药，急症剖腹探查术。

33. C【解析】此时患者应选择的手术方式是胃癌穿孔修补+胃空肠吻合术。腹腔内有含食物残渣的混浊样液体说明已经发生穿孔，应行胃癌穿孔修补。年老体弱、全身情况差者应行胃空肠吻合术。

34. ABDEF【解析】为促进胃排空，可采用的治疗措施为禁食、温盐水洗胃、针灸疗法、持续胃肠减压和应用胃肠动力药物。

35. F【解析】患者最有可能发生的并发症是慢性不全性输入袢梗阻。慢性不全性输入袢梗阻的诊断标准参见 A2 型题第 21 题解析。

36. DF【解析】慢性不全性输入袢梗阻的治疗原则：①在早期或考虑与吻合口处黏膜水肿、炎症有关时，应予禁食、胃肠减压、静脉高营养支持等治疗。②如症状持续不缓解，非手术治疗效果不佳时，应行手术治疗。③可将毕Ⅱ式改为 Roux-en-Y 吻合术，或可将输入袢与输出袢行侧侧吻合。

37. D【解析】患者无外伤史，不考虑为脾破裂。

38. ACDEF【解析】患者应进行的检查有肾功能、血常规、胸片、凝血功能和大便常规+潜血。不需要进行腹部 CT 检查。

39. C【解析】参见 A1 型题第 67 题解析。

40. C【解析】参见 B 型题第 2 题解析。

41. ABD【解析】胃、十二指肠常见的并发症有穿孔、出血、幽门梗阻，最常见的并发症是上消化道出血。

42. D【解析】初步诊断主要考虑的疾病为胃、十二指肠溃疡。胃、十二指肠溃疡的发作常呈季节性，一般秋至早春为好发季节，疼痛持续数周后好转，间歇 1~2 个月而再发。十二指肠溃疡的疼痛特点是节律性较明显，与饮食关系密切，表现为餐后延迟痛（餐后3~4小时发作）、饥饿痛和夜间痛，疼痛多为烧灼痛、钝痛、锥痛，也可为剧痛。胃癌多见于 40 岁以上，十二指肠癌较少见，疼痛无节律性，抗酸治疗无缓解，进行性消瘦伴出血。

43. ABDF【解析】急诊最好应进行的检查：胃镜检查，血清钾、钠、氯检测，心电图和选择性腹腔动脉造影。

44. DE【解析】急诊中应尽快进行的处理措施：静脉滴注西咪替丁 0.4g，巴曲酶 2U（2 支）；立即开放静脉通道，给予补液及抗休克处理。

45. BCDEF【解析】十二指肠球部溃疡（3cm×2cm）合并大出血可采用的新型止血方法有内镜下硬化剂止血、内镜下喷涂黏合剂、内镜下高频电凝止血、选择性动脉栓塞止血、激光电凝止血。

46. ABDEF【解析】急诊手术指征参见 A1 型题第 30 题解析。

47. AF【解析】十二指肠球部溃疡合并大出血可行的手术方法有胃大部切除术和胃迷走神经切断术加幽门成形术。参见 A2 型题第 16 题解析。

48. CF【解析】题中情况的出现应考虑是术后并发胃肠吻合口排空障碍和空肠输出袢梗阻。①胃空肠吻合口排空障碍是胃和十二指肠溃疡的术后并发症，发生于胃大部切除术后。进食后呕吐伴腹痛，呕吐物为大量所进食物，可含或不含胆汁。胃空肠吻合口排空障碍最常见的原因不是机械梗阻因素，而是术后残胃弛张无力，吻合口局部肠麻痹和运动功能紊乱综合因素造成，属功能性排空障碍。②空肠输出袢梗阻表现为上腹胀、腹痛，恶心、呕吐。呕吐物含食物及胆汁，吐后腹胀、腹痛可缓解。胃肠吻合口排空障碍和空肠输出袢梗阻经胃肠减压均可使症状消失，但停止减压后症状又反复出现。

49. ACDE【解析】吻合口排空障碍应采取非手术治疗，如应用促进胃蠕动的药物，禁食、由静脉补充营养，针刺足三里等穴位，促进胃肠蠕动，给予胃肠减压，并行营养支持治疗。手术治疗适用于由于器质性或机械性原因引起的吻合口梗阻或非手术治疗无效的吻合口梗阻，根据手术探查发现梗阻原因，可考虑切除吻合口，重建吻合口或将毕Ⅰ式胃大部切除术改为毕Ⅱ式。

阑尾粘液肿瘤

# 第十四章　阑尾疾病

## 一 A1 型题

1. 急性阑尾炎的临床病理类型中，不包括
   A. 急性单纯性阑尾炎　　B. 急性化脓性阑尾炎
   C. 坏疽及穿孔性阑尾炎　　D. 异位急性阑尾炎
   E. 阑尾周围脓肿
2. 小儿患急性阑尾炎时，白细胞计数一般在
   A. $15\times10^5$/L 以上　　B. $15\times10^6$/L 以上
   C. $15\times10^7$/L 以上　　D. $15\times10^8$/L 以上
   E. $15\times10^9$/L 以上
3. 阑尾发炎时，患者感右侧脐旁及右上腹痛，腹部压痛与肌紧张也以右上腹最明显的异位急性阑尾炎是
   A. 高位阑尾炎　　B. 盲肠后急性阑尾炎
   C. 盆腔急性阑尾炎　　D. 右侧腹部、腹中部阑尾炎
   E. 腹膜外急性阑尾炎
4. 患阑尾炎时，易导致阑尾坏死、穿孔的主要原因是
   A. 管腔梗阻合并管壁坏死　　B. 阑尾系膜短易于卷曲
   C. 阑尾含有丰富的淋巴组织　　D. 阑尾开口小
   E. 阑尾动脉为终末动脉，易发生血运障碍
5. 急性阑尾炎患者可能存在的体征不包括
   A. 结肠充气试验阳性　　B. 腰大肌试验阳性
   C. 闭孔内肌试验阳性　　D. 经肛门直肠指诊触痛
   E. Murphy 征阳性
6. 当胆囊位置较低或阑尾位置较高时，急性阑尾炎易与（　　）相混淆
   A. 急性胆囊炎　　B. 急性胃肠炎
   C. 急性肠系膜淋巴结炎　　D. 胃、十二指肠溃疡穿孔
   E. 右下肺肺炎
7. 阑尾类癌施行根治性右半结肠切除术的适应证不包括

A. 直径>2cm 的类癌
B. 已侵及阑尾系膜、回盲部肠壁的类癌
C. 位于根部并已侵及盲肠的类癌
D. 区域淋巴结肿大、快速活检证实有转移的类癌
E. 阑尾类癌直径<2cm 且局限于阑尾而无转移

8. 慢性阑尾炎最主要的体征是
A. 结肠充气试验阳性
B. 转移性右下腹痛
C. 直肠指诊时直肠右前方触痛
D. 右下腹局限性固定压痛
E. 腰大肌试验阳性

9. 下列说法不正确的是
A. 急性阑尾炎是最常见的外科急腹症
B. 急性阑尾炎典型症状是上腹部痛立即转移到右下腹部
C. 腰大肌试验阳性说明阑尾位置较深或在盲肠后位近腰大肌处
D. 急性阑尾炎确诊后应早期手术治疗
E. 阑尾切除术后最常见的并发症是切口感染

10. 不典型急性阑尾炎的 X 线表现不包括
A. 回肠末端反射性肠腔积气、积液
B. 阑尾区条索状气影
C. 阑尾结石
D. 腹、肠管扩张，积气、积液明显
E. 阑尾的蠕动较慢而弱

11. 多数人主张一经确诊立即手术的妊娠期急性阑尾炎时间为
A. 妊娠早期（1~3 个月）
B. 妊娠中期（3~4 个月）
C. 妊娠中期（4~7 个月）
D. 妊娠晚期（8 个月以上）
E. 妊娠同时

12. 下列关于妊娠期急性阑尾炎的临床特点，叙述不正确的是
A. 随着妊娠的发展，子宫逐渐增大，阑尾逐渐向外上移位，逐渐向右侧或外侧偏移
B. 至妊娠 8 个月时，阑尾可位于髂嵴上 2cm
C. 至妊娠 8 个月时，局部可无明显阳性体征
D. 妊娠晚期阑尾居于腹腔深处，触痛点常位于右腰部
E. 局部反跳痛和腹肌紧张不会消失

13. 急性阑尾炎继发局限性腹膜炎的处理方法中不正确的是
A. 应早期手术
B. 引流管放置 7~10 天
C. 用甲硝唑冲洗病灶
D. 盲肠缝合不牢固时，可放置引流
E. 术中尽量吸净腹腔内液体

14. 有关异位急性阑尾炎的特点，叙述不正确的是

A. 肝下阑尾炎的腹部压痛与肌紧张以右下腹最明显
B. 腹膜外急性阑尾炎的腹痛从上腹部或脐周转移到右下腹或右腰部
C. 腹膜外急性阑尾炎前腹壁检查只有轻微压痛，但反跳痛明显
D. 盆腔急性阑尾炎疼痛往往局限于髂窝部
E. 盆腔急性阑尾炎的压痛点、肌紧张位于耻骨上方或腹膜间韧带以上

15. 阑尾腺癌的临床特点，不正确的是
A. 原发性阑尾腺癌是一种极为罕见的恶性肿瘤
B. 分为结肠型和黏液型
C. 结肠型腺癌恶性程度高，极易出现播散转移
D. 黏液型腺癌预后相对较好，很少发生转移
E. 常见于 40 岁以下患者

16. 异位急性阑尾的类型不包括
A. 高位阑尾炎（肝下阑尾炎）　B. 盲肠后（腹膜外）急性阑尾炎
C. 盆腔急性阑尾炎　D. 右侧腹部、腹中部阑尾炎
E. 蜂窝织炎阑尾炎

17. 下列哪种阑尾炎宜采用非手术治疗
A. 急性单纯性阑尾炎　B. 慢性阑尾炎
C. 急性坏疽性阑尾炎　D. 急性穿孔性阑尾炎
E. 阑尾脓肿症状加重

18. 阑尾手术放置腹腔引流的适应证不包括
A. 阑尾炎症状较轻，但有渗出者
B. 阑尾位置较深，或盲肠后位阑尾，阑尾坏疽，切除不顺利者
C. 阑尾附近有较多脓性渗出者
D. 阑尾炎症较重，粘连广泛，阑尾切除后局部仍有少量渗血者
E. 阑尾周围脓肿切开引流者

19. 有关老年急性阑尾炎的特点，叙述不正确的是
A. 老年人阑尾脂肪浸润和阑尾组织纤维化，反而不易发生穿孔
B. 腹痛、腹部压痛、肌紧张、体温升高等症状、体征均较轻
C. 老年人反应迟钝，发病时症状不典型
D. 老年人常伴发动脉硬化、糖尿病、肾功能不全等，使病情更趋复杂、严重
E. 老年人急性阑尾炎往往就诊晚，就诊时多数已坏疽穿孔或已形成脓肿

20. 急性阑尾炎的典型体征为
A. 右下腹局限性固定压痛　B. 腹膜刺激征
C. 右下腹包块　D. 结肠充气试验阳性

E. 腰大肌试验阳性

21. 急性阑尾炎的手术适应证不包括

A. 急性单纯性阑尾炎保守治疗不理想、症状加重者

B. 慢性阑尾炎急性发作者

C. 急性阑尾炎穿孔并发局限性或弥漫性腹膜炎者

D. 阑尾周围脓肿已有局限趋势，并中毒症状不重者

E. 急性化脓性阑尾炎或坏疽性阑尾炎，发病急，症状重，伴寒战、高热者

22. 阑尾腺癌的转移方式以（　　）为主

A. 血行转移　　B. 直接浸润

C. 淋巴转移　　D. 腹腔种植转移

E. 卵巢种植转移

23. 关于阑尾黏液囊肿的叙述，不正确的是

A. 不是肿瘤而是一种潴留性囊肿

B. 继发感染可表现为急性阑尾炎症状

C. 患者的症状常不典型或无不适

D. 查体部分患者可扪及右下腹无痛性类圆形包块

E. 腹部 B 超及 CT 检查有助于确诊

24. 急性阑尾炎右下腹固定性压痛，除麦氏点、Lanz 点外，还有 Morris 点，其位置是

A. 右髂前上棘与脐连线的中点处

B. 左右髂前上棘连线的右、中 1/3 交点处

C. 右髂前上棘与脐连线的中、内 1/3 处

D. 右髂前上棘与脐连线的中、外 1/3 处

E. 右髂前上棘与脐连线和腹直肌外缘交汇点

25. 下列关于阑尾类癌的临床特点，叙述不正确的是

A. 是神经内分泌肿瘤，起源于肠嗜铬细胞

B. 典型的病变位于阑尾黏膜下，不可浸润肌层或浆膜

C. 一般累及阑尾远侧部分，可直接侵入邻近脂肪、淋巴组织

D. 可转移至肝脏、肺、脑和骨

E. 阑尾类癌很难在术前诊断，多在阑尾炎手术中偶然发现

26. 阑尾与盲肠位置关系中，最常见的是

A. 阑尾位于盲肠顶端　　B. 阑尾位于盲肠的前外侧

C. 阑尾位于盲肠的后内侧　　D. 阑尾位于盲肠的前内侧

E. 阑尾位于盲肠的后外侧

27. 下列可协助诊断急性阑尾炎的体征中，不正确的是

A. 右下腹局限性固定压痛是急性阑尾炎的典型体征
B. 结肠充气试验阴性可排除阑尾炎诊断
C. 腰大肌试验阳性提示阑尾位置较深
D. 闭孔内肌试验阳性提示阑尾位置较低
E. 右下腹腹膜刺激征提示阑尾炎症已不是早期阶段

28. 有关阑尾假性黏液瘤的叙述，不正确的是
A. 是阑尾分泌黏液的细胞在腹腔内种植的结果，具有恶性肿瘤的特点
B. 症状多不典型，常表现为类似慢性阑尾炎的症状和体征
C. 临床表现不典型，缺乏特异性的检查方法
D. 术前诊断较困难
E. 淋巴结或肝脏可能会发生转移

29. 急性阑尾炎的典型症状是
A. 转移性右下腹疼痛伴胃肠道症状
B. 恶心、呕吐
C. 腹泻、尿痛
D. 麻痹性肠梗阻
E. 乏力、头痛

30. 小儿急性阑尾炎是小儿腹部外科常见的急腹症，其临床特点不正确的是
A. 发病开始时常哭闹不安，有时仅表现为面色苍白和身体蜷缩，极易漏诊
B. 白细胞计数往往明显增多，一般在 $10\times10^{8}/L$ 以上
C. 高热可较早出现，可达 39℃以上
D. 可有精神萎靡、寒战、惊厥及感染性休克等表现
E. 腹部触痛和腹肌紧张是最重要体征

31. 急性阑尾炎非手术治疗的适应证是
A. 化脓或坏疽性阑尾炎
B. 慢性阑尾炎
C. 急性单纯性阑尾炎
D. 老年人、小儿、妊娠期阑尾炎
E. 阑尾炎穿孔伴弥漫性腹膜炎

32. 对阑尾炎诊断最有意义的是
A. 腹部 B 超
B. 右下腹局限性压痛
C. 转移性右下腹痛
D. 白细胞计数超过 $10\times10^{9}/L$
E. 腰大肌试验阳性

33. 盆腔位阑尾炎的主要症状为
A. 腹痛
B. 腹胀
C. 肠麻痹
D. 发热
E. 腹泻、尿痛

## 二、A2 型题

1. 患者，女性，29 岁。妊娠 37 周，因患急性阑尾炎入院。宜采取的处理措施为
   A. 尽量避免手术治疗
   B. 应及早手术治疗
   C. 手术时一般应放置腹腔引流
   D. 应用镇静药及黄体酮等安胎措施
   E. 如已临产而症状、体征轻微亦应手术治疗
2. 患者，男性，36 岁。5 天前行阑尾切除术。术后体温 38.5℃，伤口疼痛，无红肿，压痛明显，轻度水肿。根据患者的情况，应该采取的措施是
   A. 更换广谱抗生素
   B. 继续观察
   C. 切口诊断性穿刺
   D. 物理治疗
   E. 拆除切口缝线，敞开伤口
3. 患者，男性，39 岁。2 年来反复发作右下腹痛，每次发作时伴白细胞计数增多及体温升高，钡剂灌肠阑尾不显形。导致腹痛反复发作的可能原因是
   A. 阑尾腔内阻塞
   B. 阑尾血运差
   C. 阑尾位置异常
   D. 阑尾淋巴组织丰富
   E. 阑尾系膜过短
4. 患者，男性，18 岁。8 小时前间断性右下腹痛伴发热急诊。查体：体温 38.2℃，脉搏 90 次/分，右下腹压痛、反跳痛，并向会阴部放射，右肾区叩击痛可疑。患者进行鉴别诊断不需要进行的检查为
   A. 尿常规
   B. 肾、输尿管和膀胱 X 线检查
   C. 腹部 B 超
   D. 肾脏及膀胱造影检查
   E. 肝肾功能检测
5. 患者，女性，25 岁。急性阑尾炎手术后 2 天，发热，体温 38.5℃，切口局部红肿、压痛。患者可考虑为
   A. 外科热
   B. 切口感染
   C. 阑尾残株炎
   D. 肺部感染
   E. 粘连性肠梗阻
6. 患者，男性，41 岁。7 天前阑尾穿孔行阑尾切除术，术后自腹腔引流管流出有大便样液体。患者应如何处理
   A. 手术
   B. 胃肠减压
   C. 保持引流通畅，观察
   D. 禁食
   E. 穿刺
7. 患者，女性，25 岁。3 天前因转移性右下腹疼痛急诊。查体：体温 38.5℃。右下腹肌稍紧张，可触及包块，约 6cm×5cm 大小，压痛明显。目前不宜采取的治疗方式是

A. 卧床休息，暂禁食
B. 对症治疗
C. 全身支持治疗
D. 选用敏感的广谱抗生素
E. 急诊阑尾切除术

8. 患者，男性，65 岁。2 天前因腹痛、排稀便，不能饮食急诊。查体：一般状况可，无消瘦，腹平软，右下腹有固定性压痛，未扪及肿块，白细胞 $7\times10^9/L$。可诊断为

A. 胃肠炎
B. 直肠癌
C. 急性阑尾炎
D. 肠系膜淋巴结炎
E. 痢疾

9. 患者，女性，48 岁。12 小时前中腹部疼痛，2 小时前疼痛扩散至全腹。查体：右下腹部有压痛、反跳痛及肌紧张，腹部 X 线透视（-）。实验室检查：白细胞 $21\times10^9/L$，N 0.87，尿中红细胞3~4个/HP。患者可考虑为

A. 急性胰腺炎
B. 急性阑尾炎穿孔
C. 急性胆囊炎
D. 右侧输尿管结石
E. 右侧输卵管妊娠破裂

10. 患者，男性，65 岁。12 小时前上腹部疼痛伴乏力、恶心、呕吐，4 小时前右下腹疼痛、排稀便数次。查体：体温 37.5℃，右下腹轻压痛及反跳痛，肌紧张不明显，肠鸣音活跃。血常规：白细胞 $15\times10^9/L$，中性粒细胞 0.92；尿常规：红细胞（++），白细胞少许。诊断首先应考虑为

A. 急性阑尾炎
B. 胃肠型感冒
C. 急性胃肠炎
D. 急性肠系膜淋巴结炎
E. 右侧输尿管结石

11. 患者，男性，35 岁。因急性阑尾炎穿孔行阑尾切除术。术后嘱该患者早期下床活动的最主要的目的是

A. 防止肠粘连
B. 尽快恢复体力
C. 避免切口感染
D. 利于伤口引流
E. 利于呼吸

12. 患者，男性，41 岁。因阑尾穿孔行阑尾切除术，置腹腔引流管。术后的体位应为

A. 平卧位
B. 头低脚高位
C. 头高脚低位
D. 侧卧位
E. 高坡卧位

13. 患者，女性，32 岁。2 小时前出现上腹部疼痛，伴恶心，无呕吐。对诊断急性阑尾炎具有重要意义的提示是

A. 发热
B. 白细胞计数增多
C. 压痛固定在右下腹
D. 脐周与右下腹均有压痛

E. 脐周有压痛

14. 患者，男性，30 岁。5 天前持续右下腹疼痛，伴呕吐、恶心入院。查体：体温 38℃，轻度脱水，右下腹触及包块，约 3cm×5cm 大小，质硬，边界不清，表面欠光滑，活动度差，有压痛。血白细胞 $20\times10^9$/L。患者可诊断为

A. 急性单纯性阑尾炎　　B. 急性化脓性阑尾炎
C. 阑尾周围脓肿　　D. 穿孔性阑尾炎
E. 慢性阑尾炎

## 三 A3/A4 型题

（1~4 题共用题干）

患儿，男，13 岁。6 小时前脐周疼痛伴恶心、呕吐，1 小时前腹痛转移至右下腹。查体：体温 38.2℃。右下腹麦氏点局限性固定压痛、反跳痛。白细胞计数 $18\times10^9$/L，N 0.83。

1. 患儿应诊断为

A. 阶段性肠炎　　B. 急性阑尾炎
C. 急性肠炎　　D. 痢疾
E. 回盲部淋巴结炎

2. 此时应采取的治疗措施是

A. 禁食，静脉输液　　B. 应用抗生素治疗
C. 对症治疗　　D. 急诊手术
E. 病情无好转，考虑手术治疗

3. 如果患儿进行手术，最常见的并发症是

A. 腹腔脓肿　　B. 局限性或弥漫性腹膜炎
C. 内外瘘形成　　D. 化脓性门静脉炎
E. 脓毒血症、感染性休克

4. 患儿术后最严重的并发症是

A. 化脓性门静脉炎　　B. 腹腔脓肿
C. 腹腔内出血　　D. 粘连性肠梗阻
E. 盲肠瘘

（5~8 题共用题干）

患者，男性，32 岁。1 天前转移性右下腹痛伴恶心、呕吐、发热入院。有脓性渗出物附着，壁内可有小脓肿形成，腔内亦有积脓，阑尾周围肠腔内有稀薄脓液。查体：体温 38.7℃，右下腹压痛、反跳痛、肌紧张。血常规：白细胞 $13\times10^9$/L，中性粒细胞 0.86。尿常规：白细胞 1~2 个/HP，红细胞 2~3 个/HP。

5. 患者可首先诊断为

A. 急性胆囊炎
B. 急性单纯性阑尾炎
C. 肠系膜淋巴结炎
D. 急性化脓性阑尾炎
E. 坏疽及穿孔性阑尾炎

6. 本疾病的主要病理变化是

A. 炎症侵及肌层和浆膜层
B. 炎症侵及黏膜及黏膜下层
C. 阑尾管壁各层有小脓肿形成
D. 腹腔内脓性液体
E. 阑尾管壁坏死

7. 患者目前应采取的治疗措施为

A. 保守治疗
B. 抗感染治疗
C. 对症治疗
D. 急诊手术
E. 保守治疗不奏效，考虑手术治疗

8. 术后最常见的并发症是

A. 出血
B. 腹腔残余脓肿
C. 阑尾残株炎
D. 切口感染
E. 肠粘连

（9~10题共用题干）

患者，男性，28岁。8小时前因转移性右下腹痛，右下腹有固定的压痛点，临床诊断为急性阑尾炎，拟行手术治疗。

9. 提示阑尾位置较深或在盲肠后位的特殊体征是

A. 结肠充气试验阳性
B. 直肠指检右上方有触痛
C. 腰大肌试验阳性
D. 闭孔内肌试验阳性
E. 右下腹有触痛的包块

10. 急症手术前的护理措施，叙述正确的是

A. 禁食12小时，禁饮4小时
B. 肥皂水灌肠通便
C. 肌注哌替啶镇痛
D. 半卧位，应用抗生素
E. 右下腹皮肤准备

（11~14题共用题干）

患者，女性，31岁。1天前突发腹痛急诊。自述腹痛初位于剑突下，后转至脐周，最后固定于右下腹。查体：体温37.8℃，腹部柔软，右下腹压痛，无包块。胃镜检查：黏膜充血、水肿。黏膜面出现小的出血点和溃疡。血白细胞$8.8\times10^9/L$。

11. 患者可给出的初步诊断为

A. 阑尾周围脓肿
B. 溃疡病穿孔
C. 急性单纯性阑尾炎
D. 急性坏疽性阑尾炎
E. 急性化脓性阑尾炎

12. 临床症状发生的顺序一般是
A. 先呕吐，随即发热，腹痛
B. 先恶心，后低热，再右下腹痛
C. 先低热，几小时后右下腹痛，呕吐
D. 先上腹痛，然后恶心或呕吐，右下腹痛
E. 没有明确的顺序

13. 如进一步检查发现闭孔内肌试验阳性，提示病灶位于
A. 腰大肌前方
B. 回肠后位
C. 盆腔内
D. 盲肠后位
E. 靠近闭孔内肌

14. 患者应进行的治疗措施为
A. 放疗
B. 择期手术治疗
C. 化疗
D. 非手术治疗
E. 紧急手术治疗

（15~16 题共用题干）

患者，男性，31 岁。5 天前右下腹痛，伴发热 3 天入院。查体：右下腹饱满，扪及右下腹包块，约 10cm×8cm 大小，压痛，边界不清、固定。手术切开引流出 100ml 有恶臭的脓液。

15. 患者可初步诊断为
A. 阑尾周围脓肿
B. 回盲部结核
C. 盲肠癌
D. 急性肠梗阻
E. 克罗恩病

16. 患者应进行的处理措施为
A. 立即手术，切除肿块
B. 立即手术，腹腔引流
C. 立即手术，切除阑尾
D. 立即剖腹探查
E. 暂不手术，用广谱抗生素治疗

（17~20 题共用题干）

患者，女性，32 岁。已婚，既往月经不规则，停经 42 天。5 小时前突发性脐周痛，1 小时后局限于右下腹，伴呕吐。查体：体温 38.9℃，右下腹压痛。血常规：WBC $11\times10^9$/L，N 0.88。尿常规：WBC 0~1 个/HP，RBC 0~2 个/HP。拟诊为急性阑尾炎。

17. 最需要与拟诊鉴别的疾病是

A. 异位妊娠破裂　　B. 急性胃肠炎
C. 急性淋巴结炎　　D. 急性胆囊炎
E. 胃、十二指肠溃疡穿孔

18. 此时最合适的处理是
A. 腹腔穿刺　　B. 静脉肾盂造影检查
C. 腹部 X 线平片　　D. 查妊娠试验，请妇科会诊
E. 进行血沉检查及 OT 试验

19. 为鉴别诊断，最有意义的检查是
A. 血常规　　B. 尿常规
C. 腹部 X 线检查　　D. 阴道后穹隆穿刺
E. 阴道分泌物涂片

20. 阴道后穹隆穿刺未抽出任何液体，治疗方案应是
A. 肌内注射黄体酮　　B. 腹腔穿刺引流
C. 取麦氏切口剖腹探察　　D. 取右下腹腹直肌切口剖腹探察
E. 阴道后穹隆穿刺引流

（21～23 题共用题干）

患者，男性，18 岁。因 12 小时前转移性右下腹痛入院。经检查诊断为急性阑尾炎，当晚行阑尾切除术，病理诊断为坏疽性阑尾炎。术后第 2 天晨起，患者表现为腹痛，烦躁不安，未排尿。查体：面色较苍白，皮肤湿冷，心率 110 次/分，血压 80/60mmHg，腹稍胀，全腹压痛，轻度肌紧张，肠鸣音减弱。

21. 根据患者目前情况，应考虑最可能为
A. 术后肠麻痹　　B. 术后疼痛所致
C. 术后尿潴留　　D. 术后腹腔内出血
E. 机械性肠梗阻

22. 为明确诊断，最好采取的措施为
A. 继续观察病情变化　　B. 导尿
C. 腹部 B 超　　D. 诊断性腹腔穿刺
E. 腹部 X 线检查

23. 诊断明确后，应采取的治疗方法为
A. 镇静、镇痛治疗　　B. 留置导尿管
C. 输液、输血治疗　　D. 持续胃肠减压
E. 腹部探查术

（24~26 题共用题干）

患者，女性，42 岁。10 小时前因慢性阑尾炎急性发作入院。查体：生命体征正常。血常规：Hb 126g/L，WBC $13.24\times10^9$/L。急诊行阑尾切除术，术中见阑尾粘连，周围约有 15ml 脓液，术后引流管未见液体流出。术后第 6 天切口感染流脓。查体：体温 38.8℃，脉搏 126 次/分，血压 97/65mmHg，WBC $11.25\times10^9$/L，N 0.75，L 0.24，PLT $523\times10^9$/L。

24. 患者发生切口感染最可能的原因是
    A. 属Ⅲ类切口，术后引流不畅
    B. 与手术时无菌观念不强有关
    C. 与手术缝线选择不当有关
    D. 未及时换药
    E. 脂肪坏死液化

25. 最有效、最重要的预防措施是
    A. 保护好术野避免污染
    B. 术前加强抗生素的使用
    C. 严格无菌操作，彻底冲洗
    D. 术后加强抗生素的使用
    E. 对残端进行良好的包埋

26. 患者最有效的处理措施是
    A. 敞开切口、充分引流
    B. 使用抗生素
    C. 放置引流管
    D. 再次行剖腹手术
    E. 观察并行相应的检查

## 四 B 型题

（1~2 题共用备选答案）

A. 症状、体征与病理改变往往不一致
B. 压痛可在任何部位
C. 压痛位置高
D. 大网膜不易包裹，穿孔率高
E. 阵发性绞痛，间歇期不痛，局部无体征

1. 妊娠中、后期阑尾炎有
2. 异位阑尾炎有

（3~5 题共用备选答案）

A. 新生儿急性阑尾炎
B. 小儿急性阑尾炎
C. 老年急性阑尾炎
D. 妊娠期急性阑尾炎
E. 异位急性阑尾炎

3. 临床表现和病理变化常不一致的阑尾炎是
4. 发展后期，局部可无明显阳性体征的阑尾炎是
5. 大网膜发育不全，穿孔率可达 30%的阑尾炎是

（6~8 题共用备选答案）

A. 急性单纯性阑尾炎
B. 慢性阑尾炎
C. 急性坏疽性阑尾炎
D. 阑尾周围脓肿症状逐渐减轻
E. 阑尾周围脓肿症状逐渐加重

6. 急性阑尾切除术适用于
7. 腹腔切开引流适用于
8. 非手术治疗适用于

（9~12 题共用备选答案）

A. A 期
B. B 期
C. C 期
D. D 期
E. E 期

9. 阑尾腺癌临床上可仿照 Dukes 分期法分为 4 期，癌组织局限于阑尾壁内是
10. 阑尾腺癌临床上可仿照 Dukes 分期法分为 4 期，癌组织浸出阑尾壁是
11. 阑尾腺癌临床上可仿照 Dukes 分期法分为 4 期，阑尾周围淋巴结转移是
12. 阑尾腺癌临床上可仿照 Dukes 分期法分为 4 期，远隔脏器或组织转移是

## 五 X 型题

1. 阑尾腺癌大体上依肿瘤生长方式可分为
A. 息肉型
B. 隆起型
C. 浸润型
D. 凹陷型
E. 溃疡型
2. 阑尾腺癌的转移方式有
A. 血行转移
B. 直接浸润
C. 淋巴转移
D. 腹腔种植转移
E. 卵巢种植转移
3. 阑尾炎患者观察期间发现腹痛突然减轻可提示为
A. 病情好转
B. 并发门静脉炎
C. 阑尾穿孔
D. 形成阑尾周围脓肿
E. 并发腹腔脓肿
4. 阑尾类癌的临床表现类型有
A. 慢性阑尾炎
B. 急性阑尾炎
C. 慢性右下腹痛
D. 类癌综合征
E. 结肠型腺癌

5. 阑尾肿瘤常见的病理类型包括

A. 阑尾囊性肿瘤　B. 阑尾肉瘤

C. 阑尾类癌　D. 阑尾腺癌

E. 阑尾鳞癌

6. 急性阑尾炎需要鉴别的妇科疾病有

A. 卵巢滤泡破裂　B. 黄体破裂

C. 卵巢囊肿蒂扭转　D. 右侧输卵管妊娠破裂

E. 急性附件炎

7. 慢性阑尾炎的临床表现叙述正确的有

A. 剧烈活动、饮食不节可诱发腹痛

B. 腹痛可为间歇性发作或持续性隐痛或不适

C. 间歇性腹痛多见且常有典型的急性阑尾炎发作史

D. 常为慢性左下腹痛

E. 有上腹部不适、食欲缺乏、腹痛、便秘、大便次数增加等胃肠道功能障碍

8. 急性阑尾炎并发穿孔性腹膜炎多见于

A. 老年性急性阑尾炎　B. 青壮年急性阑尾炎

C. 小儿急性阑尾炎　D. 妊娠期急性阑尾炎

E. 新生儿急性阑尾炎

9. 阑尾腺癌的手术方式有

A. 单纯阑尾切除术　B. 左半结肠切除术

C. 右半结肠切除术　D. 单纯结肠穿孔修补术

E. 姑息性肿瘤切除术

10. 急性阑尾炎与右侧输尿管结石的鉴别点为

A. 输尿管绞痛可向会阴部放射　B. 急性阑尾炎有转移性右下腹痛史

C. 输尿管结石腹部平片中可显示有结石　D. 急性阑尾炎有右下腹压痛及肌紧张

E. 急性阑尾炎可向大腿内侧放射

11. 内外瘘形成时，可以明确瘘管走行的检查方法是

A. 腹部 B 超　B. 腹部 CT

C. 腹部 X 线钡剂造影　D. 外瘘置管造影

E. 红外线扫描

12. 急性阑尾炎转移性腹痛的机制是

A. 内脏神经定位不准确　B. 炎症迅速发展的结果

C. 阑尾血管堵塞　D. 右下腹壁层腹膜受刺激

E. 右髂窝部感觉过敏

## 六 案例分析题

（1~4题共用题干）

患者，女性，28岁。妊娠8个月，10小时前因转移性右腹痛，伴恶心、呕吐入院。查体：体温37.5℃，右肋下3cm处有压痛，无腹肌紧张和反跳痛。血常规：白细胞10.15 $\times10^9$/L，中性粒细胞0.83。

1. 患者最可能的诊断是
   A. 急性胆囊炎
   B. 急性胰腺炎
   C. 右侧输尿管结石
   D. 胎盘早剥
   E. 妊娠期急性阑尾炎
2. 本疾病的诊断要点，叙述正确的有
   A. 妊娠早期急性阑尾炎具有较典型的临床表现而易于诊断
   B. 妊娠中期以后，临床表现不典型
   C. 妊娠后期压痛点转移至右腰部或右侧腹部
   D. 只要白细胞计数增多和中性粒细胞比例升高，诊断可成立
   E. 患者左侧卧位时子宫偏后部可扪及较明显的压痛
3. 患者诊断较为困难的原因有
   A. 盲肠被子宫推压上移
   B. 机体免疫功能下降
   C. 大网膜不易包裹炎症部位
   D. 腹膜炎不易局限
   E. 腹肌被拉直
4. 患者此时应采取的治疗措施为
   A. 抗生素治疗
   B. 在加强保胎基础上手术治疗
   C. 物理治疗
   D. 一经确诊立即手术
   E. 腹腔引流

（5~7题共用题干）

患者，女性，36岁。14小时前无明显诱因出现下腹部疼痛，呈持续性、阵发性加重，伴恶心，无呕吐、腹泻、发热等。曾在门诊化验，白细胞计数12.2$\times10^9$/L，中性粒细胞0.85。患者自发病以来，精神尚可，无血尿，有少量排气，排黄色稀便2次，量不多。6个月前曾有类似发作史，经抗感染、对症治疗后好转。末次月经为10天前。体温36.8℃，脉搏88次/分，呼吸20次/分，血压130/70mmHg。腹部平坦，腹式呼吸存在，未见手术瘢痕，未见胃肠型、蠕动波。右下腹压痛，轻度肌紧张，轻度反跳痛，未及明显肿物。肝脾肋缘下未触及，肝肾区无叩痛，移动性浊音（-）。肠鸣音4~5次/分。结肠充气试验（+），

闭孔内肌试验（-），腰大肌试验（-）。血 WBC $15.2\times10^9$/L，N 0.83。

5. 患者可初步诊断为

A. 宫外孕破裂出血
B. 慢性阑尾炎急性发作
C. 急性肠系膜淋巴结炎
D. 胃、十二指肠溃疡穿孔
E. 右侧输尿管结石
F. 回盲部肿瘤

6. 患者若进行手术，切口应选择

A. 上腹正中切口
B. 左下腹经腹直肌切口
C. 右下腹麦氏切口
D. 右侧肋缘下切口
E. 右下腹经腹直肌探查切口
F. 下腹正中切口

7. 手术后常见的并发症有

A. 吻合口瘘
B. 粪瘘
C. 肾衰竭
D. 腹腔内出血
E. 阑尾残株炎
F. 切口感染

## 参考答案与解析

### 一、A1 型题

1. D【解析】急性阑尾炎的临床病理类型包括急性单纯性阑尾炎、急性化脓性阑尾炎、坏疽及穿孔性阑尾炎和阑尾周围脓肿，不包括异位急性阑尾炎。

2. E【解析】小儿急性阑尾炎发病开始时婴幼儿常哭闹不安，有时仅有面色苍白和身体蜷缩，极易漏诊。胃肠道症状如恶心、呕吐、腹胀、腹泻等也易被误诊为胃肠炎。高热可较早出现，可达 39℃以上，同时可有精神萎靡、寒战、惊厥及感染性休克等表现。查体，腹部触痛和腹肌紧张仍是最重要体征。小儿急性阑尾炎时，白细胞计数往往明显增多，一般在 $15\times10^9$/L 以上，甚至更高，对诊断和鉴别诊断均有参考价值。

3. A【解析】高位阑尾（肝下阑尾）发炎时，患者感右侧脐旁及右上腹痛，腹部压痛与肌紧张也以右上腹最明显。

4. E【解析】阑尾动脉是肠系膜上动脉所属的回、结肠动脉的分支，属无侧支的终末动脉，当血运障碍时易致阑尾坏死穿孔。

5. E【解析】急性阑尾炎患者可能存在的体征包括结肠充气试验阳性、腰大肌试验阳性、闭孔内肌试验阳性、经肛门直肠指诊触痛。

6. A【解析】当胆囊位置较低或阑尾位置较高时，急性阑尾炎易与急性胆囊炎相混淆。急性胆囊炎发病前有高脂餐史，无转移性右下腹痛，疼痛向肩部放射，如伴有胆石，可出现阵发性绞痛、黄疸及尿中胆红素阳性。

7. E【解析】阑尾类癌治疗的关键在于术中诊断，探明病变大小和范围，以选择手术方式。阑尾类癌直径<2cm 且局限于阑尾而无转移时，行阑尾切除术即可。在下列情况下，需行根治性右半结肠切除术：①直径>2cm 的类癌。②已侵及阑尾系膜、回盲部肠壁的类癌。③位于根部并已侵及盲肠的类癌。④区域淋巴结肿大、快速活检证实有转移的类癌。

8. D【解析】慢性阑尾炎的主要体征为右下腹局限性固定压痛，且压痛常持续存在。部分患者左侧卧位时触诊右下腹可扪及条索样阑尾。

9. B【解析】急性阑尾炎是最常见的外科急腹症。所以选项 A 正确。转移性右下腹疼痛伴胃肠道症状是急性阑尾炎的典型症状，也可伴有全身症状。腹痛最初通常定位于上腹部或脐周，程度一般不重，多持续数小时；当炎症波及局部腹膜表面时，疼痛转化为躯体型疼痛，表现为持续疼痛且程度较前加重，通常定位于右下腹。所以选项 B 错误。腰大肌试验阳性说明阑尾位置较深或在盲肠后位靠近腰大肌处。所以选项 C 正确。绝大多数急性阑尾炎一旦确诊应及早施行阑尾切除手术。所以选项 D 正确。切口感染是阑尾切除术后最常见的并发症。所以选项 E 正确。

10. E【解析】X 线检查对不典型急性阑尾炎有一定帮助，其表现如下：①回肠末端反射性肠腔积气、积液。②阑尾区条索状气影。③部分患者可发现阑尾结石。④阑尾穿孔后部分患者可产生腹、肠管扩张，积气、积液明显。

11. D【解析】妊娠期急性阑尾炎的治疗：①妊娠早期（1~3 个月）的急性阑尾炎与一般阑尾炎一样，症状轻可采用非手术治疗。症状重时在加强保胎基础上手术治疗，理由是手术可致流产。②妊娠中期（4~7 个月）的急性阑尾炎与一般阑尾炎一样，症状轻可非手术治疗，症状重应手术治疗，理由是手术牵拉子宫可引起早产。③妊娠晚期（8 个月以上）的阑尾炎多数人主张一经确诊立即手术。④尽量不用腹腔引流，加强术后护理，运用广谱抗生素，加强保胎以防流产、早产。

12. E【解析】妊娠早期急性阑尾炎与一般阑尾炎相似。随着妊娠的发展，子宫逐渐增大，阑尾逐渐向外上移位，此时如发生急性阑尾炎，其腹痛与局部压痛的位置也有所改变，开始时向上偏移，以后逐渐向右侧或外侧偏移。至妊娠 8 个月时，阑尾可位于髂嵴上 2cm，盲肠和阑尾逐渐为子宫所遮盖，胀大的子宫将腹前壁向前推移而与炎症阑尾分开，故局部可无明显阳性体征。右腰部疼痛可能重于腹痛，压痛点也由右下腹转至右腰部或右侧腹部，局部反跳痛和腹肌紧张可能消失。但阑尾炎症严重时可刺激引起子宫收缩增加。

13. C【解析】急性阑尾炎继发局限性腹膜炎应早期手术，术中尽量吸净腹腔内液体。盲肠缝合不牢固时，可放置引流，引流管放置 7~10 天。急性阑尾炎继发局限性腹膜炎时，为防止形成弥漫性腹膜炎应及早手术，术中不宜冲洗，防止炎症扩散。

14. A【解析】肝下阑尾发炎时，患者感右侧脐旁及右上腹痛，腹部压痛与肌紧张也以右上腹最明显。所以选项 A 错误。盲肠后（腹膜外）急性阑尾炎的腹痛开始在上腹部或脐周，继而转移到右下腹或右腰部。右侧腰部明显压痛，前腹壁检查只有轻微压痛，但反跳痛明显。所以选项 B、C 正确。盆腔急性阑尾炎开始亦为上腹部、脐周痛，转移至腹下部及两侧，往往局限于髂窝部，压痛点、肌紧张位于耻骨上方或腹膜间韧带以上。所以选项 D、E 正确。

15. E【解析】原发性阑尾腺癌是一种极为罕见的恶性肿瘤，分为结肠型和黏液型。结肠型腺癌恶性程度高，极易出现播散转移，而黏液型腺癌预后相对较好，很少发生转移。常见于 50 岁以上中老年患者。

16. E【解析】异位急性阑尾炎包括高位阑尾炎、盲肠后急性阑尾炎、盆腔急性阑尾炎和右侧腹部、腹中部阑尾炎，不包括蜂窝织炎阑尾炎。

17. A【解析】急性单纯性阑尾炎，有其他手术禁忌者宜采用非手术治疗。

18. A【解析】阑尾手术放置腹腔引流的适应证：①阑尾炎症较重，粘连广泛，阑尾切除后局部仍有少量渗血者。②阑尾附近有较多脓性渗出者。③阑尾位置较深，或盲肠后位阑尾，阑尾坏疽，切除不顺利者。④阑尾周围脓肿切开引流者。

19. A【解析】老年人淋巴组织退化，阑尾黏膜变薄，脂肪浸润和阑尾组织纤维化，加上血管硬化，组织供血相对减少，一旦发生阑尾炎极易坏死穿孔。故老年人急性阑尾炎一经确诊，应急诊手术。所以选项 A 错误。老年急性阑尾炎的特点：①老年人反应低下，发病时症状不典型，腹痛、压痛、肌紧张、体温升高等症状、体征均较轻。②老年人防御能力弱，急性炎症易扩散，病情发展快，以急性炎症表现至阑尾化脓、坏疽、穿孔、阑尾脓肿形成，在数天内可发生。③老年人常伴发动脉硬化、糖尿病、肾功能不全等，使病情更趋复杂、严重。

20. A【解析】急性阑尾炎的典型体征为右下腹局限性固定压痛，多位于麦氏点附近，严重者可有肌紧张及反跳痛。当有腹膜刺激征象时常提示阑尾炎已发展到化脓、坏疽或穿孔的阶段。腰大肌试验阳性说明阑尾位置较深或在盲肠后位靠近腰大肌处。闭孔内肌试验阳性提示阑尾位置较低，靠近闭孔内肌。结肠充气试验（Rovsing 试验）阳性可提示阑尾有炎症，结肠的积气刺激阑尾导致腹痛，但若结肠内气体少、气体传导不畅或检查手法不当等，此体征可能为阴性，但并不能排除阑尾炎的诊断。

21. D【解析】非手术治疗适应证：急性单纯性阑尾炎，有其他手术禁忌者；阑尾周围脓肿已有局限趋势，并中毒症状不重者。若肿物逐渐增大、保守治疗无效、患者感染症状加重，可考虑超声引导下穿刺抽脓、冲洗或置管引流，以及手术切开引流。

22. C【解析】阑尾腺癌的转移方式有淋巴转移和血行转移两种，以淋巴转移为主，其次是血行转移。

23. E【解析】阑尾黏液囊肿不是肿瘤而是一种潴留性囊肿。患者的症状常不典型或无不适，部分患者可扪及右下腹无痛性类圆形包块，常在查体行腹部 B 超或 CT 检查偶然发现。如继发感染亦可表现为急性阑尾炎症状。无痛性包块行 X 线钡剂灌肠透视检查有助于诊断，可见回盲肠间隙扩大，一般可见光滑的压迹，腹部 B 超及 CT 检查有助于鉴别诊断。

24. E【解析】麦氏点是右髂前上棘与脐连线的中、外 1/3 交界处；麦氏点有时也以左、右髂前上棘连线的中外 1/3 交点（Lanz 点）表示；Morris 点是右髂前上棘与脐连线和腹直肌外缘交汇点。

25. B【解析】阑尾类癌是神经内分泌肿瘤，起源于肠嗜铬细胞，常见于 40 岁左右患者。绝大多数阑尾类癌表现为良性生物学行为，大多数直径小于 1cm。典型的病变位于阑尾黏膜下，小而硬的灰黄色结节样肿块，可单发或多发，直径多小于 2cm，可浸润肌层或浆膜，其一般累及阑尾远侧部分，可直接侵入邻近脂肪、淋巴组织，并可转移至肝脏、肺、脑和骨。阑尾类癌很难在术前诊断，多在阑尾炎手术中偶然发现。

26. C【解析】出生后由于盲肠发育不协调，盲肠左侧和后侧壁发育很少，导致阑尾大部分位于盲肠的后内侧。

27. B【解析】参见 A1 型题第 20 题解析。

28. E【解析】阑尾假性黏液瘤是阑尾分泌黏液的细胞在腹腔内种植的结果。黏液囊肿破裂可导致黏液中上皮细胞遍布腹膜腔，形成腹膜假性黏液瘤，其具有恶性肿瘤的特点，但淋巴结或肝脏一般不会发生转移。阑尾假性黏液瘤症状多不典型，常表现为类似慢性阑尾炎的症状和体征。该病临床少见，临床表现不典型，缺乏特异性的检查方法，所以术前诊断较困难。

29. A【解析】参见 A1 型题第 9 题解析。

30. B【解析】参见 A1 型题第 2 题解析。

31. C【解析】非手术治疗适应证参见 A1 型题第 21 题解析。

32. C【解析】急性阑尾炎的诊断主要依靠病史、临床症状、体征和实验室检查。诊断的最可靠证据是转移性右下腹痛、腹膜刺激征（腹部压痛、反跳痛、肌紧张）和炎性反应指标（粒细胞计数及中性多形核细胞比例、白细胞计数、C 反应蛋白浓度）。

33. E【解析】盆腔位阑尾炎可刺激直肠、膀胱引起腹泻、尿痛症状。

**二、A2 型题**

1. B【解析】妊娠晚期（8 个月以上）阑尾炎多数人主张一经确诊立即手术。参见 A1 型题第 11 题解析。

2. E【解析】患者阑尾切除术后发生了切口感染。切口感染是术后最常见的并发症。发生在术后 2~3 天，表现为体温升高，切口局部红肿、压痛。可试行穿刺抽出脓液，或于波动处拆除缝线，敞开伤口，排出脓液，放置引流，定期换药。

3. A【解析】阑尾为一细长而管腔狭小的盲管，阑尾腔的机械性梗阻是诱发阑尾急性炎症的主要病因。阑尾腔阻塞后，黏液分泌增多、腔内压力升高致血运障碍，阑尾壁充血、水肿，甚至坏死、穿孔。此外，胃肠道疾病（急性胃肠炎、炎性肠病、血吸虫病等）直接蔓延至阑尾，或引起阑尾管壁肌肉痉挛，使其血运障碍引起炎症。同时，在机体或局部抵抗力降低时，阑尾也可因细菌入侵而引起炎症。所以导致此患者腹痛反复发作的可能原因是阑尾腔内阻塞。

4. E【解析】患者进行鉴别诊断需要进行尿液常规检查，肾、输尿管和膀胱 X 线检查，B 超检查以及肾脏及膀胱造影检查，不需要进行肝肾功能检测。

5. B【解析】患者可考虑为切口感染。参见 A2 型题第 2 题解析。

6. C【解析】患者因阑尾穿孔行阑尾切除术，术后 7 天自腹腔引流管流出粪便样液体，考虑可能是阑尾穿孔造成的，也可能是手术并发症粪瘘，此时应保持引流通畅，观察。

7. E【解析】患者可诊断为阑尾周围脓肿。阑尾周围脓肿多数患者表现为右下腹疼痛，部分患者出现持续性高热。可伴有局限性或弥漫性腹膜刺激症状。右下腹可扪及压痛性包块，边界不清、固定。原则上非手术治疗，给予患者禁食、抗生素（广谱抗生素联合抗厌氧菌抗生素）治疗、补液纠正电解质紊乱及营养支持等。非手术治疗 7 天，体温仍无下降，局部体征无改善或脓肿形成者及非手术治疗 3 天，体温升高，局部压痛加重，甚至出现休克的早期表现者再实行手术治疗。

8. C【解析】患者可诊断为急性阑尾炎。转移性右下腹疼痛伴胃肠道症状是急性阑尾炎的典型症状，也可伴有全身症状。典型体征为右下腹局限性固定压痛，多位于麦氏点附近，严重者可有肌紧张及反跳痛。

9. B【解析】患者可考虑为急性阑尾炎穿孔。腹痛开始位于中腹部，后扩散至全腹，查体：右下腹局限性腹膜炎。WBC 明显升高，当阑尾炎刺激输尿管时可在尿中检测到少量红细胞，急性阑尾炎穿孔的可能性最大。多数急性阑尾炎患者白细胞计数增多、中性粒细胞比例增高。胰腺炎也可以表现为中腹部疼痛，但压痛、反跳痛和肌紧张应在脐上；急性胆囊炎压痛应在上腹部或右上腹；右侧输尿管结石可有右下腹压痛和尿中有红细胞，但往往有腰部和会阴部放射痛，一般无腹膜炎表现，白细胞计数一般无明显增多；右侧输卵管妊娠破裂，多见于生育期（20~40 岁）女性，可有右下腹膜炎表现，但白细胞计数一般无明显增多。

10. A【解析】患者右下腹疼痛、压痛，白细胞计数增多，应诊断为急性阑尾炎。参见 A2 型题第 8 题解析。

11. A【解析】急性阑尾炎穿孔行阑尾切除术，术后嘱该患者早期下床活动的最主要的目的是防止发生粘连性肠梗阻。

12. E【解析】阑尾穿孔行阑尾切除术，置腹腔引流管，术后的体位应为高坡卧位。

13. C【解析】参见 A1 型题第 9 题解析。

14. C【解析】患者有转移性右下腹痛，应考虑为急性阑尾炎。可扪及一压痛性包块，边界不清、固定，应考虑为阑尾周围脓肿的诊断。

**三、A3/A4 型题**

1. B【解析】患儿应诊断为急性阑尾炎。参见 A1 型题第 2 题解析。

2. D【解析】对小儿急性阑尾炎，应采取积极的手术治疗，以免延误时机而致阑尾穿孔，引发腹膜炎和休克而危及生命。

3. A【解析】急性阑尾炎的并发症包括腹腔脓肿、内外瘘形成、化脓性门静脉炎，其中腹腔脓肿最常见。腹腔脓肿是阑尾炎未及时治疗的后果，临床表现有麻痹性肠梗阻的腹胀症状、压痛性包块和全身感染等，B超和CT可协助诊断，已经诊断即应在超声引导下穿刺抽出脓液或置管引流。

4. A【解析】急性阑尾炎的并发症包括腹腔脓肿、内外瘘形成、化脓性门静脉炎。其中化脓性门静脉炎最严重，临床表现为寒战、高热、肝大、剑突下压痛、轻度黄疸等。延误治疗可引发细菌性肝脓肿，常行阑尾切除并应用大剂量抗生素治疗。

5~6 D、C【解析】患者可首先诊断为急性化脓性阑尾炎。表现为阑尾肿胀显著，浆膜面高度充血，有脓性渗出物附着，壁内可有小脓肿形成，腔内亦有积脓，阑尾周围肠腔内有稀薄脓液，形成局限性腹膜炎。实验室检查，多数患者的白细胞计数增多，中性粒细胞比例增高。

7. D【解析】绝大多数急性阑尾炎一旦确诊应及早施行阑尾切除手术。

8. D【解析】阑尾切除术后的并发症有出血、切口感染、粘连性肠梗阻、阑尾残株炎和粪瘘。其中，切口感染是术后最常见的并发症。参见A2型题第2题解析。

9. C【解析】参见A1型题第20题解析。

10. D【解析】急诊手术应该立即禁食禁饮；注射哌替啶可掩盖病情；急腹症禁忌灌肠以免肠穿孔；为预防膈下脓肿，患者应半卧位；应用抗生素。

11. C【解析】患者可初步诊断为急性单纯性阑尾炎。急性阑尾炎症状表现参见A1型题第9题解析。急性单纯性阑尾炎表现为黏膜充血、水肿，中性粒细胞浸润，黏膜面可能出现小的出血点和溃疡，浆膜面也可充血水肿。急性单纯性阑尾炎患者体温一般在37.5~38.0℃。多数患者的白细胞计数增多，中性粒细胞比例增高。

12. D【解析】急性阑尾炎临床症状发生顺序为上腹痛逐渐移向脐部，数小时后转移至右下腹，发病早期可伴有恶心呕吐。

13. E【解析】参见A1型题第20题解析。

14. D【解析】参见A1型题第17题解析。

15. A【解析】患者可初步诊断为阑尾周围脓肿。临床表现参见A2型题第7题解析。

16. E【解析】阑尾周围脓肿很少急诊手术，因为急诊行脓腔切开引流、阑尾切除，术后均易发生肠瘘。因此阑尾周围脓肿尽量应用广谱抗生素保守治疗，待炎症消退，3个月后择期手术。

17~19 A、D、D【解析】急性阑尾炎最需要与右侧输卵管妊娠破裂进行鉴别。右侧输卵管妊娠破裂可突然发生剧烈腹痛，大出血，可出现休克症状，患者有肛门下坠感，全腹压痛，近期有停经及阴道流血史。为鉴别诊断，最有意义的检查是阴道后穹隆穿刺。右侧输卵管妊娠破裂腹腔穿刺及阴道后穹隆穿刺可抽出新鲜血液，尿HCG等妊娠试验阳性。此时最合适的处理是查妊娠试验，请妇科会诊。

20. D【解析】阴道后穹隆穿刺未抽出任何液体说明是急性阑尾炎，治疗方案应是取右下腹腹直肌切口剖腹探察。

21. D【解析】患者阑尾切除术后短时间内出现休克表现，并且全腹压痛，轻度肌紧张，肠鸣音减弱，应考虑为术后腹腔内出血所致。

22. D【解析】为明确诊断，最好采取的措施为诊断性腹腔穿刺。诊断性腹腔穿刺如果抽出不凝血液，就能明确诊断腹腔内出血。

23. E【解析】患者出现休克体征，出血量较大，诊断明确后应行腹部探查术手术止血。

24~26 A、C、A【解析】Ⅲ类切口，即污染切口，是指邻近感染区或组织直接暴露于污染或感染物的切口，如化脓性阑尾炎手术、肠梗阻坏死手术、局部含有坏死组织的陈旧性创伤伤口等。本题中的切口是Ⅲ类切口。所以发生切口感染最可能的原因是术后引流不畅。最有效、最重要的预防措施是严格无菌操作，彻底冲洗。此时患者最有效的处理措施是敞开切口、充分引流。

## 四、B 型题

1. C【解析】妊娠中、后期阑尾炎的压痛位置高。参见 A1 型题第 12 题解析。

2. B【解析】异位阑尾炎的压痛可在任何部位。高位阑尾炎（肝下阑尾炎）的压痛以右上腹最明显。盲肠后（腹膜外）急性阑尾炎右侧腰部明显压痛，前腹壁检查只有轻微压痛。盆腔急性阑尾炎的压痛点、肌紧张位于耻骨上方或腹膜间韧带以上。右侧腹部、腹中部阑尾炎的压痛、反跳痛、肌紧张以右下腹明显。

3. C【解析】老年急性阑尾炎的临床特点：①由于腹肌萎缩，体征不典型。②临床表现与病理变化不一致，容易延误诊断和治疗。穿孔率和并发症发生率高。③心血管疾病和糖尿病经常伴随，使疾病更加复杂和严重。

4. D【解析】妊娠期急性阑尾炎患者后期的临床表现参见 A1 型题第 12 题解析。

5. B【解析】小儿急性阑尾炎大网膜发育不全，穿孔率可达 30%，需要及早诊断。

6. C【解析】急性坏疽性阑尾炎宜行急性阑尾切除术，采用麦氏切口或经腹直肌切口切除阑尾。

7~8 E、D【解析】阑尾周围脓肿症状逐渐减轻如脓肿局限，应行非手术治疗，如使用抗生素治疗，促进吸收，必要时超声引导下穿刺抽脓或置管引流。如症状逐渐加重，脓肿无法局限，则可采用超声定位后腹腔切开引流，同时处理阑尾。

9~12 A、B、C、D【解析】临床上可仿照 Dukes 分期法分为 4 期。①A 期：癌组织局限于阑尾壁内。②B 期：癌组织浸出阑尾壁。③C 期：阑尾周围淋巴结转移。④D 期：远隔脏器或组织转移。

## 五、X 型题

1. ACE【解析】阑尾腺癌大体上依肿瘤生长方式可分为息肉型、浸润型、溃疡型。

2. AC【解析】参见 A1 型题第 22 题解析。

3. AC【解析】阑尾炎患者观察期间发现腹痛突然减轻可能说明病情好转，还有可能考虑是阑尾穿孔，因为阑尾穿孔后，阑尾腔压力骤减，腹痛可暂时减轻，但体温升高。

4. BCD【解析】阑尾类癌的临床表现有 3 种类型，分别为急性阑尾炎、慢性右下腹痛和类癌综合征。

5. ACD【解析】阑尾肿瘤常见的病理类型有阑尾囊性肿瘤、阑尾类癌和阑尾腺癌。

6. ABCD【解析】需要与急性阑尾炎进行鉴别的妇科疾病有卵巢滤泡破裂、黄体破裂、卵巢囊肿蒂扭转、右侧输卵管妊娠破裂和急性输卵管炎。

7. ABCE【解析】慢性阑尾炎的症状如下。①腹痛：常为慢性右下腹痛，腹痛可为间歇性发作或持续性隐痛或不适。间歇性腹痛多见且常有典型的急性阑尾炎发作史，以后有多次右下腹痛发作。剧烈活动、饮食不节可诱发腹痛。②胃肠道功能障碍：上腹部不适、食欲缺乏、便秘、大便次数增加等。

8. ACE【解析】老年急性阑尾炎患者防御能力弱，急性炎症易扩散，病情发展快，以急性炎症发展至阑尾化脓、坏疽、穿孔、阑尾脓肿形成，仅需数天。小儿急性阑尾炎大网膜发育不全，穿孔率可达 30%。新生儿急性阑尾炎也可见急性阑尾炎并发穿孔性腹膜炎。

9. ACE【解析】阑尾腺癌主要采用手术治疗，手术方式有单纯阑尾切除术、右半结肠切除术、姑息性肿瘤切除术 3 种。

10. ABCD【解析】右侧输尿管结石为阵发性绞痛，并向会阴部放射，肾区有明显叩痛，尿中有红细胞，腹部 X 线片可见结石影。急性阑尾炎有转移性右下腹痛史，有右下腹局限性固定压痛及肌紧张。

11. CD【解析】阑尾脓肿周围如未及时引流，可穿破周围器官（小肠、大肠、膀胱、阴道或腹壁），形成各种内外瘘。X 线钡剂或外瘘置管造影检查可明确瘘管走行。

12. AD【解析】阑尾的神经支配属于内脏神经支配，对于疼痛的刺激不敏感，没有明确定位，因而炎症初期其表现主要是内脏神经的不适，随着炎症加重，逐渐刺激到壁层腹膜，由于壁层腹膜属于脊神经，对于疼痛比较敏感，而且有准确定位，此时会出现右下腹部疼痛。

## 六、案例分析题

1. E【解析】患者最可能的诊断是妊娠期急性阑尾炎。妊娠后期急性阑尾炎的压痛点转移至右腰部或右侧腹部，患者左侧卧位时子宫偏后部可扪及较明显的压痛，对诊断有重要意义。参见 A1 型题第 12 题解析。

2. ABCE【解析】妊娠早期急性阑尾炎具有较典型的临床表现而易于诊断。中期以后，随着子宫增大，临床表现逐渐变为不典型，此时，应根据妊娠期阑尾位置改变的规律，初步确定阑尾的位置，然后与腹痛和压痛点对照，从而做出是否为妊娠期合并急性阑尾炎的诊断。妊娠后期急性阑尾炎的压痛点转移至右腰部或右侧腹部，患者左侧卧位时子宫偏后部可扪及较明显的压痛，对诊断有重要意义。所以选项 A、B、C、E 正确。在妊娠早、中期，白细胞计数呈生理性增多，一般为（6～16）$\times10^9$/L，妊娠晚期至分娩时可升至（20～30）$\times10^9$/L。但是如果白细胞计数持续≥$180\times10^9$/L，中性粒细胞超过 0.8 或者伴核左移，即有诊断参考价值。所以选项 D 错误。

3. ACDE【解析】该患者诊断较为困难的原因包括盲肠被子宫推压上移，大网膜不易包裹炎症部位，腹膜炎不易局限，腹肌被拉直。

4. D【解析】患者此时应采取的治疗措施为立即手术。参见 A1 型题第 11 题解析。

5. B【解析】右下腹固定性压痛应诊断为慢性阑尾炎，且肌紧张，白细胞增多，故应诊断为慢性阑尾炎急性发作。

6. CE【解析】患者为慢性阑尾炎急性发作，且闭孔内肌试验（-），腰大肌试验（-），故手术时切口应选择右下腹经腹直肌探查切口或右下腹麦氏切口。

7. BDEF【解析】阑尾切除术后并发症参见 A3/A4 型题第 8 题解析。

急性出血性肠炎

结肠、直肠息肉

# 第十五章 肠疾病与肛管疾病

## 一 A1型题

1. 肠堵塞常见的诱因不包括
   A. 寄生虫　　B. 毛肠石、植物肠石等肠石
   C. 胆石　　D. 腺病毒感染
   E. 吞食的异物
2. 大肠癌的转移途径不包括
   A. 直接浸润　　B. 淋巴转移
   C. 血行转移　　D. 种植转移
   E. 胎盘垂直转移
3. 肛管、直肠周围脓肿的主要病因为
   A. 肛腺感染　　B. 外伤
   C. 药物注射　　D. 肛裂
   E. 全身感染性疾病
4. 导致粘连性肠梗阻的主要原因是
   A. 创伤性粘连　　B. 出血后粘连
   C. 异物性粘连　　D. 炎症后粘连
   E. 手术后粘连
5. 下列选项中不属于溃疡性结肠炎病理表现的是
   A. 病变多累及直肠和乙状结肠　　B. 严重时可累及整个结肠
   C. 少数病变可波及末端回肠　　D. 病理变化主要在黏膜层、肌层
   E. 肠隐窝内可见大量中性粒细胞浸润，混有黏液和细菌
6. 直肠恶性黑色素瘤的主要转移方式为
   A. 直接浸润　　B. 淋巴转移
   C. 腹腔种植转移　　D. 血行转移
   E. 卵巢种植转移
7. 成人肠套叠的常见原因是
   A. 畸形　　B. 肠肿瘤

C. 剧烈运动
D. 饮食习惯改变
E. 肠道炎症

8. 在肠梗阻的诊断过程中极为重要的判断是
A. 是否存在肠梗阻
B. 肠梗阻是单纯性还是绞窄性
C. 是什么原因引起的梗阻
D. 肠梗阻是高位还是低位
E. 肠梗阻是机械性还是动力性

9. 直肠类癌的定义是
A. 一种与肉瘤相类似的恶性肿瘤
B. 发生于直肠黏膜上皮内嗜银细胞的肿瘤
C. 一种与癌相似的恶性肿瘤
D. 以瘤细胞大小不一为特征的肿瘤
E. 一种生长快的恶性肿瘤，介于瘤与癌之间的肿瘤

10. 下述哪个属于机械性肠梗阻
A. 肠道功能紊乱引起的肠梗阻
B. 由于慢性铅中毒肠痉挛引起的肠梗阻
C. 由于肠系膜血管栓塞引起的肠梗阻
D. 先天性肠道闭锁引起的肠梗阻
E. 由于急性弥漫性腹膜炎而引起的肠梗阻

11. 患有肠结核的患者除临床症状外，以下检查对诊断具有重要意义的是
A. 血常规、红细胞沉降率
B. 胸部 X 线片
C. X 线钡餐或钡剂灌肠检查
D. 纤维结肠镜
E. 大便浓缩找结核分枝杆菌

12. 无明显肠梗阻的直肠癌患者应行钡灌肠检查的主要目的是
A. 明确病变
B. 了解近端大肠情况
C. 评估切除范围
D. 定位肿瘤位置
E. 明确结肠有无多发性癌灶

13. 肛管及肛门基底细胞癌的特点不包括
A. 由基底细胞恶性增殖所致
B. 大部分肿瘤位于肛缘
C. 大部分肿瘤伸入肛管内及齿线上
D. 早期呈结节状，缓慢增大
E. 有出血、疼痛、瘙痒及分泌物症状

14. 原发性肠结核的主要感染原因是
A. 饮用被结核分枝杆菌污染的牛奶
B. 急性粟粒型结核经血行播散
C. 由邻近结核病灶直接蔓延
D. 淋巴转移
E. 结核菌经血液循环进入肝脏后随胆汁进入肠道

15. 内痔和脱肛检查，最常用的体位是
A. 左侧卧位
B. 膝胸位
C. 截石位
D. 蹲位
E. 右侧卧位

16. 下列选项不符合粘连性肠梗阻腹部检查特点的是
A. 可有腹胀，且腹胀对称
B. 有腹部手术史者可见腹壁切口瘢痕
C. 多数可见肠型及蠕动波
D. 腹部压痛明显伴肌紧张
E. 梗阻肠袢较固定时可扪及压痛性包块

17. 低位肠梗阻与高位肠梗阻的不同之处主要是
A. 有无腹膜炎
B. 以呕吐为主
C. 有无排气排便
D. 有无血便
E. 以腹胀为主

18. 下述检查中，对鉴别单纯性肠梗阻与绞窄性肠梗阻最有帮助的是
A. 腹部平片可见多个气液平面
B. 腹腔穿刺抽出血性物
C. 血生化检查示电解质紊乱
D. 血气分析示血氧分压降低
E. 血白细胞计数明显增多，中性粒细胞超过 0.90

19. 有关小肠扭转的叙述不正确的是
A. 呕吐频繁，出现较晚
B. 起病急剧，腹痛剧烈
C. 脐周疼痛，可放射至腰背部
D. 多见于从事重体力劳动的青壮年
E. 呕吐频繁，出现较早

20. 肠系膜静脉血栓形成具有（　　）的临床表现，腹腔穿刺可抽出血性液体
A. 粘连性肠梗阻
B. 绞窄性肠梗阻
C. 麻痹性肠梗阻
D. 嵌顿性肠梗阻
E. 机械性肠梗阻

21. 关于粘连性肠梗阻的全身情况，叙述不正确的是
A. 早期多无明显改变
B. 大量呕吐，出现神经症状
C. 晚期可出现体液丢失的体征
D. 发生绞窄时可出现全身中毒症状
E. 发生绞窄时可出现休克

22. 腹部 X 线平片中，应考虑有绞窄性肠梗阻的指征是
A. 扩张肠段呈阶梯形排列
B. 近段肠管扩张，远端肠腔无气体
C. 孤立性肠袢，位置固定
D. 大、小肠均膨胀
E. 扩张肠段黏膜呈鱼刺状

23. 结肠癌最多见的癌前疾病是
A. 家族性结肠息肉
B. 克罗恩病
C. 回盲部结核
D. 炎性息肉
E. 慢性结肠炎

24. 胆石性肠梗阻的临床症状表现为单纯的
A. 血运性肠梗阻
B. 机械性肠梗阻

C. 闭袢性肠梗阻　　D. 中毒性肠梗阻
E. 动力性肠梗阻

25. 关于麻痹性肠梗阻的临床表现，叙述不正确的是
A. 多是继发性改变　　B. X 线平片有气液平面
C. 无明显腹膜刺激征　　D. 腹痛不明显
E. 肠鸣音高亢，伴有高调的气过水声或金属音

26. 单纯性机械性肠梗阻的临床特点是
A. 阵发性腹痛伴肠鸣音亢进　　B. 持续性绞痛，频繁呕吐
C. 持续性剧痛，腹胀不对称　　D. 持续性胀痛，肠鸣音消失
E. 腹胀明显，肛门停止排气

27. 导致肛门失禁的常见原因不包括
A. 先天性肛门闭锁　　B. 肛门先天性发育畸形
C. 括约肌外伤　　D. 神经系统病变
E. 肌管直肠疾病

28. 便血患者做直肠指检的目的是
A. 诊断内痔　　B. 诊断外痔
C. 排除炎症　　D. 排除直肠肿瘤
E. 排除肛瘘

29. 与痔形成有关的因素不包括
A. 无静脉瓣　　B. 直肠上、下静脉丛畸形
C. 直肠肛管慢性感染　　D. 腹压增高
E. 静脉壁薄弱，结缔组织萎缩缺乏支持

30. 混合痔是指
A. 痔与肛瘘同时存在　　B. 环形内痔
C. 痔与肛旁脓肿同时存在　　D. 肛门不适伴疼痛
E. 内痔、外痔症状同时存在

31. 下列痔的治疗方法，不正确的是
A. 血栓性外痔可手术切开取出血栓
B. 单纯性外痔一般不手术
C. 硬化剂注射疗法适用于有炎症、溃疡、血栓形成的内痔
D. 手术疗法适用于单纯较大的内痔及环状痔
E. 枯痔疗法适用于出血的内痔和反复脱出不易回纳的内痔

32. 直肠脱垂的主要症状是
A. 出血　　B. 直肠黏膜或直肠全层脱出

C. 潮湿　　D. 嵌顿
E. 坠胀

33. 直肠黏膜脱垂与环状内痔的最重要鉴别点是
A. 有无出血
B. 环状痔括约肌收缩有力，而直肠脱垂则松弛
C. 环状痔多发生嵌顿
D. 直肠脱垂引起直肠套叠，压迫肛门部，产生坠胀
E. 环状内痔脱垂时，可见到充血肥大的痔块，呈梅花状

34. 关于肠梗阻的呕吐，以下说法不正确的是
A. 麻痹性肠梗阻呈溢出性呕吐　　B. 绞窄性肠梗阻呕吐物为血性
C. 低位小肠梗阻呕吐出现早而且频繁　　D. 结肠梗阻是低位梗阻，一般很晚才出现呕吐
E. 高位小肠梗阻呕吐出现早，呕吐物为胃内容物

35. 关于直肠脱垂的术前准备，叙述不正确的是
A. 术前1天流质、术晨禁食水　　B. 术前12小时口服10%甘露醇500ml
C. 术前3天每日口服肠道灭菌药　　D. 术晨清洁灌肠
E. 术前晚清洁灌肠

36. 梅克尔（Meckel）憩室位于
A. 十二指肠　　B. 回肠上段
C. 空肠下段　　D. 空肠上段
E. 回肠末端

37. 肛管括约肌功能主要依靠（　　）结构的作用
A. 肛提肌　　B. 内括约肌
C. 外括约肌　　D. 外括约肌线部
E. 肛管直肠环

38. 以下肠梗阻中，需要紧急手术的是
A. 麻痹性肠梗阻　　B. 粘连性肠梗阻
C. 肠痉挛　　D. 肠蛔虫性肠梗阻
E. 小肠扭转

39. 痔的早期临床表现为
A. 黏液血便　　B. 便后脱垂
C. 肛门疼痛　　D. 无痛性、间歇性便后出血
E. 肛门瘙痒

40. 肛瘘常继发于
A. 结核　　B. 痔注射疗法后

C. 肛管、直肠周围脓肿　　D. 肛裂切除术后

E. 肛裂及血栓性外痔切除术后

41. 肠系膜静脉血栓形成的主要因素不包括

A. 心房颤动　　B. 腹腔内化脓感染

C. 真性红细胞增多症　　D. 外伤或手术创伤

E. 长期口服避孕药

42. 关于肠套叠的临床特点，叙述不正确的是

A. 典型的临床表现为腹痛、呕吐、血便和腹部包块

B. 气钡灌肠 X 线检查可见钡剂影呈“杯口状”或“弹簧状”

C. 成人肠套叠多与器质性疾病有关

D. 低位小肠套叠出现呕吐的症状较早

E. 成人肠套叠发生呕吐症状与套叠肠段部位有关

43. 肠梗阻的非手术治疗中，以下最主要的观察项目是

A. 腹膜刺激征　　B. 脉搏增快

C. 腹胀较前明显　　D. 肠鸣音较前减弱

E. 腹痛加重

44. 关于肠梗阻的腹痛描述，以下不正确的是

A. 绞窄性肠梗阻为持续性腹痛　　B. 结肠梗阻表现为胀痛

C. 机械性肠梗阻表现为阵发性绞痛　　D. 麻痹性肠梗阻为胀痛

E. 血运性肠梗阻为剧烈的腹部绞痛，哌替啶可缓解

45. 单纯性肠梗阻的主要治疗措施是

A. 肠切除吻合术　　B. 及时解痉镇痛

C. 积极应用广谱抗生素　　D. 积极手术，分解粘连

E. 胃肠减压，纠正水、电解质酸碱平衡紊乱

46. 高位小肠瘘可导致的酸碱平衡失调类型不包括

A. 低钠　　B. 低钾

C. 低氯　　D. 代谢性碱中毒

E. 代谢性酸中毒

47. 腹部手术后反复呕吐，可能的原因是

A. 尿毒症　　B. 颅内压升高

C. 肠梗阻　　D. 低血钠

E. 感染

48. 下列以便血为主诉就诊的患者，不宜行指诊或肛门镜检查的是

A. 肛裂　　B. 直肠脱垂

C. 内外痔　　D. 直肠肿瘤
E. 肛瘘

49. 关于痔的临床特点，下列叙述不正确的是
A. 外痔在没有发生血栓以前，不会出现剧痛
B. 内痔出现静脉破裂方可引起疼痛
C. 混合痔具有内、外痔的症状和特征
D. 齿状线是区分内、外痔的标志
E. 痔是指直肠末端黏膜下和肛管及肛缘皮下的静脉丛扩张迂曲而形成的静脉团

50. 肛裂患者的典型临床表现为
A. 疼痛、便秘、出血　　B. 疼痛、肛门坠胀、便血
C. 疼痛、腹泻、便血　　D. 疼痛、里急后重、便血
E. 疼痛、便血、便后流脓

51. 急性出血性肠炎的休克属于
A. 创伤性休克　　B. 急性休克
C. 低血容量性休克　　D. 过敏性休克
E. 感染性休克

52. 关于结肠和直肠术前准备，叙述不正确的是
A. 术晨灌肠　　B. 术前2天进全流质饮食
C. 术前3天应用抗生素　　D. 术前1天服用泻药、灌肠
E. 手术前5~7天进低渣饮食

53. 急性持续性腹痛，阵发性加剧并伴感染性休克，最大可能是
A. 绞窄性肠梗阻　　B. 输尿管结石、肾绞痛
C. 急性胆囊炎　　D. 溃疡病急性发作
E. 急性阑尾炎

54. 有关痔的诊断，不正确的是
A. 内痔多需用肛门镜检查　　B. 晚期痔脱垂常导致瘙痒
C. 混合痔无须肛门指检　　D. 直肠指诊可扪及内痔有血栓形成或纤维化
E. 指诊的主要目的是了解直肠内有无其他病变

55. 溃疡性结肠炎需急症手术的适应证为
A. 中毒性巨结肠　　B. 血性腹泻
C. 阵发性腹痛，伴脓血便　　D. 重症患者经积极内科治疗好转
E. 腹痛、便血经内科治疗好转

56. 关于小儿肠套叠的描述不正确的是
A. 主要见于1岁以内婴儿　　B. 90%以上为特发性

C. 约有 80%的患儿出现呕吐　　D. 绝大多数与肠管本身病变有关
E. 75%的患儿可触及腹部腊肠样肿物

57. Meckel 憩室出血多是由于异位组织导致溃疡，最常见的异位组织是
A. 异位胃黏膜　　B. 异位胰腺
C. 异位甲状腺　　D. 异位结肠黏膜
E. 异位十二指肠黏膜

58. 慢性肠系膜血管闭塞表现为
A. 持续性弥漫性腹痛　　B. 间歇性弥漫性腹痛
C. 持续性腹痛，阵发性加剧　　D. 进行性加重的腹痛
E. 放射性腹痛

59. 粘连性肠梗阻中，高位肠梗阻的初始呕吐物为
A. 胃内容物　　B. 胃液
C. 十二指肠液　　D. 胆汁
E. 带臭味的肠内容物

60. 肛周癌最主要的转移部位为
A. 肺　　B. 骨
C. 肝脏　　D. 肠系膜根部淋巴结
E. 腹股沟淋巴结

61. 肠套叠可以发生于任何年龄，但是多见于
A. 生后 5~9 个月的婴儿　　B. 生后 10~12 个月的婴儿
C. 1 岁以上的幼儿　　D. 幼儿
E. 青少年

62. 肠套叠患者大便的特征是
A. 脓血便　　B. 血便
C. 黏液脓血便　　D. 血粪混合物
E. 血与黏液混合的胶冻状便

63. 以下不属于绞窄性肠梗阻临床表现的是
A. 发病急骤，腹痛剧烈　　B. 有腹膜炎体征
C. 频繁呕吐，吐出物为食物或胃液　　D. X 线平片提示孤立性肠袢
E. 腹部穿刺有血性液体

64. 关于波伊茨-耶格综合征的临床特点，下列叙述不正确的是
A. 息肉特点是具有错构瘤的典型组织学表现
B. 镜下可见黏膜下层中有分支的平滑肌束
C. 胃肠道的首发症状为便血、腹痛

D. 胃息肉较多见，其次为结肠，小肠息肉较少见

E. 色素沉着主要分布在口唇（下唇更多）和颊黏膜，其次是手指及足趾

65. 肛裂“三联征”是指

A. 疼痛、出血、前哨痔
B. 肛裂、出血、前哨痔
C. 肛裂、前哨痔、肛乳头肥大
D. 便秘、出血、前哨痔
E. 疼痛、便秘、出血

66. 急性肠系膜动脉栓塞的栓子来源主要是

A. 血管源性
B. 心源性
C. 医源性
D. 原因不明
E. 肺源性

67. 肛门失禁的辅助检查不包括

A. 肌管超声及磁共振检查
B. 排粪造影
C. 盆底肌电图检查
D. 结肠传输试验
E. 肛管直肠压力测定

68. 直肠脱垂最常用的检查方法是

A. 肛门镜检
B. 直肠指诊
C. 钡灌肠造影
D. 排粪造影
E. 患者蹲位做排便动作

69. 急性出血性肠炎的手术指征不包括

A. 有绞窄性肠梗阻者
B. 有明显腹膜刺激征考虑肠坏死穿孔者
C. 反复肠道大出血非手术治疗无法控制者
D. 一般情况尚好，能耐受手术者
E. 有肠梗阻表现经非手术治疗不见好转者

70. 结肠扭转最常见的发生部位是

A. 乙状结肠
B. 盲肠
C. 横结肠
D. 升结肠
E. 降结肠

71. 不完全性肠梗阻与完全性肠梗阻的区别，在于完全性肠梗阻

A. 腹痛不著或无腹痛
B. 腹部轻压痛或无压痛
C. 偶见肠型或不见肠型
D. 腹胀不著或无腹胀
E. 完全停止排便排气

72. 关于溃疡性结肠炎的病因，叙述不正确的是

A. 病毒感染或某些细菌感染与本病有关

B. 血液中可检测到结肠抗体、循环免疫复合物

C. 一些细胞因子和炎症介质与本病发病有关

D. 发病率在种族之间无差异

E. 部分患者有焦虑、紧张及自主神经功能紊乱，可能为本病反复发作的诱因或继发表现

73. 中低位直肠癌诊断及分期的常规检查是

A. 纤维结肠镜　　B. 肛管直肠指检

C. X线钡剂灌肠　　D. 便常规

E. 经直肠腔内超声

74. 肠梗阻非手术治疗期间梗阻解除的标志是

A. 胃肠减压后腹痛减轻　　B. 呕吐后腹胀减轻

C. 轻度压痛无肌紧张　　D. 肛门排便、排气

E. 肠鸣音亢进转为消失

75. 下列有关肠瘘的说法，叙述不正确的是

A. 高位肠瘘是指瘘管位于距屈氏（Treitz）韧带100cm以内者

B. 高排出量瘘是指消化液每日流出量超过500ml者

C. 高位小肠瘘处理比较困难，预后差

D. 根据外瘘局部瘘口形状，分管状瘘及唇状瘘，管状瘘不易愈合，常需手术治疗

E. 按肠道连续性是否存在，可分侧瘘及端瘘，侧瘘常可经保守治疗愈合

76. 除腹痛外高位小肠梗阻最主要的症状是

A. 腹胀明显　　B. 叩诊呈鼓音

C. 呕吐频繁　　D. 停止排便、排气

E. 腹部包块

77. 不完全性肠梗阻与完全性肠梗阻的区别，在于不完全性肠梗阻

A. 间断排气和排便　　B. 腹痛不著或无腹痛

C. 偶见肠型或不见肠型　　D. 腹部轻压痛或无压痛

E. 腹胀不著或无腹胀

78. 排便时痔块脱出，便后痔块可自行回纳入肛内，便时可伴较多的出血。根据痔的临床分度，应诊断为

A. Ⅰ期内痔　　B. Ⅱ期内痔

C. Ⅲ期内痔　　D. Ⅳ期内痔

E. Ⅴ期内痔

79. 胆石性肠梗阻多是先有胆囊结石，梗阻的部位多在

A. 空肠　　B. 十二指肠

C. 结肠　　D. 盲肠
E. 回肠

80. 结肠息肉按照病理学特征分类不包括
A. 新生物性息肉　　B. 错构瘤性息肉
C. 炎性息肉　　D. 淋巴性息肉
E. 化生性息肉

81. 肠梗阻最主要的体征是
A. 可见肠型和蠕动波　　B. 腹式呼吸减弱
C. 腹部压痛　　D. 腹肌紧张和反跳痛
E. 移动性浊音

82. 下列关于短肠综合征的叙述，不正确的是
A. 是指小肠广泛切除后的严重吸收不良综合征
B. 小肠切除70%以上称为小肠广泛切除
C. 切除小肠50%且同时切除回盲瓣称为小肠广泛切除
D. 成人保留小肠不足120cm称为小肠广泛切除
E. 切除30%无症状，切除50%出现严重的吸收障碍，甚至危及生命

83. 慢性假性肠梗阻（CIP）是一组具有肠梗阻症状和体征，但无（　　）证据的临床综合征
A. 机械性肠梗阻　　B. 中毒性肠梗阻
C. 绞窄性肠梗阻　　D. 嵌顿性肠梗阻
E. 动力性肠梗阻

84. 手术后肛门失禁的主要原因是由于损伤了
A. 外括约肌　　B. 耻骨直肠肌
C. 内括约肌　　D. 联合纵肌
E. 肛管直肠环

85. 闭袢性肠梗阻的特点是
A. 腹痛为阵发性绞痛　　B. 呕吐频繁
C. 体液丧失明显　　D. 腹部有不对称隆起
E. 可排出血性黏液便

86. 直肠癌的主要症状和体征不包括
A. 便血　　B. 腹部可触及肿块
C. 排便习惯的改变　　D. 直肠指诊可发现病变
E. 慢性低位肠梗阻症状

87. 下列肠梗阻中，最常见的类型为

A. 粘连性肠梗阻　　B. 绞窄性肠梗阻
C. 麻痹性肠梗阻　　D. 嵌顿性肠梗阻
E. 机械性肠梗阻

88. 类癌好发于胃肠道，胃肠道中约 1/2 发生于
A. 阑尾　　B. 小肠
C. 直肠　　D. 十二指肠
E. 胃、结肠

89. 不需与克罗恩病进行鉴别的疾病是
A. 慢性肠梗阻　　B. 急性阑尾炎
C. 溃疡性结肠炎　　D. 肠道淋巴瘤
E. 肠结核

90. 家族性腺瘤性息肉病是一种
A. 常染色体显性遗传性疾病　　B. 常染色体隐性遗传性疾病
C. X 染色体隐性遗传性疾病　　D. X 染色体显性遗传性疾病
E. Y 染色体显性遗传性疾病

91. 肛管、直肠周围脓肿最常见的临床表现是
A. 肛门周围脓肿　　B. 坐骨直肠间隙脓肿
C. 骨盆直肠间隙脓肿　　D. 直肠后间隙脓肿
E. 括约肌间隙脓肿

92. 下列关于肛裂的叙述，正确的是
A. 肛裂是肛管部深达肌层的小溃疡
B. 肛管后方系外括约肌浅部形成的尾骨韧带，伸缩性好
C. 急性肛裂有瘢痕形成
D. 排便时肛管前方承受压力最大，故易损伤
E. 肛提肌对肛管两侧有较强的支持作用

93. 结肠息肉的主要症状是
A. 里急后重　　B. 大便变形
C. 黏液血便　　D. 疼痛
E. 间歇性便血，量少，不与大便相混

94. 对于侵犯齿线以上组织的肛管鳞癌，治疗方法是
A. Miles 手术　　B. Dixon 手术
C. Hartmann 手术　　D. 直肠套叠“外翻式”直肠癌切除术
E. “拖出式”直肠癌切除术

95. 患者大便变细，便意频繁，首先应行

A. 肛管直肠指诊
B. 粪便培养加药物敏感试验
C. X线钡剂灌肠检查
D. 纤维结肠镜检查
E. 腹部X线检查

96. 引起麻痹性肠梗阻的常见原因是
A. 弥漫性腹膜炎
B. 蛔虫团
C. 粘连带
D. 肠套叠
E. 早期嵌顿性疝

97. 肠结核在病理形态上可分为
A. 溃疡型、增生型和混合型
B. 渗出型、粘连型和干酪型
C. 隆起型、浅表型和凹陷型
D. 出血型、梗阻型和穿孔型
E. 急性型、慢性型和暴发型

98. 低位肠梗阻的临床表现为
A. 腹痛，呕吐，呕吐物为咖啡样，腹胀，停止排气和排便
B. 腹部阵发性绞痛，呕吐，呕吐物有粪臭味，腹胀明显，无排气和排便
C. 腹痛，溢出性呕吐，腹胀，停止排气和排便
D. 腹部阵发性绞痛，呕吐不重，腹胀，腹部隆起不均匀
E. 腹部阵发性绞痛，呕吐频繁，呕吐物为胃及十二指肠内容物，腹胀不明显，可有排气和排便

99. 根据结直肠癌改良 Dukes 分期标准，B 期是指
A. 癌肿穿透肌层而无淋巴结
B. 癌肿局限于黏膜层
C. 癌肿在肠壁内而淋巴结已有转移
D. 癌肿侵入肌层而无淋巴结转移
E. 癌肿已穿透肠壁，淋巴结有转移

100. 应考虑急诊手术的肠梗阻不包括
A. 小肠扭转
B. 不完全性粘连性肠梗阻
C. 回盲部肿瘤
D. 绞窄性肠梗阻
E. 急性肠系膜上动脉血管闭塞

101. 关于急性肠系膜动脉栓塞的临床特点，不正确的是
A. 栓塞的栓子多来自心脏，血栓形成大多在动脉硬化的基础上发生
B. 发病急骤，早期特点是严重的症状和轻微的腹部体征不相称
C. 初始症状为剧烈的腹部绞痛，难以用一般药物缓解
D. 初期出现肠坏死后疼痛转为持续性
E. 初期有明显阳性体征，肠鸣音活跃，疾病进展迅速

102. 急性出血性肠炎肠外器官发生的病变不包括
A. 肺水肿
B. 肺出血

C. 肠黏膜广泛出血　　D. 颅内出血
E. 腹腔血性混浊渗液

103. 肛裂常发生在肛管的
A. 左侧　　B. 右侧
C. 右后位　　D. 前正中位
E. 后正中位

104. 肠伤寒病变最显著部位为
A. 盲肠　　B. 升结肠
C. 乙状结肠　　D. 回肠末端
E. 直肠

105. 继发性肠结核最常见的感染方式为
A. 饮用被结核分枝杆菌污染的牛奶　　B. 急性粟粒型结核经血行播散
C. 由邻近结核病灶直接蔓延　　D. 淋巴结转移
E. 肺结核患者吞咽自己的痰液，未被消化而进入肠道

106. 诊断明确的家族性腺瘤性息肉病的最佳手术方案是
A. 回肠造口　　B. 全结肠切除
C. 次全结肠切除　　D. 腹会阴联合切除
E. 横结肠造口

107. 引起急性出血性肠炎的细菌是
A. 肠出血性大肠埃希菌　　B. 产肠毒素大肠埃希菌
C. 肠侵袭性大肠埃希菌　　D. 铜绿假单胞菌
E. C 型魏氏梭菌

108. 重度痔最简单而可靠的诊断方法是
A. 直肠指诊　　B. 患者蹲下做大便动作即可显露
C. 肛门镜检查　　D. 直肠活体组织检查
E. X 线钡剂灌肠检查

## 二 A2 型题

1. 患者，女性，44 岁。因急性肠梗阻入院行剖腹探查。经检查证实为降结肠肿物所致，发现近端肠管充血、水肿严重。下列术式中不宜采用的是
A. 左半结肠切除，Ⅰ期吻合　　B. 横结肠造瘘，Ⅱ期肠切除吻合
C. 肿瘤切除后近端造瘘，远端封闭　　D. 肿瘤不能切除时行横结肠双腔造瘘
E. 盲肠造瘘，Ⅱ期左半结肠切除

2. 患者，男性，43 岁。因便秘、便血、肛门疼痛来诊。检查见肛管后正中有梭形裂口，深

红，有触痛，并于裂口远端有皮赘。诊断为

A. 肛裂　　B. 肛旁皮下脓肿
C. 肛瘘　　D. Ⅱ期内痔
E. 血栓性外痔

3. 患者，女性，46岁。2个月前患坐骨肛管间隙脓肿行切开引流术，经换药已愈。2天前发现肛门左侧有小口向外流出少量脓液，有时小口封闭，轻度疼痛，再次破溃，如此反复变化。初步考虑是

A. 肛旁皮下脓肿　　B. 血栓性外痔
C. 炎性外痔　　D. 肛瘘
E. 肛裂

4. 患者，男性，32岁。3天前因肛周持续性剧痛伴低热就诊。查体：肛旁明显红肿，有硬结。应诊断为

A. 直肠黏膜下脓肿　　B. 肛门周围脓肿
C. 骨盆直肠间隙脓肿　　D. 坐骨直肠间隙脓肿
E. 高位肌间脓肿

5. 患者，女性，32岁。腹部胀痛、呕吐、停止排气排便6天，1年前曾行阑尾切除术，腹部立位平片示右下腹可见2个气液平面。患者最可能诊断为

A. 粘连性肠梗阻　　B. 克罗恩病
C. 阑尾残株炎　　D. 溃疡性结肠炎
E. 胆囊炎

6. 患者，男性，31岁。2天前发现肛口有圆形硬结，呈紫色，疼痛剧烈，大便困难。临床诊断为血栓性外痔。患者最恰当的治疗方法为

A. 局部封闭　　B. 坐浴
C. 应用抗生素　　D. 局部注射硬化剂
E. 血栓外痔剥离术

7. 患者，女性，28岁。急性阑尾炎并腹膜炎术后第5天，腹部持续性胀痛不适，伴发热、恶心、呕吐，肛门停止排便排气。查体：全腹膨隆，未见肠型、蠕动波。全腹压痛，轻度反跳痛。肠鸣音消失。腹部立位X线平片可见小肠及结肠均有充气及气液平面。据此可诊断为

A. 急性不完全性结肠梗阻　　B. 急性机械性高位小肠梗阻
C. 急性机械性低位小肠梗阻　　D. 急性完全性机械性小肠梗阻
E. 麻痹性肠梗阻

8. 患者，女性，32岁。1周前因间断便鲜红血，伴肛门部坠胀感入院。患者应首先选择的是

A. 大便潜血试验　　B. 肛门直肠指诊
C. 乙状结肠镜检查　　D. 纤维结肠镜检查
E. 血常规

9. 患者，男性，30 岁。间歇腹痛，由左腹或脐周开始，自觉时隐时现的肿物在腹部窜动，同时可听及高调肠鸣音，在嗳气或肛门排气后腹痛可缓解。其妻曾因肺结核住院治疗。最可能的诊断是
A. 小肠结核　　B. 小肠良性肿瘤
C. 溃疡性结肠炎　　D. 克罗恩病（节段性肠炎）
E. 梅克尔（Meckel）憩室炎

10. 患者，男性，18 岁。饭后剧烈运动后突然出现脐周剧烈疼痛，向腰背部放射，呕吐。患者可诊断为
A. 小肠扭转　　B. 肠套叠
C. 肠粘连　　D. 肠肿瘤
E. 肠系膜动脉栓塞

11. 患者，男性，39 岁。3 天前肛门部位胀痛，伴发热。查体：肛门左侧皮肤稍红。指诊：距离肛缘 4cm 处直肠壁肿胀，跳痛。患者可诊断考虑为
A. 肛门周围脓肿　　B. 直肠壁内脓肿
C. 坐骨直肠间隙脓肿　　D. 骨盆直肠间隙脓肿
E. 括约肌间隙脓肿

12. 患者，男性，80 岁。既往体健。1 天前在做晨练后突发左下腹痛，且肛门停止排便排气，不伴呕吐。查体：腹部明显膨隆，以左下腹为甚，未扪及肿块，肠鸣音 6 次/分，直肠指诊阴性。首先考虑的诊断是
A. 肠套叠　　B. 小肠扭转
C. 肠系膜血管栓塞　　D. 乙状结肠扭转
E. 左半结肠肿瘤

13. 患者，男性，38 岁。因肠梗阻入院。术后第 3 天，小便时自觉切口疼痛和切口突然松开。检查切口有肠管和大网膜脱出，切口处有大量的淡红色液体流出。此时最适当的处理方法是
A. 平卧休息　　B. 立即导尿
C. 立即行术前准备　　D. 立即用无菌敷料包扎伤口
E. 立即送手术室进行缝合

14. 患者，女性，24 岁。患有慢性肛裂，在进行肛门检查时很可能同时看到
A. 混合痔　　B. 前哨痔
C. 直肠息肉　　D. 直肠脱垂

E. 肛门周围红肿

15. 患者，女性，35 岁。外痔多年，除有异物感外无任何不适。昨天用力排便后，肿物增大，肿胀，剧烈疼痛。查体：肛缘左侧隆起，肿物呈暗紫色团块，边界清楚，触痛明显。患者可初步考虑为

A. 普通外痔
B. 炎性外痔
C. 肛周脓肿
D. 血栓性外痔
E. 内痔嵌顿

16. 患者，女性，34 岁。肛周伤口反复破溃伴有少量溢液，在此种情况发生前，患者最可能患有

A. 内痔
B. 外痔
C. 肛裂
D. 直肠脱垂
E. 肛管、直肠周围脓肿

17. 患者，男性，68 岁。1 天前阵发性腹痛、腹胀，肛门停止排气、排便。6 年前因急性坏疽性阑尾炎穿孔做过手术。查体：腹膨隆明显，可见肠型，腹软，全腹稍压痛，无反跳痛，肠鸣音亢进。腹部平片示中下腹部小肠有多个气液平面，盲肠、升结肠均充气扩张。下述诊断最有可能的是

A. 麻痹性肠梗阻
B. 结肠梗阻
C. 高位小肠梗阻
D. 低位小肠梗阻
E. 绞窄性肠梗阻

18. 患者，男性，42 岁。Ⅱ期内痔 3 年，2 小时前排便后，痔核没有回纳，现肿胀，疼痛，伴肿物压痛。考虑是

A. 炎性外痔
B. 血栓性外痔
C. 内痔嵌顿
D. Ⅱ期内痔
E. Ⅲ期内痔

19. 患儿，男，10 个月。突发阵发性腹痛、呕吐和便血。腹部可触及包块。腹部 B 超：包块处探及多层强弱回声团，呈“同心圆征”。患儿最可能诊断为

A. 肠套叠
B. 肠扭转
C. 小肠肿瘤
D. 急性阑尾炎
E. 坏死性小肠炎

20. 患者，男性，48 岁。阵发性腹痛伴腹胀、呕吐，停止排便排气 3 天。4 小时前腹痛变为持续性，胃肠减压液内出现暗红色液体。患者最可能诊断为

A. 绞窄性肠梗阻
B. 单纯性肠梗阻
C. 应激性溃疡
D. 急性弥漫性腹膜炎
E. 肠系膜血栓形成

21. 患者，女性，46 岁。排便时无痛、便血，并有肿物脱出，便后自行回纳。经检查后诊断为Ⅱ期内痔。选用注射疗法。注入的药物是
    A. 5%鱼肝油酸钠
    B. 2%鱼肝油酸钠
    C. 0.5%碳酸甘油
    D. 1%碳酸甘油
    E. 2%碳酸甘油

## 三 A3/A4 型题

（1~4 题共用题干）

患者，男性，70 岁。便秘 3 年。2 天前突然腹痛、腹胀，未吐，少量黏液便 1 次，未排气，2 年前曾有类似发作。查体：全腹高度膨隆，左下腹巨大肠型，有轻度压痛、反跳痛，肠鸣音亢进。

1. 患者最可能诊断为
    A. 直肠癌
    B. 乙状结肠癌
    C. 麻痹性肠梗阻
    D. 乙状结肠扭转
    E. 小肠扭转
2. 为明确诊断，应做的检查为
    A. 腹部 B 超
    B. 腹部立位 X 线平片
    C. 结肠镜检查
    D. 直肠指诊
    E. 腹部 CT
3. 针对患者的处理措施，不正确的是
    A. 禁食
    B. 补液
    C. 应用抗生素
    D. 胃肠减压
    E. 立即手术治疗
4. 在对患者进行护理时，最重要的观察内容是
    A. 腹痛
    B. 排便
    C. 腹胀
    D. 呕吐
    E. 肠绞窄征象

（5~6 题共用题干）

患儿，男，6 岁。反复间歇性便血 1 个月，量少，不与大便相混，大便次数及性状正常，无自觉症状。

5. 首先应考虑的诊断是
    A. 肛裂
    B. 内痔
    C. 结肠息肉
    D. 肛窦炎

E. 肛乳头肥大

6. 可明确此疾病诊断与病理类型的检查是

A. 腹部B超　　B. 腹部立位X线平片

C. 纤维结肠镜检查及活检　　D. 选择性肠系膜上动脉造影

E. 大便潜血试验

（7~9题共用题干）

患者，男性，78岁。早餐后突感脐周和上腹部绞痛伴呕吐2小时入院，使用药物无法缓解。既往有冠心病、心肌梗死病史。查体：体温37.3℃，脉搏115次/分，血压82/60mmHg。脸色苍白，大汗淋漓。全腹膨隆，右下腹有压痛，肠鸣音消失。实验室检查：白细胞计数$28\times10^9$/L，N 0.87。D-二聚体水平明显升高。腹部X线平片见大、小肠均有中度扩张充气。

7. 患者最可能诊断为

A. 消化性溃疡穿孔　　B. 急性胰腺炎

C. 急性胆囊炎　　D. 急性肠系膜动脉栓塞

E. 肠扭转

8. 对此疾病具有明确诊断价值的检查方法是

A. 腹部B超　　B. 腹部X线平片

C. 腹部CT　　D. 选择性动脉造影

E. 腹腔穿刺

9. 患者的治疗措施，叙述不正确的是

A. 动脉造影后试用尿激酶或克栓酶动脉溶栓治疗

B. 栓塞位于某一分支，累及局部肠管坏死，行肠段切除吻合术

C. 为防止再栓塞，全身肝素化

D. 栓塞位于肠系膜上动脉主干，肠管未坏死，行动脉切开取栓术

E. 栓塞位于肠系膜上动脉主干，全部小肠和右半结肠已坏死，则行全部小肠，右半结肠切除术

（10~13题共用题干）

患者，男性，62岁。8小时前因阵发性腹痛伴恶心、呕吐、腹胀及停止排气排便入院。2年前曾因十二指肠溃疡穿孔行胃大部切除术。查体：腹壁切口瘢痕，腹稍膨隆且不对称，上腹部压痛。Hb 132g/L，WBC $11\times10^9$/L。

10. 患者最可能诊断为

A. 粘连性肠梗阻　　B. 肠套叠

C. 肠系膜血管栓塞　　D. 绞窄性肠梗阻
E. 麻痹性肠梗阻

11. 患者首先应该做的检查是
A. 腹部 B 超　　B. 腹部 X 线平片
C. 肛门指诊　　D. 上消化道造影
E. 胃镜检查

12. 患者首选的治疗方案是
A. 胃肠减压、补液及抗生素治疗　　B. 应用镇吐及镇痛、解痉治疗
C. 急诊剖腹探查手术　　D. 应用中药及针刺促进肠蠕动功能
E. 低压灌肠及缓泻药促进排气排便

13. 患者入院后第 2 天腹痛加剧，体温 38.8℃。查体：腹部有明显的肌紧张和反跳痛，白细胞计数 $18\times10^9$/L。此时最恰当的治疗方案是
A. 急诊剖腹探查手术　　B. 加大抗生素用量
C. 应用镇痛、解痉治疗　　D. 加快输液速度，补足有效血容量
E. 低压灌肠及缓泻药促进排气排便

（14~16 题共用题干）

患者，男性，40 岁。1 年前行阑尾切除术。术后出现腹痛、腹胀、无排气和排便 3 天。查体：右下腹压痛，肠鸣音亢进。腹部立位 X 线片可见多个气液平面。

14. 对患者做进一步观察应注意
A. 有无血清淀粉酶升高　　B. 有无呕吐
C. 胃肠减压后腹痛是否缓解　　D. 有无电解质紊乱
E. 腹部 X 线片肠内气体是否增多

15. 若患者出现休克症状，诊断应考虑为
A. 绞窄性肠梗阻　　B. 粘连性肠梗阻
C. 失血性休克　　D. 麻痹性肠梗阻
E. 脓毒性休克

16. 患者应采取的治疗措施是
A. 抗休克的同时立即手术　　B. 输血、输液等抗休克治疗
C. 持续有效的胃肠减压　　D. 静脉滴注大剂量抗生素
E. 中西医药物结合治疗

（17~20 题共用题干）

患者，女性，40 岁。3 天前因突发腹中部疼痛伴血便入院。自述阵发性腹痛，伴恶心、

呕吐。呕吐物为胃内容物，起病后曾解黏液血便 3 次。患者于 1 个月前腹痛开始反复发作，伴解黏液血便，腹痛发作时，自感有“气块”在腹内窜动。查体：消瘦、贫血貌，腹稍膨隆，全腹软，无局限性压痛及肌紧张，下腹正中可扪及 10cm×6cm 肿块，质韧，轻压痛，上下可以推动，肠鸣音活跃，音调稍高。

17. 患者最可能诊断为
   A. 慢性肠套叠　　B. 直肠癌伴梗阻
   C. 克罗恩病　　D. 卵巢囊肿蒂扭转
   E. 右半结肠癌

18. 患者首选的检查是
   A. 肠造影　　B. 纤维结肠镜检查
   C. 乙状结肠镜检查　　D. 空气或钡剂灌肠 X 线检查
   E. 肛门指诊

19. 下列处理措施中，较为妥当的是
   A. 给予口服植物油　　B. 按急诊做术前准备
   C. 胃肠减压同时氧气驱虫　　D. 给予空气灌肠
   E. 给予哌替啶镇痛

20. 在剖腹探查中发现患者为右半结肠肿块，其手术原则是
   A. 按肿瘤原则行 I 期右半结肠切除肠吻合术
   B. 行局部肠段切除后，将远近肠管双管造口
   C. 行右半结肠切除后，远近肠管分别造口
   D. 切开肠管后切除肠管内肿块
   E. 肠道肿块留待以后再次手术处理，放置腹腔引流物

（21~22 题共用题干）

患者，男性，76 岁。既往有慢性便秘史。4 天前突发右下腹持续性腹痛，阵发性加重，伴恶心、呕吐，停止排气排便 2 天。查体：腹部不对称隆起，右下腹可触及压痛，上腹部触及弹性包块。

21. 患者最可能的疾病是
   A. 肠套叠　　B. 蛔虫性肠梗阻
   C. 盲肠扭转　　D. 嵌顿性疝
   E. 粘连性肠梗阻

22. X 线检查能见到的具有特征意义的图像是
   A. 肠管扩张，呈“阶梯”状排列　　B. 小肠扩张，结肠内无气体
   C. 胃扩张，见不到蠕动波　　D. 钡灌肠呈“弹簧”状

E. 钡灌肠可见钡剂在横结肠或肝区处受阻

(23~25 题共用题干)

患者，女性，34 岁。40 小时前突发阵发性腹痛伴恶心、呕吐、血便。查体：消瘦、贫血貌。腹稍膨隆，全腹软。右中下腹可扪及肿块，约 8cm×6cm 大小，质中，轻压痛，上下可以推动，肠鸣音活跃，音调稍高。临床诊断为肠套叠。

23. 与肠套叠诊断相符合的 X 线片表现是

A. 膈下游离气体　　B. 结肠瘪细

C. 空肠、回肠换位　　D. 钡剂在结肠受阻，钡影尖端呈“鸟嘴”状

E. 钡剂在结肠受阻，阻端钡剂影呈“杯口”状

24. 此时应采取的治疗措施是

A. 禁食、禁水　　B. 持续胃肠减压

C. 空气灌肠复位　　D. 积极做好术前准备

E. 以上都是

25. 采用 X 线下空气灌肠复位后，患者感腹痛加重，发作间歇缩短，并出现腹膜刺激征，此时，治疗的最佳方案是

A. 再次 X 线下空气灌肠复位　　B. 急诊手术探查

C. 试用手法按摩复位　　D. 改用植物油灌肠

E. 给予解痉镇痛药物，继续密切观察

(26~28 题共用题干)

患者，男性，25 岁。阵发性腹部绞痛伴呕吐，肛门停止排便、排气 3 天，腹胀 2 天，腹痛加剧且间歇期仍感剧痛，2 年前曾行阑尾切除术。查体：右侧腹部较左侧膨隆，明显压痛、反跳痛、肌紧张，肠鸣音低、少。

26. 患者可诊断为

A. 绞窄性肠梗阻　　B. 粘连性单纯性肠梗阻

C. 麻痹性肠梗阻　　D. 急性化脓性腹膜炎

E. 阑尾残株炎

27. 对明确诊断意义较大的检查是

A. WBC $14.7\times10^9$/L　　B. 腹腔穿刺抽出淡血性液体

C. 腹部 X 线透视见气液平面　　D. 腹部 CT 示肠胀气

E. 血钾 3.1mmol/L，钠 123mmol/L，氯 93mmol/L

28. 根据以上检测结果，患者首要的治疗是

A. 直肠镜检查　　B. 进一步检查、明确梗阻部位

C. 应用止血药物
D. 清洁肠道
E. 纠正水、电解质失衡，准备手术

（29~31题共用题干）

患者，男性，60岁。因阵发性腹痛、腹胀、肛门停止排便排气1天入院治疗。8年前因阑尾穿孔、腹膜炎做过手术。

29. 首先考虑的诊断是
A. 粘连性肠梗阻
B. 麻痹性肠梗阻
C. 肿瘤所致肠梗阻
D. 乙状结肠扭转所致肠梗阻
E. 大便堵塞所致肠梗阻

30. 对患者进行钡灌肠检查时发现，钡进入距肛门20cm处受阻，钡影尖端呈“鸟嘴”形。该患者的诊断应是
A. 乙状结肠扭转
B. 乙状结肠癌
C. 粘连性肠梗阻
D. 直肠癌并梗阻
E. 急性小肠扭转

31. 在做好术前准备后，对患者施行剖腹探查，术中见腹腔内有清亮渗液约100ml。肠管复位发现肠系膜终末小动脉尚有搏动，肠管壁增厚，呈暗红色。患者血压、脉搏、呼吸及血氧饱和度均稳定、正常。对此患者病变肠管的处理原则是
A. 切除病变肠管
B. 肠管生机正常，不必处理
C. 可以肯定肠管已坏死，将肠管外置
D. 无须处理，观察30分钟，看肠管变化
E. 用等渗盐水纱布热敷及普鲁卡因做肠系膜根部封闭，观察10~30分钟

（32~35题共用题干）

患者，男性，69岁。便秘1年后大便逐渐变细，近4个月来反复排脓血样便，3~4次/天，经治疗稍缓解。5天前开始未排便，伴呕吐，不能进食。查体：全腹膨隆，对称，肠鸣音不亢进，未扪及肿块，肛查未扪及肿块。结肠镜检：距肛门11cm可见环形狭窄，呈“菜花”样外观，肠镜不能通过。临床诊断为直肠癌。

32. 直肠癌最早出现的症状是
A. 腹部包块
B. 消瘦
C. 腹胀
D. 贫血
E. 排便习惯和粪便性状的改变

33. 直肠癌最主要的诊断方法是
A. 钡灌肠X线检查
B. CEA测定
C. 纤维结肠镜检查
D. 腹部B超

E. 肛管直肠指诊

34. 若患者行直肠癌根治术，术后人工肛门开放初期宜采取的体位是
A. 平卧位
B. 右侧卧位
C. 左侧卧位
D. 俯卧位
E. 仰卧中凹位

35. 直肠癌根治术能否保留肛门，主要取决于
A. 肿瘤有无远处转移
B. 肿瘤的病理类型
C. 肿瘤是否已侵犯肠管周围
D. 肿瘤距肛门的距离
E. 直肠及乙状结肠的长度

(36~38 题共用题干)

患者，男性，55 岁。大便性状改变伴便血，进行性消瘦 1 年余。膝胸位肛门指检：距离肛缘 4cm 扪及占据肠腔 1 周的包块，质硬，中央凹陷，边缘隆起，尚有一定活动度。终止检查指套带有血迹。

36. 首先要考虑的诊断是
A. 血栓性内痔
B. 直肠癌
C. 直肠腺瘤
D. 克罗恩病
E. 肛管癌

37. 患者自述半年前于当地医院就诊，曾按“痔疮”处理，病情时好时坏。此疾病延误诊断的主要原因是由于
A. 未行肠镜检查
B. 未准确叙述病史
C. 未做直肠指诊
D. 未行钡剂灌肠 X 线检查
E. 未行内镜检查

38. 经肠镜活检明确诊断患者无手术禁忌证，宜采取的手术方式是
A. Miles 手术
B. Dixon 手术
C. Hartmann 手术
D. 直肠套叠“外翻式”直肠癌切除术
E. “拖出式”直肠癌切除术

(39~40 题共用题干)

患者，男性，40 岁。近期出现腹泻，排水样便，1~2 小时 1 次，有脓血，伴里急后重，腹痛、高热。

39. 患者不宜进行的检查为
A. 便常规
B. 腹部 X 线平片
C. 腹部 B 超
D. 钡灌肠造影

E. 直肠指诊

40. 腹部X线平片显示横结肠显著扩张，患者最有可能诊断为

A. 细菌性痢疾　　B. 肠结核

C. 中毒性巨结肠　　D. 克罗恩病

E. 乙状结肠梗阻

（41~44题共用题干）

患者，女性，28岁。文字工作者。喜食辛辣食物，平日体健，患痔疮4年。近期无痛性便血加重，在排便时间歇滴血，痔核脱出肛门外，排便后需用手才能回纳，回纳后不再脱出。

41. 患者最可能诊断为

A. 内痔Ⅰ期　　B. 内痔Ⅱ期

C. 内痔Ⅲ期　　D. 内痔Ⅳ期

E. 血栓性外痔

42. 患者手术前应采取的护理措施，正确的是

A. 术前3天少渣饮食　　B. 排便时可看报以放松心情

C. 坐浴时水温以30℃为宜　　D. 可以喝咖啡但不能饮酒

E. 内痔突出时先局部涂抹润滑油将其复位，然后温水洗净肛周皮肤

43. 痔切除术后的护理措施，正确的是

A. 仰卧硬板床　　B. 术后7天内每天做1次灌肠

C. 出现尿潴留应立即导尿　　D. 排便后先伤口换药，然后坐浴

E. 第1次排便前适当给予镇痛药

44. 以下出院指导中不正确的是

A. 定时排便　　B. 避免辛辣食物

C. 多休息不运动　　D. 加强肛门括约肌舒缩功能练习

E. 每次排便后清洁肛周皮肤

（45~49题共用题干）

患者，男性，68岁。持续性寒战、高热1周余，伴头痛、恶心等症，近几天会阴部有坠胀不适感、疼痛，便意不尽，排尿不适，大便有黏液。

45. 体检中见肛门部周围无异常发现，下列检查中最有可能发现

A. 肛门镜检查见有内痔核　　B. 肛门指检正常

C. 发现有混合痔　　D. 肛门指检触及直肠内有肿块，无压痛

E. 直肠指诊扪及柔软有波动的包块，有压痛

46. 若怀疑为肛管、直肠周围脓肿，最合适的方法是
A. 直接切开引流
B. 穿刺抽出脓液
C. MRI 检查
D. B 超检查
E. CT 检查

47. 患者经补液加抗菌治疗后，体温仍持续在 38℃左右，经肛门镜下细针穿刺有脓液，最大可能应考虑为
A. 混合痔
B. 复杂性肛瘘
C. 肛周脓肿
D. 骨盆直肠间隙脓肿
E. 坐骨直肠间隙脓肿

48. 患者做肛管、直肠周围脓肿切开引流术时，最有可能出现
A. 直肠黏膜脱垂
B. 肛旁脓肿发作
C. 大便失禁
D. 切开引流后形成肛瘘
E. 形成慢性肛裂

49. 考虑为高位复杂性肛瘘时，需做肛瘘手术治疗的关键是
A. 避免切断肛管外括约肌下部
B. 正确找到内口，将内口瘘管壁全部切除
C. 切开肛管直肠环
D. 切开瘘管壁，散开引流
E. 可分期治疗，先使之成为单纯性肛瘘，再予以挂线疗法

（50~53 题共用题干）

患者，女性，56 岁。大便性状改变半年，便意频繁，大便变细，时有黏液血便。肛门指诊示距肛门口 5cm 有“菜花”样肿物，退出指套染血。经诊断证实为直肠癌。

50. 此时对确诊最有意义的检查是
A. CEA 测定
B. 直肠镜检查及活检
C. 腹部 B 超
D. 钡剂灌肠造影
E. 腹部 CT

51. 直肠癌最主要的转移途径是
A. 血行转移
B. 淋巴转移
C. 种植转移
D. 直接蔓延
E. 以上都是

52. 若患者证实为位于腹膜返折以下的直肠癌，则需采取的手术方式为
A. Dixon 术
B. Miles 术
C. Hartmann 术
D. 局部切除
E. 横结肠造口术

53. 术后予以化疗，目前最常用的化疗方案是

A. 5-FU+丝裂霉素
B. 铂类+阿霉素
C. 5-FU+亚叶酸钙+铂类
D. 丝裂霉素+阿霉素
E. 亚叶酸钙+铂类

（54~56题共用题干）

患者，男性，48岁。3年前大便带血，血色鲜红，有时便中滴鲜血，有时便纸上发现鲜血，患者自诉在便秘或饮酒后便血更甚，有头晕和贫血，但无疼痛不适。肛门外观有外痔脱垂。

54. 患者经直肠指诊未发现肿块，进一步的处理原则是
A. 对症处理，密切定期门诊随访
B. 纤维结肠镜检查
C. 钡剂灌肠X线摄片
D. 切除外痔皮垂
E. 肛门镜检查

55. 患者经过检查，最可能发现的是
A. 直肠指检指套染血
B. 肛门口外见有肛裂
C. 肛门镜检查见有内痔核
D. 钡剂灌肠X线检查发现乙状结肠肿瘤
E. 肛门外口见明显外痔核

56. 经肛门镜检查确诊为Ⅱ期内痔出血，经纤维结肠镜检查排除肿瘤，最佳治疗方案是
A. 手术切除
B. 服用轻泻药保持大便通畅
C. 行内痔核硬化剂治疗
D. 少饮酒及刺激性食物
E. 采用高锰酸钾每天坐浴

（57~58题共用题干）

患者，女性，32岁。3天前会阴部坠胀感，大便时疼痛。体温38.9℃，血白细胞计数$22\times10^9$/L。

57. 该病最简单实用的检查为
A. B超检查
B. 直肠指诊
C. CT检查
D. 纤维结肠镜检查
E. 肛门镜检查

58. 患者经检查发现直肠左侧有压痛，肛周无明显红肿，B超检查发现直肠左侧有液性暗区，最可能诊断为
A. 骨盆直肠间隙脓肿
B. 盆腔脓肿
C. 括约肌间隙脓肿
D. 直肠后间隙脓肿
E. 坐骨直肠间隙脓肿

## 四 B 型题

（1~3 题共用备选答案）

A. 肛门周围脓肿
B. 肛瘘
C. 骨盆直肠间隙脓肿
D. 坐骨直肠间隙脓肿
E. 肛裂

1. 初起表现为肛周局部红肿、硬结，逐渐发展疼痛加重，甚至有搏动性疼痛，触痛明显并有波动感最可能是
2. 局部从持续性胀痛逐渐加重为显著跳痛，早期局部体征不明显最可能是
3. 局部症状体征不明显，全身感染症状明显最可能是

（4~5 题共用备选答案）

A. 半月线
B. 肛门白线
C. 腹内线
D. 齿状线
E. 半环线

4. 直肠黏膜与肛管皮肤的分界线为
5. 肛管内括约肌与外括约肌皮下部分界线为

（6~7 题共用备选答案）

A. 肠外置术
B. 肠切除吻合术
C. 短路手术
D. 肠造口术
E. 肠粘连松解术或肠扭转、肠套叠复位术

6. 患者，女性，51 岁。腹胀、便血 3 个月，停止排便排气 1 周。查体：消瘦、贫血、腹膨隆、移动性浊音（+）。纤维结肠镜检见乙状结肠环形缩窄肿物，固定。目前恰当的治疗方法是
7. 患者，男性，45 岁。因急性肠梗阻剖腹探查，发现小肠肿物致部分小肠扭转。选择治疗的方法是

（8~11 题共用备选答案）

A. 充盈缺损
B. “杯口”征
C. “鸟嘴”征
D. “鹅卵石”征
E. “铅管”征

8. 乙状结肠扭转的典型 X 线征象是
9. 溃疡性结肠炎晚期的典型 X 线征象是

10. 溃疡性结肠炎并炎性息肉的典型 X 线征象是
11. 肠套叠的典型 X 线征象是

（12～13 题共用备选答案）
A. 嵌顿性股疝
B. 蛔虫性肠梗阻
C. 急性乙状结肠扭转
D. 急性肠套叠
E. 急性肠系膜动脉栓塞
12. 常以单纯机械性不完全性肠梗阻为表现的是
13. 早期病变特征表现为症状与体征不符是的是

（14～16 题共用备选答案）
A. 充分准备后行胃大部切除术
B. 应用抗生素治疗
C. 立即手术，去除病因
D. 非手术治疗与观察
E. 腹部热敷
14. 单纯性机械性肠梗阻可采用
15. 绞窄性肠梗阻应采取
16. 瘢痕性幽门梗阻应

（17～20 题共用备选答案）
A. 小肠类癌
B. 直肠类癌
C. 结肠类癌
D. 假膜性肠炎
E. 十二指肠类癌
17. 多见于回肠，表现为面色潮红、腹部绞痛、腹泻、哮喘、呼吸困难等症状常见于
18. 小时无症状，直肠指检偶然发现，长大破溃后可出现血便、里急后重等常见于
19. 可引起无痛性进行性黄疸常见于
20. 大多位于盲肠或升结肠，小的肿瘤无症状，不易被发现常见于

（21～22 题共用备选答案）
A. 化生性息肉
B. 错构瘤性息肉
C. 炎性息肉
D. 增生性息肉
E. 肿瘤性息肉
21. 溃疡性结肠炎的息肉属于
22. 波伊茨-耶格综合征的息肉属于

（23～25 题共用备选答案）

A. 溃疡性结肠炎
B. 肠阿米巴病
C. 肠结核
D. 肠克罗恩病
E. 血吸虫病

23. 发生炎性息肉最多见于
24. 发生肠内、外瘘可见于
25. 肠穿孔时有相应的急性腹膜炎症状可见于

（26～30 题共用备选答案）

A. 回肠末端和右半结肠
B. 乙状结肠和直肠
C. 回肠末端和回盲部
D. 左侧结肠
E. 空肠和回肠

26. 溃疡性结肠炎的病变多累及
27. 肠结核的好发部位为
28. 急性出血性肠炎的病变主要在
29. 粪石性肠梗阻在体检时，可沿（　　）摸到粪块
30. 克罗恩病好发于

（31～33 题共用备选答案）

A. 蛔虫性肠梗阻
B. 麻痹性肠梗阻
C. 绞窄性肠梗阻
D. 单纯性肠梗阻
E. 血运性肠梗阻

31. 腹部可扪及条索状团块的是
32. 腹部可有痛性包块伴休克的是
33. 腹胀，肠鸣音减弱或消失的是

（34～38 题共用备选答案）

A. 高位肠瘘
B. 功能性端瘘
C. 高排出量瘘
D. 侧瘘
E. 唇状瘘

34. 距 Treitz 韧带 100cm 以内者为
35. 肠壁部分缺损，肠道连续性仍然保持，肠内容部分或大部分仍可从近侧进入远侧肠道者称为
36. 侧瘘远侧有梗阻，肠内容全部由瘘口外排者称为

37. 日排出量超过500ml者称为
38. 肠壁缺损直接开口于体表，肠黏膜外翻如唇状者称为

（39~42题共用备选答案）
A. 含有胆汁、消化酶的稀薄液体
B. 黄色稀蛋花样液，无大量胆汁
C. 半稀浆糊状
D. 半成形或成形粪便
E. 不含有胆汁的脓液
39. 十二指肠瘘流出物为
40. 空肠瘘流出物为
41. 回肠瘘流出物多为
42. 结肠瘘排出物为

（43~45题共用备选答案）
A. 痔
B. 肛裂
C. 直肠息肉
D. 直肠癌
E. 肛瘘
43. 排便时和便后肛门剧烈疼痛提示
44. 无痛性间歇性便后出鲜血提示
45. 直肠指诊扪到质软可推动的圆形肿块，指套有新鲜血迹提示

（46~48题共用备选答案）
A. Miles手术
B. Bacon手术
C. Hartmann手术
D. Dixon手术
E. 姑息性切除术
46. 直肠癌下缘距肛门齿状线8cm以上适用的手术是
47. 直肠癌下缘距肛门齿状线5~8cm内的中下段直肠癌适用的手术是
48. 距肛门齿状线5cm以内的直肠癌适用的手术是

（49~51题共用备选答案）
A. 肛周脓肿
B. 混合痔
C. 血栓性外痔
D. 结缔组织性外痔
E. 静脉曲张性外痔
49. 肛门突然疼痛，出现暗紫色痛性肿块提示为
50. 简称皮垂，内无静脉，肛门有异物感、瘙痒提示为

51. 肛管皮下的静脉丛曲张，排便、下蹲时明显，肛门有时瘙痒，压之柔软提示为

（52~54 题共用备选答案）

A. 冷冻疗法
B. 痔切除术
C. 外痔剥离术
D. 注射疗法
E. 痔环形切除术

52. 疼痛严重的血栓性外痔应行
53. 较大的孤立的出血性痔应行
54. 小的出血性痔应行

（55~59 题共用备选答案）

A. 内痔
B. 外痔
C. 肛裂
D. 直肠脱垂
E. 肛乳头肥大

55. 无痛性便血，直肠指诊基本正常为
56. 脱出的直肠黏膜呈圆形、红色、表面光滑为“放射性”皱襞的是
57. 便后肛门部肿物，疼痛明显者为
58. 排便可加重肛门疼痛，伴大便带鲜血为
59. 表现为肛乳头脱出，易擦破出血的是

（60~61 题共用备选答案）

A. 肛管括约肌修补术
B. 括约肌折叠术
C. Parks 肛门后方盆底修补术
D. 括约肌成形术
E. 直肠悬吊固定术

60. 肛门失禁的手术方法中，恢复肛直角正常角度，缝合缩短括约肌的方法为
61. 肛门失禁的手术方法中，用股薄肌和臀大肌移植于肛管周围，加强括约肌功能的方法为

## 五 X 型题

1. 肛门失禁可依发病原因、损伤范围，采取不同的手术方法，正确的有
A. 肛管括约肌修补术
B. 括约肌折叠术
C. Parks 肛门后方盆底修补术
D. 括约肌成形术
E. 直肠悬吊固定术

2. 肛裂的非手术治疗包括
A. 保持排便通畅
B. 彻底引流创面

C. 软化大便
D. 解除肛门括约肌痉挛
E. 保持肛门局部清洁

3. 肠外瘘的主要症状包括
A. 瘘口局部症状
B. 内稳态失衡
C. 营养缺乏
D. 感染
E. 无器官功能障碍

4. 肛提肌上部脓肿包括
A. 肛门周围脓肿
B. 坐骨直肠间隙脓肿
C. 骨盆直肠间隙脓肿
D. 直肠后间隙脓肿
E. 高位肌间脓肿

5. 可引起症状和体征变化的憩室病，其主要并发症是
A. 憩室炎
B. 憩室出血
C. 憩室炎并发脓肿
D. 憩室并发穿孔
E. 憩室并发肠梗阻

6. 肠扭转的解剖因素，正确的是
A. 手术后粘连
B. 乙状结肠冗长
C. 肠段内的重量突然增加
D. 先天性中肠旋转不全
E. 强烈的蠕动或体位的突然改变

7. 结肠扭转的发生部位有
A. 乙状结肠
B. 盲肠
C. 横结肠
D. 升结肠
E. 降结肠

8. 空肠切除过多会引起的症状有
A. 乳糖吸收障碍
B. 脂肪吸收障碍
C. 水溶性维生素吸收障碍
D. 蛋白质吸收障碍
E. 胆盐吸收障碍

9. 大肠癌的发病与哪些因素有关
A. 高脂肪饮食
B. 粗纤维饮食
C. 高蛋白饮食
D. 大肠炎性疾病
E. 低纤维素饮食

10. 广泛小肠切除后的代偿机制主要是剩余小肠的适应性代偿，包括
A. 长度的延长
B. 管腔变粗
C. 黏膜肥厚增生
D. 绒毛变长
E. 黏膜上皮细胞数量减少

11. 伤寒病的临床表现包括

A. 持续性高热
B. 表情兴奋
C. 相对缓脉
D. 脾大
E. 皮肤玫瑰疹

12. 回肠切除后可引起的症状有

A. 脂肪吸收障碍
B. 蛋白质吸收障碍
C. 维生素 $B_{12}$吸收障碍
D. 乳糖吸收障碍
E. 胆盐吸收障碍

13. Crohn 病的特征正确的是

A. 病变呈跳跃式分布
B. 肠壁全层受累
C. 直肠受累
D. 腹痛部位不固定
E. 脓血便多见

14. 直肠癌根治手术应切除的范围有

A. 癌肿上下缘至少 3cm 的肠段
B. 可能有浸润的周围组织
C. 有关的肠系膜和淋巴结
D. 部分膀胱
E. 子宫

15. 大肠癌的病理类型包括

A. 髓样癌
B. 黏液腺癌
C. 高、中、低分化腺癌
D. 未分化癌
E. 腺鳞癌

16. 有关直肠脱垂，叙述正确的有

A. 直肠脱垂必须用手术治疗
B. 直肠全层脱出称完全脱垂
C. 长期便秘可致直肠脱垂
D. 严重直肠脱垂脱出长度不超过 10cm
E. 直肠脱垂的主要症状为直肠黏膜或直肠全层脱出

17. 广泛性小肠切除后吸收障碍的发生与程度取决于

A. 小肠被切除的长度
B. 小肠被切除的部位
C. 回盲瓣是否保留
D. 残存小肠的适应过程是否良好
E. 以上均是

18. 粘连性肠梗阻发生后非手术治疗的基础疗法包括

A. 禁食
B. 胃肠减压
C. 防治感染及毒血症
D. 粘连带或小片粘连行简单切断分离
E. 纠正水、电解质紊乱及酸碱平衡失调

19. 肛裂的治疗方法有

A. 便后用 1∶5000 的高锰酸钾坐浴
B. 口服缓泻剂

C. 局部麻醉下扩肛
D. 内括约肌侧方切断术
E. 肛管扩张法

20. 结肠憩室病最常受累的部位是
A. 乙状结肠
B. 盲肠
C. 横结肠
D. 升结肠
E. 降结肠

21. 家族性腺瘤性息肉病癌变的特点有
A. 具有明显的四周性
B. 发病早
C. 发展快
D. 易扩散
E. 预后极差

22. 粘连导致肠梗阻的机制，叙述正确的有
A. 肠管因粘连牵扯成锐角
B. 粘连带压迫肠管
C. 肠袢套入粘连带构成的环孔
D. 肠袢以粘连处为支点发生扭转
E. 粘连使肠管的位置不易移动

23. 容易发生痔疮的危险人群有
A. 长期饮酒者
B. 习惯性便秘者
C. 经常体育锻炼者
D. 门静脉高压患者
E. 妊娠妇女

24. 世界卫生组织制定的 Crohn 病诊断标准，怀疑为 Crohn 病应符合的标准有
A. 非连续性或区域性肠道病变
B. 肠黏膜呈铺路卵石样表现或纵行溃疡
C. 全层性炎性肠道病变伴肿块或狭窄
D. 结节病样非干酪性肉芽肿
E. 裂沟或瘘管

25. 恶性黑色素瘤远处转移时，主要转移的部位有
A. 腹腔淋巴结
B. 肝
C. 阴道
D. 脾
E. 脑

26. 直肠癌的早期临床表现为
A. 大便次数增多或便秘
B. 大便带血或黏液血便、脓血便
C. 腹水、肝肿大、黄疸
D. 有大便后不净感，大便变细
E. 直肠内或骶部剧痛，向上腹腰部和上肢放射

27. 关于急性肠系膜动脉栓塞的诊断要点，下列叙述正确的有
A. 早期腹软不胀，肠鸣音活跃
B. 突发剧烈腹部绞痛，可以用药物缓解
C. 呕吐及腹泻血样物
D. 初期有腹肌紧张，明显压痛
E. 较早出现休克

28. 关于波伊茨-耶格综合征的治疗原则，以下叙述正确的有
 A. 色素斑不必治疗，必要时可试行激光、$CO_2$冷冻等疗法
 B. 如发生出血或肠套叠等并发症，应及时手术
 C. 部分胃和结肠息肉可经胃镜或结肠镜行电凝切除
 D. 息肉癌变率高，无症状者应密切观察，定期随诊
 E. 对个别孤立较大的息肉可经肠壁切开切除

29. 空肠憩室病的并发症包括
 A. 憩室炎
 B. 憩室穿孔
 C. 肠梗阻
 D. 消化道出血
 E. 脓肿

## 六 案例分析题

（1~5 题共用题干）

患者，男性，45 岁。暴饮暴食后出现上腹阵发性疼痛，并伴腹胀、恶心、呕吐，呕吐物为宿食，停止肛门排气。半年前行阑尾切除术。查体：腹膨隆，见肠型；腹软，轻度压痛，肠鸣音亢进。经检查诊断为粘连性肠梗阻。

1. 下列最有意义的检查是
 A. 腹部 CT
 B. 腹部穿刺检查
 C. 钡剂灌肠 X 线造影
 D. 腹部立位 X 线平片
 E. 纤维结肠镜检查

2. 患者出现肠梗阻，最可能的原因为
 A. 肠粘连
 B. 肿瘤
 C. 粪块堵塞
 D. 肠扭转
 E. 肠麻痹

3. 患者进行实验室检查，应常规检查的项目有
 A. 白细胞计数
 B. 血红蛋白测定
 C. 血细胞比容
 D. 尿淀粉酶测定
 E. 血清钾、钠、氯测定及尿常规、便常规

4. 麻痹性肠梗阻具有的特点有
 A. 腹痛主诉不明显
 B. 有腹膜炎体征
 C. 肠鸣音完全消失
 D. 有感染性休克表现
 E. 无明显腹膜刺激征

5. 下列关于粘连性肠梗阻的手术治疗，叙述正确的是
 A. 粘连带或小片粘连行简单切断分离

B. 患者情况极差或术中血压难以维持，可先行肠排列术
C. 广泛粘连而反复引起梗阻者可行肠造瘘术
D. 肠袢紧密粘连又不能切除和分离者，可行梗阻部位远、近端肠管侧侧吻合术
E. 小范围局限紧密粘连成团的肠袢无法分离或肠管已坏死者，可行肠切除吻合术

（6～10题共用题干）

患者，女性，33岁。突起右下腹痛，短时间即感觉全腹痛，半个月前曾出现发热、头痛、四肢酸痛、食欲缺乏等症状，在当地医院门诊按上呼吸道感染服药治疗过。查体：全腹压痛及反跳痛，肠鸣音消失，气腹。

6. 患者最可能诊断为
A. 肠伤寒穿孔
B. 急性坏死性肠炎穿孔
C. 急性阑尾炎穿孔
D. 胃、十二指肠溃疡穿孔
E. 阿米巴痢疾肠穿孔

7. 为明确病因诊断，还应常规做的实验室检查是
A. 取血做伤寒杆菌培养
B. 无必要做进一步的实验室检查
C. 取腹腔渗液及抽血做伤寒杆菌培养
D. 手术时应取腹腔渗液做伤寒杆菌培养
E. 取肠内容物做阿米巴滋养体检查

8. 对患者首选的检查是
A. 腹部CT
B. 纤维结肠镜检查
C. 腹部B超
D. 腹部立位X线平片
E. 肛门指诊

9. 患者经非手术治疗后伤寒好转，1周后突然腹痛而出现腹膜炎，施行剖腹探查术中见距回盲部20cm处小肠有0.5cm大小穿孔。此时应采取的术式是
A. 右半结肠切除
B. 仅作腹腔引流
C. 肠段切除，腹腔引流
D. 穿孔处肠段外置
E. 穿孔修补缝合术，腹腔引流

10. 查体：血压53/46mmHg，脉搏120次/分，呼吸40次/分。血常规：WBC $11.0\times10^9$/L。对患者的治疗方案是
A. 床边局麻下做右下腹小切口引流
B. 大量激素冲击疗法
C. 观察，进行非手术治疗
D. 转传染科进行隔离性内科治疗
E. 立即剖腹探查

（11～18题共用题干）

患者，男性，55岁。近2个月来大便次数增多，有大便后不净感，大便变细，常有黏

液血便、脓血便，经抗生素治疗症状可缓解，但不久又复发，且呈进行性加重。经病理检查证实为直肠癌。

11. 首先应进行的是
   A. 肛管直肠指诊
   B. 钡灌肠 X 线检查
   C. 腹部 CT
   D. 直（乙状结）肠镜检
   E. 腹部 B 超

12. 关于直肠癌的诊断标准，叙述正确的有
   A. 排便习惯改变，便血或为血性黏液便
   B. 粪便变形、变细，便次减少，有里急后重感或排便困难
   C. 肛管直肠指检可扪及直肠内肿块或肠壁变硬、肠腔变狭窄，指套上可有血性黏液
   D. 直肠镜检查可发现肠内有新生物，取组织病检可确诊有癌细胞
   E. 腹腔、盆腔 B 超可发现卵巢、肝脏等有转移癌灶

13. 若经病理检查证实为直肠腺癌，肿瘤下缘距肛门齿状线约 11cm，肿块直径约 4cm。最佳手术方式应选择
   A. Miles 手术
   B. Bacon 手术
   C. Hartmann 手术
   D. Dixon 手术
   E. 姑息性切除术

14. 直肠癌下缘距肛门齿状线 5~8cm 内的中下段直肠癌病例最佳手术方式应选择
   A. Miles 手术
   B. Bacon 手术
   C. Hartmann 手术
   D. Dixon 手术
   E. 姑息性切除术

15. 直肠癌术前新辅助放化疗的基础药物为
   A. 氟尿嘧啶
   B. 奥沙利铂
   C. 亚叶酸钙
   D. 伊立替康
   E. 环磷酰胺

16. 术后可不追加化疗的条件是
   A. Dukes A 期
   B. Dukes B 期
   C. Dukes C1 期
   D. Dukes C2 期
   E. Dukes D 期

17. 推荐术前新辅助放化疗，如术前未行放疗，建议辅助放疗的直肠癌为
   A. $T_3$的可切除直肠癌
   B. $T_4$直肠癌
   C. $N^+$的可切除直肠癌
   D. $N_{1\sim2}$距肛缘≤12cm 的直肠癌
   E. $N_{3\sim4}$距肛缘>12cm 的直肠癌

18. Ⅱ期直肠癌且有高危因素的患者应当采取的辅助治疗措施为

A. 建议随访观察
B. 用单药氟尿嘧啶类药物化疗
C. 推荐选用 5-FU/LV、卡培他滨、5-FU/LV/奥沙利铂或 CapeOX 方案
D. 推荐选用 5-FU/CF、卡培他滨、FOLFOX 或 FLOX 或 CapeOX 方案
E. 化疗时限应当不超过 6 个月

（19～22 题共用题干）

患儿，男，1 岁。体胖，阵发性哭闹 1 天，伴呕吐 2 天，曾见呕吐物中有蛔虫。腹痛时右上腹可触及包块，伴有轻压痛，右髂窝空虚，肠鸣音亢进。病后排便 2 次，为果酱样，蛔虫卵（+）。腹部 B 超示“靶形征”。

19. 患儿可首先考虑的诊断是
A. 胆道蛔虫病　B. 肠道畸形
C. 小肠扭转　D. 蛔虫性肠梗阻
E. 肠套叠

20. 本疾病的典型表现不包括
A. 腹痛　B. 血便
C. 呕吐　D. 腹部包块
E. 肠鸣音亢进

21. 患儿发生肠坏死时，主要表现包括
A. 精神萎靡　B. 高热
C. 脉搏变慢　D. 腹部拒按
E. 腹肌紧张

22. 本疾病应当进行手术治疗的情况有
A. 灌肠法不能复位　B. 病期超过 3 天
C. 怀疑为继发性肠套叠　D. 怀疑有肠坏死
E. 无肠坏死者

（23～30 题共用题干）

患者，男性，62 岁。4 天前突发阵发性腹痛伴呕吐急诊。1 年前因阑尾穿孔在当地医院行阑尾切除术，术后伤口感染，术后 1 个月发现伤口处隆起包块，平卧则消失，余无不适。查体：血压 115/90mmHg，消瘦，腹膨隆，右中腹切口瘢痕下见包块，约 8cm×7cm×5cm 大小，位于皮下，质地中等，压之变形、不消失，压痛（+），稍可上下推动，偶闻肠鸣音亢进，腹肌不紧。血常规：白细胞计数 $13.4\times10^9$/L，中性粒细胞 0.90，血清钠 120mmol/L。血气分析：pH 7.33，$PaO_2$ 48mmHg，BE −7mmol/L，SB 19mmol/L，$PCO_2$ 28mmHg。

23. 患者可初步考虑的疾病有
A. 呼吸性碱中毒
B. 粪块秘结
C. 粘连性肠梗阻
D. 切口疝嵌顿
E. 白线疝嵌顿
F. 代谢性酸中毒
G. 切口疝
H. 肠套叠

24. 患者出现水电解质、酸碱紊乱的原因有
A. 4 天未进食，致血液稀释
B. 由于出现缺氧代谢，致酸性产物增多
C. 大量呕吐消化液
D. 由于出现缺氧代谢，致碱性产物增多
E. 从尿液中丢失过多 $Na^+$、$K^+$、$Cl^-$
F. 4 天来未进食
G. 由于大量丢失碱性消化液
H. 由于第三间隙扩大

25. 患者的补液治疗措施，叙述正确的有
A. 首先快速输入等渗盐水，改善血液循环
B. 先输血，解决血容量不足
C. 当天补液量=正常需要量+当天额外丢失量
D. 先盐后糖，先慢后快
E. 先晶体后胶体，先糖后盐
F. 先输平衡盐液，解决血容量不足
G. 先解决血容量不足
H. 尿量>25ml/h 时可补钾

26. 可诊断为肠梗阻且可能为绞窄性，其理由有
A. 腹部已扪及痛性包块
B. 粘连性肠梗阻易绞窄
C. 腹痛伴呕吐已 4 天
D. 老年人嵌顿性疝易发生绞窄
E. 切口疝易发生嵌顿而绞窄
F. 老年人肠梗阻多为绞窄性
G. 因为白线疝嵌顿易绞窄
H. 患者已出现休克，脉率快（98 次/分）

27. 术中提示肠管已丧失生机的情况有
A. 疝囊内见血性渗出液
B. 相应的肠系膜终末小动脉无搏动
C. 肠管扩张极明显
D. 肠壁呈黑色并塌陷
E. 肠壁呈紫红色
F. 一段肠管粘连成团，不能分开
G. 肠管对刺激无收缩反应
H. 肠壁有蠕动，但未见肠系膜终末小动脉搏动

28. 手术探查中发现患者为切口疝，有 20cm 的肠管（空肠）和部分大网膜嵌顿，其嵌顿小肠为紫黑色，无蠕动，行肠切除肠吻合，冲洗腹腔后，切除瘢痕，逐层间断缝合修补。切口疝发生的常见原因有
A. 术后早期下床活动
B. 术后并发肺炎
C. 切口感染
D. 年老体弱

E. 术后过早鼓励患者咳嗽
F. 术中腹膜采用连续缝合
G. 低蛋白血症
H. 手术操作欠佳，缝合不妥

29. 术后第4天，患者体温弛张不退，能进少量流食，排便3~4次/天，便稀，带黏液，有下坠感，伴尿频。应做的必需检查有

A. 尿培养
B. 血常规
C. 直肠镜检
D. 腹部X线平片
E. 直肠指诊
F. 便常规
G. 尿常规
H. 腹部盆腔B超

30. 直肠指诊发现肛管括约肌松弛、直肠内温度高、直肠前壁可扪及有触痛的包块。B超示盆腔有5cm×6cm实性包块，内见3cm液性暗区。出现上述情况应采取的措施有

A. 温盐水下保留灌肠
B. 选用适当的抗生素
C. 取下腹正中切口探查引流
D. 下腹部理疗
E. 在鞍麻下行脓肿切开引流
F. B超引导下穿刺引流
G. 抗生素保留灌肠
H. 先采用非手术治疗

（31~34题共用题干）

患者，女性，40岁。3天前因突起中腹部疼痛伴血便入院。自述腹痛为阵发性，伴恶心、呕吐。呕吐物为胃内容物，起病后曾排黏液血便3次。患者在1个月前腹痛开始反复发作，伴解黏液血便，腹痛发作时，自感有“气块”在腹内窜动。查体：消瘦，贫血貌，腹稍膨隆，全腹软，无局限性压痛及肌紧张，下腹正中可扪及肿块，约10cm×6cm大小，质韧，轻压痛，上下可以推动，肠鸣音活跃，音调稍高。

31. 患者最可能诊断为

A. 克罗恩病
B. 慢性肠套叠
C. 直肠癌伴梗阻
D. 右半结肠癌
E. 卵巢囊肿蒂扭转

32. 有助于诊断的检查有

A. 钡灌肠X线造影
B. 腹部立位X线平片
C. 选择性肠系膜上动脉造影
D. 纤维结肠镜检查
E. 小肠胶囊镜检查

33. 患者入院后腹痛逐渐加重。下列处理措施较为妥当的有

A. 给予空气灌肠
B. 给予山莨菪碱镇痛
C. 按急诊做术前准备
D. 胃肠减压同时氧气驱虫
E. 禁食、胃肠减压、输液

34. 术后第3天，腹腔引流管引流出肠液样液体，约50ml。查体：体温37.5℃，腹肌软，无

压痛、反跳痛，肠鸣音弱。血 WBC 11. 2×$10^9$/L。患者正确的处理是

A. 经引流管造影　　B. 进食流质饮食

C. 剖腹探查，行瘘口修补　　D. 保持引流管通畅

E. 继续禁食，胃肠减压、输液　　F. 经引流管注入黏合剂堵漏后拔除引流管

# 参考答案与解析

## 一、A1 型题

1. D【解析】在我国，肠堵塞是由于肠腔内容物堵塞肠腔而引起肠梗阻，是一种单纯性机械性肠梗阻，常见的诱因是寄生虫、肠石、胆石、吞食的异物、药物等，不包括腺病毒感染。

2. E【解析】大肠癌可分别经直接浸润、淋巴转移、血行转移及种植播散等途径转移至邻近、所属肠系膜淋巴结、肝、肺及附近器官等。转移途径不包括胎盘垂直转移。

3. A【解析】肛管、直肠周围脓肿多数由肛腺感染引起，少数可因肛周皮肤感染、肛裂、直肠肛管损伤、血栓性外痔破裂、内痔等引起。肛腺感染，炎症扩散，可至括约肌间隙或直接蔓延，沿淋巴扩散或联合纵肌的纤维扩散，因而可导致肛管直肠周围各部位发生脓肿。

4. E【解析】粘连性肠梗阻的主要原因是手术后粘连，约 80%的患者属于这一类型，如阑尾切除术、妇科手术等；其次为炎症后粘连，多继发于既往盆腔、腹腔内炎症，占 10%~20%。

5. D【解析】溃疡性结肠炎的病变多累及乙状结肠和直肠，也可累及升结肠和其他部位，严重时可累及整个结肠，少数病变可波及末端回肠。病理变化主要在黏膜层及黏膜下层，肌层基本不受累，表现为黏膜充血、水肿，糜烂和表浅小溃疡。肠隐窝内可见大量中性粒细胞浸润，混有黏液和细菌，形成陷窝脓肿和黏膜下小脓肿。

6. D【解析】目前多认为肛管恶性黑色素瘤是原发的，但对直肠恶性黑色素瘤是原发还是继发的观点，尚有分歧，多数认为直肠恶性黑色素瘤是肛管部的黑色素细胞恶变后向上扩展的结果，应视为转移。血行转移是主要转移方式。

7. B【解析】成人肠套叠 80%~90%可找到器质性病变，其中大多数为肿瘤。肿瘤因素主要包括肠道息肉、脂肪瘤、平滑肌瘤、纤维瘤及癌肿等。其他原因还有创伤与手术，患者本身存在肠道炎症也容易引起肠蠕动紊乱，导致肠套叠。

8. B【解析】在肠梗阻的诊断过程中极为重要的判断是确定肠梗阻是单纯性还是绞窄性，若为绞窄性，则应紧急手术治疗。

9. B【解析】直肠类癌（直肠神经内分泌肿瘤）是发生于直肠黏膜上皮内嗜银细胞的

肿瘤。

10. D【解析】机械性肠梗阻多因肠道内外或肠壁本身的各种器质性病变或其他因素使肠腔变小，肠腔内容物通过受阻所致。常见原因：①肠腔堵塞，如寄生虫、粪块、胆石、异物等。②肠腔受压，如粘连带压迫、肠管扭转、嵌顿疝或受肿瘤压迫等。③肠壁病变，如先天性肠道闭锁、炎症性狭窄、肿瘤等引起。所以先天性肠道闭锁引起的肠梗阻属于机械性肠梗阻。

11. C【解析】X线钡餐造影包括双重对比或钡剂灌肠检查，对肠结核的诊断具有重要意义。钡餐检查除可明确胃肠的器质性病变外，还可了解其功能性障碍，应属首选。对有并发肠梗阻者，最好进行钡剂灌肠，因为钡餐可以加重肠梗阻，往往促使部分性肠梗阻演变为完全性肠梗阻；对病变累及结肠的患者宜加用钡剂灌肠检查，常可明确显示结肠器质性病变。

12. E【解析】直肠癌患者如无明显的肠梗阻，应行钡剂灌肠和纤维结肠镜检查，可明确结肠有无多发性癌灶。

13. C【解析】基底细胞癌又名基底细胞上皮癌或侵蚀性溃疡，由基底细胞恶性增殖所致，极少见。大部分肿瘤位于肛缘，少部分肿瘤伸入肛管内及齿线上。多数患者有肛门肿块及溃疡。肿块早期呈结节状，缓慢增大，中央常形成溃疡，溃疡周边围绕以珍珠样隆起的边缘，即侵蚀溃疡。其他症状包括出血、疼痛、瘙痒及分泌物。

14. A【解析】原发性肠结核的主要感染原因是饮用被结核分枝杆菌污染的牛奶。肠结核多数继发于肺结核，继发性肠结核最常见的感染方式为肺结核患者吞咽自己的痰液，未被消化而进入肠道，65%~95%的肺结核患者同时伴有肠结核。

15. D【解析】蹲位是患者下蹲排大便的姿势，用于检查内痔、脱肛和直肠息肉等；胸膝位是检查直肠肛管的最常用体位，这种体位可清楚显露肛门部；截石位是直肠肛管手术的常用体位。

16. A【解析】粘连性肠梗阻腹部检查应注意如下情况：①有腹部手术史者可见腹壁切口瘢痕。②患者可有腹胀，且腹胀多不对称。③多数可见肠型及蠕动波。④腹部压痛在早期多不明显，随病情发展可出现明显压痛。⑤梗阻肠袢较固定时可扪及压痛性包块。⑥腹水增多或肠绞窄者可有腹膜刺激征或移动性浊音。⑦肠梗阻发展至肠绞窄、肠麻痹前均表现肠鸣音亢进，并可闻气过水声或金属音。

17. E【解析】低位肠梗阻与高位肠梗阻的不同之处主要是以腹胀为主。低位肠梗阻的特点是腹胀明显，呕吐出现晚而次数少，并可吐粪样物。而高位肠梗阻的特点是呕吐发生早而频繁，腹胀不明显。

18. B【解析】对鉴别单纯性肠梗阻与绞窄性肠梗阻最有帮助的是腹腔穿刺抽出血性物。绞窄性肠梗常见血性呕吐物、血性胃肠减压液、血性黏液便，腹腔穿刺抽出血性物。

19. A【解析】小肠扭转多见于从事重体力劳动的青壮年，常有饭后即进行劳动、姿势体位突然改变等习惯。临床表现为突发持续性腹部剧痛，阵发性加重，脐周疼痛，可放射至腰背部。呕吐频繁，出现较早。

20. B【解析】肠系膜静脉血栓形成具有绞窄性肠梗阻的临床表现，腹腔穿刺可抽出血性液体。

21. B【解析】粘连性肠梗阻的全身情况：肠梗阻早期多无明显改变，晚期可出现体液丢失的体征。发生绞窄时可出现全身中毒症状及休克。

22. C【解析】绞窄性肠梗阻发病急骤，腹痛剧烈，体格检查有腹膜炎体征，X 线平片多提示孤立性肠袢，位置固定，有痛性包块，很快出现感染性休克表现，最易发生代谢性酸中毒

23. A【解析】结肠癌癌变率依次为家族性结肠息肉、绒毛状腺瘤、管状腺瘤、混合性腺瘤。不癌变的有增生性息肉、炎性息肉、幼年性息肉。家族性结肠息肉是结肠癌最多见的癌前疾病。

24. B【解析】胆石性肠梗阻的症状是强烈的肠绞痛，胆结石得以下行时，疼痛可有缓解，当肠强烈蠕动时又可引起腹痛，临床症状表现为单纯的机械性肠梗阻。

25. E【解析】麻痹性肠梗阻临床上所见者多是继发性改变，可表现为腹胀，腹痛不明显，肠鸣音完全消失，无明显腹膜刺激征，X 线平片有气液平面。

26. A【解析】单纯性机械性肠梗阻的临床特点是阵发性腹痛伴肠鸣音亢进。

27. A【解析】肛门失禁是肛门各种原因不能自控造成的气体及粪便溢出的情况。导致肛门失禁的常见原因有肛门先天性发育畸形、括约肌外伤、神经系统病变及肌管直肠疾病，不包括先天性肛门闭锁。

28. D【解析】引起便血的原因很多，为鉴别出血病因，特别是明确出血是否由直肠肿瘤引起，直肠指检是每个便血患者必须进行的常规项目之一。

29. B【解析】与痔形成有关的因素：无静脉瓣；直肠肛管慢性感染；腹压增高；静脉壁薄弱，结缔组织萎缩缺乏支持。

30. E【解析】混合痔具有内、外痔的症状和特征，是指齿线附近由痔内静脉与痔外静脉丛之间彼此吻合相通形成。

31. C【解析】硬化剂注射法适用无并发症的内痔，有炎症、溃疡、血栓形成者忌用，可分为经肛门镜硬化剂注射法及局麻下扩肛后硬化剂注射法。所以选项 C 错误。单纯性外痔一般不手术。血栓性外痔急性期（1~3 天之内）在局麻下切开，取血栓减压，而后每日换药并坐浴（高锰酸钾溶液）。手术疗法适用于单纯较大的内痔及环状痔。枯痔疗法适用于出血的内痔和反复脱出不易回纳的内痔。

32. B【解析】直肠黏膜或直肠全层脱出是直肠脱垂的主要症状，早期排便时直肠黏膜脱出，便后自行复位；随着病情发展，直肠全层甚至部分乙状结肠脱出，甚至咳嗽、负重、行路、下蹲时也会脱出，而且不易复位，需要用手推回复位。

33. B【解析】直肠黏膜脱垂需与环状内痔相鉴别。除病史不同外，环状内痔脱垂时，可见到充血肥大的痔块，呈梅花状，易出血，且在痔块之间出现凹陷的正常黏膜。直肠指诊时，环状内痔括约肌收缩有力，而直肠黏膜脱垂则松弛，这是一个重要的鉴别点。

34. C【解析】麻痹性肠梗阻呈溢出性呕吐。绞窄性肠梗阻呕吐物为血性。高位肠梗阻呕吐发生较早，表现为频繁呕吐，初始为胃内容物，其后为胃液、十二指肠液和胆汁。低位肠梗阻呕吐出现较晚，初始为胃内容物，后期为带臭味的肠内容物。结肠梗阻是低位梗阻，一般很晚才出现呕吐。

35. B【解析】直肠脱垂的术前准备如下。①饮食：术前 1 天进流质、术晨禁食水。②导泻：术前 1 天口服 10%甘露醇 500ml。③抗生素：术前 3 天每日口服肠道灭菌药。④清洁肠道：术前晚及术晨清洁灌肠。

36. E【解析】回肠远端憩室又称为梅克尔（Meckel）憩室，是先天性真性憩室中最为常见的一种，通常位于回肠末端 200cm 以内，多数为 10～100cm。

37. E【解析】肛管直肠环是由肛管内径括约肌、直肠壁外层纵肌下部、外括约肌深部和部分邻近的肛提肌纤维共同构成的肌环，在直肠指诊时可清楚扪到，是括约肛管的重要结构。此环有重要括约功能，如手术时损伤，可致肛门失禁。

38. E【解析】小肠扭转的诊断明确后，虽未出现腹膜炎的症状或体征，也应积极准备手术治疗，早期手术可以降低死亡率，更可减少大量小肠坏死切除后导致短肠综合征的发生率。

39. D【解析】由于肛垫内动静脉交通支的存在，痔典型表现为出鲜红色血，常滴入或喷入便盆中。无痛性、间歇性便血是其特点，便后数日常可自行停止。

40. C【解析】肛瘘发生的原因很多，像阿米巴、放线菌病等特异感染，外伤及直肠肛管手术后的继发感染，甚至直肠下段及肛管部的肿瘤浸润穿透肠壁，继发感染亦可形成肛瘘，但这些原因较少见。最常见的原因是肛管、直肠周围脓肿自行破溃或手术切开急性炎症消退之后，留有未愈合的慢性感染管道。肛管、直肠周围脓肿多数是化脓性感染，只有少数是结核性的。

41. A【解析】肠系膜静脉血栓形成多继发于腹腔内化脓感染、外伤/手术创伤、真性红细胞增多症等血液病和长期口服避孕药所致的高凝状态，以及肝硬化门静脉高压症造成的静脉充血和肠系膜静脉系统的淤血状态。

42. D【解析】成人肠套叠多与器质性疾病有关（尤其是肠道息肉和肠道肿瘤）。成人肠套叠发生呕吐症状与套叠肠段部位有关，低位小肠套叠出现呕吐的症状较晚。肠套叠典型的临床表现为腹痛、呕吐、血便和腹部包块。空气或钡剂灌肠 X 线检查（压力 30～60mmHg），可见空气或钡剂在套叠处受阻，受阻端钡剂呈“杯口状”，甚至呈“弹簧”状阴影。

43. A【解析】对于单纯性、不完全性肠梗阻，特别是广泛粘连者，一般选用非手术治疗。最主要的观察项目是腹膜刺激征。腹膜刺激征代表着患者出现继发性腹膜炎，是剖腹的指征。

44. E【解析】血运性肠梗阻属于绞窄性肠梗阻，表现为持续性腹痛，哌替啶无效，需紧急手术治疗。

45. E【解析】选项 A 适用于非手术治疗无效的肠梗阻；选项 B 是痉挛性肠梗阻的治疗措施，可排除；选项 C 描述不够全面，可排除；选项 D 是粘连性肠梗阻的治疗措施，可排除。单纯性肠梗阻一般以非手术治疗为主，可观察 24~48 小时，进行胃肠减压，纠正水、电解质酸碱平衡紊乱。选项 E 与之吻合，所以选项 E 正确。

46. E【解析】肠瘘的部位不同，所造成的电解质紊乱也有所不同。瘘的部位越高，丢失的肠液中 $Cl^-$ 越多，故易导致低钠、低钾、低氯及代谢性碱中毒，而低位小肠瘘则多致低钠、低钾及代谢性酸中毒。

47. C【解析】腹部手术后反复呕吐，可能是因为急性胃扩张或肠梗阻。参见 A1 型题第 34 题解析。

48. A【解析】肛裂明确后，不宜再行指诊或肛门镜检查，以免引起剧痛。

49. B【解析】痔是直肠下端黏膜和肛管皮肤下静脉丛扩张、迂曲形成的柔软静脉团，是一种常见病，分为内痔、外痔和混合痔。齿状线是区分内、外痔的标志。混合痔具有内、外痔的症状和特征，由齿线附近痔内静脉与痔外静脉丛之间彼此吻合相通形成。单纯的内痔无疼痛，少数有坠胀感，当内痔或混合痔脱出嵌顿，出现水肿、感染、坏死时，则有不同程度的疼痛。大多数的外痔没有疼痛症状，如发生血栓则表现为剧烈疼痛的肛周肿块。

50. A【解析】肛裂的典型临床表现为疼痛、便秘、出血。

51. E【解析】急性出血性肠炎患者可有全身中毒症状。起病时可有寒战、发热，一般为 38℃~39℃，少数可更高。全身虚弱无力、面色苍白，重者神志不清、抽搐、昏迷，并有酸中毒和感染性休克等。

52. C【解析】结肠和直肠手术前 5~7 日进低渣饮食，术前 2 日进全流质饮食，并服用缓泻剂和肠道杀菌药，可选用链霉素、新霉素、甲硝唑，以减少肠道内细菌。手术前晚结肠清洗灌肠，手术日晨再结肠灌洗一次。

53. A【解析】参见 A1 型题第 22 题解析。

54. C【解析】内痔多需用肛门镜检查。直肠指诊可扪及内痔有血栓形成或纤维化，同时，还可了解肛管直肠中下段的其他疾病。混合痔需要肛门指检。晚期痔脱垂导致肛周皮肤黏膜下移，常有分泌物流出，由于分泌物刺激，造成肛门周围瘙痒和不适，甚至出现皮肤湿疹，极为痛苦。

55. A【解析】溃疡性结肠炎出现急性梗阻、大量出血、穿孔、中毒性巨结肠等并发症者需急症手术。

56. D【解析】肠套叠可以发生于任何年龄，但是主要见于 1 岁以内婴儿，生后 5~9 个月的婴儿更为多见。小儿肠套叠 90% 以上为特发性，其发病原因目前认为与腺病毒感染及回盲部集合淋巴小结增殖有关。约有80%的患儿出现呕吐，吐出奶汁、奶块或其他食物。75%的患儿可触及腹部腊肠样肿物，质地稍韧，轻微触痛。

57. A【解析】Meckel憩室是回肠末端先天发育过程肠卵黄管部分未闭合所遗留的囊袋状物，半数的憩室含有异位组织，其中70%~80%为胃黏膜，其余为胰腺、十二指肠、胆道、空肠及结肠黏膜。

58. B【解析】慢性肠系膜血管闭塞表现为间歇性弥漫性腹痛，多在饭后半小时左右感到上腹或脐周疼痛。

59. A【解析】参见A1型题第34题解析。

60. E【解析】肛周癌生长在齿线下方，故肛周癌最主要的转移部位为腹股沟淋巴结。

61. A【解析】参见A1型题第56题解析。

62. E【解析】肠套叠患者多在起病8~12小时排出血便，内容为黏稠的果酱样大便或血与黏液混合的胶冻状便。

63. C【解析】绞窄性肠梗阻发病急骤，腹痛剧烈，体格检查有腹膜炎体征，X线平片多提示孤立性肠袢，位置固定，很快出现感染性休克表现。腹腔穿刺可抽出血性物。选项C的叙述不是绞窄性肠梗阻的临床表现，是高位肠梗阻的临床表现。高位肠梗阻的呕吐表现参见A1型题第34题解析。

64. D【解析】波伊茨-耶格综合征，又称黑斑息肉综合征，其息肉特点是具有错构瘤的典型组织学表现，其上皮组织与所在部位的上皮相同，但外形呈隆起状，镜下可见黏膜下层中有分支的平滑肌束。色素沉着主要分布在口唇（下唇更多）和颊黏膜，其次是手指及足趾（背、掌两面均有），龟头、阴唇等处亦有波及者。胃肠道息肉部位很广泛，小肠息肉较多见，其次为结肠，胃息肉较少见。胃肠道的首发症状为便血、腹痛。

65. C【解析】慢性肛裂常见一深达内括约肌的慢性溃疡，上端有肥大的乳头，下端有结缔组织外痔（前哨痔），即称三联征；并存肛周脓肿即四联征，或有肛瘘为五联征等。

66. B【解析】急性肠系膜动脉栓塞的栓子来源主要是心源性，患者多伴有心房颤动。

67. D【解析】肛门失禁的辅助检查有视诊、肛管直肠压力测定、排粪造影、盆底肌电图检查、肌管超声及磁共振检查，不包括结肠传输试验。

68. E【解析】直肠脱垂最常用的检查方法是患者蹲位做排便动作。排便时肿物可脱出肛门外，令患者蹲位做排便动作时，可见“同心环状”皱襞，黏膜表面充血、水肿、溃疡等。

69. D【解析】急性出血性肠炎的手术指征：①经非手术治疗，全身中毒症状不见好转且有休克倾向，局部体征加重者。②有明显腹膜刺激征考虑肠坏死穿孔者。③有肠梗阻表现经非手术治疗不见好转者。④反复肠道大出血非手术治疗无法控制者。

70. A【解析】乙状结肠是结肠扭转最常见的发生部位，占65%~75%，其次为盲肠和横结肠。

71. E【解析】不完全性肠梗阻与完全性肠梗阻的区别，在于不完全性肠梗阻间断排气和排便。梗阻发生早期，仍有排便排气，即不完全性肠梗阻，随着疾病进展，完全停止排便排气，即完全性肠梗阻。

72. D【解析】溃疡性结肠炎的病因如下。①感染因素：病毒感染或某些细菌感染，如溶血性大肠埃希菌、变形杆菌及肠道厌氧菌感染可能与本病有关。②免疫异常：血液中可检测到结肠抗体、循环免疫复合物，已发现一些细胞因子和炎症介质与本病发病有关。③遗传因素：本病发病率在种族之间有较大差异，常有家族性，但国人遗传因素不突出。④精神因素：部分患者有焦虑、紧张及自主神经功能紊乱，可能为本病反复发作的诱因或继发表现。

73. E【解析】直肠腔内超声或内镜超声检查为中低位直肠癌诊断及分期的常规检查。

74. D【解析】下列指标可作为判断梗阻解除的参考条件：自觉腹痛明显减轻或基本消失；出现通畅的排便排气（选项 D 正确），大便变稀，排便时有多量气体同时排出；排便排气后，腹胀明显减轻或基本消失；高调肠鸣音消失；腹部 X 线平片显示气液平面消失，小肠内气体减少，大量气体进入结肠。所以肠梗阻非手术治疗期间梗阻解除的标志是肛门排便、排气。选项 E 中，只有肛门排气，梗阻解除后，肠鸣音才会消失。

75. D【解析】距 Treitz 韧带 100cm 以内者为高位肠瘘，余者为低位肠瘘。高位小肠瘘处理比较困难，预后差。日排出量超过 500ml 者为高排出量瘘，反之为低排出量瘘。根据外瘘局部瘘口形状，肠瘘分管状瘘及唇状瘘，唇状瘘不易愈合，常需手术治疗。按肠道连续性是否存在，可分端瘘和侧瘘，侧瘘常可经保守治疗愈合。

76. C【解析】除了腹痛之外高位小肠梗阻最主要的症状还包括剧烈呕吐，而且呕吐症状较其他类型的肠梗阻出现较早，较频繁、剧烈，这也是高位小肠梗阻与其他部位的肠梗阻相鉴别的主要临床表现。此外，也会出现肛门停止排气、排便的症状，但是较其他类型的肠梗阻来得迟一些，也可以帮助鉴别诊断。

77. A【解析】参见 A1 型题第 71 题解析。

78. B【解析】内痔分 4 期。Ⅰ期：痔静脉淤血，痔区黏膜呈结节隆起，痔块不脱出，排便时带血，有时滴血、喷鲜血。Ⅱ期：静脉淤血加重，痔块变大，排便时痔块脱出。但便后痔块可自行回纳入肛内，便时可伴较多出血。Ⅲ期：由于支撑肛垫的组织纤维化、失去弹性，排便后痔块脱出不能自行回纳入肛内，需借助手托送或平卧休息后回纳肛内。稍有咳嗽、剧烈运动等腹压增大时，痔块即可脱出，便血较少。Ⅳ期：痔块因长期脱出肛外，即使回纳便时又脱出，此时已是内外痔相通，表面覆盖黏膜和肛管上皮。肛门常有分泌物、瘙痒。根据题中的叙述，应诊断为Ⅱ期内痔。

79. E【解析】胆石性肠梗阻多是先有胆囊结石，梗阻的部位多在回肠，因回肠是肠管中较窄的部位，其次是空肠，十二指肠与结肠较少。

80. D【解析】结肠息肉按照病理学特征可以分为新生物性息肉、错构瘤性息肉、炎性息肉、化生性息肉等多种不同的病理类型，不包括淋巴性息肉。淋巴性息肉属于胆囊息肉样病变。

81. A【解析】肠梗阻查体可以观察到不同程度的腹膨隆，腹壁较薄的患者可以见到肠型和蠕动波是肠梗阻最主要的体征。有时在梗阻部位可有压痛，当梗阻近端积聚较多液体时可以听到振水音，腹部叩诊多呈鼓音。肠鸣音亢进，可伴有气过水声和高调的金属音。

82. E【解析】短肠综合征是指小肠广泛切除后的严重吸收不良（腹泻、脂肪泻、体重减轻、营养不良等）综合征。一般认为小肠切除 70%以上，或切除小肠 50%且同时切除回盲瓣，或成人保留小肠不足 120cm 称为小肠广泛切除。小肠切除 30%无症状，切除 50%出现吸收不良，如切除 80%以上将出现严重的吸收障碍，甚至危及生命。

83. A【解析】慢性假性肠梗阻是一种以肠道不能推动肠内容物通过未阻塞肠腔为特征的胃肠动力疾病，常发生于小肠、结肠，可累及整个消化道和所有受自主神经调节的脏器和平滑肌，是一组具有肠梗阻症状和体征，但无肠道机械性梗阻证据的临床综合征。

84. E【解析】手术后肛门失禁的主要原因是由于损伤了肛管直肠环。参见 A1 型题第 37 题解析。

85. D【解析】一段肠管两端完全阻塞的肠梗阻称为闭袢性肠梗阻，由于支配闭袢肠管的血管受压，闭袢肠段容易发生缺血、绞窄、坏死。闭袢性肠梗阻可形成固定扩张的肠袢，在腹部表现为不对称隆起。

86. B【解析】直肠癌的症状如下。①肠道刺激症状：排便习惯改变，大便次数增多或便秘。②感染破溃症状：排便性状改变，大便带血或黏液血便、脓血便，有大便后不净感，大便变细。③慢性低位肠梗阻症状。④肿物局部侵犯和远处转移症状：直肠内或骶部剧痛，向下腹腰部和下肢放射；尿频、尿痛；腹水、肝大、黄疸等表现。直肠癌体征：约 90%的直肠癌经仔细的直肠指诊能触及直肠肿块，形状不规则、高低不平、质硬，指套可染脓血。指诊可发现肿块位置、范围、固定程度。

87. A【解析】粘连性肠梗阻是肠梗阻最常见的一种类型，占肠梗阻的 40%~60%。

88. A【解析】类癌好发于胃肠道，胃肠道中约 1/2 发生于阑尾，其他依次为小肠、直肠、十二指肠、胃、结肠和食管。

89. A【解析】克罗恩病需要与各种肠道感染性或非感染性炎症疾病及肠道肿瘤鉴别。应特别注意，急性发作时需与急性阑尾炎鉴别；慢性发作时需与肠结核及肠道淋巴瘤鉴别；病变单纯累及结肠者需与溃疡性结肠炎进行鉴别。

90. A【解析】家族性腺瘤性息肉病是一种常染色体显性遗传性疾病，表现为整个大肠布满大小不一的腺瘤，如不及时治疗，最终将发生癌变。

91. A【解析】肛管直肠周围脓肿的临床表现有肛门周围脓肿、坐骨直肠间隙脓肿、骨盆直肠间隙脓肿和其他少见脓肿（如直肠后间隙脓肿、括约肌间隙脓肿）。其中，肛门周围脓肿最常见。

92. E【解析】肛裂为肛管的纵行小溃疡性裂口。肛管后方系外括约肌浅部形成的尾骨韧带，伸缩性差。肛提肌大部分附着于肛管两侧，对肛管两侧有较强的支持作用，且肛管与直肠末端相连形成了一定曲度。排便时肛管后方承受压力最大，故易损伤。急性肛裂因病期短，裂口新鲜，底浅、整齐，无瘢痕形成。

93. E【解析】结肠息肉的临床表现为间歇性便鲜血，量少，不与大便相混，或大便侧有凹陷压迹，或息肉自肛门脱出。

94. A【解析】对于侵犯齿线以上组织的肛管鳞癌，常采用 Miles 手术，其方法同直肠下段癌，但不同的是肛周皮肤及脂肪组织应给予广泛切除，女性患者应将阴道后壁一并切除。

95. A【解析】患者大便变细，便意频繁，应警惕直肠癌的可能，应首选肛管直肠指诊，可触及肿块的位置、形态、大小、活动度、侵犯范围以及与邻近脏器的关系。

96. A【解析】引起麻痹性肠梗阻的常见原因是弥漫性腹膜炎。各种原因所致的腹膜炎尤其是弥漫性腹膜炎，常发生肠麻痹乃至腹膨胀，引起麻痹性肠梗阻。

97. A【解析】肠结核在病理形态上可分为溃疡型、增生型和混合型，混合型为溃疡型和增生型两型病变相互掺杂。

98. B【解析】低位肠梗阻临床表现为腹部阵发性绞痛，腹胀明显，呕吐，呕吐物有粪臭味，无排气和排便；腹平片见明显胀大肠袢，呈现多个“阶梯状”液平面。

99. D【解析】Dukes A 期：癌仅限于肠壁内，未超过肌层，无淋巴结转移。Dukes B 期：癌肿穿透肠壁，侵入浆膜或浆膜外，但无淋巴结转移。Dukes C 期：癌肿侵犯肠壁全层，有淋巴结转移。Dukes D 期：远处转移，或因局部淋巴结浸润、淋巴结广泛转移而不能切除。

100. B【解析】对于单纯性、不完全性肠梗阻，特别是广泛粘连者，一般选用非手术治疗；对于单纯性肠梗阻可观察 24～48 小时，进行胃肠减压、补液及抗生素治疗；对于绞窄性肠梗阻应尽早进行手术治疗，一般观察不宜超过 4～6 小时。小肠扭转早期可先试用非手术疗法，诊断明确后，虽未出现腹膜炎的症状或体征，也应积极准备手术治疗。

101. E【解析】急性肠系膜动脉栓塞多有风湿性心脏病、房颤、心内膜炎、心肌梗死、瓣膜疾病和瓣膜置换术等病史。栓子多来源于心脏，血栓形成大多在动脉硬化的基础上发生。患者可突发剧烈腹部绞痛，不能用药物缓解，早期腹软不胀，肠鸣音活跃，症状与体征不符是早期病变特征。疾病进展迅速，数小时后患者就可能出现麻痹性肠梗阻，此时有明显的腹部膨胀，压痛，腹肌紧张，肠鸣音减弱或消失等腹膜炎表现以及低血容量性休克或感染性休克表现。如呕吐及腹泻血样物，较早出现休克。白细胞计数明显增多，达 $20\times10^9/L$ 以上，血液浓缩，代谢性酸中毒。腹部 X 线平片见小肠及结肠中等或轻度充气和腹水影像。

102. C【解析】急性出血性肠炎的肠外器官有时可发生病变，如腹腔血性混浊渗液、肺水肿、肺出血和颅内出血等，不会发生肠黏膜广泛出血。

103. E【解析】肛裂是齿状线下肛管皮肤层裂伤后形成的缺血性溃疡，方向与肛管纵轴平行，长 0.5～1.0cm，呈梭形或椭圆形，常引起肛周剧痛。多见于青中年人，绝大多数肛裂位于肛管的后正中线上，也可在前正中线，侧方出现肛裂者极少。

104. D【解析】肠伤寒病变的最显著部位为回肠末端，肠壁的淋巴结发生坏死，黏膜脱落形成与肠纵轴相平行的溃疡。

105. E【解析】参见A1型题第14题解析。

106. B【解析】诊断明确的家族性腺瘤性息肉病的最佳手术方案是全结肠切除。

107. E【解析】C型魏氏梭菌能产生一种蛋白质外毒素称B毒素，与急性出血性肠炎的发病有关。

108. B【解析】肛门视诊可见肛门有无外痔、混合痔、痔脱出等。双手拇指扒开肛门，还可见内痔的病理表现。重度痔最简单而可靠的诊断方法是患者蹲下做大便动作即可显露。

**二、A2型题**

1. A【解析】降结肠肿瘤导致的急性肠梗阻，且肠管充血、肿胀严重，不宜采取I期吻合，否则由于肠道准备不充分，肠管壁血运差，术后易发生吻合口瘘等严重并发症，而危及患者生命。

2. A【解析】患者可诊断为肛裂。肛裂临床表现为疼痛、便秘和便血。将肛门周围皮肤向两侧分开，肛门见一椭圆形或梭形肛管皮肤的溃疡创面，多为后正中位，其下缘可有皮垂，即前哨痔。

3. D【解析】肛瘘表现为瘘管外口处反复分泌脓性分泌物。根据患者肛门左侧有一小口向外流出少量脓液，有时小口封闭，轻度疼痛，几天后再次破溃的特点，不难诊断为肛瘘。

4. B【解析】患者应诊断为肛门周围脓肿。肛门周围脓肿起初表现为肛周局部红肿、硬结，逐渐发展后疼痛加重，甚至有搏动性疼痛，触痛明显并有波动感，全身症状轻微。

5. A【解析】患者最可能诊断为粘连性肠梗阻。粘连性肠梗阻多数患者有腹腔手术、创伤、出血、异物或炎性疾病史。临床表现为阵发性腹痛，伴恶心、呕吐、腹胀及停止排气排便等症状。腹平片上可见胀气的肠袢及多个气液平面。

6. E【解析】该患者为急性期，最恰当的治疗方法为血栓外痔剥离术。较轻或非急性期以热敷、热水坐浴为主。参见A1型题第31题解析。

7. E【解析】麻痹性肠梗阻的突出表现是明显的腹胀，腹胀的范围往往是全腹，且常伴有呕吐胃内容物，呕吐物中无粪味，患者可出现腹部胀痛不适，而无机械性肠梗阻的阵发性腹绞痛。体检示腹部膨隆，腹式呼吸消失，不可见肠型及肠蠕动波，腹部压痛多不显著，叩诊呈均匀鼓音，肝浊音界缩小或消失，听诊时肠鸣音明显减弱或完全消失。患者一般情况较严重，但无特殊的痛苦表现，符合麻痹性肠梗阻的诊断。

8. B【解析】便血呈鲜红色，常为痔出血，单纯的内痔无疼痛，少数有坠胀感。肛门直肠指诊即可明确，同时可排除直肠肿瘤及息肉等病变。肛门直肠指诊简单、方便，应作为首选的检查方法。

9. A【解析】肠结核多数继发于肺结核。患者的妻子有肺结核史，所以该患者有结核感染高危因素。肠结核表现为以右下腹和脐周为著的慢性腹部隐痛，常于进食后加重而排便后减轻。右下腹轻度压痛，肠鸣音活跃，合并肠梗阻时右下腹可有肠型、肠鸣音高亢等体征。结合临床表现，最可能的诊断是小肠结核。

10. A【解析】患者可诊断为小肠扭转。参见 A1 型题第 19 题解析。

11. C【解析】坐骨直肠间隙脓肿感染从开始时即可出现发热等全身症状，局部从胀痛演变为跳痛，但早期局部体征不明显，可有里急后重或排尿困难的症状。

12. D【解析】患者首先考虑的诊断是乙状结肠扭转。乙状结肠扭转为突发腹痛，呕吐出现较晚。临床表现为中下腹急性腹痛，持续性胀痛，无排气排便，明显腹胀是突出特点。查体见明显的不对称性腹胀，左下腹有明显压痛，扭转早期肠鸣音活跃，当扭转肠袢绞窄坏死，可出现腹膜炎和休克症状。

13. D【解析】腹壁切口裂开多发生于术后 1 周左右，常于突然用力致腹压增加时发生，患者感觉切口剧痛和切口突然松开。检查时见切口裂开，有淡血性液体从切口溢出或有肠管、网膜从切口脱出。处理原则为对于较小的切口裂开，患者危重不能耐受手术者，可用无菌纱布覆盖并用胶布拉拢、固定、外层加强包扎。该患者可先行包扎。

14. B【解析】参见 A2 型题第 2 题解析。

15. D【解析】患者可初步考虑为血栓性外痔。血栓性外痔多发于排便后或剧烈活动之后，肛门突然疼痛，出现肿块。检查肛缘有一界限分明的紫色或暗红色结节，触痛明显。

16. E【解析】肛门周围皮肤反复破溃伴有少量溢液可诊断为肛瘘。在此种情况发生前，患者最可能患有肛管、直肠周围脓肿。

17. B【解析】根据患者有阑尾切除术病史及阵发性腹痛、腹胀，肛门停止排气、排便 1 天等症状，首先应该考虑的诊断是粘连性肠梗阻。结肠梗阻的临床表现与一般小肠梗阻基本相似，但结肠梗阻 X 线平片可见结肠明显积液、积气，并有气液平面。所以诊断最有可能的是结肠梗阻。

18. C【解析】患者Ⅱ期内痔多年，几小时前排便后，痔核没有回纳，现肿胀，疼痛，伴肿物压痛，考虑可能是脱出的痔被痉挛的括约肌嵌顿，以致水肿、淤血，甚至坏死，此为嵌顿性痔。

19. A【解析】患儿最可能诊断为肠套叠。肠套叠主要见于 1 岁以内婴儿，表现为突发阵发性腹痛、呕吐和便血。腹部可触及包块。超声检查肠套叠横切面声像图表现为同心圆或靶环征，纵切面声像图表现为套筒征或假肾征。

20. A【解析】患者最可能诊断为绞窄性肠梗阻。绞窄性肠梗阻表现为急骤发生的剧烈腹痛持续不减，或由阵发性绞痛转变为持续性腹痛，常有腹膜炎体征，腹腔穿刺可抽出血性物。

21. A【解析】Ⅱ期内痔注射疗法注入的药物是 5%鱼肝油酸钠。

## 三、A3/A4 型题

1. D【解析】患者最可能诊断为乙状结肠扭转。乙状结肠扭转多见于有习惯性便秘的老年人，既往可以有过类似发作史。临床表现参见 A2 型题第 12 题解析。

2. B【解析】为明确诊断，该患者应做的检查为腹部立位 X 线平片。腹平片中，腹部偏左可见一巨大的双腔充气孤立肠袢自盆腔直达上腹或膈肌，降结肠、横结肠、升结肠和小肠可有不同程度的胀气。

3. E【解析】此患者应采取非手术疗法，如禁食、补液、应用抗生素和胃肠减压。

4. E【解析】在对患者进行护理时，最重要的观察内容是肠绞窄征象。扭转肠袢绞窄坏死时，可出现腹膜炎和休克症状。

5. C【解析】患者首先应考虑的诊断是结肠息肉。参见 A1 型题第 93 题解析。

6. C【解析】纤维结肠镜检查及活检可明确诊断疾病与病理类型。

7. D【解析】患者最可能诊断为急性肠系膜动脉栓塞。参见 A1 型题第 101 题解析。

8. D【解析】选择性动脉造影对此疾病具有明确诊断价值。腹部 B 超与腹部 CT 有辅助诊断意义。

9. C【解析】动脉造影后，动脉持续输注罂粟碱 30~60mg/h，并试用尿激酶或克栓酶动脉溶栓治疗。栓塞位于某一分支，累及局部肠管坏死，行肠段切除吻合术。栓塞位于肠系膜上动脉主干，全部小肠和右半结肠已坏死，则行全部小肠，右半结肠切除术，术后肠外营养支持。栓塞位于肠系膜上动脉主干，肠管未坏死，行动脉切开取栓术。

10. A【解析】患者最可能诊断为粘连性肠梗阻。参见 A2 型题第 5 题解析。有腹部手术史者可见腹壁切口瘢痕。患者可有腹胀，且腹胀多不对称。

11. B【解析】患者首先应该做的最有意义的检查是腹部立位 X 线平片。梗阻发生后的 4~6 小时，腹部 X 线平片上即可见胀气的肠袢及多个气液平面。如腹部立位 X 线平片表现为一位置固定的咖啡豆样积气影，应警惕有肠绞窄的存在。

12. A【解析】参见 A1 型题第 100 题解析。

13. A【解析】粘连性肠梗阻出现腹膜炎体征应首先手术治疗。

14. C【解析】对患者做进一步观察应注意胃肠减压后腹痛是否缓解。胃肠减压后腹胀减轻，腹痛不缓解是绞窄性肠梗阻的特点。

15. A【解析】肠梗阻发展至肠绞窄、肠麻痹前均表现为肠鸣音亢进，并可闻气过水声或金属音。绞窄性肠梗阻的表现参见 A1 型题第 22 题解析。

16. A【解析】绞窄性肠梗阻应尽早进行手术治疗。该患者出现休克症状，所以应采取的治疗措施是抗休克的同时立即手术。

17. A【解析】患者最可能诊断为慢性肠套叠。肠套叠的典型表现为腹痛、呕吐、血便及腹部包块，腹痛为阵发性，多在起病 8~12 小时排出血便，内容为黏稠的果酱样大便或血与黏液混合的胶冻状便。成人肠套叠表现为慢性反复发作腹痛与腹部包块，多与器质性疾病有关（尤其是肠道息肉和肠道肿瘤）。

18. D【解析】患者首选的检查是空气或钡剂灌肠 X 线检查。X 线所见参见 A1 型题第 42 题解析。

19. B【解析】灌肠法不能复位或怀疑有肠坏死或继发性肠套叠者（成人肠套叠多属此型）可行手术治疗。

20. A【解析】急诊手术行剖腹探查中发现患者为右半结肠肿块，其手术原则是按肿瘤原则行 I 期右半结肠切除肠吻合术。

21. C【解析】根据患者有右下腹疼痛等低位肠梗阻表现的病史，右下中腹扪及胀气的盲肠且有压痛的体征，应首先考虑盲肠扭转的可能。急性盲肠扭转的早期症状为突然出现右下腹或中腹部剧烈疼痛，性质为绞痛，可阵发性加重，伴恶心、呕吐，肛门停止排气、排便等典型的低位肠梗阻表现。晚期可出现毒血症和感染性休克。体征：右下腹有压痛、反跳痛和肌紧张。腹腔内如有渗液，压痛可遍及全腹。腹膨隆明显，且不对称。右下腹部隐约可触及胀气包块。听诊时，肠鸣音亢进或有气过水声。

22. E【解析】X 线检查能见到的具有特征意义的图像是钡灌肠可见钡剂在横结肠或肝区处受阻。

23. E【解析】参见 A1 型题第 42 题解析。

24. E【解析】肠套叠手术前应纠正脱水和电解质紊乱，禁食禁水、胃肠减压，必要时采用退热、吸氧、备血等措施。病程不超过 48 小时，全身状况良好，生命体征平稳，无中毒症状者可应用空气或钡剂灌肠法复位。

25. B【解析】参见 A3/A4 型题第 19 题解析。

26. A【解析】患者可诊断为绞窄性肠梗阻。一般认为出现下列征象应疑有绞窄性肠梗阻：①急骤发生的剧烈腹痛持续不减，或由阵发性绞痛转变为持续性腹痛，疼痛部位较为固定。若腹痛涉及背部提示肠系膜受到牵拉，更提示为绞窄性肠梗阻。②腹部有压痛、反跳痛和腹肌强直，腹胀与肠鸣音亢进则不明显。③呕吐物、胃肠减压引流物、腹腔穿刺液含血液，亦可有便血。④全身情况急剧恶化，毒血症表现明显，可出现休克。

27. B【解析】对明确诊断意义较大的检查是腹腔穿刺可抽出淡血性液体。

28. E【解析】该患者首要的治疗为在纠正水、电解质失衡后，准备手术。

29. A【解析】根据患者有阑尾切除术病史及阵发性腹痛、腹胀，肛门停止排气、排便 1 天等症状，不难诊断为粘连性肠梗阻。粘连性肠梗阻最主要的临床表现即为腹痛、呕吐、腹胀、停止排气排便。

30. A【解析】患者的诊断应是乙状结肠扭转。乙状结肠扭转多见于乙状结肠冗长、有便秘的老年人，以往可有多次腹痛发作经排气、排便后缓解的经历。患者腹部持续胀痛，左腹部明显膨隆，可见肠型。钡剂灌肠后 X 线检查见扭转部位钡剂受阻，钡影尖端呈“鸟嘴”形。

31. E【解析】肠系膜终末小动脉尚有搏动，患者生命体征如常，肠管是否坏死不能确定，应对该患者应用等渗盐水纱布热敷及普鲁卡因做肠系膜根部封闭，观察 10~30 分钟。

32. E【解析】排便习惯与粪便性状改变常为直肠癌最早出现的症状，表现参见 A1 型题第 86 题解析。

33. E【解析】直肠癌最主要的诊断方法是肛管直肠指诊。肛管直肠指检可扪及直肠内肿块或肠壁变硬、肠腔变狭窄，指套上可有血性黏液。

34. C【解析】直肠癌根治术后人工肛门开放初期患者宜采取左侧卧位以防止粪便污染伤口。

35. D【解析】肠道肿瘤的根治术要求切除肿瘤及上下各一段肠管及其系膜淋巴结，因此，直肠癌根治术是否能保留肛门取决于肿瘤距肛门的距离，而非病理类型和左半结肠的长度。对于即使局部有浸润或远处有转移而无法行根治术的直肠癌，也要视肿瘤距肛门的距离，采取保留或切除肛门，或单纯造瘘等姑息性手术。

36. B【解析】患者首先要考虑的诊断是直肠癌。参见 A1 型题第 86 题解析。

37. C【解析】直肠癌延误诊断及丧失手术时机的主要原因是未做直肠指诊。直肠指诊简单而重要，80%的直肠癌可在直肠指诊时被发现。

38. A【解析】患者术前检查无手术禁忌，宜采取的手术方式是 Miles 手术。Miles 术适合于距肛门齿状线 5cm 以内直肠癌。根据肿瘤情况，术前、术后辅以放疗、化疗或免疫治疗，可提高疗效。

39. D【解析】根据病史，患者为结肠急性炎症病变，不宜进行钡灌肠造影。钡剂灌肠造影易引起结肠穿孔，钡剂灌肠还可诱发巨结肠。

40. C【解析】腹泻为溃疡性结肠炎的主要症状，多为糊状便，混有黏液、脓血，常有里急后重，还有腹痛和高热的症状表现。溃疡性结肠炎急性期可能出现中毒性巨结肠，腹部 X 线平片常见横结肠显著扩张。

41. C【解析】内痔主要表现是出血和脱出，间歇性便后出鲜血是内痔的常见症状。根据患者症状及表现可诊断为内痔Ⅲ期。内痔的分期参见 A1 型题第 78 题解析。

42. A【解析】患者诊断为内痔Ⅲ期，手术前应采取的护理措施是术前 3 天少渣饮食。

43. E【解析】痔切除术后的护理措施：痔切除术后 1~2 天及第 1 次排便前给镇痛药以缓解疼痛；注意 7~10 天一般不做灌肠；排便后先温水坐浴或高锰酸钾溶液坐浴，再换药；一旦出现尿潴留应对因、对症处理，先诱导排尿，无效时再导尿。

44. C【解析】痔切除术出院后要嘱患者定时排便，每次排便后清洁肛周皮肤。避免辛辣食物，同时加强肛门括约肌舒缩功能练习。

45. E【解析】该患者考虑骨盆直肠间隙脓肿，直肠指诊时可能扪及柔软有波动的包块，有压痛。

46. B【解析】若怀疑为肛管、直肠周围脓肿，最合适的检查方法是穿刺抽出脓液。

47. D【解析】肛管、直肠周围软组织内或其周围间隙内发生急性化脓性感染，并形成脓肿，称为肛管、直肠周围脓肿。以肛提肌为界分类：①肛提肌下部脓肿（低位脓肿），包括肛门周围脓肿、坐骨直肠间隙脓肿、低位马蹄形脓肿等。②肛提肌上部脓肿（高位脓肿），包括骨盆直肠间隙脓肿、直肠后间隙脓肿和高位肌间脓肿等。本例患者经抗菌治疗后，无好转，在肛门镜下细针穿刺有脓液，说明脓肿位置较高，最大可能应考虑为选项 D“骨盆直肠间隙脓肿”。

48. D【解析】肛瘘是肛管直肠与肛门周围皮肤相通的感染性管道，其内口位于齿线附近，外口位于肛门周围皮肤上，长年不愈。大部分肛瘘由肛门直肠脓肿破溃或切开排脓后形成。脓肿逐渐缩小，但肠内容物仍不断进入脓腔，在愈合缩小的过程中，常形成迂曲的腔道，引流不畅不易愈合，日久后腔道周围有许多瘢痕组织，形成慢性感染性管道。所以做肛管直肠周围脓肿切开引流术后，最有可能出现肛瘘。

49. E【解析】考虑为高位复杂性肛瘘时，需做肛瘘手术治疗的关键是可分期治疗，先使之成为单纯性肛瘘，再予以挂线疗法。

50. B【解析】直肠癌检查中，对确诊最有意义的检查是直肠镜检查及活检。直肠镜检查可发现肠内有新生物，取组织活检有癌细胞可确诊。

51. B【解析】直肠癌扩散与转移方式有直接蔓延、淋巴转移、血行转移、种植转移。其中，直肠癌经淋巴转移是最主要的转移途径。上段直肠癌向上沿直肠上动脉、肠系膜下动脉及腹主动脉周围淋巴结转移。下段直肠癌向上方和侧方转移为主。直肠癌种植转移机会较小。

52. B【解析】直肠癌手术方式主要根据肿瘤距肛缘的距离决定。若肿块下缘距齿状线 8cm 以上，做经腹直肠癌切除术即 Dixon 术。否则应做经腹会阴联合直肠癌根治术即 Miles 术。本病例距肛口 5cm，位于腹膜返折以下，故应行 Miles 术。

53. C【解析】直肠癌术后予以化疗，目前最常用化疗方案是 5-FU+亚叶酸钙+铂类。

54. E【解析】患者经直肠指诊未发现肿块，进一步的处理原则是肛门镜检查。先观察直肠黏膜有无充血、水肿、溃疡及肿块等，排除直肠内其他病变，再观察齿状线上有无内痔，有内痔时应注意其大小、部位及数目等。内痔多需用肛门镜检查。

55. C【解析】患者经过检查，最可能发现的是肛门镜检查见有内痔核。

56. C【解析】经肛门镜检查确诊为Ⅱ期内痔出血，经纤维结肠镜检查排除肿瘤，最佳治疗方案是行内痔核硬化剂治疗。硬化剂注射法参见 A1 型题第 31 题解析。

57. B【解析】直肠指诊是最简单实用的检查方法。参见 A3/A4 型题第 45 题解析。

58. A【解析】患者最可能诊断为骨盆直肠间隙脓肿。骨盆直肠间隙脓肿表现为全身感染症状明显，如发热、乏力、寒战等，直肠内有明显沉重坠胀感，排便、排尿不畅。指诊可觉直肠内温度增高，直肠壁饱满隆起，有压痛和波动感。确诊需依靠 B 超发现液性暗区或穿刺抽得脓液。

## 四、B 型题

1. A【解析】参见 A2 型题第 4 题解析。

2. D【解析】参见 A2 型题第 11 题解析。

3. C【解析】骨盆直肠窝脓肿由于位置较深，空间更大，故全身感染症状更重而局部症状、体征不明显。

4. D【解析】肛管皮肤与直肠黏膜相连合处，可见到一条像锯齿状的线，叫作齿状线，它是直肠黏膜与肛管皮肤的分界线。85%以上的肛门直肠疾病都可以发生在齿线附近，在临床上有重要意义。

5. B【解析】齿状线下方约有 1cm 宽、表面平滑的环状带称为肛梳（痔环）。肛梳下方有一浅沟称为肛门白线或 Hilton 线，为肛门内括约肌与肛门外括约肌皮下部的分界处，线下 1cm 左右即为肛门。

6. D【解析】纤维结肠镜检提示“乙状结肠环形缩窄肿物、固定”，加上病史，诊断为乙状结肠癌合并肠梗阻，此为低位结肠癌，因此急诊只能行 I 期肠造口术以解决肠道梗阻，待Ⅱ期切除肿瘤。

7. B【解析】肿瘤引起的急性小肠梗阻可 I 期行肠切除吻合术，因小肠血液循环丰富，一般不会发生术后肠瘘。良性肿瘤做部分肠切除吻合术，恶性肿瘤需连同肠系膜及其区域淋巴结做根治性切除。由于引起小肠梗阻的原因为肿瘤性，因此治疗不选用肠外置术。肠切除吻合术主要适用于小肠手术。

8. C【解析】乙状结肠扭转的典型 X 线征象是钡灌肠可见钡液止于直肠上端，呈典型的“鸟嘴”样或螺旋形狭窄。

9~10 E、A【解析】溃疡性结肠炎的 X 线检查：钡剂灌肠可见结肠黏膜粗糙不平、皱襞紊乱、边缘不规则呈锯齿状，晚期可见结肠袋消失、肠壁变硬僵直、肠管缩短失去张力如“铅管”状；炎性息肉者可见充盈缺损。

11. B【解析】肠套叠的典型 X 线征象参见 A1 型题第 42 题解析。

12. B【解析】蛔虫性肠梗阻是一种单纯性机械性肠梗阻，梗阻多为不完全性。

13. E【解析】参见 A1 型题第 101 题解析。

14. D【解析】对一般单纯性机械性肠梗阻，尤其是早期不完全性肠梗阻，如由蛔虫、粪块堵塞或炎症粘连所致的肠梗阻等可行非手术治疗，进行观察。

15. C【解析】绞窄性肠梗阻一经诊断应立即手术治疗，术中根据绞窄原因决定手术方法。如患者情况极严重，肠管已坏死，而术中血压不能维持，可行肠外置术，待病情好转再行Ⅱ期吻合术。

16. A【解析】瘢痕性幽门梗阻患者应经充分术前准备后行胃大部切除术，彻底解除梗阻。

17. A【解析】小肠类癌多见于回肠，特别是回肠末端，临床上可有慢性梗阻症状。表现为面色潮红、腹部绞痛、腹泻、哮喘、呼吸困难等症状。

18. B【解析】小的直肠类癌无症状，直肠指检偶然发现，长大破溃后可出现血便、里急后重等与直肠癌相似的临床表现。

19. E【解析】十二指肠类癌可有上腹痛、腹胀、呕吐等与胃癌相似症状，若生长于十二指肠乳头附近，可引起无痛性进行性黄疸等与壶腹癌相同的临床表现。

20. C【解析】结肠类癌大多位于盲肠或升结肠，小的肿瘤无症状，不易被发现。肿瘤增大后可有局部疼痛或可触及包块，此时大多有转移和类癌综合征表现。

21. C【解析】溃疡性结肠炎形成的息肉属于炎性息肉。溃疡性结肠炎的炎性病变多见于结直肠黏膜层和黏膜下层，病程迁延，慢性炎症可以导致黏膜炎性息肉形成，造成黏膜屏障功能障碍或消失。

22. B【解析】波伊茨-耶格综合征的息肉由正常的肠黏膜腺体组成，其间有平滑肌束分布，属于错构瘤性息肉。

23. A【解析】炎性息肉是肠黏膜长期炎症刺激增生的结果，肠阿米巴病、血吸虫病、肠结核、克罗恩病等都可引起，但炎性息肉最多见于溃疡性结肠炎。

24. D【解析】肠克罗恩病时肠壁充血、水肿、黏膜增厚，出现较深的溃疡与周围器官粘连。当溃疡穿透时，可形成内瘘、外瘘。溃疡性结肠炎、肠阿米巴病也可因溃疡致肠穿孔，但很少形成瘘管。肠结核慢性肠穿孔可形成腹腔脓肿，脓肿穿破腹壁可形成外瘘，但较少引起内瘘。

25. C【解析】肠结核肠穿孔时有相应的急性腹膜炎症状。

26. B【解析】参见 A1 型题第 5 题解析。

27. C【解析】肠结核的好发部位为回肠末端和回盲部，其他部位依次为升结肠、空肠、横结肠、降结肠、阑尾、十二指肠和乙状结肠等处，少数见于直肠。

28. E【解析】急性出血性肠炎的病变主要在空肠和回肠，有时可累及结肠。

29. D【解析】粪石性肠梗阻常见于瘫痪、重病等身体虚弱无力排便的患者，也可见于习惯性便秘的患者，积存的粪便变干成团块状堵塞在结肠造成肠梗阻。患者出现腹胀，伴阵发性腹痛。体检时，可沿左侧结肠摸到粪块，直肠指检可触及填满直肠肠腔的干硬粪块。

30. A【解析】克罗恩病是一种慢性非特异性肉芽肿性炎症疾病，可发生于消化道任何部位，好发于回肠末端和右半结肠。

31. A【解析】蛔虫性肠梗阻早期表现为阵发性腹痛、腹胀、恶心、呕吐、有时吐出或便出蛔虫等症状，腹痛多呈绞痛性质。查体时，腹肌紧张不明显，多数患者在脐周或右下腹摸到条索状或香肠样肿块，指压有高低不平感或有窜动感，肿块可有轻度移动。晚期可出现完全性梗阻，梗阻的部位多位于回肠末端。

32. C【解析】参见 A1 型题第 22 题解析。

33. B【解析】参见 A1 型题第 25 题解析。

34. A【解析】参见 A1 型题第 75 题解析。

35~36 D、B【解析】肠道连续性完全中断，肠内容物全部由瘘口外溢者称为端瘘（完全瘘）；肠壁部分缺损，肠道连续性仍然保持，肠内容部分或大部分仍可从近侧进入远侧肠道者称为侧瘘。若侧瘘远侧有梗阻，肠内容物全部由瘘口外排者称为功能性端瘘。

37. C【解析】参见 A1 型题第 75 题解析。

38. E【解析】肠壁缺损与体表瘘口之间有完整瘘管形成者为管状瘘；肠壁缺损直接开口于体表，肠黏膜外翻如唇状者称唇状瘘。

39. A【解析】十二指肠瘘流物为含有胆汁、消化酶的稀薄液体，每日流出量可达 4000ml，如患者仍进食，也可看见由瘘口流出。

40. B【解析】空肠瘘的流出物为黄色稀蛋花样液，无大量胆汁，体液平衡、营养消耗、皮肤糜烂虽较十二指肠瘘轻，但仍相当严重。

41. C【解析】回肠瘘的流出物多为半稀浆糊状，对全身和皮肤的影响较小。

42. D【解析】结肠瘘的排出物为半成形或成形粪便，如瘘很小可能仅有气体排出，对全身健康无妨碍，如注意局部清洁，皮肤也不会糜烂。

43. B【解析】排便时和便后肛门剧烈疼痛提示肛裂。周期性疼痛是肛裂的主要临床表现。排便时感到肛门口灼痛，便后数分钟缓解，此期为疼痛间歇期。不久内括约肌痉挛，产生剧痛，常为便后严重的烧灼样或刀割样疼痛，持续数分钟或数小时，直至括约肌疲劳后，疼痛方缓解。

44. A【解析】无痛性间歇性便后出鲜血提示痔。参见 A1 型题第 39 题解析。

45. C【解析】直肠指诊扪到质软可推动的圆形肿块，指套有新鲜血迹提示直肠息肉。由于肿瘤坏死组织的存在，直肠癌在行直肠指检时，指套上常有脓血和黏液。内痔在出血期，指套上可有鲜红血便。

46~48 D、B、A【解析】直肠癌根治性手术方式如下。①腹会阴联合切除术：又称 Miles 术，适合于直肠癌下缘距肛门齿状线 5cm 以内的患者。②直肠前切除术：又称 Dixon 手术，适合于直肠癌下缘距肛门齿状线 8cm 以上的患者。③经腹肛拖出式直肠癌切除术：又称 Bacon 手术，适合于直肠癌下缘距肛门齿状线 5~8cm 内的中下段直肠癌病例。

49. C【解析】肛门突然疼痛，出现暗紫色痛性肿块提示为血栓性外痔。参见 A2 型题第 15 题解析。

50. D【解析】结缔组织性外痔简称皮垂，内无静脉，肛门有异物感、瘙痒。

51. E【解析】静脉曲张性外痔表现为肛管皮下的静脉丛曲张，排便、下蹲时明显；肛门有时瘙痒，压之柔软。

52. C【解析】疼痛严重的血栓性外痔应行外痔剥离术。参见 A2 题第 6 题解析。

53~54 B、D【解析】较大的孤立的出血性痔应行痔切除术。小的出血性痔应行注射疗法。

55. A【解析】内痔表现为无痛性便血，直肠指诊基本正常。

56. D【解析】直肠脱垂脱出的直肠黏膜呈圆形、红色，表面光滑为“放射性”的皱襞。若直肠全层脱出，则呈圆柱状，有同心圆似的环行沟，表面光滑柔软，为正常黏膜，可回纳。

57. B【解析】便后肛门部肿物疼痛明显，一般为外痔引起。

58. C【解析】肛裂患者排便可加重肛门疼痛，伴大便带鲜血。

59. E【解析】肛乳头肥大表现为较大的肛乳头有时脱出，擦破出血，位于齿状线，呈三角形，覆盖上皮，色灰白或黄白色，质硬有触痛。

60~61 C、D【解析】肛门失禁可依发病原因，损伤范围，采取以下不同的手术方法。①肛管括约肌修补术：切除括约肌断端的瘢痕，将肌肉缝合。②括约肌折叠术：将括约肌折叠缝合，收紧肛管。③Parks 肛门后方盆底修补术：恢复肛直角正常角度，缝合缩短括约肌。④括约肌成形术：用股薄肌和臀大肌移植于肛管周围，加强括约肌功能。⑤皮肤移植肛管成形术：切除肛管黏膜，移植皮片于肛管内，恢复肛管感觉。

**五、X 型题**

1. ABCD【解析】肛门失禁的手术方法参见 B 型题第 60~61 题解析。直肠悬吊固定术是直肠脱垂的手术治疗方法。

2. ACDE【解析】肛裂的非手术治疗：①保持排便通畅。养成排便的良好习惯，使大便软化，可口服缓泻剂，多食含纤维素丰富的食物。②保持肛门局部清洁。每晚或排便后可用 1：5000 高锰酸钾溶液或 3%温盐水坐浴。③局部麻醉下扩肛，解除肛门括约肌痉挛。

3. ABCD【解析】肠外瘘主要症状是有肠内容物自瘘口流出，流出物的性质和容量取决于瘘的部位，以及瘘口的大小。主要症状包括瘘口局部症状、内稳态失衡、营养缺乏、感染和多器官功能障碍。

4. CDE【解析】参见 A3/A4 型题第 47 题解析。

5. AB【解析】单纯的憩室病一般不引起症状，可引起症状和体征变化的主要并发症是炎症及出血。

6. ABD【解析】手术后粘连、梅克尔憩室、乙状结肠冗长、先天性中肠旋转不全、游离盲肠等都是发生肠扭转的解剖因素。肠段内的重量突然增加是发生肠扭转的物理因素。强烈的蠕动或体位的突然改变属于发生肠扭转的动力因素。

7. ABC【解析】参见 A1 型题第 70 题解析。

8. ABCD【解析】空肠切除过多可引起乳糖、水溶性维生素、脂肪、蛋白质等吸收障碍。回肠切除后可引起维生素 $B_{12}$、胆盐吸收障碍。

9. ACDE【解析】大肠癌的发病与高脂肪、高蛋白、低纤维素饮食相关，有些可能为直肠腺瘤恶变，或与遗传性、大肠炎性疾病有关。

10. ABCD【解析】广泛小肠切除后的代偿机制主要是剩余小肠的适应性代偿，包括长度的延长、管腔变粗、黏膜肥厚增生、绒毛变长、腺凹加深、黏膜上皮细胞数量增加，有效吸收面积可增加 2~3 倍。

11. ACDE【解析】伤寒病的临床表现：①持续性高热。②表情淡漠。③脉搏缓。④脾大。⑤皮肤玫瑰疹。

12. CE【解析】参见 X 型题第 8 题解析。

13. AB【解析】Crohn 病可发生于消化道任何部位，好发于回肠末端和右半结肠。其特征是病变呈跳跃式分布，肠壁全层受累，腹痛常位于右下腹或脐周。稀便，多无脓血或黏液，病变侵犯结肠下段或直肠可有黏液血便及里急后重。

14. ABC【解析】直肠癌根治手术应切除的范围为癌肿上下缘至少 3cm 的肠段，可能有浸润的周围组织，有关的肠系膜和淋巴结。

15. BCDE【解析】大肠癌的病理类型可分为高、中、低分化腺癌，黏液腺癌，未分化癌及腺鳞癌等。

16. BCE【解析】直肠脱垂有很多治疗方法，应按年龄、脱垂种类和全身情况选择不同治疗。所以选项 A 错误。完全脱垂是指直肠的全层脱出，严重者直肠、肛管均可翻出至肛门外，脱出长度常超过 10cm，甚至 20cm。所以选项 B 正确，选项 D 错误。选项 E 正确，参见 A1 型题第 32 题解析。长期腹内压增高，如慢性腹泻、长期便秘、前列腺肥大致排尿困难、慢性咳嗽病等都可为直肠脱垂的诱因。所以选项 C 正确。

17. ABC【解析】广泛性小肠切除后的主要病理生理变化是吸收面积的丢失和小肠排空过速；并可因肠源性高草酸尿并发尿结石，胆盐吸收障碍引起胆石。吸收障碍的发生与程度取决于小肠切除的长度、部位，回盲瓣是否保留。

18. ABCE【解析】粘连性肠梗阻发生后非手术治疗的基础疗法包括禁食，胃肠减压，纠正水、电解质紊乱及酸碱平衡失调，防治感染及毒血症，还可采用中药及针刺疗法。

19. ABCD【解析】肛裂的非手术治疗参见 X 型题第 2 题解析。肛裂的手术治疗：①肛裂切除术。②内括约肌侧方切断术。

20. AE【解析】结肠憩室病是指结肠的黏膜和黏膜下层经肌层向外突出的袋状结构，乙状结肠、降结肠最常受累。

21. BCDE【解析】家族性腺瘤性息肉病的癌变率极高，几乎达 100%。癌变多发生于 30 岁左右，多先从直肠、乙状结肠发生，但本病的癌变具有明显的多中心性，且发病早、发展快、易扩散，预后极差。

22. ABCD【解析】肠粘连必须在一定条件下才会引起肠梗阻，常见的如因肠袢间紧密粘连成团或固定于腹壁，使肠腔变窄或影响了肠管的蠕动和扩张；肠管因粘连牵扯扭折成锐角；粘连带压迫肠管；肠袢套入粘连带构成的环孔；或因肠袢以粘连处为支点发生扭转等。在上述病变基础上，肠道功能紊乱、暴饮暴食、突然改变体位等，往往是引起梗阻的诱因。

23. ABDE【解析】便秘、妊娠，还有体位、饮食等因素均可使肛垫充血，易诱发痔疮。

24. ABC【解析】世界卫生组织制定的 Crohn 病诊断标准如下：①非连续性或区域性肠道病变。②肠黏膜呈铺路卵石样表现或纵行溃疡。③全层性炎性肠道病变伴肿块或狭窄。④结节病样非干酪性肉芽肿。⑤裂沟或瘘管。⑥肛门病变，有难治性溃疡、肛瘘或肛裂。凡具备上述①~③者为疑诊；再加上④~⑥之一者可以确诊；如具有④，加上①~③中的两项，也可确诊。确诊的患者均应排除有关疾病。

25. ABDE【解析】50%以上恶性黑色素瘤患者确诊时已发生远处转移，主要转移至腹腔淋巴结、肝、脾及脑，局部侵犯皮肤软组织及阴道。

26. ABCD【解析】直肠癌的症状参见 A1 型题第 86 题解析。

27. ACE【解析】参见 A1 型题第 101 题解析。

28. ABCE【解析】波伊茨-耶格综合征的色素斑不必治疗，必要时可试行激光、$CO_2$冷冻等疗法。本病息肉癌变率低，故无症状者可密切观察，定期随诊。部分胃和结肠息肉可经胃镜或结肠镜行电凝切除。如发生出血或肠套叠等并发症，应及时手术。对个别孤立较大的息肉可经肠壁切开切除，对密集于某一肠段的多发息肉引发反复腹痛者，可做肠段切除，手术方式包括息肉切除术、肠套叠复位术、肠切除吻合术。

29. ABCD【解析】空肠憩室病的并发症有憩室炎、憩室穿孔、肠梗阻、消化道出血和盲袢综合征。

**六、案例分析题**

1. D【解析】粘连性肠梗阻最有意义的检查是腹部立位 X 线平片。参见 A3/A4 型题第 11 题解析。

2. A【解析】患者出现肠梗阻，最可能的原因为肠粘连。参见 A1 型题第 87 题解析。

3. ABCE【解析】粘连性肠梗阻早期一般无异常发现。应常规检查白细胞计数，血红蛋白，血细胞比容，二氧化碳结合力，血清钾、钠、氯及尿常规、便常规。

4. ACE【解析】参见 A1 型题第 25 题解析。

5. ADE【解析】粘连性肠梗阻手术方式的选择应按粘连的具体情况而定。①粘连带或小片粘连行简单切断分离。②小范围局限紧密粘连成团的肠袢无法分离或肠管已坏死者，可行肠切除吻合术，如肠管水肿明显，Ⅰ期吻合困难，或患者术中情况欠佳，可先行肠造瘘术。③如患者情况极差或术中血压难以维持，可先行肠外置术。④肠袢紧密粘连又不能切除和分离者，可行梗阻部位远、近端肠管侧侧吻合术。⑤广泛粘连而反复引起梗阻者可行肠排列术。

6. A【解析】伤寒病的临床表现参见 X 型题第 11 题解析。肠穿孔症状及体征：①病程 2~3 周后，突发右下腹痛，迅速弥散至全腹。②右下腹及全腹明显压痛，肠鸣音消失。③有病例穿孔前有腹泻或便血史。④腹部 X 线平片或透视约 2/3 病例可发现气腹。

7. C【解析】为明确病因诊断，在检查时，应取腹腔渗液做伤寒菌培养，取血做伤寒菌培养和肥达反应试验，以明确诊断。

8. D【解析】患者首选的检查是腹部立位 X 线平片。腹部 X 线平片或透视约 2/3 病例可发现气腹。

9~10 E、E【解析】肠伤寒穿孔确诊后应及时剖腹手术。手术原则为穿孔修补缝合术，并应对术中发现的其他肠壁菲薄接近穿孔病变处一一做浆肌层缝合，以防术后新的穿孔。对病变严重或多发穿孔，可考虑缝合穿孔后加做病变近侧回肠插管造口术。肠切除应严格限制于穿孔过多、并发肠道大出血、患者全身情况允许等少数病例。术后均应放置引流管并继续对伤寒病进行治疗。

11. A【解析】患者首先应进行的检查是肛管直肠指诊。参见 A1 型题第 28 题解析。

12. ACDE【解析】直肠癌的诊断依据如下。①临床症状：排便习惯改变，便血或为血性黏液便，粪便变形、变细，便次增多，有里急后重感或排便困难等。②肛管直肠指检：可扪及直肠内肿块或肠壁变硬、肠腔变狭窄，指套上可有血性黏液。③直肠镜检查：可发现肠内有新生物，取组织病检可确诊有癌细胞。④腹腔、盆腔 B 超可发现卵巢、肝脏等有转移癌灶。

13~14 D、B【解析】参见 B 型题第 46~48 题解析。

15. A【解析】直肠癌术前治疗推荐以氟尿嘧啶类药物为基础的新辅助放化疗。

16. A【解析】Dukes A 期直肠癌根治性切除术后可不追加化疗。

17. ABCD【解析】新辅助放化疗仅适用于距肛门<12cm 的直肠癌。①直肠癌术前治疗推荐以氟尿嘧啶类药物为基础的新辅助放化疗。②对 $T_3$ 和/或 $N^+$ 的可切除直肠癌患者，推荐用术前新辅助放化疗。③对 $T_4$ 或局部晚期不可切除的直肠癌患者，必须行新辅助放化疗，治疗后必须重新评价，并考虑是否可行手术。④$T_{3\sim4}$ 或 $N_{1\sim2}$ 距肛缘≤12cm 直肠癌，推荐术前新辅助放化疗，如术前未行放疗，建议辅助放疗。

18. CE【解析】对Ⅱ期直肠癌且有高危因素者，建议辅助化疗。化疗方案推荐选用 5-FU/LV、卡培他滨、5-FU/LV/奥沙利铂或 CapeOx 方案。化疗时限应当不超过 6 个月。

19. E【解析】患者为 2 岁以下的儿童。根据典型表现有腹痛、呕吐、便血及腹部包块，不难诊断为肠套叠。超声波检查肠套叠横切面声像图表现为同心圆或靶环征，纵切面声像图表现为套筒征或假肾征。所以选项 E 正确。患者虽呕吐物中有蛔虫，粪便有蛔虫卵，但症状与腹部 B 超表现不符合胆道蛔虫病和蛔虫性肠梗阻的诊断。胆道蛔虫病系蛔虫钻入胆道而引起，表现为剑突下突然发生阵发性绞痛或钻顶痛，可放射至背部及右肩部，难于忍受，极度不安。常伴有恶心及呕吐。腹壁软仅疼痛发作时腹壁轻度痉挛，剑突下明显的局限性压痛。蛔虫性肠梗阻多见于小儿。由于虫数较多，扭结成团阻塞肠腔，引起部分肠梗阻。病人有阵发性腹痛、恶心、呕吐、腹壁软，可扪及大小不等粗麻绳样索状块物。所以选项 A、D 错误。患者体胖，不符合肠道畸形的诊断。所以选项 B 错误。小肠扭转多见于重体力劳动青壮年，饭后即进行劳动、姿势体位突然改变等病史。临床表现为突发持续性剧烈腹痛，伴阵发性加重，可放射至腰背部，早期腹痛在上腹和脐周，肠坏死，腹膜炎时有全腹疼痛，呕吐频繁，停止排气排便。所以选项 C 错误。

20. E【解析】肠套叠多发生于婴幼儿，特别是 1 岁以内的婴儿。典型表现有腹痛、呕吐、血便及腹部包块。75%的患儿可触及腹部腊肠样肿物，质地稍韧，轻微触痛。右髂窝可触及空虚感。约有 80%的患儿出现呕吐，吐出奶汁、奶块或其他食物。多在起病 8~12 小时排出血便，内容为黏稠的果酱样大便或血与黏液混合的胶冻状便。

21. ABDE【解析】发生肠坏死时患儿可出现精神萎靡，高热，脉搏加快，查体腹部拒按，腹肌紧张等腹膜炎体征。

22. ACD【解析】参见 A3/A4 型题第 19 题解析。

23. ACDF【解析】通过血气分析，患者可考虑的疾病有呼吸性碱中毒、代谢性酸中毒。粘连性肠梗阻为阑尾炎切除术的并发症，多数患者有腹腔手术史，表现为阵发性腹痛，伴恶心、呕吐、腹胀及停止排气排便等症状。有腹部手术史者可见腹壁切口瘢痕。患者阑尾切除术后伤口感染，术后 1 个月发现伤口处隆起一包块，平卧则消失，可考虑为切口疝嵌顿。腹壁切口疝表现为切口有肿块突出，在患者站立、行走、用力时更为明显，平卧时则消失。

24. BCFGH【解析】患者出现呼吸性碱中毒、代谢性酸中毒的原因有出现缺氧代谢致酸性产物增多，大量呕吐消化液，4 天来未进食，大量丢失碱性消化液，第三间隙扩大。

25. AFGH【解析】静脉补液遵循先快后慢、先晶体后胶体、晶胶搭配、先盐后糖、见尿补钾的原则。患者的补液治疗措施：①首先快速输入等渗盐水，改善血液循环。②先输平衡盐液，解决血容量不足。③先解决血容量不足。④尿量>25ml/h 时可补钾。

26. ADH【解析】腹膨隆不对称，腹部可触及压痛的肠袢。患者已出现休克，脉率快（98 次/分）可诊断为绞窄性肠梗阻。老年人嵌顿性疝易发生绞窄，形成绞窄性肠梗阻。

27. BDG【解析】绞窄性肠梗阻手术解除梗阻原因后有以下表现，则说明肠管已无生机：①肠壁已呈黑色并塌陷。②肠壁已失去张力和蠕动能力，肠管呈麻痹、扩大，对刺激无收缩反应。③相应的肠系膜终末小动脉无搏动。

28. BCDGH【解析】切口疝患者均有近期腹部手术史，常有切口感染、裂开或急诊手术等情况，或患者全身状况较差（年老体弱、低蛋白血症）、有术前吸烟史和慢性疾病史等。切口疝发生的直接诱因如下。①术中处理不当：如术中缝合层次有误，对合不当，缝合不密，嵌入其他组织，或缝腹膜时留有缺口；麻醉效果不佳，强行拉拢创缘缝合引起组织撕裂。②术后处理不当：手术留置引流物过久合并切口发生感染。③手术后腹内压力升高：如手术后肠麻痹引起的腹胀、频繁呕吐，以及原有的老年慢性支气管炎和术后并发肺炎所致的剧烈咳嗽，均可使缝线撕脱或组织撕裂。

29. BEFGH【解析】腹腔手术后，出现体温升高、典型的直肠或膀胱刺激症状，里急后重、大便频而量少、有黏液便，尿频、排尿困难等，应想到可能有盆腔脓肿。腹部检查多无阳性发现。直肠指检可以发现肛管括约肌松弛，在直肠前壁可以触及向直肠腔内膨起、有触痛、有时有波动感的肿物。下腹部超声及经直肠或阴道超声检查均有助于明确诊断。必要时可以做 CT 检查，进一步帮助明确诊断。尿培养、直肠镜检、腹部 X 线平片为非必需进行的检查。

30. ABDH【解析】患者可诊断为盆腔脓肿。小的脓肿或脓肿尚未形成时，可用温盐水灌肠，下腹部理疗，热敷，抗生素及中药治疗。脓肿已局限者可经直肠或阴道后穹隆切开引流。该患者为小脓肿，所以应先采取非手术治疗。

31. B【解析】患者最可能诊断为慢性肠套叠。参见 A3/A4 题第 17 题解析。

32. ABCD【解析】有助于诊断的检查有钡灌肠 X 线造影、腹部立位 X 线平片、选择性肠系膜上动脉造影和纤维结肠镜检查等。空气或钡剂灌肠 X 线检查（压力 30～60mmHg）所见参见 A1 型题第 42 题解析。慢性小肠型套叠可采用纤维小肠镜来诊断，同时可取活检，有助于确定病理性质。

33. BCE【解析】成人肠套叠或肠套叠发病大于 24～48 小时临床疑有肠坏死者，应进行手术治疗，妥当处理方法为给予山莨菪碱镇痛的同时按急诊做术前准备，禁食、胃肠减压，输液以纠正水、电解质紊乱。

34. DE【解析】腹腔引流不畅时可能有堵塞，可经引流管造影确认。该患者肠鸣音弱，肠蠕动尚未恢复，应继续禁食、胃肠减压、输液。吻合口瘘有腹膜炎刺激表现，但该患者无明显吻合口瘘表现，应先继续观察引出液，无须剖腹检查和堵漏。

# 第十六章　肝脏疾病

原发性肝癌

## 一 A1 型题

1. 小于 5cm 而无症状的非寄生虫性肝囊肿可进行的治疗方法为
   A. 囊肿开窗术
   B. 无须处理，定期复查
   C. 内引流术
   D. 囊肿剥除术或切除术
   E. B 超或 CT 引导下经皮肝囊肿穿刺抽液
2. 下列关于肝细胞腺瘤的叙述，不正确的是
   A. 与女性口服避孕药有关，偶尔也与男性应用糖皮质激素有关
   B. 70%为多个结节，偶尔可呈单个结节
   C. 肿瘤边界清楚，常有不完整的纤维包膜
   D. 出现大量囊状血窦时形成肝紫癜症
   E. $^{99m}$Tc-PMT 扫描常为强阳性
3. 显示肝脏含液性病变最清晰的检查是
   A. 肝脏放射性核素检查
   B. 逆行胰胆管造影
   C. 肝脏 B 超
   D. 腹部 X 线检查
   E. 肝脏 CT
4. 肝棘球蚴病在术中发现囊内有淡黄色的液体，下列处理不正确的是
   A. 注入 10%甲醛
   B. 注入适量高张盐溶液
   C. 注入适量 3%过氧化氢溶液
   D. 可用染蓝黑色的纱布将囊肿与腹腔隔开
   E. 吸净囊液和内囊后，用 3%过氧化氢擦拭外囊壁
5. 有关原发性肝癌的肝动脉栓塞化疗（TACE），描述不正确的是
   A. 是不能切除肝癌最主要的非手术治疗方法
   B. 可使部分不能手术患者获得手术治疗机会
   C. Child-Pugh C 级患者不适宜行 TACE 治疗
   D. TACE 联合 RFA 疗效优于单用 TACE
   E. 对可切除肝癌患者，术前 TACE 可以明显改善远期疗效
6. 细菌性肝脓肿出现下列哪一体征提示预后不良
   A. 胸腔积液吸收缓慢
   B. 局部皮肤水肿

C. 体温持续不降　　D. 肝大，触痛明显

E. 黄疸逐渐加深

7. 下列关于阿米巴性肝脓肿的临床特点，叙述不正确的是

A. 通常并发于治疗不及时的阿米巴肠病

B. 阿米巴原虫经结肠溃疡侵入门静脉所属分支进入肝组织所致

C. 多为多发，以肝左叶多见

D. 脓液呈巧克力样，无臭味

E. 脓液内很少能找到阿米巴滋养体

8. 肝囊型包虫病采取肝切除术的适应证不包括

A. 感染严重，引流量多或与较大胆管相通，残腔大者

B. 局限于肝的一叶或半肝内的多发性囊肿和多房棘球蚴病患者

C. 引流后囊腔经久不愈，遗留瘘管的患者

D. 囊肿感染后形成厚壁的慢性脓肿患者

E. 局限于半肝内的巨大单发囊肿，囊壁厚或钙化不易塌陷，且病侧肝组织萎缩者

9. 肝囊型包虫病主要的治疗方法是

A. 药物治疗　　B. 肝部分切除

C. 姑息性不规则肝切除　　D. 肝移植

E. 手术摘除包虫

10. 转移性肝癌的确诊主要依赖

A. 实验室检查　　B. 病理检查

C. 影像学检查　　D. 腹腔镜检查

E. 放射性核素检查

11. 全身各脏器的恶性肿瘤大多可转移至肝脏形成转移性肝癌，最为常见的肿瘤不包括

A. 肺部肿瘤　　B. 乳腺肿瘤

C. 结肠肿瘤　　D. 胰腺肿瘤

E. 脑部肿瘤

12. 转移性肝癌肝内转移的最主要途径是

A. 经门静脉途径　　B. 经肝动脉途径

C. 经肝静脉途径　　D. 经淋巴管途径

E. 直接侵犯

13. 细菌性肝脓肿的热型多表现为

A. 间歇热　　B. 波状热

C. 回归热　　D. 稽留热

E. 弛张热

14. 肝动脉播散或“隐源性”细菌性肝脓肿的致病菌以（　　）最常见
    A. 大肠埃希菌　　B. 厌氧性链球菌
    C. 溶血性链球菌　　D. 铜绿假单胞菌
    E. 金黄色葡萄球菌
15. 阿米巴性肝脓肿切开引流术的指征不包括
    A. 左外叶肝脓肿，穿刺易损伤腹腔内脏器或污染腹腔者
    B. 多次穿刺吸脓后脓液不见减少者
    C. 脓肿穿破入胸腔或腹腔，并发脓胸及腹膜炎者
    D. 伴右叶继发性细菌感染，经综合治疗不能控制者
    E. 经抗阿米巴治疗和穿刺引流后仍有高热不退
16. 原发性肝癌的晚期临床表现不包括
    A. 黄疸　　B. 出血倾向
    C. 肝性脑病　　D. 嗜酸性粒细胞增多症
    E. 消化道出血
17. 细菌性肝脓肿与阿米巴性肝脓肿最主要的鉴别诊断方法是
    A. 肝脏 B 超　　B. 便常规
    C. 肝脏 CT　　D. 血液学检查
    E. 诊断性穿刺抽脓
18. 脓液中查滋养体提高阳性率的方法是在每毫升脓液中加入（　　），在 37℃条件下孵育 30 分钟后检查
    A. 尿激酶 5U　　B. 阿替普酶 10U
    C. 链激酶 10U　　D. 瑞替普酶 12U
    E. 纤溶酶 300U
19. 原发性肝癌的肝区疼痛特点不包括
    A. 间歇性隐痛　　B. 持续性隐痛
    C. 间歇性钝痛　　D. 持续性胀痛
    E. 烧灼样疼痛
20. 肝棘球蚴病的并发症不包括
    A. 囊肿破裂　　B. 空腔脏器阻塞
    C. 囊肿继发感染　　D. 过敏性休克
    E. 脑部转移
21. 脓肿不易定位的细菌性肝脓肿最常用的脓肿切开引流术为
    A. 腹膜外脓肿切开引流　　B. 后侧脓肿切开引流
    C. 经直肠切开引流　　D. 经腹腔切开引流

E. 经阴道后穹隆切开引流

22. 对于非寄生虫性肝囊肿囊内继发感染和出血的处理，不正确的是

A. 囊肿穿刺抽液　　B. 大剂量抗生素

C. 囊肿开窗引流术　　D. 肝叶切除术

E. 囊内双腔管置入术后冲洗引流

23. 有关肝棘球蚴病的特点，叙述不正确的是

A. 有流行地区生活史　　B. 有密切接触狗、羊史

C. 包虫囊液皮内试验阳性　　D. 间接荧光抗体试验阴性

E. MRI 显示不规则的高密度区，可有散在钙化点

24. 有关细菌性肝脓肿的治疗，叙述不正确的是

A. 脓肿穿破入胸腔应做胸腔引流　　B. 合并胆道感染者应行胆道引流

C. 胆源性肝脓肿需同时处理胆道疾病　　D. 肝脓肿一旦确诊就应行手术治疗

E. 脓肿壁较厚、不易治愈者，可行肝叶切除

25. 肝囊型包虫病的临床特点不包括

A. 全身症状较轻微且缺乏特异性

B. 上腹部饱胀、食欲缺乏、恶心和呕吐

C. 叩诊呈浊音，可以触及波动感及震颤

D. 黄疸、胆绞痛和胆囊炎

E. 脾大和腹水

26. 经皮肝穿刺的禁忌证是

A. 原发性肝癌　　B. 阿米巴性肝脓肿

C. 肝包虫病　　D. 细菌性肝脓肿

E. 肝炎后肝硬化

27. 诊断原发性肝癌主要靠

A. 有慢性肝炎或肝硬化病史　　B. 肝大伴压痛

C. 有脂肪肝病史　　D. 肝功能检查

E. 血清甲胎蛋白测定（AFP）+肝脏 B 超

28. 鉴别肝癌与肝脓肿时最容易混淆诊断的是

A. 发热　　B. 肝区疼痛

C. 肝癌坏死液化　　D. 右上腹部肿块

E. 贫血

29. 下列不属于阿米巴性肝脓肿并发症的是

A. 继发细菌感染　　B. 脓肿穿破

C. 肝脏出血　　D. 阿米巴原虫血行播散

E. 阿米巴性脑脓肿

30. 肝硬化患者出现血性腹水，但无腹痛及发热，应首先考虑为

A. 结核性腹膜炎

B. 原发性肝癌

C. 门静脉血栓形成

D. 肝肾综合征

E. 自发性腹膜炎

31. 肝内胆管结石最彻底的治疗方法是

A. 溶石治疗

B. 碎石治疗

C. 肝胆管切开取石术

D. 肝部分切除术

E. 经皮窦道胆道镜取石

32. 不能手术的晚期肝癌患者，最佳治疗手段是

A. 支持治疗

B. 索拉非尼治疗

C. 全身化疗

D. 三维适形放射治疗

E. 全身化疗+索拉非尼

33. 细菌性肝脓肿胆管源性或门静脉播散者的致病菌以（　　）最常见

A. 厌氧性链球菌

B. 大肠埃希菌

C. 金黄色葡萄球菌

D. 铜绿假单胞菌

E. 溶血性链球菌

34. 以下关于原发性肝癌的临床表现，叙述不正确的是

A. 早期，多数患者没有明显的症状和体征

B. 有症状肝癌多为中、晚期

C. 肝区痛、食欲缺乏、消瘦、乏力、发热及肝外转移灶症状为常见症状

D. 晚期常出现黄疸、有出血倾向、肝肾衰竭等症状

E. 常见的旁癌综合征为高脂血症、高钙血症

35. 细菌性肝脓肿最常见的症状为

A. 寒战、高热

B. 肝大

C. 肝区钝痛或胀痛

D. 恶心、呕吐、乏力、食欲缺乏

E. 压痛

36. 关于原发性肝癌的介入治疗，下列叙述不正确的是

A. 主要指肝动脉栓塞化疗（TACE）

B. 适用于门静脉主干完全阻塞，无充足的侧支循环患者

C. 严重的肝功能不全和肝硬化，Child-Pugh C 级（重度黄疸和腹水）是禁忌证

D. 肿瘤广泛转移或恶病质不可使用 TACE

E. 碘化油可作为化疗药物的载体，使得化疗药物在肿瘤内缓慢释放

37. 原发性肝癌中最多见的类型为

A. 结节型　　B. 块状型
C. 弥漫型　　D. 混合型
E. 卫星型

38. 肝癌患者发生黄疸的原因不包括
A. 肝癌细胞侵入胆管内形成癌栓　　B. 肝癌压迫肝胆管
C. 肝癌晚期　　D. 肝衰竭
E. 肝肿瘤组织坏死

39. 在对肝癌患者行肝叶切除术时至少要保留
A. 正常肝组织的40%或肝硬化肝组织的40%
B. 正常肝组织的30%或肝硬化肝组织的50%
C. 正常肝组织的20%或肝硬化肝组织的30%
D. 正常肝组织的50%或肝硬化肝组织的50%
E. 正常肝组织的60%或肝硬化肝组织的60%

40. 阿米巴性肝脓肿首先考虑的治疗方法是
A. 手术内引流　　B. 手术切除
C. 切开引流　　D. 抗阿米巴药物
E. 穿刺引流

41. 阿米巴性肝脓肿患者的临床表现不包括
A. 不规则发热　　B. 肝区持续性钝痛
C. 肝脏弥漫性增大明显　　D. 黄疸多见且严重
E. 急性期白细胞计数增多明显

42. 关于原发性肝癌外科治疗的要求，下列不正确的是
A. 合并肝硬化者，切除范围不应超过全肝的60%
B. 手术切除应力求较小的范围、最小的手术风险、获得最好的远期效果
C. 肝硬化者在根治切除的前提下，应尽量保留正常肝组织
D. 最好距肿瘤边缘2cm处做切除，边界不清楚时，应距肿瘤边缘5cm处切肝
E. 术式的选择应取决于肿瘤的大小、部位、数量，有无肝硬化或硬化的程度，以及肝脏的代偿功能和患者的全身情况

43. 肝囊型包虫病术式的应用，叙述不正确的是
A. 无继发感染者适用棘球蚴囊肿内囊摘除术
B. 引流后囊腔经久不愈，遗留瘘管者适用肝切除术
C. 全肝多房性囊肿者适用肝移植术
D. 囊肿感染后形成厚壁的慢性脓肿适用肝移植术
E. 棘球蚴囊肿合并感染者应清除引流，术后抗感染

44. 肝脏移植的适应证不包括以下哪种疾病

A. Budd-Chiari 综合征　　B. 终末期肝硬化

C. 肝豆状核变性　　D. 低分化胆管细胞癌

E. 原发灶已切除但已有多发肝转移的恶性胰岛素瘤

45. 有关转移性肝癌的临床表现，以下叙述不正确的是

A. 临床表现与原发性肝癌相似

B. 无肝硬化，常较原发性肝癌发展缓慢，症状也较轻

C. 早期肝脏本身的症状较明显

D. 晚期出现贫血、黄疸、腹水、恶病质

E. 典型病例病灶常多发

46. 肝癌破裂出血的治疗方法不包括

A. 肝动脉结扎　　B. 肝动脉栓塞化疗

C. 肝叶切除术　　D. 局部压迫填塞

E. 门静脉结扎

47. 目前小肝癌的最佳定位方法是

A. 肝脏 B 超　　B. 肝脏 CT

C. 肝脏 X 线检查　　D. 肝脏 MRI

E. 选择性肝动脉造影

48. 国际抗癌联盟 1987 年主编的《恶性肿瘤的 TNM 分类》（第 4 版）中规定的肝癌分类标准，下列叙述不正确的是

A. T1：单个结节，<2cm，无血管侵犯

B. T2：单个结节，<2cm，侵犯血管；或多个，局限 1 叶，<2cm，未侵犯血管；或单个，>2cm，未侵犯血管

C. T3：单个，>2cm，侵犯血管；或多个，局限 1 叶，<2cm，侵犯血管；或多个，局限 1 叶，>2cm，伴或不伴血管侵犯

D. T4：多个，超出 1 叶；或侵犯门静脉主干或肝静脉

E. NX：无区域淋巴结转移

49. 关于原发性肝癌的转移特点，叙述不正确的是

A. 先肝外转移，后转移到肝内

B. 侵入肝静脉则可转移至肺、骨、肾上腺、脑

C. 通过淋巴转移到肝门淋巴结、左锁骨上淋巴结

D. 直接侵犯邻近脏器及横膈

E. 发生腹腔种植性转移

50. 下列不属于根治性肝切除术适应证的是

A. 单发的微小肝癌　　B. 单发的小肝癌
C. 多发性肿瘤，肿瘤结节小于 3 个　　D. 多发肿瘤局限在肝的一段或一叶内
E. 单发的向肝外生长的大肝癌或巨大肝癌，受肿瘤破坏的肝组织大于 30%，包膜完整，周围界限较清楚

51. 原发性肝癌的淋巴转移最常见的是
A. 腹膜后淋巴结　　B. 主动脉旁淋巴结
C. 锁骨上淋巴结　　D. 肝门淋巴结
E. 胰周淋巴结

52. 甲胎蛋白测定呈阴性的是
A. 睾丸癌患者　　B. 卵巢癌患者
C. 原发性肝癌患者　　D. 新生儿
E. 肝血管瘤患者

53. 下列关于原发性肝癌血清标志物的检测，叙述不正确的是
A. 血清 AFP≥400μg/L，持续性升高并能排除妊娠、活动性肝病、生殖腺胚胎源性肿瘤等，即可考虑肝癌的诊断
B. AFP 低度升高者，应作动态观察，并结合肝功能变化及影像学检查加以综合分析判断
C. 肝癌患者 AFP 不升高时检测 AFP 异质体，如为阳性，则有助于诊断
D. 绝大多数胆管细胞癌患者 AFP 正常，部分患者癌胚抗原（CEA）或 CA19-9 升高
E. AFP>400μg/L，B 超、CT 未发现肝内明确占位，可排除肝癌诊断

54. 肝脏 B 超可检出的最小肝癌直径是
A. 10cm 左右　　B. 1cm 左右
C. 1mm 左右　　D. 5cm 左右
E. 任何大小的病灶

55. 关于原发性肝癌的局部消融治疗，以下叙述不正确的是
A. 治疗小肝癌疗效与手术相当
B. 射频消融的最佳治疗大小为直径在 5cm 以内
C. 超声介入治疗方法是无水乙醇瘤内注射术
D. 无水乙醇瘤内注射术的适用证为肿瘤的直径在 5cm 以内，病灶数目小于 3 个
E. 射频消融适用于不宜手术切除的肝癌

56. 原发性肝癌临床分型中，病情发展快，伴持续性癌性高热或 ALT 持续升高 1 倍以上的是
A. 单纯型　　B. 硬化型
C. 炎症型　　D. 结节型
E. 弥漫型

57. 原发性肝癌临床期的重要症状表现为
A. 食欲缺乏
B. 肝区疼痛
C. 消瘦、乏力
D. 持续性低热
E. 血性胸腔积液
58. 关于原发性肝癌的叙述，下列不正确的是
A. 大体病理形态可分为单纯型、硬化型和炎症型
B. 在肝癌早期，多数患者没有明显的症状和体征
C. 肝区疼痛为肝癌临床期的重要症状
D. 主要并发症有肝性脑病、上消化道出血等
E. 肝移植是目前首选的、最有效的治疗方法
59. 原发性肝癌的手术方式不包括
A. 肝段切除术
B. 肝叶切除术
C. 半肝切除术
D. 局部切除术
E. 全叶切除术
60. 无须与原发性肝癌进行鉴别的疾病是
A. 慢性肝炎
B. 肝硬化
C. 肝良性肿瘤
D. 肝腺瘤
E. 肝包膜下血肿
61. 关于肝切除术后的注意事项，叙述不正确的是
A. 停止输入葡萄糖后，可能发生低血糖
B. 术后创伤及禁食、引流会导致钾、钠、氯降低
C. 胆红素、转氨酶升高 1 周左右恢复接近正常水平
D. 肝衰竭多发生在术后 1 周内
E. 清蛋白下降术后 1 周达高峰，2 周后开始回升，2~4 周恢复接近正常水平
62. 对于约 7cm×9cm 大小的细菌性肝脓肿，其关键的治疗措施是
A. 全身应用抗生素
B. 输血，应用抗生素
C. 穿刺抽脓，应用抗生素
D. 全身支持疗法，应用抗生素
E. 手术切开引流，应用抗生素
63. 有关原发性肝癌的叙述，不恰当的是
A. 与肝硬化、病毒性肝炎、黄曲霉素等某些化学致癌物质作用和水土因素有关
B. 肝癌细胞极易经门静脉系统在肝内播散，形成癌栓后阻塞门静脉主干
C. 血行肝外转移最多见于肺，其次为骨、脑
D. 肝癌经淋巴转移者相对少见
E. 所有肝癌患者 AFP 均增高

64. 关于转移性肝癌的叙述，不正确的是
A. 经门静脉途径以来源于胃肠道原发癌最为多见
B. 经门静脉途径是其他途径引起肝转移的 7 倍
C. 经淋巴道路径少见，胆囊癌可沿胆囊窝淋巴管扩展至肝内
D. 早期主要为原发灶的症状，肝脏本身的症状并不明显
E. CT 表现为平扫高密度，MRI 表现为长 $T_1$长 $T_2$信号

65. 对诊断原发性肝癌具有较高特异性的检查是
A. 肝脏 CT　B. 肝脏 B 超
C. 肝脏放射性核素检查　D. 血清甲胎蛋白测定
E. 选择性肝动脉造影

66. 阿米巴性肝脓肿的临床特点不包括
A. 大多缓慢起病　B. 夜间疼痛常减轻
C. 不规则发热、盗汗　D. 体温大多午后上升，傍晚达高峰
E. 发热以间歇型或弛张型居多

67. 对于处于肝硬化失代偿期，不能耐受肝切除的患者，首选的治疗方法为
A. 射频消融　B. 无水乙醇瘤内注射
C. 超声聚焦刀　D. 微波固化
E. 肝移植

68. 肝脏最常见的良性肿瘤为
A. 肝海绵状血管瘤　B. 局灶性结节样增生
C. 肝腺瘤　D. 胆管腺瘤
E. 畸胎瘤

69. 下列肝脓肿肝叶切除术的指征，不正确的是
A. 肝脓肿切开引流后脓肿壁不塌陷者　B. 慢性厚壁肝脓肿者
C. 留有死腔或窦道长期流脓不愈合者　D. 脓肿腔内脓液特别黏稠者
E. 肝左外叶内多发脓肿致使肝组织严重破坏者

70. 早期肝癌普查时最有效和实用的方法是
A. 肝脏 B 超+血清甲胎蛋白测定　B. 肝脏 CT+碱性磷酸酶测定
C. MRI γ-谷氨酰转肽酶测定　D. 肝动脉造影+血清甲胎蛋白测定
E. 肝内肿块 B 超引导下的活检

## 二 A2 型题

1. 患者，男性，41 岁。右上腹疼痛 1 年。B 超检查示肝左外叶直径 10cm 占位，边界不清，门静脉左支内可见癌栓。首选治疗方案为

A. 手术治疗
B. 全身化疗
C. 介入治疗
D. 肿瘤局部放射治疗
E. 中医治疗

2. 患者，男性，49 岁。3 天前呕血 3 次，均在 1500ml 以上。曾有慢性肝炎病史。查体：脉快，巩膜黄染，腹水。下列治疗方法不正确的是
A. 输血
B. 贲门周围血管离断术
C. 补液
D. 止血药物
E. 护肝药物

3. 患者，男性，41 岁。慢性肝病 6 年，普查发现 AFP 800μg/L。首先应进行的检查是
A. 选择性肝动脉造影
B. 放射性核素扫描
C. 腹部 X 线平片
D. 腹部（肝脏）B 超或 CT
E. 腹腔镜探查术

4. 患者，女性，58 岁。大便带血 1 周，肠镜确诊乙状结肠癌，CT 发现肝右后叶 4cm 大小孤立转移灶。治疗选择
A. 全身化疗
B. 乙状结肠癌切除+肝动脉灌注化疗栓塞
C. 乙状结肠癌切除+肝转移癌切除
D. 乙状结肠癌切除+肝肿瘤射频消融术
E. 乙状结肠癌切除+肝脏瘤内注射无水乙醇

5. 患者，男性，45 岁。B 超检查：右叶肝脏 3cm 实性占位。AFP 1000μg/L，肝功能正常。曾有 10 年肝炎病史。若患者拒绝手术切除，对该患者可以采取的方法不包括
A. 继续随访
B. 经皮微波消融术
C. 经皮射频消融术
D. 选择性肝动脉栓塞化疗术
E. 经皮无水乙醇瘤内注射术

6. 患者，男性，65 岁。胃窦部癌 4cm×3cm×2cm 大小，已累及浆膜层。CT 检查：左肝外叶有转移灶，约 3cm，胰腺正常。治疗宜选择
A. 胃空肠吻合术
B. 根治性胃大部切除术
C. 放弃手术，全身化学疗法
D. 根治性胃大部切除+左肝外叶切除术
E. 根治性胃大部切除+左肝动脉栓塞术

7. 患者，女性，39 岁。慢性肝病 10 年，肝区持续性钝痛 3 个月，4 小时前突发右上腹剧痛。查体：血压 160/80mmHg，心率 100 次/分，皮肤、巩膜无黄染，肝肋下 1cm，右中上腹压痛，伴轻度肌紧张，腹腔穿刺抽出血性液体。患者最可能诊断为
A. 脾破裂
B. 十二指肠溃疡穿孔
C. 肝癌破裂出血
D. 急性出血坏死性胰腺炎
E. 肠系膜上动脉栓塞

8. 患者，男性，56 岁。患乙肝小三阳已 2 年，因无力、食欲缺乏、腹胀、水肿伴尿黄 1 个

月入院，诊断为肝炎后肝硬化。肝功能试验显著异常，其中清蛋白降低，球蛋白增高，A/G 比例倒置，凝血检测指标正常。为治疗低蛋白血症，首选的血液制品是

A. 全血
B. 新鲜冷冻血浆
C. 普通冷冻血浆
D. 冷沉淀
E. 白蛋白制剂

9. 患者，男性，56 岁。有 30 年慢性乙型肝炎病史，定期体检。此次体检发现 AFP 升高，达 220μg/L，无任何不适主诉。下一步检查应首选

A. 腹部 B 超
B. 腹部 MRI
C. 腹腔、盆腔 CT
D. 全身 PET-CT
E. 肝血池扫描

10. 患者，女性，59 岁。20 余年肝炎病史。近 1 周鼻黏膜、牙龈经常出血。查体：血小板 $105\times10^9$/L，PT、KPTT 均延长，纤维蛋白原定量正常。患者出血的原因很可能为

A. 肝脏对肝素灭活障碍
B. 肝脏对维生素 K 灭活障碍
C. 体内有狼疮样抗凝物质
D. 肝脏对雌激素灭活障碍
E. 肝脏合成肝素酶减少

11. 患者，男性，48 岁。因原发性肝癌入院行肝叶切除术。术后 3 天，出现嗜睡、烦躁不安、巩膜、皮肤黄染、少尿等症状。患者应考虑为

A. 肝性脑病
B. 膈下脓肿
C. 休克
D. 内出血
E. 胆汁性腹膜炎

12. 患者，男性，32 岁。因肝癌入院行肝叶切除术。术后第 1 天，患者感到腹痛、心悸、气促、出冷汗。血压 90/60mmHg。患者诊断应考虑为

A. 胆汁性腹膜炎
B. 肠梗阻
C. 肝断面出血
D. 膈下脓肿
E. 阑尾炎

13. 患者，男性，39 岁。右上腹疼痛不适，无畏寒、发热、皮肤与巩膜黄染。B 超检查：右肝有直径 3.5cm 占位病变。AFP 1000μg/L。患者最有效的治疗方法是

A. 手术切除
B. 化疗
C. 放疗
D. 免疫治疗
E. 穿刺活检后再做出决定

14. 患者，女性，41 岁。5 个月前因反复肝区疼痛伴间歇性恶心、消瘦入院。曾有 8 年乙型肝炎病史。B 超检查：左肝叶有直径为 3cm 的低回声肿块。血清 AFP 530μg/L。患者最可能诊断为

A. 早期肝硬化
B. 活动性肝炎

C. 生殖腺胚胎肿瘤
D. 原发性肝癌
E. 滋养层细胞肿瘤

15. 患者，女性，62 岁。原发性肝癌手术治疗后出院，门诊复查中，必需的检查不包括
A. 胸部 X 线片
B. 肝脏 B 超
C. 癌胚抗原（CEA）检测
D. 血清甲胎蛋白测定
E. 肝功能

## 三 A3/A4 型题

（1~2 题共用题干）

患者，男性，52 岁。右上腹持续性钝痛 2 个月，疼痛可牵涉至右肩部，伴乏力，消瘦明显，食欲缺乏，有恶心、低热症状，来门诊就诊。查体发现右肋下可扪及增大之肝脏，质地坚硬。

1. 根据病史及初步体检结果，首先考虑的是
A. 病毒性肝炎
B. 肝炎后肝硬化
C. 原发性肝癌
D. 肝包虫病
E. 慢性胆囊炎，胆石症

2. 下列最有助于本疾病的诊断方法为
A. 肝脏 B 超
B. 肝脏 MRI
C. 选择性肝动脉造影
D. AFP 测定
E. 肝脏 CT

（3~7 题共用题干）

患者，男性，45 岁。既往有慢性乙型肝炎病史 25 年。近 2 个月感觉上腹不适、食欲缺乏、乏力，体重减轻约 8kg。B 超检查：肝多发占位。AFP 1000μg/L。

3. 患者最可能的诊断是
A. 结肠癌肝转移
B. 肝局灶增生结节
C. 肝癌肝内转移
D. 肝腺瘤
E. 多发肝硬化结节

4. 有较好诊断价值的非侵入性检查方法，并可用作高发人群中的普查工具是
A. 肝脏 CT
B. 肝脏 B 超
C. 肝脏磁共振成像（MRI）
D. 选择性肝动脉造影
E. 超声导引下肝穿刺针吸细胞学检查

5. 患者最佳的治疗方案是
A. 射频消融（RFA）
B. 肝动脉栓塞化疗（TACE）

C. 口服索拉非尼　　D. 三维适形调强放射治疗
E. 肝切除术

6. TACE 的适应证不包括
A. 原发性肝癌肿痛体积较大者
B. 门静脉主干完全阻塞，无充足的侧支循环
C. 根治性和非根治性肝肿瘤切除术后的辅助治疗预防复发
D. 肝细胞癌破裂出血和肝动静脉瘘的治疗
E. 原发性肝癌不愿接受手术切除或无法手术切除的进展期肝癌

7. 肝癌肝动脉化疗栓塞常用的化疗药物不包括
A. 顺铂（DDP）　　B. 表柔比星（EPI）
C. 吡柔比星（THP）　　D. 丝裂霉素（MMC）
E. 碘化油

（8~10 题共用题干）

患者，女性，52 岁。6 个月前因右上腹隐痛急诊。1 小时前提重物后突发头晕、心悸，面色苍白。曾有乙肝病史和胃病史。查体：血压 75/50mmHg，脉搏 110 次/分，腹膨隆，右上腹压痛。Hb 69g/L，WBC $9.0\times10^9$/L，N 0.70，HBsAg（+）。

8. 最可能的诊断是
A. 胃溃疡穿孔　　B. 十二指肠溃疡穿孔
C. 肝癌自发破裂　　D. 上消化道出血
E. 胆囊穿孔

9. 简便易行的检查方法首选
A. 上消化道造影　　B. 腹部立位 X 线平片
C. 纤维胃镜　　D. 腹部 CT
E. 腹腔穿刺

10. 患者的治疗措施应采取
A. 输血、输液，同时准备手术治疗　　B. 禁食、胃肠减压
C. 胃肠减压，胃管内给止血药　　D. 经皮肝胆道穿刺引流
E. 经内镜注射硬化剂

（11~15 题共用题干）

患者，男性，52 岁。3 天前突发畏寒、发热及右上腹胀痛入院。查体：体温 39.5℃，巩膜无黄染，右上腹压痛伴肌紧张，肝肋下 4cm，肝区叩痛阳性。血 WBC $16\times10^9$/L。胸腹 X 线透视：右膈抬高，活动受限。腹部 B 超：肝右后叶有直径 8cm 液性暗区。

11. 患者首先应考虑的诊断为
A. 肝癌伴液化坏死
B. 细菌性肝脓肿
C. 阿米巴性肝脓肿
D. 急性化脓性胆管炎
E. 肝包虫病合并感染
12. 引起本病最常见的致病菌是
A. 粪链球菌、金黄色葡萄球菌
B. 大肠埃希菌、金黄色葡萄球菌
C. 大肠埃希菌、粪链球菌
D. 大肠埃希菌、铜绿假单胞菌
E. 溶血性链球菌、金黄色葡萄球菌
13. 对诊断最有价值的检查方法是
A. 血培养
B. 腹部 CT
C. 肝动脉造影
D. 肝放射性核素扫描
E. 肝穿刺
14. 患者的并发症不包括
A. 膈下脓肿
B. 支气管胆瘘
C. 幽门梗阻
D. 支气管胸膜瘘
E. 腹膜炎
15. 若脓肿自行穿破后，引起的最严重后果是
A. 穿入心包腔：心脏压塞
B. 穿入胸腔：脓胸
C. 穿入胆管：胆道感染
D. 穿入腹腔：腹膜炎
E. 穿入膈下：膈下脓肿

（16~18 题共用题干）

患者，女性，38 岁。既往有牛、羊接触史。因无痛性肝大 1 年就医。肝脏 B 超：肝有多个大小不等的囊性病变，均小于 5cm。包虫病皮内试验阴性，补体结合试验阴性。

16. 患者应考虑为
A. 肝包虫病
B. 非寄生虫性肝囊肿
C. 阿米巴性肝脓肿
D. 细菌性肝脓肿
E. 肝癌中心性坏死
17. 关于此疾病的叙述，不恰当的是
A. 单发性肝囊肿可发生于任何年龄，女性多见，常位于肝右叶
B. 多发性肝囊肿比单发性多见，可侵犯左右肝叶
C. 先天性显性染色体遗传性肝囊肿多无胆汁淤滞，呈多发性
D. 腹痛是许多患者的早期症状
E. 压迫胆管引起阻塞性黄疸者较为少见

18. 患者目前适宜的治疗方法是
A. 抗阿米巴药物治疗
B. 包虫囊肿内囊摘除术
C. 包囊及部分肝切除术
D. 包囊完整切除术
E. 无须处理，定期复查

（19~21 题共用题干）

患者，男性，61 岁。3 个月前右上腹胀痛伴黄疸入院。查体：肝肋下 3cm，剑突下 4cm，质硬，移动性浊音（+）。

19. 患者最可能诊断为
A. 晚期肝癌
B. 肝硬化
C. 细菌性肝脓肿
D. 胆总管结石
E. 肝炎

20. 最有助于诊断的检查是
A. 乙肝五项
B. 腹部 X 线片
C. 肝功能检查
D. 甲胎蛋白测定+肝脏 B 超
E. 肝脏 CT

21. 有助于确诊的检查是
A. 肝脏 B 超
B. 腹部 CT
C. 腹部 X 线检查
D. 肝功能检查
E. 肝穿刺针吸细胞学检查

（22~24 题共用题干）

患者，男性，48 岁。1 个月前因上腹不适，腹胀来诊。肝脏 CT 发现肝左叶 10cm 大小占位，提示为肝海绵状血管瘤，乙肝两对半阴性，肿瘤标志物阴性，肝功能正常。

22. 关于肝海绵状血管瘤的特点，下列叙述不正确的是
A. 多见于女性，可单发和多发
B. 90%为多发，可占据整个肝
C. 位于肝包膜下，也可深居于肝实质内
D. 与周围肝实质分界明显
E. 肉眼观为紫红色或蓝紫色，可呈不规则分叶状

23. 该病最危险的并发症是
A. 破裂大出血
B. 肝衰竭
C. 上消化道出血
D. 癌变
E. 高位肠梗阻

24. 本病的治疗应选择

A. 无须治疗
B. 手术切除
C. 肝动脉结扎
D. 肝动脉栓塞
E. 肝动脉结扎加栓塞

（25~29 题共用题干）

患者，女性，35 岁。10 天因右上腹痛伴高热入院。查体：急性病容，体温 39℃，巩膜黄染，右上腹压痛，肝大。白细胞 $18\times10^9/L$，中性粒细胞 0.90，血清转氨酶升高。B 超检查提示细菌性肝脓肿。

25. 细菌性肝脓肿的最常见病因是

A. 坏疽性阑尾炎
B. 慢性结肠炎
C. 胆道感染
D. 疖肿
E. 胃、十二指肠溃疡穿孔

26. 细菌性肝脓肿中，病原菌侵入肝的途径中以（　　）较多见

A. 门静脉系统
B. 肝动脉系统
C. 淋巴系统
D. 胆道系统
E. 经伤口直接侵入

27. 有关细菌性肝脓肿的 B 超检查表现，叙述不正确的是

A. 早期肝充血水肿时，表面低回声
B. 早期肝充血水肿时，表面高回声
C. 脓肿期无回声
D. 脓稠时，低回声
E. 恢复期无回声区缩小，中小回声光点或斑片

28. 此时最恰当的治疗是

A. 大剂量抗生素治疗
B. 经腹腔引流
C. B 超定位下穿刺引流
D. 经胸腔引流
E. 部分肝切除

29. 患者若并发膈下脓肿，应该采取的治疗方法是

A. 经腹腔引流
B. 经腹膜外切开引流
C. 经胸腔引流
D. 理疗
E. 大剂量抗生素治疗

（30~33 题共用题干）

患者，男性，46 岁。有 15 年乙型肝炎病史。3 个月来感右上腹隐痛，伴乏力、消瘦、食欲缺乏。查体：贫血貌，腹部平软，肝脏右肋下 4cm，肝区叩痛明显，血 WBC $10.8\times10^9/L$，Hb 80g/L。

30. 为明确诊断，应首先做的检查是
A. 腹部B超
B. 腹部CT
C. 腹部MRI
D. 肝动脉造影
E. 肝脏放射性核素检查

31. 除上述检查外，对诊断较有意义的检查还有
A. 癌胚抗原测定
B. 谷丙转氨酶测定
C. 碱性磷酸酶测定
D. 乳酸脱氢酶测定
E. 甲胎蛋白测定

32. 患者若确诊为右肝前叶直径4cm肝癌，首选的治疗方法为
A. 右三叶切除
B. 右半肝切除
C. 右肝前叶切除
D. 放射治疗
E. 肝动脉插管栓塞化疗

33. 若检查发现肝内广泛转移，并有轻度黄疸，治疗宜选
A. 放射治疗
B. 免疫治疗
C. 全身化疗
D. 手术切除
E. 肝动脉栓塞化疗

（34~38题共用题干）

患者，女性，57岁。1周前反复发热。查体：体温38.2℃。肝脏B超示肝脏占位性病变。肝脏CT示肝右叶脓肿。血白细胞计数增多，血培养+药敏（-），肝肾功能及心肺检查无明显异常。给予头孢哌酮舒巴坦+奥硝唑+左氧氟沙星三联抗感染及护肝等对症处理。患者入院后未诉明显腹痛，但每天下午4点左右出现发热，最高达38.7℃，持续约3小时后自行退热，每天体温波动>2℃。复查CT：脓肿较前增大，给予B超引导下诊断性穿刺抽脓，脓肿壁较厚，抽出50ml巧克力样液体，黏稠无臭味。诊断为阿米巴性肝脓肿。

34. 阿米巴性肝脓肿的滋养体侵犯结肠黏膜形成溃疡，不可见于（　　）处
A. 乙状结肠
B. 盲肠
C. 直肠
D. 升结肠
E. 回肠

35. 关于B超引导下诊断性穿刺抽脓，叙述不正确的是
A. 是确诊阿米巴性肝脓肿的主要证据
B. 黏稠无臭味
C. 找到活动的阿米巴原虫的概率低于从脓肿壁刮下的组织
D. 脓液中滋养体的阳性率很高
E. 若将脓液按每毫升加入链激酶10U，在37℃条件下培养30分钟后检查，可提高阳

性率

36. 阿米巴性肝脓肿主要的感染途径是

A. 阿米巴原虫经淋巴管入肝
B. 阿米巴原虫经腔静脉入肝
C. 阿米巴原虫经肠系膜动脉入肝
D. 阿米巴原虫经肠道、胆管入肝
E. 阿米巴原虫经结肠溃疡侵入门静脉所属分支进入肝组织

37. 阿米巴性肝脓肿诊断的临床证据不包括

A. 发热、肝大，肝区有压痛
B. 甲硝唑治疗有效
C. 超声波检查肝区有液平面
D. 肝穿刺抽出棕褐色脓液
E. 脓液稀薄

38. 患者首选的治疗方法是

A. 切开引流术
B. 肝叶切除术
C. 口服甲硝唑
D. 穿刺引流术
E. 口服依米丁

（39~41 题共用题干）

患者，男性，49 岁。右上腹胀痛 1 个多月，体重减轻 8kg。有乙型肝炎病史。查体：肝脏右肋下约 5cm。腹部 B 超示少量腹水。血红蛋白 60g/L，白细胞 $1.8\times10^9$/L，血小板 $4.1\times10^9$/L，胆红素 102μmol/L，碱性磷酸酶 18U（布氏），甲胎蛋白 1320μg/L，大便潜血（+）。

39. 目前患者最可能诊断为

A. 慢性胆囊炎急性发作
B. 慢性肝炎复发
C. 肝脓肿并胆道出血
D. 原发性肝癌
E. 胆石症并胆道感染

40. 下列实验室检查最有诊断价值的是

A. 血清 γ 谷氨酰转肽酶测定
B. 血清碱性磷酸酶测定
C. 甲胎蛋白测定
D. SGPT 和 SGOT 测定
E. 乳酸脱氢酶和同工酶测定

41. 下列哪项检查阳性有确诊意义

A. 腹部 B 超
B. 肝脏放射性核素检查
C. 腹部 CT
D. 上消化道 X 线造影检查
E. 超声导引下肝穿刺针吸细胞学检查

（42~45 题共用题干）

患者，男性，42 岁。体检彩超发现左肝上下径 5.7cm，边缘锐利，肝包膜光整，血管纹理清晰，门静脉 1.0cm，腔内未探及明显异常回声；肝内胆管未见扩张，肝实质回声均匀。左右肝可探及多个中等回声，左肝中最大 1.0cm×0.4cm，右肝中最大 10.5cm×7.5cm×6.3cm，位于右肝前后交界近下缘处，界清（提示：彩超示肝脏多发实性病变。CT 检查右肝多个散在大小不等的团块状低密度灶，CT 值 30~48，最大径 6.5cm，边缘尚清楚，局部肝包膜外膨，增强后右肝低密度灶明显缩小，部分病灶外周呈结节样强化，延迟低密度灶缩小，部分呈等密度改变，提示右肝占位病变。肝功能、AFP 和 CEA 正常，HBsAg 阴性）。

42. 患者可初步诊断为
  A. 肝腺瘤
  B. 转移性肝癌
  C. 非寄生虫性肝囊肿
  D. 细菌性肝脓肿
  E. 肝海绵状血管瘤

43. 本疾病的临床类型不包括
  A. 无症状型
  B. 腹块型
  C. 肿瘤压迫型
  D. 内出血型
  E. 混合型

44. 应与本疾病进行鉴别的疾病最主要是
  A. 肝非寄生虫性囊肿
  B. 细菌性肝脓肿
  C. 肝腺瘤
  D. 原发性肝癌
  E. 肝脂肪瘤

45. 该患者的治疗方案为
  A. 肝动脉栓塞术
  B. 血管瘤捆扎术
  C. 暂不处理，定期复查
  D. 冷冻治疗
  E. 微波固化治疗

（46~47 题共用题干）

患者，男性，49 岁。因右上腹胀痛，食欲缺乏，恶心、呕吐 2 月就诊。查体：右上腹及剑突下压痛、反跳痛阳性。超声检查示肝内囊实性包块，胆囊结石伴胆囊炎。CT 示肝右叶可见近椭圆形低密度影，最大直径 12cm，边缘见钙化，内见多个分隔，排列成多个环状小囊，密度不均匀。患者曾在内蒙古生活多年，有牛、羊接触史。

46. 患者可考虑诊断为
  A. 非寄生虫性肝囊肿
  B. 肝包虫病
  C. 局灶性结节性增生
  D. 原发性肝癌
  E. 肝海绵状血管瘤

47. 为明确诊断，对诊断无意义的检查是
  A. 棘球蚴囊液皮内试验
  B. 补体结合试验
  C. 间接血凝试验
  D. 间接荧光抗体试验

E. 血管造影

（48～50 题共用题干）

患者，男性，39 岁。近 3 个月来自觉右上腹隐痛，食欲缺乏、恶心、呕吐、嗳气、食后胀饱，有时出现吞咽困难。

48. 患者可诊断为
    A. 肝海绵状血管瘤　　B. 转移性肝癌
    C. 原发性肝癌　　D. 细菌性肝脓肿
    E. 阿米巴性肝脓肿
49. 本疾病的临床分型中，占 50%～60%的分型是
    A. 无症状型　　B. 腹块型
    C. 肿瘤压迫型　　D. 内出血型
    E. 混合型
50. 直径在 4cm 以下的肝小血管瘤可表现的类型中，最常见的是
    A. 高回声型　　B. 低回声型
    C. 混合型　　D. 实质型
    E. 内出血型

## 四 B 型题

（1～2 题共用备选答案）

A. 肝脏 B 超　　B. 肝脏 CT（平扫+增强）
C. 肝脏 X 线检查　　D. 肝脏放射性核素检查
E. 选择性腹腔动脉造影

1. 仅对阿米巴性肝脓肿定位诊断有帮助的检查方法是
2. 有助于鉴别肝海绵状血管瘤的检查是

（3～5 题共用备选答案）

A. 肝动脉结扎术　　B. 切开引流术
C. 根治性肝切除术　　D. 经皮肝穿引流术
E. B 超引导下射频消融术

3. 较大的肝脓肿已穿破引起腹膜炎、脓胸者宜行的治疗是
4. 单发的小肝癌宜行的治疗是
5. 不宜手术切除的肝癌，肿瘤的直径在 5cm 以内的肝癌宜行的治疗是

（6~7 题共用备选答案）

A. <1cm
B. 2~3cm
C. >3cm
D. >3cm
E. 1cm

6. 肝脏 B 超能发现（　　）左右的微小肝癌
7. 肝脏 CT 能发现（　　）的肝癌

（8~9 题共用备选答案）

A. 棘球蚴囊液皮内试验
B. 补体结合试验
C. 肝脏 X 线检查
D. 诊断性穿刺
E. 肝脏 CT

8. 对肝包虫病诊断最有意义的辅助检查方法是
9. 怀疑肝囊型包虫病时，不正确的辅助检查方法是

（10~11 题共用备选答案）

A. 肝区出现持续性胀痛或钝痛，有时可伴右肩牵涉痛或胸痛
B. 右上腹持续性隐痛，可伴右肩胛部或右腰背部放射痛
C. 脐周疼痛，放射到左上腹
D. 弥漫性全腹疼痛
E. 转移性右下腹疼痛

10. 细菌性肝脓肿的表现为
11. 阿米巴性肝脓肿的表现为

（12~14 题共用备选答案）

A. 甲胎蛋白（+）
B. 寒战、高热、绞痛、黄疸
C. 寒战、高热、肝区疼痛、肝大
D. 肝脏穿刺抽出咖啡色脓液
E. 血氨增高

12. 细菌性肝脓肿可表现为
13. 阿米巴性肝脓肿可表现为
14. 原发性肝癌可表现为

（15~17 题共用备选答案）

A. 脓肿切开引流
B. 肝叶切除
C. 脓肿穿刺抽液
D. 内科方法治疗

E. 化疗

15. 多发性细菌性<3cm 的肝脓肿应行

16. >5cm 的单个细菌性肝脓肿应行

17. 肝左叶直径 5cm 的厚壁脓肿应行

## 五 X 型题

1. 属于原发性肝癌临床分型的有
   A. 单纯型　B. 硬化型
   C. 炎症型　D. 结节型
   E. 混合型
2. 预防肝癌肝叶切除术后肝性脑病的措施包括
   A. 术前使用护肝药物　B. 保持大便通畅
   C. 术前用酸性液灌肠　D. 术后吸氧
   E. 术前应用维生素 K
3. 以下关于阿米巴性肝脓肿的治疗，叙述正确的有
   A. 一旦确诊均应手术治疗　B. 左叶肝脓肿不宜穿刺治疗
   C. 穿刺抽脓前应先完成抗阿米巴治疗　D. 继发性细菌感染者均应手术
   E. 患者体温正常，脓腔缩小为 15ml 后，可停止穿刺抽脓
4. 原发性肝癌手术治疗的适应证有
   A. 全身情况良好
   B. 无明显黄疸、腹水、下肢水肿或远处转移者
   C. 肝功能正常或处于失代偿期者
   D. 不伴有严重的心、肺、肾功能障碍，能耐受肝脏手术者
   E. 病变局限于半肝以内，未侵及肝门和下腔静脉者
5. 肝腺瘤与原发性肝癌的鉴别要点是肝腺瘤
   A. 多有乙肝、肝硬化的病史　B. 多有肝功能异常
   C. 多有 AFP 升高　D. 有口服避孕药史
   E. 有口服雄激素药史
6. 细菌性肝脓肿在未确定病原菌以前，应首选对（　　）细菌有效的抗生素
   A. 厌氧菌　B. 金黄色葡萄球菌
   C. 大肠埃希菌　D. 溶血性链球菌
   E. 铜绿假单胞菌
7. 非寄生虫性肝囊肿是常见的肝脏良性疾病，多见于
   A. 潴留性囊肿　B. 先天性多发性肝囊肿

C. 创伤性囊肿
D. 炎症性囊肿
E. 单发性肝囊肿

8. 与细菌性肝脓肿进行鉴别的最主要疾病有
A. 阿米巴性肝脓肿
B. 包虫性肝脓肿
C. 膈下脓肿
D. 胆道感染
E. 先天性肝囊肿合并感染

9. 转移性肝癌的转移途径有
A. 经门静脉途径
B. 经肝动脉途径
C. 经肝静脉途径
D. 经淋巴管途径
E. 直接侵犯

10. 治疗阿米巴性肝脓肿常用的药物有
A. 奥沙利铂
B. 甲硝唑
C. 氯喹
D. 依米丁
E. 卡培他滨

11. 细菌性肝脓肿的主要临床表现有
A. 寒战
B. 低热
C. 肝区疼痛
D. 肝大
E. 压痛

12. 直径在4cm以下的肝海绵状血管瘤的表现类型不包括
A. 高回声型
B. 低回声型
C. 混合型
D. 实质型
E. 内出血型

13. 肝细胞腺瘤的手术方式有
A. 肝叶切除术
B. 肝腺瘤囊内剜除术
C. 肿瘤捆扎术
D. 肝移植术
E. 内囊摘除术

14. 肝动脉栓塞化疗常用的栓塞剂有
A. 碘化油
B. 明胶海绵
C. 微球
D. 无水乙醇
E. 中药材料

15. 有助于原发性肝癌早期诊断的检查方法有
A. 甲胎蛋白检测
B. 超声检查
C. CT及MRI检查
D. 腹部X线平片
E. 选择性肝动脉造影

16. 常用的抗包虫病药物有

A. 阿苯达唑　　B. 甲苯达唑

C. 吡喹酮　　D. 噻嘧啶

E. 甲硝唑

17. 细菌性肝脓肿的临床特征有

A. 全身中毒症状明显　　B. 常继发于胆道感染

C. 血液细菌培养为阳性　　D. 穿刺脓汁为咖啡色

E. 脓肿较小，常为多发性

18. 阿米巴性肝脓肿大多缓慢起病，有不规则发热、盗汗等症状，发热以（　　）居多

A. 间歇型　　B. 弛张型

C. 不规则型　　D. 午后型

E. 双峰型

19. 细菌性肝脓肿手术治疗的适应证有

A. 穿刺引流无效　　B. 脓腔壁较厚不易塌陷形成无效腔

C. 脓肿即将破裂或已破裂形成腹膜炎　　D. 脓腔已向周围脏器穿破

E. 多个肝性脓肿，超声检查未见气液平面

## 六　案例分析题

（1~6 题共用题干）

患者，男性，58 岁。肝区持续性疼痛半年，近期因乏力、消瘦明显、食欲缺乏、恶心、肝脏质硬收入院。经检查诊断为原发性肝癌。

1. 原发性肝癌血行肝外转移最多见于

A. 肺　　B. 肾

C. 骨　　D. 脑

E. 皮肤

2. 原发性肝癌最有诊断价值的实验室检查项目是

A. AFP 测定　　B. SGOT、SGPT 测定

C. AKP 测定　　D. LDH 测定

E. γ-谷氨酰转肽酶测定

3. 原发性肝癌有确诊意义的检查是

A. 肝脏 CT　　B. 钡餐 X 线检查

C. 肝脏 B 超　　D. 肝脏放射性核素检查

E. 超声导引下肝穿刺针吸细胞学检查

4. 延长原发性肝癌生存期的首选治疗方法为

A. 手术治疗　　B. 全身化学治疗
C. 介入治疗　　D. 肿瘤局部放射治疗
E. 中医治疗

5. 米兰标准（CMC）规定的肝移植的适应证有
A. 单个肿瘤结节≤5cm
B. 无肝内大血管浸润，无肝外转移
C. 如多发，总数≤3 个，每个最大直径≤3cm
D. 单个肿瘤结节≤6.5cm
E. 如多发，总数≤3 个，每个直径≤5cm，且直径合计<8cm

6. 无水乙醇瘤内注射是通过注射乙醇使（　　），从而使肿瘤组织缺血坏死
A. 细胞脱水　　B. 蛋白质变性
C. 细胞凝固坏死　　D. 血管内皮细胞坏死
E. 血液流动变慢

（7～12 题共用题干）

患者，男性，32 岁。因患细菌性肝脓肿入院。入院前寒战、高热、肝区疼痛、肝大。经过大剂量抗生素治疗后症状得以控制。

7. 细菌性肝脓肿的病原菌侵入肝脏的途径有
A. 胆道系统　　B. 门静脉系统
C. 肝动脉系统　　D. 呼吸系统
E. 淋巴系统

8. 有关细菌性肝脓肿的临床特点，叙述正确的是
A. 都是原发性，也可是继发性　　B. 肝区钝痛或胀痛多为持续性
C. 寒战和高热是最常见的症状　　D. X 线检查可见肝阴影增大，右侧横膈抬高
E. 主要症状是寒战、高热、肝区疼痛和肝大

9. 细菌性肝脓肿首选的辅助检查方法是
A. 实验室检查　　B. 肝脏 B 超
C. 腹部 X 线检查　　D. 肝脏 CT
E. 肝脏放射性核素检查

10. 细菌性肝脓肿的确诊诊断方法为
A. 实验室检查　　B. 腹部 X 线检查
C. 肝脏放射性核素检查　　D. 肝脏 B 超
E. 诊断性肝穿刺

11. 在未确定病原菌以前的护理措施，不正确的是

A. 首选对大肠埃希菌有效的抗生素
B. 首选对链球菌有效的抗生素
C. 首选对厌氧菌有效的抗生素
D. 首选对金黄色葡萄球菌有效的抗生素
E. 首选对铜绿假单胞菌有效的抗生素

12. 患者的护理措施正确的是
A. 立即停止使用抗生素
B. 暂停使用抗生素 1 周
C. 症状控制、发热消退之后仍继续应用抗生素 2 天
D. 症状控制、发热消退之后仍继续应用抗生素 3~5 天
E. 症状控制、发热消退之后仍继续应用抗生素 1 周

(13~15 题共用题干)

患者，男性，59 岁。2 天前突然呕血 600ml 左右急诊。查体：面色苍白，神清，巩膜黄染，手足湿冷，血压 75/45mmHg，脉搏 110 次/分，心肺无异常，肝肋下未及，脾肋下 1cm，移动性浊音阳性。Hb 70g/L，WBC $3.7\times10^9$/L，PLT $56\times10^9$/L。

13. 下列处理措施正确的是
A. 防止肝性脑病
B. 急行 B 超检查
C. 三腔二囊管压迫止血
D. 急行钡餐检查
E. 急行纤维胃镜检查
F. 输血、输液、补充血容量
G. 应用血管升压素、生长抑素
H. 急行选择性腹腔动脉造影

14. 经过处理后，患者循环稳定。B 超显示肝硬化、腹水、脾大。肝功能显示 ALT 升高，清蛋白 25g/L。表面抗原阳性，E 抗原阳性，核心抗体阳性。明确诊断后，合适的处理措施是
A. 单纯脾切除术
B. 选择性门体分流术
C. 长期保肝支持治疗
D. 非选择性门体分流术
E. 脾切除+贲门周围血管离断术
F. 反复经纤维内镜注射硬化剂治疗
G. 长期静脉应用止血药物
H. 尽快做腹腔-静脉转流手术控制腹水

15. 家属积极要求手术治疗，进行分流手术或断流手术的目的是
A. 抢救出血
B. 防止肝性脑病
C. 治疗顽固性腹水
D. 治疗脾功能亢进
E. 改善肝血流，改善肝功能
F. 治疗门静脉高压性胃病
G. 预防食管-胃底静脉曲张破裂

(16~20 题共用题干)

患者，男性，56 岁。曾有 23 年慢性肝炎病史。近期肝区持续胀痛。

16. 为确定是否为早期肝癌，患者接受的定期检查中至少应包括的项目是
A. 腹部 CT
B. 腹部 B 超
C. AFP 测定
D. 肝脏放射性核素扫描
E. 肝动脉造影
F. 胃镜检查

17. 患者经过 B 超和 CT 检查，证实肝右前叶有 3cm×3cm 占位性病变。有助于明确诊断的检查结果是
A. HBsAg（+）
B. ESR 第 1 小时 12ml
C. CEA 10ng/dl
D. AFP 410μg/L
E. WBC $7\times10^9$/L
F. BUN 7. 85mmol/L

18. 以下选项中，不属于手术禁忌证的是
A. 大量腹水
B. 重度黄疸
C. 双下肢可凹性水肿
D. 生化检查 ALB 30g/L
E. 胸部 X 线片发现肺部多发性占位
F. 肝功能检查 ALT 88U/L，AST 92U/L

19. 在外科手术时，常温下一次阻断入肝脏血流时间一般认为应
A. 不超过 5 分钟
B. 不超过 15 分钟
C. 不超过 30 分钟
D. 不超过 45 分钟
E. 不超过 60 分钟
F. 60 分钟以上

20. 术中发现明显的肝硬化，肝脏切除量最多不应超过肝脏总体积的
A. 10%
B. 20%
C. 30%
D. 40%
E. 50%
F. 60%

## 参考答案与解析

### 一、A1 型题

1. B【解析】小于 5cm 而无症状的非寄生虫性肝囊肿，无须处理，定期复查即可。大而有症状的肝囊肿可行以下治疗：①囊肿开窗术。②B 超或 CT 引导下经皮肝囊肿穿刺抽液。③内引流术。④外引流术。⑤囊肿剥除术或切除术。⑥肝部分切除术。对多发性肝囊肿仅限于治疗引起症状的大囊肿，可按单发囊肿治疗原则处理。多发性肝囊肿用以上方法难以治愈或导致肝功能不全时可行肝移植术。

2. B【解析】肝腺瘤又称肝细胞腺瘤，是较少见的肝脏良性肿瘤。与女性口服避孕药有关，包括黄体酮和人工合成雌激素，偶尔也与男性应用糖皮质激素有关。肝细胞腺瘤多见于右叶，70%为单个结节，直径一般大于 10cm，最大为 20~30cm，偶尔可呈多个结节。肿瘤

边界清楚，常有不完整的纤维包膜。瘤内常见扩张呈囊状的血窦，当出现大量囊状血窦时形成肝紫癜症。$^{99m}$Tc-PMT 扫描常为强阳性，有助于与肝癌的鉴别。

3. E【解析】B 超和 CT 对诊断肝脏含液性病变均相当敏感，B 超比较方便实用，CT 显示病变更清楚。

4. A【解析】肝棘球蚴病在术中发现囊内有淡黄色的液体说明引起胆瘘。囊内发现有胆瘘时注入 10%甲醛会严重损伤胆管。

5. E【解析】肝动脉栓塞化疗（TACE）是肝癌最主要的非手术治疗方法，可使部分不能进行手术治疗的患者获得手术治疗机会，可以使肿瘤坏死缩小，并减少对正常肝组织和全身其他脏器的损伤。TACE 联合 RFA 疗效优于单用 TACE。可切除的肝细胞肝癌术前行 TACE 治疗并不能改善患者的预后。Child-Pugh C 级（重度黄疸和腹水）患者不适宜行 TACE 治疗。

6. E【解析】细菌性肝脓肿的体征以肝区压痛和肝大最常见，右下胸部和肝区有叩击痛。脓肿巨大时，右季肋部或上腹部饱满，局部皮肤可出现红肿、皮温升高，甚至局限性隆起。若能触及增大肝或波动性肿块，可出现腹肌紧张。出现黄疸逐渐加深提示预后不良。

7. C【解析】阿米巴性肝脓肿是肠道阿米巴感染的并发症，由阿米巴原虫经结肠溃疡侵入门静脉所属分支进入肝组织所致。该病通常并发于治疗不及时的阿米巴肠病，主要见于热带、亚热带地区。阿米巴性肝脓肿多为单发，以肝右叶，尤其是右顶叶常见。典型的阿米巴性肝脓肿，其脓液呈巧克力样，无臭味，由坏死、液化的肝组织和白细胞组成，其内很少能找到阿米巴滋养体，阿米巴滋养体主要位于胀肿壁上。

8. A【解析】肝囊型包虫病采取肝切除术的适应证：①局限于半肝内的巨大单发囊肿，囊壁厚或钙化不易塌陷，且病侧肝组织萎缩者。②局限于肝的一叶或半肝内的多发性囊肿和多房棘球蚴病。③引流后囊腔经久不愈，遗留瘘管。④囊肿感染后形成厚壁的慢性脓肿。

9. E【解析】肝囊型包虫病主要的治疗方法是手术摘除包虫。常用的手术方法：①棘球蚴囊肿内囊摘除术：适用于无继发感染者。②棘球蚴囊肿合并感染：清除引流，术后抗感染。③肝切除术适应证参见 A1 型题第 8 题解析。④肝移植术：适用于全肝多房性囊肿。

10. C【解析】转移性肝癌的确诊主要依赖影像学检查，超声、CT 以及 MRI 都能提供较为可靠的信息。

11. E【解析】转移性肝癌又称为继发性肝癌，是由全身各脏器的癌肿转移至肝脏形成的。由于肝脏接受肝动脉和门静脉双重血供，血流量异常丰富，全身各脏器的恶性肿瘤大多可转移至肝脏，但以肺、乳腺、结肠、胰腺和胃部肿瘤最为常见，不包括脑部肿瘤。

12. A【解析】转移性肝癌的转移途径如下。①经门静脉：为肝内转移的最主要途径，是其他途径引起肝转移的 7 倍，以来源于胃肠道原发癌最为多见。②经肝动脉：肺癌和肺内形成的癌栓，可进入体循环，经肝动脉血流于肝内形成转移。③经淋巴管：此路径少见，胆囊癌可沿胆囊窝淋巴管扩展至肝内。

13. E【解析】细菌性肝脓肿通常继发于某种感染性疾病，起病较急，主要症状是寒战、高热、肝区疼痛、肝大和压痛。其中，寒战和高热是最常见的症状。患者的体温常可高达39~40℃，多表现为弛张热，伴有大量出汗、脉率增快等感染中毒症状。

14. E【解析】细菌性肝脓肿肝动脉播散或“隐源性”者，以葡萄球菌，尤其是金黄色葡萄球菌为常见。

15. B【解析】阿米巴性肝脓肿切开引流术适应证：经抗阿米巴药物治疗及穿刺排脓后高热不退者；伴右叶继发性细菌感染，经综合治疗不能控制者；脓肿穿破入胸腔或腹腔，并发脓胸及腹膜炎者；左外叶肝脓肿，穿刺易损伤腹腔内脏器或污染腹腔者；脓肿位置较深，不易穿刺吸脓者。对病情较重、脓腔较大、积脓较多者，脓肿位于右半肝表浅部位者，或多次穿刺吸脓后脓液不见减少者，可在抗阿米巴药物治疗的同时行闭式引流术。

16. D【解析】原发性肝癌的晚期表现：患者常出现黄疸、出血倾向（牙龈、鼻出血及皮下瘀斑等）、消化道出血、肝性脑病，以及肝、肾衰竭等，不包括嗜酸性细胞增多症。

17. E【解析】细菌性肝脓肿常呈多发性的小脓肿，也有多个融合为较大脓肿，而阿米巴性肝脓肿多为单发性。细菌性肝脓肿与阿米巴性肝脓肿最主要的鉴别方法是脓肿穿刺，以了解肝脓肿类型。

18. C【解析】脓液中查滋养体的阳性率很低，若将脓液按每毫升加入链激酶 10U，在37℃条件下孵育 30 分钟后检查，可提高阳性率。

19. E【解析】原发性肝癌早期缺乏典型临床表现，一旦出现症状和体征，疾病多已进入中、晚期。临床表现可能有肝区疼痛、肝大或右上腹肿块，乏力、消瘦、食欲减退、黄疸、腹胀等全身及消化道症状。其中，肝区疼痛以右上腹疼痛最常见，为本病的重要症状。常为间歇性或持续性隐痛、钝痛或胀痛，随着病情发展加剧。

20. E【解析】肝棘球蚴病的包虫囊肿在肝内逐渐长大，所在部位可引起邻近脏器的压迫症状，并可发生感染、破裂播散及空腔脏器阻塞、过敏性休克等并发症。

21. D【解析】经腹腔切开引流是目前细菌性肝脓肿最常选用的手术方法，适用于多数患者，特别是脓肿不易定位时，能暴露肝各部，可明确脓肿的位置和数目，同时探查腹腔其他脏器对原发病灶进行处理。

22. A【解析】肝囊肿囊内继发感染和出血时要在用大量抗生素的同时行囊肿开窗引流术，放置引流管，待囊肿缩小拔除，局限在一叶可行肝叶切除术。囊肿穿刺抽液不能及时解决问题。

23. D【解析】肝棘球蚴病有流行地区生活史，密切接触狗、羊史，包虫囊液皮内试验、间接荧光抗体试验等特异性检查阳性，多房棘球蚴病 MRI 显示不规则的高密度区，可有散在钙化点，病灶边缘不整齐呈“地图征”，无明显增强征象。

24. D【解析】细菌性肝脓肿一经确诊后，主要的治疗方法是抗生素治疗，不是手术治疗。多数肝脓肿可经非手术疗法治愈。病期长的慢性厚壁脓肿，切开引流后脓肿壁不塌陷，长期留有无效腔，伤口经久不愈合者可行肝叶切除。

25. C【解析】肝囊型包虫病的全身症状较轻微且缺乏特异性，包括乏力、失眠、消瘦等。体积较大的包虫囊肿可压迫胃肠道，产生上腹部饱胀、食欲缺乏、恶心、呕吐等症状；囊肿压迫胆道时，可引起黄疸、胆绞痛和胆囊炎等症状；压迫膈肌可影响呼吸；压迫门静脉，则引起脾大和腹水；压迫下腔静脉时，可产生下肢水肿。叩诊呈实音，可以触及波动感及震颤，即“包虫囊震颤征”。

26. C【解析】肝包虫病是经皮肝穿刺的禁忌证。肝包虫病若行穿刺可能会导致囊肿破入腹腔，引发变态反应，甚至休克，并且可能数月后形成多发性腹腔包虫囊肿。

27. E【解析】诊断原发性肝癌主要靠血清甲胎蛋白（AFP）测定+肝脏 B 超。血清 AFP 对诊断原发性肝癌具有较高特异性，对早期原发性肝癌的诊断最优。血清 AFP≥400μg/L，持续性升高并能排除妊娠、活动性肝病、生殖腺胚胎源性肿瘤等，即可考虑肝癌的诊断。超声检查是目前有较好诊断价值的非侵入性检查方法，并可作为高发人群中的普查工具，诊断符合率可达 90%左右。

28. C【解析】肝癌出现液化在体征和影像上和肝脓肿相似，故易混淆，但是通过 AFP 测定、肝脏 CT 和动脉造影可以确诊。

29. C【解析】阿米巴性肝脓肿的并发症有继发细菌感染、脓肿穿破、阿米巴原虫血行播散。在肝或肺脓肿的基础上易经血循环至脑，形成阿米巴性脑脓肿。所以肝脏出血不属于阿米巴性肝脓肿的并发症。

30. B【解析】肝硬化并发原发性肝癌多在大结节性或大小结节混合性肝硬化基础上发生。如患者短期内出现肝迅速增大、持续性肝区疼痛、血性腹水、肝表面发现肿块，应怀疑并发原发性肝癌。

31. D【解析】肝内胆管结石最彻底的治疗方法是肝部分切除术，切除结石所在的肝叶或肝段。

32. B【解析】不能手术的晚期肝癌患者，最佳治疗手段是索拉非尼治疗。索拉非尼是一种口服的多激酶抑制药，作为一种分子靶向治疗药物，其所作用的两类激酶具有阻断肿瘤细胞增殖和抑制新生血管形成的作用，对肝细胞肝癌的治疗具有划时代意义。

33. B【解析】引起细菌性肝脓肿最常见的致病菌是大肠埃希菌和金黄色葡萄球菌，其次为链球菌、类杆菌属等。胆管源性或门静脉播散者以大肠埃希菌为最常见，其次为厌氧性链球菌。

34. E【解析】在肝癌早期，多数患者没有明显的症状和体征，随着疾病进展可出现轻度肝大、黄疸和皮肤瘙痒等非特异性表现。中、晚期肝癌，常见肝区疼痛、黄疸、肝大（质地硬，表面不平，伴或不伴结节，血管杂音）和腹水等。肝区痛、食欲缺乏、消瘦、乏力、发热及肝外转移灶症状为常见症状。晚期常出现黄疸、有出血倾向、肝肾衰竭等症状。常见的旁癌综合征有自发性低血糖症，红细胞增多症；其他有高脂血症、高钙血症、性早熟、促性腺激素分泌综合征、皮肤卟啉症、异常纤维蛋白原血症和类癌综合征等，但比较少见。

35. A【解析】参见A1型题第13题解析。

36. B【解析】原发性肝癌的介入治疗主要是指肝动脉栓塞化疗（TACE），其禁忌证如下：①严重的肝功能不全和肝硬化，Child-Pugh C级（重度黄疸和腹水）。②门静脉主干完全阻塞，无充足的侧支循环。③肿瘤体积大于肝体积的70%。④外周血白细胞和血小板显著减少，白细胞计数$<3.0\times10^9/L$（非绝对禁忌，如脾功能亢进者，与化疗性白细胞减少有所不同），血小板$<50\times10^9/L$。⑤肿瘤广泛转移或恶病质。碘化油可作为化疗药物的载体，使得化疗药物在肿瘤内缓慢释放。

37. B【解析】原发性肝癌大体分为块状型、结节型、弥漫型、卫星型等，其中以卫星型最少见，以块状型最多见。还可以分为单纯型、硬化型和炎症型。

38. E【解析】肝癌患者发生黄疸的原因：①癌肿压迫或侵入主要胆管，导致梗阻，使胆汁排泄受阻，出现梗阻性黄疸。②肿瘤广泛侵入小胆管，肿瘤组织沿胆管生长入主要胆管，使之梗阻而引起阻塞性黄疸。③肝门部转移恶性淋巴结肿大压迫胆总管造成阻塞。④主要胆管旁的肿瘤坏死，恶性坏死组织脱落进入胆管，导致阻塞性黄疸。⑤肝组织被癌肿广泛浸润或并存肝硬化及慢性肝炎，出现肝功能损害，导致肝细胞性黄疸。肝肿瘤组织坏死不是黄疸的原因。

39. B【解析】我国的肝癌大多合并有肝硬化，一方面，在根治性切除的前提下，应尽量保留正常肝组织，这对保护肝功能、促进术后恢复、减少术后并发症和降低病死率都非常重要。另一方面，合并肝硬化的患者，切除范围不应超过全肝的50%，即使半肝切除也应慎重考虑，最好是做范围较小的局部肝切除。在对肝癌患者行肝叶切除术时至少要保留正常肝组织的30%或肝硬化肝组织的50%。

40. D【解析】药物治疗是阿米巴性肝脓肿首先应考虑的治疗方法，以抗阿米巴药物治疗和支持治疗为主，常用的药物有甲硝唑、氯喹和盐酸依米丁。甲硝唑为首选治疗药物，视病情可给予口服或静滴，该药疗效好，毒性小，疗程短，除妊娠早期均可适用，治愈率70%~100%。由于盐酸依米丁毒性大，目前已很少使用。

41. D【解析】阿米巴性肝脓肿大多缓慢起病，有不规则发热、盗汗等症状。肝区痛为本病的重要症状，呈持续性钝痛，深呼吸及体位变更时加剧，夜间疼痛常更明显。肝脏往往呈弥漫性增大，病变所在部位有明显的局限性压痛及叩击痛，肝脏下缘钝圆，质韧。黄疸少见且多轻微，多发性脓肿中黄疸的发生率较高。急性期白细胞计数可达（10~20）$\times10^9/L$，中性粒细胞在0.8以上，明显增多者应怀疑合并有细菌感染。慢性期白细胞计数增多不明显。

42. A【解析】参见A1型题第39题解析。

43. D【解析】参见A1型题第8、第9题解析。

44. D【解析】Budd-Chiari 综合征、终末期肝硬化、肝豆状核变性、原发灶已切除但已有多发肝转移的恶性胰岛素瘤均属于肝脏移植的适应证。低分化胆管细胞癌不属于肝脏移植的适应证。

45. C【解析】转移性肝癌的临床表现与原发性肝癌相似，但因无肝硬化，常较后者发展缓慢，症状也较轻。早期主要为原发灶的症状，肝脏本身的症状并不明显，大多在原发癌术前检查、术后随访或剖腹探查时发现。晚期则出现贫血、黄疸、腹水、恶病质。典型病例病灶常多发。

46. E【解析】肝动脉结扎、肝动脉栓塞化疗、肝叶切除术和局部压迫填塞均是肝癌破裂出血的治疗方法。①肝动脉结扎术止血效果良好，适用于病灶多发、肿瘤大难以切除、出血凶猛者。②肝细胞癌破裂出血和肝动静脉瘘的治疗可以采用肝动脉栓塞化疗。③肝叶切除术可有效彻底止血且可切除肿瘤病灶，达到根治目的，同时清洗腹腔，减少种植机会。④肝缝合及填塞止血多用于肿瘤大不能切除、切除困难或患者情况较差不宜行肝切除者，此方法简单，损伤小，但预后较差，多需术后进一步综合治疗。肝癌破裂出血时，门静脉结扎是不正确的治疗方法。

47. E【解析】选择性肝动脉造影是目前小肝癌的最佳定位方法，诊断正确率达 95%，对血管丰富的癌肿，其分辨率低限约 0.5cm。由于是创伤性检查，只有在必要时才考虑采用。

48. E【解析】国际抗癌联盟 1987 年主编的《恶性肿瘤的 TNM 分类》（第 4 版）中规定的肝癌分类标准：①T1：单个结节，<2cm，无血管侵犯。②T2：单个结节，<2cm，侵犯血管；或多个，局限 1 叶，<2cm，未侵犯血管；或单个，>2cm，未侵犯血管。③T3：单个，>2cm，侵犯血管；或多个，局限 1 叶，<2cm，侵犯血管；或多个，局限 1 叶，>2cm，伴或不伴血管侵犯。④T4：多个，超出 1 叶；或侵犯门静脉主干或肝静脉。⑤NX：区域淋巴结不明。⑥N0：无区域淋巴结转移。⑦M0：无远处转移。⑧M1：有远处转移。

49. A【解析】原发性肝癌的转移通常多先于肝内播散，然后出现肝外转移。肝癌细胞首先在肝内蔓延和转移，进入血窦，然后侵犯门静脉分支，或肝静脉分支，门静脉累及后可引起肝内播散，播散多先在同侧，然后播及对侧肝。肝静脉累及后即可进入体循环转移至全身各部，多转移至肺、骨、肾上腺或脑等处，亦有极少数向皮下转移。癌组织侵入肝门处，可引起梗阻性黄疸，或胆管内大出血。肝癌亦可蔓延、浸润至邻近器官、组织，如膈、胃、结肠、网膜等。肝癌经淋巴转移者相对少见，可转移至肝门淋巴结以及胰周、腹膜后、主动脉旁及锁骨上淋巴结，最常见于肝门淋巴结。中、晚期病例，肿瘤可直接侵犯邻近脏器及横膈，或发生腹腔种植性转移。

50. E【解析】根治性肝切除术的指征：①单发的微小肝癌和小肝癌。②单发向肝外生长的大肝癌或巨大肝癌，受肿瘤破坏的肝组织少于 30%，肿瘤包膜完整，周围界限清楚。③多发肿瘤，但肿瘤结节少于 3 个，且局限在肝的一段或一叶内。

51. D【解析】参见 A1 型题第 49 题解析。

52. E【解析】甲胎蛋白在生殖系肿瘤、新生儿、肝硬化和肝细胞癌中常呈阳性，在肝血管瘤中呈阴性。

53. E【解析】肝癌血清标志物的检测项目如下。①血清甲胎蛋白（AFP）：对诊断原发性肝癌具有较高特异性。血清 AFP≥400μg/L，持续性升高并能排除妊娠、活动性肝病、生殖腺胚胎源性肿瘤等，即可考虑肝癌的诊断。AFP 低度升高者，应做动态观察，并结合肝功能变化及影像学检查加以综合分析、判断。临床上约 30%肝癌患者 AFP 不升高，此时应检测 AFP 异质体，如为阳性，则有助于诊断。②血液酶学及其他肿瘤标志物检查：肝功能相关的酶可能升高，但缺乏特异性。绝大多数胆管细胞癌患者 AFP 正常，部分患者癌胚抗原（CEA）或 CA19-9 升高。AFP>400μg/L，肝脏 B 超、CT 未发现肝内明确占位，不可排除肝癌诊断。

54. B【解析】超声可显示肿瘤部位、数目、大小、形态以及肝静脉或门静脉内有无癌栓等，诊断符合率可达 90%，经验丰富的超声医生能发现直径 1cm 左右的微小癌。

55. B【解析】射频消融、无水乙醇瘤内注射、超声聚焦刀、微波固化、冷冻等局部消融多适用于直径小于 3cm 的肿瘤病灶，治疗小肝癌疗效与手术相当。射频消融适用于不宜手术切除的肝癌，肿瘤的直径应在 5cm 以内；最佳治疗大小在 3cm 以内；更大的病灶也可治疗，但多针穿刺易存留肿瘤，效果不佳。无水乙醇瘤内注射适用于不宜手术切除的肝癌，肿瘤的直径应在 5cm 以内，病灶数目小于 3 个。

56. C【解析】国内采用 1977 年全国肝癌防治研究协作会议上通过的标准，将肝癌分为 3 型。①单纯型：临床和化验无明显肝硬化表现。②硬化型：临床和化验有明显肝硬化表现。③炎症型：病情发展快，伴持续性癌性高热或 ALT 持续升高 1 倍以上。

57. B【解析】参见 A1 型题第 19 题解析。

58. E【解析】单纯型、硬化型和炎症型是原发性肝癌的分型。在肝癌早期，多数患者没有明显的症状和体征，随着疾病进展可出现轻度肝大、黄疸和皮肤瘙痒等非特异性表现，肝区疼痛为本病的重要症状。原发性肝癌的并发症有肝性脑病、消化道大出血、肺癌包块破裂出血和继发性感染等。早期实施手术切除仍是目前首选的、最有效的治疗方法。肝癌的手术治疗主要包括肝切除术和肝移植术。所以选项 E 错误。

59. E【解析】原发性肝癌的手术方式包括局部切除、肝段切除、肝叶切除、半肝切除、左三叶和右三叶切除术等，采取何种术式应根据肿瘤大小、生长部位、肝硬化程度及患者的全身状况决定。

60. E【解析】需要与原发性肝癌进行鉴别的疾病有慢性肝炎、肝硬化、肝腺瘤、肝良性肿瘤。

61. D【解析】肝切除术后的注意事项如下。①血浆蛋白改变：清蛋白下降，术后 1 周达高峰，2~4 周后开始回升，2~4 周恢复接近正常水平。②血糖变化：大量切除肝组织，肝糖原储备能力下降，停止输入葡萄糖后，可能发生低血糖。③电解质改变：术后创伤、禁食及引流致钾、钠、氯降低。④肝功能改变：麻醉、手术创伤的打击使肝功能受损，胆红素、转氨酶升高 1 周左右恢复接近正常水平。⑤凝血功能改变：各凝血因子、血小板减少，造成出血，需 2~6 周逐渐恢复。⑥肝衰竭：多发生在术后 2 周内，尤其术前有肝功能失代偿状态。⑦术后出血：止血不彻底或肝组织坏死、脱落致继发出血，也可为肝功能改变所致。⑧胆汁瘘：结扎胆管线不牢或肝组织坏死、脱落所致。

62. E【解析】该患者细菌性肝脓肿 7cm×9cm 大小，脓肿较大。切开引流适用于较大脓肿有穿破可能的或已穿破者。故本例关键的治疗措施是手术切开引流，应用抗生素。

63. E【解析】肝癌发病与肝硬化、病毒性肝炎、黄曲霉素等某些化学致癌物质作用和水土因素有关。肝癌细胞极易经门静脉系统在肝内播散，形成癌栓后阻塞门静脉主干引起门静脉高压。血行肝外转移最多见于肺，其次为骨、脑等。肝癌经淋巴转移者相对少见，可转移至肝门淋巴结以及胰周、腹膜后、主动脉旁及锁骨上淋巴结，最常见于肝门淋巴结。临床上约 30%肝癌患者 AFP 不升高，此时应检测 AFP 异质体，如为阳性，则有助于诊断。

64. E【解析】转移性肝癌的转移途径参见 A1 型题第 12 题解析。转移性肝癌早期主要为原发灶的症状，肝脏本身的症状并不明显。典型病例病灶常多发，CT 表现为平扫低密度，MR 表现为长 $T_1$长 $T_2$信号，增强扫描时动脉期出现环形强化，门脉期强化范围无扩大。

65. D【解析】参见 A1 型题第 27 题解析。

66. B【解析】阿米巴性肝脓肿大多缓慢起病，有不规则发热、盗汗等症状，发热以间歇型或弛张型居多，有并发症时体温常达 39℃以上，并可呈双峰热。体温大多午后上升，傍晚达高峰，夜间退热时伴大汗。

67. E【解析】肝移植治疗对于小肝癌疗效良好，对于处于肝硬化失代偿期，不能耐受肝切除的患者，首选肝移植在国内外已成为共识。

68. A【解析】肝海绵状血管瘤是肝脏最常见的良性肿瘤，其发生多认为起源于肝内的胚胎性血管错构芽，由于某种因素作用，引起肿瘤样增生而形成。

69. D【解析】肝叶切除术适应证：①病程长的慢性厚壁脓肿，切开引流后脓肿壁不塌陷，长期留有无效腔，伤口经久不愈合者。②肝脓肿切开引流后，留有窦道长期不愈合者。③合并某肝段胆管结石，因肝内反复感染、组织破坏、萎缩，失去正常生理功能者。④肝左外叶内多发脓肿致使肝组织严重破坏者。脓肿腔内脓液特别黏稠不是行肝叶切除术的指征。

70. A【解析】早期肝癌普查时最有效和实用的方法是超声检查+血清甲胎蛋白测定。参见 A1 型题第 27 题解析。

**二、A2 型题**

1. A【解析】患者右上腹疼痛，即肝区疼痛，为原发性肝癌的重要症状。再加上 B 超检查见癌栓，可高度怀疑为原发性肝癌。首选治疗方案为手术治疗。手术治疗仍为实际延长肝癌生存期的首选治疗方法。

2. B【解析】食管-胃底曲张静脉破裂出血，对于没有黄疸、腹水的患者（Child-Pugh A、Child-Pugh B 级）发生大出血，应争取及时或短时间准备后手术。Child-Pugh C 级患者不宜行急诊手术（手术风险高，死亡率高）。此患者有巩膜黄染、腹水，为 Child-Pugh C 级，不宜行贲门周围血管离断术。

3. D【解析】患者普查发现 AFP 800μg/L 后，首先应进行的检查是腹部（肝脏）B 超或 CT。血清甲胎蛋白（AFP）测定+B 型超声或 CT 等影像学检查，有助于诊断，甚至可检出早期肝癌。

4. C【解析】乙状结肠癌伴转移性肝癌应行乙状结肠癌切除+肝转移癌切除。

5. A【解析】患者 AFP≥400μg/L，影像检查提示肝内实质性占位，考虑患者可能是原发性肝癌，若不行手术治疗可以考虑经皮微波或经皮射频消融术，也可选择行肝动脉栓塞化疗术或行经皮无水乙醇瘤内注射术，不能继续随访。

6. D【解析】转移性肝癌仅累及一叶肝脏或病灶局限者，若其原发病灶可以或已经被切除，可将受累部分肝脏切除。

7. C【解析】通过慢性肝病 10 年，肝区持续性钝痛 3 个月可诊断为原发性肝癌。4 小时前突发右上腹剧痛，血压 160/80mmHg，心率 100 次/分，皮肤、巩膜无黄染，肝肋下 1cm，右中上腹压痛，伴轻度肌紧张，腹部穿刺抽出血性液体可诊断为肝癌破裂出血。

8. E【解析】患者为肝硬化失代偿期引发的低蛋白血症。为治疗低蛋白血症，首选的血液制品为白蛋白制剂（选项 E 正确）。全血（选项 A）常用于解决患者术中或急性失血导致的低血容量性休克；新鲜冷冻血浆（选项 B）、普通冷冻血浆（选项 C）、冷沉淀（选项 D）三者均为血浆成分，可以有效缓解患者因肝功能障碍而致的凝血功能异常，但不能治疗低蛋白血症。

9. A【解析】患者下一步检查应首选腹部 B 超。该患者的 AFP 低度升高，下一步应做动态观察，并结合肝功能变化及影像学检查加以综合分析判断。超声检查是目前有较好诊断价值的非侵入性检查方法，并可用作高发人群中的普查工具。

10. E【解析】患者出血的原因很可能为肝脏合成肝素增加。肝素是重要的抗凝物质，但可被肝素酶分解，使其失去抗凝作用。肝硬化时肝脏合成肝素酶减少，使血循环中肝素增多，血液不易凝固容易使肝出血。

11. A【解析】肝叶切除患者由于术中阻断血流及肝组织量减少，易出现功能衰竭现象，此患者出现意识障碍、黄疸等表现，应首先考虑发生了肝性脑病。

12. C【解析】患者为肝叶切除术后出现腹痛、心慌、气促、出冷汗，血压低，可考虑为肝断面出血。

13. A【解析】通过右上腹疼痛，AFP 1000μg/L 和 B 超检查示右肝有一直径 3.5cm 占位病变可以诊断患者为原发性肝癌，患者最有效的治疗方法是手术切除。手术治疗仍为实际延长肝癌生存期的首选治疗方法。

14. D【解析】血清 AFP≥400μg/L，持续性升高并能排除妊娠、活动性肝病、生殖腺胚胎源性肿瘤等，即可考虑原发性肝癌的诊断。肝区疼痛，右上腹疼痛为原发性肝癌的重要症状，常为间歇性或持续性隐痛、钝痛或胀痛，随着病情发展加剧，患者还可有消瘦、乏力的症状。

15. C【解析】原发性肝癌手术治疗后出院，门诊复查中需要进行的检查有胸部 X 线片、肝脏 B 超、血清甲胎蛋白（AFP）测定和肝功能，不需要进行癌胚抗原（CEA）检查。

**三、A3/A4 型题**

1. C【解析】根据病史及初步体检结果，患者首先考虑的是原发性肝癌。临床表现参见 A1 型题第 19 题解析。

2. D【解析】最有助于原发性肝癌的诊断方法为血清甲胎蛋白测定，参见 A1 型题第 53 题解析。

3. C【解析】通过上腹不适、乏力、体重减轻，AFP 1000μg/L 及肝多发占位可诊断为肝癌肝内转移。

4. B【解析】参见 A1 型题第 27 题解析。

5. B【解析】该患者最佳的治疗方案是肝动脉栓塞化疗（TACE）。根据患者病情描述，考虑原发性肝癌并肝内转移，应该划分为晚期，建议考虑 TACE 介入手术，可以延缓患者生命。

6. B【解析】TACE 的适应证：①原发性肝癌不愿接受手术切除或无法手术切除的进展期肝癌（无肝肾功能不全，无门静脉阻塞，肿瘤体积小于肝体积的 70%）。②原发性肝癌肿瘤体积较大，先行栓塞缩小肿瘤，便于手术切除。③根治性和非根治性肝肿瘤切除术后的辅助治疗预防复发。④肝细胞癌破裂出血和肝动静脉瘘的治疗。门静脉主干完全阻塞，无充足的侧支循环是 TACE 的禁忌证。

7. E【解析】肝癌肝动脉化疗栓塞常用的化疗药物包括顺铂（DDP）、表柔比星（EPI）、吡柔比星（THP）、丝裂霉素（MMC）、氟尿嘧啶（5-FU）等。碘化油可作为化疗药物的载体，使得化疗药物在肿瘤内缓慢释放。

8. C【解析】结合曾有乙肝病史和胃病史，右上腹压痛、隐痛，可诊断为原发性肝癌。1 小时前提重物后突发头晕、心悸、面色苍白，血压 75/50mmHg，脉搏 110 次/分，腹膨隆，右上腹压痛并伴失血性休克体征可诊断为肝癌自发破裂后大出血。

9. E【解析】简便易行的检查方法首选腹腔穿刺。腹腔穿刺抽出血性液体可明确诊断。

10. A【解析】诊断明确后，患者的治疗宜采取输血、输液，同时积极准备手术治疗。

11. B【解析】患者有寒战、高热、白细胞计数增多等全身表现，肝区叩痛，肝脏增大应考虑细菌性肝脓肿。X 线检查有时可见肝阴影增大，右侧横膈抬高，可伴有反应性胸膜炎或胸腔积液。

12. B【解析】参见 A1 型题第 33 题解析。

13. E【解析】对诊断最有价值的检查方法是肝穿刺。根据病史，寒战、高热、肝区疼痛、肝大，以及 B 型超声或影像学检查，即可诊断细菌性肝脓肿。必要时可在肝区压痛最剧烈处或超声探测导引下施行诊断性穿刺，抽出脓液即可确诊。

14~15 C、A【解析】细菌性肝脓肿如得不到及时、有效的治疗，脓肿可向肝内或邻近脏器浸润而引起相应并发症，如：①肝脓肿穿破胆道、右肝脓肿向膈下间隙穿破可形成膈下脓肿、穿破膈肌而形成脓胸，甚至支气管胸膜瘘。②脓肿同时穿破胆道，则形成支气管胆瘘。③左肝脓肿可穿入心包，发生心包积脓，严重者可引起心脏压塞，此为最严重的后果。④脓肿可破溃入腹腔而引起腹膜炎。⑤有少数病例脓肿可穿破入胃、大肠甚至门静脉、下腔静脉等。⑥若同时穿破门静脉和胆道，大量血液经胆道进入十二指肠，表现为上消化道出血。

16. B【解析】患者应考虑为非寄生虫性肝囊肿。包虫病皮内试验阴性，补体结合试验阴性可以排除肝包虫病。非寄生虫性肝囊肿体检时唯一的阳性体征是右上腹部肿块或肝增大，约 40%的患者出现，可触及肿块表面光滑，有囊性感，无压痛，可随呼吸上下移动。B 超显示肝内单发或多发肿物，内有明显的液性暗区，囊内无组织碎片反射波。

17. D【解析】非寄生虫性单发性肝囊肿可发生于任何年龄，女性多见，常位于肝右叶。多发性肝囊肿，比单发性多见，可侵犯左右肝叶，多发性肝囊肿约 50%可合并多囊肾。潴留性肝囊肿为肝内某个胆小管（如炎症、水肿、瘢痕或结石）堵塞，由分泌增多及胆汁潴留而造成。而先天性显性染色体遗传性肝囊肿多无胆汁淤滞，呈多发性，常伴有肾脏或其他脏器的多囊性变。上腹部肿块是许多患者的早期症状，约 55%的患者出现。腹痛约 30%患者出现。压迫胆管引起阻塞性黄疸者较为少见，仅有 5%的病例出现。

18. E【解析】参见 A1 型题第 1 题解析。

19. A【解析】右上腹痛，肝脏增大，合并黄疸、腹水是肝癌晚期的临床表现。

20. D【解析】最有助于原发性肝癌诊断的检查是甲胎蛋白测定+肝脏 B 超。甲胎蛋白是原发性肝癌的特异性指标，B 超可以帮助定位。

21. E【解析】超声导引下肝穿刺针吸细胞学检查是简便易行的检查方法，发现癌细胞有确定诊断的意义。

22. B【解析】肝海绵状血管瘤多见于女性，可单发和多发。90%为单发，以肝右叶居多，少数为多发，可占据整个肝，又称肝血管瘤病。肝海绵状血管瘤肉眼观为紫红色或蓝紫色，可呈不规则分叶状，质地柔软，有囊性感，亦可坚实较硬。一般位于肝包膜下，也可深居于肝实质内。常与 Glisson 鞘紧密相连，肝表面可呈凹陷或隆起，与周围肝实质分界明显。

23. A【解析】肝海绵状血管瘤最危险的并发症就是肝肿瘤破裂引起腹腔急性大出血。

24. B【解析】肿瘤直径 5~10cm，但位于肝脏边缘，有发生外伤性破裂大出血的可能，应行手术治疗，行手术切除。

25. C【解析】细菌性肝脓肿最主要的原因是胆道感染的细菌上行所致。

26. D【解析】细菌性肝脓肿病原菌侵入肝的途径中以经胆道系统较多见。此外，肝毗邻感染病灶的细菌可经淋巴系统侵入肝脏。在开放性肝损伤时，细菌可随致伤异物、破裂的小胆管或创口直接侵入肝脏引发脓肿。

27. B【解析】B 超检查可作为细菌性肝脓肿首选的检查方法，表现如下：①早期肝充血、水肿时，表面低回声。②脓肿期无回声，脓稠时，低回声。③恢复期无回声区缩小，中小回声光点或斑片。

28. C【解析】单个较大的脓肿可在 B 超引导下经皮肝穿刺引流并反复冲洗后注入抗生素。B 超穿刺可多次进行，必要时置管外引流，待每日引流量<50ml 或脓腔径<2cm 后即可考虑拔管。多数肝脓肿可经非手术疗法治愈。

29. A【解析】患者若肝脓肿合并膈下脓肿，应该采取的治疗方法是经腹腔引流。经腹腔切开引流术可达到充分而有效地引流，不仅可确定脓肿的诊断，而且还可探其原发病灶或并发症，予以相应处理。

30. A【解析】根据右上腹隐痛，伴乏力、消瘦、食欲缺乏，肝区叩痛明显可诊断为原发性肝癌。为明确诊断，应首先做的检查是腹部 B 超。参见 A1 型题第 27 题解析。

31. E【解析】除腹部 B 超外，对诊断较有意义的检查还有血清甲胎蛋白测定。参见 A1 型题第 27 题解析。

32. C【解析】原发性肝癌首选的治疗方法为手术切除。患者若确诊为右肝前叶直径 4cm 肝癌，首选的治疗方法为右肝前叶切除。

33. E【解析】参见 A3/A4 型题第 5 题解析。

34. E【解析】当人吞食阿米巴虫卵污染的食物或饮水后，在小肠下段，阿米巴原虫脱卵而出并大量繁殖成为滋养体，滋养体侵犯结肠黏膜形成溃疡，常见于盲肠、升结肠等处，少数侵犯乙状结肠和直肠，不可见于回肠。

35. D【解析】诊断性穿刺抽脓是确诊阿米巴性肝脓肿的主要依据，可在 B 超引导下进行。典型的脓液呈巧克力色或咖啡色，黏稠无臭味。参见 A1 型题第 18 题解析。从脓肿壁刮下的组织中，几乎都可找到活动的阿米巴原虫。

36. E【解析】参见 A1 型题第 7 题解析。

37. E【解析】阿米巴性肝脓肿大多缓慢起病，有不规则发热、盗汗等症状，肝区痛为本病的重要症状，肝脏往往呈弥漫性增大，病变所在部位有明显的局限性压痛及叩击痛，肝脏下缘钝圆，质韧。B 超检查对肝脓肿的诊断有肯定的价值，能显示肝浓性暗区，同时 B 超定位有助于确定穿刺或手术引流部位。诊断性穿刺抽脓是确诊阿米巴性肝脓肿的主要依据，可在 B 超引导下进行。典型的脓液呈巧克力色或咖啡色，黏稠无臭味。如上述检查方法未能确定诊断，可试用抗阿米巴药物治疗，甲硝唑为首选治疗药物，如果治疗后体温下降，肿块缩小，诊断即可确立。

38. C【解析】参见 A1 型题第 40 题解析。

39~40 D、C【解析】目前患者最可能诊断为原发性肝癌。参见A1型题第53题解析。

41. E【解析】参见A3/A4型题第21题解析。

42. E【解析】患者可初步诊断为肝海绵状血管瘤。高回声型是最常见的类型，约占80%，此型血管窦壁厚，间隔主要是纤维组织，血窦减少，反射界面多，故出现密集的高同声结节，结节呈圆形或椭圆形，边界清楚，中心有间隔，内部回声均匀。CT平扫图像上呈现密度均匀一致的低密度区。

43. E【解析】根据临床表现及瘤体大小，临床上可将肝海绵状血管瘤归纳为4种类型，分别为无症状型、腹块型、肿瘤压迫型和内出血型。不包括混合型。

44. D【解析】应与肝海绵状血管瘤进行鉴别的疾病最主要是原发性肝癌。原发性肝癌AFP阳性者不难与血管瘤相区别，但对AFP阴性的原发性肝癌，特别是小肝癌（直径≤5cm），因其临床症状不明显，有时很难与小血管瘤鉴别，值得重视。

45. C【解析】小的无症状的肝血管瘤不需治疗，但应每隔3~6个月行B超检查，动态观察肿瘤变化。

46. B【解析】患者曾在内蒙古生活多年，有牛、羊接触史。根据患者右上腹胀痛，恶心、呕吐等症状及查体见右上腹及剑突下压痛、反跳痛阳性，不难诊断为肝包虫病。

47. E【解析】棘球蚴囊液皮内试验、补体结合试验、间接血凝试验、间接荧光抗体试验均对肝包虫病的诊断有确诊意义，血管造影无法确诊。

48. A【解析】患者可诊断为肝海绵状血管瘤。多数肝血管瘤无明显不适症状，多在健康体检常规行B超检查或行腹部手术时被发现。当血管瘤增大至5cm以上时，可能出现非特异性的腹部症状，如出现右上腹隐痛和不适，以及食欲缺乏、恶心、呕吐、嗳气、食后胀饱和消化不良等胃肠道症状。巨大的血管瘤可对周围组织和器官产生推挤和压迫。压迫食管下端，可出现吞咽困难；压迫肝外胆道，可出现阻塞性黄疸和胆囊积液；压迫门静脉系统，可出现脾大和腹水；压迫肺脏可出现呼吸困难和肺不张；压迫胃和十二指肠，可出现消化道症状等。

49. C【解析】肝海绵状血管瘤的临床分型中，肿瘤压迫型占50%~60%，肿瘤生长至相当程度，压迫邻近脏器及组织，出现上腹胀满、疼痛，有时食欲缺乏、恶心、乏力等。但疼痛往往并非因肝血管瘤直接引起。

50. A【解析】直径在4cm以下的肝小血管瘤可表现为高回声型、低回声型和混合型。参见A3/A4型题第42题解析。

**四、B型题**

1. D【解析】肝脏放射性核素扫描可发现肝内有占位性病变，即放射性缺损区，但直径<2cm的脓肿或多发性小脓肿易被漏诊或误诊，因此仅对阿米巴性肝脓肿定位诊断有帮助。

2. B【解析】肝脏CT平扫和动态增强扫描是诊断和鉴别诊断肝海绵状血管瘤的主要方法。平扫图像上呈现密度均匀一致的低密度区，在快速注入造影剂做增强显像时则出现由瘤体周边向中心密度逐渐增高，可形成“环形”“斑片状”高密度区，这些高密度区逐步弥散、扩大、融合。延迟扫描可见肿瘤完全填充，由高密度逐步变为等密度。

3. B【解析】脓肿切开引流术适应于较大脓肿估计有穿破可能或已穿破引起腹膜炎、脓胸者，或胆源性肝脓肿需同时处理胆道疾病，或慢性肝脓肿非手术治疗难以奏效者。

4. C【解析】单发的小肝癌宜行的治疗是根治性肝切除术。参见 A1 型题第 50 题解析。

5. E【解析】B 超引导下射频消融术参见 A1 型题第 55 题解析。

6. E【解析】参见 A1 型题第 54 题解析。

7. A【解析】CT 分辨率较高，诊断符合率高达 90%以上。CT 检查能发现<1cm 的肝癌。

8. A【解析】棘球蚴囊液皮内试验是对肝包虫病诊断最有意义的辅助检查方法。滤去头节的棘球蚴囊液，高压消毒作为抗原，稀释 1∶10~1∶100 取 0. 2ml 皮内注射，15 分钟后皮丘红晕>2cm 为阳性，6~24 小时出现阳性反应仍有价值，阳性率达 90%~93%。

9. D【解析】肝囊型包虫病的辅助检查方法有棘球蚴囊液皮内试验、补体结合试验、间接血凝试验、间接荧光抗体试验、血常规、X 线检查、B 超、CT 检查、MRI 检查，不包括诊断性穿刺。

10. A【解析】细菌性肝脓肿通常继发于某种感染性疾病，起病较急，主要症状是寒战、高热、肝区疼痛和肝大。寒战和高热是最常见的症状。肝区钝痛或胀痛多为持续性，有的可伴右肩牵涉痛，右下胸及肝区叩击痛。

11. B【解析】阿米巴性肝脓肿表现为右上腹持续性隐痛，可伴右肩胛部或右腰背部放射痛。

12. C【解析】参见 A1 型题第 13 题解析。

13. D【解析】参见 A3/A4 型题第 35 题解析。

14. A【解析】原发性肝癌可表现为甲胎蛋白（+）。甲胎蛋白测定参见 A1 型题第 53 题解析。

15. D【解析】脓肿直径小于 3cm 及散在多发性细菌性肝脓肿采取大剂量广谱抗生素治疗，必要时可在 B 超引导下进行穿刺，穿刺抽出脓液即可明确诊断又可进行细菌培养、药敏实验，选择有效抗菌药。

16. A【解析】大于 5cm 的单个细菌性肝脓肿应行脓肿切开引流。

17. B【解析】肝左叶直径 5cm 的厚壁脓肿应行肝叶切除。参见 A1 型题第 69 题解析。

**五、X 型题**

1. ABCD【解析】参见 A1 型题第 37 题解析。

2. ABCD【解析】预防肝癌肝叶切除术后肝性脑病的措施包括术前使用护肝药物，保持大便通畅，术前用酸性液灌肠，术后吸氧。

3. BD【解析】药物治疗是阿米巴性肝脓肿首先应考虑的治疗方法，以抗阿米巴药物治疗和支持治疗为主。经药物治疗症状无明显改善者，或脓腔大或合并细菌感染病情严重者，应在抗阿米巴药物应用的同时，进行穿刺抽脓。如合并细菌感染，穿刺抽脓后可于脓腔内注入抗生素。患者体温正常，脓腔缩小为 5~10ml 后，可停止穿刺抽脓。伴有继发性细菌感染，经综合治疗不能控制者应行切开引流术。左外叶肝脓肿因穿刺易损伤腹腔内脏器或污染腹腔，不宜穿刺治疗，宜行切开引流术。

4. ABDE【解析】原发性肝癌手术切除的适应证：①全身情况良好，无明显黄疸、腹水、下肢水肿或远处转移者。②肝功能正常或处于代偿期者。③不伴有严重的心、肺、肾功能障碍，能耐受肝脏手术者。④病变局限于半肝以内，未侵及肝门和下腔静脉者。

5. DE【解析】肝腺瘤影像学上与肝癌无明显特异性征象，但原发性肝癌多有乙肝、肝硬化的病史，肝功能异常和 AFP 升高。如有口服避孕药、雄激素等药物史应怀疑肝腺瘤。

6. ABC【解析】细菌性肝脓肿的致病菌以大肠埃希菌、金黄色葡萄球菌和厌氧菌为常见，在未确定病原菌以前，应首选对此类细菌有效的抗生素。

7. AB【解析】非寄生虫性肝囊肿是常见的肝脏良性疾病，以潴留性囊肿和先天性多发性肝囊肿为多见。

8. AB【解析】细菌性肝脓肿主要需与阿米巴性肝脓肿及包虫性肝脓肿鉴别，其他需要进行鉴别的疾病有膈下脓肿、胆道感染、先天性肝囊肿合并感染、原发性肝癌等。

9. ABD【解析】参见 A1 型题第 12 题解析。

10. BCD【解析】参见 A1 型题第 40 题解析。

11. ACDE【解析】参见 A1 型题第 13 题解析。

12. DE【解析】参见 A3/A4 型题第 50 题解析。

13. ABD【解析】肝细胞腺瘤的手术方法如下。①肝叶切除术：肿瘤侵犯一叶或半肝，可做局部、肝叶或半肝切除。②肝腺瘤囊内剜除术：邻近大血管或位于第一、第二肝门处不能将肿瘤完整切除时，可囊内剜除术。③肝移植术：肿瘤巨大且不能手术切除，为防止恶变或出血应行肝移植术。

14. ABCE【解析】肝动脉栓塞化疗常用的栓塞剂包括碘化油、明胶海绵、微球、中药材料等。

15. ABCE【解析】有助于原发性肝癌早期诊断的检查方法有甲胎蛋白测定、超声检查、CT 及 MRI 检查、选择性肝动脉造影等，不包括腹部 X 线平片。

16. ABC【解析】常用的抗包虫病药物有苯丙硫咪唑类（阿苯达唑和甲苯咪唑）及吡喹酮等。

17. ABCE【解析】细菌性肝脓肿常继发于胆道感染或其他全身细菌性感染。症状表现为起病急骤，全身中毒症状明显。体征表现为肝大不明显，多无局限性隆起。脓肿较小，常为多发性。脓液多为黄白色脓液，涂片和培养有细菌。血象检查：白细胞计数增多，中性粒细胞比例增高。血清学：细菌培养阳性。粪便检查：无特殊发现。抗炎治疗明显有效。

18. AB【解析】参见 A1 型题第 66 题解析。

19. ABCD【解析】细菌性肝脓肿手术治疗的适应证：①患者原发病需要手术。②穿刺引流无效（脓腔无缩小及体温、临床症状无好转）。③脓肿即将破裂或已破裂形成腹膜炎。④脓腔壁较厚不易塌陷，形成无效腔。⑤脓腔已向周围脏器穿破。

**六、案例分析题**

1. A【解析】原发性肝癌血行肝外转移最多见于肺，其次为骨、脑等。

2. A【解析】参见 A1 型题第 53 题解析。

3. E【解析】参见 A3/A4 型题第 21 题解析。

4. A【解析】手术治疗为原发性肝癌患者能实际延长生存期的首选治疗方法。

5. ABC【解析】1996 年，Mazzaferro 等提出米兰标准（CMC）：①单个肿瘤结节≤5cm。②如多发，总数≤3 个，每个最大直径≤3cm。③无肝内大血管浸润，无肝外转移。2002 年旧金山大学 Francis 以影像学分期为依据的 UCSF 改良标准：①单个肿瘤结节≤6. 5cm。②如多发，总数≤3 个，每个直径≤5cm，且直径合计<8cm。③无肝内大血管浸润，无肝外转移。

6. ABCD【解析】无水乙醇瘤内注射是通过注射乙醇使细胞脱水、蛋白质变性、细胞凝固坏死，同时使血管内皮细胞坏死，血栓形成，使肿瘤组织缺血坏死。

7. ABCE【解析】细菌性肝脓肿指在患者抵抗力弱时，细菌经胆道、肝动脉、门静脉、开放性肝损伤等途径侵入肝，引起感染形成多腔或融合成单腔的肝脓肿。

8. BCDE【解析】参见 A3/A4 型题第 11 题解析及 B 型题第 10 题解析。

9. B【解析】参见 A3/A4 型题第 27 题解析。

10. E【解析】参见 A3/A4 型题第 13 题解析。

11. BE【解析】应行脓液细菌培养或多次血培养检查，然后根据细菌培养及抗生素敏感测试结果选用有效的抗生素。参见 X 型题第 6 题解析。

12. D【解析】细菌性肝脓肿使用抗生素的疗程宜长，直到症状控制、发热消退之后仍继续应用 3~5 天。

13. ACFG【解析】根据患者呕鲜血及病史，临床表现可诊断为食管-胃底静脉曲张破裂出血，其中移动性浊音阳性为最主要的诊断依据。处理措施有防止肝性脑病，输血、输液、补充血容量，三腔二囊管压迫止血，应用血管升压素、生长抑素。

14. ABC【解析】B 超显示腹水、脾大，应行单纯脾切除术。肝硬化腹水的治疗主要是保肝利尿、营养支持治疗，并需合理饮食，注意休息，尽量避免并发症的发生。根据表面抗原阳性、E 抗原阳性、核心抗体阳性，可判断其为乙型肝炎患者，出现呕血考虑患者是门静脉高压症，应行选择性门体分流术，可以降低食管-胃底曲张静脉的压力，同时保存门静脉的入肝血流。

15. AG【解析】门静脉高压症的治疗主要是针对并发症，尤其是上消化道大出血的并发症，其手术方式分为分流术和断流术 2 类：门体分流术主要是降低门静脉压力，目的是治本；门奇断流术主要是阻断门奇静脉间反常血流，是治标，是通过离断胃底-食管曲张静脉达到止血的目的。因此两种方法都可以起到预防和控制食管-胃底静脉曲张破裂大出血的作用。手术是有创操作，且分流术后入肝血流减少，会加重肝功能损害，引起肝性脑病、腹水增多，甚至加速患者死亡，因此对于 Child-Pugh C 级患者禁忌手术。分流术和断流术都不能治疗脾功能亢进，脾功能亢进的治疗是脾切除。

16. BC【解析】为确定是否为早期肝癌，患者接受的定期检查中至少应包括的项目是 AFP 测定和腹部 B 超检查。参见 A1 型题第 27 题解析。

17. D【解析】参见 A1 型题第 27 题解析。

18. DE【解析】原发性肝癌的手术禁忌证：有明显黄疸、腹水、下肢水肿、肝外癌转移、全身情况不能耐手术者。生化检查 ALB 30g/L 和胸部 X 线片发现肺部多发性占位不属于手术禁忌证。

19. B【解析】在外科手术时，常温下一次阻断入肝脏血流时间一般认为应不超过15 分钟。

20. E【解析】参见 A1 型题第 39 题解析。

# 第十七章　门静脉高压症

肝硬化门静脉高压

## 一 A1 型题

1. 门静脉高压症非手术治疗的基本措施中，不包括
   A. 完全胃肠外营养
   B. 三腔二囊管压迫止血
   C. 病因治疗、休息、饮食及支持疗法
   D. 经内镜注射硬化剂急诊止血及预防再出血
   E. 应用垂体后叶素、生长抑素和 β 受体阻断药等药物
2. 门静脉高压症腹水产生的原因不包括
   A. 门静脉压力减少
   B. 门静脉系统毛细血管床的滤过压增加
   C. 组织液吸收减少
   D. 肝内淋巴液产生增多
   E. 组织液漏入腹腔
3. 下列一般不会发展为肝硬化门静脉高压症的是
   A. 甲型肝炎
   B. 长期酗酒
   C. 丙型肝炎
   D. 乙型肝炎
   E. 自身免疫型肝炎
4. 门静脉高压合并食管下段静脉曲张容易破裂出血，下列叙述不正确的是
   A. 胃酸反流腐蚀食管黏膜和静脉
   B. 肝功能差，凝血机制改变
   C. 粗糙食物损伤食管黏膜和静脉
   D. 离门静脉主干和腔静脉最近，压力差大
   E. 食管下段静脉位于固有层而非黏膜下层
5. 降低门静脉压力效果最佳的术式是
   A. 肠腔静脉分流术
   B. 脾切除术
   C. 胃底周围血管离断术
   D. TIPS 手术
   E. 门腔分流术
6. 门静脉高压症的实验室检查结果不正确的是
   A. 血浆清蛋白减少
   B. 球蛋白增多
   C. 清蛋白/球蛋白比例倒置
   D. 血清胆红素增高
   E. 转氨酶降低
7. 下列门静脉高压症的辅助检查方法及其临床价值，不正确的是
   A. 细针肝穿刺活检是用于术前明确肝硬化及其类型的最重要方法

B. 纤维胃镜检查用于明确诊断，评估曲张静脉破裂出血的危险性，且可测量曲张静脉压力
C. CT检查用于了解下腔静脉有无阻塞狭窄，门静脉系统内有无血栓形成
D. 彩色超声多普勒用于了解肝动脉血流量代偿增加情况，检查肾静脉情况及下腔静脉情况
E. 上消化道钡餐观察有无食管-胃底静脉曲张，了解病变范围和程度有无合并消化性溃疡

8. 对巴德-吉亚利综合征的治疗具有指导意义的检查方法是
A. B型超声或彩色超声多普勒
B. CT血管造影
C. 经皮肝穿刺肝静脉造影
D. DSA血管造影
E. 上下腔静脉联合造影

9. 门静脉高压症急诊手术止血的首选术式为
A. 门腔分流术
B. 远端脾肾静脉分流术
C. TIPS手术
D. 肠腔静脉分流术
E. 贲门周围血管离断术

10. 门静脉高压症食管静脉曲张破裂出血最易并发
A. 肝坏死
B. 急性肾衰竭
C. 脾大，脾功能亢进
D. 肝性脑病
E. 腹水，胸腔积液

11. 门静脉高压症最紧急的并发症是
A. 血细胞减少
B. 腹水
C. 脾功能亢进
D. 肝功能异常
E. 食管-胃底静脉曲张破裂出血

12. 垂体升压素属于半衰期很短的肽类，其主要作用不包括
A. 强烈收缩内脏血管
B. 减少心排血量
C. 降低门静脉血流量
D. 强烈扩张内脏血管
E. 降低门静脉压力

13. 巴德-吉亚利综合征的门静脉高压症表现不包括
A. 脾大及脾功能亢进
B. 呕血
C. 排柏油样便
D. 肝大，腹水
E. 双下肢静脉曲张

14. 门静脉高压症合并食管-胃底静脉曲张破裂大出血需要与以下哪种疾病进行鉴别
A. 胆道出血
B. 胃、十二指肠溃疡病并发出血
C. 大手术后应激性溃疡
D. 脑外伤后应激性溃疡

E. 烧伤后应激性溃疡

15. 门静脉高压症的主要临床表现为

A. 腹胀、食欲缺乏　　B. 肝功能减退

C. 白细胞和血小板计数减少　　D. 肝大

E. 上消化道出血和腹水

16. 门静脉高压症食管静脉曲张手术治疗的最主要目的是

A. 防止肝癌发生　　B. 提高机体免疫力

C. 改善肝功能　　D. 减少腹水

E. 治疗及预防曲张静脉破裂出血

17. 门静脉高压症预防性手术的适应证不包括

A. 门静脉高压症合并脾大和脾功能亢进者

B. 非手术治疗无效者

C. 门静脉高压合并食管-胃底静脉曲张破裂大出血

D. 患者肝功能分级属 Child-Pugh A 级和 Child-Pugh B 级者

E. 门静脉高压症合并食管-胃底静脉中重度曲张者

18. 脾功能亢进主要发生于

A. 脾萎缩　　B. 脾肉瘤

C. 脾良性肿瘤　　D. 巨大脾囊肿

E. 充血性脾大

19. 门静脉高压症患者应严密监护生命体征，观察血压、脉搏、中心静脉压及尿量的变化，血细胞比容一般不低于

A. 28%　　B. 35%

C. 30%　　D. 25%

E. 20%

20. 有关门静脉高压症肝硬化的组织学变化，下列叙述不正确的是

A. 假小叶形成　　B. 肝内动脉和肝静脉小支无异常变化

C. 汇管区增宽　　D. 假小叶内肝细胞有坏死和再生

E. 新生肝细胞形成假胆管

21. 下列门静脉高压症的临床诊断依据，不包括

A. 脾大，脾功能亢进　　B. 门体侧支循环建立和开放

C. 上消化道出血和腹水　　D. 肝功能、血常规、凝血分析检查异常

E. 体质消瘦、营养不良

22. 关于门静脉高压症的病因分类，下列叙述不正确的是

A. 按病因分为肝内型和肝外型，肝内型常见，约占 95%

B. 肝炎后及酒精性肝硬化属于肝内型门静脉高压症
C. 血吸虫病肝纤维化属于肝内型门静脉高压症
D. 胆汁性肝硬化属于肝内型门静脉高压症
E. 门静脉主干闭锁属于肝内型门静脉高压症

23. 门脉高压症的手术方法中，既属于预防性手术，又属于择期手术的是
A. 单纯脾切除术
B. 贲门周围血管离断术
C. 贲门周围血管缝扎术
D. 胃贲门区静脉栓塞术
E. 脾切除术

24. 门脉高压症最安全、有效的断流手术方式为
A. 脾切除+胃冠状静脉结扎术
B. 食管下端胃底切除术
C. 脾切除+胃底横断术
D. 食管下端横断术
E. 脾切除+贲门周围血管离断术

25. 食管-胃底曲张静脉破裂出血时，首先宜采取的紧急治疗措施是
A. 紧急三腔二囊管压迫止血
B. 急诊远端脾-肾静脉分流术
C. 急诊贲门周围血管离断术
D. 急诊经颈静脉肝内门体分流术
E. 急诊脾切除术

26. 肝功能 Child-Pugh 分级中，C 级的诊断依据不正确的是
A. 血清胆红素>51.3μmol/L
B. 血清蛋白<30g/L
C. 腹水难控制
D. 神经系统损害重度
E. 营养状况佳

27. 门静脉高压分流术的主要缺点是
A. 容易发生血栓
B. 肝性脑病发生率高
C. 不能迅速纠正脾功能亢进
D. 手术复杂，不易推广
E. 肝功能易受损

28. 门静脉高压症合并食管下段静脉曲张破裂出血三腔二囊管压迫无效时应采用
A. 加大生长抑素用量
B. 立即内镜治疗
C. 加大输血量
D. 加大静脉垂体后叶素输入量
E. 加大三腔二囊管内的压力

29. 关于门静脉高压性胃病，下列叙述不正确的是
A. 门静脉高压性胃病一定伴发胃溃疡
B. 门静脉高压性胃病占上消化道出血的 5%
C. 在门静脉高压时，胃壁组织淤血、水肿
D. 胃黏膜下层的动-静脉交通支广泛开放
E. 门静脉高压并发门静脉高压性胃病，约为 20%

30. 门脉高压症患者的体征不包括

A. 肝病面容　　B. 黄疸

C. 肝掌　　D. 蜘蛛痣

E. 移动性浊音阴性

31. 巴德-吉亚利综合征的分型中，最多见的是

A. 以隔膜为主的局限性狭窄或闭塞型　　B. 弥漫性狭窄或闭塞型

C. 肝静脉闭塞型　　D. 肝动脉闭塞型

E. 以上所有

32. 汇合成门静脉主干的静脉是

A. 肠系膜下静脉和脾静脉　　B. 肠系膜上静脉和冠状静脉

C. 肠系膜下静脉和冠状静脉　　D. 肠系膜上静脉和脾静脉

E. 肠系膜上静脉和肠系膜下静脉

33. 下列解剖部位中，门静脉与腔静脉之间不存在的交通支是

A. 腹膜后　　B. 前腹壁

C. 胃底、食管下端　　D. 直肠下部、肛管

E. 脾门和胰体尾周围

34. 有关门静脉高压症经颈静脉肝内门体分流术的叙述，不正确的是

A. 展开后的支架口径通常为 7~10mm

B. 能显著地降低门静脉压，控制出血

C. 特别对顽固性腹水有较好的效果

D. 特别适用于出血等待肝移植的患者

E. 可以替代手术治疗，为门脉高压症治疗的首选

35. 患者经非手术治疗，每天出血量在 500~800ml 者或患者血液循环系统出现轻度波动应行

A. 预防性手术　　B. 择期手术

C. 急诊手术　　D. 三腔二囊管压迫治疗

E. 内镜硬化剂注射治疗

36. 门腔分流术术后 2 天内应注意观察的并发症是

A. 腹腔感染　　B. 肠系膜血管栓塞

C. 血小板增多　　D. 肝性脑病

E. 血管吻合口破裂出血

37. 门静脉高压症食管下段胃底静脉曲张破裂的诱因是

A. 进食坚硬粗糙食物　　B. 胃酸反流

C. 剧烈咳嗽、呕吐　　D. 用力排便

E. 以上都是

38. 门静脉高压症引起的上消化道出血的主要原因，除了食管-胃底静脉曲张破裂以外，另一常见的病因为

A. 十二指肠溃疡出血
B. 胃溃疡出血
C. 门脉高压充血性胃病
D. 贲门黏膜撕裂性出血
E. 异位静脉曲张破裂出血

39. 下列静脉中血液回流到门静脉的是

A. 肝静脉
B. 直肠下静脉
C. 髂内静脉
D. 卵巢静脉
E. 肠系膜下静脉

40. 贲门周围血管离断术需要结扎、切断高位食管支至贲门上方

A. 1~2cm
B. 2~3cm
C. 3~4cm
D. 4~6cm
E. 6~8cm

41. 贲门周围血管离断术的优点不包括

A. 有可能改善部分肝功能
B. 操作相对简单，易于在基层推广
C. 手术创伤相对较小
D. 有利于门静脉高压性胃病的恢复
E. 可以一定程度上增加门静脉入肝方向的血流量

42. 关于门静脉系统的解剖特点，下列叙述不正确的是

A. 无静脉瓣
B. 一端是肝小叶内的肝窦
C. 门静脉主干分左、右两支进入肝脏
D. 门静脉和腔静脉之间有 4 个交通支
E. 门静脉是由肠系膜上静脉和肠系膜下静脉汇合而成

43. 巴德-吉亚利综合征的下腔静脉高压的表现不包括

A. 双下肢静脉曲张
B. 色素沉着
C. 腰部静脉曲张
D. 肝大，腹水
E. 皮肤溃疡经久不愈

44. 门静脉高压症择期手术治疗的最主要目的是

A. 预防肝功能衰竭
B. 减少腹水
C. 提高免疫力
D. 预防上消化道出血
E. 预防肝癌

45. 贲门周围血管离断术成败的关键是

A. 胃短静脉的离断
B. 胃后静脉和左膈下静脉的离断
C. 冠状静脉胃支的离断
D. 冠状静脉高位食管支的离断
E. 冠状静脉食管支的离断

46. 既可以降低门静脉压力，又可保证肝门静脉血流的手术是

A. 贲门周围静脉离断术　　B. 门腔静脉分流术

C. 脾腔静脉分流术　　D. 脾肾静脉分流术

E. 肠系膜上、下腔静脉分流术

47. 轻度食管静脉曲张的 X 线表现不正确的是

A. 黏膜皱襞缩小　　B. 略有凹凸不平

C. 稍有迂曲　　D. 钡剂通过顺利

E. 管腔边缘略不平整，可见多发性小凹陷或锯齿状边缘

48. 血吸虫病肝硬化晚期、脾大及脾功能亢进患者，外科手术治疗的最佳术式为

A. 脾切除+门腔静脉吻合术　　B. 脾切除+脾肾静脉吻合术

C. 单纯脾切除术　　D. 脾切除+贲门周围血管离断术

E. 脾切除+胃冠状静脉栓塞术

49. 门脉高压症的诊断标准不包括

A. 有血吸虫病、肝炎及嗜酒史　　B. 白细胞及血小板增多

C. 蜘蛛痣　　D. 腹壁静脉曲张

E. 腹水及下肢水肿

50. 关于三腔二囊管的应用，下面说法不正确的是

A. 三腔管一般放置 24 小时

B. 放置三腔二囊管时间不宜超过 3~5 天

C. 应用三腔二囊管压迫止血期间，宜加强护理，防止发生吸入性肺炎

D. 出血停止 12 小时后，先排空胃气囊，再排空食管气囊，缓缓取出

E. 每隔 4~6 小时，应将气囊放空 10~20 分钟，如有出血再充气压迫

51. 门静脉高压症时，受影响最早、最易曲张出血的侧支血管为

A. 脐静脉　　B. 直肠上静脉

C. 腹壁上静脉　　D. 腹膜后静脉

E. 胃冠状静脉

52. 以下疾病中属于门静脉高压症肝内窦前型的是

A. 缩窄性心包炎　　B. 肝炎后肝硬化

C. 血吸虫性肝硬化　　D. 门静脉血栓形成

E. 肝静脉血栓形成

53. 有关门静脉高压症上消化道出血，下列不正确的是

A. 是门静脉高压症的主要临床表现　　B. 多以便血为主，呕血量较少

C. 有近期溃疡病症状加重现象　　D. Child-Pugh C 级患者宜采用非手术治疗

E. 门静脉高压上消化道出血一定为食管-胃底静脉曲张破裂引起

54. 下列对诊断肝硬化门脉高压症最有价值的体征是

A. 蜘蛛痣　　B. 脾大
C. 腹壁静脉曲张　　D. 肝脏质地坚硬
E. 移动性浊音阴性

55. 目前术前唯一无创性的测量门静脉压力的方法为
A. 彩色超声多普勒　　B. 放射学检查
C. 放射性核素心肝比值测定　　D. CT 检查
E. 纤维胃镜检查

56. 有关门静脉高压症的病理变化特点，叙述不正确的是
A. 门静脉系压力增高，加之其本身无静脉瓣，血液淤滞，可出现充血性脾大
B. 长期的脾窦充血可引起脾周围炎，发生脾与膈肌间的广泛粘连和侧支血管形成
C. 门静脉瓣压力可通过血流量和流出阻力形成并维持
D. 血浆清蛋白的合成减少，引起血浆胶体渗透压降低，促使血浆外渗
E. 促使大量肝内淋巴自肝包膜表面漏入腹腔，是形成腹水的原因之一

57. 肝硬化门静脉高压症食管曲张静脉发生破裂大出血时
A. 应立即行 TIPS 术　　B. 应立即行脾切除术
C. 应立即行门腔静脉分流术　　D. 应当先行积极的非手术治疗
E. 应立即行门奇静脉断流手术

58. 门静脉高压症的手术前准备，下列叙述不正确的是
A. 保肝治疗　　B. 输新鲜血液
C. 无渣高糖饮食　　D. 手术当天放置胃管
E. 肌内注射维生素 K

59. 关于门静脉高压症脾功能亢进的描述，不正确的是
A. 常见血小板减少　　B. 常见白细胞减少
C. 常见红细胞减少　　D. 可见脾窦扩张
E. 可见脾内纤维组织增生

60. 以下对门静脉高压症脾大的论述，不正确的是
A. 脾脏越大，脾功能亢进反而越轻
B. 早期质地较软，晚期变硬，脾活动度减少
C. 脾大多合并有脾功能亢进和贫血
D. 白细胞计数降至 $3\times10^9$/L 以下，血小板计数减少至 $80\times10^9$/L 以下
E. 门静脉压力升高，脾静脉压力增高，脾充血性增大，所有患者都有不同程度的脾大

61. 巴德-吉亚利综合征的首选检查方法是
A. B 型超声或彩色超声多普勒　　B. 上下腔静脉联合造影
C. 经皮肝穿刺肝静脉造影　　D. DSA 血管造影

E. CT 血管造影

62. 门静脉高压症分流手术的指征不包括

A. 血浆清蛋白 35g/L　　B. 食管-胃底静脉曲张破裂

C. 有少量腹水　　D. 血清总胆红素<52μmol/L

E. 有肝性脑病

63. 有关内镜治疗食管静脉曲张，下列不恰当的是

A. 内镜治疗的效果优于手术治疗

B. 经内镜将曲张的静脉吸入结扎器中，套扎曲张的静脉

C. 硬化剂注射并发症为食管溃疡、狭窄和穿孔

D. 将硬化剂直接注射曲张的静脉，使静脉闭塞

E. 对于 Child-Pugh C 级的患者尽可能采用包括内镜治疗在内的非手术治疗

64. 肝硬化门静脉高压症引起顽固性腹水最彻底有效的治疗方法是

A. 脾切除术　　B. 肝移植术

C. 贲门周围血管离断术　　D. 门-腔静脉侧侧分流术

E. 脾切除+贲门周围血管离断术

65. 根据影像学检查和血管造影表现，巴德-吉亚利综合征的临床类型不正确的是

A. 肝静脉阻塞　　B. 下腔静脉弥漫性狭窄或阻塞

C. 肝静脉开口以下下腔静脉阻塞　　D. 肝静脉加下腔静脉阻塞

E. 以下腔静脉隔膜为主的局限性狭窄或阻塞

66. 以下不属于贲门周围血管的是

A. 胃右静脉　　B. 胃短静脉

C. 胃后静脉　　D. 胃冠状静脉

E. 左膈下静脉

67. 最早用于控制食管-胃底静脉曲张破裂出血和防止复发出血的手术方法是

A. 经颈静脉肝内门体分流术　　B. 经肠腔静脉分流术

C. 远端脾-肾静脉分流术　　D. 门腔分流术

E. 贲门周围血管离断术

68. 门静脉高压症形成后首先出现的是

A. 肝大　　B. 脾大

C. 腹水　　D. 呕血

E. 交通支扩张

69. 中度食管静脉曲张的 X 线表现不正确的是

A. 静脉增粗迂曲而凸入管腔内　　B. 正常平行黏膜消失

C. 腔内出现大小、形状不一的充盈缺损　　D. 出现串珠状或蚯蚓状充盈缺损

E. 食管收缩欠佳，排空稍延迟

70. 测定自由门静脉压（FPP）是诊断门静脉高压最可靠的方法，Warren 血流动力学Ⅱ期中，FPP 的参考范围为

A. <2.0　　B. 2.0~2.7

C. 2.8~3.9　　D. 4.0~5.7

E. >5.7

71. 门静脉高压症的主要并发症不包括

A. 肝性脑病　　B. 胃肠道出血

C. 肺感染　　D. 肝肾综合征

E. 食管-胃底静脉曲张破裂出血

72. 使用垂体升压素过程中为减少不良反应，可加入

A. 亚叶酸钙　　B. 硝酸甘油

C. 氨甲苯酸　　D. 维生素 $B_{12}$

E. 普萘洛尔

73. 三甘氨酰赖氨酸加压素常用量为首次（　　）静脉注射

A. 0.3~0.5mg　　B. 0.5~0.8mg

C. 0.8~1.0mg　　D. 1.0~1.5mg

E. 1.0~2.0mg

74. 门静脉高压症的治疗，不正确的是

A. 食管-胃底静脉曲张时可行食管内镜注入硬化剂治疗

B. 静脉滴注垂体后叶素可以降低门静脉压力

C. 内镜下食管静脉呈蓝色曲张需紧急手术

D. 下腔静脉与门静脉吻合易造成肝性脑病

E. 食管-胃底静脉曲张破裂出血非手术治疗首选三腔二囊管压迫止血

## 二 A2 型题

1. 患者，女性，50 岁。血清胆红素为 44μmol/L，清蛋白为 32g/L，腹水易控制，神经系统损害轻微，营养状况尚可。患者属于肝功能 Child-Pugh 分级中的

A. A 级　　B. B 级

C. C 级　　D. D 级

E. E 级

2. 患者，女性，65 岁。因 2 天前呕血 300ml 入院。有 20 年慢性肝病史。查体：巩膜轻度黄染，腹软、无压痛，肝肋下未扪及，移动性浊音阳性。患者最可能诊断为

A. 胆道出血　　B. 胃息肉出血

C. 胃癌出血　　D. 十二指肠溃疡出血

E. 食管静脉曲张破裂出血

3. 患者，男性，50 岁。因上消化道大出血入院。既往有乙肝病史 20 年。急诊胃镜检查，诊断为食管静脉曲张破裂出血。实验室检查：胆红素 40μmol/L，清蛋白 30g/L。腹腔少量积液。营养良好。如需急诊手术，应首选的术式为

A. 脾切除+贲门周围血管离断术　　B. 脾切除

C. 门腔分流术　　D. 脾肾静脉分流术

E. 脾肾动脉分流术

4. 患者，女性，40 岁。因 12 小时前呕吐咖啡样物约 1200ml 入院。查体：脉搏 128 次/分，血压 80/45mmHg。患者首要的处理措施为

A. 腹部 B 超　　B. 抗休克治疗

C. 气管插管术　　D. 胃镜检查

E. 上消化道造影

5. 患者，男性，39 岁。因血吸虫性肝硬化伴严重脾大及血小板减少入院。曾有上消化道出血史。胃镜示食管静脉重度曲张。该患者的最佳治疗方法是

A. 单纯脾切除术　　B. 门腔静脉分流术

C. 曲张静脉套扎术　　D. 脾肾静脉分流术

E. 脾切除加贲门周围血管离断术

6. 患者，男性，48 岁。1 年前因门静脉高压食管-胃底静脉曲张破裂出血行脾切除、贲门周围血管离断术。2 天前解柏油样便，3 次/天，每次约 200ml。查体：血压 90/60mmHg；血红蛋白 80g/L。根据患者情况，首先要做的检查是

A. 腹部 B 超　　B. 纤维胃镜检查

C. 选择性动脉造影　　D. 胃肠 X 线钡餐造影

E. 经皮肝穿刺门静脉造影

7. 患者，男性，41 岁。6 小时前无明显诱因突发呕血，血呈暗红色，量约 400ml。自述无肝炎病史。查体：生命体征平稳，血红蛋白 100g/L，上腹部轻压痛。最有助于诊断的急诊检查方法为

A. 纤维胃镜检查　　B. 血管造影

C. 上消化道造影　　D. 腹部 CT

E. 腹部 B 超

8. 患者，女性，48 岁。突然呕血 300ml，血色暗红，并排黑便 2 次。查体：蜘蛛痣（+），肝肋下 1cm、质硬，脾肋下 3cm，少量腹水。此时恰当的治疗方法是

A. 静脉输入垂体后叶素　　B. 静脉注射止吐药

C. 静脉注射维生素 K　　D. 服用胃黏膜保护药

E. 输注清蛋白

## 三 A3/A4型题

（1~3题共用题干）

患者，女性，51岁。体检查出“肝硬化、脾大”，无明显特异性症状，未做特殊治疗。近日检查结果：转氨酶、胆红素升高；碱性磷酸酶升高和γ-谷氨酸转肽酶显著增高；清蛋白低于正常，球蛋白增高；清蛋白/球蛋白比例倒置；腹水少量，Child-Pugh C级。

1. 为进一步明确病因诊断，应该进行的检查为
   A. 上腹部CT平扫加增强
   B. 上消化道造影
   C. 乙型肝炎病原免疫学检查、HCV检查
   D. 腹部B超
   E. 碱性磷酸酶、γ-谷氨酸转肽酶、乳酸脱氢酶测定
2. 碱性磷酸酶和γ-谷氨酸转肽酶显著增高表明
   A. 胆汁淤积
   B. 肝细胞坏死
   C. 凝血功能异常
   D. 肝解毒功能异常
   E. 肝已有癌灶存在
3. 经检查发现患者为重度食管静脉曲张，内镜下为紫红色。B超示门静脉直径为2.3cm。近来刷牙时常有出血，皮下时有瘀斑。患者及家属担心发生大出血而要求手术治疗。正确的治疗是
   A. 脾切除术
   B. 断流术
   C. 分流术
   D. 积极保肝治疗
   E. 内镜下注射或套扎

（4~6题共用题干）

患者，男性，51岁。腹胀、食欲缺乏1个月，5小时前突发呕鲜血2次，总量约1200ml。既往有肝炎病史。查体：血压78/50mmHg，脉搏110次/分，巩膜黄染，肝右肋缘下2cm，质硬，结节感，脾未触及，移动性浊音阳性。血WBC $3.2\times10^9$/L，Hb 65g/L，HBeAg（+），清蛋白27g/L，血清总蛋白59g/L。

4. 最可能的出血原因是
   A. 食管-胃底静脉曲张破裂出血
   B. 肝癌破裂并发胆道出血
   C. 应激性溃疡出血
   D. 胆道结石并发胆道出血
   E. 胃癌并发出血
5. 病情稳定后，为确诊应首选的检查方法为
   A. 腹部B超
   B. 数字减影血管造影（DSA）
   C. 经皮肝穿刺胆管造影（PTC）检查
   D. 腹部CT

E. 纤维胃镜检查

6. 首选的治疗措施为

A. 应用局部止血药　　B. 手术治疗

C. 应用全身止血药　　D. 胃管内给药

E. 应用三腔二囊管压迫止血

（7~9 题共用题干）

患者，男性，39 岁。因呕吐鲜血 800ml 入院。自述乏力，食欲缺乏，腹胀，小便可，大便黑。查体：脾大，腹部移动性浊音阳性。白细胞计数<$2.5\times10^9$/L，血小板计数<$70\times10^9$/L。既往有肝硬化病史。

7. 应首先考虑的诊断为

A. 门静脉高压症　　B. 便血

C. 呕血　　D. 十二指肠溃疡出血

E. 上消化道出血

8. 若实施分流术，叙述不正确的是

A. 门腔静脉分流术　　B. 脾肾静脉分流术

C. 脾腔静脉分流术　　D. 肠系膜上、下腔静脉分流术

E. 冠状静脉（胃支、食管支及高位食管支）分流术

9. 分流术的术前准备，叙述不正确的是

A. 保证睡眠充足　　B. 术前 2 天晚上做清洁灌肠

C. 稳定患者情绪　　D. 保证肾功能正常

E. 术前 2~3 天口服肠道不吸收的抗生素

（10~13 题共用题干）

患者，女性，53 岁。6 小时前呕血、便血，量约 2000ml。曾有 10 年肝炎后肝硬化病史。查体：脉搏 130 次/分，血压 85/50mmHg。巩膜轻度黄染，腹平软，脾肋下 7cm，移动性浊音阳性。考虑为食管-胃底静脉曲张破裂出血，并立即给予三腔二囊管压迫止血处理。

10. 患者采用三腔二囊管压迫止血，下列叙述不正确的是

A. 检查管道是否通畅，气囊是否漏气　　B. 在胃气囊充气 150~200ml，用 300g 重物牵引

C. 若无再出血，食管气囊不再充气　　D. 若继续出血将食管气囊充气 150ml

E. 牵引约 36 小时后放松牵引带约 20 分钟

11. 放置三腔二囊管时，为防止食管下段或胃底黏膜因受压时间太长而发生溃疡坏死，甚至穿孔，应定时放松气囊，一般间隔时间为

A. 每隔 9 小时　　B. 每隔 8 小时

C. 每隔12小时
D. 每隔4小时
E. 每隔24小时

12. 门静脉高压症放置三腔二囊管通常牵引压迫的重量是
A. 100g
B. 200g
C. 300g
D. 400g
E. 500g

13. 患者经抗休克、输血、三腔二囊管压迫止血等治疗后，生命体征逐渐平稳。但三腔二囊管压迫放气后，又再次发生出血，量约1000ml。肝功能检查：血清胆红素70μmol/L，清蛋白25g/L。下一步治疗应考虑
A. TIPS
B. 胃大部切除术
C. 急诊行分流术
D. 急诊行断流术
E. 急诊断流术+限制性分流术

## 四 B型题

（1~2题共用备选答案）
A. 脾肾静脉分流术
B. 门腔静脉分流术
C. 脾切除术
D. 贲门周围血管离断术
E. 腹腔-静脉转流术

1. 处理肝硬化所致顽固性腹水的手术是
2. 阻断门-奇静脉间交通支反常血流的手术是

（3~6题共用备选答案）
A. 经右心房破膜术
B. 隔膜切除术
C. 脾切除加贲门周围血管离断术
D. 下腔静脉-右心房转流术
E. 肝移植术

3. 介入治疗中导管不能通过隔膜者可行的术式为
4. 隔膜较厚及下腔静脉狭窄者可行的术式为
5. 下腔静脉隔膜较厚，或静脉内血栓形成，肝静脉通畅者可行的术式为
6. 下腔静脉通畅，肝静脉回流障碍，致肝功能衰竭，肝性脑病，可考虑的术式为

（7~10题共用备选答案）
A. 肝炎后肝硬化
B. 血吸虫性肝硬化
C. Budd-Chiari综合征
D. 门静脉主干血栓形成
E. 单纯脾静脉栓塞

7. 肝内窦前阻塞性门静脉高压症的常见病因为
8. 肝内肝窦和窦后阻塞性门静脉高压症的常见病因为
9. 肝前型门静脉高压症的常见病因为
10. 肝后型门静脉高压症的常见病因为

（11~12 题共用备选答案）

A. C
B. E
C. A
D. F
E. L

11. 食管静脉曲张的内镜诊断标准中，表示基本颜色的符号为
12. 食管静脉曲张的内镜诊断标准中，有明确的糜烂、白苔者记录为

（13~14 题共用备选答案）

A. 肝固有动脉结扎术
B. 贲门周围血管离断术
C. 门腔静脉分流术
D. 选择性肝动脉造影血管栓塞术
E. 胃大部切除术

13. 胆道大出血，已证实出血来自右肝管，最好采用
14. 肝功能差，伴轻度黄疸的食管-胃底静脉曲张破裂大出血的治疗可行

（15~16 题共用备选答案）

A. 50~100ml
B. 150ml
C. 150~200ml
D. 200~250ml
E. 250~300ml

15. 三腔二囊管的食管气囊注气量为
16. 三腔二囊管的胃气囊注气量为

## 五 X 型题

1. 引起巴德-吉亚利综合征的血管壁病变有
A. 红细胞增多症
B. 高血压病
C. 全身免疫性疾病
D. 白塞综合征
E. 过敏性血管炎

2. 关于巴德-吉亚利综合征的概念，以下叙述正确的是
A. 是一种肝动脉流出道和/或肝段上腔静脉梗阻
B. 表现为下腔静脉高压

C. 表现为门静脉高压
D. 表现为门静脉高压肝功能损伤
E. 分为原发性和继发性两种

3. 门静脉高压症合并食管静脉曲张大出血时，最容易发生的并发症有
A. 肝性脑病
B. 急性呼吸窘迫综合征
C. 失血性休克
D. 急性肾衰竭
E. 脾功能亢进加重

4. 经颈静脉肝内门体分流术的适应证为
A. 食管-胃底静脉曲张破裂出血经药物和内镜治疗无效的患者
B. 肝功能失代偿（Child-Pugh C 级）不宜行急诊门体分流手术的患者
C. 右心衰竭中心静脉压升高的患者
D. 没有控制的肝性脑病患者
E. 肝肿瘤和门静脉血栓患者

5. 门静脉高压症患者出血时不易自然止血的原因是
A. 脾功能亢进致血小板减少
B. 门静脉高压患者的血液黏稠度低
C. 肝功能受损致凝血功能障碍
D. 曲张的食管静脉位于变薄的黏膜下，缺乏软组织保护
E. 高压的食管曲张静脉易反复受到进食的机械性刺激

6. 巴德-吉亚利综合征的血管腔内治疗简便易行，损伤小，但易发生再度狭窄，常使用的治疗方法为
A. 球囊导管扩张
B. 经右心房破膜术
C. 内支架置入术
D. 隔膜切除术
E. 下腔静脉-右心房转流术

7. 门静脉高压形成后，主要的病理变化可有
A. 脾大，脾功能亢进
B. 肾衰竭
C. 交通支扩张
D. 腹水
E. 黄疸

8. 门静脉高压症是门静脉系统血流受阻或血流量增加所致的以（　　）为特点的临床综合征
A. 门静脉压力升高
B. 脾大、脾功能亢进
C. 食管-胃底静脉曲张
D. 腹水
E. 肝功能增强

9. 食管静脉曲张的内镜诊断标准中，易出血的危险征兆有

A. 白色静脉曲张
B. 蓝色静脉曲张
C. 蚯蚓样红斑症（++、+++）
D. 血疱样改变
E. 血疱样所见

10. 关于巴德-吉亚利综合征的病因，下列叙述正确的是
A. 先天性下腔静脉发育异常
B. 下腔静脉和/或肝静脉内血栓形成
C. 肿瘤
D. 血管壁病变
E. 以上均不正确

11. 三腔二囊管压迫止血时，气囊充气量正确的有
A. 牵引重量 300g
B. 若无再出血，食管气囊不再充气
C. 每 6 小时后松牵引带
D. 先充食管气囊，再充胃气囊
E. 胃气囊充气 150~200ml，食管气囊充气 150ml

12. 门静脉高压症脾功能亢进和肝硬化的特点为
A. 白细胞计数减少
B. 有或无溃疡病史
C. 血小板计数减少
D. 以便血为主，多数无休克症状
E. 肝功能异常

13. 门静脉高压并发食管-胃底静脉曲张破裂出血时，处理措施正确的有
A. 静脉输入止血药
B. 输全血
C. 三腔二囊管压迫止血
D. 急行胃大部切除术
E. 应用奥曲肽

14. 下腔静脉-右心房转流术的适应证不包括
A. 下腔静脉隔膜较厚患者
B. 静脉内血栓形成患者
C. 肝静脉通畅者
D. 下腔静脉广泛阻塞、狭窄或有炎症者
E. 肝肾功能不良的患者

15. 门静脉高压症肝外型常见的疾病有
A. 门静脉主干血栓形成
B. 门静脉主干闭锁、狭窄
C. 海绵窦样病变
D. 胆汁性肝硬化
E. 血吸虫病肝纤维化

16. 门静脉高压断流术的优点有
A. 肝功能要求不高
B. 手术简便易推广
C. 可明显降低门静脉压力
D. 术后肝性脑病发生率低
E. 既能控制出血，又可保持向肝血流

17. 将肝硬化门静脉高压分为 3 期的依据包括
A. 测定自由门静脉压（FPP）的结果
B. 测定肝侧门静脉闭塞压（HOPP）的结果

C. 测定脏侧门静脉闭塞压（SOPP）的结果

D. 测定肝脏门静脉最大灌注压（MPP）的结果

E. 测定肝静脉压力梯度（HVPG）的结果

18. 门脉高压症的手术方法中，属于预防性手术的有

A. 单纯脾切除术　B. 贲门周围血管离断术

C. 贲门周围血管缝扎术　D. 胃贲门区静脉栓塞术

E. 脾切除术

19. 门静脉高压症中，门静脉系和腔静脉系间存在的交通支有

A. 胃底、食管下段交通支　B. 直肠下端、肛管交通支

C. 前腹壁交通支　D. 肠系膜血管交通支

E. 腹膜后交通支

## 六 案例分析题

（1~4 题共用题干）

患者，女性，42 岁。半年前因突发呕吐新鲜血 180ml 而住院治疗。确诊为门静脉高压症，经保守治疗好转后出院。本次因大量呕血再次住院，经三腔二囊管压迫止血等综合治疗 6 天后出血停止 24 小时，拔除三腔二囊管后，又发生大出血。

1. 出血停止后，拔除三腔二囊管又发生大出血的最可能原因是

A. 拔管时胃体黏膜撕裂　B. 急性胃黏膜病变

C. 并发胆道出血　D. 十二指肠溃疡出血

E. 应激性溃疡

2. 门静脉高压症脾功能亢进时，血细胞计数减少，以白细胞计数（　　）和血小板计数（　　）最为明显

A. 降至 $3\times10^9/L$ 以下，降至 $60\times10^9/L$ 以下

B. 降至 $3\times10^9/L$ 以下，降至 $80\times10^9/L$ 以下

C. 降至 $5\times10^9/L$ 以下，降至 $100\times10^9/L$ 以下

D. 升至 $3\times10^9/L$ 以上，升至 $80\times10^9/L$ 以上

E. 升至 $5\times10^9/L$ 以上，升至 $90\times10^9/L$ 以上

3. 脾大、脾功能亢进患者可采取的治疗方法是

A. 断流术　B. 分流术

C. 肝移植　D. 脾切除术

E. 腹腔静脉转流术

4. 门静脉高压症手术治疗的主要目的是

A. 止血或防止出血　B. 消除腹水

C. 消除脾功能亢进　　D. 根除肝损害

E. 改善消化功能

（5~8题共用题干）

患者，男性，48岁。因6小时前解黑便伴头晕，伴突然呕血入院。黑便量约300g，呕鲜红色血液量约300ml，无血凝块。患者自述有19年乙肝病史，无"呕血、黑便"病史，曾诊断为"肝硬化失代偿期"。查体：体温36.9℃，脉搏100次/分，呼吸22次/分，血压95/75mmHg。慢性病容，颈部皮肤见多个蜘蛛痣，巩膜无黄染。腹膨隆、软，肝于右肋缘下未及，脾左肋缘下3cm，移动性浊音阳性。实验室检查：RBC $3.0\times10^{12}$/L，Hb 8.9g/L，HCT 29%。总蛋白48.1g/L，清蛋白31.6g/L，球蛋白20.5g/L，A/G 1.3，总胆红素27.9μmol/L，结合胆红素8.5μmol/L，谷丙转氨酶120U/L。尿素氮6.50mmol/L，肌酐90μmol/L，葡萄糖5.60mmol/L。乙肝标志物测定（ELISA法）为HBsAg阳性、HBcAg阳性、抗HBc阳性。

5. 根据患者情况，患者可初步诊断为

A. 肝炎后肝硬化代偿期　　B. 胃、十二指肠溃疡出血

C. 食管-胃底静脉曲张破裂出血　　D. 门静脉高压

E. 门静脉高压性胃病出血　　F. 出血性胃炎

6. 为明确上消化道出血的原因，患者采取的检查方法应首选

A. 腹部B超　　B. 腹部CT

C. 腹部MRI　　D. 血管造影

E. 纤维胃镜　　F. 食管吞钡X线检查

7. 检查发现食管中下段静脉重度曲张，伴破裂出血。入院15小时后又呕400ml左右的鲜血。查体：脉搏110次/分，呼吸22次/分，血压80/50mmHg。目前应采取的紧急处理措施是

A. 输血、输液抗休克治疗　　B. 急诊门体分流术

C. 急诊TIPS　　D. 静脉输入生长抑素

E. 放置三腔二囊管压迫止血　　F. 静脉输入垂体后叶素

8. 2天前患者经三腔二囊管压迫止血后，又再次出血。查体：体温36.7℃，脉搏125次/分，呼吸24次/分，血压85/55mmHg。神志清楚，皮肤、巩膜无黄染。实验室检查：清蛋白30.5g/L，总胆红素34.9μmol/L，谷丙转氨酶80U/L，尿素氮7.20mmol/L，肌酐120μmol/L。床旁B超检查显示肝硬化、门静脉高压、脾大、小量腹水。根据患者目前情况，宜采取的治疗措施为

A. 继续抗休克治疗　　B. 急诊肝移植术

C. 急诊断流术　　D. 急诊断流术+远端脾肾静脉分流术

E. 急诊门体分流术　　F. 继续三腔二囊管压迫止血

（9~11题共用题干）

患者，女性，62岁，10年前行胃部检查时发现“肝硬化”，长期药物治疗。3个月前因腹胀就诊，胃镜检查提示“食管-胃底重度静脉曲张，红色征阳性”，未进行内镜下治疗。1个月前无明显诱因出现黑便和呕血，呕吐物为鲜血，总量约1000ml，无心悸、头晕等不适。为进一步诊治入院。初步诊断为“肝硬化门静脉高压；食管-胃底静脉曲张破裂出血；脾大、脾功能亢进”。患者自发病以来自诉乏力，无腹痛、腹胀，无肝性脑病表现，无脂肪泻，无骨痛。患者精神尚可，睡眠、食欲尚可，尿色深但量不少，粪便颜色、性状无明显异常，体重无显著改变。查体：体温36.0℃，脉搏80次/分，呼吸18次/分，血压90/60mmHg。皮肤、巩膜可疑黄染，全身浅表淋巴结未触及肿大，四肢无抓痕，未见紫癜或瘀斑，肝掌（+），无蜘蛛痣。无明显腹壁静脉曲张，腹部平坦、软，无压痛，无肌紧张，也未及包块，肝脏肋下未及；脾大，肋下3指，质韧，触痛（-）；胆囊（-）。肝肾区叩击痛阴性，移动性浊音（-），听诊肠鸣音4次/分。

9. 为进一步明确诊断，患者应进行的检查为
A. 肝功能检查　　B. 腹部CT
C. 食管钡剂造影　　D. 腹部B超
E. 肝炎病原免疫学检查　　F. 腹部X线平片

10. 当患者Child-Pugh为A级或B级时，为选择手术治疗方式，还应进行的检查有
A. 腹部B超　　B. 心电图
C. 甲胎蛋白测定　　D. 腹部CT
E. 凝血时间测定　　F. 血糖测定

11. 经检查发现患者不适合行分流术，应行断流术，此时应切断的静脉包括
A. 胃短静脉　　B. 胃右静脉
C. 胃后静脉　　D. 胃左静脉
E. 左膈下静脉　　F. 胃底静脉

# 参考答案与解析

## 一、A1型题

1. A【解析】门静脉高压症非手术治疗的基本措施包括病因治疗、休息、饮食及支持疗法，三腔二囊管压迫止血，经内镜注射硬化剂急症止血及预防再出血，应用垂体后叶素、生长抑素和β-受体阻断药等药物。

2. A【解析】门静脉压力升高，使门静脉系统毛细血管床的滤过压增加，组织液吸收减少并漏入腹腔而形成腹水，特别在肝窦和窦后阻塞时，肝内淋巴液产生增多，而输出不畅，因而促使大量肝内淋巴自肝包膜表面漏入腹腔，是形成腹水的另一原因。但造成腹水的主要原因还是肝损害，血浆清蛋白合成减少，引起血浆胶体渗透压降低，而促使血浆外渗。

3. A【解析】甲型肝炎为自限性疾病，不会发展为肝硬化。

4. B【解析】胃底、食管下段交通支离门静脉主干和腔静脉最近，压力差最大，因此受门静脉高压的影响也最早、最显著，静脉曲张引起覆盖的黏膜变薄，可因粗糙食物所致的机械性损伤、胃酸腐蚀或腹内压突然升高的动作而致破裂出血。

5. E【解析】分流术是将门静脉血液转流至腔静脉，以降低门静脉压力，制止出血。降低门静脉压力效果最佳的术式是门腔分流术。肠腔静脉分流术是处理肝硬化所致顽固性腹水的手段。脾切除术主要用于消除脾功能亢进。

6. E【解析】门静脉高压症肝功能检查可见血浆清蛋白减少，球蛋白增多，清蛋白/球蛋白比例倒置，部分患者还存在血清胆红素、转氨酶增高。

7. A【解析】①细针肝穿刺活检必要时用于术前明确肝硬化及其类型。②纤维胃镜检查直视下观察食管-胃底静脉曲张的程度和范围，用于明确诊断，评估静脉曲张破裂出血的危险性，且可测量静脉曲张压力。③CT 检查了解肝脾的病变情况，显示侧支循环，了解有无其他肝脾病变，尤其是肝癌，了解下腔静脉有无阻塞狭窄，门静脉系统内有无血栓形成，有条件时测量肝体积用于术前评价。④彩色超声多普勒了解门静脉系统情况，其血流方向、血流量，有无血栓形成及肝动脉血流量代偿增加情况，检查肾静脉情况及下腔静脉情况，了解肝、脾的大小，有无肝硬化、腹水及其严重程度，有无并发肝癌。⑤上消化道钡餐观察有无食管-胃底静脉曲张，了解病变范围和程度有无合并消化性溃疡。

8. E【解析】巴德-吉亚利综合征的辅助检查如下。①B 型超声或彩色超声多普勒：诊断本病的首选检查，准确率 90%以上，可显示肝静脉和下腔静脉的狭窄段。②上下腔静脉联合造影：可清楚地显示病变部位、阻塞程度、类型和范围，对治疗具有指导意义。③经皮肝穿刺肝静脉造影：显示肝静脉有无阻塞。④CTV 和 MRV：对诊断有一定意义，不如②③准确。

9. E【解析】如门静脉高压症患者以往有大出血的病史，或本次出血来势凶猛，出血量大，或经短期积极止血治疗，仍有反复出血者，应考虑急诊手术止血或行经颈内静脉肝内门体分流术（TIPS）。急诊手术止血以贲门周围血管离断术为首选。

10. D【解析】门静脉高压症食管静脉曲张破裂出血会造成肝组织严重缺氧，最易导致肝性脑病。

11. E【解析】门静脉高压症的主要并发症有食管-胃底静脉曲张破裂出血、肝性脑病、胃肠道出血、肝肾综合征等。门脉高压症引起的上消化道出血的主要原因是食管-胃底静脉曲张破裂出血和门脉高压充血性胃病。食管-胃底静脉曲张破裂出血是门静脉高压最常见、最紧急也是最凶险的并发症。

12. D【解析】垂体升压素属于半衰期很短的肽类，有强烈收缩内脏血管、减少心排血量、降低门静脉血流量和压力的作用。

13. E【解析】巴德-吉亚利综合征的门静脉高压症表现为门体侧支循环建立和开放、呕血、排柏油样便、肝大、腹水、脾大及脾功能亢进。

14. B【解析】门静脉高压症合并食管-胃底静脉曲张破裂大出血需要与胃、十二指肠溃疡病并发出血相鉴别。胃、十二指肠溃疡病并发出血表现：①有溃疡病史，发病年龄较轻。②上消化道出血多以便血为主，呕血量较少，有近期溃疡病症状加重现象。

15. E【解析】门脉高压症的症状如下：①脾肿大，脾功能亢进。②门体侧支循环建立和开放。③上消化道出血和腹水是门静脉高压症的主要临床表现，肝功能减退常为伴随症状。多数患者有肝炎、血吸虫病、黄疸、药物中毒、消化不良、消化道大出血等病史；有酗酒嗜好；有鼻出血、牙龈出血、女性患者月经过多病史。实验室检查中，肝功能、血常规、凝血分析检查异常。

16. E【解析】门静脉高压症的治疗主要是针对并发症，尤其是预防和治疗食管-胃底静脉曲张破裂出血，其手术方式分两类，即分流术和断流术。门体分流术主要是降低门静脉压力，目的是治本。门奇断流术主要是阻断门奇静脉间反常血流，目的是治标，是通过离断胃底-食管曲张静脉达到止血的目的。

17. C【解析】门静脉高压症预防性手术的适应证：①门静脉高压症合并脾大和脾功能亢进，或非手术治疗无效者。②门静脉高压症合并食管-胃底静脉中重度曲张者。③患者肝功能分级属 Child-Pugh A 级和 B 级者。④患者的年龄不限，70 岁以上者应慎重。门静脉高压合并食管-胃底曲张静脉破裂大出血应行急诊手术。

18. E【解析】门静脉系压力增高，加之其本身无静脉瓣，血流淤滞，可出现充血性脾大。长期的脾窦充血引起脾内纤维组织增生和脾组织再生继而发生不同程度的脾功能亢进。长期的充血还可引起脾周围炎，发生脾与膈肌间的广泛粘连和侧支血管形成。脾大多有脾功能亢进症状，如贫血，白细胞及血小板减少等。一般而言，脾脏愈大，脾功能亢进愈显著。

19. C【解析】门静脉高压症患者应严密监护生命体征，观察血压、脉搏、中心静脉压及尿量的变化，中心静脉压在 1~10cm$H_2O$，血细胞比容在 25%~30%。

20. B【解析】门静脉高压肝硬化的组织学变化包括假小叶形成、假小叶内肝细胞坏死和再生，新生肝细胞形成假胆管，汇管区增宽。

21. E【解析】参见 A1 型题第 15 题解析。

22. E【解析】门静脉高压症的病因分类如下。①肝内型：约占 95%，常见疾病有门脉性肝硬化（肝炎后及酒精性）、胆汁性肝硬化及血吸虫病肝纤维化等。②肝外型：约占 5%，常见疾病有门静脉主干血栓形成，门静脉主干闭锁、狭窄或海绵窦样病变等。

23. B【解析】门静脉高压症的手术方法中，贲门周围血管离断术既属于预防性手术，又属于择期手术。

24. E【解析】贲门周围血管离断术是门静脉高压症最有效的断流手术。贲门周围血管可分为4组，分别为冠状静脉、胃短静脉、胃后静脉和左膈下静脉。贲门周围血管离断术即彻底切断上述静脉，包括高位食管支或同时存在的异位高位食管支，同时结扎切断与静脉伴行的同名动脉，才能彻底阻断门奇静脉之间的反常血流。断流手术操作相对容易、对患者损伤小，有较好的即刻止血效果。

25. A【解析】食管-胃底曲张静脉破裂大出血时，首先宜采取的紧急治疗措施是紧急三腔二囊管压迫止血。三腔两囊管压迫止血是一种有效的暂时止血手段，使用时安置方法必须正确，严格按照操作规范进行，需注意误吸和窒息等严重并发症。

26. E【解析】肝功能 Child-Pugh 分级见表 17-1。

**表 17-1　肝功能 Child-Pugh 分级**

| | A | B | C |
|---|---|---|---|
| 血清胆红素（μmol/L） | <39.3 | 39.3~51.3 | >51.3 |
| 血清蛋白（g/L） | >35 | 30~35 | <30 |
| 腹水 | 无 | 易控制 | 难控制 |
| 神经系统损害 | 无 | 轻微 | 重度 |
| 营养状况 | 佳 | 尚可 | 衰竭 |

27. B【解析】门静脉高压分流术是将门静脉血液转流至腔静脉，以降低门静脉压力，制止出血，一方面，此手术减少了肝的灌注量；另一方面，肠道产生的氨被部分或全部吸收后不再经肝解毒而直接进入体循环，可引起肝性脑病，甚至肝昏迷。

28. B【解析】门静脉高压合并食管下段静脉曲张破裂出血三腔双囊管压迫无效时应立即内镜治疗。

29. A【解析】约20%的门静脉高压症患者并发门静脉高压性胃病，并且占门静脉高压症上消化道出血的5%。门静脉高压性胃病不一定伴发胃溃疡。在门静脉高压时，胃壁淤血、水肿，胃黏膜下层的动-静脉交通支广泛开放，胃黏膜微循环发生障碍，导致胃黏膜防御屏障破坏，形成门静脉高压性胃病。

30. E【解析】门脉高压症查体时可发现患者有肝病面容、黄疸、肝掌、蜘蛛痣。可以存在腹壁静脉曲张，如存在则应注意其血流方向（于病因诊断有助），脐周可闻及静脉杂音。患者可有肝大或萎缩，脾大，有腹水时可能有移动性浊音阳性。双下肢可以出现水肿或静脉曲张。

31. A【解析】根据血管阻塞的部位和范围，巴德-吉亚利综合征分为3型。①Ⅰ型：以隔膜为主的局限性狭窄或闭塞型，约占57%。②Ⅱ型：弥漫性狭窄或闭塞型，约占38%。③Ⅲ型：肝静脉型，约占5%。

32. D【解析】门静脉是由肠系膜上静脉和脾静脉在胰腺颈部后方汇合而成，相当于第2腰椎水平，它走行至右上方，经十二指肠的一段后到达十二指肠韧带内，在网膜孔的前方，胆总管和肝动脉的深面，上升至肝门处，分成左右两支，进入肝实质。成人门静脉长5.5~8cm，内径约1cm。

33. E【解析】门静脉系和腔静脉系间存在4个交通支，分别为胃底、食管下段交通支，直肠下端、肛管交通支，前腹壁交通支和腹膜后交通支。胃底、食管下段交通支最有重要意义。

34. E【解析】经颈静脉肝内门体分流术（TIPS）是采用介入放射方法，经颈静脉途径在肝内肝静脉与门静脉主要分支间建立通道，置入支架以实现门体分流，展开后的支架口径通常为7~10mm。TIPS实际上与门静脉-下腔静脉侧侧吻合术相似，只是操作较后者更容易、更安全，能显著降低门静脉压，控制出血，特别对顽固性腹水有较好的治疗效果。TIPS最早用于控制食管-胃底静脉曲张破裂出血和防止复发出血，特别适用于出血等待肝移植的患者。TIPS的治疗目的有控制出血和作为将来肝移植的过渡治疗。TIPS术后支架狭窄和闭塞发生率为50%，因此手术仍是门静脉高压治疗的首选。

35. C【解析】急诊手术适应证：①门静脉高压合并食管-胃底静脉曲张破裂大出血。②患者肝功能分级为Ⅰ级和Ⅱ级（或Child-Pugh A级和B级）。③患者年龄一般在50岁以下。④患者经非手术治疗，每日出血量在500~800ml者，或患者血液循环系统出现轻度波动。⑤医院内无内镜硬化剂注射等有效的非手术疗法设备条件者。

36. E【解析】因门静脉系统、腔静脉系统血流量大、压力高，门腔分流术术后2天内应注意观察吻合口破裂出血。

37. E【解析】门静脉高压症食管下段胃底静脉曲张破裂的诱因有进食坚硬粗糙食物，胃酸反流，剧烈咳嗽、呕吐，用力排便。

38. C【解析】参见A1型题第11题解析。

39. E【解析】肝门静脉由脾静脉（肠系膜下静脉注入脾静脉）、肠系膜上静脉汇合而成，回收来自腹腔脏器的血液。门静脉内没有瓣膜，因此当门静脉高压时，血液则可经属支逆流。

40. D【解析】贲门周围血管离断术需要结扎、切断高位食管支至贲门上方4~6cm。

41. D【解析】贲门周围血管离断术操作相对简单，易于在基层推广。术后门静脉压增高，肝功能稍改善，极少发生肝性脑病，无血栓形成，可以一定程度上增加门静脉入肝方向的血流量。

42. E【解析】门静脉是由肠系膜上静脉和脾静脉在胰腺颈部后汇合而成。由于正常的肝内门静脉通路受阻，门静脉又无瓣膜，为了疏通淤滞的门静脉血到体循环去，门静脉系和腔静脉系间的 4 个交通支大量开放，并扩张、扭曲形成静脉曲张。

43. D【解析】巴德-吉亚利综合征的下腔静脉高压症表现为双下肢静脉曲张，色素沉着，皮肤溃疡经久不愈，严重时双小腿皮肤呈树皮样变，胸腹壁、腰部静脉曲张，血流方向向上。

44. D【解析】门静脉高压症的手术治疗目前主要有分流术和断流术两种。采取分流术后患者肝性脑病的发生率增加，采取断流术则不增加肝性脑病的发生率，两者的主要目的都是通过手术方式治疗上消化道出血。对门静脉高压症患者而言，每发生一次上消化道出血，机体状态就明显恶化一次，此种可致命的上消化道大出血只有通过手术才能得到相对有效的控制。

45. D【解析】贲门周围血管离断术后再次出血的原因通常是血管结扎不彻底，其中最容易遗漏的血管为高位食管支或异位高位食管支。所以该术式成败的关键是离断冠状静脉高位食管支。

46. A【解析】分流术可以降低门静脉压力，但减少肝门静脉的血流，而贲门周围静脉离断术不仅可以降低门静脉压力，又可保证肝门静脉回流。

47. A【解析】轻度食管静脉曲张累及中下段，表现为黏膜皱襞增宽，略有凹凸不平或稍有迂曲，管腔边缘略不平整，可见多发性小凹陷或锯齿状边缘，钡剂通过顺利。

48. D【解析】血吸虫病晚期容易造成脾大，进而引起脾功能亢进，最有效的方法是行脾切除。脾大及脾功能亢进患者外科手术治疗的最佳术式是贲门周围血管离断术。所以题中患者外科手术治疗的最佳术式为脾切除+贲门周围血管离断术。

49. B【解析】门脉高压症的诊断标准：①有血吸虫病、肝炎及嗜酒史。②贫血面容、蜘蛛痣、腹壁静脉曲张、肝脾大、腹水及下肢水肿。③白细胞及血小板减少，严重者红细胞及血红蛋白亦低。低蛋白血症、蛋白倒置、肝功能异常、凝血酶原时间延长。脾大伴白细胞和血小板减少，甚至红细胞及白细胞减少等，可明确诊断门静脉高压。但需排除血液系统疾病。④食管-胃底静脉曲张和/或呕血、黑便史，可以明确诊断门静脉高压合并食管-胃底静脉曲张和/或合并食管-胃底静脉曲张破裂出血。

50. D【解析】三腔二囊管压迫治疗应用前需检查管道是否通畅，气囊是否漏气等。一般先将胃气囊充气 150~200ml，用 300g 重物牵引（如空盐水瓶加水 200ml），若无再出血，食管气囊不再充气。若继续出血则将食管气囊充气 150ml（3. 99kPa）。牵引约 12 小时或 24 小时后松牵引带 10~15 分钟。出血停止 24 小时后，可放去食管囊内的气体，放松牵引，继续观察 24 小时，确无出血时再将胃气囊放气。拔管时将气囊内余气抽净，嘱患者口服液体石蜡 20~30ml，再缓慢地拔出管子。

51. E【解析】门静脉高压症时，受影响最早、最易曲张出血的侧支血管是胃冠状静脉，原因是其离门静脉主干和腔静脉最近，压力差最大。

52. C【解析】肝内窦前型门静脉高压症是指各种原因引起肝内窦前部位梗阻，导致门静脉血流受阻、血液淤滞，引起门静脉压力升高。例如，血吸虫性肝硬化，血吸虫卵在门静脉属支和汇管区中沉积引起管腔阻塞和肉芽增生导致窦前部阻滞而引起门静脉压力升高。

53. E【解析】上消化道出血和腹水是门静脉高压症的主要临床表现。上消化道出血多以便血为主，呕血量较少，有近期溃疡病症状加重现象。肝硬化门静脉高压症患者出现上消化道出血，除了食管-胃底静脉曲张破裂出血以外，还有另一种常见病因，即门脉高压充血性胃病。所以选项 E 错误。

54. C【解析】选项 A、D，蜘蛛痣、肝脏质地坚硬，为失代偿期肝硬化的临床表现，不能提示门静脉高压症。选项 B，肝硬化门静脉高压症时，可首先出现充血性脾大，脾大也可见于造血淋巴系统疾病。选项 E，门静脉高压症患者有腹水时可能有移动性浊音阳性。选项 C，肝硬化合并门静脉高压症时，可使门体侧支循环开放，以食管-胃底静脉曲张和腹壁静脉曲张最为重要，为最有诊断价值的体征。

55. C【解析】放射性核素心肝比值测定是目前术前唯一无创性的测量门静脉压力的方法，有条件时可采用。

56. C【解析】造成脾大、脾功能亢进的原因参见 A1 型题第 18 题解析。腹水的原因参见 A1 型题第 2 题解析。

57. D【解析】肝硬化门静脉高压症患者食管曲张静脉发生破裂大出血时应当先行积极的非手术治疗：建立有效的静脉通道，扩充血容量，采取措施监测患者生命体征。

58. D【解析】门静脉高压症患者多有食管-胃底静脉曲张，易发生消化道大出血，术前一般不放置胃管，必要时选择细软胃管以轻巧手法插入。

59. C【解析】参见 A1 型题第 18 题解析。

60. A【解析】参见 A1 型题第 18 题解析。脾功能亢进时，血细胞计数减少，以白细胞计数降至 $3\times10^9/L$ 以下和血小板计数降至 $80\times10^9/L$ 以下最为明显。

61. A【解析】参见 A1 型题第 8 题解析。

62. E【解析】门静脉高压症分流手术的指征如下：①血浆清蛋白 35g/L。②食管-胃底静脉曲张破裂。③有少量腹水。④血清总胆红素<52μmol/L。

63. A【解析】内镜治疗的效果不如手术治疗。内镜注射治疗近期效果虽较满意，但再出血率高达 45%，且多发生于治疗后 2 个月内。

64. B【解析】对于肝硬化引起的顽固性腹水较为有效的治疗方法是腹腔-静脉转流术，最有效的是肝移植术。

65. C【解析】根据影像学检查和血管造影表现，巴德-吉亚利综合征的临床类型有肝静脉阻塞，下腔静脉弥漫性狭窄或阻塞，肝静脉加下腔静脉阻塞，以下腔静脉隔膜为主的局限性狭窄或阻塞，不包括肝静脉开口以下下腔静脉阻塞。

66. A【解析】贲门周围血管可分成 4 组。①冠状静脉：包括胃支、食管支以及高位食管支。②胃短静脉：一般为 3~4 支，伴行着胃短动脉，分布于胃底的前后壁，注入脾静脉。

③胃后静脉：起始于胃底后壁，伴着同名动脉下行，注入脾静脉。④左膈下静脉：可单支或分支进入胃底或食管下段左侧肌层。

67. A【解析】参见 A1 型题第 34 题解析。

68. B【解析】参见 A1 型题第 18 题解析。

69. C【解析】中度食管静脉曲张累及中下段，静脉增粗迂曲而凸入管腔内，正常平行黏膜消失，出现小的圆形、环状透亮区及串珠状、蚯蚓状充盈缺损，食管收缩欠佳，排空稍延迟。

70. B【解析】测定自由门静脉压（FPP）是诊断门静脉高压最可靠的方法，Warren 血流动力学Ⅱ期中，FPP 的参考范围为 2.0~2.7。具体见表 17-2。

**表 17-2　Warren 血流动力学分期**

| 血流动力学 | Ⅰ期 | Ⅱ期 | Ⅲ期 |
|---|---|---|---|
| WHVP（kPa） | <2.0 | 2.0~2.7 | >2.7 |
| FPP（kPa） | <2.0 | 2.0~2.7 | >2.7 |
| HOPP（kPa） | <1.3 | 1.3~2.7 | >2.7 |
| MPP（SOPP-HOPP） | >1.3 | 0.5~1.3 | <0.5 |

71. C【解析】参见 A1 型题第 11 题解析。

72. B【解析】参见 A1 型题第 12 题解析。使用垂体升压素过程中为减少不良反应，可加入硝酸甘油，开始每分钟 100~200μg 静脉注射，或舌下含服硝酸甘油。

73. E【解析】三甘氨酰赖氨酸加压素是一种长效剂，常用量首次 1~2mg 静脉注射（超过 1 分钟），每 6 小时 1 次，一般用药 7mg±3mg，有效率约 70%。

74. C【解析】目前对有食管-胃底静脉曲张但没有破裂出血的患者，尤其对没有食管-胃底静脉曲张者，倾向不做预防性手术。但如有重度食管-胃底静脉曲张，特别是镜下见曲张静脉表面有“色征”，可酌情考虑预防性手术，而不是进行紧急手术。

## 二、A2 型题

1. B【解析】血清胆红素为 44μmol/L，血清蛋白为 32g/L，腹水易控制，神经系统损害轻微，营养状况尚可，该患者属于 Child-Pugh B 级。参见 A1 型题第 26 题解析。

2. E【解析】食管静脉曲张破裂出血体检可发现蜘蛛痣、肝掌、腹壁静脉曲张、肝大、腹水、巩膜黄染等肝硬化表现。根据患者呕鲜血及病史，临床表现可诊断为食管静脉曲张破裂出血，其中移动性浊音阳性为最主要的诊断依据。

3. A【解析】患者如需急诊手术，应首选的术式为脾切除+贲门周围血管离断术。贲门周围血管离断术是用手术阻断门-奇静脉间交通支的反常血流，以达到控制门静脉高压症并发食管-胃底静脉曲张破裂出血的目的。适用于肝功能较差，不能耐受分流术或分流术后会加重肝性脑病症状的患者。

4. B【解析】呕吐咖啡样物约 1200ml，脉搏 128 次/分，血压 80/45mmHg，患者出现失血性休克，首要的处理措施为抗休克治疗。

5. E【解析】门静脉高压症并发脾大、脾功能亢进、食管-胃底静脉中重度曲张者应行预防性手术，最佳治疗方法是脾切除加贲门周围血管离断术。

6. B【解析】根据患者情况，首先要做的检查是纤维胃镜检查。参见 A1 型题第 7 题第②点解析。急性大出血时可进行紧急硬化剂注射止血和预防再出血。

7. A【解析】参见 A2 型题第 6 题解析。

8. A【解析】患者可诊断为门静脉高压症并发大出血。常用止血的药物有垂体后叶素、三甘氨酰赖氨酸加压素和生长抑素类药物。垂体后叶素一般剂量为 20U 溶于 5%葡萄糖溶液 200ml 内，20 分钟内静脉输入完毕。合用某些 α 受体阻断药如酚妥拉明或硝酸酯类药物可提高疗效。

**三、A3/A4 型题**

1. C【解析】转氨酶、胆红素升高；碱性磷酸酶升高和 γ-谷氨酸转肽酶显著增高；白蛋白低于正常，球蛋白增高；白/球蛋白比例倒置可诊断为门脉高压症。为进一步明确诊断，应该进行的检查为乙型肝炎病原免疫学、HCV 检查。

2. A【解析】血清碱性磷酸酶升高是胆汁淤积最具特征的肝功能异常，通常首先出现；血清谷氨酰转肽酶（GGT）在大多数胆汁淤积疾病均不同程度升高；慢性胆汁淤积患者血脂常显著升高，主要是磷脂和总胆固醇。

3. D【解析】对中度和重度食管静脉曲张者，可做预防性手术，以降低出血率。但患者有出血倾向，为手术禁忌。正确的治疗是积极保肝治疗，再择期手术。

4. A【解析】根据患者腹胀、呕鲜血及病史，临床表现可诊断为食管-胃底静脉曲张破裂引起出血，其中肝硬化、低蛋白血症、移动性浊音阳性为最主要的诊断依据。

5. E【解析】参见 A2 型题第 6 题解析。

6. E【解析】患者首选的治疗措施为应用三腔二囊管压迫止血。应用三腔二囊管压迫胃底和食管下段的出血部位，止血率达 60%~80%，再出血率为 21%~46%。

7. A【解析】根据既往有肝硬化病史，腹部移动性浊音阳性，脾大伴白细胞和血小板减少，可明确诊断门静脉高压症。门静脉高压症脾功能亢进时，血细胞计数减少，以白细胞计数（降至 $3\times10^9$/L 以下）和血小板计数（降至 $80\times10^9$/L 以下）减少最为明显。

8. E【解析】分流术方式包括门腔静脉分流术、肠系膜上静脉与下腔静脉侧侧分流术、肠系膜上静脉与下腔静脉“桥式”分流术、脾肾静脉端侧分流术、脾腔分流术、远端脾肾静脉分流术和经介入的方法行肝内液体分流，不包括冠状静脉（胃支、食管支及高位食管支）分流术。冠状静脉（胃支、食管支、高位食管支）属于贲门周围血管离断术的贲门周围血管。

9. B【解析】分流术前，应稳定患者情绪，保证睡眠充足，保证肾功能正常，术前 2~3 天口服肠道不吸收的抗生素，以防止术中出血。

10. E【解析】参见 A1 型题第 50 题解析。

11. C【解析】放置三腔二囊管时，为防止食管下段或胃底黏膜因受压时间太长而发生溃疡坏死，甚至穿孔，应定时放松气囊，一般间隔时间为 12 小时。

12. C【解析】参见 A1 型题第 50 题解析。

13. A【解析】参见 A1 型题第 9 题解析。

**四、B 型题**

1. E【解析】参见 A1 型题第 64 题解析。

2. D【解析】参见 A2 型题第 3 题解析。

3. A【解析】经右心房破膜术的适应证：下腔静脉内隔膜厚度<2cm 者；肝静脉开口处隔膜者；介入治疗中导管不能通过隔膜者。

4. B【解析】隔膜切除术的适应证：隔膜较厚及下腔静脉狭窄者；长段下腔静脉阻塞者。

5. D【解析】下腔静脉-右心房转流术适应证：适用于下腔静脉隔膜较厚，或静脉内血栓形成，肝静脉通畅者。禁忌证：下腔静脉广泛阻塞、狭窄或有炎症，肝肾功能不良。

6. E【解析】下腔静脉通畅，肝静脉回流障碍，致肝衰竭、肝性脑病者可考虑肝移植术。

7~10 B、A、D、C【解析】门静脉是供应肝脏血流的主要血管，门静脉压力增高的主要原因为门静脉血流阻力增加，根据阻力增加的部位，门静脉高压可分为肝前、肝内和肝后三型。肝内型最常见，又分为窦前型、肝窦型、窦后型。窦前阻塞性门静脉高压症以血吸虫性肝硬化最常见。肝窦和窦后阻塞性门静脉高压症以肝炎后肝硬化最常见。肝前型门静脉高压症是指由于门静脉主干及脾静脉栓塞，使门静脉系统的血流呈慢性、部分性受阻，从而导致门静脉压力升高，继而引起胃短静脉、胃底静脉、冠状静脉及食管静脉的扩张。所以肝前型门静脉高压症的常见病因为门静脉主干血栓形成。肝后型门静脉高压症在临床上最常见的病因是 Budd-Chiari 综合征，通常需要介入手术治疗，预后良好。

11~12 A、B【解析】食管静脉曲张的内镜诊断标准见表 17-3。

**表 17-3　食管静脉曲张的内镜诊断标准**

| 判断因素 | 符　号 | 分　级 |
|---|---|---|
| 基本颜色 | C | CW：白色静脉曲张<br>CB：蓝色静脉曲张 |

续 表

| 判断因素 | 符　号 | 分　级 |
|---|---|---|
| 发红所见 | RC sigh | RC（-）：未见黏膜发红的曲张静脉<br>RC（+）：发现黏膜发红的曲张静脉<br>（1）蚯蚓样斑纹症（+）（++）（+++）<br>（2）樱桃红样黏膜所见（+）（++）（+++）<br>（3）血疱样所见<br>（4）弥漫性发红所见<br>如有明显扩张毛细血管爬行于静脉曲张之上以及纤维素栓塞者需记载 |
| 形态（同 X 线分级） | F | F1：呈线状扩张的蛇形静脉曲张<br>F2：串珠样静脉曲张<br>F3：结节状静脉曲张 |
| 部位（同 X 线分级） | L | L1：局限于下段食管的静脉曲张<br>Lm：涉及中段食管的静脉曲张<br>Ls：达上段的食管静脉曲张<br>如有胃静脉曲张则记录为 Lg |
| 并发食管炎 | E | 有明确的糜烂、白苔者记录为 E |

13. D【解析】选择性肝动脉造影及栓塞术是胆道大出血诊断及治疗的重要方法。胆道大出血经非手术治疗出血不能控制，即应考虑肝动脉造影，经肝动脉造影证实为肝动脉病变所致胆道出血者，可行选择性或超选择性肝动脉栓塞术。

14. B【解析】肝功能差，伴轻度黄疸的食管-胃底静脉曲张破裂大出血的治疗可行贲门周围血管离断术。急诊手术止血以贲门周围血管离断术为首选。

15~16 B、C【解析】参见 A1 型题第 50 题解析。

## 五、X 型题

1. CDE【解析】引起巴德-吉亚利综合征的血管壁病变有白塞综合征、过敏性血管炎、全身免疫性疾病等。

2. BCDE【解析】巴德-吉亚利综合征（BCS）是指不论发生在什么水平或由什么原因所引起的肝静脉流出道和/或肝段下腔静脉梗阻，而引起的下腔静脉高压、门静脉高压及肝功能损伤的一类临床表现复杂的疾病。BCS 分为原发和继发两种，前者指肝静脉或下腔静脉终末段血栓或隔膜形成；后者指这些静脉受良性或恶性肿瘤、脓肿、囊肿等外压或受浸润从而产生的一系列症状。

3. AC【解析】门静脉高压症合并食管静脉曲张大出血时，最容易发生的并发症有肝性脑病和失血性休克。

4. AB【解析】经颈静脉肝内门体分流术适用于食管胃底静脉曲张破裂出血经药物和内镜治疗无效，肝功能失代偿（Child-Pugh C 级）不宜行急诊门体分流手术的患者。禁忌证：①绝对禁忌证包括右心衰竭中心静脉压升高，严重的肝衰竭，没有控制的肝性脑病，全身细菌或真菌感染以及多囊肝。②相对禁忌证包括肝肿瘤和门静脉血栓。

5. ACDE【解析】门静脉高压症患者出血时不易自然止血的原因不能单一解释为血液黏滞度低，还应考虑的因素有：由于肝功能损害引起凝血功能障碍，脾功能亢进引起血小板减少；曲张的食管静脉位于变薄的黏膜下，缺乏软组织保护；高压的食管曲张静脉易反复受到进食的机械性刺激。因此出血不易自止。

6. AC【解析】巴德-吉亚利综合征的血管腔内治疗简便易行，损伤小，但易发生再度狭窄，常使用球囊导管扩张及内支架置入术。选用经颈静脉或股静脉入路，用 Seldinger 技术插入球囊导管，造影证实导管位置正确后，球囊注水，扩张狭窄段，反复数次。如多次扩张仍有静脉回流障碍则可扩张后放置合适的内支架，以稳定疗效。

7. ACD【解析】门静脉高压形成后，主要的病理变化可有脾大、脾功能亢进，交通支扩张，腹水，门静脉高压性胃病，肝性脑病。

8. ABCD【解析】门静脉高压症是门静脉系统血流受阻或血流量增加所致的以门静脉压力升高、脾大、脾功能亢进、食管-胃底静脉曲张和腹水为特点的临床综合征，是肝硬化最为常见的并发症之一。

9. BCD【解析】一般认为蓝色静脉曲张、蚯蚓样红斑症（++、+++）、血疱样改变是易出血的危险征兆，对曲张静脉的直径大者，较小者较易出血。

10. ABCD【解析】巴德-吉亚利综合征的病因有先天性下腔静脉发育异常，下腔静脉和/或肝静脉内血栓形成，肿瘤，血管壁病变。

11. ABE【解析】参见 A1 型题第 50 题解析。

12. ACE【解析】白细胞及血小板计数减少和肝功能异常是门静脉高压症脾功能亢进和肝硬化的特点。

13. ABCE【解析】门静脉高压并发食管-胃底静脉曲张破裂出血时，应用奥曲肽、三腔双囊管止血，同时行输全血、静脉输入止血药等处理。

14. DE【解析】参见 B 型题第 5 题解析。

15. ABC【解析】参见 A1 型题第 22 题解析。

16. ABDE【解析】门静脉高压断流术的优点：①肝功能要求不高。②手术简便易推广。③术后肝性脑病发生率低。④既能控制出血，又可保持向肝血流。可明显降低门静脉压力是分流术的优点。

17. ABCD【解析】根据测定自由门静脉压（FPP）、肝侧门静脉闭塞压（HOPP）、脏侧门静脉闭塞压（SOPP）、肝脏门静脉最大灌注压（MPP）及肝静脉楔压（MHVP）的结果，

Warren 分期中将肝硬化门静脉高压分 3 期。

18. ABC【解析】预防性手术：①单纯脾切除术（开腹或腹腔镜方法）。②贲门周围血管离断术。③贲门周围血管缝扎术。胃贲门区静脉栓塞术和脾切除术属于择期手术方法。

19. ABCE【解析】参见 A1 型题第 33 题解析。

## 六、案例分析题

1. A【解析】出血停止后，拔除三腔二囊管又发生大出血的最可能原因是拔管时胃体黏膜撕裂。

2. B【解析】参见 A1 型题第 60 题解析。

3. D【解析】脾大、脾功能亢进患者可采取的治疗方法是脾切除术。

4. A【解析】外科治疗门静脉高压症最主要的目的是防治食管-胃底静脉曲张破裂出血。门静脉高压症的治疗主要是针对并发症，尤其是上消化道大出血的并发症。

5. BCDE【解析】根据患者解黑便伴头晕、呕血可考虑诊断为胃、十二指肠溃疡出血。患者有乙肝病史，曾在某医院诊断为“肝硬化失代偿期”，故此时也可初步诊断为“肝炎化肝硬化失代偿期”。根据有乙肝病史，慢性病容，蜘蛛痣，移动性浊音阳性可诊断为门静脉高压。门静脉高压症引起上消化道出血的主要原因是食管-胃底静脉曲张破裂出血和门静脉高压充血性胃病。根据患者颈部皮肤见多个蜘蛛痣、巩膜无黄染、移动性浊音阳性可考虑诊断为食管-胃底静脉曲张破裂出血。

6. E【解析】为明确上消化道出血的原因，首选纤维胃镜检查。参见 A1 型题第 7 题第②点解析。

7. ADEF【解析】检查发现食管中下段静脉重度曲张，伴破裂出血，考虑为食管-胃底静脉曲张破裂出血，此时应采取的紧急处理措施为输血及止血，故应输血、输液抗休克治疗，放置三腔双囊管压迫止血，静脉输入垂体后叶素，静脉输入生长抑素。

8. AC【解析】患者经三腔双囊管压迫止血 2 天后，再次出血，治疗宜采取继续抗休克治疗，急诊断流术。

9. E【解析】为进一步明确诊断，患者应进行的检查为肝炎病原免疫学检查。

10. ACD【解析】当患者为 Child-Pugh A 级或 Child-Pugh B 级时，为选择手术治疗方式，还应进行的检查有腹部 B 超、甲胎蛋白测定、腹部 CT。

11. ACDE【解析】断流术应切断的静脉包括胃短静脉、胃后静脉、胃左静脉、左膈下静脉。

# 第十八章 胆道疾病

急性胆囊炎

## 一 A1 型题

1. 胆总管的探查指征不包括

A. 胆总管扩张者
B. 有梗阻性黄疸病史者
C. 胆总管摸到异物或块状物者
D. 单纯胆囊结石者
E. 术中胆囊管造影发现胆管结石者

2. 关于胆道 X 线检查的叙述，不正确的是

A. 平片胆色素结石一般不显影
B. 平片胆固醇结石显影
C. 肝功能不佳造影时往往不显影
D. 胃肠功能紊乱，可影响口服法造影
E. 胆囊功能不正常，造影时可不显影

3. 胆道探查取石术后，拔除 T 管的指征是

A. 术后 1 周，切口拆线
B. 术后 2 周，引流减少，造影通畅
C. 术后 2 周，黄疸消退，肝功能正常
D. 术后 1 周，体温正常，白细胞计数减少
E. 术后 1 周，引流减少

4. 在胆囊结石的鉴别中，急性胆囊炎的特点不正确的是

A. 腹痛伴有发热
B. 白细胞计数减少
C. 右上腹明显压痛
D. 肌紧张和反跳痛
E. Murphy 征阳性

5. 实验室检查中，胆囊癌肿瘤标志物均可升高，以（　　）升高最敏感，但特异性不强

A. CEA
B. CA19-9
C. CA125
D. AFP
E. PSA

6. 胆囊息肉样病变的手术指征不包括

A. 直径大于 1cm 的单发病变
B. 多发病变，其中 1 个直径大于 1.2cm
C. 直径小于 1cm 的双发病变
D. 并发胆囊结石、胆囊炎或伴有症状的胆囊息肉样病变
E. 光团不均或呈分叶状，蒂宽或广基息肉，不论单个或多个，手术指征相对放宽

7. 胆道蛔虫病中，当蛔虫全部进入胆道内后，患者可表现为
A. 持续性绞痛
B. 阵发性绞痛
C. 持续性胀痛
D. 持续性刀割样痛
E. 持续性疼痛，阵发性加剧

8. 急性胆囊炎的致病菌不包括
A. 大肠埃希菌
B. 变形杆菌
C. 葡萄球菌
D. 产气杆菌
E. 铜绿假单胞菌

9. 胆总管损伤后放置T管的时间要求是
A. 放置T管应至少2周
B. 无时间限制
C. 放置T管时间至少2个月
D. 放置T管时间至少半年
E. 以上都不正确

10. 胆囊结石的诊断依据，不包括
A. 胆绞痛病史
B. B超检查
C. 上腹部不适、隐痛、饱胀、嗳气
D. 触及肿大的胆囊
E. 右上腹压痛、Murphy征阳性

11. 急性梗阻性化脓性胆管炎最常见的病因是
A. 先天性胆道畸形
B. 胆管癌
C. 胆管炎性狭窄
D. 胆管梗阻和感染
E. 胰头癌

12. 口服胆囊造影时，胆囊显影最佳时间为口服造影剂后
A. 6小时
B. 6~8小时
C. 8~10小时
D. 10~12小时
E. 12~14小时

13. 肝外胆管结石内镜介入治疗的适应证不包括
A. 60岁以上的老年患者
B. 无肝内胆管结石或胆管狭窄
C. 十二指肠乳头旁憩室者
D. 结石直径<3cm
E. 既往曾行手术治疗的再发结石，再次手术困难

14. 侵犯胆囊壁全层，导致胆囊积脓的胆囊炎症性病理改变是
A. 急性单纯性胆囊炎
B. 急性化脓性胆囊炎
C. 急性坏疽性胆囊炎
D. 胆囊周围脓肿
E. 胆囊穿孔

15. 胆道蛔虫病的临床并发症不包括
A. 肝硬化
B. 胆道结石

C. 慢性胆囊炎　　D. 感染性休克
E. 胆管癌

16. 关于肝内胆管结石的叙述，下列不正确的是
A. 常呈肝段、肝叶分布　　B. 多见于右外叶和左后叶
C. 可并发肝外胆管结石　　D. 间歇期可有肝区和胸背部不适和胀痛
E. 双侧胆管被结石阻塞时出现黄疸

17. 有关胆囊息肉样病变的特点，以下叙述不正确的是
A. 为胆囊腔内隆起样生长的一类微小病变的总称
B. 可通过 B 超确定良、恶性
C. 可通过 B 超明显提高检出率
D. 多数需密切观察，以正确决定治疗方法
E. 病变通常直径在 1cm 以内

18. 急性梗阻性化脓性胆管炎患者不适合做的检查为
A. 肝胆 B 超　　B. PTC
C. ERCP　　D. 胆道造影
E. 肝胆 CT 和 MRI

19. 胆囊癌的大体形态分型中，最为常见的是
A. 乳头状癌（肿块型）　　B. 硬癌（浸润型）
C. 胶质癌（黏液型）　　D. 混合型
E. 软癌（肿块型）

20. 晚期胆囊癌的主要症状不包括
A. 恶心、呕吐　　B. 右上腹痛
C. 黄疸　　D. 体重下降
E. 幽门梗阻

21. 下列关于胆管结石的叙述，不正确的是
A. 根据结石的形态分为原发性胆管结石和继发性胆管结石
B. 原发性胆管结石大多为胆色素性结石或混合性结石
C. 继发性胆管结石是胆囊结石排入胆总管的胆固醇结石
D. 肝外胆管结石多位于胆总管下端
E. 肝内胆管结石分布于左右肝内胆管，以左外叶和右后叶居多

22. 胆色素结石的主要成分为
A. 胆色素钙　　B. 草酸钙
C. 磷酸钙　　D. 胆固醇
E. 尿酸结石

23. 胆囊结石的疼痛特点不包括
A. 多数为隐痛
B. 剧烈胆绞痛
C. 常为夜间发作
D. 疼痛向腰背呈束带状放射
E. 疼痛与体位有关
24. 先出现上腹部阵发绞痛，伴恶心、呕吐，随即出现寒战、高热和黄疸，最常见于
A. 胆总管囊肿
B. 急性胆囊炎
C. 先天性胆道闭锁
D. 胆道蛔虫病
E. 肝外胆管结石阻塞胆管
25. 胆囊黑色胆色素结石的发病机制为
A. 胆汁中胆固醇过饱和
B. 促成核因子的存在
C. 含有较多糖蛋白等蛋白质
D. 胆囊功能异常
E. 反复胆道感染
26. 胆道蛔虫病的典型临床表现不包括
A. 突然发病，突然缓解
B. 伴恶心、呕吐
C. 常有蛔虫呕出
D. 右上腹钻顶样剧烈疼痛
E. 常有上腹部肌紧张和反跳痛
27. 关于胆管癌的临床表现特点，下列不正确的是
A. 呈进行性加深的黄疸
B. 患者出现上腹痛，可伴有腹部包块和发热
C. 胆汁性肝硬化发生早，肝功能损害出现早
D. 中下段胆管癌患者可触及增大胆囊
E. 胆道感染可出现典型的腹痛、寒战、高热和黄疸等胆管炎的表现
28. 有关急性梗阻性化脓性胆管炎患者的术中处理，下列叙述正确的是
A. 胆囊有明显炎症，必须同时切除
B. 尽快疏通主要胆道并引流
C. 胆管下段明显狭窄，即行胆肠内引流
D. 胆囊无明显炎症，可单纯行胆囊造瘘
E. 胆管上段、下段的结石，优先取下段胆管的结石
29. 原发性硬化性胆管炎的主要表现为
A. 缓慢波动性进行性的胆管梗阻及胆管炎
B. 疲倦、乏力
C. 体重减轻
D. 急性腹痛
E. 间歇性的不规则发热

30. 术中出血已停止，但对出血部位判断不清的肝内胆道出血可采用
A. 三腔二囊管压迫止血
B. 胆囊切除术
C. 肝动脉结扎术
D. 肝叶、肝段切除
E. 胃大部切除

31. 下列有关腹痛性质与疾病的关系，叙述不正确的是
A. 右上腹隐痛——慢性结石性胆囊炎
B. 肝区压痛和叩击痛——肝内胆管结石
C. 上腹部阵发绞痛——结石阻塞胆管
D. 右上腹隐痛——急性胆囊炎
E. 上腹部钻顶样剧痛——胆道蛔虫病

32. 下列哪类胆囊结石在行腹部 X 线检查时常显影
A. 胆固醇结石
B. 胆色素结石
C. 混合性结石
D. 泥沙样结石
E. 黑色胆色素结石

33. 急性胆囊炎行急诊手术的指征不包括
A. 发病时间>72 小时
B. 60 岁以上老人及合并糖尿病患者
C. 急性非结石性胆囊炎患者
D. 寒战，高热，体温升达 39℃以上
E. 黄疸持续加重患者

34. 胆管癌的临床表现中，最多见的是
A. 梗阻性黄疸
B. 腹痛
C. 胆道感染
D. 胆囊增大
E. 体重下降

35. 胆囊结石首选的诊断方法是
A. 肝胆 B 超
B. 口服胆囊造影
C. 内镜逆行性胰胆管造影
D. 静脉胆道造影
E. 经皮肝穿刺胆道造影（PTC）

36. 急性胆囊炎致病菌的主要来源是
A. 由肠道至胆道
B. 淋巴管道
C. 邻近脏器
D. 经门静脉
E. 经动脉系统

37. 胆囊息肉样病变中，不属于肿瘤性病变的是
A. 乳头状腺瘤
B. 早期腺癌
C. 平滑肌瘤
D. 腺瘤样增生
E. 血管瘤

38. 胆囊癌的大体形态分型不包括
A. 乳头状癌（肿块型）
B. 硬癌（浸润型）

C. 胶质癌（黏液型）
D. 混合型
E. 软癌（肿块型）

39. 胆道蛔虫病晚期并发症居首位的是
A. 肝脓肿
B. 胆道出血
C. 急性胰腺炎
D. 胆道穿孔
E. 胆囊和胆管化脓性炎症

40. 胆囊结石最常见的并发症是
A. 结石性急性胆囊炎
B. 继发性胆管结石
C. Mirizzi 综合征
D. 胆囊肠道瘘
E. 急性胰腺炎

41. 一般不引起梗阻性黄疸的疾病是
A. Mirizzi 综合征
B. 继发性胆管结石
C. 胆道蛔虫病
D. 原发性硬化性胆管炎
E. 胆囊息肉样病变

42. 对肝外胆管结石的诊断特异性、敏感性均佳，可以明确诊断，并有利于手术方式选择的辅助检查方法是
A. 磁共振胰胆管造影（MRCP）
B. 胰胆管造影（ERCP）
C. 经皮肝穿刺胆道造影（PTC）
D. 肝胆 B 超
E. 肝胆 CT

43. 下列腹腔镜胆囊切除术中转为开腹手术的指征中，不包括
A. 胆囊癌
B. 胆管受损
C. 医生技术不能安全完成手术
D. 腹腔大出血
E. 疑有胆管结石

44. 对肝内胆管结石合并代谢平衡紊乱具有诊断价值的检查方法是
A. 肝胆 B 超
B. 血气分析
C. 肝胆 CT
D. 肝胆 MRI
E. ERCP

45. 原发性硬化性胆管炎的临床诊断标准不包括
A. 进行性阻塞性黄疸及胆管炎
B. 胆管壁增厚
C. 无胆道手术史
D. 弥漫性管腔狭窄
E. 合并胆结石

46. 慢性胆囊炎的诊断依据不正确的是
A. 有脂肪泻
B. 胆绞痛史
C. 右上腹绞痛发作
D. 临床上具有反复发作的特点

E. 进食油腻食物时上述症状明显或可诱发

47. 下列不适合行胆囊切除术的疾病为

A. 胆囊结石
B. 胆囊癌
C. 胆总管结石
D. 胆囊息肉
E. 慢性胆囊炎、胆囊积水

48. 胆固醇结石好发于

A. 胆囊
B. 左肝管
C. 右肝管
D. 胆总管
E. 肝内胆管

49. 急性梗阻性化脓性胆管炎最为关键的治疗是

A. 纠正酸中毒
B. 输液，补充血容量
C. 静脉输入大量抗生素
D. 营养支持
E. 胆道减压引流手术

50. 急性胆囊炎术中发现胆囊内有多发绿豆大小结石，宜采用

A. 括约肌切开术
B. 胆总管切开 T 管引流术
C. 胆囊造口术
D. 胆囊切除术
E. 胆囊切除、胆总管探查 T 管引流术

51. 急性非结石性胆囊炎的临床特点不包括

A. 病因明确，容易诊断
B. 病情严重，常见于长期禁食、妊娠时
C. 穿孔发生率高
D. 以胆囊壁增厚为可靠征象
E. 一经确诊，应尽早手术治疗

52. 胆囊棕色胆色素结石形成的最主要原因是

A. 胆汁成分改变
B. 胆道感染
C. 胆道梗阻
D. 葡萄糖醛酸酶增加
E. 胆道内蛔虫残体留存

53. 肝内、外胆管结石形成的主要基础是

A. 磷脂增加
B. 胆盐增加
C. 血胆固醇增加
D. 胆盐下降
E. 胆汁中大肠埃希菌产生葡萄糖醛酸酶的水解作用

54. 慢性胆囊炎的最主要病因是

A. 胆囊结石
B. 细菌感染
C. 化学因素
D. 妊娠期性激素的改变
E. 胃大部切除术导致迷走神经的切断

55. 腹腔镜胆囊切除术的禁忌证不包括

A. 胆囊无功能　　B. 高度怀疑胆囊癌
C. 合并胆囊穿孔　　D. 合并胆囊内瘘
E. 6 个月以上妊娠

56. 血清胆红素超过（　　）提示胆总管结石或胆管炎合并肝功能损害可能
A. 50 μmol/L　　B. 65 μmol/L
C. 70 μmol/L　　D. 80 μmol/L
E. 85 μmol/L

57. 关于胆囊癌的临床特点，叙述不正确的是
A. 无明确病因，但大多数患者合并胆囊结石
B. 早期胆囊癌无明显阳性体征
C. 晚期胆囊癌查体可有右上腹包块，皮肤、黏膜黄染等
D. 合并胆囊结石的胆囊患者常表现为胆石症的临床症状
E. 早期胆囊癌具有典型特异性的临床症状

58. 不需要与急性胆囊炎进行鉴别的疾病是
A. 急性胰腺炎　　B. 急性阑尾炎
C. 溃疡病穿孔　　D. 急性心肌梗死
E. 急性单纯性肠梗阻

59. 下列术后引流管的处理方法，不正确的是
A. 注意引流管有无堵塞、扭曲、脱出
B. 注意记录引流液的色泽和量
C. 乳胶片引流多在术后 24~48 小时拔出
D. 胃肠减压管在胃肠功能恢复后拔出
E. 置于胆道的 T 管引流一律在术后 1 周拔除

60. 有关胆囊息肉样病变的特点，下列不正确的是
A. 腺瘤性息肉属于胆囊常见的良性肿瘤
B. 腺瘤性息肉无恶变倾向
C. 可合并胆囊炎或胆囊结石
D. 合并结石引起胆囊管梗阻时出现胀痛、钝痛或绞痛
E. 通常直径为 1cm 以内

61. Charcot 三联征是指
A. 发热、腹胀、腹痛　　B. 发热、黄疸、腹胀
C. 发热、腹痛、腹泻　　D. 发热、腹痛、呕吐
E. 发热、腹痛、黄疸

62. 胆总管结石合并急性梗阻性化脓性胆管炎时，不会发生

A. 感染性休克　　B. 胆道出血

C. 急性胰腺炎　　D. 肝脓肿

E. 结石压迫门静脉引起肝外型门静脉高压症

63. 关于胆囊结石的临床表现，下列叙述不正确的是

A. 慢性结石性胆囊炎患者在餐后感上腹闷胀不适

B. 结石嵌顿于胆囊颈部或胆囊管者常在饱食或吃油腻食物后发生剧烈胆绞痛

C. 当结石梗阻不解除或伴感染时，则引起急性胆囊炎

D. 小的结石排至胆总管时，形成继发胆总管结石症

E. 较大的结石会嵌于胆囊颈部，症状和临床症状较重

64. 以下对胆管癌的论述，不正确的是

A. 硬化型肿瘤分化较好，但术后预后较差

B. 结节型肿瘤生长缓慢，向血管和周围组织浸润程度较轻，手术切除率高，预后较好

C. 乳头状肿瘤较少向血管和周围组织浸润，手术切除率高，预后较好

D. 弥漫型肿瘤较少见，广泛侵犯肝内外胆管，手术切除率低，预后差

E. 弥漫型是肝门部胆管癌最常见的类型

65. 下列选项中，不符合胆道出血描述的是

A. 常是周期性发作　　B. 伴有右上腹绞痛或胀痛

C. 出现呕血、黑便，或仅有黑便　　D. 出血后疼痛加剧

E. 常有肝、胆手术及肝穿刺、肝外伤病史

66. 关于胆管癌的描述，不正确的是

A. 约 1/3 的胆管癌患者合并胆道结石

B. 先天性胆管囊状扩张症癌变率随患儿年龄增长而降低

C. 华支睾吸虫是诱发胆管癌的原因之一

D. 硬化型是肝门部胆管癌最常见的类型

E. 结直肠癌根治术后、溃疡性结肠炎均与胆管癌的发生有关

67. 采用体外冲击波碎石术的胆囊结石患者应符合的条件不包括

A. X 线检查示阳性结石　　B. 有症状的胆固醇性胆囊结石

C. 胆囊的功能正常　　D. 单个的胆固醇结石，体积$<20mm^3$

E. 在 3 个以内的胆固醇结石，体积的总和$<20mm^3$

68. 有关开腹胆囊切除术与腹腔镜胆囊切除术的比较，下列叙述不恰当的是

A. 腹腔镜手术失去了立体视觉变成了平面视觉

B. 腹腔镜手术对机体的应激、免疫、代谢影响小

C. 腹腔镜手术痛苦小，恢复快，住院时间短

D. 腹腔镜手术是无严重局部合并症胆囊切除的首选术式

E. 腹腔镜手术可完全替代开腹手术

69. 有关胆石症的叙述，不正确的是
A. 可继发感染，引起急性胆囊炎
B. 可导致胆囊积脓
C. 静止性胆囊结石无须处理
D. 可导致急性化脓性胆管炎和全身感染
E. 结石较大者比小结石更易引起临床症状

70. 近端胆管癌经皮肝穿刺胆道造影（PTC）可达到的目的是
A. 明确肝内病变的范围和性质
B. 了解胆囊切除术后胆道情况
C. 胆道显影同时也可显示胰管
D. 了解胆囊浓缩和收缩功能
E. 清楚显示梗阻以上扩张胆管，梗阻部位、范围、程度和原因

71. 关于胆管癌，下列叙述不正确的是
A. 中段胆管癌比下段发病率高
B. 病理组织大多是腺癌
C. 局限性生长较多见
D. 主要转移方式是血行转移
E. 先天性胆管扩张症发生癌变的机会较高

72. 原发性肝外胆管结石形成的主要因素是
A. 胆盐含量增加
B. 磷脂增加
C. 胆盐含量减少
D. 胆固醇含量增加
E. 胆道有感染

73. 胆囊息肉样病变中，不属于非肿瘤性病变的是
A. 血管瘤
B. 胆固醇息肉
C. 淋巴性息肉
D. 腺肌病
E. 腺瘤样增生

74. 与开腹手术比较，腹腔镜胆囊切除术的特殊并发症为
A. 腹腔出血
B. 胆管损伤
C. 切口感染
D. 皮下气肿
E. 胆瘘

75. 胆道最常见的恶性肿瘤是
A. 胆管癌
B. 胆囊癌
C. 急性胆囊炎
D. 慢性胆囊炎
E. 急性梗阻性化脓性胆管炎

76. 下列检查中，属于检查胆囊功能的方法是
A. B 超
B. CT
C. 经内镜逆行性胰胆管造影
D. 口服胆囊造影
E. 经皮肝穿刺胆道造影

77. 肝外胆管结石阻塞胆管表现出的症状不包括

A. 发热
B. 黄疸
C. 上腹饱胀
D. 胆囊肿大
E. 上腹绞痛

78. 胆石形成的原因不包括
A. 胆汁中胆固醇过多
B. 胆汁中游离胆红素过多
C. 胆汁中胆汁酸过多
D. 胆道有感染因素
E. 胆汁排出不畅

79. 急性胰腺炎时血清淀粉酶与尿淀粉酶之间的关系是
A. 两者同时升高
B. 前者升高晚于后者
C. 前者不升高，后者升高
D. 前者升高早于后者
E. 前者持续时间长

80. 与胆道蛔虫病的转归无关的是
A. 并发胆道出血
B. 并发化脓性胆管炎
C. 并发急性胰腺炎
D. 并发肝脓肿
E. 诱发胆囊癌

81. 下列关于肝外胆管结石的临床特点，叙述不正确的是
A. 结石不阻塞胆管可无症状
B. 结石阻塞胆管出现典型的 Charcot 五联征
C. 症状可反复出现
D. 上腹和剑突下有深压痛
E. 可有皮肤和巩膜黄染

82. 原发性硬化性胆管炎的早期组织学病理改变为
A. 胆管壁、汇管区内炎性细胞浸润
B. 胆管壁增厚变硬
C. 管腔狭窄、闭塞
D. 门脉区点、片状坏死
E. 肝纤维化加重

83. 胆管呈特征性改变，不规则多发性狭窄，分支僵硬呈“枯树枝状”，可诊断为
A. 胆道蛔虫病
B. 原发性硬化性胆管炎
C. 急性水肿性胰腺炎
D. 肝脓肿
E. 急性化脓性胆囊炎

84. 形成机制与反复胆道感染有关的胆囊结石是
A. 黑色胆色素结石
B. 棕色胆色素结石
C. 胆固醇结石
D. 黄色胆色素结石
E. 混合性结石

85. 急性胆囊炎的最主要病因是
A. 胆囊管梗阻
B. 细菌感染
C. 严重创伤
D. 胆囊管狭窄

E. 胆囊扭转

86. 急性胆囊炎合并胆囊结石首选的手术方式是

A. 经皮胆镜取石术
B. 急诊腹腔镜胆囊切除术
C. 开腹胆囊切除术
D. 小切口胆囊切开取石术
E. 胆囊切开取石，胆囊造瘘术

87. 明显阻塞性黄疸，B 超发现肝内、外胆管扩张，胆总管直径 2cm，比较理想的进一步检查是

A. 十二指肠低张造影
B. 逆行性胰胆管造影
C. 胰腺放射性核素造影
D. 腹腔动脉血管造影
E. 腹腔镜探查

88. 胆囊切除时，需要同时行胆总管探查的指征，下列叙述不正确的是

A. 胆总管触到结石
B. 胆囊水肿
C. 曾有梗阻性黄疸史
D. 胆总管显著扩张
E. 术中胆管造影示胆管结石

89. 胆囊癌 80%为腺癌，其病理类型不包括

A. 乳头状腺癌
B. 黏液腺癌
C. 印戒细胞癌
D. 巨细胞型腺癌
E. 低分化癌

90. 诊断胆囊癌的首选检查方法是（　　），敏感度为 70%~100%

A. 肝胆 CT
B. ERCP
C. 肝胆 B 超
D. 肝胆 MRI
E. 肝胆螺旋 CT

91. 胆管癌的病理分型中，肝门部胆管癌最常见的类型是

A. 结节型
B. 硬化型
C. 弥漫型
D. 巨块型
E. 乳头状

92. 胆囊癌的最主要原因为

A. 胆囊结石
B. 胆囊腺瘤
C. “瓷化”胆囊
D. 多年前的胆囊空肠吻合
E. 胆道结石

93. 符合胆道蛔虫病早期体征的是

A. 剑突右下方明显压痛，轻度肌紧张和反跳痛
B. 剑突右下方轻压痛，无肌紧张和反跳痛
C. 剑突右下方明显压痛，显著肌紧张和反跳痛

D. 剑突右下方明显压痛，肝区叩痛

E. 剑突右下方明显压痛，伴高热和黄疸

94. 以下检查项目中，不适用于急性梗阻性化脓性胆管炎患者的是

A. 肝胆 B 超　　B. PTC

C. 肝胆 CT　　D. ERCP

E. 胆道造影

95. 胆囊癌组织学分型中最常见的是

A. 腺癌　　B. 低分化癌

C. 未分化癌　　D. 腺鳞癌

E. 鳞癌

96. 急性化脓性梗阻性胆管炎时，胆管内压力升高，有时可达

A. 20cm$H_2O$　　B. 30cm$H_2O$

C. 25cm$H_2O$　　D. 10cm$H_2O$

E. 40cm$H_2O$

97. 远端胆管癌的临床表现不正确的是

A. 逐渐加深的阻塞性黄疸　　B. 进行性体重下降

C. 继发出血　　D. 脂肪性腹泻

E. 胆囊增大

98. 典型的 Charcot 三联征对以下疾病有诊断意义的是

A. 急性胰腺炎　　B. 急性十二指肠憩室炎

C. 急性胃炎　　D. 肝外胆管结石

E. 急性胆囊炎

99. 有关胆囊结石手术治疗的表述，正确的是

A. 一般不考虑切除胆囊　　B. 病情严重者不施行手术治疗

C. 无症状结石均手术治疗　　D. 无论症状轻重与否，均行胆囊切除

E. 有症状的胆囊结石，应及时行胆囊切除术

100. 有关肝内胆道出血，不恰当的是

A. 出血量一般不大　　B. 确定了出血病灶，可施行肝叶切除术

C. 伴右上腹疼痛及黄疸　　D. 因出血量大，常引起休克

E. 出血已停止但出血部位判断不清者可采用肝动脉结扎术

101. 治疗胆囊结石方法正确且效果确切的治疗方法是

A. 药物溶石疗法　　B. 体外冲击波碎石法

C. 经皮胆囊取石术　　D. 胆囊切除术

E. 胆囊切除，胆总管探查引流术

102. 肝外胆管结石的并发症中，属于胆道结石致死的主要原因的是
A. 梗阻性黄疸　B. 胆道感染
C. 胆管癌　D. 胆源性肝硬化
E. 胆汁性肝硬化

103. Mirizzi 综合征是指
A. 胆总管结石持续嵌顿和压迫，引起胆总管狭窄，出现反复的胆管炎
B. 肝总管结石持续嵌顿和压迫，引起胆囊胆管瘘，出现梗阻性黄疸
C. 左肝管结石持续性嵌顿和压迫，引起左肝管狭窄梗阻，出现反复的胆管炎、梗阻性黄疸
D. 右肝管结石持续性嵌顿和压迫，引起右肝管狭窄梗阻，出现反复的胆管炎、梗阻性黄疸
E. 胆囊结石持续嵌顿和压迫，引起肝总管狭窄或胆囊胆管瘘，出现反复的胆管炎、梗阻性黄疸

104. 急性胆道感染常见的严重并发症不包括
A. 硬化性胆管炎　B. 胆道出血
C. 感染性休克　D. 肝脓肿
E. 急性胰腺炎

105. 胆囊积脓穿孔合并感染性休克宜采用
A. 胆囊切除术　B. 胆囊造瘘术
C. 胆囊切除加胆管空肠吻合术　D. 胆囊切除加胆总管探查引流术
E. Oddi 括约肌切开成形术

106. 临床诊断胆道蛔虫病的主要依据是
A. 十二指肠引流液镜检有虫卵　B. 静脉胆道造影术胆总管内显示虫体影
C. 钡餐检查十二指肠内有条索状虫影　D. 胃液引流查到蛔虫卵
E. 骤然发生的上腹部钻顶样剧痛而体征轻微

107. 诊断急性化脓性梗阻性胆管炎的重要依据不包括
A. 剧烈呕吐　B. 黄疸
C. 寒战、高热　D. 精神症状
E. 腹痛

108. 胆道蛔虫病的手术指征，不包括
A. 早期十二指肠镜取虫失败者　B. 非手术治疗 3 天以上症状仍未缓解者
C. 合并重度黄疸者　D. 合并肝脓肿或急性胰腺炎，疑有胰管蛔虫者
E. 并发急性胆囊炎或急性梗阻性化脓性胆管炎，腹膜刺激征明显者

109. 肝内胆管结石的病因不包括

A. 胆囊功能异常
B. 胆道感染
C. 胆道寄生虫
D. 胆管解剖变异
E. 营养不良

110. 胆囊息肉中最常见的类型是
A. 炎性息肉
B. 腺瘤性息肉
C. 胆固醇性息肉
D. 胆囊上皮来源息肉
E. 胆囊间叶来源息肉

111. 以下关于原发性硬化性胆管炎的叙述，不正确的是
A. 是一种少见的、病因尚不明确的特殊类型的慢性胆管炎，女性多见
B. Ⅰ期：门脉期炎性细胞浸润和水肿，胆管改变轻微
C. Ⅱ期：门脉区点、片状坏死及周围纤维化，胆管病变明显
D. Ⅲ期：肝纤维化加重形成隔或桥
E. Ⅳ期：胆汁性肝硬化

112. 肝外胆管结石内镜介入治疗的禁忌证不包括
A. 肝内胆管结石
B. 肝管严重狭窄
C. 有出血倾向者
D. 60 岁以上的老年患者
E. 伴有严重心肺疾病患者

113. 原发性硬化性胆管炎常伴有炎症性肠道疾病，最多见的是
A. 慢性溃疡性结肠炎
B. 克罗恩病
C. 急性出血性肠炎
D. 肠结核
E. 小肠憩室病

114. X 线检查发现胆囊内有气体应考虑为
A. 胆管炎
B. 胆道蛔虫
C. 胆囊十二指肠瘘
D. 急性气肿性胆囊炎
E. 胆囊沙门菌感染

## 二 A2 型题

1. 患者，男性，55 岁。1 天前因右上腹疼痛、寒战、高热、黄疸入院。查体：体温 39.6℃，血压 83/60mmHg，皮肤、巩膜黄染，神志不清，右上腹及剑突下压痛，可扪及肿大胆囊。血白细胞计数 $26\times10^9/L$。患者可诊断为
A. 急性坏死性胰腺炎
B. 急性化脓性胆囊炎
C. 肝内胆管结石并发胆道感染
D. 胆囊穿孔
E. 急性梗阻性化脓性胆管炎

2. 患者，男性，29 岁。10 年前右上腹反复发作性疼痛至今。按照胃炎进行治疗，钡餐检查

无异常。ERCP：胰管显影无扩张，无结石，无充盈缺损，胆总管及左肝管扩张，可见多个充盈缺损。患者应诊断为

A. 慢性胰腺炎　　B. 胰腺结石
C. 胰腺癌　　D. 胆管癌
E. 胆总管及左肝管结石

3. 患者，女性，49 岁。反复发作右上腹疼痛半年，多为餐后发生，并向右肩部放射。查体：肥胖，血压 110/80mmHg，心率 90 次/分，右上腹轻度压痛，无腹肌紧张。此患者最可能的诊断是

A. 十二指肠溃疡　　B. 急性胃炎
C. 高位急性阑尾炎　　D. 胆囊息肉
E. 慢性胆囊炎、胆石症

4. 患儿，男，9 岁。因 4 天前急性右上腹痛入院。腹痛为钻顶痛和绞痛，间断发作。查体：体温 37.8℃，右上腹深压痛，无肌紧张、反跳痛。患儿应考虑为

A. 胆囊炎、胆石症　　B. 胰腺炎
C. 胆囊炎　　D. 胃痉挛
E. 胆道蛔虫病

5. 患者，女性，51 岁。4 天前因上腹部痛伴恶心、呕吐、发热入院，2 小时后加重。曾有溃疡病病史。查体：体温 38.6℃，腹软，剑突下及右上腹均有压痛，有轻度肌紧张及反跳痛，肝区叩击痛阳性。白细胞计数 $13.9\times10^9$/L，中性粒细胞 0.89。患者可初步诊断为

A. 急性腹膜炎　　B. 急性消化道溃疡性穿孔
C. 急性肠系膜动脉栓塞　　D. 急性胆管炎
E. 急性胆囊炎、胆石症

6. 患者，男性，48 岁。1 个半月前因右上腹阵发性绞痛，排黑便，伴畏寒、发热入院。曾呕血两口，2 个月前进行过胆总管探查手术，取出结石及蛔虫各 1 个。血常规：白细胞 $16.5\times10^9$/L，中性粒细胞 0.84。CT：右肝后叶有 11cm×9cm 的低密度区。患者应考虑为

A. 胆道感染，应激性溃疡出血　　B. 胆道蛔虫病
C. 胆总管结石，胆道感染，胆道出血　　D. 胆道感染
E. 肝胆管结石，胆源性肝脓肿，胆道出血

7. 患者，男性，60 岁。3 小时前突发右上腹阵发性绞痛伴恶心、呕吐入院。有 1 年胆囊泥沙样结石病史。查体：体温 37℃，右上腹轻度压痛，无腹肌紧张，Murphy 征阴性。为确诊，进一步检查的应首选

A. 白细胞计数和分类　　B. 腹部 B 超和腹部 CT
C. ERCP　　D. 腹部 X 线平片
E. PTC

8. 患者，男性，51 岁。2 天前因以右上腹痛伴发热入院。入院后经检查诊断为急性胆囊炎。患者自述 2 个月前因心力衰竭住院治疗，治疗后好转。目前对急性胆囊炎最佳治疗方法是

A. PTCD　　B. 胆囊造瘘术

C. 胆囊切除术　　D. 单纯保守治疗

E. 胆总管探查术

9. 患者，男性，58 岁。10 小时前突发剑突下疼痛，阵发加重，伴寒战、高热、恶心、呕吐。查体：体温 39.8℃，心率 129 次/分，血压 90/60mmHg，巩膜黄染。全腹压痛，肌紧张，轻度反跳痛，以剑突下为重。血常规：白细胞计数 $28\times10^9$/L，尿胆红素（+）。以下处理措施中应首选

A. 胆总管十二指肠吻合术　　B. 胆囊切除术

C. 胆总管减压、T 管引流术　　D. 胃穿孔修补术

E. 胆管空肠 Roux-en-Y 吻合术

10. 患者，男性，65 岁。8 小时前突发右上腹痛入院。查体：体温 38.5℃，心率 90 次/分，血压 110/80mmHg，右上腹压痛，肌紧张，反跳痛。血常规：WBC $16\times10^9$/L。B 超：胆囊增大、壁厚，内有结石多个，胆总管直径 1.2cm，拟行急诊手术。应选择的手术方式是

A. 胆囊切除术　　B. PTCD

C. 胆囊造瘘术　　D. 胆肠吻合术

E. 胆囊切除加胆总管探查术

11. 患者，男性，49 岁。夜间上腹不适 3 年。2 个月前进食油腻食物后，突发右上腹阵发性绞痛，伴呕吐 1 天，畏寒、发热、尿色加深。入院时查体：体温 39℃，巩膜轻度黄染，腹稍膨隆，右上腹肌紧张，压痛明显，移动性浊音（±），肠鸣音弱。血常规：白细胞计数 $16.2\times10^9$/L，中性粒细胞 0.80。血清淀粉酶 640U/L。该患者最可能诊断为

A. 急性胆囊炎　　B. 溃疡病穿孔

C. 高位急性阑尾炎　　D. 胆道蛔虫病

E. 急性胰腺炎

## 三　A3/A4 型题

（1~3 题共用题干）

患者，男性，41 岁。1 周前突发右侧腹痛，伴皮肤、黏膜黄染。患者自述畏寒，自测体温最高 39.0℃。入院前大便呈灰白色。查体：体温 39.2℃，脉搏 90 次/分，呼吸 20 次/分，血压 110/80mmHg。腹软，右上腹压痛，胆囊触及肿大，Murphy 征阳性，肝肋下可及，腹部未扪及包块。

1. 患者首选的检查是
   A. 腹部 CT　　B. PTC 检查
   C. 腹部 B 超　　D. ERCP 检查
   E. MRCP 检查
2. 患者首选的治疗措施不包括
   A. 静脉注射头孢曲松钠　　B. 应用解痉镇痛药物
   C. 胃肠外营养　　D. 补充维生素 $K_1$
   E. 急诊手术胆管引流
3. 经过非手术治疗 48 小时后，患者情况无好转，继续寒战、发热，首选治疗是
   A. 行胆囊造瘘手术　　B. 经皮肝穿刺胆管引流
   C. 加用抗厌氧菌药物　　D. 内镜下鼻胆管引流（ENBD）
   E. 更换抗生素并应用皮质激素

（4~6 题共用题干）

患者，女性，18 岁。6 小时前突然出现上腹部钻顶样剧痛，放射到背部，伴恶心、呕吐，呕吐物内有蛔虫。查体：体温 38℃，腹部柔软，上腹部有带状压痛，无反跳痛及肌紧张。

4. 患者最可能诊断为
   A. 急性胃炎伴肠蛔虫病　　B. 胆道蛔虫病并胆源性胰腺炎
   C. 胆道蛔虫病并急性胆囊炎　　D. 肠蛔虫病并蛔虫性肠梗阻
   E. 胆道蛔虫病并多发性肝脓肿
5. 患者首选的检查是
   A. 腹部 B 超+血清淀粉酶测定　　B. 腹部 B 超+尿淀粉酶测定
   C. ERCP+血清淀粉酶测定　　D. 腹部 B 超+ERCP
   E. 腹部 CT+ERCP
6. 本疾病的常见并发症不包括
   A. 肝脓肿　　B. 胆管化脓性炎症
   C. 机械性肠梗阻　　D. 胆道出血
   E. 感染性休克

（7~9 题共用题干）

患者，男性，61 岁。2 天前因右上腹阵发性剧痛伴寒战、高热、恶心、呕吐入院。查体：体温 39℃，血压 90/60mmHg，脉搏 120 次/分。皮肤、巩膜黄染，神志不清，剑突下腹肌紧张。实验室检查：WBC $20\times10^9$/L，中性粒细胞 0.90，血清总胆红素 75μmol/L。

7. 患者最可能诊断为
   A. 急性胰腺炎
   B. 急性梗阻性化脓性胆管炎
   C. 消化性溃疡穿孔
   D. 急性结石性胆囊炎
   E. 泌尿系结石
8. 患者首先要做的检查是
   A. 上腹部 X 线平片
   B. 静脉胆道造影
   C. 上腹部 B 超
   D. 放射性核素肝胆显影
   E. 选择性肝动脉造影
9. 诊断一经明确，宜采取的治疗措施为
   A. 急诊胆囊切除，腹腔引流术
   B. 急诊剖腹探查
   C. 急诊行胆囊造瘘术
   D. 急诊行溃疡病穿孔修补、腹腔引流术
   E. 急诊胆总管切开减压，T 管引流

（10～12 题共用题干）

患儿，女，12 岁。近 10 个月来右上腹痛频繁伴黄疸，且逐渐加重，大便呈陶土色，消炎利胆治疗无好转。患儿生后 6 天，曾行先天性胆总管囊肿十二指肠吻合术。

10. 患者确诊应采取的检查方法为
   A. 腹部 B 超
   B. 上消化道造影
   C. 腹部 X 线平片
   D. 静脉胆管造影
   E. 经皮肝穿刺造影
11. 患者可考虑合并的疾病为
   A. 结石
   B. 肝硬化
   C. 胆道感染
   D. 胆管癌
   E. 吻合口狭窄
12. 此合并症最公认的原因是
   A. 结石
   B. 胰液逆流
   C. 胆汁淤积
   D. 吻合口狭窄
   E. 肝硬化

（13～16 题共用题干）

患者，男性，61 岁。皮肤、巩膜逐渐黄染 1 个多月，近 1 周更加明显。无腹痛、寒战、发热。既往无乙肝病史。查体：皮肤与巩膜黄染、全腹软、无压痛。腹部 B 超：胆囊萎陷，肝内胆管扩张，胆总管直径 0.4cm。实验室检查：血清 AFP 25μg/L。

13. 根据患者情况，首先应考虑的诊断是

A. 原发性肝细胞癌
B. 胆管癌
C. 胆总管结石
D. 胰头癌
E. 胆道蛔虫病

14. 本病的病理分型不包括
A. 结节型
B. 硬化型
C. 弥漫型
D. 巨块型
E. 乳头状

15. 为进一步明确诊断，首先要做的检查是
A. 选择性肝动脉造影
B. 静脉胆道造影
C. 磁共振胰胆管造影
D. 放射性核素肝胆显影
E. 上腹部X线平片

16. 患者病变的具体解剖部位可能为
A. 肝右前叶
B. 胰腺头部
C. 胆总管下段
D. 胆总管中段
E. 肝门部胆管

（17~19题共用题干）

患者，女性，52岁。3年前因反复发作右上腹疼痛入院。3天前再发右上腹疼痛并伴黄疸。腹部B超：胆囊内强光团伴声影，胆总管直径0.8cm。

17. 患者最可能的诊断为
A. 慢性胆囊炎急性发作
B. 胆管癌
C. 慢性胆囊炎
D. 胆囊癌
E. 胆囊结石，胆总管继发结石

18. 此时最恰当的处理是
A. 胆囊切除术
B. 口服溶石药物
C. 腹腔镜下胆囊切除术
D. 胆囊造瘘
E. 胆囊切除术+胆总管探查术

19. 术中应行胆囊造瘘术的情况为
A. 胆囊壁增厚，胆囊管细长
B. 胆囊管结石嵌顿，胆总管可扪及结石
C. 胆囊炎症严重，肝门部水肿解剖不清
D. 胆囊炎症水肿，胆总管明显扩张
E. 胆囊颈部结石嵌顿致胆囊、胆总管内瘘

（20~22题共用题干）

患者，女性，52岁。反复右上腹疼痛伴寒战、发热3年，2天前再次发作并较前加重。

查体：嗜睡状，体温 40℃，脉搏 126 次/分，血压 60/40mmHg，巩膜黄染，右上腹压痛、反跳痛和肌紧张，肝区明显叩击痛。

20. 患者的实验室检查，叙述正确的是
    A. 白细胞计数明显减少，中性粒细胞比例升高
    B. 白细胞计数明显增多，血小板计数明显减少
    C. 白细胞计数明显增多，中性粒细胞比例下降
    D. 白细胞计数、血小板计数明显增多
    E. 白细胞计数、血小板计数明显减少

21. 若经输液扩容及应用血管活性药物后情况好转，患者的治疗措施中最重要的是
    A. 纠正碱中毒　　B. 大剂量抗生素
    C. 大剂量补钾　　D. 纠正酸中毒
    E. 大剂量升压药

22. 若经短期保守治疗后病情无好转，患者此时应选择的手术方案为
    A. 胆囊造瘘术　　B. 胆囊造瘘术+胆总管探查术
    C. 胆囊切除术+胆管空肠吻合术　　D. 胆囊切除术+胆总管探查术
    E. 胆囊造瘘术+胆管空肠内引流术

（23~25 题共用题干）

患者，女性，51 岁。2 天前因右上腹疼痛伴发热入院。自述曾有类似病史，有高血压、冠心病及心衰病史，2 个月前曾因心衰住院，现已好转。查体：体温 38.5℃，脉搏 112 次/分，血压 160/90mmHg，呼吸 22 次/分，巩膜无黄染，右上腹压痛、腹肌紧张，反跳痛（+），可扪及肿大的胆囊，Murphy 征（+），胆囊区叩击痛。血常规：WBC $15\times10^9$/L，N 0.80。

23. 患者最可能诊断为
    A. 急性胆管炎　　B. 急性阑尾炎
    C. 急性胰腺炎　　D. 急性胆囊炎
    E. 十二指肠球溃疡穿孔

24. 为了进一步明确诊断应首选的检查方法是
    A. PTC　　B. 腹部 CT
    C. ERCP　　D. 腹部 B 超
    E. 腹部 MRI

25. 患者首选的治疗方法是
    A. 胆囊切除　　B. PTCD
    C. 胆总管探查术　　D. 非手术治疗
    E. 胆囊造瘘术

（26～27 题共用题干）

患者，女性，49 岁。2 小时前因上腹部闭合性损伤，出现头晕、心悸等不适入院。查体：体温 37.5℃，脉搏 120 次/分，呼吸 26 次/分，血压 100/60mmHg。上腹部压痛（+），肌紧张（+），无反跳痛。经过纠正休克等治疗后，患者脉搏 96 次/分，呼吸 18 次/分，血压 110/60mmHg。行剖腹探察术后，发现脾脏有 1 处裂伤，行脾切除术后发现肝十二指肠韧带处黄染，胆总管前壁有长度小于管壁周径 1/2 的切线伤，术野清洁，术中患者生命体征平稳。

26. 除脾破裂外，患者最可能诊断为

A. 复杂胆管裂伤　　B. 简单胆管裂伤

C. 胆囊损伤　　D. 胆管挫伤

E. 肝破裂

27. 对该患者最适宜的治疗是

A. 自体组织修复术　　B. 胆肠吻合术

C. 胆管壁破损的缝合和 T 管引流术　　D. 自裂伤处留置 T 管引流

E. 暂行近端胆管外引流术，待日后行再次手术修复

（28～29 题共用题干）

患者，男性，71 岁。因上腹不适，伴乏力、消瘦 1 月余入院。自述曾患胆囊结石多年。查体：皮肤、巩膜无明显黄染，腹部无压痛。实验室检查：CA19-9 375U/ml。B 超：胆囊颈部局限性增厚，范围约 3cm，内有血流信号；胆囊单发结石，直径 3cm。超声内镜：胆囊颈部占位，未侵出胆囊肌层。腹部增强 CT：胆囊占位性病变，动脉期可见病变明显增强，未发现侵犯肝脏或周围脏器；胆囊结石。

28. 胆囊占位性病变最可能诊断为

A. 黄色肉芽肿性胆囊炎　　B. 胆固醇性息肉

C. 胆囊炎性息肉　　D. 胆囊腺肌增生症

E. 胆囊癌

29. 对该患者应采用的治疗是

A. 胆囊癌根治术　　B. 开腹胆囊切除术

C. 腹腔镜胆囊切除术　　D. 5-FU 为基础的化疗

E. 严密观察，病变明显增大时手术治疗

（30～32 题共用题干）

患者，女性，39 岁。5 年来右上腹反复疼痛，7 天前疼痛复发伴寒战、高热、黄疸。查体：体温 39.8℃，脉搏 124 次/分，血压 70/50mmHg，右上腹压痛、反跳痛、肌紧张。

30. 患者最可能诊断为
    A. 急性梗阻性化脓性胆管炎　　B. 急性胆囊炎
    C. 急性胰腺炎　　D. 胆道蛔虫病
    E. 肝脓肿
31. 患者最适当的处理措施为
    A. 明确诊断后再先行内科保守治疗　　B. 立即行手术治疗
    C. 先保守治疗 2 天，无效时手术　　D. 待病情稳定后行 ERCP
    E. B 超检查后再行 PTC
32. 患者若行急诊手术，手术方式为
    A. 胆囊造瘘术　　B. 胆总管探查术
    C. 胆肠内引流术　　D. 胆囊切除+胆总管探查术
    E. 胆囊造瘘+胆总管探查术

（33~35 题共用题干）

患者，男性，50 岁。2 年来反复右上腹痛。既往有胰腺炎病史。查体：右上腹深压痛，Murphy 征（-），皮肤、巩膜无黄染。B 超检查：胆囊壁无增厚，大小正常，胆囊内可见多个小结石，胆总管直径 1.0cm，下端显示不清。根据患者情况，胆囊结石诊断明确。

33. 需要与胆囊结石进行鉴别的疾病为
    A. 胆管下段癌　　B. 胆道蛔虫病
    C. 胰头癌　　D. 胆总管结石
    E. 缩窄性乳头炎
34. 目前，首先应做的检查是
    A. ERCP　　B. 肝肾功能检查
    C. 腹部 CT　　D. 静脉胆道造影
    E. 胸部 X 线检查、心电图
35. 经检查后发现胆总管没有异常。此时，宜采取的治疗方法为
    A. 中药排石　　B. 胆囊切开取石术
    C. 开腹胆囊切除术　　D. 腹腔镜胆囊切除术
    E. 开腹胆囊切除、胆总管探查、T 管引流术

（36~37 题共用题干）

患者，女性，61 岁。右上腹绞痛，伴恶心、呕吐 1 周，发热，最高体温 37.4℃。经过抗炎治疗后缓解。3 天来，出现巩膜黄染，食欲缺乏入院。查体：腹软，无压痛，Murphy 征（-），肝区轻叩痛。B 超：胆囊 9cm×5cm 大小，其内多个点状回声，胆总管上段直径 1.2cm，肝内胆

管轻度扩张。

36. 为明确诊断，需要进一步进行的检查方式首选

A. 口服胆囊造影
B. 静脉胆系造影
C. 肝炎病毒血清学检查
D. 腹部 CT
E. ERCP

37. 最佳手术的方案应是

A. 胆囊造瘘术
B. 胆囊切除术
C. 胆肠吻合术
D. 胰十二指肠切除术
E. 胆囊切除，胆总管探查术

（38~39 题共用题干）

患者，男性，41 岁。晚餐后出现上腹部间断绞痛，向右肩放射，伴恶心、呕吐，无发热、寒战、黄疸。腹部无明显压痛。实验室检查：白细胞计数正常。腹部 B 超：胆囊内高回声光团伴声影，胆囊大小 3cm×6cm，胆囊壁厚 0. 3cm。

38. 最可能的诊断是

A. 结石性急性胆囊炎
B. 胆管炎
C. 胆囊结石胆绞痛
D. 上消化道穿孔
E. 急性胰腺炎

39. 推荐的治疗方法是

A. 禁食水，胃肠减压
B. 手术治疗
C. 发作时解痉治疗，必要时镇痛治疗
D. 试行溶石治疗，效果不满意考虑手术治
E. 试行碎石治疗，效果不满意考虑手术治疗

（40~41 题共用题干）

患者，男性，51 岁。近 2 周出现巩膜、皮肤黄染，无腹痛，黄疸无波动，轻度消瘦。平日身体健康。查体：黄疸明显，肝肋下触及，右上腹扪及肿大胆囊，无触痛，无发热。

40. 根据患者的临床表现，可排除梗阻性结石的依据是

A. 无发热
B. 无伴随腹痛
C. 患者为男性
D. 黄疸无波动
E. 扪及肿大胆囊，无触痛

41. 为明确黄疸性质，最有价值的检查方法是

A. 肝功能检查
B. 肝胆 MRI
C. ERCP
D. 乙肝五项测定
E. 肝胆 CT

(42~44 题共用题干)

患者，男性，65 岁。右上腹疼痛 15 年，7 天前因疼痛加剧伴发热入院。自述 2 年前因胆囊结石多次住院，进行保守治疗。

42. 患者体检时，最可能存在的体征是

A. 麦氏点有压痛
B. 双肺有啰音
C. 心脏有杂音
D. 肝浊音界消失
E. Murphy 征阳性

43. 患者首先应考虑诊断为

A. 胆囊癌
B. 胆管癌
C. 急性胆囊炎
D. 胰腺炎
E. 结肠肝曲癌

44. 患者如果进行 B 超检查，观察重点应是

A. 胆囊壁的厚度
B. 胆囊结石的数量
C. 胆囊及胆管的大小
D. 肝脏的大小
E. 胆管壁的厚度

(45~46 题共用题干)

患者，男性，16 岁。1 个月前因中上腹隐痛，伴皮肤、巩膜黄染，无发热入院。查体：右上腹可触及一囊性肿物，直径约 5cm，张力较高，不能上下推动，无压痛。辅助检查：TBil 102μmol/L，DBil 86μmol/L。CA19-9、CEA 均正常。B 超检查：胆总管梭形扩张，无胆道结石或狭窄。

45. 患者最可能诊断为

A. 胆道蛔虫
B. 胰腺癌
C. 胆管结石
D. 胆管癌
E. 成人先天性胆管囊肿

46. 患者最适宜的治疗是

A. 保守治疗
B. 囊肿外引流术
C. 内镜治疗
D. 囊肿内引流术
E. 囊肿切除、肝胆管空肠 Roux-en-Y 吻合术

(47~50 题共用题干)

患者，男性，52 岁。反复右上腹痛，寒战、发热及黄疸 1 年，1 周前患者腹痛复发，伴黄疸，无明显发热。查体：皮肤、巩膜黄染明显，Murphy 征（-），肝区叩击痛。B 超：肝内外胆管扩张，内有强光团伴声影。

47. 患者首先应考虑诊断为
   A. 胆道蛔虫病　　B. 胆管结石
   C. 胆囊结石　　D. 壶腹部癌
   E. 胆管癌
48. 一旦确认，患者应采取的诊疗措施是
   A. PTCD 术　　B. 中药排石疗法
   C. 行胆道探查术　　D. 体外冲击波碎石治疗
   E. 先行消炎、利胆治疗，3 个月后再行手术治疗
49. 行手术治疗，术中发现肝左外叶内胆管有巢状结石及胆总管结石，应首选的术式为
   A. 胆道探查+肝左外叶切除+胆肠内引流术
   B. 胆囊切除+胆道探查+T 管引流术
   C. 胆囊切除+胆道探查+肝左外叶切除术
   D. 胆囊造口+胆道探查+T 管引流术
   E. 胆囊切除+胆道探查+胆肠内引流术
50. 如胆道探查后放置 T 形管，拔 T 形管时间一般应在术后
   A. 7 天　　B. 30 天
   C. 14 天　　D. 10 天
   E. 28 天

（51~53 题共用题干）

患者，女性，62 岁。手术探查时发现胆囊正常，肝左叶萎缩，胆总管略粗；探查胆总管发现右肝内胆管无结石，左肝管内有大量结石，胆总管下段通畅。

51. 患者此时最恰当的处理方式为
   A. 胆道探查术　　B. 胆囊切除+胆道探查术
   C. 胆道探查+肝实质切开取石术　　D. 胆囊切除+胆管空肠内引流术
   E. 胆囊切除+胆道探查+肝左叶切除术
52. 患者术后最易出现的并发症是
   A. 出血和胆汁漏　　B. 肠梗阻
   C. 慢性胰腺炎　　D. 胆管狭窄
   E. 幽门梗阻
53. 术后 48 小时内应观察的重点是
   A. 肛门是否排气　　B. 腹部引流物的情况
   C. T 管的量和性状　　D. 切口的红肿情况
   E. 右上腹是否有压痛

（54~55 题共用题干）

患者，男性，60 岁。有进行性加深的黄疸症状，伴皮肤瘙痒、尿色深染、陶土样大便，大便潜血阳性。

54. 此患者可考虑为
A. 胆管癌
B. 胆囊癌
C. 胆囊炎
D. 胆道出血
E. 胆道蛔虫病

55. 首选检查项目，也是最重要的影像学检查方法是
A. CEA
B. ERCP
C. 腹部 CT
D. 腹部 B 超
E. PTC

## 四 B 型题

（1~3 题共用备选答案）
A. 原发性硬化性胆管炎
B. 肝外胆管结石
C. 慢性胆囊炎
D. 胆管癌
E. 急性胆囊炎

1. 胆绞痛、寒战、高热、黄疸多见于
2. 慢性、持续性梗阻黄疸多见于
3. 进行性加深的黄疸，伴皮肤瘙痒、尿色深染、陶土样大便多见于

（4~6 题共用备选答案）
A. 胆囊造瘘术
B. 胆囊切除术
C. 胆道探查术
D. 胆总管空肠吻合术
E. 抗感染治疗

4. 肝内胆管结石难以取净者应行
5. 胆道蛔虫病患者应行
6. 虽无症状但合并糖尿病的胆囊结石患者应行

（7~9 题共用备选答案）
A. 了解胆囊浓缩和吸收功能
B. 判断有无继发胆管结石或 Mirrizi 综合征
C. 了解梗阻部位及范围、程度和原因
D. 可显示胆道系统和胰管
E. 了解胆道术后胆道系统的情况

7. 口服胆囊造影

8. 经皮肝穿刺胆道造影
9. 静脉胆道造影

（10~12 题共用备选答案）

A. 急性梗阻性化脓性胆管炎
B. 肝外胆管结石
C. 原发性硬化性胆管炎
D. 胆囊结石
E. 病毒性肝炎

10. 突发剑突下或右上腹胀痛或绞痛、寒战、高热、黄疸、休克和精神症状可诊断为
11. 黄疸、胆囊增大和肝大可诊断为
12. 常合并溃疡性结肠炎，患者可出现腹痛、脓血便等溃疡性结肠炎的症状可诊断为

（13~14 题共用备选答案）

A. Mirizzi 综合征
B. Murphy 征
C. Charcot 三联征
D. Reynold 五联征
E. Couroisier 征

13. 急性胆囊炎可出现
14. 胰头癌压迫胆总管时可出现

（15~16 题共用备选答案）

A. 急性胆囊炎
B. 急性梗阻性化脓性胆管炎
C. 肝外胆管结石
D. 急性化脓性阑尾炎
E. 绞窄性小肠梗阻

15. Reynold 五联征出现在
16. Charcot 三联征出现在

（17~19 题共用备选答案）

A. 胆管损伤
B. 胆管癌变
C. 肠管损伤
D. 复发性胆管炎
E. 急性胰腺炎

17. 腹腔镜胆囊切除术术后处理最棘手的并发症是
18. 胆管囊肿十二指肠吻合术后最严重的后遗症是
19. 胆肠吻合术后期最常见的并发症是

（20~22 题共用备选答案）

A. B 超　　B. CT
C. 静脉胆道造影　　D. PTC
E. ERCP

20. 易产生胆汁漏和出血的检查方法是
21. 易诱发急性胰腺炎的检查方法是
22. 易受肝功能影响的检查方法是

（23~27 题共用备选答案）

A. 急性胆囊炎、胆绞痛　　B. 急性胰腺炎
C. 胆道蛔虫病　　D. 急性胃肠炎
E. 溃疡病穿孔

23. 刀割样持续性腹痛，腹部体征较明显，血清淀粉酶升高常见于
24. 腹痛发作突然，缓解也突然常见于
25. 腹痛多为间断性，腹部体征较明显常见于
26. 表现为起病急骤的持续性腹痛，但有板状腹等明显的腹部体征常见于
27. 疼痛不如胆道蛔虫病剧烈，常伴腹泻，听诊肠鸣音活跃，便常规可有阳性发现常见于

（28~32 题共用备选答案）

A. 胆管结石　　B. 原发性硬化性胆管炎
C. 胆管癌　　D. 原发性胆汁性肝硬化
E. 先天性肝内胆管扩张

28. 主要表现是缓慢波动性进行性的胆管梗阻及胆管炎，常伴疲倦、乏力、体重减轻的疾病是
29. 可有反复发作的胆绞痛病史而无疲倦、乏力、体重减轻等症状的疾病是
30. 胆道造影表现为狭窄近端胆管全面扩张的疾病是
31. 胆道造影表现为肝内胆管球形或卵圆形扩张，扩张处远近段的胆管内径基本正常的疾病是
32. 外周血中出现抗线粒体抗体，血清免疫球蛋白以 IgM 升高最为显著，汇管区常出现肉芽肿的疾病是

（33~34 题共用备选答案）

A. 急性单纯性胆囊炎　　B. 胆囊结石经常发作
C. 胆总管结石感染并休克　　D. 肝内结石局限于左叶

E. 胆总管扩张不明显，但并发胰腺炎

33. 胆总管探查及引流术适合于

34. 肝叶切除适合于

（35～39 题共用备选答案）

A. 胆囊、胆总管、肝门部胆管连同肿瘤一并切除，左、右肝管空肠吻合术

B. 胆囊、胆总管、肝门部胆管连同肿瘤及受累的肝叶（肝方叶、尾状叶、右前叶）部分切除术，附加肝胆管空肠吻合术

C. 胆囊、胆总管、肝门部胆管连同肿瘤及右三叶、尾状叶切除，附加左肝管空肠吻合术

D. 胆囊、胆总管、肝门部胆管及肿瘤、左三叶及尾状叶切除，附加右肝管空肠吻合术

E. 肝移植

35. 近端胆管癌Ⅰ型适用的手术术式是

36. 近端胆管癌Ⅱ型适用的手术术式是

37. 近端胆管癌Ⅲa 型适用的手术术式是

38. 近端胆管癌Ⅲb 型适用的手术术式是

39. 近端胆管癌Ⅳ型适用的手术术式是

（40～42 题共用备选答案）

A. 硬化型　　B. 结节型

C. 乳头状　　D. 弥漫型

E. 巨块型

40. 多发于中段胆管，肿瘤呈结节样向管腔内凸出的胆管癌病理分型为

41. 好发于下段胆管，肿瘤呈息肉样凸入胆管腔内的胆管癌病理分型为

42. 较少见，广泛侵犯肝内外胆管，手术切除率低，预后差的胆管癌病理分型为

（43～47 题共用备选答案）

A. Ⅰ型　　B. Ⅱ型

C. Ⅲa 型　　D. Ⅲb 型

E. Ⅳ型

43. 癌肿位于左、右肝管汇合处以下的肝总管，左、右肝管相通，属于近端胆管癌的

44. 癌肿已向上侵犯左、右肝管分叉处，致使左、右肝管不相通，属于近端胆管癌的

45. 癌肿位于肝总管及右肝管，属于近端胆管癌的

46. 癌肿位于肝总管及左肝管，属于近端胆管癌的

47. 癌肿已侵犯肝总管，左、右肝管，并达更高部位，属于近端胆管癌的

## 五 X 型题

1. 胆囊胆固醇结石的发病机制包括
   A. 胆汁中胆固醇过饱和　B. 促成核因子的存在
   C. 胆囊黏膜功能异常　D. 胆囊收缩功能异常
   E. 反复胆道感染
2. 胆囊切除术的手术适应证有
   A. 存在症状的胆囊结石　B. 虽无症状但合并糖尿病的胆囊结石
   C. 胆囊结石直径>4cm　D. 瓷化胆囊
   E. 充满型胆囊结石
3. 与原发性肝外胆管结石有关的因素包括
   A. 胆道的慢性炎症　B. 细菌感染
   C. 胆汁淤滞　D. 营养因素
   E. 胆固醇含量增加
4. 胆管癌的病理分型包括
   A. 结节型　B. 硬化型
   C. 弥漫型　D. 乳头状
   E. 巨块型
5. 警惕胆管结石或 Mirizzi 综合征可能的情况有
   A. 胆红素升高　B. 白细胞计数增多
   C. 谷氨酰转肽酶（GGT）升高　D. 碱性磷酸酶（ALP）升高
   E. 中性粒细胞比例升高
6. 体外碎石治疗的禁忌证有
   A. 口服胆囊造影胆囊不显示　B. 急性胆囊炎或胆管炎
   C. 胆道梗阻　D. 急性胰腺炎
   E. 体积为 $15mm^3$ 的单个胆固醇结石
7. 胆囊息肉样病变的超声图像可发现胆囊腔内光团回声，光团性质为
   A. 强回声　B. 等回声
   C. 异常回声　D. 高回声
   E. 低回声
8. 引起急性梗阻性化脓性胆管炎胆道感染的细菌进入胆管的途径有
   A. 门静脉　B. 胆道寄生虫
   C. 淋巴管道　D. 造影用各种导管

E. 胆肠吻合口

9. 关于胆囊结石的药物溶石治疗，叙述正确的有

A. 可以使用鹅去氧胆酸（CDCA）

B. 可以使用熊去氧胆酸（UCDCA）

C. 鹅去氧胆酸（CDCA）1～15mg/kg，每日 3 次，饭后服用，连服 12～24 个月

D. 熊去氧胆酸（UCDCA）8～13mg/kg，服法与 CDCA 同

E. CDCA 与 UDCA 各取 3/4 量联合应用

10. 肝内胆管结石病理变化的实质是（　　），也是远期出现肝内胆管狭窄和胆管癌的基础

A. 肝内胆管梗阻　　B. 肝内胆管化脓性炎症

C. 肝细胞损害　　D. 肝外胆管梗阻

E. 肝外胆管化脓性炎症

11. 胆囊癌扩大的胆囊切除术需要清除的淋巴结范围包括

A. 胆囊周围　　B. 胆管周围

C. 门静脉周围　　D. 胰十二指肠前方

E. 胰十二指肠后方

12. 胆道蛔虫病的并发症有

A. 感染性休克　　B. 慢性胆囊炎

C. 胆道结石　　D. 肝硬化

E. 胆管癌

13. 关于原发性硬化性胆管炎的辅助检查，下列叙述正确的是

A. 胆红素明显升高，以直接胆红素为主

B. 肝功能正常

C. 血浆铜、血清铜氧化酶、尿铜增加

D. 免疫检查：IgG 水平升高

E. 胆管呈特征性改变，不规则多发性狭窄、分支僵硬呈“枯树枝状”

14. 肝外胆管结石病慢性期的并发症主要有

A. 慢性胆管炎　　B. 胆汁性肝硬化

C. 门静脉高压症　　D. 胆管癌

E. 梗阻性黄疸

15. 胆囊结石行腹腔镜胆囊切除术的手术禁忌证包括

A. 并发急性胆囊炎者

B. 不能耐受手术治疗者

C. 不能耐受气腹且不具备行腹壁悬吊免气腹手术条件者

D. 妊娠者

E. 手术医师不具备足够的微创外科经验和技术

16. 肝内胆管结石常呈肝段、肝叶分布，但也有多肝段、肝叶结石，多见于

A. 左外叶　　B. 右后叶

C. 右外叶　　D. 右前叶

E. 左前叶

17. 先天性肝内胆管扩张癌变的原因包括

A. 结石的存在　　B. 化学刺激

C. 囊肿壁受慢性炎症长期刺激　　D. 胆囊腺瘤

E. 解剖异常

18. 原发性硬化性胆管炎晚期患者的表现为

A. 重度黄疸　　B. 严重肝损害

C. 发热伴寒战　　D. 胆汁性肝硬化

E. 门静脉高压症

19. 胆道出血的症状表现有

A. 右上腹绞痛　　B. 寒战、高热

C. 消化道出血　　D. 黄疸

E. 疼痛向腰背部放射

20. 对不能行胰、十二指肠切除术的远端胆管癌患者可采取的治疗方法有

A. 扩大的胰、十二指肠切除术　　B. 肝总管、胆总管、空肠 Roux-en-Y 吻合术

C. 胆囊、空肠 Roux-en-Y 吻合术　　D. 胆总管外引流或 PTCD

E. 附加门静脉、肠系膜上静脉重建或人造血管移植术

21. 患者，女性，41 岁。因肝区疼痛伴间歇性发热入院。B 超、CT 显示左肝外叶胆管扩张伴结石，胆囊肿，胆总管增粗，内有泥沙样结石。胆总管探查远端明显狭窄，F9 导尿管不能通过。患者应考虑的术式有

A. 胆肠吻合术　　B. 左肝外叶切除术

C. Oddi 括约肌成形术　　D. 胆囊切除术

E. 胆总管探查术

22. 导致原发性硬化性胆管炎患者死亡最主要的原因是

A. 胆汁性肝硬化　　B. 肝衰竭

C. 门脉高压症　　D. 上消化道大出血

E. 胆管结石

23. 胆道出血的实验室检查结果正确的有

A. 红细胞计数减少　　B. 血红蛋白减少

C. 白细胞计数减少　　D. 血总胆红素增多

E. 1分钟胆红素增多

24. 患者，男性，48岁。因胆囊结石入院行“胆囊切除、胆总管探查+T管引流术”12天。术后拔除T管的指征有

A. T管造影无异常

B. 无腹痛、黄疸

C. 每天胆汁引流量为300ml以下

D. T管造影无异常后即可马上拔管

E. T管造影后夹闭管2天，患者无不适

25. 关于胆囊癌的大体形态分型，下列叙述正确的是

A. 乳头状癌表现为息肉样肿块，预后较好

B. 硬癌最为常见，肿瘤发展迅速，易周围侵犯，预后差

C. 胶质癌瘤组织内含大量黏液呈胶冻状，胆囊壁常有癌浸润

D. 软癌最为常见，肿瘤发展迅速，易周围侵犯，预后差

E. 混合型较多见

26. 下列无症状胆囊结石的手术指征包括

A. 合并糖尿病者

B. 伴有胆囊息肉者

C. 直径超过3cm的胆囊结石者

D. 积极要求手术者

E. 胆囊壁变厚形成钙化（瓷性胆囊）者

27. 肝外胆管结石病急性期的并发症主要有

A. 梗阻性黄疸

B. 门静脉高压症

C. 急性梗阻性化脓性胆管炎

D. 肝功能失代偿

E. 胆汁性肝硬化

28. 急性胆囊炎的并发症包括

A. 胆囊穿孔

B. 胆囊内瘘

C. 急性气肿性胆囊炎

D. 胆囊积脓

E. 梗阻性黄疸

## 六 案例分析题

（1~7题共用题干）

患者，男性，54岁。因右上腹阵发性绞痛伴恶心、呕吐，寒战、高热，明显黄疸12小时急诊入院。查体：巩膜及全身皮肤黄染，脉搏110次/分，体温39.5℃，血压90/60mmHg，剑突下压痛，腹肌紧张。血白细胞计数$19\times10^9$/L。

1. 患者应诊断为

A. 溃疡病急性穿孔

B. 急性坏疽性胆囊炎

C. 急性重症胰腺炎

D. 细菌性肝脓肿

E. 急性梗阻性化脓性胆管炎

2. 发病基础是

A. 胆管梗阻和胆管细菌感染
B. 胆管完全梗阻并发化脓性感染
C. 胆管梗阻并发胆囊坏疽
D. 胆道蛔虫及其形成的肝脓肿
E. 肝脏并发性脓肿形成、破溃引起腹膜炎

3. 属于 Reynold 五联征的有

A. 腹痛
B. 寒战、低热
C. 黄疸
D. 休克
E. 精神症状

4. 实验室检查结果，叙述正确的是

A. 白细胞计数可高于 $20\times10^9$/L
B. 中性粒细胞比值明显下降
C. 肝功能异常
D. 血清胆红素不同程度升高
E. 代谢性碱中毒和低血钾较常见

5. 国内常用于诊断该疾病的客观标准有

A. 体温>39℃
B. 心率>120 次/分
C. 白细胞计数>$20\times10^9$/L
D. 感染性休克，动脉收缩压<70mmHg
E. 血培养阴性

6. 疾病的治疗原则是

A. 服用大量中药利胆
B. 解痉镇痛
C. 维持水电解质平衡
D. 大量使用抗生素
E. 清除病因，解除梗阻，通畅引流，预防复发

7. 急诊剖腹探查，见胆总管直径为 1.6cm，穿刺有脓性胆汁，应采用的术式是

A. 胆总管空肠 Roux-en-Y 吻合术
B. 胆总管切开减压、T 管引流术
C. 胆囊切除、胆总管切开减压、T 管引流术
D. 胆囊切除
E. 胆总管探查

（8~10 题共用题干）

患者，男性，51 岁。2 天前因上腹部持续剧烈疼痛入院。查体：体温 38.5℃，脉搏 126 次/分，呼吸 28 次/分，血压 80/45mmHg。患者表现为烦躁，上腹部有压痛，皮肤、巩膜轻度黄染。患者皮肤、巩膜黄染逐渐加深，TBil 130μmol/L，DBil 112μmol/L，WBC $16.5\times10^9$/L，血清淀粉酶及腹部 X 线片正常。B 超检查：胆总管直径 1.5cm，内有多枚强回声的光团，肝内胆管无明显扩张，胆囊壁饱满，胆囊内可见多发强回声的光团伴声影。

8. 患者最可能诊断为

A. 急性胆囊炎、Mirizzi 综合征　　B. 急性胃炎
C. 急性胰腺炎　　D. 感染性休克
E. 急性梗阻性化脓性胆管炎　　F. 上消化道穿孔

9. 为明确诊断应进行的检查有
A. 血常规　　B. 胆红素测定等生化检查
C. 血清淀粉酶测定　　D. 腹部 B 超
E. 腹部 X 线平片　　F. 血管造影

10. 给予补液、抗休克、广谱抗生素治疗后，患者一般情况改善，无多器官衰竭表现。查体：体温 38. 3℃，脉搏 116 次/分，呼吸 22 次/分，血压 105/65mmHg。患者应采取的进一步治疗为
A. PTCD　　B. 胆总管十二指肠吻合术
C. 胆囊造瘘术　　D. 胆总管切开探查取石、T 管引流术
E. 超声引导下经皮胆囊穿刺造瘘术　　F. 胆囊切除术

（11～15 题共用题干）

患者，女性，51 岁。皮肤、巩膜黄染 8 年。2 天前因黄疸进行性加重并存在波动，反复发作伴高热、寒战、上腹痛等症状入院。否认有胆管结石病。腹部查体无明显阳性体征。合并溃疡性结肠炎。TBil 175μmol/L，DBil 152μmol/L，抗线粒体抗体（-），CA19-9（-）、CEA（-）。MRCP：左右肝管汇合处及肝内胆管管腔多发狭窄，但表面平滑；肝内胆管的分支减少、僵直。

11. 患者最可能诊断为
A. Caroli 病　　B. 胆石症
C. 自身免疫性肝病　　D. 胆管癌
E. 原发性硬化性胆管炎　　F. 原发性胆汁性肝硬化

12. 疾病可能出现的并发症包括
A. 胆道感染　　B. 胆石症
C. 胆汁淤积性肝硬化　　D. 门静脉高压症
E. 胆管癌　　F. 非结石性急性胆囊炎

13. 以上并发症中，最常见的是
A. 胆石症　　B. 胆道感染
C. 胆汁淤积性肝硬化　　D. 胆管癌
E. 门静脉高压症　　F. 非结石性急性胆囊炎

14. 患者可采用的治疗方法包括
A. 泼尼松等药物治疗　　B. 内镜下狭窄段胆管扩张、内置支架

C. PTCD
D. 扩张、支撑、引流胆管
E. 肝移植术
F. 部分肝切除术

15. 以上治疗方法中，首选的手术治疗方法为
A. 泼尼松等药物治疗
B. 内镜下狭窄段胆管扩张、内置支架
C. PTCD
D. 扩张、支撑、引流胆管
E. 肝移植术
F. 部分肝切除术

（16~18 题共用题干）

患者，男性，16 岁。2 小时前上腹部突发剧烈钻顶样疼痛，疼痛向肩背部放射，伴恶心、呕吐，无发热或黄疸入院。自述无消化性溃疡病史。查体：腹部无明显压痛，Murphy 征阴性，未触及肿物，肠鸣音 4 次/分。血常规：白细胞计数正常，嗜酸性粒细胞计数升高，血清淀粉酶水平正常，B 超：胆总管内平行双边形条状影。

16. 为明确诊断应紧急检查的项目有
A. 血常规
B. 血清淀粉酶测定
C. 总胆红素、直接胆红素测定等生化检查
D. 腹部 B 超
E. 腹部 X 线平片
F. 心电图

17. 患者急诊应尽快进行的处理有
A. 胃肠减压
B. 解痉治疗
C. 广谱抗生素治疗
D. 药物驱虫治疗
E. 纤维十二指肠镜检查
F. 急诊手术

18. 纤维十二指肠镜提示“胆道蛔虫病”，试行纤维十二指肠镜取虫，但未成功。患者腹痛持续不缓解，并逐渐出现高热、上腹部压痛和肌紧张，WBC 升至 $14.8\times10^9$/L。进一步治疗是
A. 保守治疗
B. 立即予药物驱虫治疗
C. PTCD
D. 胆总管切开取虫、T 管引流术
E. 结合生长抑素治疗
F. 手术治疗后定期驱虫治疗

（19~21 题共用题干）

患者，男性，28 岁。1 天前因上腹痛伴皮肤、巩膜黄染，皮肤瘙痒，尿色深染及排陶土样便。年少时有呕吐蛔虫及反复上腹痛病史。

19. WBC $13.2\times10^9$/L，B 超检查：胆总管直径约 1.8cm，肝内胆管轻度扩张，胆总管中段可

见直径 0.8cm 强回声团伴声影，胆囊内未见异常回声。应考虑的疾病为

A. 胆道蛔虫病　　B. 胰腺癌
C. 胆石症、急性胆管炎　　D. 胆管癌
E. 急性梗阻性化脓性胆管炎　　F. 结石性急性胆囊炎

20. 查体：体温 38.1℃，脉搏 106 次/分，呼吸 20 次/分，血压 120/80mmHg。皮肤、巩膜明显黄染，腹部平坦，上腹部轻压痛，无肌紧张或反跳痛。为明确诊断应重点紧急检查的项目有

A. 尿常规　　B. 血常规
C. 腹部 B 超　　D. 腹部 X 线片
E. 血清淀粉酶测定　　F. 纤维十二指肠镜检查

21. 患者经过抗生素、胃肠减压、禁食水、解痉等治疗后，体温 38.9℃，脉搏 122 次/分，呼吸 26 次/分，血压 120/80mmHg，意识清醒，右上腹出现肌紧张，WBC $16.5\times10^9$/L。此时最好的方法是

A. 更换其他抗生素　　B. ERCP
C. PTCD　　D. 生长抑素
E. 急诊碎石治疗　　F. 急诊手术治疗

（22~24 题共用题干）

患者，男性，42 岁。3 个月前行胆囊切除术。2 周前因皮肤、巩膜黄染入院，伴尿色深染、排陶土便及皮肤瘙痒，无发热，无腹痛。查体：巩膜明显黄染，腹部无明显压痛。

22. 为明确诊断，需要进行的检查包括

A. 胆红素测定等生化检查　　B. PTC
C. MRCP　　D. 腹部 B 超
E. CA19-9、CEA 等肿瘤标志物测定　　F. 放射性核素检查

23. 患者 TBil 175μmol/L，DBil 159μmol/L，CA19-9（-）、CEA（-）。MRCP 提示左右肝管汇合处远端 1.5cm 处胆总管狭窄，狭窄近端肝内外胆管扩张，未见明显结石或占位病变，但胆总管末端受肠气干扰观察欠清。患者最可能的诊断为

A. 原发性胆石症　　B. 胆管癌
C. 医源性晚期胆管损伤Ⅰ型　　D. 医源性晚期胆管损伤Ⅱ型
E. 医源性晚期胆管损伤Ⅳ型　　F. 继发性胆石症

24. 患者最好的治疗方法是

A. EST　　B. 胆管镜下球囊扩张术
C. 胆管端端吻合术　　D. 胆管十二指肠侧侧吻合术
E. 胆管空肠 Roux-en-Y 吻合术　　F. 胆管十二指肠端侧吻合术

# 参考答案与解析

## 一、A1 型题

1. D【解析】胆总管探查指征即各种直接及间接证据提示胆管内有结石或肿物者，单纯胆囊结石不需胆管探查。

2. B【解析】胆道 X 线检查中结石是否显影与结石的含钙量有关，只有含钙量高的结石可以显影。胆固醇结石的主要成分是胆固醇，含钙量很低，所以 X 线平片不显影。

3. B【解析】T 管引流应于做胆道造影术后视胆管内有无残余结石，再决定是否拔管。拔除 T 管的指征是术后 2 周，引流减少，造影通畅；若有胆总管残余结石，应于术后 6 周考虑做术后胆道镜取石术。胆总管损伤后 T 管放置时间至少半年以上，防止术后胆道狭窄。

4. B【解析】判断胆囊结石是否并发急性胆囊炎关系到治疗方法的不同，故应予鉴别。急性胆囊炎除腹痛外可出现发热，体格检查可出现 Murphy 征阳性、右上腹明显压痛，甚至出现肌紧张和反跳痛。辅助检查可出现白细胞计数增多，超声检查显示胆囊增大、胆囊壁增厚，甚至出现“双边征”，CT 及 MRI 也可显示胆囊呈炎性改变。所以选项 B 错误。

5. B【解析】实验室检查中，胆囊癌的 CEA、CA19-9、CA125 等肿瘤标志物均可升高，以 CA19-9 最敏感，但特异性不强。

6. C【解析】胆囊息肉样病变的手术指征：①直径大于 1cm 的单发病变。②多发病变，其中 1 个直径大于 1. 2cm。③光团不均或呈分叶状，蒂宽或广基息肉，不论单个或多个，手术指征相对放宽。④并发胆囊结石、胆囊炎或伴有症状的胆囊息肉样病变。

7. B【解析】蛔虫钻入胆道后，由于其机械性刺激，引起 Oddi 括约肌的强烈痉挛，所以发生剧烈的绞痛。当蛔虫全部进入胆道内后，持续性绞痛可以突然停止，并转为阵发性绞痛。

8. C【解析】急性胆囊炎的致病菌主要为革兰阴性杆菌，如大肠埃希菌、变形杆菌、产气荚膜梭菌、铜绿假单胞菌等，不包括葡萄球菌。

9. D【解析】参见 A1 型题第 3 题解析。

10. C【解析】胆囊结石一般无阳性体征，许多无症状的胆囊结石只在体检或因其他疾病做 B 超检查时才被发现。当结石嵌顿于胆囊颈管时，右上腹胆囊区域有压痛，有时可扪及肿大的胆囊，Murphy 征阳性。慢性结石性胆囊炎时右上腹隐痛，餐后感上腹闷胀不适，无饱胀、嗳气的症状。

11. D【解析】急性梗阻性化脓性胆管炎（AOSC）是以胆管梗阻和感染为主要病因的一种危重胆道疾病。

12. E【解析】口服胆囊造影对了解胆囊浓缩和吸收功能有帮助。口服胆囊造影时，胆囊显影最佳时间为口服造影剂后12~14小时。15%胆囊结石可在腹部平片上显示，主要是混合性结石，它由胆红素、胆固醇、钙盐等多种成分混合组成，因含钙盐较多，X线检查常可显影。直接胆道造影仅在判断有无继发胆管结石或Mirrizi综合征时有效。

13. C【解析】肝外胆管结石内镜介入治疗的适应证：①60岁以上的老年患者。②无肝内胆管结石或胆管狭窄。③既往曾行手术治疗的再发结石，再次手术困难。④结石直径<3cm。十二指肠乳头旁憩室者是肝外胆管结石内镜介入治疗的禁忌证。

14. B【解析】急性化脓性胆囊炎病理表现为胆囊明显增大，表面有脓苔，胆囊壁水肿，充血明显，胆汁混浊呈脓样胆汁，细菌培养常为阳性。

15. E【解析】胆道蛔虫病若未能得到及时的处理，晚期可引起严重的并发症，其中肝脓肿居首位，还可见胆囊和胆管化脓性炎症、胆道出血、胆道穿孔、急性胰腺炎、感染性休克、慢性胆囊炎、胆道结石、肝硬化等。

16. B【解析】肝内胆管结石常呈肝段、肝叶分布，但也有多肝段、肝叶结石，多见于左外叶和右后叶。肝内胆管结石形成后进入胆总管，可并发肝外胆管结石。间歇期可有肝区和胸背部不适和胀痛，急性发作时则有肝区胀痛和发热。双侧胆管被结石阻塞时出现黄疸。

17. B【解析】胆囊息肉样病变为胆囊腔内隆起样生长的一类微小（直径1cm以内）病变的总称。由于B超的应用，其检出率明显提高，但不能确定良、恶性，多数需密切观察，以正确决定治疗方法。

18. D【解析】急性梗阻性化脓性胆管炎禁忌行胆道造影检查。胆道造影是静脉注射胆影葡胺，经肝脏代谢后，再经胆道排泄，而后行X线检查。胆道梗阻时，胆汁分泌和排泄障碍，影响胆影葡胺经肝脏代谢及胆道排泄，此种情况下胆道造影往往失败。

19. B【解析】胆囊癌的大体形态分型如下。①乳头状癌（肿块型）：占所有胆囊癌的15%，表现为息肉样肿块，预后较好。②硬癌（浸润型）：最为常见，占胆囊癌的75%~80%，肿瘤发展迅速，易周围侵犯，预后差。③胶质癌（黏液型）：占5%~8%，肿瘤组织内含大量黏液呈胶冻状，胆囊壁常有癌浸润。④混合型：较少见。

20. A【解析】胆囊癌是胆道最常见的恶性肿瘤，无明确病因，但大多数患者合并胆囊结石。早期胆囊癌缺乏典型特异性的临床症状。合并胆囊结石的胆囊癌患者常表现为胆石症的临床症状，程度加重或持续存在，或疼痛性质、发作频率改变。晚期胆囊癌主要症状是右上腹痛、黄疸、体重下降、幽门梗阻等。

21. A【解析】肝外胆管结石是指发生在左、右肝管汇合部以下的胆管结石。按结石的成因肝外胆管结石可分为原发性肝外胆管结石和继发性肝外胆管结石。原发于胆管系统的结石称为原发性肝外胆管结石，胆囊结石排出至胆总管内称为继发性肝外胆管结石。原发性肝外胆管结石大多为胆色素性结石或混合性结石。肝内胆管结石常呈肝段、肝叶分布，但也有多肝段、肝叶结石，多见于左外叶和右后叶。

22. A【解析】胆色素结石以“胆色素钙”为主要成分，胆色素成分高于胆固醇成分。

23. D【解析】胆绞痛为胆囊结石典型的临床表现，多数为隐痛，多发生于饱餐、进食油腻食物后或睡眠中体位改变时，部分患者常为夜间发作。疼痛位于右上腹或上腹部，呈阵发性，或持续性疼痛阵发性加剧，可向右肩部或背部放射，可伴恶心、呕吐。

24. E【解析】肝外胆管结石阻塞胆管，先出现上腹部阵发绞痛，伴恶心、呕吐，随即出现寒战，高热（39℃以上）和黄疸，即典型的 Charcot 三联征。

25. C【解析】胆囊中的胆色素结石按其临床特点分为 2 类，即棕色胆色素结石和黑色胆色素结石。棕色胆色素结石的形成机制与反复胆道感染有关，而黑色胆色素结石无反复发作的胆道感染史，黑色胆色素结石中含有较多的糖蛋白等蛋白质。

26. E【解析】胆道蛔虫病表现为骤然发生的上腹部钻顶样剧痛，放射到背部，痛时辗转反侧，缓解期宛如常人或仅有右上腹轻微胀痛，伴恶心、呕吐，有时可吐出蛔虫。查体见体征轻微，腹部柔软，合并胆道感染者可有剑突下轻微压痛及轻度梗阻性黄疸。

27. C【解析】胆管癌的临床表现如下。①梗阻性黄疸：见于 90%～98%的患者，呈进行性加深的黄疸，可伴皮肤瘙痒、尿色深染、陶土样大便。部分患者可以触及增大的肝。②腹痛：仅 45%的患者出现上腹痛，可伴有腹部包块和发热。③胆道感染：胆道感染见于 36%的患者，可出现典型的腹痛、寒战、高热和黄疸等胆管炎的表现。④胆囊增大：中下段胆管癌患者可触及增大胆囊。⑤其他：患者可出现体重下降、乏力、食欲缺乏、贫血等表现。

28. B【解析】急性梗阻性化脓性胆管炎手术的基本方法为胆总管切开引流术，并发胆囊积脓及结石者，可同时取出胆石并做胆囊造口引流术，待病情改善后，再做第二次手术。手术时宜先探查胆总管，取出胆管内的结石，放置 T 形引流管。若肝管开口处梗阻，则必须将其扩大或将狭窄处切开，尽量取出狭窄上方的结石，然后将引流管的一臂放至狭窄处上方肝管内，才能达到充分引流的目的。所以，急性梗阻性化脓性胆管炎患者术中应尽快疏通主要胆道并引流。

29. A【解析】原发性硬化性胆管炎的症状可以是多样化的，其主要表现是缓慢波动性进行性的胆管梗阻及胆管炎，常伴有疲倦、乏力、体重减轻，有时起病之初亦可表现有急性腹痛，伴有间歇性的不规则发热等胆管炎的症状。患者常表现有慢性的、持续性的梗阻性黄疸，黄疸可以在一定范围内波动、起伏，并伴有皮肤瘙痒。由于本病常合并溃疡性结肠炎，故患者可出现腹痛、脓血便等溃疡性结肠炎的症状。

30. C【解析】肝动脉结扎术适应证：不能切除的肝肿瘤或胆管癌所致的出血；出血虽来自一侧叶、肝段，但患者情况差，不宜于行肝叶、肝段切除者；术中出血已停止，但对出血部位判断不清的肝内胆道出血。

31. D【解析】急性胆囊炎的胆绞痛症状持续 6 小时以上，典型表现为右上腹绞痛发作，放射至右肩背部，伴恶心、呕吐。疼痛间歇期不明显或呈阵发加剧。患者可出现寒战、发热和黄疸。右上腹可有不同程度、不同范围的压痛、反跳痛和肌紧张，Murphy 征阳性。白细胞计数增多及中性粒细胞比例升高，一般在（10～15）$\times 10^9$/L。血清淀粉酶常呈不同程度的升高。

32. C【解析】参见 A1 型题第 12 题解析。

33. A【解析】急性胆囊炎急诊手术指征：①寒战，高热，体温升达 39℃以上，白细胞计数 $20\times10^9$/L 以上。②黄疸持续加重。③胆囊肿大，张力高，出现局部腹膜刺激征并有扩大趋势。④60 岁以上老人及合并糖尿病患者宜早期手术治疗。⑤急性非结石性胆囊炎，应尽早手术。病程超过 72 小时，全身中毒症状严重或情况很差不能耐受胆囊切除的患者应行胆囊造瘘术。

34. A【解析】胆管癌的临床类型及表现参见 A1 型题第 27 题解析。

35. A【解析】B 超是诊断胆囊结石的首选检查方法，能较清晰显示胆囊大小、壁厚及胆囊结石所特有的高密度强光团回声。

36. A【解析】急性胆囊炎大多致病菌来自肠道，通过胆道逆行侵入胆囊，也可从血液循环侵入。

37. D【解析】胆囊息肉样病变中，肿瘤性病变有乳头状腺瘤、早期腺癌、平滑肌瘤、血管瘤。腺瘤样增生属于非肿瘤性病变。

38. E【解析】参见 A1 型题第 19 题解析。

39. A【解析】参见 A1 型题第 15 题解析。

40. E【解析】胆囊结石经胆管排出或嵌顿于壶腹部可引起急性胰腺炎，其中微小结石所致者占 70%。所以急性胰腺炎是胆囊结石最常见的并发症。

41. E【解析】Mirizzi 综合征是胆囊管结石或胆囊颈部结石压迫胆总管或肝总管所引起的反复腹痛、发热、寒战、黄疸等一系列胆管炎和梗阻性黄疸的综合征。胆囊内的结石下降至胆总管，即导致继发性胆管结石，可出现梗阻性黄疸、急性胆管炎的表现。胆道蛔虫病查体见体征轻微，腹部柔软，合并胆道感染者可有剑突下轻微压痛及轻度梗阻性黄疸。原发性硬化性胆管炎患者常表现有慢性的、持续性的梗阻性黄疸，黄疸可以在一定范围内波动、起伏，并伴有皮肤瘙痒。所以选项 A、B、C、D 均可引起梗阻性黄疸。只有选项 E“胆囊息肉样病变”不会引起梗阻性黄疸。

42. A【解析】磁共振胰胆管造影（MRCP）对胆管结石的诊断特异性、敏感性均佳，可以明确诊断，并有利于手术方式的选择。

43. E【解析】预计腹腔镜胆囊切除不能完成手术、术前判断不宜采用腹腔镜进行手术或腹腔镜胆囊切除术中遭遇不可克服的困难时需采用开腹胆囊切除。所以胆囊癌、胆管受损、医生技术不能安全完成手术和腹腔大出血均是腹腔镜胆囊切除术中转为开腹手术的指征。疑有胆管结石可以采取腹腔镜胆囊切除术。

44. B【解析】肝内胆管结石并发感染时白细胞计数及中性粒细胞数增多，血胆红素升高呈波动性，肝功能有一定程度的损害。血气分析对肝内胆管结石合并代谢平衡紊乱具有诊断价值。

45. E【解析】原发性硬化性胆管炎的临床诊断标准：①进行性阻塞性黄疸及胆管炎。②胆管壁增厚、弥漫性管腔狭窄。③无胆道手术史。④不合并胆结石。

46. A【解析】慢性胆囊炎的症状常表现为上腹部或右季肋部隐痛，胀痛或右腰背部不适，程度不一，类似上消化道症状，常误诊为胃病。进食油腻食物时上述症状明显或可诱发。可有或无胆绞痛史。胆绞痛典型表现为右上腹绞痛发作，放射至右肩背部，伴恶心、呕吐，持续数分钟至数小时。临床上具有反复发作的特点。

47. C【解析】胆总管结石者，病变部位在胆总管，切除胆囊不能解决问题，而应行胆总管切开、取石、引流的手术。

48. A【解析】胆固醇结石好发于胆囊。胆囊黏膜功能异常、胆囊收缩功能异常等，可以导致胆囊胆固醇结石的发生。

49. E【解析】急性梗阻性化脓性胆管炎发病急、进展快、病情重，容易发生感染性休克和多器官功能损害。胆道减压引流解除梗阻是其最为关键的治疗。其他选项的非手术治疗措施可作为围手术期处理应用。

50. E【解析】急性胆囊炎、胆囊结石的术式是胆囊切除术。但由于较小的胆囊结石，可排入胆总管，若嵌顿于胆总管下端壶腹部，会导致急性梗阻性化脓性胆管炎和全身感染，因此，如术中发现胆囊内有多发绿豆大小结石，需同时行胆总管探查 T 管引流术。

51. A【解析】急性非结石性胆囊炎病情严重，常见于长期禁食、妊娠时，穿孔发生率高。急性非结石性胆囊炎病因不明确，不容易诊断。对于重症患者，胆囊超声检查是最准确的检查手段，胆囊壁厚度达到 3. 5mm 或以上、胆囊周围积液是两个最准确的诊断标准。一经确诊，应尽早手术治疗。

52. B【解析】参见 A1 型题第 25 题解析。

53. E【解析】肝内、外胆管结石形成的主要基础是胆汁中大肠埃希菌产生葡萄糖醛酸酶的水解作用。

54. A【解析】慢性胆囊炎的最主要病因是胆囊结石，绝大多数慢性胆囊炎患者合并胆囊结石。其他原因还有感染、化学因素。此外，妊娠期性激素的改变、胃大部切除术导致迷走神经的切断等均可导致胆囊排空延迟，从而造成胆汁浓缩和胆囊的炎性改变。

55. A【解析】胆囊无功能的患者可行胆囊切除术。腹腔镜胆囊切除术的禁忌证：①不能耐受手术治疗。②不能耐受气腹。③妊娠。④缺乏有相应经验的外科医师。其中部分不能耐受气腹的患者，可采用腹壁悬吊的免气腹装置完成腹腔镜胆囊切除术。

56. E【解析】急性胆囊炎的血清胆红素超过 85μmol/L，提示胆总管结石或胆管炎合并肝功能损害可能。

57. E【解析】参见 A1 型题第 20 题解析。

58. E【解析】需要与急性胆囊炎进行鉴别的疾病有溃疡病穿孔、急性胰腺炎、急性阑尾炎、急性心肌梗死、大叶性肺炎、膈胸膜炎、右肾及输尿管结石等。

59. E【解析】参见 A1 型题第 3 题解析。

60. B【解析】胆囊息肉样病变为胆囊腔内隆起样生长的一类微小（直径 1cm 以内）病变的总称。腺瘤性息肉一般为单发性胆囊息肉。胆囊息肉里只有腺瘤性息肉才是真正的肿瘤性病变，虽然属良性肿瘤，但增大到一定程度时有演变成为癌肿的可能。胆囊息肉样病变一般无症状，常在体检或其他疾病行 B 超检查时发现。少数病例有疼痛，在合并胆囊结石、胆囊炎，病变位于胆囊颈部和/或脱落而引起胆囊管梗阻时发生疼痛，疼痛性质为胀痛、钝痛或绞痛。

61. E【解析】Charcot 三联征是指腹痛，寒战、高热及黄疸。参见 A1 型题第 24 题解析。

62. E【解析】化脓性胆管炎时胆道压力增高，含细菌的胆汁逆行进入肝脏，可以引起肝脓肿；脓肿腐蚀或者结石压迫肝内血管可以引起胆道出血；感染严重时可以引起感染性休克；胆汁及胰液逆流入胰管可以引起胰腺炎；但是结石不会压迫门静脉引起肝外型门静脉高压症。因此选项 E 错误。

63. E【解析】慢性结石性胆囊炎时右上腹隐痛，餐后感上腹闷胀不适。结石嵌顿于胆囊颈部或胆囊管可引起剧烈胆绞痛，常在饱食或吃油腻食物后，部分患者夜间发作。当结石梗阻不解除或伴感染时，则引起急性胆囊炎。小的结石排至胆总管时，形成继发胆总管结石症，引起皮肤、巩膜黄染，发热及剧烈右上腹疼痛。较大的结石通常不会嵌于胆囊颈部，更少会排入胆总管，临床上常无症状或临床症状较轻。所以选项 E 错误。

64. E【解析】胆管癌的病理分型如下。①硬化型：是肝门部胆管癌最常见的类型，此型胆管癌虽然分化较好，但易于沿胆管壁向上及向胆管周围组织、血管、肝实质和神经淋巴间隙侵犯，故术后预后仍较差。②结节型：多发于中段胆管，肿瘤呈结节样向管腔内凸出，此型肿瘤生长缓慢，向血管和周围组织浸润程度较轻，手术切除率高，预后较好。③乳头状：好发于下段胆管，肿瘤呈息肉样凸入胆管腔内。此型肿瘤较少向血管和周围组织浸润，故手术切除率高，预后较好。④弥漫型：较少见，广泛侵犯肝内外胆管，手术切除率低，预后差。

65. D【解析】胆道出血前患者常有肝、胆手术及肝穿刺、肝外伤病史，或有胆石症、胆道蛔虫、肝肿瘤病史。临床表现如下。①腹痛或胀痛：上腹或右上腹绞痛或胀痛，并向右肩背部放射。②呕血及黑便：常在上腹绞痛后出现呕血、黑便，或仅有黑便。出血后疼痛暂时缓解，常是周期性发作，每隔数日或 1 周左右重复发作。③黄疸：多数患者可出现全身皮肤、巩膜黄染及不同程度的低热，合并感染时则出现寒战、高热。

66. B【解析】约 1/3 的胆管癌患者合并胆道结石，反之，胆道结石的患者中 5%～10% 会发生胆管癌。先天性胆管囊状扩张症癌变率为 6.0%～38.5%，是正常人群的 5～35 倍，且随患儿年龄增长而增加。华支睾吸虫可导致胆汁淤滞、胆道感染、胆管周围纤维化和胆管上皮增生，成为诱发胆管癌的原因之一。结直肠癌根治术后、溃疡性结肠炎、伤寒携带者等均与胆管癌的发生有关。

67. A【解析】体外碎石治疗仅用于无法耐受胆囊切除术的患者。采用体外冲击波碎石者一般应符合以下的条件：①有症状的胆固醇性胆囊结石。②胆囊的功能正常。③单个的胆固醇结石，体积$<20mm^3$。④胆固醇结石在 3 个以内，体积的总和$<20mm^3$。X 线检查阳性结石是体外冲击波碎石治疗的禁忌证。

68. E【解析】腹腔镜胆囊切除术与经典开腹胆囊切除手术同样有效，而且痛苦小，恢复快，住院时间短，适用于大部分患者。已经成为无严重局部并发症胆囊切除的首选术式。腹腔镜手术不可完全替代开腹手术。预计腹腔镜胆囊切除不能完成手术、术前判断不宜采用腹腔镜进行手术或腹腔镜胆囊切除术中遭遇不可克服的困难时需采用开腹胆囊切除。

69. E【解析】当胆囊结石嵌于胆囊颈部，可导致囊内压力增高，加之胆汁酸刺激胆囊黏膜，引起充血、水肿、渗出即急性胆囊炎。若胆囊结石长期嵌顿可引起继发性感染，导致胆囊积脓。较小的胆囊结石，可排入胆总管，若嵌顿于胆总管下端壶腹部，会导致急性梗阻性化脓性胆管炎和全身感染。较大的结石通常不会嵌于胆囊颈部，极少会排入胆总管，临床上常无症状或临床症状较轻。胆囊结石的治疗原则是手术切除病变胆囊，而对于无症状、静止的胆囊结石，一般可不施行手术。

70. E【解析】近端胆管癌经皮肝穿刺胆道造影可以清楚显示梗阻以上扩张胆管，梗阻部位、范围、程度和原因。特别是在 B 超或 CT 引导下对扩张胆管穿刺造影，成功率达 98%。PTC 为有损伤的检查，需谨慎施行。

71. D【解析】胆管癌是指发生在左、右肝管至胆总管下端的肝外胆管癌。中上段胆管癌的发病率较下段为高。从病理组织看，大多是腺癌。从生长方式看，局限型较多，癌肿生长慢，主要转移方式是淋巴转移，仅有个别的可血行转移至肺。先天性胆管扩张症发生癌变的机会较高。

72. E【解析】原发于胆管系统的结石称为原发性肝外胆管结石，与胆道的慢性炎症、细菌感染、胆汁淤滞、营养因素等有关。原发性肝外胆管结石形成的主要因素是胆道有感染。常见的致病因素有复发性化脓性胆管炎、胆道阻塞、胆道蛔虫病。

73. A【解析】胆囊息肉样病变中，非肿瘤性病变有胆固醇息肉、炎性息肉、淋巴性息肉、腺肌病、腺瘤样增生及胃、肠、胆、胰的胆囊异位。血管瘤属于肿瘤性病变。

74. D【解析】腹腔镜胆囊切除术的并发症包括胆管损伤、血管损伤、术后出血、肠管损伤、皮下气肿。其中处理最棘手的是胆管损伤。皮下气肿是腹腔镜胆囊切除术的特殊并发症。

75. B【解析】胆囊癌是胆道最常见的恶性肿瘤，无明确病因，但大多数患者合并胆囊结石，其他可能的致癌因素包括有胆囊腺瘤、“瓷化”胆囊、多年前的胆囊空肠吻合等。

76. D【解析】检查胆囊功能的方法是口服胆囊造影。口服胆囊造影是在服用碘番酸 14 小时后，药物经肝排出进入胆囊浓缩后拍腹部 X 线片，可显示胆囊结石、息肉或肿瘤等病变。进食脂肪餐后可了解胆囊收缩功能。但因影响因素多、正确诊断率低，目前主要用于选择胆囊结石的非手术疗法时来评价胆囊功能。

77. C【解析】参见A1型题第24题解析。

78. C【解析】胆石形成的原因有代谢异常、胆汁淤滞、胆道炎等。胆固醇和胆色素本不溶于水，因胆酸、卵磷脂的作用而形成微胶粒状的溶解状态。上述发病因素使胆汁组成改变，如胆酸减少，则胶粒状态发生变化，溶解的成分析出而形成胆石。所以胆石形成的原因不包括胆汁中胆汁酸过多。

79. D【解析】急性胰腺炎的血清淀粉酶在发病2小时后开始升高，24小时到达高峰，可持续4~5天，超过正常值2倍以上才有诊断意义。尿淀粉酶在发病24小时后开始升高，可持续1~2周，升高2倍以上才有诊断意义。

80. E【解析】胆囊癌与胆道蛔虫病的转归无关。参见A1型题第15题解析。

81. B【解析】肝外胆管结石如结石不阻塞胆管可无症状。结石阻塞胆管，可出现典型的Charcot三联征，症状可反复出现。体征表现为上腹和剑突下有深压痛，症状严重时有肌紧张，肝大，肝区叩痛，胆囊可扪及。有些患者有皮肤和巩膜黄染。

82. A【解析】原发性硬化性胆管炎病理变化的程度和累及范围可因病程早晚、发展速度和个体差异的不同而不一致。通过肝穿刺活检，早期组织学病理改变仅为胆管壁、汇管区内炎性细胞浸润，随着纤维化持续发展，胆管壁增厚、变硬，管腔狭窄、闭塞。

83. B【解析】原发性硬化性胆管炎的ERCP或PTC造影检查可见：胆管呈特征性改变，不规则多发性狭窄，分支僵硬呈“枯树枝状”。

84. B【解析】参见A1型题第25题解析。

85. A【解析】急性胆囊炎90%由结石嵌顿在胆囊颈或胆囊管引起机械性梗阻所致。其他因素还有胆囊管扭曲、粘连或炎性狭窄、蛔虫堵塞等。当胆囊管梗阻后，胆汁浓缩，高浓度的胆盐可刺激胆囊黏膜上皮，引起炎症变化。

86. B【解析】急诊腹腔镜胆囊切除术因创伤小，恢复快，已经成为治疗急性胆囊炎合并胆囊结石的首选手术方式。该手术安全可行且疗效优于开腹胆囊切除术，有更低的并发症发生率和病死率。

87. B【解析】逆行性胰胆管造影（ERCP）的适应证：①胆道梗阻引起的黄疸。②临床检查、实验室或影像学检查支持胰腺或胆道疾患（如结石、肿瘤、硬化性胆管炎等）。③胰腺疾病：胰腺肿瘤、慢性胰腺炎、胰腺囊肿等。④原因不明的胰腺炎。⑤Oddi括约肌测压。⑥胰管或胆管的组织活检。

88. B【解析】胆囊切除术中必须同时具有胆总管探查指征时才适宜做胆总管切开探查，该指征包括胆总管触到结石、曾有梗阻性黄疸史、胆总管显著扩张和术中造影显示胆管有结石，不包括胆囊水肿。

89. E【解析】胆囊癌约80%为不同程度分化的腺癌。病理类型有乳头状腺癌、黏液腺癌、印戒细胞癌和巨细胞型腺癌。腺癌的预后与肿瘤的类型和分期有关，其中乳头状腺癌预后最好，而巨细胞型腺癌较差。

90. C【解析】B 超检查是诊断胆囊癌的首选检查，敏感度为 70%～100%。可见胆囊壁不规则增厚，凸向胆囊腔内，侵犯肝脏时见肝内与胆囊界限不清楚的低回声区，侵犯胆管引起胆道梗阻时，可见梗阻部位以上胆管扩张。合并胆囊结石时，也有相应的表现。

91. B【解析】参见 A1 型题第 64 题解析。

92. A【解析】参见 A1 型题第 75 题解析。

93. B【解析】胆道蛔虫病的早期表现：蛔虫钻入胆道，刺激胆总管的壶腹部括约肌，使之产生痉挛性收缩，因此患者出现剑突下突发性剧烈绞痛、疼痛持续时间不等，而疼痛过后可如常人。体检仅有右上腹或剑突下轻度深压痛，无肌紧张和反跳痛。

94. E【解析】急性梗阻性化脓性胆管炎的影像学检查方法如下。①B 超检查：首选检查。可见胆管明显增粗，管壁增厚，有时可见胆囊肿大及胆道内结石。②CT 和 MRI：对诊断有价值，同时可以了解梗阻部位和原因。③PTC：可以明确梗阻部位，对了解胆道内部情况十分重要。病情严重时可同时行 PTCD 胆道引流，缓解症状。④ERCP：对了解胆道病变有帮助，并可同时进行经内镜胆道置管引流。胆道造影不适用于急性梗阻性化脓性胆管炎患者。

95. A【解析】胆囊癌的组织学分型有腺癌、低分化癌、未分化癌、腺鳞癌、鳞癌及其他。其他组织学分型包括类癌、癌肉瘤、恶性淋巴瘤、胚胎型横纹肌肉瘤、网状细胞肉瘤、纤维肉瘤、恶性组织细胞瘤、腺棘皮瘤等。其中，胆囊癌约 80%为不同程度分化的腺癌。

96. E【解析】急性化脓性梗阻性胆管炎时，胆管内压力明显增高，有时可达 40cm$H_2O$，胆汁呈脓性。

97. E【解析】远端胆管癌的症状：①逐渐加深的阻塞性黄疸（个别胆总管下端乳头状瘤所引起的黄疸，有时表现为间断发生梗阻性黄疸）及进行性体重下降为主要症状。②继发出血：表现为贫血、消化道出血。③如果同时有胰管梗阻可出现血糖过高或过低、脂肪性腹泻。④可出现持续性背部隐痛，如合并结石可出现胆绞痛。

98. D【解析】有典型的 Charcot 三联征时强烈提示肝外胆管结石的诊断。

99. E【解析】胆囊切除术的手术适应证：①存在症状的胆囊结石。②虽无症状但合并糖尿病的胆囊结石。③胆囊结石直径>2cm。④瓷化胆囊。⑤充满型胆囊结石。无症状的胆囊结石是否需治疗目前常有争论。

100. D【解析】肝内胆道出血的出血量一般不大，伴右上腹疼痛及黄疸。确定了出血病灶，可施行肝叶切除术。出血已停止但出血部位判断不清者可采用肝动脉结扎术。

101. D【解析】胆囊切除术是胆囊结石效果确切的治疗方法。所以选项 D 正确。药物溶石疗法对肝脏有一定的毒性反应并可刺激结肠引起腹泻，且停药容易复发。所以选项 A 错误。体外冲击波碎石法治疗费用昂贵，治疗适应范围严格。所以选项 B 错误。经皮胆囊取石术指在超声波引导下先做经皮胆囊穿刺，然后扩大穿刺针道并插入胆囊镜至胆囊，在胆囊镜直视下用超声波将结石粉碎，并将粉碎结石吸出，残留率极高。所以选项 C 错误。胆囊切除术时如有胆管结石或有胆管扩张等状况时才行胆总管探查引流术。所以选项 E 错误。

102. B【解析】肝外胆管结石急性期并发症主要是梗阻性黄疸和胆道感染。梗阻性黄疸可以进而导致严重的肝损害；胆道感染则包括急性梗阻性化脓性胆管炎，胆源性肝脓肿及伴随的感染性并发症，常成为胆道结石致死的主要原因。

103. E【解析】Mirizzi 综合征的概念参见 A1 型题第 41 题解析。

104. A【解析】急性胆道感染是胆道外科各种疾病常见的并发症，多为胆道梗阻合并感染所致。如感染未能控制，梗阻未解除，病情发展可引起急性梗阻性化脓性胆管炎、急性胰腺炎，高压脓性胆汁进入肝实质，造成肝脏急性化脓性感染，甚至并发多发性细菌性肝脓肿。进一步发展可引起脓毒症、感染性休克和多器官衰竭。而选项 A 是慢性胆管炎的表现。

105. B【解析】胆囊造瘘术适应证：①对胆囊切除术有相对或绝对禁忌证的患者，如有严重的心、肝、肾、肺功能不全者。②病程超过 72 小时，全身中毒症状严重或情况很差不能耐受胆囊切除；或因炎症、水肿周围严重粘连，局部解剖关系不清，强行切除胆囊有损伤肝外胆道可能时。③胆囊积脓穿孔并发感染性休克。④作为梗阻性黄疸术前减黄的一种手段。

106. E【解析】胆道蛔虫病的诊断主要靠蛔虫进入胆道后患者的临床特征，即症状严重、体征轻微，患者可表现为骤然发生的上腹部钻顶样剧痛，发作和间歇期显著不同等。

107. A【解析】腹痛、寒战与高热、黄疸、休克和精神症状称为 Reynold 五联征，是诊断急性梗阻性化脓性胆管炎不可缺少的依据。

108. C【解析】胆道蛔虫病的手术指征：①早期十二指肠镜取虫失败者。②非手术治疗 3 天以上症状仍未缓解者。③并发急性胆囊炎或急性梗阻性化脓性胆管炎，腹膜刺激征明显者。④合并肝脓肿或急性胰腺炎，疑有胰管蛔虫者。⑤合并胆管结石及明显梗阻性黄疸或胆道出血者。

109. A【解析】肝内胆管结石的病因复杂，主要与胆道感染、胆道寄生虫、胆管解剖变异、营养不良等有关。

110. C【解析】胆囊息肉分为腺瘤性息肉、胆固醇性息肉和炎性息肉三种。其中，胆固醇性息肉是最多见的一种类型，95%以上的胆囊息肉属于此种类型。胆固醇性息肉是胆囊壁上的巨噬细胞吞食胆汁中的胆固醇结晶，而后聚积形成的，经常多个同时存在。腺瘤性息肉较少见，仅占全部息肉的 0.5%，一般为单发性胆囊息肉。

111. A【解析】原发性硬化性胆管炎（PSC）是一种少见的、病因尚不明确的特殊类型的慢性胆管炎，男性多见。Ludwig 做出如下分期反映组织学改变程度。Ⅰ期：门脉期炎性细胞浸润和水肿，胆管改变轻微；Ⅱ期：门脉区点、片状坏死及周围纤维化，胆管病变明显；Ⅲ期：肝纤维化加重形成隔或桥；Ⅳ期：胆汁性肝硬化。

112. D【解析】肝外胆管结石内镜介入治疗的禁忌证：①肝内胆管结石。②肝管严重狭窄。③十二指肠乳头旁憩室者。④有出血倾向者。⑤伴有严重心肺疾病患者。值得注意的是，年轻患者行 FST 术后发生胆总管狭窄和胆管癌的概率明显增加。60 岁以上的老年患者是肝外胆管结石内镜介入治疗的适应证。

113. A【解析】原发性硬化性胆管炎常伴有炎症性肠道疾病，最多见的是慢性溃疡性结肠炎。

114. C【解析】急性胆囊炎 X 线腹平片有时可显示胆囊区结石影，在急性气肿性胆囊炎时，可见胆囊壁及胆囊周围积气。合并胆囊十二指肠瘘时，胆囊内有可能见气体。

**二、A2 型题**

1. E【解析】患者可诊断为急性梗阻性化脓性胆管炎。腹痛、寒战与高热、黄疸、休克和精神症状称为 Reynold 五联征，是诊断急性梗阻性化脓性胆管炎不可缺少的依据。腹痛表现为突发剑突下或右上腹胀痛或绞痛，伴恶心、呕吐。腹部检查可见右上腹及剑突下明显压痛和肌紧张，肝大，压痛，肝区叩击痛，有时可触及肿大的胆囊。白细胞计数可高于 $20\times10^9/L$。

2. E【解析】胆总管及左肝管扩张，可见多个充盈缺损可提示为胆总管及左肝管结石。

3. E【解析】患者最可能的诊断是慢性胆囊炎、胆石症。慢性胆囊炎的表现参见 A1 型题第 46 题解析。

4. E【解析】患儿应考虑为胆道蛔虫病。胆道蛔虫病的临床表现参见 A1 型题第 26 题解析。

5. E【解析】患者可初步诊断为急性胆囊炎、胆石症。参见 A1 型题第 31 题解析。

6. E【解析】患者应考虑为肝胆管结石、胆源性肝脓肿、胆道出血。根据患者有胆总管探查手术史，有胆石症、胆道蛔虫史，右上腹阵发性绞痛，排黑便，伴畏寒、发热、呕血可诊断为胆道出血。胆道出血血常规检查白细胞计数增多，符合合并感染的表现。根据右肝后叶有 11cm×9cm 的低密度区可诊断为肝胆管结石、胆源性肝脓肿。

7. B【解析】根据患者右上腹阵发性绞痛伴恶心、呕吐的症状及胆囊泥沙样结石病史，Murphy 征阴性，考虑可能是胆道疾病，首选检查应是腹部 B 超和腹部 CT。

8. B【解析】对胆囊切除术有相对或绝对禁忌证的患者，如有严重的心、肝、肾、肺功能不全者应行胆囊造瘘术。

9. C【解析】患者有腹痛、寒战、高热、黄疸，应考虑为急性胆管炎。急性胆管炎、胆总管结石的患者，急诊手术首选胆总管减压、T 管引流术。

10. E【解析】胆囊切除加胆总管探查术的手术指征：①梗阻性黄疸，胆总管结石，反复发作的胆绞痛、胆管炎、胰腺炎。②术中证实胆总管有结石、蛔虫或肿块。③胆总管扩张（直径>1cm），胆管壁明显增厚，发现胰腺炎或胰头肿物，胆管穿刺抽出脓性、血性胆汁或泥沙样胆色素颗粒。④胆囊结石细小，有可能通过胆囊管进入胆总管。根据患者 B 超检查结果应选择的手术方式是胆囊切除加胆总管探查术。

11. A【解析】患者最可能诊断为急性胆囊炎。急性胆囊炎的临床表现参见 A1 型题第 31 题解析。

**三、A3/A4 型题**

1. C【解析】根据临床症状和体征可诊断为急性梗阻性化脓性胆管炎。患者首选的检查是 B 超检查。参见 A1 型题第 94 题第①点解析。

2. E【解析】患者首选的治疗措施是非手术治疗，包括静脉注射头孢曲松钠，应用解痉镇痛药物，胃肠外营养和补充维生素 $K_1$，不包括急诊手术胆管引流。

3. D【解析】经过非手术治疗 48 小时后，患者情况无好转，继续寒战、发热，首选治疗是内镜下鼻胆管引流（ENBD）。ENBD 是梗阻性黄疸、急性化脓性胆管炎等胆道、胰腺疾病有效的治疗方法。该方法采用内窥镜，可以变盲视操作为直视操作，通过电视屏幕看到手术区情况，具有不出血、腔隙分离到位、不损伤周围组织的优点，可充分进行胆汁引流，还可以冲洗胆管并反复进行胆管造影。

4. B【解析】患者最可能诊断为胆道蛔虫病合并胆源性胰腺炎。根据上腹部钻顶样剧痛，放射到背部，伴恶心、呕吐，呕吐物内有蛔虫可诊断为胆道蛔虫病。根据突然出现的剧烈腹痛，上腹部有带状压痛可诊断为胆源性胰腺炎。

5. A【解析】患者首选的检查是腹部 B 超+血清淀粉酶测定。B 超检查可以发现胆总管内典型的平行双边条形影，对临床诊断帮助较大。血清淀粉酶测定对胆源性胰腺炎有重要意义。

6. C【解析】本疾病的常见并发症不包括机械性肠梗阻。参见 A1 型题第 15 题解析。

7. B【解析】根据腹痛、寒战与高热、黄疸、休克和精神症状改变等 Reynold 五联征可诊断为急性梗阻性化脓性胆管炎。腹部检查可见右上腹及剑突下明显压痛、肌紧张，皮肤、巩膜可见明显黄染，严重时皮肤可见散在出血点。白细胞计数可高于 $20\times10^9/L$，中性粒细胞比例明显升高。

8. C【解析】患者首先要做的检查是上腹部 B 超。B 超可以清晰地显示各脏器及周围器官的断面像，由于图像富于实体感，接近于解剖的真实结构，所以应用超声可以早期明确诊断。

9. E【解析】急性梗阻性化脓性胆管炎最为关键的治疗是胆道减压引流解除梗阻。诊断一经明确，宜采取的治疗措施为急诊胆总管切开减压，T 管引流。

10~11 A、D【解析】根据患者右上腹痛频繁伴黄疸且逐渐加重的症状及大便呈陶土色，考虑可能是胆管癌，先天性胆管囊状扩张症是胆管癌的病因之一。为确诊应首选腹部 B 超，这也是最重要的检查方法，可以发现并判定阻塞以上胆管扩张及胆管的肿瘤性病变，其准确率达 86%~98%，同时，腹部 B 超可了解肿瘤大小、肿瘤与肝动脉和门静脉的关系。

12. B【解析】胆管囊性扩张症患者会发生癌变。囊肿内结石形成、细菌感染，特别是由于汇合部发育异常导致胰液逆流，是导致癌变发生的主要原因。

13. B【解析】根据患者情况，首先应考虑的诊断是胆管癌。胆管癌的临床表现参见 A1 型题第 27 题解析。

14. D【解析】胆管癌的病理分型参见 A1 型题第 64 题解析。

15. C【解析】为进一步明确诊断，首先要做的检查是磁共振胰胆管造影（MRCP）。MRCP 可以清楚地显示梗阻部位、梗阻程度和范围，同时了解肿瘤的位置、大小及可能侵犯的位置。选择性肝动脉、肠系膜上动脉造影及经肝门静脉造影可以了解肿瘤是否已侵犯肝动脉、门静脉及其分支，显示肿瘤大小、范围及与周围大血管的关系。

16. E【解析】因肝内胆管扩张，胆总管直径 0.4cm。所以病变的具体解剖部位可能是肝门部胆管。

17. E【解析】患者最可能的诊断为胆囊结石，胆总管继发结石。胆囊内强光团伴声影可诊断为胆囊结石。典型的 Charcot 三联征可诊断为胆总管继发结石。

18. E【解析】最恰当的处理是胆囊切除术+胆总管探查术。胆总管直径为 0.8cm，小于 1cm，应通过胆囊管用纤细胆道镜取石。

19. C【解析】胆囊造瘘术的适应证参见 A1 型题第 105 题解析。

20. B【解析】根据 Reynold 五联征，即腹痛、寒战与高热、黄疸、休克和精神症状改变，可诊断为急性梗阻性化脓性胆管炎。腹部检查可见右上腹及剑突下明显压痛和肌紧张，肝大，压痛，肝区叩击痛。皮肤、巩膜可见明显黄染。实验室检查可见白细胞计数高于 $20\times10^9/L$，增多程度与胆道感染的严重程度成正比，中性粒细胞比例明显升高。肝功能常异常，血清胆红素不同程度升高。代谢性酸中毒和低血钾较常见。尿中可有蛋白和颗粒管型。

21. D【解析】若经输液扩容及应用血管活性药物后情况好转，患者的治疗措施中最重要的是扩充血容量，纠正酸中毒。必要时可以给予肾上腺皮质激素和升压药物。

22. B【解析】经保守治疗 24~36 小时后，仍未见好转者应手术治疗。患者此时应选择的手术方案为胆囊造瘘术+胆总管探查术。

23. D【解析】患者最可能诊断为急性胆囊炎。急性胆囊炎患者可出现寒战、发热和黄疸。右上腹可有不同程度、不同范围的压痛、反跳痛和肌紧张，Murphy 征阳性。有些患者可扪及肿大的胆囊。肝区叩击痛阳性。部分患者可见皮肤、巩膜黄染。

24. D【解析】经过血常规检查后，为了进一步明确诊断应首选的检查方法是腹部 B 超。B 超检查是诊断急性胆囊炎最常用的检查方法，观察重点应是胆囊及胆管的大小。可见胆囊肿大，壁厚呈“双边征”，结石光团和声影，胆汁淤积。

25. E【解析】参见 A2 型题第 8 题解析。

26. B【解析】除脾破裂外，患者最可能诊断为简单胆管裂伤。简单胆管裂伤表现为撕裂或锐器所致伤口长度小于管壁周径 1/2 的切线伤。胆管挫伤为非全层损伤，无胆汁渗漏（题干中肝十二指肠韧带处黄染说明有胆汁渗漏）。复杂胆管裂伤包括裂口长度大于管壁周径1/2的切线伤、胆管壁的节段性缺损、胆管的完全贯通伤。

27. C【解析】对该患者最适宜的治疗是胆管壁破损的缝合和T管引流术。伴有多发伤的胆道损伤，应按照上腹损伤的诊疗原则做复苏和急救处理，应在抓紧抗休克的同时，及早进行剖腹探查，按照“先止血、再修补、后引流”的原则，做好上腹损伤的手术处理。

28. E【解析】胆囊占位性病变最可能诊断为胆囊癌。参见A1型题第20题解析。

29. A【解析】该患者胆囊占位性病变，动脉期可见病变明显增强，未发现侵犯肝脏或周围脏器；胆囊结石。对该患者应采用的治疗是胆囊癌根治术。对于$T_1$期的胆囊癌患者，胆囊切除术即已足够。

30. A【解析】该患者最可能诊断为急性梗阻性化脓性胆管炎。急性梗阻性化脓性胆管炎有腹痛、寒战与高热、黄疸、休克和精神症状改变等Reynold五联征。腹部检查可见右上腹及剑突下明显压痛和肌紧张，肝大，压痛，肝区叩击痛，有时可触及肿大的胆囊。体温>39℃，心率>120次/分，动脉收缩压<70mmHg。

31. B【解析】患者因最适当的处理措施为立即行手术治疗。

32. E【解析】患者若行急诊手术，手术方式为胆囊造瘘+胆总管探查术。

33. D【解析】胆囊结石需要与胆总管结石进行鉴别。胆囊结石主要是指结石位于胆囊内，而胆管结石主要是指结石位于胆管内，二者都可以引起发热、黄疸、腹痛等症状，二者的区分可以通过超声、CT、胆道造影等相关检查来判断。根据患者皮肤、巩膜无黄染，可排除胆总管结石。

34. A【解析】目前，首先应做的检查是ERCP。ERCP诊断胆管结石准确率高。

35. D【解析】经检查，患者胆总管未发现异常，此时，治疗宜采取腹腔镜胆囊切除术。腹腔镜胆囊切除术具有损伤小、恢复快、疼痛轻、出血少、住院时间短等优点。目前腹腔镜胆囊切除术适用于任何拟行开腹胆囊切除术的患者。

36. E【解析】参见A3/A4型题第34题解析。

37. E【解析】最佳手术的方案应是胆囊切除，胆总管探查术。

38. C【解析】根据晚餐后出现上腹部间断绞痛，向右肩放射，伴恶心、呕吐，腹部B超提示胆囊内高回声光团伴声影，胆囊大小3cm×6cm，胆囊壁厚0.3cm，可诊断为胆囊结石胆绞痛。判断胆囊结石是否并发急性胆囊炎关系到治疗方法的不同，故应予鉴别。参见A1型题第4题解析。

39. B【解析】胆囊结石直径>2cm时推荐使用胆囊切除术。胆囊切除术治疗胆囊结石方法正确且效果确切。

40. E【解析】由于患者虽扪及肿大胆囊，但无触痛，因此可排除梗阻性结石。

41. A【解析】为明确黄疸性质，最有价值的检查方法是肝功能检查。经血清胆红素测定、血清蛋白测定、血清总胆固醇测定等，可确定黄疸性质。

42~43 E、C【解析】参见A1型题第10题解析。胆囊结石发病时间短，若无感染，可无发热、寒战。当结石梗阻不解除或伴感染时，则引起急性胆囊炎。急性胆囊炎疼痛间歇期不明显或呈阵发加剧，患者可出现寒战、发热和黄疸。

44. C【解析】参见 A3/A4 型题第 24 题解析。

45. E【解析】根据题中表现及检查可诊断为成人先天性胆管囊肿。先天性胆管囊肿又称胆管扩张症，是以胆总管囊肿或梭状扩张，伴有或不伴有肝内胆管扩张为特点的胆道畸形，表现为腹痛、腹部包块、黄疸。

46. E【解析】对成人先天性胆管囊肿患者最适宜的治疗是囊肿切除、肝胆管空肠 Roux-en-Y吻合术。

47. B【解析】患者首先应考虑诊断为胆管结石。有反复腹痛、发热、黄疸的患者应进行影像学检查，结果有助于做出肝内胆管结石的诊断。有典型的 Charcot 三联征时应考虑为肝外胆管结石。

48. C【解析】一旦确认，患者应采取的诊疗措施是行胆道探查术，进行胆管切开引流。

49. C【解析】患者行手术治疗，术中发现肝左外叶内胆管有巢状结石及胆总管结石，应首选的术式为胆囊切除+胆道探查+肝左外叶切除术。肝左外叶切除术适用于局限于肝左外叶内的肝内胆管结石，不合并胆总管结石者，或合并胆总管结石能在腹腔镜下处理者。

50. C【解析】参见 A1 型题第 3 题解析。

51. D【解析】患者可诊断为肝内胆管结石。最恰当的处理方式为胆囊切除+胆管空肠内引流术。

52. A【解析】患者术后最易出现的并发症是出血和胆汁漏。

53. B【解析】术后 48 小时内应观察的重点是腹部引流物的情况。

54. A【解析】患者可考虑为胆管癌。通过梗阻性黄疸，黄疸呈进行性加深，且伴皮肤瘙痒、尿色深染、陶土样大便、大便潜血阳性可诊断。

55. D【解析】参见 A3/A4 型题第 10~11 题解析。

**四、B 型题**

1. B【解析】参见 A1 型题第 24 题解析。

2. A【解析】原发性硬化性胆管炎的表现参见 A1 型题第 41 题解析。

3. D【解析】参见 A1 型题第 27 题第①点解析。

4. D【解析】胆管切开取石是肝内胆管结石最基本的方法，应争取切开狭窄的部位，沿胆总管向上切开甚至可达 2 级胆管，直视下或通过术中胆道镜取出结石，直至取净。难以取净的局限结石需行肝切除，高位胆管切开后，常需同时行胆总管空肠吻合术。

5. E【解析】胆道蛔虫病诊断一经明确，即需镇痛、解痉、驱虫和抗感染治疗。

6. B【解析】虽无症状但合并糖尿病的胆囊结石患者应行胆囊切除术。胆囊切除术的手术适应证参见 A1 型题第 99 题解析。

7. A【解析】参见 A1 型题第 12 题解析。

8. C【解析】参见 A1 型题第 70 题解析。

9. B【解析】参见 A1 型题第 12 题解析。

10～11 A、A【解析】参见 A2 型题第 1 题解析。

12. C【解析】原发性硬化性胆管炎常合并溃疡性结肠炎，故患者可出现腹痛、脓血便等溃疡性结肠炎的症状。

13～16 B、E、B、C【解析】①Mirizzi 综合征多指由于胆囊颈部或胆囊管结石嵌顿和/或其他良性疾病压迫或炎症波及引起肝总管或胆总管不同程度梗阻，导致以胆管炎、梗阻性黄疸为特征的一系列表现，它实际上是胆石症的一种并发症，而不是一种独立的疾病。②Murphy征阳性又称为胆囊触痛征，见于急性胆囊炎。③Charcot 三联征是指腹痛、寒战、高热、黄疸，为肝外胆管结石继发胆管炎的典型症状。④Reynold 五联征是指腹痛、寒战、高热、黄疸、休克和精神症状改变，是急性梗阻性化脓性胆管炎不可缺少的诊断依据。⑤在胰头癌压迫胆总管导致阻塞时，发生明显黄疸，且逐渐加深，胆囊显著肿大，但无压痛，称为 Courvoisier 征，又称胆总管渐进阻塞征。在胆总管结石梗阻所致的黄疸患者中，由于胆囊也常有慢性炎症，囊壁因纤维而皱缩，且与周围组织粘连而失去移动性，因而有黄疸但胆囊常不肿大，称为 Courvoisier 征阴性。

17. A【解析】参见 A1 型题第 74 题解析。

18. B【解析】胆管囊肿十二指肠吻合术的术后并发症：①吻合口漏形成十二指肠瘘。②上行性胆道感染。③后期吻合口狭窄、闭塞及感染性并发症。肠管和胆道感染引起胆管癌变，是最严重的后遗症。

19. D【解析】急性梗阻性化脓性胆管炎患者一般情况良好，如有多次反复发作胆管结石，应于取石后施行胆肠吻合术，如胆总管空肠 Roux-en-Y 吻合术，但应采取慎重态度。胆肠吻合术后期最常见的并发症是复发性胆管炎。

20. D【解析】经皮肝穿刺胆管造影（PTC）是在 B 超引导下，经皮穿刺进入扩张的肝内胆管，行胆道造影。PTC 是一种有创检查，穿刺胆管后可能发生胆汁漏、出血等并发症。

21. E【解析】ERCP 诊断胆管结石准确率高，有诱发急性胰腺炎的可能。

22. C【解析】静脉胆道造影检查是经静脉注射 30%胆影葡胺 20ml，造影剂经肝细胞分泌随胆汁进入胆道系统，使胆道显影。因此本检查结果易受肝功能影响。

23. B【解析】急性胰腺炎表现为持续性腹痛，但其性质为刀割样而非钻顶样疼痛，腹部体征较明显，血清淀粉酶升高。

24. C【解析】腹痛发作突然，缓解也突然常见于胆道蛔虫病。胆道蛔虫病的临床表现参见 A1 型题第 26 题解析。

25. A【解析】急性胆囊炎、胆绞痛的腹痛多为间断性，腹部体征较明显，结合 B 超等检查易于诊断。

26. E【解析】溃疡病穿孔表现为起病急骤的持续性腹痛，但有板状腹等明显的腹部体征，立位腹部 X 线片可见膈下游离气体。

27. D【解析】急性胃肠炎的疼痛不如胆道蛔虫病剧烈，常伴腹泻，听诊肠鸣音活跃，便常规可有阳性发现。

28. B【解析】参见 A1 型题第 29 题解析。

29. A【解析】胆管结石发病年龄较轻，可有反复发作的胆绞痛病史而无疲倦、乏力、体重减轻等症状，辅助检查发现胆管结石，胆道造影不符合原发性硬化性胆管炎的表现。

30. C【解析】胆管癌胆道造影表现为狭窄近端胆管全面扩张，不同于原发性硬化性胆管炎肝内外胆管弥漫性受累的表现。

31. E【解析】先天性肝内胆管扩张（Caroli 病）多在儿童、青少年发病，反复的胆道感染是其临床特征。Caroli 病的胆道造影表现为肝内胆管球形或卵圆形扩张，扩张处远近段的胆管内径基本正常，不同于原发性硬化性胆管炎多发性胆管狭窄的表现。

32. D【解析】90%原发性胆汁性肝硬化患者外周血中出现抗线粒体抗体，血清免疫球蛋白以 IgM 升高最为显著，汇管区常出现肉芽肿。

33. C【解析】胆总管探查及引流术适用于胆总管结石感染伴有休克。

34. D【解析】肝内胆管结石的主要治疗方法是手术治疗。手术治疗的原则：①尽可能在手术中取净结石，解除胆管狭窄。②完成胆肠吻合内引流术，保证胆管流出通路通畅。③切除肝内感染性病灶，如左侧肝叶局限性病变，可行肝左叶切除术。

35~39 A、B、C、D、E【解析】近端胆管癌基本术式选择如下。①Ⅰ型：胆囊、胆总管、肝门部胆管连同肿瘤一并切除，左、右肝管空肠吻合术。②Ⅱ型：胆囊、胆总管、肝门部胆管连同肿瘤及受累的肝叶（肝方叶、尾状叶、右前叶）部分切除术，附加肝胆管空肠吻合术。③Ⅲa 型：胆囊、胆总管、肝门部胆管连同肿瘤及右三叶、尾状叶切除，附加左肝管空肠吻合术。④Ⅲb 型：胆囊、胆总管、肝门部胆管及肿瘤、左三叶及尾状叶切除，附加右肝管空肠吻合术。⑤Ⅳ型：肝移植。

40~42 B、C、D【解析】参见 A1 型题第 64 题解析。

43~47 A、B、C、D、E【解析】近端胆管癌的分型如下。①Ⅰ型：癌肿位于左、右肝管汇合处以下的肝总管，左、右肝管相通。②Ⅱ型：癌肿已向上侵犯左、右肝管分叉处，致使左、右肝管不相通。③Ⅲ型：Ⅲa 型癌肿位于肝总管及右肝管；Ⅲb 型癌肿位于肝总管及左肝管。④Ⅳ型：癌肿已侵犯肝总管，左、右肝管，并达更高部位。

**五、X 型题**

1. ABCD【解析】胆囊胆固醇结石的发病机制如下。①胆汁中胆固醇过饱和：胆汁中的“微胶粒”不足以使胆固醇全部溶解，胆汁呈过饱和状态，从而析出胆固醇结晶，形成胆固醇结石。②促成核因子的存在：正常情况下，胆囊胆汁中存在促/抗成核因子，且两种因子力量相对平衡；当包括胆囊黏蛋白和钙在内的促成核因子增加时，则发生胆囊结石。③胆囊功能异常：胆固醇结石好发于胆囊。胆囊黏膜功能异常、胆囊收缩功能异常等，可以导致胆囊胆固醇结石的发生。

2. ABDE【解析】胆囊切除术的手术适应证参见 A1 型题第 99 题解析。

3. ABCD【解析】参见 A1 型题第 72 题解析。

4. ABCD【解析】参见 A1 型题第 64 题解析。

5. ACD【解析】当胆红素、谷氨酰转肽酶（GGT）或碱性磷酸酶（ALP）升高时，应警惕胆管结石或 Mirizzi 综合征的可能。

6. ABCD【解析】当有以下的情况时，一般不宜采用体外冲击波碎石：①口服胆囊造影胆囊不显示。②多数性结石或结石的总体积>$30mm^3$。③体积>$30mm^3$的单个胆固醇结石。④急性胆囊炎或胆管炎。⑤胆道梗阻。⑥急性胰腺炎。⑦合并其他生理或病理情况如妊娠、心血管病、抗凝治疗、携带心脏起搏器或因以往手术或其他情况肠管粘连覆盖于胆囊的前方。⑧X 线阳性结石。

7. ABC【解析】胆囊息肉样病变的超声图像可发现胆囊腔内光团回声，光团性质可为强回声、等回声或异常回声。

8. ABDE【解析】引起急性梗阻性化脓性胆管炎胆道感染的细菌可通过门静脉、胆道寄生虫、造影用各种导管以及胆肠吻合口进入胆管，在胆道梗阻或狭窄的条件下细菌可大量繁殖，细菌及其毒素可从肝内小胆管进入肝窦，导致菌血症、毒血症甚至败血症发生。

9. ABCD【解析】胆囊结石的药物溶石治疗：口服鹅去氧胆酸（CDCA）溶解胆固醇结石，1~15mg/kg，每日 3 次，饭后服用，连服 12~24 个月；或用熊去氧胆酸（UCDCA）8~13mg/kg，服法与 CDCA 同；或 CDCA 与 UDCA 各取半量联合应用。

10. ABC【解析】肝内胆管结石病理变化的实质是肝内胆管梗阻、肝内胆管化脓性炎症和肝细胞损害，这也是远期出现肝内胆管狭窄和胆管癌的基础。

11. ABCE【解析】肿瘤侵犯超过胆囊肌层的患者（Ⅱ期和Ⅲ期）有较高的局部淋巴结转移率，应行扩大的胆囊切除术，包括清除胆囊周围、胆管周围、门静脉周围、胰十二指肠后方的淋巴结。

12. ABCD【解析】参见 A1 型题第 15 题解析。

13. ACE【解析】原发性硬化性胆管炎的辅助检查如下。①实验室检查：a. 胆红素明显升高，以直接胆红素为主。肝功能异常；b. 血浆铜、血清铜氧化酶、尿铜增加。②免疫检查：IgM 水平升高。③ERCP 或 PTC 造影检查：胆管呈特征性改变，不规则多发性狭窄、分支僵硬呈“枯树枝状”。

14. ABCD【解析】肝外胆管结石病慢性期的并发症有慢性胆管炎、胆源性肝脓肿、胆汁性肝硬化、门静脉高压症，肝功能失代偿，以及与长期胆道感染和胆汁滞留有关的胆管癌。

15. BCDE【解析】腹腔镜胆囊切除术的禁忌证参见 A1 型题第 55 题解析。

16. AB【解析】参见 A1 型题第 16 题解析。

17. ABCE【解析】先天性肝内胆管扩张癌变率在 6.0%～38.5%，是正常人群的 5～35 倍，且随患儿年龄增长而增加。癌变的原因包括结石的存在、化学刺激、囊肿壁受慢性炎症长期刺激及解剖异常等。

18. ABDE【解析】原发性硬化性胆管炎体格检查主要发现为肝脾大。早期表现为右上腹疼痛、发热伴寒战；晚期患者常有重度黄疸、严重肝损害、胆汁性肝硬化、门静脉高压症的表现。

19. ABCD【解析】典型的胆道出血临床表现为右上腹绞痛并发黄疸、呕血（或黑便），即所谓胆道出血三联征。合并感染时会出现寒战、高热。胆道出血的腹绞痛或胀痛可向右肩背部放射。

20. BC【解析】远端胆管癌的治疗：①胰十二指肠切除或扩大的胰、十二指肠切除术，即同时清除肝门部、胆管周围、腹主动脉旁、腹腔动脉、肝动脉、肠系膜上动脉周围淋巴结。如肠系膜上静脉、门静脉部分受累，在技术条件允许时可考虑行与肿瘤相连的肠系膜上静脉、门静脉部分切除（节段），附加门静脉、肠系膜上静脉重建或人造血管移植术。②对不能行胰、十二指肠切除者尽可能行胆肠旁路手术，以减黄、改善生活质量为目的。a. 肝总管、胆总管、空肠 Roux-en-Y 吻合术；b. 胆囊、空肠 Roux-en-Y 吻合术：此术简单易行，要求胆囊肿大且胆囊管通畅，最好胆囊管在胆管的开口与肿瘤距离较远，术后可获得较好的减黄效果。③如患者情况极差、胆肠旁路手术有困难可行胆总管外引流或 PTCD，以暂时减黄、缓解症状。

21. ABDE【解析】患者可考虑为肝外胆管结石。根据患者经 B 超、CT 显示左肝外叶胆管扩张伴结石，胆囊肿，胆总管增粗，内有泥沙样结石，胆总管探查远端明显狭窄，F9 号导尿管不能通过，此时考虑术式有胆囊切除术、胆肠吻合术、胆总管探查术、左肝外叶切除术。胆囊已切除，且有 Oddi 括约肌狭窄者，应可考虑 ERCP 成 EST 施行 Oddi 括约肌成形术治疗。该患者胆囊未切除，不可施行 Oddi 括约肌成形术。

22. AB【解析】胆汁性肝硬化和随之出现的肝衰竭是导致原发性硬化性胆管炎患者死亡最主要的原因。门静脉高压症和其导致的上消化道大出血也同样严重威胁患者的生命。

23. ABDE【解析】胆道出血的实验室检查中，血常规表现为红细胞及血红蛋白减少、白细胞计数增多，特别是合并感染时白细胞计数明显增多；血总胆红素及 1 分钟胆红素增多。

24. ABCE【解析】T 管拔管指征：黄疸消退，无腹痛、发热，大便颜色正常；胆汁引流量逐渐减少，颜色呈透明金黄色，无脓液、结石，无沉渣及絮状物，就可以考虑拔管。拔管前先在饭前、饭后各夹闭管 1 小时，拔管前 1～2 天全日夹闭管，如无腹胀、腹痛、发热及黄疸等症状，说明胆总管通畅，可予拔管。T 管引流术后拔除 T 管时，除了观察体温、大便、引流液外，最重要的是拔管前 1～2 天全日夹管观察患者有无异常情况出现，若无异常方可拔管。所以选项D错误。

25. ABC【解析】胆囊癌的大体形态分型参见A1型题第19题解析。

26. ABCE【解析】有症状的胆囊结石，应尽早行腹腔镜胆囊切除术。无症状的胆囊结石（静止期胆囊结石）有下列情况应考虑择期手术治疗：①结石大于3cm。②合并需要开腹的手术。③伴有胆囊息肉。④胆囊壁增厚。⑤胆囊壁钙化或者瓷性胆囊。⑥儿童胆囊结石。⑦合并糖尿病。⑧有心肺功能障碍。⑨边远或者交通不发达地区、野外工作人员。⑩发现胆囊结石10年以上。

27. AC【解析】参见A1型题第102题解析。

28. ABCD【解析】急性胆囊炎的并发症包括胆囊穿孔、胆囊内瘘、急性气肿性胆囊炎、胆囊积脓。

**六、案例分析题**

1. E【解析】根据腹痛、寒战、高热、黄疸、休克和精神症状改变Reynold五联征可诊断为急性梗阻性化脓性胆管炎。腹部检查可见右上腹及剑突下明显压痛和肌紧张，肝大、压痛，肝区叩击痛，有时可触及肿大的胆囊。皮肤、巩膜可见明显黄染。

2. A【解析】急性梗阻性化脓性胆管炎的发病基础是胆管梗阻和胆管细菌感染，严重时可以危及患者生命。

3. ACDE【解析】参见A1型题第107题解析。

4. ACD【解析】急性梗阻性化脓性胆管炎的实验室检查参见A3/A4型题第20题解析。

5. ABCD【解析】下列指标是国内常用于诊断急性梗阻性化脓性胆管炎的客观标准：①体温>39℃。②心率>120次/分。③白细胞计数>$20\times10^9$/L。④感染性休克，动脉收缩压<70mmHg。⑤意识障碍。⑥血培养阳性。⑦胆管内压力明显增高，有时可达40cm$H_2O$，胆汁呈脓性。

6. E【解析】急性梗阻性化脓性胆管炎手术治疗的原则：清除病因，解除梗阻，通畅引流，预防复发。

7. C【解析】急诊剖腹探查，见胆总管直径为1.6cm，穿刺有脓性胆汁，应采用的术式是胆囊切除、胆总管切开减压、T管引流术。

8. E【解析】根据Reynold五联征，即腹痛+寒战、高热+黄疸+休克+神经精神症状，可诊断为急性梗阻性化脓性胆管炎。

9. ABCDE【解析】根据患者症状、体征应行血常规、胆红素测定等生化检查、血清淀粉酶测定、腹部B超、腹部X线平片、心电图等检查。

10. D【解析】急性梗阻性化脓性胆管炎患者最为关键的治疗是胆道减压、引流解除梗阻，施行胆总管切开取石+置T管减压、引流。

11. E【解析】患者最可能诊断为原发性硬化性胆管炎。原发性硬化性胆管炎的主要表现参见A1型题第29题解析。

12～13 ABCDE、B【解析】原发性硬化性胆管炎的并发症有胆道感染、胆石症、胆汁性肝硬化、肝衰竭、门静脉高压症和上消化道大出血以及胆管癌。其中，胆道感染是原发性硬化性胆管炎最常见的并发症，可反复发作，严重者可发展为急性梗阻性化脓性胆管炎，最终导致患者死亡。

14～15 ABDE、E【解析】原发性硬化性胆管炎的治疗方法如下。①药物治疗：包括泼尼松、硫唑嘌呤、甲氨蝶呤、青霉胺、他克莫司在内的免疫抑制药。②内镜治疗：包括经十二指肠镜 Oddi 括约肌切开、探条或球囊扩张狭窄段胆管、狭窄处放置内支架等，能有效解除主要胆管狭窄、阻塞和控制胆道感染。但内镜治疗对于肝内胆管的高位狭窄仍无能为力。③手术治疗：如扩张、支撑、胆管引流，目的是引流胆汁，减轻肝损伤，主要适用于肝外胆道狭窄的病例；肝移植是首选方法。

16. ABCDE【解析】为明确诊断应紧急检查的项目有血常规，血清淀粉酶测定，总胆红素、直接胆红素测定等生化检查，还有腹部 B 超，腹部 X 线平片等影像学检查。

17. BE【解析】患者急诊应尽快进行的处理有解痉治疗和纤维十二指肠镜检查。诊断一经明确，即需镇痛、解痉、驱虫和抗感染治疗。纤维十二指肠镜检查在起病早期诊断不明时选用，有时可发现蛔虫部分虫体仍在十二指肠内。

18. DF【解析】胆道蛔虫病若行纤维十二指肠镜取虫未成功，非手术治疗症状不缓解，或治疗失败，以及出现并发症时，应及时采取手术治疗。进一步治疗是胆总管切开取虫、T 管引流术和手术治疗后定期驱虫治疗。

19. C【解析】患者应考虑的疾病为胆石症、急性胆管炎。根据肝内胆管轻度扩张，胆总管中段可见直径 0.8cm 强回声团伴声影，可考虑为胆石症。根据 Charcot 三联征可诊断为急性胆管炎。

20. BC【解析】查体：体温 38.1℃，脉搏 106 次/分，呼吸 20 次/分，血压 120/80mmHg。皮肤、巩膜明显黄染，腹部平坦，上腹部轻压痛，无肌紧张或反跳痛。为明确诊断应重点紧急检查的项目有血常规和 B 超。

21. F【解析】患者经过抗生素、胃肠减压、禁食水、解痉等治疗后，体温 38.9℃，脉搏 122 次/分，呼吸 26 次/分，血压 120/80mmHg，意识清醒，右上腹出现肌紧张，WBC $16.5\times10^9/L$。此时最好的治疗方法是急诊手术治疗。

22. ACDE【解析】为明确诊断，需要进行的检查包括胆红素测定等生化检查，MRCP，B 超检查，CA19-9、CEA 等肿瘤标志物检查。

23. D【解析】晚期胆管狭窄按损伤部位进行以下分型。Ⅰ型：距胆总管起始部向远端 2cm 以外；Ⅱ型：距胆总管起始部向远端 2cm 以内；Ⅲ型：左右肝管汇合部；Ⅳ型：左侧肝管或右侧肝管；Ⅴ型：左右肝管分支处。题中左右肝管汇合处远端 1.5cm 处胆总管狭窄，为医源性晚期胆管损伤Ⅱ型。

24. E【解析】晚期医源性胆管损伤常于术后数日至更长时间才明确。对于只表现为梗阻性黄疸者，宜行经内镜逆行胆管造影和经皮肝穿刺胆管造影明确情况，若证实胆总管只被结扎，并无缺损，宜早期手术探查，争取行胆管端端吻合术或胆肠吻合术。以持续胆汁漏、胆汁性腹膜炎、肝下或膈下脓肿为主要表现者，确定已无法早期修复，只能加强引流，积极抗感染，胆瘘、胆管狭窄等问题留待后期处理解决，后期多需行胆管空肠 Roux-en-Y 吻合术。有成段胆管狭窄或缺损者，有时需剖开左右肝管汇合处，行肝门空肠吻合术。题中患者为晚期，所以最好的治疗方法是胆管空肠 Roux-en-Y 吻合术。

急性胰腺炎

胰腺浆液性囊腺瘤

# 第十九章 胰腺疾病

## 一 A1 型题

1. 胰头癌伴梗阻性黄疸，手术中探查发现肿瘤切除困难，为消除黄疸，术式宜采取
   A. 胆囊造瘘术
   B. 胆总管 T 管引流术
   C. 胆总管空肠吻合术
   D. 胆囊十二指肠吻合术
   E. 胆总管十二指肠吻合术
2. 关于急性水肿性胰腺炎的病理表现，叙述不正确的是
   A. 病变轻，多局限在体尾部
   B. 胰腺肿胀变硬，充血，被膜紧张，其下可有积液
   C. 腹腔内的脂肪组织，特别是大网膜可见散在粟粒状或斑块状的黄白色皂化斑
   D. 红褐色腹水，镜下见间质充血、水肿并有炎性细胞浸润
   E. 有时可发生局限性脂肪坏死
3. 重症急性胰腺炎难以与绞窄性肠梗阻鉴别时，检查应选择
   A. 腹部超声
   B. 消化道造影
   C. 腹腔穿刺
   D. 血脂肪酶测定
   E. 血清淀粉酶测定
4. 以下不属于重症急性胰腺炎的是
   A. 急性胰腺炎伴有功能障碍
   B. 急性胰腺炎并发胰腺坏死、脓肿
   C. 急性胰腺炎并发假性囊肿
   D. 急性胰腺炎白细胞减少者
   E. 腹膜刺激征明显者
5. 急性出血坏死性胰腺炎的体征表现不包括
   A. 血压下降
   B. 脉搏加快
   C. 呼吸加快
   D. 出现休克
   E. 下腹部青紫色瘀斑
6. 急性胰腺炎最早的症状特点是
   A. 上腹剧痛、频繁呕吐
   B. 腹痛伴高热
   C. 腹胀、便秘
   D. 腹肌紧张、反跳痛
   E. 休克、烦躁

7. 胰高血糖素瘤所特有的临床表现为
   A. 糖尿病
   B. 坏死性游走性红斑
   C. 贫血
   D. 体重下降
   E. 静脉血栓形成
8. 急性出血性胰腺炎和急性水肿性胰腺炎的实验室检查中最主要的区别是
   A. 血清淀粉酶水平升高
   B. 血清脂肪酶水平降低
   C. 血白细胞计数升高
   D. 血红正铁清蛋白阳性
   E. 以上都不是
9. 急性胰腺炎早期治疗最重要的措施是
   A. 静脉滴注抗生素
   B. 吗啡等镇痛药
   C. $H_2$受体阻断药
   D. 充分补液
   E. 急行剖腹手术引流
10. 胰岛素瘤来源于胰腺的
   A. A 细胞
   B. B 细胞
   C. D 细胞
   D. G 细胞
   E. PP 细胞
11. 急性胰腺炎的基本病理改变是
   A. 纤维性变
   B. 假性囊肿形成
   C. 水肿、出血、坏死
   D. 形成胰腺周围脓肿
   E. 胰腺萎缩
12. 胰头肿块通过影像学、超声内镜、细针穿刺活检等方法，仍难以鉴别肿块型慢性胰腺炎和胰头癌时，下一步处理是
   A. 动脉血管造影
   B. 观察，定期复查 CT
   C. 对症支持治疗+化疗
   D. 手术探查，胰十二指肠切除术
   E. 手术探查，部分切除、活检
13. 血管活性肠肽瘤起源于
   A. 胰岛 A 细胞
   B. 胰岛 B 细胞
   C. 胰岛 C 细胞
   D. 胰岛 D 细胞
   E. 胰岛 PP 细胞
14. 唯一公认的胰腺癌的危险因素是
   A. 高蛋白饮食
   B. 高胆固醇饮食
   C. 吸烟
   D. 糖尿病
   E. 慢性胰腺炎
15. 慢性胰腺炎的临床表现，不包括

A. 糖尿病
B. 不耐油腻
C. 体重减轻
D. 恶心、呕吐
E. 疼痛位于上腹部剑突下或稍偏左，向腰背部放射呈束腰带状

16. 胃泌素瘤的实验室检查，有助诊断的是
A. 无胃手术史者 BAO 超过 10mmol/h
B. 胃大部切除术后患者 BAO 超过 3mmol/h
C. 空腹血清促胃液素超过 500pg/ml
D. BAO/MAO>0. 3
E. 促胃液素水平较试验前增高 200pg/ml

17. 胃泌素瘤的部分肿瘤位于胰腺外，好发部位为
A. 十二指肠
B. 盲肠
C. 胃小弯
D. 幽门管
E. 小肠

18. 胰腺囊性肿瘤的临床表现中，最早出现和最主要的临床表现是
A. 腹痛
B. 腹胀
C. 肌紧张
D. 腹水
E. 脾大

19. 以下关于假性胰腺囊肿的论述，不正确的是
A. 囊壁由肉芽组织或纤维组织等构成，无上皮细胞内衬
B. 囊肿形成时间一般在疾病发生 2 周以上，囊壁成熟则需 4~6 周或更长
C. 有程度不同的腹胀和腹部钝痛，常牵扯至左肩部
D. 上腹饱胀不适，食后加重；食欲缺乏，时有恶心、呕吐
E. 并发慢性胰腺炎者可有脂肪泻、血糖降低

20. 胰岛素瘤的外科治疗术式中，只适于巨大的胰头钩部肿瘤和恶性胰岛素瘤的是
A. 肿瘤摘除术
B. 胰腺或远侧胰切除术
C. 胰腺局部切除术
D. 内引流术
E. 胰十二指肠切除术

21. 以下关于重症急性胰腺炎的诊断要点，叙述不正确的是
A. 急性、持续性腹痛
B. 伴有器官衰竭或局部并发症
C. 伴有休克
D. 白细胞计数减少
E. 血糖升高，血清钙降低

22. 胰酶的自体消化是急性胰腺炎的主要病理基础，下列各项均为胰腺的自体消化过程，除
A. 脂肪酶使中性脂肪分解
B. 胶原酶使胶原纤维溶解
C. 淀粉酶使淀粉水解
D. 磷脂酶 A 使卵磷脂变成溶血卵磷脂
E. 弹性纤维酶使血管壁损害

23. 下列关于急性出血性坏死性胰腺炎，叙述不正确的是

A. 病变以胰腺实质出血、坏死为特征
B. 胰腺肿胀，呈暗紫色，分叶结构模糊，坏死灶呈灰黑色，严重者整个胰腺变黑
C. 腹腔内皂化斑和脂肪坏死灶，腹膜后可出现广泛组织坏死
D. 腹腔内或腹膜后有咖啡或暗红色血性液体或血性混浊渗液
E. 镜下可见脂肪坏死和腺泡细胞破坏，腺泡小叶结构清楚

24. 重症急性胰腺炎急性反应期的主要并发症不包括
A. 休克
B. 肾衰竭
C. 消化道瘘
D. 胰性脑病
E. 呼吸衰竭

25. 胰腺癌的好发部位是
A. 胰头
B. 胰体
C. 胰尾
D. 胰体、尾部
E. 全胰腺

26. 关于假性胰腺囊肿的手术治疗，下列叙述不正确的是
A. 急诊手术适用于出现危及生命的并发症，如囊肿破裂、出血、继发重症感染等
B. 早期手术适用于有胆道梗阻、十二指肠小肠梗阻者
C. 择期手术一般在发病后 4 周为宜
D. 择期手术适用于病情稳定，囊壁已成熟者，经过充分准备，进行内引流术
E. 外引流术作为急诊手术可用以治疗囊肿破裂，出血及感染

27. 胰腺癌的腹痛特点不包括
A. 腹痛位于下腹
B. 上腹痛并向肩背部或腰胁部放射
C. 晚期呈持续性腹痛，并出现腰背痛
D. 腰背部疼痛的出现通常与腹痛伴随发生
E. 膝肘位可以缓解疼痛

28. 急性出血性坏死性胰腺炎行诊断性腹腔穿刺可能抽出液体的颜色是
A. 红褐色腹水
B. 胆汁样液体
C. 无色清亮液体
D. 脓性液体
E. 淡黄色液体

29. 血管活性肠肽瘤的主要和特征性症状是
A. 水泻
B. 低血钾
C. 低胃酸或无胃酸
D. 消瘦
E. 皮肤潮红

30. 以下关于胰岛素瘤的论述，正确的是
A. 来源于胰岛 B 细胞，多为单发，良性肿瘤，男性多于女性
B. 典型症状为自发性、周期发作性低血糖，每于饱餐后发作

C. 空腹或发作时血糖低于5.0mmol/L

D. 口服或静脉注射葡萄糖后，症状可立即消失

E. 糖耐量呈波动曲线

31. 胰头癌最主要的临床表现是

A. 腹胀、食欲缺乏、消瘦

B. 消化道出血

C. 腹泻或便秘

D. 上腹疼痛、不适

E. 进行性加重的黄疸

32. Whipple 三联征是指（ ）

A. 低血糖症状，空腹或发作时血糖低于0.80mmol/L，给予葡萄糖后症状立即消失

B. 低血糖症状，空腹或发作时血糖低于2.78mmol/L，给予葡萄糖后症状立即消失

C. 低血糖症状，空腹或发作时血糖低于3.80mmol/L，给予葡萄糖后症状立即消失

D. 低血糖症状，空腹或发作时血糖低于5.80mmol/L，给予葡萄糖后症状立即消失

E. 低血糖症状，空腹或发作时血糖低于6.80mmol/L，给予葡萄糖后症状立即消失

33. 胰体尾癌早期浸润的部位为

A. 肝

B. 胆总管

C. 门静脉

D. 局部淋巴结

E. 血管

34. 在胰腺炎的发病过程中起主要作用的酶是

A. 糜蛋白酶

B. 胰蛋白酶

C. 磷脂酶 A

D. 胰血管舒缓素酶

E. 弹性蛋白酶

35. 急性出血性胰腺炎的发病特点是

A. 突然上腹部持续性刀割样剧痛，查体为板状腹

B. 突然上腹部阵发性钻顶样剧痛，间歇期无痛

C. 突然一侧腹痛阵发性绞痛，放射至外阴部

D. 突然上腹部持续性剧烈疼痛，呈束带状向腰背部放射

E. 突然上腹部绞痛，持续性腹痛阵发性加重，向右肩部放射

36. 急性胰腺炎患者病愈出院时，为防复发，应告诉患者

A. 戒烟

B. 定期驱蛔虫

C. 预防上腹部创伤

D. 防止精神刺激

E. 戒酒、戒暴饮暴食

37. 应怀疑为胃泌素瘤的情况不包括

A. 溃疡病伴高钾血症

B. 有多发性内分泌瘤病家族史

C. 多发溃疡或远端十二指肠和近端空肠溃疡
D. 溃疡病伴腹泻，大量胃酸分泌
E. 溃疡病术后复发

38. 胰腺导管腺癌的特殊形式不包括
A. 多形性腺癌 B. 泡沫腺体型腺癌
C. 大导管型腺癌 D. 空泡型腺癌
E. 实性巢状型腺癌

39. 以下关于胃泌素瘤的叙述，不正确的是
A. 又称佐林格-埃利森综合征，来源于 G 细胞
B. 在胰腺内分泌瘤中发病率仅次于胰岛素瘤
C. 60%~70%为恶性，常伴有淋巴结或肝转移
D. 部分肿瘤位于胰腺外，十二指肠为其好发部位
E. 约半数患者有腹泻，与胃酸高分泌无关

40. 轻型急性胰腺炎的特点不包括
A. 急性、持续性腹痛 B. Ranson 评分<3
C. 有器官功能障碍或局部并发症 D. 血清淀粉酶活性增高≥正常值上限 3 倍
E. 对液体补充治疗反应良好

41. 急性胰腺炎腹痛常见于
A. 上腹部并向左腰背部放射 B. 剑突下并向腰背部放射
C. 剑突下并向左肩放射 D. 上腹部并向右肩放射
E. 左上腹部并向左侧腹放射

42. 急性胰腺炎指标在发病 24 小时可达高峰的是
A. 血钙 B. 血糖
C. 血清淀粉酶 D. 血清脂肪酶
E. 尿淀粉酶

43. 关于慢性胰腺炎，叙述不正确的是
A. 引起胰腺实质慢性渐进性坏死与纤维化
B. 内、外分泌功能减退 C. 多见于中年男性
D. 多见于中年女性 E. 以 30~60 岁为主

44. 目前诊断胰腺坏死及胰外病变的首选检查为
A. 放射性核素扫描 B. 上消化道造影
C. 腹部 X 线平片 D. 血管造影
E. 动态增强 CT

45. 胃泌素瘤的分泌细胞是

A. 胃的 G 细胞
B. 胰腺的 G 细胞
C. 胃的壁细胞
D. 胰腺的 B 细胞
E. 其他细胞

46. 以下关于轻型急性胰腺炎的非手术治疗措施，叙述不正确的是
A. 全身支持治疗
B. 肌内注射吗啡镇痛
C. 禁食、胃肠减压
D. 防止休克、防止体液代谢失调
E. 不需要预防性抗感染治疗

47. 在我国，急性胰腺炎最常见的发病原因是
A. 胆道系统疾病
B. 酒精中毒
C. 暴饮暴食
D. 胰腺外伤
E. 长期服用雌激素

48. 胰岛素瘤的外科治疗方法中，最常用的术式是
A. 肿瘤摘除术
B. 胰腺或远侧胰切除术
C. 胰腺局部切除术
D. 胰十二指肠切除术
E. 内引流术

49. 急性胰腺炎时血清淀粉酶与尿淀粉酶之间的关系是
A. 两者同时增高
B. 前者增高慢于后者
C. 前者增高快于后者
D. 前者不增高，后者增高
E. 前者持续时间长

50. 关于胰腺癌的实验室检查，叙述不正确的是
A. 肝功能检查正常
B. 血 ALP 可明显升高
C. 黄疸者直接胆红素升高
D. 部分患者可有血糖升高
E. CA19-9 常可升高

51. 促胰液素刺激试验时，当促胃液素水平较试验前增高（　　）时可确诊为胃泌素瘤
A. 50pg/ml
B. 100pg/ml
C. 200pg/ml
D. 250pg/ml
E. 300pg/ml

52. 急性胰腺炎患者的实验室检查可表现为
A. 血清淀粉酶立即升高
B. 尿淀粉酶立即升高
C. 血糖常升高
D. 血清钙常升高
E. 白细胞计数减少

53. 急性胰腺炎出现下列哪种情况时应考虑为出血坏死性
A. 高血糖
B. 低血钙
C. 血清淀粉酶明显升高
D. 低血磷

E. 白细胞明显增多

54. 对急性胰腺炎的诊断无意义的是

A. 发病前曾进食大量油腻食物
B. 既往有慢性胃炎病史
C. 既往有胆石症病史
D. 1天前有中上腹部受撞经历
E. 发病前饮酒1瓶

55. 下列关于壶腹癌的叙述，不正确的是

A. 黄疸出现相对早，可有波动
B. 大便潜血可为阳性
C. 肝内、外胆管扩张而胰头不大
D. 患者可表现为胰腺炎症状，淀粉酶升高
E. ERCP可见壶腹部隆起或菜花样肿物

56. 诊断胰岛素瘤最可靠的依据是

A. Whipple三联征
B. 葡萄糖耐量呈低平曲线
C. 血胰岛素值超过正常值的70%
D. B超、CT可显示肿块
E. 试验血糖明显降低且恢复缓慢

57. 慢性胰腺炎的非手术治疗措施，叙述不正确的是

A. 给予适量制酸药和抗胆碱能药物
B. 高血糖者，应用适量胰岛素或降糖药物
C. 急性发作时应按急性胰腺炎治疗
D. 选用疏肝理气、健脾和胃、活血止痛等中药
E. 控制腹痛时可以使用吗啡和可待因

58. 胰腺癌时较少出现的临床表现是

A. 黄疸
B. 慢性胰腺炎症状
C. 消瘦、乏力
D. 上消化道出血
E. 静脉血栓形成

59. 有关急性胰腺炎腹痛的描述，下列不正确的是

A. 病变极严重时，腹痛可能不重
B. 为持续性疼痛，伴阵发加重
C. 疼痛常很剧烈，与病变部位有关
D. 呈束带状疼痛时，说明病变累及全胰
E. 经多次呕吐排空胃内容物后，腹痛可有一定程度缓解

60. 下列关于急性胰腺炎的诱发因素，叙述不正确的是

A. 胆道感染
B. 先天性胰胆管异常
C. 胆道蛔虫病
D. Oddi括约肌痉挛
E. 低脂血症、低钙血症

61. 胃泌素瘤发生的消化性溃疡最常见于

A. 十二指肠球部
B. 十二指肠球后部
C. 胃小弯
D. 幽门管

E. 盲肠

62. 急性胰腺炎时，血清淀粉酶升高的规律是

A. 发病 2 小时后升高，24 小时到达高峰

B. 发病 4 小时后升高，24 小时到达高峰

C. 发病 6 小时后升高，72 小时到达高峰

D. 发病 12 小时后升高，24~36 小时到达高峰

E. 发病 12 小时后升高，72 小时到达高峰

63. 以下关于胰腺癌的论述，不正确的是

A. 是一种较为常见的恶性肿瘤　B. 约 70%发生在胰头，其余在胰腺体尾部

C. 病理类型以腺泡细胞癌多见　D. 40 岁以上好发，男性比女性多见

E. 胰腺癌的恶性程度很高，5 年生存率仅 10%~15%

64. 急性胰腺炎的腹部 X 线平片不可见

A. 横结肠充气扩张　B. 胃充气扩张

C. 左侧膈肌上升　D. 左下胸腔积液

E. 右侧膈肌上升

65. 急性胰腺炎病情变化的重要指标是

A. 血清淀粉酶>500U/L　B. 血清钙<2mmol/L

C. 白细胞计数>$12\times10^9$/L　D. 血糖 8.0mmol/L，尿糖（+）

E. $PaO_2$<60mmHg

66. 壶腹癌的预后比胰头癌好，其原因是

A. 肿瘤的恶性程度低　B. 肿瘤居于十二指肠腔内，不易向周围侵犯

C. 不易向淋巴结及肝脏转移　D. 肿瘤居于肠腔内，易发生坏死脱落

E. 黄疸出现较早，较易早就医、早发现、早治疗

67. 壶腹癌区别于胆管下端癌的检查所见不包括

A. 壶腹癌黄疸出现相对早，可有波动　B. 肝内、外胆管扩张而胰头不大

C. 大便潜血可为阳性　D. ERCP 可见壶腹部隆起或菜花样肿物

E. 深度黄疸，且可有波动，消化道症状轻

68. 慢性胰腺炎的术前准备，叙述不正确的是

A. 纠正贫血，脱水和电解质紊乱

B. 适量输全血和血浆，以纠正低蛋白血症

C. 有黄疸者，应注意保肝治疗，并控制因黄疸导致的凝血机制障碍

D. 有糖尿病或其他合并症者立即手术治疗

E. 麻醉宜采用气管内插管静脉复合麻醉或持续硬膜外麻醉

69. ERCP（逆行性胰胆管造影）的适应证，除了

A. 胰腺癌　　B. 急性胰腺炎
C. 胆管癌　　D. 胆管结石
E. 乳头炎性狭窄

70. 关于急性胰腺炎诊断中血清、尿淀粉酶检测的叙述，不正确的是
A. 血清淀粉酶在发病 2 小时后开始升高，24 小时达到高峰，可持续 4~5 天
B. 血清淀粉酶超过正常值 3 倍以上才有诊断意义
C. 尿淀粉酶发病 24 小时后开始升高，可持续 1~2 周
D. 严重的坏死性胰腺炎，血、尿淀粉酶值反而不升高
E. 尿淀粉酶升高 2 倍以上才有诊断意义

71. 关于胃泌素瘤的治疗原则，下列叙述不正确的是
A. 位于胰头部的肿瘤行 Whipple 手术
B. 良性者也需手术治疗
C. 在胰头部的肿瘤可考虑行胰十二指肠切除
D. 肿瘤广泛浸润致切除困难者考虑做全胃切除
E. 患者不能耐受手术，可给予链脲素及西咪替丁、奥曲肽等

72. 适用于胰头及胰腺体尾多发癌的胰腺癌手术方法为
A. 胰十二指肠切除术　　B. 胰腺体尾切除术
C. 全胰十二指肠切除术　　D. 内引流术
E. 放射性同位素粒子植入

73. 在轻型急性胰腺炎的治疗中，减少胰液分泌的措施不包括
A. 禁食、胃肠减压　　B. 肌注阿托品
C. 切除胆囊　　D. 使用质子泵抑制剂
E. 应用生长抑素、5-FU、尿蛋白酶抑制剂等药物

74. 胰腺囊性肿瘤的辅助检查方法中，B 超检查结果叙述不正确的是
A. 肿块呈圆形　　B. 包膜低回声
C. 包膜高回声　　D. 内部回声呈多房性
E. 内部回声呈局限性蜂窝状

75. 与急性胰腺炎时血清钙降低有关的主要酶是
A. 血清淀粉酶　　B. 磷脂酶
C. 胰酶　　D. 血清脂肪酶
E. 弹性蛋白酶

76. 关于急性胰腺炎的体征表现，叙述不正确的是
A. 压痛、反跳痛和肌紧张多位于左上腹，严重者可波及全腹
B. 出血性坏死性胰腺炎患者表现为脐周皮下或腰胁部皮下出现瘀斑

C. 患者多有明显肠胀气，肠鸣音亢进
D. 并发胆道梗阻或胰头水肿压迫胆道可出现黄疸
E. 水肿型胰腺炎血压、脉搏、呼吸多无变化

77. 急性胰腺炎的发病过程主要为（　　）自体消化过程
A. 磷脂酶 A
B. 弹性酶
C. 胰酶
D. 胰脂酶
E. 胶原酶

78. 胰腺癌以（　　）最多见，约占 90%
A. 黏液性囊腺癌
B. 腺泡细胞癌
C. 导管腺癌
D. 胰母细胞癌
E. 乳头状癌

79. 关于胰腺囊腺瘤（癌）的手术治疗，叙述不正确的是
A. 手术切除是胰腺囊腺瘤（癌）的唯一治疗方法
B. 肿瘤一般与周围组织粘连较少，切除不难
C. 术中探查并病理检查
D. 可做外引流术和内引流术
E. 胰腺囊腺瘤恶变应多处取材病检，注意局部恶变之可能

## 二 A2 型题

1. 患者，男性，41 岁。12 小时前上腹痛伴恶心、呕吐入院。自述吐后疼痛不减轻。查体：体温 38℃，上腹部压痛，白细胞 $15\times10^9$/L，血清淀粉酶 560U/L，尿淀粉酶 256U/L。患者可考虑为
A. 急性胰腺炎
B. 急性胆囊炎
C. 急性胃炎
D. 急性肠系膜淋巴结炎
E. 溃疡穿孔

2. 患者，男性，68 岁。有 3 年胆石症史。24 小时前突发上腹部疼痛入院。查体：神志淡漠，呼吸 30 次/分，脉搏 116 次/分，血压 90/60mmHg，腹膨隆，两侧腹部皮下淤血，全腹压痛、反跳痛和肌紧张，移动性浊音阳性。血清淀粉酶 351. 23U/L。诊断为出血性坏死性胰腺炎，决定行手术治疗。下列手术措施中不恰当的是
A. 开放伤口引流
B. 胰腺包膜切开减压
C. 切除坏死组织时，应扩大切除周围脏器
D. 胃造瘘
E. 胆总管切开，T 管引流

3. 患者，男性，51 岁。5 天前急性腹痛伴高热入院。查体：上腹部可扪及压痛的肿块。超声检查：液性肿物。尿淀粉酶 2048U/L。患者应考虑为

A. 胆囊积脓
B. 胰腺囊肿并发感染
C. 腹腔脓肿
D. 溃疡病穿孔膈下脓肿
E. 肝脓肿

4. 患者，女性，41岁。因急性胰腺炎入院。经2周治疗体温仍在38～39℃，左上腹压痛，可触及约8cm×8cm的囊性包块，局部触痛明显。实验室检查：尿淀粉酶256U/L，WBC $20\times10^9$/L，N 0.84。根据患者情况，可能性最大的是
A. 急性胰腺炎并发假性囊肿
B. 急性胰腺炎并发脓肿
C. 急性胰腺炎迁延不愈
D. 急性胰腺炎合并局限性腹膜炎
E. 急性胰腺炎合并急性胆囊炎

5. 患者，男性，41岁。上腹隐痛半年就诊。ERCP检查发现主胰管粗细不均、扭曲、僵硬，胆总管下端向内移位。诊断首先考虑为
A. 胰腺癌
B. 慢性胰腺炎
C. 急性胰腺炎
D. 假性胰腺囊肿
E. 先天性肝内胆管扩张

6. 患者，女性，62岁。2个月前因皮肤、巩膜黄染进行性加重伴消瘦、乏力入院。治疗时患者时有寒战、发热表现。在诊疗计划中，下列检查不重要的是
A. CT
B. DSA
C. B超
D. ERCP
E. 肝功能检查

7. 患者，女性，70岁。5天前因上腹饱胀不适、疼痛入院。CT检查：胰腺体尾部占位。CA19-9异常增高。PET-CT检查：胰腺体尾部低密度影，FDG代谢异常增高灶。患者最可能诊断为
A. 胰腺癌
B. 亚急性胰腺炎
C. 慢性胰腺炎
D. 胰腺肉芽肿增生
E. 胰腺囊肿

8. 患者，女性，48岁。3天前突发上腹疼痛，伴恶心、呕吐入院。超声检查：胆囊多发结石，胰腺肿大，轮廓不清，回声减低，周围见少量液性暗区。首先要考虑的诊断是
A. 急性胰腺炎
B. 慢性胰腺炎
C. 急性胃炎
D. 急性胆囊炎
E. 急性胆管炎

9. 患者，男性，37岁。疲乏，心悸，记忆力差2年，此期间曾3次出现癫痫样发作，半月前清晨起床后又晕倒在地，神志不清，经静脉输入葡萄糖后恢复。以往无外伤史。查体：体型肥胖，血压100/70mmHg，无其他阳性体征。应考虑为
A. 心血管疾病
B. 脑血管疾病

C. 癫痫发作　　D. 胃泌素瘤

E. 胰岛素瘤

10. 患者，男性，51 岁。反复左上腹持续性隐痛伴腹胀、消瘦、脂肪泻 3 年，每次腹痛发作时呈持续性无阵发加剧，并向腰背部放射，呈束腰带状。自述有 10 年饮酒史。查体：皮肤、巩膜无黄染。实验室检查：尿淀粉酶 500U/L，空腹血糖 10.8mmol/L。患者可首先诊断为

A. 胃溃疡　　B. 慢性结肠炎

C. 十二指肠溃疡　　D. 胰头癌

E. 慢性胰腺炎

11. 患者，男性，51 岁。因明显阻塞性黄疸入院。腹部 B 超：肝内、外胆管扩张，胆总管直径 2cm。患者比较理想的进一步检查是

A. 放射性核素胰腺造影　　B. ERCP

C. 十二指肠低张造影　　D. 腹腔镜探查

E. 腹腔动脉血管造影

12. 患者，男性，50 岁。6 小时前因饱餐后上腹剧痛，伴恶心、呕吐入院。呕吐物为胃内容物，呕吐后腹痛不见减轻，反而更剧烈，如刀割样，肌内注射阿托品症状无缓解。查体：脉搏 124 次/分，血压 80/50mmHg。痛苦容貌，腹胀，全腹压痛、反跳痛、腹肌紧张明显，尤以上腹部为重，肠鸣音消失，肝浊音界存在。右下腹穿刺抽出红褐色腹水。实验室检查：WBC $12\times10^9$/L，N 0.88，血清淀粉酶 4000U/L，血钙 1.5mmol/L。经过 3 小时的观察治疗，病情无好转。目前，首先要考虑的诊断是

A. 急性胃扩张　　B. 胆囊穿孔，弥漫性腹膜炎

C. 溃疡病穿孔，弥漫性腹膜炎　　D. 急性出血性坏死性胰腺炎

E. 急性绞窄性肠梗阻

13. 患者，男性，54 岁。2 个月前因无痛性黄疸来诊。经临床检查初步诊断为胰头癌。手术探查时发现肝大，胆囊肿大，壁厚，胆总管粗如拇指，胰头部可触及质硬肿块，直径约 3cm，尚能推动。根据患者情况，宜采取的手术措施为

A. 胰头切除术　　B. 全胰腺切除术

C. 胰十二指肠切除术　　D. 胆囊空肠吻合术

E. 全胰十二指肠切除术

14. 患者，男性，55 岁。临床诊断为胰头癌，无痛性黄疸 4 个月。经手术探查发现肝脏表面有多个大小为 1~3cm 不等、质硬包块，胆囊肿大，胆总管直径 1.8cm，胰头部可触及 3cm×4cm的质硬肿块，较固定。根据患者情况，手术宜采取

A. 胆囊空肠吻合术　　B. 全胰腺切除术

C. 胰头十二指肠切除术　　D. 胰头切除术

E. 全胰十二指肠切除术

## 三 A3/A4 型题

（1~2 题共用题干）

患者，男性，41 岁。出现皮肤、巩膜黄染 1 个月余，并进行性加重。无发热、腹痛。大便呈陶土色，成形，尿外观呈“浓茶”样。

1. 患者最可能诊断为
   A. 胆囊颈结石压迫胆总管
   B. 壶腹周围癌
   C. 胆总管下端结石嵌顿
   D. 癌肿压迫肝总管
   E. 硬化性胆管炎致胆汁淤滞
2. 下列检查中对诊断最有帮助的是
   A. 肝功能检查
   B. 上腹部 CT
   C. 甲胎蛋白检查
   D. 胆管造影
   E. 尿三杯检查

（3~5 题共用题干）

患者，女性，51 岁。上腹痛 20 小时，以左上腹为著，伴腹胀。既往有胆囊结石病史。查体：体温 37.6℃，脉搏 90 次/分，血压 120/70mmHg。皮肤、巩膜无黄染，剑突下偏左有压痛、反跳痛、肌紧张，肠鸣音弱。WBC $18\times10^9$/L，中性粒细胞 0.92。血清淀粉酶 700U/L。

3. 患者可初步诊断为
   A. 急性胆囊炎
   B. 急性阑尾炎
   C. 急性胰腺炎
   D. 急性肠梗阻
   E. 上消化道穿孔
4. 确定诊断需要的检查方法是
   A. 尿淀粉酶测定
   B. 腹部 B 超
   C. 立位腹部 X 线平片
   D. 动态增强 CT
   E. 血生化检查
5. 患者的治疗措施不正确的是
   A. 补液
   B. 禁食，胃肠减压
   C. 各种监护
   D. 急诊胆囊切除手术
   E. 应用抗生素预防感染

（6~8 题共用题干）

患者，男性，53 岁。饱食 2 小时后上腹持续性胀痛，并渐加重，辗转不安，伴恶心，无呕吐，肌内注射阿托品未缓解，6 小时后来院急诊。查体：急性病容，脉搏 124 次/分，血压 90/60mmHg，腹膨隆，全腹压痛，上腹显著，反跳痛伴肌紧张，肝浊音界存在，未扪及肿块，肠鸣音消失。血白细胞 $15\times10^{9}/L$，中性粒细胞 0.83。

6. 首先应考虑的诊断为
   A. 急性胆囊炎伴穿孔
   B. 急性胃炎
   C. 溃疡病穿孔
   D. 急性胰腺炎
   E. 急性绞窄性肠梗阻
7. 以下检查对确定治疗方案最有价值的是
   A. 血钙测定
   B. 血常规
   C. 腹部 B 超
   D. 血清淀粉酶、尿淀粉酶测定
   E. 腹部 CT
8. 在治疗上，最重要的是
   A. 抗休克+抑肽酶
   B. 胃肠减压+抗生素+抗休克
   C. 抗生素+抑肽酶
   D. 胃肠减压+抗休克+抑肽酶
   E. 抗生素+抗休克+手术

（9~13 题共用题干）

患者，男性，54 岁。上腹部和腰背部疼痛 2 个多月，以夜间为重，膝肘位时疼痛可以减轻，体重减轻 10kg。

9. 应首先考虑的诊断为
   A. 胃癌
   B. 萎缩性胃炎
   C. 胰腺癌
   D. 慢性胰腺炎
   E. 十二指肠球后溃疡
10. 为了解肿物部位、大小以及胆道、胰腺情况，首选的检查方法是
   A. 腹部 B 超
   B. X 线钡餐造影
   C. 腹部 CT
   D. 穿刺活检术
   E. 腹部 X 线平片
11. 患者疼痛的主要原因是
   A. 后腹膜炎性刺激
   B. 腹前壁受损
   C. 胃肠道浆膜受侵犯
   D. 腹腔神经丛受侵犯或压迫
   E. 膈肌炎性刺激
12. 本疾病的临床表现中，最早出现的症状是

A. 消化道症状
B. 上腹饱胀不适和上腹痛
C. 黄疸
D. 消瘦、乏力
E. 脾功能亢进

13. 本疾病手术切除率低的主要原因是
A. 癌恶性程度高
B. 手术并发症多
C. 癌早期发生浸润转移
D. 早期诊断困难
E. 患者年老、体弱

（14~15 题共用题干）

患者，男性，48 岁。因胰头癌行胰十二指肠切除术治疗。术后第 1 天腹腔引流管中有 50ml 血液流出，第 2 天 80ml，出现血压下降、烦躁不安、面色苍白等，急诊 B 超检查发现腹腔内有大量液体。

14. 患者可能出现的问题是
A. 止血不彻底或血管结扎欠妥
B. 血管结扎处缺血坏死
C. 结扎线脱落
D. 局部感染后组织坏死
E. 内出血和休克

15. 对患者的处理，正确的是
A. 急查血常规
B. 快速补液
C. 剖腹探查
D. 必要时输血
E. 以上都对

（16~18 题共用题干）

患者，男性，57 岁。上腹部疼痛，低热，体重减轻半个月，2 周前尿色变深，继而巩膜、皮肤进行性黄染。查体：肝肋下 4cm，边缘钝，右上腹可扪及约 6cm×4cm 的梨形肿块。

16. 为确认右上腹肿块是否是肿大的胆囊，最合适的检查方法为
A. 腹部 B 超
B. 检查十二指肠降部有无弧形压迹
C. 触诊时有无囊性感
D. 腹部 CT
E. 经皮穿刺

17. 诊断梗阻性黄疸最有价值的指标是
A. SGPT 正常
B. HBsAg 阴性
C. 尿胆原阴性
D. AFP 230U/L
E. B 超示肝内外胆管扩张

18. 如果患者大便潜血阳性，最大的可能是
A. 胰腺癌
B. 壶腹癌

C. 胆管下段癌　　D. 胆管上段癌
E. 胆囊癌

（19~22 题共用题干）

患者，女性，29 岁。间断清晨意识障碍 3 年，无口吐白沫，无四肢抽搐，口服卡马西平效果无明显改善。予以静脉注射葡萄糖后症状缓解。查体：体温 36.7℃，脉搏 72 次/分，呼吸 20 次/分，血压 110/70mmHg，意识清醒，双瞳孔等大等圆，对光反射灵敏，心肺听诊正常，腹平软，肝脾肋下未及，全腹无压痛，未及明显包块。清晨空腹血糖 2.2mmol/L。B 超：胰腺钩突可疑占位，直径约 1cm。

19. 患者可能诊断为
A. 癫痫　　B. 胰高血糖素瘤
C. 胰腺癌　　D. 胰岛素瘤
E. 糖尿病

20. 为明确诊断，优先选择的进一步检查是
A. 脑电图　　B. 胰腺薄扫+灌注扫描
C. 胰高血糖素水平测定　　D. CA19-9
E. 胰岛素水平测定

21. 可以采取的最佳手术方式是
A. Whipple 术　　B. 胰体、尾切除术
C. 胰腺节段切除+胰空肠吻合术　　D. 单纯肿瘤局部摘除术
E. 保留十二指肠的胰头切除+胰空肠吻合术

22. 本疾病术后最常见的并发症是
A. 高血糖　　B. 胰瘘
C. 应激性溃疡　　D. 术后出血
E. 感染

（23~26 题共用题干）

患者，女性，50 岁。半个月前因上腹包块伴腹胀入院。自述 2 个月前曾患急性胰腺炎。查体：无腹痛、无发热，巩膜、皮肤无黄疸。上腹可扪及拳头大小包块，表面光滑，无明显压痛。B 超检查提示为囊性包块。

23. 诊断首先考虑为
A. 胰腺囊腺瘤　　B. 假性胰腺囊肿
C. 胰腺脓肿　　D. 胃平滑肌瘤
E. 胰腺癌

24. 对患者最有助于诊断的检查方式是
    A. 腹部 CT
    B. MRCP
    C. ERCP
    D. 纤维胃镜检查
    E. 腹部 B 超
25. 以下适合患者的手术治疗术式为
    A. 肿瘤切除术
    B. 囊肿空肠吻合术
    C. 囊肿切除术
    D. 肿瘤射频消融术
    E. 胰体尾加脾脏切除术
26. 关于此疾病的临床诊断要点，下列叙述不正确的是
    A. 有程度不同的腹胀和腹部钝痛，常牵扯至左肩部
    B. 可在上腹部扪及肿块，圆形或椭圆形，边界不清，不随呼吸移动
    C. 压迫胆道和十二指肠可出现黄疸和不全肠梗阻
    D. 可有血白细胞计数明显增多
    E. 囊肿并发感染时可伴有发热、寒战

（27~29 题共用题干）

患者，男性，33 岁。2 个月前因上腹部出现肿物，伴呕吐，无腹痛及发热入院。自述 1 个月前在运动时上腹部曾被撞伤。体温 37.3℃，腹平软，中上腹偏左扪及 15cm×18cm 大小的肿块，光滑，固定，有压痛。B 超示左上腹囊性肿块。经临床诊断为假性胰腺囊肿。

27. 患者最可能的发病因素是
    A. 酗酒
    B. 急性胰腺炎
    C. 慢性胰腺炎
    D. 上腹部外伤
    E. 先天性
28. 手术治疗的最适宜时机是
    A. 发病后 1 周以上
    B. 发病后 3 周以上
    C. 发病后 4 周以上
    D. 发病后 6 周以上
    E. 随时治疗
29. 此时最好的治疗方法是
    A. 继续观察
    B. 手术切除囊肿
    C. 穿刺抽吸囊肿内容物
    D. 囊肿外引流术
    E. 囊肿内引流术

（30~32 题共用题干）

患者，男性，51 岁。3 小时前发生剧烈的上腹部痛且向背部放射，并伴数次恶心、呕

吐，吐后疼痛无缓解，并呈现休克症状。自述 7 小时前曾有聚会暴食、饮酒经过。

30. 患者最可能诊断为
    A. 急性阑尾炎
    B. 急性胆囊炎
    C. 胃癌伴穿孔
    D. 急性肾绞痛
    E. 急性坏死性胰腺炎

31. 患者最有价值的实验室检查为
    A. 血白细胞计数
    B. 尿淀粉酶测定
    C. 血清淀粉酶测定
    D. 血小板计数
    E. 血电解质测定

32. 治疗急性胰腺炎时禁用
    A. 抗生素
    B. 吗啡镇痛
    C. 抗胆碱药物
    D. 氟尿嘧啶
    E. 钙剂

（33~36 题共用题干）

患者，男性，38 岁。既往无外伤史。乏力、心悸、神志恍惚，步履不稳 2 年，此期间数次出现精神失常和癫痫样发作，1 个月前早餐前从事体力劳动，引起四肢抽搐，神志不清，经静脉输入葡萄糖后恢复。查体：血压 100/70mmHg，无其他阳性体征。

33. 患者首先应考虑的诊断为
    A. 促胃液素瘤
    B. 胰岛素瘤
    C. 心血管疾病
    D. 脑血管病
    E. 癫痫发作

34. 症状发作时，对诊断可能起到更大的辅助作用的检查是
    A. 血糖测定
    B. 精神病学筛查
    C. 脑电图
    D. 血清电解质检查
    E. 心电图

35. 最可能出现的检查结果是
    A. HBsAg 阳性
    B. ALT 大于 40U/L
    C. 血清淀粉酶大于 500U/L
    D. 血钙高于 3mmol/L
    E. 血糖低于 2.78mmol/L

36. 如需确定上述诊断，最准确的方法是
    A. 葡萄糖耐量试验
    B. 饥饿试验
    C. Whipple 三联征
    D. 血胰岛素测定
    E. 空腹血糖测定

（37～38 题共用题干）

患者，女性，31 岁。3 天前因持续上腹痛伴恶心、呕吐入院。曾有 5 年的胆囊结石病史，常有短暂上腹不适症状。查体：体温 37.7℃，脉率 106 次/分，呼吸 28 次/分，血压 132/86mmHg，巩膜不黄，肺无啰音，上腹压痛，轻度肌紧张和反跳痛，肠鸣音较弱。WBC $13.5\times10^9$/L，血尿淀粉酶高出正常 1 倍以上。B 超：胆囊多发小结石，总胆管宽 9mm，其内未见结石，胰腺肿大增厚，周围有积液。

37. 患者最可能的诊断是

A. 急性胃炎　　B. 急性弥漫性腹膜炎

C. 胆源性胰腺炎　　D. 十二指肠溃疡

E. 急性胆囊炎

38. 患者的最佳治疗方案是

A. 补液+腹腔灌洗　　B. 即刻急诊手术引流

C. 腹腔灌洗　　D. 禁食、胃肠减压、补液镇痛

E. 抗感染、体温超过 38.5℃则手术引流

（39～42 题共用题干）

患者，女性，38 岁。2 天前因上腹痛入院。起初有上腹钻顶样痛，1 天后疼痛及整个上腹部并阵发性加剧，向左肩背部放射。查体：体温 38℃，脉搏 100 次/分，呼吸 20 次/分，血压 105/75mmHg，巩膜轻度黄染，腹部膨隆，上腹部有压痛及反跳痛，肌紧张，移动性浊音（±），肠鸣音减弱。血常规：WBC $12\times10^9$/L，N 0.80。B 超：胆管内有双光带，胰腺光点增粗。

39. 患者最可能诊断为

A. 急性胆囊炎　　B. 急性胆源性胰腺炎

C. 胆管结石并胆管炎　　D. 绞窄性肠梗阻

E. 十二指肠溃疡肠穿孔

40. 治疗过程中发现，血清钙 < 2mmol/L，血糖 > 11.2mmol/L，呼吸 > 35 次/分，$PaO_2$<60mmHg，尿量<40ml/h。应考虑为

A. 急性梗阻性化脓性胆管炎　　B. 胰腺脓肿

C. 胰腺囊肿　　D. 重症胰腺炎

E. 肠坏死穿孔

41. 此时最有可能发现并最具诊断价值的体征是

A. Murphy 征（+）　　B. Cullen 征

C. 蜘蛛痣　　D. 腹壁静脉曲张

E. 肝浊音界缩小

42. 发生上述情况后的治疗方案是

A. 胃肠减压　　B. 服用中药

C. 输液、输血　　D. 应用抗生素和激素

E. 立即手术

（43~45 题共用题干）

患者，女性，49 岁。曾有 4 年上腹部反复疼痛、腹胀史及急性胰腺炎病史。查体：腹平，中上腹轻压痛，肝脾未及。实验室检查：WBC $5.9\times10^9/L$，N 0.68。超声检查：胰腺轻度增大，轮廓不清，边界欠清，内部回声增强，呈条带状强回声。

43. 首先应考虑的诊断为

A. 胰腺肿瘤　　B. 慢性胰腺炎

C. 亚急性胰腺炎　　D. 壶腹部肿瘤

E. 假性胰腺囊肿

44. 在鉴别诊断中，支持该患者诊断的声像图表现是

A. 胰管内可见结石样回声　　B. 胰腺边界不规则，与周围组织分界不清

C. 可以并发假性囊肿　　D. 胰管呈不均匀“串珠状”扩张

E. 以上都是

45. 超声可见胰腺回声增强，不包括

A. 慢性胰腺炎　　B. 老年患者

C. 急性胰腺炎　　D. 肥胖者或胰腺脂肪浸润

E. 胰腺假性囊肿

## 四 B 型题

（1~2 题共用备选答案）

A. 非手术治疗　　B. 手术切除

C. 减瘤手术　　D. 肝动脉栓塞治疗

E. 药物治疗

1. 对于不能切除的恶性胰腺内分泌肿瘤患者的治疗方法为
2. 良性的胰腺内分泌肿瘤的主要治疗方法为

（3~4 题共用备选答案）

A. Zollinger-Ellison 综合征　　B. Charcot 三联征

C. Whipple 三联征　　D. 类癌综合征

E. Reynolds 五联征

3. 胰岛素瘤表现为
4. 胃泌素瘤表现为

（5~8 题共用备选答案）

A. 假性胰腺囊肿
B. 急性胰腺炎
C. 胆总管下段结石
D. 壶腹癌
E. 慢性胰腺炎

5. 黄疸出现相对早的疾病是
6. 最常见的症状是腹痛反复发作的疾病是
7. 血清淀粉酶在发病 2 小时后开始升高，24 小时到达高峰的疾病是
8. 压迫胆道和十二指肠可出现黄疸和不全肠梗阻的疾病是

（9~10 题共用备选答案）

A. 胰头癌
B. 急性胆囊炎
C. 慢性胆囊炎
D. 轻型急性胰腺炎
E. 急性化脓性胆管炎

9. 具备急性胰腺炎的临床表现和生化改变，而无器官功能障碍或局部并发症的疾病是
10. 首先出现梗阻性黄疸，黄疸呈进行性加重的疾病是

（11~14 题共用备选答案）

A. 胰岛素
B. 促胃液素
C. 胰高血糖素
D. 生长抑素
E. 胰血管活性肠肽

11. 胰岛 G 细胞分泌
12. 胰岛 D 细胞分泌
13. 胰岛 B 细胞分泌
14. 胰岛 A 细胞分泌

（15~18 题共用备选答案）

A. 轻症急性胰腺炎
B. 重症急性胰腺炎
C. 胰岛素瘤
D. 慢性胰腺炎
E. 胰头癌

15. 患者，男性，68 岁。1 个月来进行性黄疸加重伴上腹不适，消瘦，排陶土样便，右上腹扪及囊性肿块，压痛。患者可诊断为

16. 患者，男性，66 岁。10 年来一直上腹部反复胀痛，近 2 个月易饥饿、多尿、消瘦、黄疸，上腹正中扪及深在性囊性肿物。患者可诊断为
17. 患者，男性，31 岁。开始时经常头晕、心悸、出冷汗，吃几片饼干或巧克力糖即好转。已反复发作 3 年，近 3 月发作频繁，有时晕倒，检测血糖 2.4mmol/L。患者可诊断为
18. 患者，女性，51 岁。5 年胆囊多发结石史。2 天前饱食后左上腹剧痛阵发性加剧，放射至左肩，伴呕吐、腹胀。脉搏 100 次/分，血压 150/90mmHg，上腹部压痛、反跳痛，Murphy 征（-），Cullen 征（+），血钙 1.7mmoL/L。患者可诊断为

（19～20 题共用备选答案）

A. 波动较大　　B. 进行性加重
C. 持续性轻度黄疸　　D. 发生快而后逐渐消退
E. 深度黄疸，且可有波动，消化道症状轻

19. 胰头癌所致的黄疸特点是
20. 胆管下端癌所致黄疸特点是

（21～22 题共用备选答案）

A. 季肋部青紫色瘀斑　　B. 脐周皮下青紫色瘀斑
C. 腰胁部青紫色瘀斑　　D. 上腹部青紫色瘀斑
E. 下腹部青紫色瘀斑

21. 出血性坏死性胰腺炎时，出现的 Grey-Turner 征是指
22. 出血性坏死性胰腺炎时，出现的 Cullen 征是指

（23～24 题共用备选答案）

A. 通过刺激胃液分泌间接引起胰液增多
B. 直接刺激胰液分泌增加
C. 引起 Oddi 括约肌痉挛水肿
D. 对胰腺腺泡直接毒性作用
E. 引起胆管共同开口处梗阻

23. 暴饮暴食引起急性胰腺炎的机制为
24. 胆道蛔虫病引起急性胰腺炎的机制为

（25～26 题共用备选答案）

A. 急性反应期　　B. 全身感染期
C. 重症期　　D. 腹膜后残腔感染期

E. 慢性反应期

25. 重症急性胰腺炎以全身细菌感染、深部真菌感染（后期）或双重感染为其主要临床表现的时期为

26. 重症急性胰腺炎主要临床表现为全身营养不良，存在后腹膜残腔，通常引流不畅，少数患者伴有消化道瘘的时期为

## 五 X 型题

1. 诊断急性胰腺炎最为敏感的影像学和血清学检查有

A. 腹部超声
B. 腹部增强 CT
C. 血清淀粉酶测定
D. 血脂肪酶测定
E. 腹部 MRI

2. 促胃液素瘤定性诊断中，排除多发内分泌肿瘤需要测定的激素有

A. 血清钙
B. 甲状旁腺激素
C. 黄体生成素
D. 促胃液素
E. 催乳素

3. 壶腹周围癌包括的类型有

A. 壶腹癌
B. 胆管下端癌
C. 十二指肠乳头周围癌
D. 胰头癌
E. 胰体癌

4. 下面属于重症急性胰腺炎临床分期的是

A. 急性反应期
B. 全身感染期
C. 重症期
D. 腹膜后残腔感染期
E. 慢性反应期

5. 中华医学会胰腺外科学组提出的胰腺癌的高危人群包括

A. 有胰腺癌家族史者
B. 年龄小于 40 岁，有上腹部非特异性不适者
C. 慢性胰腺炎，特别是慢性家族胰腺炎和慢性钙化性胰腺炎
D. 患有家族性腺瘤息肉病者
E. 良性病变行远端胃大部切除者，特别是术后 10 年以上的人群

6. 胰管扩张的慢性胰腺炎患者可采取的手术方法有

A. 胰尾切除，胰腺空肠吻合术（Duval 手术）
B. 胰管全程剖开，取出结石，胰管-空肠侧侧吻合术（Partinyton 手术）
C. 保留十二指肠的胰头次全切除术（Berger 手术）
D. 胰头部分切除术，胰管-空肠侧侧吻合术（Frey 手术）

E. 胰头次全切除术，胰体尾广泛去神经术（Warren 手术）

7. 考虑胃泌素瘤存在的依据包括

A. 溃疡病术后复发
B. 溃疡病伴腹泻
C. 大量胃酸分泌
D. 溃疡伴低钙血症
E. 远端十二指肠和近端空肠溃疡

8. 对胰高血糖素瘤的定位诊断价值较大的影像学方法是

A. B 超检查
B. CT 检查
C. 选择性造影检查
D. ERCP
E. 选择性肝穿刺插管

9. 慢性胰腺炎的实验室检查正确的有

A. 白细胞计数在正常范围
B. 血尿淀粉酶升高
C. 大便检查可见脂肪滴及不消化食物
D. 可有糖耐量实验异常甚或血糖降低
E. 可施行胰腺穿刺和细胞学检查

10. 重症急性胰腺炎的 CT 分级为

A. A 级
B. B 级
C. C 级
D. D 级
E. E 级

11. 重症急性胰腺炎急性反应期治疗应以（　　）为主

A. 早期肠内营养支持
B. 液体复苏
C. 器官功能监测和维护
D. 防治条件致病菌感染
E. 防治肠道菌群移位

12. 假性胰腺囊肿行经皮穿刺置管引流的适应证包括

A. 囊肿巨大产生压迫症状
B. 有破裂可能
C. 并发感染
D. 继发重症感染
E. 囊肿破裂

13. 胰头癌远处转移较少而局部浸润早，早期浸润的部位有

A. 肝
B. 胆总管
C. 门静脉
D. 局部淋巴结
E. 血管

14. 不能耐受手术的胃泌素瘤患者可进行的治疗为

A. 给予链脲素
B. 给予西咪替丁
C. 给予奥曲肽
D. 非手术治疗
E. 尝试手术治疗

15. 重症急性胰腺炎急性反应期早期液体复苏的目标为

A. 平均动脉压<65mmHg
B. 平均动脉压>65mmHg
C. 尿量>10ml/h
D. 尿量>0.5ml/h
E. 中心静脉压 8~12cm$H_2O$

16. 慢性胰腺炎控制腹痛时可使用的药物有
A. 可待因
B. 阿托品
C. 吗啡
D. 溴丙胺太林
E. 哌替啶

17. 胃泌素瘤的定位诊断，叙述正确的是
A. 上腹部薄层 CT 或 MR 平扫加增强，扫描间距 3~5mm
B. 有条件时可行内镜超声胰腺扫描和奥曲肽核素扫描
C. 无创检查不能明确定位的病例，建议进行 ASVS 测定促胃液素水平
D. 十二指肠镜检，排除十二指肠内病灶
E. 建议测定血清钙、PTH、促胃液素、PRL 等激素水平，以排除多发内分泌肿瘤

## 六 案例分析题

（1~4 题共用题干）

患者，男性，48 岁。4 小时前因进油腻食物并饮白酒 500g 出现剧烈上腹痛，伴恶心、呕吐。查体：体温 37.0℃，血压 120/80mmHg，腹平软，上腹部剑突下及左上腹压痛明显，无反跳痛和肌紧张，肠鸣音减弱。

1. 患者可诊断为
A. 急性胆囊炎
B. 胆石症
C. 急性胰腺炎
D. 急性肠梗阻
E. 胃、十二指肠溃疡急性穿孔

2. 此时，患者首先要做的检查是
A. 血清淀粉酶测定
B. 尿淀粉酶测定
C. 尿胆红素、尿胆原、尿胆素测定
D. 谷丙转氨酶测定
E. 血常规

3. 如病情进展，出现上腹压痛、反跳痛、肌紧张，移动性浊音（+），此时最有价值的检查是
A. 尿淀粉酶测定
B. 血清淀粉酶测定
C. 白细胞计数和分类
D. 腹腔穿刺液性状及淀粉酶测定
E. 血红蛋白和血细胞比容测定

4. 若患者体温 38℃，血压 120/80mmHg，脉率 100 次/分，血白细胞 $15\times10^9$/L，最恰当的处理为

A. 抗生素治疗
B. 禁食、胃肠减压
C. 急诊手术
D. 给予生长抑素
E. 给予抑肽酶

（5~9 题共用题干）

患者，男性，42 岁。2 天前因左上腹痛，向左肩背部放射，伴恶心、呕吐胃内容物，呕吐后疼痛不缓解入院。自述有胆囊结石病史。查体：体温 39℃，脉搏 120 次/分，呼吸 20 次/分，血压 100/60mmHg，巩膜黄染，上腹膨隆，腹膜炎体征（+），移动性浊音（-），肠鸣音减弱。

5. 患者最可能诊断为
A. 胃穿孔
B. 胆管结石并胆管炎
C. 急性胆源性胰腺炎
D. 急性胆囊炎
E. 肠系膜上动脉血栓
F. 幽门梗阻

6. 患者进一步检查需首选的检查方法是
A. 腹部 B 超
B. 尿常规
C. 血气分析
D. 血、尿淀粉酶测定
E. 血清钾、钠、氯、钙测定
F. 脑脊液常规

7. 血常规 WBC $20\times10^9$/L，N 0.87，B 超示胰腺呈不规则的强回声，血钙 1.8mmol/L，血糖 13mmol/L，患者表情淡漠，血压逐渐下降至 80/50mmHg。此时应考虑为
A. 急性梗阻性化脓性胆管炎
B. 重症急性胰腺炎
C. 胰腺脓肿
D. 肠坏死穿孔
E. 酮症酸中毒
F. 胆囊炎穿孔

8. 患者应采取的治疗措施包括
A. 补液，纠正休克
B. 择期手术
C. 应用抗生素和激素
D. 胃肠减压，抗胰酶，镇痛
E. 予以镇静、解痉药
F. 纠正休克，维持水、电解质平衡

9. 患者拒绝手术治疗，经保守治疗，疼痛逐渐减轻，术后 7 天出现上腹逐渐膨隆，腹胀，恶心、呕吐影响进食。查体：上腹部可触及半球形、光滑、不移动、有囊性感肿物，触痛不明显。目前最有可能诊断为
A. 胰腺脓肿
B. 胆囊癌
C. 先天性胰腺囊肿
D. 胰腺癌
E. 假性胰腺囊肿
F. 肠扭转

（10~14 题共用题干）

患者，男性，58 岁。晚 6 时聚餐，饮酒较多。当晚 11 时，突发上腹痛，迅速波及全

腹，呈持续性，并向左肩背部、腰背部放射。伴恶心、呕吐，全身出冷汗，心悸，呼吸急促，次晨 1 时来院急诊。自述有上腹痛和冠心病史。查体：急性病容，面色苍白，体温 37.8℃，血压 90/60mmHg，脉搏 96 次/分，心肺（-），全腹肌紧张，压痛及反跳痛存在，肠鸣音减弱，移动性浊音可疑。

10. 患者来急诊室就诊，应首先进行的检查有
    A. ERCP　　B. 腹部 B 超
    C. 尿淀粉酶测定　　D. 腹部 CT
    E. 胸腹 X 线检查　　F. 血清淀粉酶测定
    G. 十二指肠引流　　H. 白细胞计数与分类

11. 血常规：血红蛋白 120g/L，红细胞 $3.2\times10^{12}$/L，白细胞 $18\times10^{9}$/L，中性粒细胞 0.82。血清淀粉酶 703U/L。X 线检查：两肺正常，双膈下未见游离气体，胃及横结肠脾区充气。经初步诊断为急性胰腺炎。与其他急腹症鉴别，还需要进行的检查有
    A. 心电图　　B. 急诊 CT 检查
    C. 尿淀粉酶测定　　D. 血清脂肪酶测定
    E. B 超探查胆囊、胆道、胰腺　　F. 腹部 X 线透视或拍立位片
    G. 腹腔穿刺，穿刺液做淀粉酶测定　　H. 抽空胃液，下胃管注气 X 线透视复查

12. 复测血压 82/60mmHg，脉搏加快（120 次/分），呼吸急促，唇发绀，心率快，未听到杂音，复查 Hb 110g/L，RBC $2.8\times10^{12}$/L，WBC $22\times10^{9}$/L，尿量 40ml/h。引起上述现象的原因是
    A. 急性心功能不全　　B. 失血性休克
    C. 剧烈疼痛引起神经源性休克　　D. 大量血管活性物质释放
    E. 低血容量性休克　　F. 急性呼吸窘迫综合征（ARDS）
    G. 急性肾衰竭　　H. 化脓、感染、大量毒素吸收

13. 查体：心率 120 次/分，血压 82/60mmHg，呼吸 36 次/分，两肺下部可听到啰音，$PaO_2$<60mmHg，血钙 2.0mmol/L，血糖 11mmol/L，尿素氮 10.0mmol/L，$CO_2$ 结合力 18mmol/L，尿量 35ml/h。根据以上检查结果，对病情分析正确的是
    A. 心肌功能无损伤
    B. 提示 ARDS 存在
    C. 周围循环衰竭
    D. 肾功能正常
    E. 血钙降低，表示腹腔内脂肪坏死减少
    F. 各种迹象提示本例临床分型为轻型，预后较好
    G. 各种迹象提示临床分型为重型，预后凶险
    H. Hb、RBC 低值，提示病变周围较大血管受炎症侵蚀破裂大出血

14. 急性胰腺炎非手术治疗的应用指征有
   A. 发现有心、肺、肾合并症者，非手术治疗
   B. 轻型、重型均可先使用非手术疗法
   C. 以血清淀粉酶测定值为依据，低者非手术治疗
   D. 血红蛋白较低，采用输血为主的非手术治疗
   E. 血糖升高，采用降糖药物为主的非手术治疗
   F. 重型先用非手术治疗，严密观察，病情加重，及时手术

（15～21 题共用题干）

患者，女性，61 岁。1 个月以来乏力、食欲缺乏、黄疸，伴恶心、呕吐，吐出胃内容物，尿色加深，大便次数增加，2～3 次/天，稀溏，无黏液。查体：体温 37.4℃，血压 140/85mmHg，脉搏 84 次/分，呼吸 20 次/分。右上腹可触及包块，较软，随呼吸上下活动，无压痛。肝肋下 3cm，质尚软，脾未触及。肝功能检查：黄疸指数 22U，SGPT 195U。在当地医院经护肝、抗炎、利胆等治疗后，SGPT 降至 55U，黄疸指数仍持续上升，转来诊治。

15. 为了鉴别黄疸性质，需要进行的检查有
   A. 抗甲肝抗体检查　　B. 尿三胆及尿糖测定
   C. 空腹血糖测定，糖耐量试验　　D. 血尿淀粉酶测定
   E. 6-磷酸葡萄糖醛酸酶测定　　F. 癌胚抗原测定
   G. 乙肝标志物检查　　H. 碱性磷酸酶、γ-谷氨酰转肽酶、转氨酶测定
16. 血生化检查：直接胆红素 16.1mg/L，间接胆红素 8.2mg/L，尿胆红素（+++）。B 超示肝脏偏大，包膜光整，胆囊增大，外形饱满，胆汁透声差，肝内胆管、胆总管扩张，可见细密的强回声光团，不伴声影。可初步诊断的疾病有
   A. 壶腹癌　　B. 病毒性肝炎
   C. 胰头癌　　D. 原发性肝癌
   E. 胆总管下端结石　　F. 慢性胰腺炎
   G. 化脓性胆管炎　　H. 胆囊炎，胆囊结石
17. 为明确诊断需进一步进行的检查有
   A. CT 检查　　B. 纤维胃镜检查
   C. 选择性血管造影　　D. 逆行胰胆管造影
   E. 腹腔镜检查　　F. X 线十二指肠低张造影
   G. 经皮肝穿刺胆管造影（PTC）　　H. $^{99m}$Tc 扫描检查
18. 患者经查腹部稍膨隆，移动性浊音（±），凝血酶原时间 18 秒（正常对照 14 秒），总蛋白 64g/L，清蛋白 32g/L，血糖 8.3mmol/L，尿糖（++++）。此时应做的术前准备有
   A. 术前应用抗生素

B. 术前口服降血糖药或用胰岛素

C. 输给凝血酶原复合物

D. 输人体清蛋白或小量多次输新鲜血

E. 应用葡萄糖、胰岛素和钾盐混合液

F. 给予各种维生素，如 B 族维生素、维生素 C、维生素 K 等

G. 手术日晨插胃管和导尿管

19. 术中发现胆总管下端壶腹部有肿块，3.0cm×3.5cm，冷冻切片证实管状腺癌，肿块未侵及门静脉、腔静脉、肠系膜上动静脉。应考虑进行的手术为

A. 胰腺全切除术
B. 胆囊胃吻合术
C. 胆总管切开 T 管引流术
D. 胃空肠吻合术
E. 胆囊十二指肠吻合术
F. 空肠胆总管吻合术
G. Whipple 或胰十二指肠切除术

20. 术后第 2 天，患者精神差，呼吸 30 次/分，胃肠减压量 1000ml/d 以上，血钾 3.6mmol/L，血钠 130mmol/L，血氯 90mmol/L，pH 7.36，$PCO_2$ 47mmHg，$PO_2$ 70mmHg，$HCO_3^-$ 26mmol/L，BE +5mmol/L。根据上述情况，诊断正确的有

A. 混合性碱中毒
B. 代谢性碱中毒（失代偿）
C. 低钠、低氯血症
D. 呼吸性酸中毒（失代偿）
E. 混合性酸中毒
F. 代谢性碱中毒合并呼吸性酸中毒
G. 代谢性酸中毒合并代谢性碱中毒
H. 代谢性酸中毒合并呼吸性碱中毒

21. 胰十二指肠切除术后第 6 天，腹腔引流管引流量增加，每天 200~300ml，为淡血性液。查体：体温 37.8℃，右上腹膨隆、压痛，轻度腹肌紧张，WBC $16.0\times10^9$/L。此时应首先考虑的并发症有

A. 胰瘘
B. 胃肠吻合口瘘
C. 胆瘘，胆汁性腹膜炎
D. 膈下脓肿
E. 胆道逆行感染
F. 腹腔内出血
G. 急性胰腺炎
H. 低蛋白血症，腹水伴感染

## 参考答案与解析

### 一、A1 型题

1. C【解析】胰头癌伴梗阻性黄疸，手术中探查发现肿瘤切除困难，为消除黄疸，术式宜采取胆总管空肠吻合术。

2. D【解析】急性水肿性胰腺炎病变轻，多局限在体尾部。胰腺肿胀，变硬，充血，被

膜紧张，其下可有积液。腹腔内的脂肪组织，特别是大网膜可见散在粟粒状或斑块状的黄白色皂化斑（脂肪酸钙）。腹水为淡黄色，镜下见间质充血、水肿并有炎性细胞浸润。有时可发生局限性脂肪坏死。

3. D【解析】重症急性胰腺炎难以与绞窄性肠梗阻鉴别时，应选择查血脂肪酶。血脂肪酶对重症急性胰腺炎有较高特异性。重症胰腺炎时由于胰腺组织大量坏死，胰腺腺泡严重破坏，淀粉酶生成很少，血脂肪酶不能再分泌，导致血清淀粉酶/脂肪酶可能不高。

4. D【解析】急性胰腺炎伴有功能障碍、胰腺坏死、脓肿或假性囊肿等局部并发症，腹膜刺激征明显者属于重症急性胰腺炎。

5. E【解析】急性出血性坏死性胰腺炎患者表现为脐周皮下出现瘀斑（Cullen 征）或者腰胁部皮下出现瘀斑（Grey-Turner 征）；可有血压下降、脉搏和呼吸加快的表现，甚至出现休克。

6. A【解析】急性胰腺炎的临床表现有腹痛、腹胀、恶心、呕吐、发热、休克、呼吸困难及少尿。最早的症状特点是腹痛、恶心和呕吐。患者多为突发性上腹剧痛，多向左腰背部放射，腰部可呈束带样疼痛。恶心、呕吐开始较早，呕吐后不能使疼痛缓解。

7. B【解析】胰高血糖素瘤临床表现为糖尿病、皮疹、贫血、体重下降，少数患者有抑郁症、静脉血栓形成或腹泻。其中，坏死性游走性红斑为胰高血糖素瘤所特有的临床表现，常侵犯下腹部和会阴，不少患者有口角炎及舌炎。

8. D【解析】急性出血性胰腺炎和急性水肿性胰腺炎的实验室检查中最主要的区别是血红正铁清蛋白阳性。腹腔内有出血性疾病时，红细胞被破坏释放出血红素，经脂肪酸和弹性蛋白酶作用，变为正铁血红素，与清蛋白结合成正铁清蛋白。正铁清蛋白在重症胰腺炎起病 72 小时内常为阳性。此点有助于判断急性胰腺炎的病情和预后。

9. D【解析】急性胰腺炎的治疗措施：①禁食。②胃肠减压。③静脉输液，积极补足血容量，维持水电解质和酸碱平衡，注意维持热能供应。④镇痛，腹痛剧烈者可予哌替啶。⑤应用抗生素。⑥抑酸治疗，临床上习惯应用 $H_2$受体阻断药或质子泵抑制剂静脉给药，认为可通过抑制胃酸而抑制胰液分泌，兼有预防应激性溃疡的作用。急性胰腺炎早期治疗最重要的措施为胃肠减压及补液。

10. B【解析】胰腺内分泌瘤主要包括胰岛素瘤和胃泌素瘤。胰岛素瘤是来源于胰岛 B 细胞的一种罕见肿瘤，但在胰腺内分泌瘤中却最常见。胃泌素瘤来源于 G 细胞，在胰腺内分泌瘤中发病率仅次于胰岛素瘤。

11. C【解析】急性胰腺炎的病理变化分为急性水肿性胰腺炎和急性出血坏性死性胰腺炎两型。基本病理改变是胰腺呈不同程度的水肿、充血、出血和坏死。

12. D【解析】胰头肿块通过影像学、超声内镜、细针穿刺活检等方法，仍难以鉴别肿块型慢性胰腺炎和胰头癌时，下一步处理是手术探查，胰十二指肠切除术。

13. D【解析】血管活性肠肽瘤又称为 Vemer-Morrison 综合征或腹泻低钾无胃酸

（WDHA）综合征，是一种起源于胰岛 D 细胞的内分泌瘤。

14. C【解析】吸烟是唯一公认的胰腺癌的危险因素；高蛋白、高胆固醇饮食可促进胰腺癌的发生；糖尿病和慢性胰腺炎也被认为是胰腺癌的危险因素。

15. D【解析】慢性胰腺炎的临床表现有腹痛、消瘦、腹胀、不耐油腻、脂肪泻、糖尿病、黄疸，不包括恶心、呕吐。其中，腹痛的疼痛位于上腹部剑突下或稍偏左，向腰背部放射呈束腰带状。

16. E【解析】胃泌素瘤的实验室检查如下。①胃液分析：无胃手术史者 BAO 超过 15mmol/h，胃大部切除术后患者 BAO 超过 5mmol/h，或 BAO/MAO>0.6 时支持本病诊断。②促胃液素水平测定：当患者有高胃酸分泌或溃疡病且其空腹血清促胃液素超过 1000pg/ml（正常值 100~200pg/ml）时可确定诊断，不少患者血清促胃液素为 200~1000pg/ml。③促胰液素刺激试验：当促胃液素水平较试验前增高 200pg/ml 时可确诊本病。

17. A【解析】促胃液素瘤又称为胃泌素瘤或佐林格-埃利森综合征，其来源于 G 细胞，在胰腺内分泌瘤中发病率仅次于胰岛素瘤；60%~70%为恶性，常伴有淋巴结或肝转移；25%~30%的患者同时存在其他内分泌肿瘤（多发性内分泌瘤病Ⅰ型-MEN-Ⅰ）；部分肿瘤位于胰腺外，十二指肠为其好发部位。主要表现为消化性溃疡的症状和腹泻，溃疡最常见于十二指肠球部。约半数患者有腹泻，与胃酸高分泌有关。

18. A【解析】腹痛、腹胀、肌紧张、腹水和脾大均是胰腺囊性肿瘤的临床表现。其中，腹痛常为最早出现和最主要的临床表现，可在餐后加重或伴有腹胀，上腹不适等。

19. E【解析】假性胰腺囊肿并发慢性胰腺炎者可有脂肪泻、血糖升高。

20. E【解析】胰岛素瘤的外科治疗术式有肿瘤摘除术、胰腺或远侧胰切除术、胰腺局部切除术、胰十二指肠切除术。其中胰十二指肠切除术只适于巨大的胰头钩部肿瘤和恶性胰岛素瘤。

21. D【解析】重症急性胰腺炎是指具备急性胰腺炎的临床表现和生化改变，且具备下列之一者：局部并发症（胰腺坏死、假性囊肿、胰腺脓肿）、器官衰竭、Ranson 评分≥3、PAHCEII 评分≥8、CT 分级为 D 或 E。急性胰腺炎临床上表现为急性、持续性腹痛（偶无腹痛），血清淀粉酶活性增高≥正常值上限 3 倍。白细胞计数增多，多在 $12\times10^9$/L 以上；血清钙常降低；血糖升高较为常见。

22. C【解析】胰酶的自体消化是急性胰腺炎的主要病理基础，胰腺的自体消化过程如下：①脂肪酶使中性脂肪分解。②胶原酶使胶原纤维溶解。③磷脂酶 A 使卵磷脂变成溶血卵磷脂。④弹性纤维酶使血管壁损害。胰腺的自体消化过程不包括选项 C“淀粉酶使淀粉水解”。

23. E【解析】急性出血性坏死性胰腺炎的病变以胰腺实质出血、坏死为特征。胰腺肿胀，呈暗紫色，分叶结构模糊，坏死灶呈灰黑色，严重者整个胰腺变黑。腹腔内可见皂化斑和脂肪坏死灶，腹膜后可见广泛组织坏死。腹腔内或腹膜后有咖啡或暗红色血性液体或血性混浊渗液。镜下可见脂肪坏死和腺泡细胞破坏，腺泡小叶结构模糊不清。间质小血管壁也有坏死，呈片状出血，炎细胞浸润。晚期坏死组织合并感染形成胰腺或胰周围脓肿。

24. C【解析】重症急性胰腺炎急性反应期是自发病至 2 周左右，主要并发症有休克、肾衰竭、呼吸衰竭、胰性脑病等，不包括消化道瘘。

25. A【解析】胰腺癌是一种较为常见的恶性肿瘤，是发生于胰腺导管上皮（少数起源于腺泡）的恶性肿瘤。其中约 70% 发生在胰头，其余在胰腺体尾部，个别病例肿瘤占据全胰。40 岁以上好发，男性比女性多见。胰腺癌的恶性程度很高，5 年生存率仅 10%～15%。80%～90% 的胰腺癌为导管腺癌，系从导管的立方上皮细胞发生而来。

26. C【解析】假性胰腺囊肿的手术治疗适应证如下。①急诊手术：适用于出现危及生命的并发症，如囊肿破裂、出血、继发重症感染等。②早期手术：适用于有胆道梗阻、十二指肠小肠梗阻者。③择期手术：一般在发病后 6 周以上为宜，适用于病情稳定，囊壁已成熟者，经过充分准备，进行内引流术。④外引流术：作为急诊手术用以治疗囊肿破裂，出血及感染。

27. A【解析】上腹饱胀不适和上腹痛是胰腺癌最早出现的症状。胰腺癌的腹痛位于中上腹。由于胰管梗阻引起胰管内压力增高而出现上腹饱胀不适或上腹痛并向肩背部或腰胁部放射。晚期胰腺癌呈持续性腹痛，并出现腰背痛，腰背部疼痛的出现通常与腹痛伴随发生，常取膝肘位以求缓解。

28. A【解析】急性出血性坏死性胰腺炎诊断性腹腔穿刺可见红褐色腹水。

29. A【解析】水泻为血管活性肠肽瘤的主要和特征性症状，开始为发作性或间歇性，以后发展为典型的持续性水泻。

30. D【解析】胰岛素瘤来源于胰岛 B 细胞，80% 以上为良性，85% 为单发，女性多于男性。典型症状为 Whipple 三联征：①自发性、周期发作的低血糖症状、昏迷及神经精神症状，每于空腹或劳累后发作。②空腹或发作时血糖低于 2.78mmol/L，糖耐量呈低平曲线。③口服或静脉注射葡萄糖后，症状可立即消失。

31. E【解析】当胰头部癌肿生长时，癌肿压迫胰胆管开口，可出现梗阻性黄疸，呈进行性加重，且随癌肿长大，梗阻症状加重，黄疸也加重。

32. B【解析】参见 A1 型题第 30 题解析。

33. E【解析】胰头癌远处转移较少而局部浸润早，常早期浸润胆总管、门静脉和转移至局部淋巴结，晚期可转移至肝。胰体尾癌易侵入血管，尤其是脾静脉，因而较易发生广泛的远处转移。

34. B【解析】在急性胰腺炎的发病过程中起主要作用的酶是胰蛋白酶。在急性胰腺炎发病过程中，胰蛋白酶启动各种酶原活化的级联，使各种胰消化酶原被激活，导致胰腺的自体消化。

35. D【解析】急性出血性胰腺炎可出现突然上腹部持续性剧烈疼痛，呈束带状向腰背部放射。

36. E【解析】急性胰腺炎患者病愈出院时，为防复发，应告诉患者戒酒、戒暴饮暴食。酒精和暴饮暴食均是急性胰腺炎的发病原因。酒精通过刺激胰液分泌增加引起 Oddi 括约肌痉挛水肿和对胰腺腺泡的直接毒性作用可导致急性胰腺炎发生。暴饮暴食可刺激大量胰液分泌，从而导致急性胰腺炎。

37. A【解析】有下列情况应疑为胃泌素瘤：溃疡病术后复发、溃疡病伴腹泻、大量胃酸分泌、溃疡病伴高钙血症、多发溃疡或远端十二指肠和近端空肠溃疡、有多发性内分泌瘤病家族史等。

38. A【解析】特殊的导管腺癌有泡沫腺体型、大导管型、空泡型、实性巢状型，不包括多形性腺癌。

39. E【解析】参见 A1 型题第 17 题解析。

40. C【解析】轻型急性胰腺炎具备急性胰腺炎的临床表现和生化改变，而无器官功能障碍或局部并发症，对液体补充治疗反应良好。Ranson 评分<3，或 APAHCEII 评分<8，或 CT 分级为 A、B、C。急性胰腺炎临床上表现为急性、持续性腹痛（偶无腹痛），血清淀粉酶活性增高≥正常值上限 3 倍。

41. A【解析】参见 A1 型题第 6 题解析。

42. C【解析】胰酶的增高是诊断急性胰腺炎的重要依据之一。血清淀粉酶在发病 2 小时后开始升高，24 小时即可到达高峰。尿淀粉酶增高出现较迟，一般在发病 24 小时后开始升高。血清脂肪酶的升高也在发病 24 小时以后，但临床上很少用，因不如尿淀粉酶检查简便易行。一般非出血性坏死性重症胰腺炎血钙、血糖的改变不明显。

43. D【解析】慢性胰腺炎（CP）是由各种不同病因引起胰腺实质慢性渐进性坏死与纤维化，致使其内、外分泌功能减退的疾病。多见于中年男性，以 30~60 岁为主。

44. E【解析】动态增强 CT 是目前诊断胰腺坏死及胰外病变的首选检查。主要表现为胰腺肿大，胰腺部分区域密度减低、胰腺周围边缘模糊，严重者出现小网膜囊、肾周区、结肠后区和肠系膜血管根部区等水肿或密度改变。在增强的情况下可以更清晰地显示密度减低的坏死区。

45. B【解析】参见 A1 型题第 10 题解析。

46. B【解析】轻型急性胰腺炎的治疗原则是尽量减少胰液分泌，即胰腺休息疗法。防止感染，防止向重症发展。具体的非手术治疗措施：①禁食、胃肠减压。②抑制胰液分泌及抗胰酶的药物，如生长抑素、5-FU、尿蛋白酶抑制剂等应用。③$H_2$受体阻断药和质子泵抑制剂的使用。④镇痛和解痉。镇痛禁用吗啡，因为吗啡可引起 Oddi 括约肌痉挛加重胰腺炎。⑤支持治疗。每日输液应根据液体出入量计算，维护水电解质平衡。⑥有明显感染征象的患者可考虑使用能够透过血-胰液屏障的药物，如喹诺酮和头孢三代抗生素等。一般不需要预防性抗感染治疗。⑦中医中药治疗。

47. A【解析】胆道疾病和饮酒是诱发急性胰腺炎的两大常见病因。在国外，酒精性胰腺炎最为常见；而在国内，胆道系统疾病（胆系结石和胆系感染）是诱发急性胰腺炎的最常见病因，占50%~70%。

48. A【解析】胰岛素瘤的外科治疗方法中，肿瘤摘除术为最常用方法，对单发或散在的、不大而表浅的肿瘤，不论在何部位均宜采用。

49. C【解析】急性胰腺炎时血清淀粉酶增高快于尿淀粉酶。表现参见 A1 型题第 42 题解析。

50. A【解析】胰腺癌的实验室检查：①肝功能检查多有异常，血 ALP 可明显升高。黄疸者直接胆红素升高。②部分患者可有血糖升高。③CA19-9 常可升高。④血尿淀粉酶可有升高。

51. C【解析】参见 A1 型题第 16 题解析。

52. C【解析】急性胰腺炎中，血清淀粉酶在发病 2 小时后开始升高，24 小时到达高峰，可持续 4~5 天。尿淀粉酶在发病 24 小时后开始升高，可持续 1~2 周。血清钙常降低。白细胞计数多在 $12\times10^9$/L 以上。血糖升高较为常见，若血糖持续升高难以下降，提示病情较重。

53. B【解析】当急性胰腺炎出现低血钙时应考虑出血坏死性。

54. B【解析】急性胰腺炎的病因有梗阻因素（既往有胆石症病史）、酒精中毒（发病前饮酒 1 瓶）、饮食因素（发病前曾进食大量油腻食物）、外伤（1 天前有中上腹部受撞经历）、手术、代谢性疾病与其他，病因与既往有慢性胃炎并无直接关系。

55. D【解析】壶腹癌黄疸出现相对早，可有波动。大便潜血可为阳性。肝内、外胆管扩张而胰头不大。ERCP 可见壶腹部隆起或菜花样肿物，取病理活检可确诊。

56. A【解析】诊断胰岛素瘤最可靠的依据是典型症状为 Whipple 三联征。Whipple 三联征参见 A1 型题第 30 题解析。

57. E【解析】慢性胰腺炎的非手术治疗：①进低脂易消化饮食，切勿暴饮暴食，严格禁酒。②给予适量制酸药和抗胆碱能药物。高血糖者，应用适量胰岛素或降糖药物。③急性发作时应按急性胰腺炎治疗。④根据辨证施治原则，选用疏肝理气、健脾和胃、活血止痛等中药。并可使用针灸或穴位封闭法。⑤控制腹痛时禁用吗啡和可待因，可使用阿托品、溴丙胺太林、哌替啶或用针灸、穴位封闭止痛。

58. D【解析】胰腺癌时很少出现上消化道出血。

59. E【解析】急性胰腺炎的腹痛为首发症状，位于中上腹，进食可加剧疼痛；呕吐后不能减轻疼痛。表现为突发性上腹剧痛，多向左腰背部放射，腰部可呈束带样疼痛。当呈束带状疼痛时，说明病变累及全胰。疼痛常很剧烈，与病变部位有关。

60. E【解析】胆石症、胆道感染、胆道蛔虫病、Oddi 括约肌痉挛、先天性胰胆管异常、胰管结石等均可引起胆管共同开口处梗阻，引起急性胰腺炎。暴饮暴食可刺激大量胰液分泌，从而导致急性胰腺炎。低脂血症、低钙血症不会诱发急性胰腺炎。所以选项 E 错误。

61. A【解析】参见 A1 型题第 17 题解析。

62. A【解析】参见 A1 型题第 42 题解析。

63. C【解析】参见 A1 型题第 25 题解析。

64. E【解析】急性胰腺炎的腹部 X 线平片可见横结肠、胃等充气扩张，或有左侧膈肌上升，左下胸腔积液等，不可见右侧膈肌上升。

65. B【解析】急性胰腺炎患者的血清钙常降低，若低于 2mmol/L，提示病情较为严重。

66. E【解析】壶腹癌是指胆总管末端壶腹部和十二指肠乳头的癌肿。它与胰头癌有许多相似之处，临床表现都开始为黄疸，且进行性加重，但其手术切除率，5 年生存率明显高于胰头癌，其原因是癌肿的位置使壶腹癌的症状出现较早，能够较早就医。

67. E【解析】壶腹癌区别于胆管下端癌的检查所见不包括选项 E。胆管下端癌患者可有深度黄疸，且可有波动，消化道症状轻，影像学检查对诊断有帮助。壶腹癌的诊断参见 A1 型题第 55 题解析。

68. D【解析】慢性胰腺炎的术前准备：①纠正贫血，脱水和电解质紊乱，适量输全血和血浆，以纠正低蛋白血症。②术前有黄疸者，应注意保肝治疗，并控制因黄疸导致的凝血机制障碍。③有糖尿病或其他合并症者，应给予适当治疗，待症状得到控制后方可手术治疗。麻醉宜采用气管内插管静脉复合麻醉或持续硬膜外麻醉。

69. B【解析】逆行性胰胆管造影（ERCP）的适应证：①胆道梗阻引起的黄疸。②临床、实验室或影像学检查支持胰腺或胆道疾患（如结石、肿瘤、硬化性胆管炎等）。③胰腺疾病：胰腺肿瘤、慢性胰腺炎、胰腺囊肿等。④原因不明的胰腺炎。⑤Oddi 括约肌测压。⑥胰管或胆管的组织活检。一般情况下，内镜下 ERCP 对胰腺有一定的刺激和激惹作用，甚至可能诱发急性胰腺炎，因此，绝大多数急性胰腺炎患者不需要进行 ERCP。

70. B【解析】急性胰腺炎中，血清淀粉酶在发病 2 小时后开始升高，24 小时到达高峰，可持续 4~5 天，超过正常值 2 倍以上才有诊断意义。尿淀粉酶在发病 24 小时后开始升高，可持续 1~2 周，升高 2 倍以上才有诊断意义。严重的坏死性胰腺炎，血、尿淀粉酶值反而不升高。

71. A【解析】胃泌素瘤的治疗原则如下。①外科治疗：促胃液素瘤 60%~70% 为恶性，即使是良性也需手术治疗。所以选项 B 正确。已有肝转移的患者如能将原发肿瘤切除也可能长期存活。在胰头部的肿瘤可考虑行胰十二指肠切除。所以选项 A 错误，选项 C 正确。肿瘤广泛浸润致切除困难者，则要考虑做全胃切除，使患者症状消失、营养改善。所以选项 D 正确。②药物治疗：如患者不能耐受手术，可给予链脲素及西咪替丁、奥曲肽等，常可获得较长时间生存。所以选项 E 正确。

72. C【解析】全胰十二指肠切除术适用于胰头及胰腺体尾多发癌。胰十二指肠切除术适用于胰头癌。胰腺体尾切除术适用于胰腺体尾癌。内引流术适用于无法切除而患者已有严重黄疸者、十二指肠梗阻者或病情危重不能耐受大型手术者。对不能切除的病变，可在行各类引流手术的同时，进行放射性核素粒子植入。

73. C【解析】参见 A1 型题第 46 题解析。

74. B【解析】胰腺囊性肿瘤的 B 超检查可见肿块多呈圆形，可见包膜高回声，内部回声可呈多房性，也可为局限性蜂窝状。

75. D【解析】急性胰腺炎会导致胰腺中大量活性酶的释放，其中包括血清脂肪酶。血清脂肪酶会分解病灶和血液中的脂肪继而与钙离子结合形成不溶微粒，导致机体低钙血症。

76. C【解析】急性胰腺炎的体征表现：①患者有不同程度的腹膜刺激症状，压痛、反跳痛和肌紧张多位于左上腹，严重者可波及全腹。②出血性坏死性胰腺炎患者表现为脐周皮下出现瘀斑（Cullen 征）或者腰胁部皮下出现瘀斑（Grey-Turner 征）。③患者多有明显肠胀气，肠鸣音减弱，部分病例移动性浊音阳性。④并发胆道梗阻或胰头水肿压迫胆道可出现黄疸。⑤水肿型胰腺炎血压、脉搏、呼吸多无变化；出血性坏死性胰腺炎时可有血压下降、脉搏和呼吸加快，甚至出现休克。

77. C【解析】急性胰腺炎是多种病因导致胰酶在胰腺内被激活后引起胰腺组织自体消化、水肿、出血甚至坏死的炎症反应，发病过程主要为胰酶自体消化过程。

78. C【解析】80%~90%的胰腺癌为导管腺癌，系从导管的立方上皮细胞发生而来，这种癌的特点为长成致密的纤维性硬癌或硬纤维癌，肿瘤硬实，浸润性强而没有明显界限，切面常呈灰白色。

79. D【解析】手术切除是胰腺囊腺瘤（癌）的唯一治疗方法。肿瘤一般与周围组织粘连较少，切除不难。因囊腺瘤（癌）的囊腔较大及多房性，故切不可做外引流术和内引流术，因其易引发感染或遭遇恶性病变而贻误治疗时机。

**二、A2 型题**

1. A【解析】患者可考虑为急性胰腺炎。急性胰腺炎表现为腹痛、腹胀、恶心、呕吐、发热、休克、呼吸困难及少尿。患者有不同程度的腹膜刺激症状，压痛、反跳痛和肌紧张多位于左上腹，严重者可波及全腹。腹痛为首发症状，位于中上腹。恶心、呕吐开始较早，呕吐后不能使疼痛缓解。白细胞计数多在 $12\times10^9/L$ 以上。

2. C【解析】出血性坏死性胰腺炎的手术方式如下。①引流术：切开胃结肠韧带和胰腺包膜，在网膜囊及腹腔内置多根引流管。②坏死组织清除术：充分切开胰腺包膜，清除胰腺及胰周坏死组织，腹腔内放置多根引流物。③规则性胰腺切除：胰腺坏死局限者，可行规则性胰体尾部或颈部切除，胰腺切除区放置引流。④附加手术：胆道引流、空肠营养性造口或胃造口术。术中探查和清除坏死组织时，应保护好周围血管及脏器。所以选项 C 错误。

3. B【解析】腹痛常为胰腺囊肿最早出现和最主要的临床表现。上腹部可扪及无压痛的肿块，稍活动，可出现腹水和脾大。B 超检查，肿块多呈圆形，可见包膜高回声，内部回声可呈多房性，也可为局限性蜂窝状。由于患者已有发热，所以应诊断为胰腺囊肿并发感染。

4. B【解析】根据患者情况，可能性最大的是急性胰腺炎并发脓肿。胰腺脓肿于起病后2~3周出现，假性囊肿于起病后3~4周出现。二者均可有淀粉酶持续升高，但前者为感染性病变，还表现为发热、腹痛等感染症状。

5. B【解析】患者诊断首先考虑为慢性胰腺炎。腹痛是慢性胰腺炎最主要症状之一，平时为隐痛，发作时疼痛剧烈，持续性无阵发加剧。ERCP 可显示胰管狭窄、扩张、阻塞，或呈串珠样改变，以及胰石、胆石、胆管下端狭窄等改变。

6. D【解析】该患者不具备做 ERCP 检查的适应证，故不需应用 ERCP 检查。

7. A【解析】患者最可能诊断为胰腺癌。上腹饱胀不适和上腹痛是胰腺癌最早出现的症状。CA19-9 异常增高。CT 增强检查可见到胰腺恶性肿瘤区延迟性强化，病灶区低密度表现。FDG 代谢异常增高灶。

8. A【解析】患者首先要考虑的诊断是急性胰腺炎。胆结石可引起胆管共同开口处梗阻导致急性胰腺炎。腹痛为首发症状，位于中上腹。恶心、呕吐开始较早，呕吐后不能使疼痛缓解。超声检查可见，胰腺肿大，轮廓不清，回声减低，周围见少量液性暗区。

9. E【解析】患者应考虑为胰岛素瘤。胰岛素瘤的典型症状为 Whipple 三联征。Whipple 三联征参见 A1 型题第 30 题解析。

10. E【解析】患者可首先诊断为慢性胰腺炎。慢性胰腺炎表现为反复左上腹持续性隐痛伴腹胀、消瘦、脂肪泻、糖尿病、黄疸。腹痛是慢性胰腺炎最主要症状之一，平时为隐痛，发作时剧烈，持续性无阵发加剧。疼痛位于上腹部剑突下或稍偏左，向腰背部放射呈束腰带状。发作渐频繁至疼痛持续不止。

11. B【解析】胆道梗阻引起的黄疸应行 ERCP 检查。ERCP 的适应证参见 A1 型题第 69 题解析。

12. D【解析】首先要考虑的诊断是急性出血坏死性胰腺炎。通过上腹痛、恶心、呕吐，呕吐后不能减轻疼痛，肌内注射阿托品症状无缓解可考虑为急性胰腺炎。血清淀粉酶超过正常值 2 倍以上对急性胰腺炎有诊断意义。急性出血性坏死性胰腺炎可有血压下降、脉搏和呼吸加快，甚至出现休克的症状。通过诊断性腹腔穿刺可见红褐色腹水。

13. C【解析】手术探查胰头部包块尚能推动，说明肿瘤尚未侵及系膜上血管及周围组织。患者病程短，一般情况良好，无手术禁忌证，故宜采取胰十二指肠切除术。胰十二指肠切除术适用于胰头癌。全胰十二指肠切除术适用于胰头及胰腺体尾多发癌。

14. A【解析】胰头癌肿块较固定应行胆囊空肠吻合术。

**三、A3/A4 型题**

1. B【解析】根据皮肤、巩膜黄染并进行性加重，无发热、腹痛，粪便呈陶土色，成形，尿外观呈“浓茶”样患者最可能诊断为壶腹周围癌。

2. B【解析】上腹部 CT 检查对壶腹周围癌的诊断最有帮助。CT 检查对鉴别胰头癌有意义，有助于本病诊断，可显示肿瘤的位置与轮廓。

3. C【解析】患者可初步诊断为轻型急性胰腺炎。既往有胆囊结石病史是引起急性胰腺炎的诱因。腹痛为首发症状，腹胀与腹痛同时存在。患者有不同程度的腹膜刺激症状，压痛、反跳痛和肌紧张多位于左上腹。患者多有明显肠胀气，肠鸣音减弱，部分病例移动性浊音阳性。白细胞计数多在 $12\times10^9$/L 以上。血清淀粉酶超过正常值 2 倍以上对急性胰腺炎有诊断意义。该患者没有局部并发症和脏器功能不全，属于轻型急性胰腺炎。

4. D【解析】动态增强 CT 是目前诊断胰腺坏死及胰外病变的首选检查。参见 A1 型题第 44 题解析。

5. D【解析】轻型急性胰腺炎的治疗原则是尽量减少胰液分泌，即胰腺休息疗法；防止感染，防止向重症发展；采取非手术治疗。选项 D“急诊胆囊切除手术”错误。轻型急性胰腺炎的治疗参见 A1 型题第 46 题解析。

6. D【解析】首先应考虑的诊断为急性胰腺炎。急性胰腺炎临床表现为腹痛、腹胀、恶心、呕吐、休克。腹痛为首发症状，腹胀与腹痛同时存在，程度多较严重。部分严重患者有不同程度的休克表现。患者有不同程度的腹膜刺激症状，压痛、反跳痛和肌紧张多位于左上腹，严重者可波及全腹。患者多有明显肠胀气，肠鸣音减弱，部分病例移动性浊音阳性。白细胞计数多在 $12\times10^9$/L 以上。

7. E【解析】腹部 CT 对制订治疗方案最有价值。

8. E【解析】患者为重症急性胰腺炎，胆道无梗阻并以胆囊疾病为主的类型主要先采用非手术治疗（抗生素+抗休克治疗），待急性炎症消退后，再计划处理胆道病变，如做择期胆囊手术，避免再次发作。

9. C【解析】患者应首先考虑的诊断为胰腺癌。表现为上腹饱胀不适或上腹痛并向肩背部或腰胁部放射。胰腺癌呈持续性腹痛，出现腰背痛，常取膝肘位以求缓解。消瘦乏力是胰腺癌患者的主要临床表现之一，与消耗过多、饮食减少、消化不良、睡眠不足和恶性肿瘤消耗能量密切相关。随着病程的进展，患者消瘦乏力、体重下降症状越来越严重，同时伴有贫血、低蛋白等营养不良症状。

10. A【解析】临床上胰腺癌的诊断首选 B 超检查。B 超可了解肿物部位、大小，以及胆道、胰腺情况，了解有无转移。

11. D【解析】引起疼痛的原因有很多，癌细胞浸润或侵犯血管、神经、其他内脏等，对其压迫或刺激，都会引起癌痛。疼痛与癌肿的本身原因有关，癌肿破溃，可引起周围组织的炎症或坏死从而导致疼痛的发生。肿痛细胞生长过程中产生的一些化学致痛物质等，也可引起疼痛。其中腹腔神经丛受侵犯或压迫是最主要的原因。

12. B【解析】参见 A1 型题第 27 题解析。

13. D【解析】胰腺癌手术切除率低的主要原因是早期诊断困难。胰腺癌恶性程度高，肝脏、淋巴结转移率高，且对放化疗又不敏感，故胰腺癌患者术后 5 年生存率仅为 4%。要改善胰腺癌的预后，提高胰腺癌早期诊断率是关键。

14~15 E、E【解析】患者可能出现的问题是内出血和休克。晚期出血由于血管结扎处缺血坏死、结扎线脱落或局部感染后组织坏死，累及较大血管所致。少量渗血，经更换敷料，加压包扎给予止血剂即可止血。如患者有内出血和休克表现，应立即快速补液、输血，并立即手术止血。

16. A【解析】为确认右上腹肿块是否有肿大的胆囊，最合适的检查方法为 B 超。参见 A3/A4 型题第 10 题解析。

17. E【解析】外科梗阻性黄疸的诊断依据有两个方面，一是肝功能指标，二是影像学检查依据。肝功能指标方面，外科梗阻性黄疸的特征是总胆红素升高，其中直接胆红素升高更明显；转氨酶改变不大。影像学检查方面，彩超可以发现胆囊增大，胆总管增粗、扩张，有时可以发现胆总管内有结石等病理改变，有时会有肝内胆管扩张。

18. B【解析】如果患者大便潜血阳性，最大的可能是壶腹癌。壶腹癌的诊断参见 A1 型题第 55 题解析。

19. D【解析】患者可能诊断为胰岛素瘤。胰岛素瘤表现为 Whipple 三联征。Whipple 三联征参见 A1 型题第 30 题解析。

20. E【解析】为明确诊断，胰岛素瘤优先选择的进一步检查是胰岛素水平测定。血清胰岛素水平高于正常，血清胰岛素与血糖比值大于 0.3。

21. D【解析】患者可以采取的最佳手术方式是单纯肿瘤局部摘除术。参见 A1 型题第 48 题解析。

22. A【解析】90%以上胰岛素瘤患者在术后会出现高血糖反应，持续时间在 2 周以内。应常规使用胰岛素，将血糖维持在正常范围。

23. B【解析】患者诊断首先考虑为假性胰腺囊肿。假性胰腺囊肿的临床表现：①有程度不同的腹胀和腹部钝痛，常牵扯至左肩部。②胃肠道症状上腹饱胀不适，食后加重；食欲缺乏，时有恶心、呕吐。③可在上腹部扪及肿块，圆形或椭圆形，边界不清，不随呼吸移动，巨大囊肿可引出囊性感。④压迫胆道和十二指肠可出现黄疸和不全肠梗阻。⑤囊肿并发感染时可伴有发热、寒战。⑥囊肿内形成假性动脉瘤，破裂后发生急性出血，表现为囊肿迅速增大和休克等出血征象。⑦囊肿破裂可引起腹膜炎和休克。实验室检查可有血白细胞计数轻度增多。B 超检查可以明确显示肿物为囊性。

24. A【解析】对该患者最有助于诊断的检查方式是 CT。CT 除可以明确显示肿物为囊性，并可确定其大小、部位、有无钙化及囊内有无分隔，以及囊肿与周围组织器官的关系外，其假性囊肿影像较 B 超更清晰明确，并可了解胰腺破坏的情况以及假性囊肿和周围脏器的关系。

25. C【解析】适合该患者的手术治疗术式为囊肿切除术。囊肿切除术理论上是最理想和最彻底的治疗方法，特别是对多发性囊肿，无论内、外引流均有复发可能；但仅适用于胰尾部体积较小而被膜完整者。

26. D【解析】参见 A3/A4 型题第 23 题解析。

27. D【解析】假性胰腺囊肿的病因有炎症后假性囊肿、外伤后假性囊肿、肿瘤所致假性囊肿、寄生虫性假性囊肿和特发性或原因不明。该患者最可能的发病因素是外伤后假性囊肿，包括钝性外伤、穿透外伤及手术。

28. D【解析】手术疗法是治疗胰腺假性囊肿的主要方法，对非手术疗法无效的病例，应进行手术治疗，择期手术一般在发病后 6 周以上为宜，若等待过程中出现紧急情况则中转急诊手术。

29. E【解析】假性胰腺囊肿的囊壁一般 4~6 周成熟，该患者囊肿形成 2 个月，已成熟，且囊肿巨大，自行吸收的可能性很小，继续观察已无意义，需手术治疗。手术治疗主要为内引流术。外引流术和穿刺抽吸适用于囊肿有明显感染，囊肿壁薄未成熟不能做内引流术时。手术切除囊肿适用于囊肿位于胰体尾且体积较小者。

30. E【解析】患者最可能诊断为急性坏死性胰腺炎。急性胰腺炎临床表现为腹痛、腹胀、恶心、呕吐、休克等，如病情加重可出现麻痹性肠梗阻引起腹胀，腹膜炎体征。腹痛为首发症状，位于中上腹，进食可加剧疼痛，呕吐后不能减轻疼痛。突发性上腹剧痛，多向左腰背部放射，腰部可呈束带样疼痛，多数患者有暴饮暴食、酗酒、高脂饮食的诱因。部分严重患者有不同程度的休克表现。

31. C【解析】急性胰腺炎患者最有价值的实验室检查为淀粉酶测定。参见 A1 型题第 70 题解析。

32. B【解析】治疗急性胰腺炎时镇痛禁用吗啡，因为吗啡可引起 Oddi 括约肌痉挛，加重胰腺炎的症状。

33. B【解析】患者首先应考虑的诊断为胰岛素瘤。胰岛素瘤的典型症状为 Whipple 三联征。Whipple 三联征参见 A1 型题第 30 题解析。

34~35 A、E【解析】胰岛素瘤症状发作时，对诊断可能起到更大的辅助作用的检查是血糖检查。空腹或发作时血糖小于 2.78mmol/L，糖耐量呈低平曲线。

36. D【解析】血胰岛素测定对胰岛素瘤有确诊价值。参见 A3/A4 型题第 20 题解析。

37. C【解析】患者最可能的诊断是胆源性胰腺炎。根据腹痛伴恶心、呕吐，无黄疸及上腹压痛，轻度肌紧张和反跳痛，肠鸣音较弱，WBC $13.5\times10^9/L$ 可诊断为急性胰腺炎。结石嵌顿于壶腹部可致胆道梗阻，并发感染可以诱发胆源性胰腺炎。

38. E【解析】参见 A3/A4 型题第 8 题解析。如体温超过 38.5℃则手术引流。

39. B【解析】患者最可能诊断为急性胆源性胰腺炎。腹痛为首发症状，位于中上腹，进食可加剧疼痛，呕吐后不能减轻疼痛。突发性上腹剧痛，多向左腰背部放射。胆源性胰腺炎腹痛也可起源于左侧。发热开始在 38℃左右。患者有不同程度的腹膜刺激症状，压痛、反跳痛和肌紧张多位于左上腹，严重者可波及全腹。患者多有明显肠胀气，肠鸣音减弱，部分病例移动性浊音阳性。白细胞计数多在 $12\times10^9/L$ 以上。B 超示胆管内有双光带，胰腺光点增粗。

40. D【解析】$PaO_2 < 60mmHg$，若同时呼吸率>35次/分，要考虑急性呼吸窘迫综合（ARDS）的可能。重症胰腺炎诊断参见A1型题第21题解析。

41. B【解析】参见A1型题第76题解析。

42. E【解析】发生上述情况后的治疗方案是立即手术。急性胆源性胰腺炎关键是明确是否有胆道梗阻。如果有胆道梗阻，应及时解决。首选方法是十二指肠镜下行Oddi括约肌切开取石及鼻胆管引流；内镜治疗失败者，可开腹手术行胆囊切除、胆总管切开引流、胆道镜探查及取石，胰腺受累明显者可加行小网膜囊胰腺区引流。

43. B【解析】首先应考虑的诊断为慢性胰腺炎。慢性胰腺炎临床上主要表现为腹痛、腹胀、不耐油腻和脂肪泻、消瘦及营养不良等胰腺功能不全的症状。B超可显示胰腺假性囊肿，扩张的胰管和变形的胰腺，并可提示合并的胆道疾患。该患者有急性胰腺炎史，结合超声表现，最可能的诊断为慢性胰腺炎。

44. E【解析】慢性胰腺炎声像图表现：胰腺大小正常、轻度增大或缩小，胰腺边界不整齐，内部回声多增强，分布不均匀，常有不规则低回声或高回声团块。主胰管呈囊状或不均匀“串珠状”扩张。如胰腺局部及周围出现无回声暗区表明有假性囊肿形成。

45. E【解析】胰腺回声增强考虑存在胰腺炎或有胰腺纤维化的可能，还可见于肥胖者、胰腺脂肪浸润或老年患者，并不能说明胰腺假性囊肿。

**四、B型题**

1~2 C、B【解析】良性的胰腺内分泌肿瘤主要是手术切除。大部分恶性胰腺内分泌肿瘤的恶性程度较低，肿瘤生长缓慢，手术切除也非常重要，对于不能切除的可以行减瘤手术。此外肝动脉栓塞化疗和药物治疗还也可以延长患者的生存时间，提高患者的生活质量。

3. C【解析】胰岛素瘤表现为Whipple三联征。Whipple三联征参见A1型题第30题解析。

4. A【解析】胃泌素瘤又称为促胃液素瘤或佐林格-埃利森综合征（Zollinger-Ellison综合征）。

5. D【解析】参见A1型题第55题解析。

6. E【解析】慢性胰腺炎主要表现为反复发作或持续腹痛、消瘦、腹泻或脂肪泻，后期可出现腹部囊性包块、黄疸和糖尿病等。

7. B【解析】参见A1型题第42题解析。

8. A【解析】参见A3/A4型题第23题解析。

9. D【解析】参见A1型题第40题解析。

10. A【解析】患者可诊断为胰头癌。胰头部癌常首先出现梗阻性黄疸，黄疸呈进行性加重，尿呈红茶色，大便呈陶土色，出现皮肤瘙痒。半数以上患者可摸到肿大的胆囊，晚期个别患者在上腹部可触及肿物。

11. B【解析】促胃液素是由胃窦部及十二指肠近端黏膜中 G 细胞分泌的一种胃肠激素，主要刺激壁细胞分泌盐酸，还能刺激胰液和胆汁的分泌，也有轻微的刺激主细胞分泌胃蛋白酶原等作用。

12. E【解析】胰岛 D 细胞分泌胰血管活性肠肽。

13. A【解析】胰岛素是由胰腺内的胰岛 B 细胞受内源性或外源性物质如葡萄糖、乳糖、核糖、精氨酸、胰高血糖素等的刺激而分泌的一种蛋白质激素。

14. C【解析】胰岛 A 细胞分泌胰高血糖素，升高血糖。

15. E【解析】参见 B 型题第 10 题解析。

16. D【解析】患者可诊断为慢性胰腺炎。参见 B 型题第 6 题解析。

17. C【解析】患者可诊断为胰岛素瘤。胰岛素瘤的典型症状为 Whipple 三联征。Whipple 三联征参见 A1 型题第 30 题解析。

18. B【解析】重症急性胰腺炎的诊断参见 A1 型题第 21 题解析。患者具有急性胰腺炎的临床表现，即有胆囊多发结石史，饱食后左上腹剧痛阵发性加剧，放射至左肩，伴呕吐、腹胀，腹部压痛、反跳痛和肌紧张，脐周皮下出现瘀斑（Cullen 征）。题中患者血钙为 1.7mmol/L，低于 2.0mmol/L，提示病情较为严重。

19~20 B、E【解析】胰头部癌常首先出现梗阻性黄疸，黄疸呈进行性加重。胆管下端癌患者可有深度黄疸，且可有波动，消化道症状轻。

21~22 C、B【解析】参见 A1 型题第 76 题解析。

23~24 A、E【解析】参见 A1 型题第 60 题解析。

25~26 B、D【解析】重症急性胰腺炎临床病程通常分 3 期。①急性反应期：自发病至发病 2 周左右，主要并发症有休克、肾衰竭、呼吸衰竭、胰性脑病等。②全身感染期：发病 2 周至 2 个月，以全身细菌感染、深部真菌感染（后期）或双重感染为其主要临床表现。③腹膜后残腔感染期：时间在发病 2 个月以后，主要临床表现为全身营养不良，存在后腹膜残腔，通常引流不畅，少数患者伴有消化道瘘。

**五、X 型题**

1. BD【解析】诊断急性胰腺炎最为敏感的影像学检查方法为腹部增强 CT，最为敏感的血清学检查为血脂肪酶测定。

2. ABDE【解析】促胃液素瘤定性诊断中，建议测定血清钙、甲状旁腺激素（PTH）、促胃液素、催乳素（PRL）等激素水平，以排除多发内分泌肿瘤。

3. ABC【解析】壶腹周围癌包括壶腹癌、胆管下端癌、十二指肠乳头周围癌。

4. ABD【解析】重症急性胰腺炎临床病程通常分 3 期，分别为急性反应期、全身感染期和腹膜后残腔感染期。参见 B 型题第 25~26 题解析。

5. ACD【解析】中华医学会胰腺外科学组提出的胰腺癌高危人群：①年龄大于 40 岁，有上腹部非特异性不适者。②有胰腺癌家族史者。③突发糖尿病者，特别是不典型糖尿病，年龄在60岁以上，缺乏家族史，无肥胖，很快形成胰岛素抵抗者，40%的胰腺癌患者在确诊时伴有糖尿病。④慢性胰腺炎，目前认为慢性胰腺炎在小部分患者中是一个首要的癌前病变，特别是慢性家族胰腺炎和慢性钙化性胰腺炎。⑤导管内乳头状黏液瘤也属癌前病变。⑥患有家族性腺瘤息肉病者。⑦良性病变行远端胃大部切除者，特别是术后20年以上的人群。⑧胰腺癌的高危因素有吸烟、大量饮酒，以及长期接触有害化学物质等。

6. AB【解析】慢性胰腺炎胰管减压术适用于胰管扩张的慢性胰腺炎。方法有胰尾切除，胰腺空肠吻合术（Duval 手术）；胰管全程剖开，取出结石，胰管-空肠侧侧吻合术（Partinyton 手术，即改良的 Puestow 手术）。

7. ABCE【解析】参见A1型题第37题解析。

8. ABC【解析】B超、CT和选择性造影检查对胰高血糖素瘤的定位诊断价值较大。选择性肝穿刺插管进入门静脉和脾静脉，对分段取血的标本进行胰高血糖素测定，对定位也有一定价值。

9. ACE【解析】慢性胰腺炎的实验室检查：①白细胞计数在正常范围。②血尿淀粉酶一般不升高。③大便检查可见脂肪滴及不消化食物，可行24小时脂肪定量。粪便胰蛋白酶、糜蛋白酶、弹力蛋白酶含量测定。④胰腺外分泌功能试验：苯甲酰酪氨酰-对氨基苯甲酸（BT-PABA）试验。⑤Lundh试验餐，缩胆囊素或促胰液素试验。⑥可有糖耐量实验异常或血糖增高。⑦需要时可施行胰腺穿刺和细胞学检查。

10. DE【解析】重症急性胰腺炎的CT分级为D或E。轻症急性胰腺炎的CT分级为A、B、C。

11. BC【解析】重症急性胰腺炎急性反应期以液体复苏、器官功能监测与维护为主，同时强调早期肠内营养支持，防治肠道菌群移位和条件致病菌感染。

12. ABC【解析】经皮穿刺置管引流（PCD）仅作为假性胰腺囊肿的临时治疗用于下列急症：①囊肿巨大产生压迫症状。②有破裂可能。③并发感染。

13. BCD【解析】参见A1型题第33题解析。

14. ABC【解析】胃泌素瘤的药物治疗参见A1型题第71题解析。

15. BDE【解析】重症急性胰腺炎急性反应期早期液体复苏的目标为平均动脉压>65mmHg，尿量>0.5ml/h，中心静脉压8~12cm$H_2O$；有条件医院可监测中心静脉血氧饱和度（$ScvO_2$）、经皮氧分压、胃黏膜pH值及外周微循环激光多普勒。

16. BDE【解析】参见A1型题第57题解析。

17. ABCD【解析】胃泌素瘤的定位诊断：①上腹部薄层CT或MR平扫加增强，扫描间距3~5mm。明确胰腺病变同时注意有无肝转移性病灶。②有条件时可行内镜超声胰腺扫描和奥曲肽核素扫描。③无创检查不能明确定位的病例，建议进行ASVS测定促胃液素水平。④十二指肠镜检，排除十二指肠内病灶。

## 六、案例分析题

1. C【解析】患者可诊断为急性胰腺炎。急性胰腺炎多数患者有暴饮暴食、酗酒、高脂饮食的诱因。腹痛为首发症状，位于中上腹，进食可加剧疼痛，伴恶心、呕吐。患者有不同程度的腹膜刺激症状，压痛、反跳痛和肌紧张多位于左上腹，严重者可波及全腹。患者多有明显肠胀气，肠鸣音减弱，部分病例移动性浊音阳性。

2. A【解析】急性胰腺炎患者首先要做的检查是血清淀粉酶测定。血清淀粉酶在发病2小时后开始升高，24小时到达高峰，是具有诊断意义的指标。

3. D【解析】病情进展时，腹腔穿刺液性状为腹水，腹水淀粉酶的测定可以帮助确诊胰腺炎。

4. ABDE【解析】患者可诊断为轻型急性胰腺炎。采取非手术治疗。治疗原则参见A1型题第46题解析。采取急诊手术是错误的。

5. C【解析】根据左上腹痛、上腹胀，腹痛向左肩背部放射，伴恶心、呕吐，呕吐后疼痛不缓解及巩膜黄染，腹膜炎体征（+），移动性浊音（-），肠鸣音减弱可以诊断为急性胰腺炎。胆源性胰腺炎腹痛也可起源于左侧。

6. AD【解析】患者进一步检查需首选的检查方法是腹部B超和血、尿淀粉酶测定。参见A1型题第70题解析。

7. B【解析】当急性胰腺炎出现低血钙时应考虑出血坏死性。出血坏死性胰腺炎时可有血压下降、脉搏和呼吸加快，甚至出现休克。急性胰腺炎伴有功能障碍，或出现坏死、脓肿或假性囊肿等局部并发症，腹膜刺激征明显者属于重症急性胰腺炎。

8. ACDEF【解析】参见A3/A4型题第8题解析。

9. E【解析】目前最有可能诊断为假性胰腺囊肿。参见A3/A4型题第23题解析。

10. CEFH【解析】该患者饮酒后出现腹痛，并向左肩背部、腰部放射，最可能的诊断为急性胰腺炎。患者来诊室就诊，应首先进行的检查有血、尿淀粉酶测定，胸腹X线检查及白细胞计数与分类。

11. ACEFG【解析】为与其他急腹症鉴别，还应做尿淀粉酶测定、心电图、腹部X线检查或拍立位片，B超探查胆囊、胆道、胰腺，腹腔穿刺，穿刺液做淀粉酶测定等。

12. DEH【解析】该患者血压降低，心率加快，红细胞减少，白细胞增多，提示休克及感染，考虑为大量血管活性物质释放、低血容量性休克及化脓、感染、大量毒素吸收所致。

13. ABCDH【解析】该患者血压降低，心率加快，提示周围循环衰竭；血钙降低为重症胰腺炎的指征；呼吸加快，两肺下部可听到啰音，$PaO_2<60mmHg$，同时呼吸率>35次/分，考虑急性呼吸窘迫综合（ARDS）的可能；Hb、RBC低值，提示病变周围较大血管受炎症侵蚀破裂大出血。患者无心肌受损及肾功能异常表现。

14. B【解析】急性胰腺炎轻型、重型均可先行非手术疗法。轻型胰腺炎通过系统的支持治疗均可痊愈。重症胰腺炎要求早期治疗，在发病72小时内治疗可有效降低病死率和并发症发生率。非手术疗法包括防止休克，改善微循环，解痉、镇痛，抑制胰酶分泌，抗感染，营养支持，预防并发症的发生，加强重症监护的一些措施等。

15. ABEGH【解析】为了鉴别黄疸性质，需要进行的检查有抗甲肝抗体检查、尿三胆及尿糖测定，乙肝标志物、6-磷酸葡萄糖醛酸酶、碱性磷酸酶、γ 谷氨酰转肽酶、转氨酶检测。

16. AC【解析】可初步诊断的疾病有壶腹癌、胰头癌。壶腹癌的诊断参见 A1 型题第 55 题解析。壶腹癌与胰头癌有许多相似之处，临床表现都开始表现为黄疸，且进行性加重。

17. ADFG【解析】为明确诊断还需进行的检查有 CT 检查、X 线十二指肠低张造影、经皮肝穿刺胆管造影（PTC）、逆行胰胆管造影。

18. ADFG【解析】患者经查腹部稍膨隆，移动性浊音（±），凝血酶原时间 18 秒（正常对照 14 秒），总蛋白 64g/L，白蛋白 32g/L，血糖 8. 3mmol/L，尿糖（++++），此时应做的术前准备有术前应用抗生素，手术日晨插胃管和导尿管，给予各种维生素，如 B 族维生素、维生素 C、维生素 K 等，输人体清蛋白或小量多次输新鲜血。

19. G【解析】胆总管下端壶腹部有一肿块，大小 3. 0cm×3. 5cm，冷冻切片证实管状腺癌，肿块未侵及门静脉、腔静脉、肠系膜上动静脉。应考虑进行的手术为 Whipple 或胰十二指肠切除术。胰十二指肠切除术也称 Whipple 术，是治疗胰腺和壶腹周围恶性肿瘤（如胰头癌、壶腹部周围癌、胆总管下段癌等）的主要方法。

20. CF【解析】术后第 2 天，患者精神差，呼吸 30 次/分，胃肠减压量 1000ml/d 以上，血钾 3. 6mmol/L，血钠 130mmol/L，血氯 90mmol/L，pH 7. 36，$PCO_2$ 47mmHg，$PO_2$ 70mmHg，$HCO_3^-$ 26mmol/L，BE +5mmol/L，故患者可诊断为低钠、低氯血症以及代谢性碱中毒合并呼吸性酸中毒。

21. AH【解析】胰十二指肠切除术后第 6 天，腹腔引流管引流量增加，每天 200~300ml，为淡血性液。查体：体温 37. 8℃，右上腹隆起、压痛，轻度腹肌紧张，WBC $16.0\times10^9$/L，此时应首先考虑的并发症有胰瘘、低蛋白血症、腹水伴感染。①胰瘘是胰十二指肠切除术后严重并发症之一，多发生在术后第 3~7 天，与吻合方式、组织血供、术后营养，以及围手术期处理等因素有关。②腹水伴感染也是胰十二指肠切除术后严重的并发症。因为腹腔引流口过紧，引流不充分，腹腔内积液不能排除，加上患者低蛋白血症、免疫功能低下、抗感染能力弱等原因所致。

# 第二十章　脾脏疾病

脾功能亢进、脾囊肿

## 一 A1 型题

1. 脾动脉瘤的临床症状不包括
   A. 上腹部疼痛　　B. 阵发性绞痛
   C. 恶心、呕吐　　D. 脾大，甚至肠梗阻
   E. 消瘦、乏力
2. 脾脏原发性恶性肿瘤中发生率最高的是
   A. 原发性脾脏淋巴瘤　　B. 脾血管肉瘤
   C. 脾脏原发性恶性纤维组织细胞瘤　　D. 脾原发性腺癌
   E. 脾原发性鳞癌
3. 在脾脏良性肿瘤中，最常见的是
   A. 脾错构瘤　　B. 脾血管瘤
   C. 脾淋巴管瘤　　D. 脾平滑肌瘤
   E. 脾纤维瘤
4. 诊断脾脏动脉瘤的“金标准”为
   A. 脾脏 B 超　　B. 脾脏彩色多普勒检查
   C. 脾动脉造影　　D. 血常规
   E. 脾脏 CT
5. 以下疾病中，属于造血系统疾病的是
   A. 系统性红斑狼疮　　B. 病毒性肝炎
   C. 骨髓纤维化　　D. 脾静脉血栓形成
   E. 肝静脉阻塞
6. 关于脾破裂的临床表现，叙述不正确的是
   A. 休克　　B. 右上腹部疼痛显著
   C. 腹胀　　D. 腹部反跳痛
   E. 腹肌紧张
7. 脾转移性恶性肿瘤的主要原发病灶不包括
   A. 肺　　B. 胃

C. 胰腺　　D. 结肠
E. 胆

8. 关于脾脏良性肿瘤的分类，叙述不正确的是
A. 以良性肿瘤居多　　B. 脾淋巴管瘤在良性肿瘤中最常见
C. 脾错构瘤瘤内主要是脾小梁　　D. 脾血管瘤由海绵样扩张的血管构成
E. 脾血管瘤的发生基础是脾血管组织的胎生发育异常所致

9. 脾脓肿的传播途径多为
A. 下行感染　　B. 上行感染
C. 淋巴感染　　D. 邻近器官侵入感染
E. 血行感染

10. 脾原发性恶性肿瘤最常见的临床表现是
A. 脾大　　B. 贫血
C. 血小板减少　　D. 外周血白细胞总数正常或稍多
E. 淋巴细胞比例正常或稍高

11. 脾破裂全脾切除术的手术指征，不正确的是
A. 血流动力学稳定且腹腔内停止出血　　B. 广泛的脾实质损伤
C. 脾蒂撕裂或断裂　　D. 伴有脾功能亢进的脾脏
E. 伴有充血性脾大和肿瘤的脾脏

12. 血吸虫性脾大、脾功能亢进者，治疗方法宜采取
A. 单纯脾切除　　B. 脾切除同时行联合断流术
C. 脾切除同时行分流术　　D. 保守治疗
E. 脾切除同时行贲门周围血管离断术

13. 最常见的腹部实质性脏器损伤是
A. 脾囊肿　　B. 脾错构瘤
C. 脾破裂　　D. 脾血管瘤
E. 脾梗死

14. 免疫抑制的脾脓肿患者可能会出现真菌感染，典型者为
A. 假丝酵母菌感染　　B. 放线菌感染
C. 毛霉菌感染　　D. 支原体感染
E. 隐球菌感染

15. 脾破裂分型中，临床上最为常见的是
A. 中央破裂　　B. 被膜下破裂
C. 真性破裂　　D. 迟发性破裂
E. 隐匿性破裂

16. 脾脏体积增大（脾大）是脾脏疾病的主要表现，其病因不包括
A. 免疫反应所致反应性脾大　B. 充血性脾大
C. 红细胞破坏所致反应性脾大　D. 创伤性脾大
E. 骨髓增生性脾大或浸润性脾大

17. 脾脓肿的常见致病菌不包括
A. 葡萄球菌　B. 链球菌
C. 结核分枝杆菌　D. 肠球菌
E. 大肠埃希菌

18. 下列脾脏疾病中，不适合行脾切除术的是
A. 游走脾出现剧烈腹痛　B. 脾脓肿
C. 脾肉瘤或淋巴瘤　D. 小型非寄生虫性脾囊肿
E. 海绵状血管瘤、内皮瘤或脾动脉瘤

19. 以下疾病中，不属于先天性脾囊肿的是
A. 皮样囊肿　B. 表皮样囊肿
C. 淋巴管囊肿　D. 单纯性囊肿
E. 假性脾囊肿

20. 怀疑脾包虫性囊肿时应采取的治疗方法是
A. 囊肿摘除术　B. 脾节段切除术
C. 脾囊肿切开引流术　D. 脾切除术
E. 袋形手术

21. 脾动脉瘤最理想的治疗方法是
A. 单纯瘤体近、远段动脉结扎术　B. 动脉瘤切除
C. 脾动脉重建术　D. 脾动脉瘤与脾脏切除术
E. 在动脉瘤未破裂前行手术切除

22. 脾梗死的病理学变化为
A. 贫血性梗死　B. 出血性梗死
C. 凝固性坏死　D. 液化性坏死
E. 灶状坏死

23. 游走脾的原因不包括
A. 脾蒂过长　B. 韧带过长
C. 病变推压　D. 韧带松弛
E. 重力牵引

## 二 A2 型题

1. 患者，男性，21 岁。1 小时前发生车祸被送到急诊室。血压初期为 90/60mmHg，脉搏 120 次/分，静脉快速补液后血压升至 120/70mmHg，脉搏 90 次/分，病情稳定，尿量 40ml/h。患者非常惊慌，自诉腹痛。查体：左上腹触痛，胸部 X 线片和颈椎片正常。患者下一步需要进行的辅助检查最好是

A. 腹部 CT
B. 动脉造影
C. 放射性核素肝、脾扫描
D. 腹部 X 线平片
E. 静脉肾盂造影（IMLP）

2. 患者，男性，36 岁。左上腹外伤后，4 小时前突然面色苍白，脉搏 120 次/分，血压 70/50mmHg，神志清，入院治疗。查体：上腹部压痛，反跳痛。腹部 B 超：腹水。腹腔穿刺抽出不凝血。患者最可能诊断为

A. 肝破裂
B. 胰腺损伤
C. 脾破裂
D. 十二指肠破裂出血
E. 肾破裂

3. 患儿，男，3 岁。5 小时前因车祸致脾破裂，血压进行性下降入院。患儿首选的治疗方式是

A. 输血
B. 补液
C. 抗感染
D. 脾切除术
E. 脾切除术+自体脾组织大网膜移植

4. 患者，女性，36 岁。2 天前因突发左上腹部剧痛波及全腹，面色苍白，出冷汗入院。查体：心率 120 次/分，血压下降，全腹压痛，反跳痛，肌紧张。对于患者简单易行、安全、准确性高的检查方法为

A. 腹部 CT
B. 诊断性腹腔穿刺
C. 经皮肝穿刺胆管造影（PTC）
D. 血清淀粉酶测定
E. 十二指肠引流物检查

5. 患者，男性，41 岁。3 天前因反复出现头晕、鼻出血就诊。自述有疟疾病史。查体：巩膜无黄染，肝未触及，脾左肋下 8cm，无腹水。肝功能正常，骨髓增生骨髓象。食管吞钡透视检查无食管静脉曲张。患者最有效的治疗方法是

A. 应用补血药
B. 用止血药
C. 输注全血
D. 脾切除术
E. 脾切除加门腔分流术

6. 患者，女性，28 岁。患原发性血小板减小性紫癜 4 年。脾脏肋下 5cm 可及，PLT $16\times10^9$/L，已应用激素治疗 8 个月。首选的治疗方法是

A. 脾切除术
B. 糖皮质激素
C. 输全血
D. 补充血小板
E. 应用粒细胞刺激因子

7. 患儿，女，11 岁。脾下极多发裂伤，生命体征平稳。宜采取的治疗是
A. 保守治疗
B. 脾修补
C. 脾切除
D. 脾下极切除术
E. 脾破裂缝合修补术

## 三 A3/A4 型题

（1~4 题共用题干）

患者，男性，48 岁。30 分钟前从四楼阳台坠落摔伤，左上腹疼痛伴轻度恶心、心悸、出冷汗。查体：血压 75/52mmHg，心率 130 次/分，左侧胸壁皮肤挫伤，左上腹轻度压痛，反跳痛不明显，局限性腹肌紧张，移动性浊音阳性。

1. 患者最可能诊断为
A. 肝破裂
B. 肾破裂
C. 脾破裂
D. 小肠破裂
E. 结肠破裂

2. 下列最有助于诊断的检查是
A. 腹部 X 线检查
B. 腹部 B 超
C. 腹部 CT
D. 诊断性腹腔穿刺
E. 输液并观察

3. 下列抢救措施中，不正确的是
A. 快速输血、输液、抗休克
B. 进行必要的实验室检查，准备足够全血
C. 严密观察病情变化
D. 力争在收缩压回升至 90mmHg 以上后行手术
E. 若抗休克治疗血压不升，则详细检查防止漏诊复合伤，待确诊后再手术

4. 术中探查脾脏多处破裂，脾门有活动性出血，患者应采用的术式为
A. 全脾切除
B. 脾动脉结扎
C. 脾脏部分切除
D. 脾移植
E. 脾脏裂口修补缝合

（5~8 题共用题干）

患者，女性，52 岁。发生车祸造成脾破裂就诊。患者初为左上腹部疼痛，慢慢波及全腹。查体：神志淡漠、血压下降、脉搏增快，腹部压痛、反跳痛和腹肌紧张。叩诊时腹部有移动性浊音，听诊肠鸣音减弱。经诊断为Ⅰ级脾外伤。

5. 简单易行、安全、准确性高的辅助检查是
   A. 诊断性腹腔穿刺　　B. 诊断性腹腔灌洗
   C. 腹腔镜探查　　D. 腹部 CT 及 MRI
   E. 选择性腹腔动脉造影
6. 处理脾破裂时应遵循的处理原则中，不正确的是
   A. 抢救生命第一，保留脾脏第二　　B. 年龄越大越尽可能行保留脾脏手术
   C. 保留的脾脏组织应具备足够的脾功能　　D. 多种方法的联合应用
   E. 根据损伤的类型和程度选择恰当的保脾术式
7. 患者在手术中发现脾被膜及实质轻度损伤，脾裂伤长度≤5.0cm，深度≤1.0cm，脾破裂的分级属于
   A. Ⅰ级　　B. Ⅱ级
   C. Ⅲ级　　D. Ⅳ级
   E. Ⅴ级
8. 患者可采取的保脾治疗不包括
   A. 微波或氩气刀止血　　B. 明胶海绵止血
   C. 止血纱布止血　　D. 生物黏合胶止血
   E. 脾修补术

## 四 B 型题

（1~3 题共用备选答案）
   A. 脾错构瘤　　B. 脾血管瘤
   C. 脾淋巴管瘤　　D. 脾平滑肌瘤
   E. 脾纤维瘤
1. 发生基础是脾脏胚基的早期发育异常使脾正常构成成分的组合比例发生混乱的脾脏良性肿瘤是
2. 发生基础是脾血管组织的胎生发育异常所致的脾脏良性肿瘤是
3. 发生基础是先天性局部发育异常阻塞的淋巴管不断扩张所致的脾脏良性肿瘤是

## 五 X 型题

1. 脾脓肿的临床表现多以（　　）为主要特点
   A. 寒战　　B. 发热
   C. 左上腹或左胸疼痛　　D. 消瘦、乏力
   E. 左肩部放射性疼痛

2. 外伤性脾破裂最常见的破裂部位是

A. 上极
B. 下极
C. 脏面
D. 膈面
E. 脾门及脾蒂血管

3. 最多见的脾转移性恶性肿瘤为

A. 广泛转移癌肿
B. 未分化型癌肿
C. 绒毛膜上皮癌
D. 恶性黑色素瘤
E. 乳癌

4. 妊娠时脾动脉瘤破裂表现酷似

A. 胎盘早剥
B. 羊水栓塞
C. 子宫破裂
D. 前置胎盘
E. 胎儿窘迫

5. 继发性脾功能亢进的常见原因包括

A. 门静脉高压症
B. 肿瘤性疾病
C. 造血系统疾病
D. 类脂质沉积症
E. 结缔组织病

6. 脾囊肿的辅助检查方法中，可显示脾内周界清晰的占位病变的有

A. 腹部 X 线平片
B. 腹部 B 超
C. 腹部 CT
D. 放射性核素脾脏扫描
E. 选择性腹腔动脉造影

7. 下列关于脾功能亢进的描述，正确的是

A. 一种或多种外周血细胞减少
B. 都是由肝硬化所致
C. 大多数病例脾大
D. 脾切除术后，上述症状多数能缓解或恢复正常
E. 减少的血细胞的前体细胞在骨髓中增生或正常

8. 脾原发性恶性肿瘤血小板低下患者的症状表现有

A. 鼻出血
B. 牙龈出血
C. 皮肤紫癜
D. 外周血白细胞总数减少
E. 淋巴细胞比例降低

9. 脾原发性恶性纤维组织细胞瘤的组成成分有（　　）

A. 新生内皮细胞
B. 成纤维细胞
C. 组织细胞
D. 畸形的巨细胞
E. 淋巴细胞

10. 脾动脉瘤的体征表现有

A. 脾大

B. 左上腹闻及杂音

C. 右上腹闻及杂音

D. 瘤体巨大时可触及动脉瘤

E. 不可触及动脉瘤

11. 以下疾病中，属于脾原发性恶性肿瘤的是

A. 脾血管瘤

B. 脾淋巴管瘤

C. 原发性脾脏淋巴瘤

D. 脾血管肉瘤

E. 脾原发性恶性纤维组织细胞瘤

12. 特发性血小板减少性紫癜进行脾切除的指征为

A. 慢性病程达7个月，应用糖皮质激素有禁忌者

B. $^{51}$Cr扫描脾区放射指数增高

C. 糖皮质激素治疗有效，但减量时复发

D. 糖皮质激素治疗1个月无效

E. 急性病程，应用大剂量激素和丙种球蛋白等治疗无效，严重出血不能控制，危及生命者

13. 脾动脉瘤破裂后的症状有

A. 上腹部剧痛

B. 左肩部放射痛

C. 左肋缘下腹壁触痛

D. 脾大，甚至肠梗阻

E. 恶心、呕吐

14. 脾破裂按损伤原因可分为

A. 创伤性脾破裂

B. 医源性脾破裂

C. 自发性脾破裂

D. 开放性脾破裂

E. 闭合性脾破裂

15. 原发性脾功能亢进的主要表现为

A. 单纯性中性粒细胞减少

B. 全血细胞减少

C. 腹水

D. 骨髓正常或增生

E. 贫血

## 六 案例分析题

（1~6题共用题干）

患者，女性，28岁。由于雪后路滑跌倒，背部撞到栏杆上，未倒地。当时有轻微不适感，但不影响日常工作，晚上洗澡时发现撞在栏杆处有大片淤血后急诊。查体：血压120/75mmHg，心率75次/分，呼吸12次/分，体温37.2℃。凝血酶原时间和活化部分凝血

活酶时间均正常，血小板 $40\times10^9$/L。血液科会诊报告：患者骨髓示巨核细胞增多，伴成熟障碍；抗血小板抗体升高。

1. 应考虑的疾病为

A. 系统性红斑狼疮　B. 脾功能亢进症
C. 缺铁性贫血　D. 血友病
E. 再生障碍性贫血　F. 特发性血小板减少性紫癜

2. 患者被转入血液科治疗，给予泼尼松 60mg/d 治疗，3 周后患者血小板升至 $125\times10^9$/L，好转出院。4 个月后，患者忽因阴道大量出血伴晕厥入院。查体：轻度烦躁，血压 96/64mmHg，心率 110 次/分，呼吸 18 次/分，血小板 $20\times10^9$/L。下列处置中不正确的是

A. 血浆置换　B. 输注血小板
C. 静脉注射丙种球蛋白　D. 禁用激素
E. 抗休克治疗　F. 气管切开

3. 患者急诊行脾切除术，术后第 7 天，患者出现发热，体温 37.6℃，腹腔引流管内有无色、清亮液体流出。为明确诊断，应做的实验室检查是

A. 血清淀粉酶测定　B. 尿淀粉酶测定
C. 腹腔引流液培养　D. 腹腔引流液中的淀粉酶测定
E. 血培养　F. 血小板抗体检测

4. 患者经腹腔引流，引流出的液淀粉酶为 800U/L。患者最可能的并发症是

A. 左膈下感染　B. 膈下脓肿
C. 胰瘘　D. 肠间隙感染
E. 腹腔残余积血　F. 急性坏死性胰腺炎

5. 患者一般状态良好，腹腔引流管引出液体量为 70~90ml/d。治疗措施有

A. 保持引流通畅　B. 拔除腹腔引流管
C. 应用抗生素　D. 引流管冲洗
E. 抑制胰液分泌　F. 保护瘘口周围皮肤

6. 患者术后 3 周，血小板升至 $1200\times10^9$/L。患者下一步的治疗为

A. 给予安慰剂　B. 口服阿司匹林
C. 静脉注射肝素　D. 给予华法林
E. 静脉腔滤过　F. 给予大剂量泼尼松

# 参考答案与解析

## 一、A1 型题

1. E【解析】脾动脉瘤的表现可为上腹部疼痛、阵发性绞痛、恶心、呕吐、脾大，甚至肠梗阻；约 10%的病例可触及肿块，6%有搏动感和猫喘音。症状不包括消瘦、乏力。

2. A【解析】原发性脾脏淋巴瘤是脾脏原发性恶性肿瘤中发生率最高者，占脾脏恶性肿瘤的 2/3 以上，主要包括脾原发性霍奇金病和脾原发性非霍奇金病。

3. C【解析】脾脏良性肿瘤根据起源组织的不同主要分为三大类：脾错构瘤，极罕见；脾血管瘤，临床上也罕见；脾淋巴管瘤，最常见，占 2/3。

4. C【解析】脾动脉造影是诊断脾脏动脉瘤的“金标准”，它可以揭示动脉瘤的确切位置，帮助判别是否存有其他动脉瘤。当动脉瘤位于大血管主干时，造影压力和流速应相应减小，以防动脉瘤破裂。

5. C【解析】造血系统疾病有慢性粒细胞白血病、慢性淋巴细胞白血病、毛细胞白血病、恶性淋巴瘤、恶性组织细胞病、骨髓纤维化、重型珠蛋白生成障碍性贫血、遗传性球型细胞增多症等。

6. B【解析】抽出不凝血考虑是脾破裂等实质性脏器受伤。脾破裂的疼痛起源于左上腹部，慢慢涉及全腹，但仍以左上腹最为明显。出血量少而慢者症状轻微，除左上腹轻度疼痛外无其他明显不适，随时间的推移，出血量越来越多，出现休克前期的表现，继而发生休克。查体时可发现患者神志淡漠、血压下降、脉搏增快，如腹腔出血量较多，可表现为腹膨隆，同时有腹部压痛、反跳痛和腹肌紧张，并以左上腹为著。

7. E【解析】脾转移性恶性肿瘤的原发病灶为肺、胃、胰腺、结肠。

8. C【解析】脾脏肿瘤发生率低，以良性肿瘤居多。脾脏良性肿瘤根据起源组织的不同主要分为脾错构瘤、脾血管瘤和脾淋巴管瘤三大类。脾错构瘤的瘤内主要是由失调的脾窦构成脾小体，很少见到脾小梁。脾血管瘤由海绵样扩张的血管构成，又称脾海绵状血管瘤、脾海绵状错构瘤。其发生基础系脾血管组织的胎生发育异常所致，临床上也罕见。脾淋巴管瘤在良性肿瘤中最常见，占 2/3。

9. E【解析】脾脓肿是一种较少见但致命的疾病，常为全身感染的并发症，多经血行感染。感染也可从邻近器官侵入。

10. A【解析】84%以上的脾原发性恶性肿瘤伴脾大，且常伴不同程度的脾功能亢进症状，如贫血、血小板减少等。

11. A【解析】脾破裂全脾切除术的手术指征：①血流动力学不稳定，并有腹腔内继续出血。②广泛的脾实质损伤。③脾蒂撕裂或断裂。④病理性脾脏损伤，包括伴有脾功能亢进、充血性脾大和肿瘤的脾脏。

12. A【解析】血吸虫性脾大、脾功能亢进者，治疗方法宜采取单纯脾切除。

13. C【解析】脾破裂是最常见的腹部实质性脏器损伤，常造成大出血。

14. A【解析】脾脓肿免疫抑制的患者可能会出现真菌感染，典型者为假丝酵母菌感染。

15. C【解析】脾破裂的分型有中央破裂、被膜下破裂、真性破裂和迟发性破裂。其中，真性破裂是指脾脏实质和被膜同时破裂，具有典型的腹腔内出血表现，是临床上最为常见的一种类型。

16. D【解析】脾脏体积增大是脾脏疾病的主要表现。脾脏肿大的病因：①免疫反应所致反应性脾大。②红细胞破坏所致反应性脾大。③充血性脾大。④骨髓增生性脾大。⑤浸润性脾大。⑥肿瘤性脾大与脾囊肿。

17. C【解析】脾脓肿的常见致病菌为葡萄球菌、链球菌、肠球菌、大肠埃希菌等。结核分枝杆菌和放线菌也可成为致病菌。

18. D【解析】小的非寄生虫性囊肿不需要治疗，可定期复查。大的脾囊肿可根据情况行囊肿摘除术、脾节段切除术或脾切除术。

19. E【解析】脾囊肿是脾脏组织的瘤样囊性病变，较为少见，主要分为真性与假性两类。真性脾囊肿内壁有内皮或上皮覆盖，系先天性囊肿，如皮样囊肿、表皮样囊肿、淋巴管囊肿及单纯性囊肿，可为单个或多个。

20. A【解析】怀疑脾包虫性囊肿时可行囊肿摘除术，摘除前应吸尽囊液并以10%甲醛溶液浸泡囊腔，杀灭头节。注意不要使囊液外漏。囊肿不易分离时应行脾切除术。

21. E【解析】脾动脉瘤最理想的治疗方法是在动脉瘤未破裂前行手术切除。有症状、体征，患有该病的孕妇或即将妊娠的妇女，瘤体已破裂等是手术治疗的绝对指征。

22. A【解析】脾梗死的病理学变化为贫血性梗死。在脾淤血时，贫血性梗死病灶周围有出血带。梗死的病灶常为多发，表现为尖端朝向脾门的楔状分布。

23. C【解析】游走脾多因先天性脾蒂或脾周韧带过长、脾周韧带缺如、增大的脾牵拉使韧带松弛或腹肌薄弱等造成，还可能由于脾脏原有病变（慢性疟疾），脾脏脱垂而脾蒂有扭转、充血所致。

**二、A2 型题**

1. A【解析】患者下一步需要进行的辅助检查最好是腹部CT。CT扫描能清楚地显示脾脏的形态和解剖结构，对诊断脾脏实质裂伤或包膜下血肿的准确性很高。

2. C【解析】参见A1型题第6题解析。

3. E【解析】脾外伤有腹腔出血较多，患者伤情危重的Ⅲ级伤或Ⅳ级脾损伤时，应快速行全脾切除控制出血，同时将切除脾脏修剪成2.0cm×2.0cm×0.5cm的去被膜脾片，将脾片植入大网膜内，折叠缝合大网膜后将大网膜移至脾窝。

4. B【解析】患者可诊断为脾破裂。查体参见A1型题第6题解析。诊断性腹腔穿刺是最有价值的诊断方法，简单易行、安全、准确性高。

5. D【解析】患者最有效的治疗方法是脾切除术。对于疟疾引起的巨脾者，可手术切除，防止巨脾脾亢引起的出血。

6. A【解析】原发性血小板减小性紫癜首选的治疗方法是脾切除术。

7. D【解析】患者宜采取的治疗是脾下极切除术。脾部分切除（脾段切除）用于脾上极或下极严重的深度撕裂伤或碎裂伤，或脾门处某一叶、段血管损伤无法修补或修补失败者。

**三、A3/A4 型题**

1. C【解析】患者最可能诊断为脾破裂。参见 A1 型题第 6 题解析。脾是腹部内脏中最易受损的器官，在腹部闭合性损伤中，脾破裂占 20%～40%。肝破裂在各种腹部损伤中占 15%～20%。胰腺在各种腹部损伤中占 1%～2%。

2. D【解析】诊断性腹腔穿刺是脾破裂最有价值的诊断方法，简单易行、安全、准确性高，对于诊断腹腔内有无脏器损伤和哪一类脏器损伤有很大帮助。

3. E【解析】脾破裂的抢救措施：快速输血、输液、抗休克；进行必要的实验室检查，准备足够全血；严密观察病情变化；力争在收缩压回升至 90mmHg 以上后行手术。若该患者抗休克治疗血压不升，应紧急行剖腹探查，以免延误治疗时机。

4. A【解析】位于脾门部位或占脾较大范围的囊肿有破裂和感染的危险，应考虑全脾切除。

5. A【解析】参见 A3/A4 型题第 2 题解析。

6. B【解析】处理脾破裂时应遵循以下处理原则：①抢救生命第一，保留脾脏第二。②年龄越小越尽可能行保留脾脏手术，以防因网状内皮系统发育不健全而产生凶险性感染（OPSI）。③保留的脾脏组织应具备足够的脾功能。④根据损伤的类型和程度选择恰当的保脾术式或多种方法的联合应用。

7. A【解析】脾破裂的分级如下。①Ⅰ级：脾被膜下破裂或被膜及实质轻度损伤，手术所见脾裂伤长度≤5.0cm，深度≤1.0cm。②Ⅱ级：脾脏裂伤总长度>5.0cm，深度>1.0cm，但脾门未受累及，或脾段血管受累。③Ⅲ级：脾脏破裂伤及脾门部或脾部分离断，脾叶血管受损。④Ⅳ级：脾脏广泛破裂，或脾蒂、脾动静脉主干受损。

8. E【解析】对于裂口小而浅的Ⅰ级脾外伤，可采用微波或氩气刀、明胶海绵、止血纱布、生物黏合胶等方式止血，同时可利用附近的筋膜、网膜定向加固、封闭止血。

**四、B 型题**

1. A【解析】脾错构瘤的构成成分和脾正常成分相一致，又称脾内副脾、脾结节状增殖，也有文献称为脾脏缺陷瘤，发生基础是脾脏胚基的早期发育异常使脾正常构成成分的组合比例发生混乱。

2. B【解析】参见 A1 型题第 8 题解析。

3. C【解析】脾淋巴管瘤在良性肿瘤中最常见，占 2/3。脾淋巴管瘤系由囊性扩张的淋巴管构成，又称脾海绵状淋巴管瘤或脾囊性淋巴管瘤，其发生基础是先天性局部发育异常阻塞的淋巴管不断扩张所致。

## 五、X 型题

1. ABCD【解析】脾脓肿的临床表现多以寒战、发热、左上腹或左胸疼痛及消瘦、乏力为主要特点，可有左上腹触痛、腹肌紧张、脾区叩击痛。

2. AD【解析】外伤性脾破裂最常见的破裂部位是上极和膈面。

3. AB【解析】脾转移性恶性肿瘤少见，发生率占脾恶性肿瘤的 2%～4%，以广泛转移及未分化型癌肿为多见，其次为绒毛膜上皮癌、恶性黑色素瘤及乳癌等。

4. ABC【解析】脾动脉瘤多发生于妇女，尤其多次妊娠者，多数无症状，部分患者可有左上腹疼痛，并向左肩胛区放射。妊娠时脾动脉瘤破裂表现酷似胎盘早剥、羊水栓塞或子宫破裂。

5. ACDE【解析】继发性脾功能亢进的常见病因如下。①门静脉高压症：各种原因所致的肝硬化、门静脉或脾静脉血栓形成、肝静脉阻塞。②感染性疾病：疟疾、血吸虫病、黑热病、病毒性肝炎、亚急性细菌性心内膜炎等。③造血系统疾病：慢性粒细胞白血病、慢性淋巴细胞白血病、毛细胞白血病、恶性淋巴瘤、恶性组织细胞病、骨髓纤维化、重型珠蛋白生成障碍性贫血、遗传性球型细胞增多症等。④类脂质沉积症：Gaucher 病、Niemman-Pick 病。⑤结缔组织病：系统性红斑狼疮、Felty 综合征等。

6. CDE【解析】脾囊肿的辅助检查：①生化检查无特殊改变。②B 超检查可见脾区内有液性囊性病变。③CT 检查、核素脾脏扫描及选择性腹腔动脉造影可显示脾内周界清晰的占位病变。④假性囊肿及脾包虫囊肿壁钙化时，X 线平片下可显示环形钙化影。

7. ACDE【解析】脾功能亢进是一种综合征，临床表现为脾大、外周血中一种或多种血细胞减少，而骨髓造血细胞则呈增生现象，脾切除后血象可恢复正常或接近正常。脾功能亢进不都是由肝硬化所致。所以选项 B 错误。

8. ABC【解析】脾原发性恶性肿瘤血小板低下患者可有鼻出血、牙龈出血、皮肤紫癜等症状，外周血白细胞计数可正常或稍增多，淋巴细胞比例可正常或稍高。

9. BCD【解析】脾原发性恶性纤维组织细胞瘤又称恶性黄色纤维瘤或纤维黄色肉瘤，由成纤维细胞、组织细胞及畸形的巨细胞组成。

10. ABD【解析】脾动脉瘤体检时可以发现脾大，左上腹闻及杂音，如果瘤体巨大，可触及动脉瘤。

11. CDE【解析】脾原发性恶性肿瘤包括原发性脾脏淋巴瘤、脾血管肉瘤和脾原发性恶性纤维组织细胞瘤。

12. AE【解析】特发性血小板减少性紫癜进行脾切除的指征：①慢性病程达 6 个月以上，内科治疗无效或应用激素有禁忌者。②急性病程，应用大剂量激素和丙种球蛋白等治疗无效，严重出血不能控制，危及生命者。

13. ABCE【解析】脾动脉瘤破裂后的症状有上腹部剧痛、左肩部放射痛（Kehr征）和左肋缘下的腹壁触痛，同时还伴恶心、呕吐和其他的出血表现。

14. ABC【解析】脾破裂按损伤原因分为创伤性、医源性和自发性。

15. ABD【解析】原发性脾功能亢进是一种以中性粒细胞减少和脾大为主要表现、行脾切除治疗有效的综合征。主要表现为单纯性中性粒细胞减少或全血细胞减少，骨髓正常或增生。临床上大都为慢性病程，除苍白、乏力外，可有发热、反复感染、出血性紫癜和左上腹痛等表现，脾脏都增大。

**六、案例分析题**

1. F【解析】应考虑的疾病为特发性血小板减少性紫癜（ITP）。ITP是一种原因不明的获得性出血性疾病，以血小板减少、骨髓巨核细胞正常或增多，以及缺乏任何原因为特征。本疾病一般起病隐袭，表现为散在的皮肤出血点及其他较轻的出血症状。该患者血小板计数减少，巨核细胞增多，伴成熟障碍，抗血小板抗体升高，且被撞后皮肤淤血，符合特发性血小板减少性紫癜。

2. DF【解析】处置中不正确的是禁用激素和气管切开。特发性血小板减少性紫癜急症的治疗措施：①血小板悬液输注。②静脉注射免疫球蛋白。③血浆置换。④大剂量甲泼尼龙1g/d，连用3~5天。⑤抗休克治疗。

3. D【解析】脾切除术术后第7天，患者出现发热，体温为37.6℃，腹腔引流管内有无色、清亮液体流出，考虑可能为胰液漏出，明确诊断需检测腹腔引流液中的淀粉酶。

4. C【解析】腹腔引流液淀粉酶为800U，考虑可能为胰瘘。

5. AEF【解析】该患者的治疗措施应为保持引流管通畅，保护瘘口周围皮肤，抑制胰液分泌，促进瘘口尽快愈合。

6. B【解析】患者此时血小板过高，为防止血小板过度聚集，应口服阿司匹林。

# 第二十一章　上消化道大出血

上消化道大出血

## 一 A1 型题

1. 对上消化道大出血不具有诊断意义的是
   A. 选择性血管造影　　B. CT 平扫检查
   C. 纤维内镜检查　　D. X 线钡餐检查
   E. 三腔二囊管检查
2. 关于上消化道大出血的手术治疗，以下叙述不正确的是
   A. 多发生在胃、十二指肠的消化性溃疡出血，首选胃大部切除术
   B. 食管-胃底静脉曲张破裂出血 Child-Pugh B 级或 Child-Pugh A 级，应采取非手术治疗
   C. 急性胃黏膜病变当非手术治疗无法控制出血时，考虑手术治疗
   D. 胃癌一旦诊断明确，应尽早手术，行根治性胃大部或全胃切除
   E. 胆道反复大量出血可考虑手术治疗
3. 上消化道大出血休克时，首选的治疗方法是
   A. 平卧位下肢抬高并予吸氧　　B. 紧急经纤维内镜止血
   C. 放置胃管注入止血药　　D. 积极补充血容量
   E. 静脉输注制酸药
4. 上消化道大出血的常见病因不包括
   A. 胃、十二指肠溃疡　　B. 门静脉高压症
   C. 急性胃黏膜病变　　D. 胆道出血
   E. Dieulafoy 病
5. 促使食管静脉曲张形成和破裂的最直接因素是
   A. 食管静脉邻近门静脉　　B. 曲张静脉位于黏膜下层
   C. 食管静脉不受门静脉高压的影响　　D. 胃酸反流可产生食管炎而侵蚀静脉
   E. 粗糙食物及频繁的食管收缩，恶心，呕吐
6. 诊断急性糜烂性出血性胃炎的主要根据是
   A. 出血的临床表现　　B. 胃液分析
   C. 急诊胃镜检查　　D. 胃钡餐造影
   E. 胃黏膜脱落细胞学检查

7. 上消化道出血的范围是
   A. Treitz 韧带以上的出血　　B. 幽门以上的出血
   C. 回盲部以上的出血　　D. 贲门以上的出血
   E. 空回肠交界处以上的出血
8. 下列关于胃、十二指肠溃疡出血的紧急处理，叙述不正确的是
   A. 急性溃疡出血可通过纤维内镜电凝、局部应用止血药止血
   B. 吻合口溃疡应早期手术治疗，切除原吻合口，再行胃空肠吻合
   C. 保守治疗 24 小时，出血控制后，宜早期手术治疗
   D. 慢性溃疡宜早期行胃部分切除术，穿透性溃疡采取溃疡旷置
   E. 药物引起的急性溃疡出血给予抗酸、保护胃黏膜治疗
9. 关于上消化道大出血的临床特点，下列不正确的叙述是
   A. 是呕血还是便血取决于可能的诱因和凝血机制
   B. 出血量小，解柏油样便；出血量大，呕鲜红色血
   C. 食管-胃底静脉曲张破裂出血，以呕血为主
   D. 胃十二指肠溃疡、胃癌引起的出血，以便血为主
   E. 胆道出血以便血为主，周期性发作
10. 对于病因不明的上消化道出血经积极充分的非手术治疗仍不能止血，决定剖腹探查的指征不正确的是
   A. 急性大出血引起休克，经积极的非手术治疗不能纠正者
   B. 经非手术治疗止血后再出血者
   C. 慢性反复出血病因不明者
   D. 血红蛋白、红细胞计数与血细胞比容继续下降者
   E. 24 小时内经积极输液、输血仍不能稳定血压和脉搏，一般状况未见改善者
11. 常提示有消化道大量出血的症状不包括
   A. 反复呕血或持续黑便　　B. 大便呈暗红色伴肠鸣音亢进
   C. 周围循环衰竭症状　　D. 快速输血补液后血压上升
   E. 红细胞、血红蛋白与血细胞比容持续下降
12. 食管或胃底静脉曲张破裂出血的特点，正确的是
   A. 来势很猛，一次出血量常达 500～1000ml
   B. 常可引起休克
   C. 临床主要表现是呕血，单纯便血较少
   D. 短期内可反复呕血
   E. 以上都正确
13. 关于常见上消化道急性大出血疾病的鉴别诊断，以下叙述不正确的是

A. 溃疡病的出血特点为呕血、便血，出血量较大

B. 溃疡病出血前腹痛加剧，出血后缓解

C. 门静脉高压的出血特点为便血，止血不易

D. 急性胃黏膜病变的出血特点为呕血、便血

E. 胃癌的出血特点为呕血、便血，量较多

14. 以下上消化道大出血的急诊处理，不正确的是

A. 应用止血药物、$H_2$受体阻断药

B. 估计出血量，监测生命体征，进行相关实验室检查

C. 迅速建立静脉输液通道，迅速补充血容量

D. 抗休克的同时，急诊行剖腹探查术

E. 放置胃管或三腔二囊管，以冷盐水加肾上腺素反复保留灌洗

15. 多用于诊断疑难病症，一般不作为判断活动性出血的首选检查的判断方法是

A. 胃管抽吸液和灌洗液情况　　B. 急诊内镜观察出血病灶情况

C. 肠鸣音亢进　　D. 选择性动脉造影和放射性核素扫描

E. 反复呕血，或黑便次数增多、稀薄

16. 消化性溃疡最易发生出血的是

A. 十二指肠前壁溃疡　　B. 十二指肠球部后壁溃疡

C. 胃大弯溃疡　　D. 幽门管溃疡

E. 复合性溃疡

17. 对于急性上消化道出血，原因不明时，一般主张

A. 立即 X 线钡餐检查　　B. 尽可能保守治疗

C. 立即剖腹探查　　D. 急诊胃镜检查

E. 急诊 B 超检查

18. 上消化道大出血的患者未明原因的，在手术检查时，最先检查的部位是

A. 胃和十二指肠　　B. 胆道

C. 十二指肠　　D. 胃

E. 食管下段

19. 肿瘤发生出血的机制，叙述不正确的是

A. 肿瘤组织本身血管丰富、质脆，易出血，表面变性坏死时更易出血

B. 肿瘤侵袭正常组织，破坏其黏膜的完整性，导致黏膜溃疡、出血、糜烂

C. 癌栓引起血栓性静脉炎，致黏膜梗死、坏死甚至出血

D. 瘤体中心坏死，瘤体破裂出血

E. 肿瘤表现以溃疡的形式，可防止大出血或反复出血

20. 临床上应考虑继续出血或再出血的情况不包括

A. 反复呕血，或黑便次数增多、粪质稀薄，伴肠鸣音亢进
B. 经充分补液输血，周围循环衰竭的表现未见明显改善
C. 经充分补液输血，周围循环衰竭的表现虽暂时好转而又恶化
D. 补液与尿量足够的情况下，血尿素氮持续或再次增高
E. 血红蛋白浓度、红细胞计数与血细胞比容继续下降，网织红细胞计数继续减少

21. 可帮助明确出血部位和性质，并可同时进行镜下治疗的辅助检查方法是
A. 选择性腹腔动脉造影
B. 纤维内镜检查
C. 三腔二囊管压迫试验
D. 上消化道造影
E. CT 检查

22. 原无肾病患者，出血后尿素氮持续上升，超过（　　）提示有消化道大量出血
A. 5.7mmol/L
B. 6.7mmol/L
C. 7.7mmol/L
D. 8.7mmol/L
E. 10.7mmol/L

23. 关于上消化道大出血诊断的基本方法，叙述不正确的是
A. 详细追问相关病史和全面细致查体
B. 进行相关实验室检查
C. 应用三腔二囊管检查
D. 急诊剖腹探查明确病因
E. 纤维内镜检查或选择性血管造影检查

24. 下列上消化道出血的量及临床表现，叙述不正确的是
A. 出血 5~10ml，潜血试验阳性
B. 出血 50~100ml，出现黑便
C. 出血量≤400ml，一般不引起症状
D. 出血量 400~500ml，出现头晕，心悸、乏力等全身症状
E. 短时间内出血量超过 800ml，不会出现周围循环衰竭表现

25. 胃溃疡大出血最有效的措施是
A. 肝叶切除术
B. 胃大部切除术
C. 壁细胞迷走神经切断术
D. 奥美拉唑静脉滴注
E. 三腔二囊管压迫

26. 关于上消化道大出血的叙述，不正确的是
A. 胆道出血前常有上腹部疼痛
B. 剧烈呕吐后，可以出现上消化道大出血
C. 门静脉高压常出现呕血，易出现低血容量性休克
D. 严重的颅脑损伤，在治疗过程中易出现上消化道出血
E. 急性坏死性胰腺炎常有上消化道大出血的并发症

27. 下列关于部位不明的上消化道大出血的剖腹探查，叙述不正确的是

A. 首先探查胃和十二指肠，可用纤维内镜辅助探查

B. 检查有无肝硬化和脾大、胆囊肿大者，行诊断性胆囊和胆总管穿刺

C. 仔细检查胃仍未发现病变后，试探性结扎胃左、胃右及胰十二指肠动脉

D. 用手指或纵行切开幽门，检查球部后壁靠近胰头部分

E. 提起横结肠，自空肠上端按顺序探查空肠上段

28. 病因不明的上消化道出血探查手术的次序，最优先的是

A. 肝脏有无增大、硬化、肿瘤、脓肿、裂口

B. 胃小弯、胃窦及十二指肠前壁有无溃疡瘢痕或肿瘤

C. 切开胃结肠韧带，探查胃后壁，并进一步探查贲门、胃底

D. 肝外胆道（包括胆囊）有无扩张、积脓、积血

E. 切开十二指肠侧腹膜，探查十二指肠降段及横部，并结合检查胰腺

29. 不能协助诊断上消化道出血的病因的辅助检查方法是

A. 鼻胃管或三腔二囊管检查　B. 纤维内镜检查

C. X 线钡餐检查　D. 放射性核素扫描检查

E. 选择性血管造影

30. 消化性溃疡合并出血时，最有效的止血治疗措施是

A. 生理盐水冲洗胃腔　B. 静脉注射奥美拉唑

C. 静脉注射雷尼替丁　D. 口服凝血酶盐水溶液

E. 口服去甲肾上腺素盐水溶液

31. 引起消化性溃疡出血的主要因素是

A. 胃酸和胃蛋白酶的侵袭作用　B. 幽门螺杆菌感染及侵袭作用

C. 精神因素　D. 胆盐的刺激作用

E. 非甾体抗炎药的刺激

32. 关于上消化道出血输血的适应证，下列叙述不正确的是

A. 重症感染时输入抗体补体　B. 凝血异常时补充各种凝血因子

C. 急性大出血时补充血容量　D. 增加营养素供应能量

E. 纠正贫血或低蛋白血症

33. 若上消化道出血的患者收缩压降至 90mmHg 以下，心率大于 120 次/分，并伴面色苍白、四肢湿冷、烦躁不安或神志不清，其可能出血量为

A. 300ml　B. 400ml

C. 500ml　D. 450ml

E. 800ml 以上

## 二 A2型题

1. 患者，男性，50岁。临床诊断为肝挫伤，经保守治疗已出院2周。今天突发上腹部剧烈绞痛，黄疸，排黑便。首先应考虑的诊断是
A. 胆道出血
B. 胃癌出血
C. 胃、十二指肠溃疡出血
D. 应激性溃疡出血
E. 食管-胃底静脉曲张破裂出血
2. 患者，男性，51岁。呕吐12小时，呕吐物为咖啡样物，约1000ml。查体：脉搏128次/分，血压80/45mmHg。对该患者首要的处理是
A. 胃镜检查，镜下止血
B. 抗休克治疗
C. 气管插管术
D. 腹部B超
E. 上消化道造影
3. 患者，男性，33岁。4年来间歇性上腹部隐痛伴反酸、嗳气，解柏油样便1周。昨天劳累后突然呕吐鲜红色血，约400ml。根据患者情况，出血最可能的原因是
A. 胆道出血
B. 胃癌出血
C. 食管-胃底静脉曲张破裂出血
D. 应激性溃疡出血
E. 胃、十二指肠溃疡出血
4. 患者，男性，54岁。有嗜酒史20年。2小时前因突然呕血约800ml入院。查体：脉率110次/分，血压90/60mmHg，肝未触及。Hb 70g/L，WBC $3.1\times10^9$/L，血小板 $56\times10^9$/L。患者首先应考虑的诊断为
A. 溃疡病
B. 胃癌
C. 胆道出血
D. 出血性胃炎
E. 肝硬化门静脉高压
5. 患者，男性，30岁。上腹疼痛伴反酸3年，昨日始呕血，约400ml。出血的原因最大可能是
A. 应激性溃疡出血
B. 胆道出血
C. 胃癌出血
D. 胃、十二指肠溃疡出血
E. 食管-胃底静脉曲张破裂出血
6. 患者，男性，32岁。因关节酸痛常服水杨酸制剂，6小时前突然大量呕血。否认溃疡病史。查体：血压100/70mmHg，心率120次/分。该患者呕血最可能的原因是
A. 急性胃炎
B. 门静脉高压，食管静脉曲张破裂出血
C. 胃癌
D. 胃、十二指肠溃疡
E. 应激性溃疡
7. 患者，女性，31岁。因上消化道大出血入院，经治疗后病情稳定，出血停止。为确诊出

血原因，首选的检查方式是

A. 纤维胃镜检查
B. 腹部 B 超
C. 肝功能化验
D. 选择性腹腔动脉造影
E. 钡餐 X 线透视

## 三 A3/A4 型题

（1~3 题共用题干）

患者，男性，45 岁。有 15 年肝炎病史。食欲缺乏、乏力、腹胀 2 个月，5 小时前突然呕出大量鲜血 3 次，共约 1200ml，含有凝血块入院。查体：脉搏 112 次/分，血压 80/50mmHg。巩膜轻度黄染。肝肋下 4cm，质硬，结节状；左上腹扪及肿物，肋下 3cm，边缘圆钝，质地中等，未触及结节，上界不清；腹水征阳性。血常规：Hb 5.6g/L，WBC $3.0 \times 10^9/L$，HBsAg（+）。

1. 患者出血的最可能原因是

A. 胃癌出血
B. 肝癌并胆道出血
C. 应激性溃疡
D. 胆道结石并胆道出血
E. 食管-胃底静脉曲张破裂出血

2. 患者止血治疗应采取的方式为

A. 立即手术治疗
B. 全身止血药
C. 局部止血药
D. 放置三腔二囊管
E. 胃管内用药

3. 病情稳定后，为明确诊断，进一步的检查首选

A. 腹部 CT
B. 纤维内镜检查
C. 腹部 B 超
D. PTC
E. 静脉胆道造影

（4~7 题共用题干）

患者，女性，45 岁。近半年以来自觉上腹部隐痛不适、食欲缺乏，全身乏力，间断解柏油样黑便，无呕血，体重下降约 5kg。既往无胃病史。查体：上腹部轻压痛，肝脾未触及，无移动性浊音，大便潜血（+）。

4. 根据患者情况，首先要考虑的是

A. 糜烂性胃炎
B. 食管静脉曲张破裂出血
C. 胃癌伴出血
D. 胆道出血
E. 十二指肠溃疡出血

5. 此类患者一次出血量通常不超过

A. 200ml
B. 300ml
C. 400ml
D. 500ml
E. 600ml

6. 经止血、制酸等治疗后，病情见好转，为了确诊，最佳的检查方法为
A. 血管造影
B. 纤维胃镜检查
C. 腹部B超
D. 腹部CT
E. X线钡餐透视

7. 经检查发现胃窦部有溃疡，3.0cm×0.8cm，周围隆起，易出血。若行手术，应选择的方式为
A. 胃大部切除术
B. 迷走神经切断术
C. 全胃切除术
D. 选择性迷走神经切断+幽门成形
E. 贲门周围血管离断术

（8~10题共用题干）

患者，男性，63岁。上腹隐痛不适持续1年，无规律，服抗酸药无效，3天前排黑便1次。半年来，体重下降6kg。入院后粪便潜血试验阳性。

8. 患者最可能诊断为
A. 胃溃疡癌变
B. 慢性胃炎
C. 胃溃疡
D. 胃泌素瘤
E. 十二指肠溃疡

9. 为确诊应首选的检查是
A. 腹部CT
B. 胃镜检查
C. 腹部B超
D. 上消化道造影
E. 大便潜血试验

10. 应首选的治疗方法为
A. 手术治疗
B. 药物治疗+局部化疗
C. 药物全身化疗
D. 放疗
E. 内镜下激光治疗

（11~13题共用题干）

患者，男性，63岁。有12年乙肝病史。8小时前突发右上腹痛，伴排黑便1次入院。查体：血压90/60mmHg，心率100次/分，巩膜轻度黄染，无肝掌、蜘蛛痣，肝肋下4cm可及，质硬，表面不光滑，轻触痛，边缘钝，脾不大，移动性浊音阴性，胆囊可扪及肿大，Murphy征（±）。血常规：WBC $6.0\times10^9$/L，Hb 80g/L，血细胞比容27%。

11. 患者出血最可能的原因是
A. 食管-胃底静脉曲张破裂出血
B. 应激性溃疡
C. 胃癌出血
D. 肝癌破裂出血
E. 胃溃疡出血
12. 患者首选的辅助检查为
A. 腹部 B 超
B. 胃镜检查
C. 放射性核素扫描
D. 钡餐 X 线透视
E. 血管造影
13. 以下治疗措施中，不正确的是
A. 补液
B. 输血
C. 应用抗生素
D. 放置三腔二囊管
E. 全身应用止血药

（14~15 题共用题干）

患者，男性，63 岁。有 10 年肝炎后肝硬化病史。6 小时前因呕血、便血，量约 3000ml，伴轻度意识障碍入院。查体：血压 90/60mmHg，心率 120 次/分。巩膜轻度黄染，腹平软，肝未及，脾肋下 7cm。移动性浊音阳性，肠鸣音稍亢进。

14. 对患者首要的处理措施是
A. 配血，等待输血
B. 查血常规、肝功能
C. 迅速纠正休克
D. 准备三腔二囊管压迫止血
E. 行胃镜检查，明确出血部位
15. 以下对该患者的处理措施，不正确的是
A. 应用三腔二囊管压迫止血
B. 给予抗酸药物
C. 给予止血药物
D. 迅速手术治疗
E. 以冷盐水和去甲肾上腺素洗胃，同时可给予血管升压素或生长抑素静脉滴注

（16~17 题共用题干）

患者，男性，52 岁。脑外伤开颅术后 1 周，呕吐咖啡样物 1 天，约 700ml，解柏油样便约 600g，无明显腹痛。查体：腹平软，无压痛；心率 120 次/分，血压 80/60mmHg。血常规：血红蛋白 90g/L，血细胞比容 35%，白细胞 $1.1\times10^9$/L。

16. 患者最可能诊断为
A. 消化性溃疡出血
B. 急性出血性坏死性胰腺炎
C. 应激性溃疡出血
D. 贲门黏膜撕裂综合征
E. 食管-胃底静脉曲张破裂

17. 以下处理措施，不恰当的是

A. 禁食，补液
B. 给予甲氧氯普胺止吐、对症处理
C. 迅速冰盐水洗胃
D. 静脉滴注垂体后叶素止血
E. 给予质子泵抑制剂抑制胃酸分泌

（18~19 题共用题干）

患者，女性，49 岁。有 6 年溃疡病史。2 小时前突发呕血入院。查体：冷汗淋漓、脉搏细速、呼吸浅促，血压 80/40mmHg。

18. 根据题中所述，可估计该患者的出血量为

A. 400~500ml
B. 500~600ml
C. 600~700ml
D. 700~800ml
E. >800ml

19. 患者应需进行的紧急处理措施是

A. 继续观察
B. 抗休克治疗
C. 胃镜检查
D. 立位腹部 X 线平片
E. 腹部 B 超

（20~22 题共用题干）

患者，男性，44 岁，因反复呕血、黑便 3 个月，突然呕血 18 小时，急诊入院。1 年前查出患乙型肝炎，钡餐检查提示食管下段静脉曲张，此次出血量约 1000ml。入院后经积极补液、输血等治疗，仍有呕血。体格检查：一般情况差，贫血貌；腹膨隆，可见腹壁静脉曲张，肝肋下未扪及，脾脏左肋缘下 3cm，腹水征（+）。

20. 在下列鉴别诊断中，最需要鉴别的疾病是

A. 食管癌
B. 胃癌
C. 胃、十二指肠溃疡
D. 急性胃黏膜病变
E. 急性胆管炎、肝脓肿

21. 为迅速止血，宜首选

A. 局部止血药灌注
B. 静脉滴注垂体后叶素
C. 贲门周围血管离断术
D. 门-腔静脉分流术
E. 三腔二囊管压迫止血

22. 为明确诊断，应首先行

A. 腹部 B 超
B. 胃镜检查
C. 腹部 CT
D. 放射性核素扫描
E. 腹腔动脉造影

## 四 B型题

（1~3题共用备选答案）

A. 胃镜检查　　B. X线钡餐检查

C. 选择性腹腔动脉造影　　D. 腹部B超

E. 钡剂灌肠

1. 消化性溃疡并出血的检查方法是
2. 小肠活动性出血的检查方法是
3. 胃底-贲门黏膜撕裂综合征的检查方法是

（4~5题共用备选答案）

A. 5ml　　B. 10ml

C. 50ml　　D. 400ml

E. 800ml

4. 大便潜血阳性，消化道出血量至少达
5. 出现柏油样便，消化道出血量至少达

（6~7题共用备选答案）

A. 出血伴腹痛，高热　　B. 出血速度快，呕血或便血

C. 出血速度较慢，便血为主　　D. 少量鲜血便

E. 腹痛、发热、黄疸

6. 食管-胃底静脉曲张破裂出血的特点是
7. 胃癌出血的特点是

（8~9题共用备选答案）

A. X线钡餐透视　　B. 三腔二囊管检查

C. 纤维光束胃、十二指肠镜检查　　D. 吞线检查

E. 选择性腹腔动脉造影

8. 消化道出血停止后，最有诊断意义的方法是
9. 消化道出血未停止时，最有诊断意义的方法是

（10~12题共用备选答案）

A. 柏油样便　　B. 呕大量鲜红血可伴休克

C. 便血与呕血　　D. 以便血为主，不呕血

E. 腹腔内大出血
10. 食管-胃底静脉曲张破裂出血的临床表现为
11. 多数十二指肠溃疡出血的临床表现为
12. 外伤脾破裂伴休克的临床表现为

（13～14 题共用备选答案）
A. 呕大量鲜血，可伴有血块
B. 强烈呕吐，先胃液后鲜血与血块
C. 呕血伴腹痛、寒战、高热与黄疸
D. 柏油样便
E. 鲜血样便
13. 胆道出血多有的临床表现为
14. 贲门-胃底黏膜撕裂征（Mallory-Weiss 综合征）可有的临床表现为

（15～18 题共用备选答案）
A. 食管-胃底静脉曲张破裂出血
B. 消化性溃疡并出血
C. 食管溃疡
D. Cushing 溃疡
E. 胃底-贲门黏膜撕裂综合征
15. 呕吐暗红色血液，有腹水的是
16. 饮酒后剧烈呕吐，然后吐出新鲜血液的是
17. 上腹部饥饿性疼痛-呕血-疼痛缓解的是
18. 车祸后昏迷，呕吐咖啡色胃内容物的是

## 五 X 型题

1. 对上消化道出血的病因诊断有帮助的检查方法为
A. 胃液分析
B. X 线钡餐造影
C. 纤维内镜检查
D. 选择性血管造影
E. $^{99m}$Tc 核素扫描
2. 上消化道出血选择性血管造影可选择的造影部位有
A. 腹主动脉
B. 腹腔干
C. 肠系膜上动脉
D. 肠系膜下动脉
E. 肝动脉
3. 下列关于上消化道大出血的早期诊断，叙述正确的是
A. 血常规检查可以作为早期诊断的主要依据
B. 患者多于 24 小时内出现发热
C. 出血量大时，粪便可以呈鲜红色

D. 氮质血症多于出血后数天出现

E. 直肠指检对早期诊断有较大帮助

4. 上消化道大出血，经临床分析，仍不能确定大出血病因，应考虑的少见的外科疾病有

A. 食管裂孔疝 B. 胃壁动脉瘤

C. 胃息肉 D. 早期胃癌

E. 胃炎

5. 上消化道出血是否停止更可靠的判断方法中，临床中应用较多，也是临床研究中公认的客观指标有

A. 胃管抽吸液和灌洗液情况 B. 急诊内镜观察出血病灶情况

C. 肠鸣音亢进 D. 选择性动脉造影和放射性核素扫描

E. 反复呕血，或排黑便次数增多、粪质稀薄

6. 上消化道大出血时，表现是呕血还是便血，取决于

A. 出血部位 B. 出血速度

C. 出血量 D. 出血时间

E. 胃肠蠕动情况

7. 下列有关上消化道出血的处理，叙述正确的有

A. 胃内冷盐水降温 B. 应用促胃动力药如多潘立酮等

C. 胃镜下局部喷洒药物 D. 胃镜下局部注射药物

E. 口服止血药和去甲肾上腺素

8. 有关上消化道出血的叙述，正确的是

A. 找不到出血原因，可尝试行胃大部切除术

B. 80%的患者可经非手术治疗达到止血目的

C. 急诊手术的首要目的是止血，如条件允许，可行原发病的治愈性手术

D. 术中应按胃、十二指肠、肝、脾、胆道和空肠上段依次检查

E. 经积极保守治疗后，出血不能有效控制，血压、脉搏不能稳定，应早期剖腹探查

## 六 案例分析题

（1~8 题共用题干）

患者，男性，44 岁。呕血 3 天，急诊入院。半年来经常腹胀，食欲缺乏，厌油、恶心、反酸，日渐消瘦。3 天前，因饮酒较多、吃冷硬食物后，出现呕血，共 3 次，前 2 次较新鲜，约 400ml，后 1 次为咖啡样，约 150ml。查体：血压 105/90mmHg。消瘦，贫血貌，面颊及前胸部有 5 枚蜘蛛痣，心肺无异常，肝不大，脾可触及，边缘较韧。临床诊断为上消化道大出血。

1. 引起上消化道大出血的常见病因有

A. 胃黏膜血管畸形 B. 胃、十二指肠溃疡

C. 肝内胆道大出血
D. 急性胃黏膜病变
E. 门静脉高压症

2. 上消化道出血的特征性表现是
A. 呕血和黑便
B. 发热
C. 贫血和血常规变化
D. 失血性周围循环衰竭
E. 氮质血症

3. 为进一步明确上消化道大出血的病因和部位，还需进行的检查有
A. CT 扫描
B. 选择性动脉造影
C. 纤维胃、十二指肠镜检查
D. 行三腔二囊管气囊充气压迫胃底和食管下段，若不再出血，为食管-胃底曲张静脉破裂出血
E. 行三腔二囊管压迫，若抽出血液，胃、十二指肠溃疡与食管-胃底曲张静脉破裂出血可能同时存在

4. 目前诊断上消化道出血病因的首选方法是
A. 胃镜检查
B. 上消化道造影检查
C. 选择性腹腔动脉造影
D. 放射性核素扫描
E. 胶囊内镜及小肠镜检查

5. 主要适用于存在胃镜检查禁忌证或不愿进行胃镜检查的方法是
A. 小肠镜检查
B. 上消化道造影检查
C. 选择性腹腔动脉造影
D. 放射性核素扫描
E. 胶囊内镜检查

6. 在消化道疾病中，上消化道大出血按发病率高低依次为
A. 急性胃黏膜病变、溃疡病、食管静脉曲张、胃癌
B. 溃疡病、急性胃黏膜病变、食管静脉曲张、胃癌
C. 溃疡病、胃癌、急性胃黏膜病变、食管静脉曲张
D. 急性胃黏膜病变、食管静脉曲张、溃疡病、胃癌
E. 食管静脉曲张、胃癌、溃疡病、急性胃黏膜病变

7. 在消化道疾病中，下消化道大出血按发病率高低依次为
A. 息肉、癌症、血管畸形、炎性肠病
B. 息肉、癌症、炎性肠病、血管畸形
C. 癌症、炎性肠病、息肉、血管畸形
D. 癌症、炎性肠病、血管畸形、息肉
E. 血管畸形、息肉、癌症、炎性肠病

8. 急性大出血时评估出血严重程度最有价值的指标是
   A. 呕血或黑便的颜色　　B. 血压和心率
   C. 血液中红细胞计数和血红蛋白浓度　　D. 血中尿素氮的浓度
   E. 周围循环衰竭的临床表现

(9~11 题共用题干)

患者，女性，41 岁。3 天前因上腹部不适、呕血 1 次入院。有 12 年胃溃疡病史，无肝炎病史。查体：体温 38℃，脉搏 110 次/分，呼吸 24 次/分，血压 100/65mmHg。患者轻度烦躁，皮肤、巩膜苍白，上腹部压痛不明显。

9. 为明确诊断，应检查的项目包括
   A. 血常规　　B. 血生化检查
   C. 血清淀粉酶测定　　D. 腹部 B 超
   E. 腹部 X 线平片　　F. 腹部 MRI

10. 血常规：WBC $10.5\times10^9$/L，N 0.76，Hb 80g/L；血生化、腹部 X 线平片和 B 超结果正常。立即给予补液、广谱抗生素治疗。下一步的诊疗措施是
   A. 急诊血管造影检查　　B. 急诊 MRI 检查
   C. 急诊胃镜检查　　D. 急诊穿刺检查
   E. 急诊 CT 检查　　F. 急诊手术探查

11. 患者经广谱抗生素、积极补液治疗后，一般情况无明显改善，无多器官衰竭表现。查体：体温 38.3℃，血压 80/45mmHg，脉搏 126 次/分，呼吸 28 次/分。急诊胃镜下可见胃小弯侧有溃疡，约 1.0cm×0.5cm，隆起于胃黏膜表面，周围黏膜僵硬、中断，底部组织坏死，可见鲜红色血随脉搏搏动涌出。患者应采取的进一步治疗包括
   A. 胃镜下活检
   B. 输血、抗休克治疗
   C. 急诊血管造影
   D. 急诊手术
   E. 胃镜下冲洗、止血治疗
   F. 继续输液治疗，给予血管活性药物，观察病情变化

## 参考答案与解析

**一、A1 型题**

1. B【解析】CT 平扫对上消化道大出血不具有诊断价值，增强扫描可明确出血部位，

特别是对胆道出血，可明确出血的部位和病因。

2. B【解析】消化性溃疡出血多发生在胃、十二指肠，首选胃大部切除术，切除出血的溃疡部位，同时可以预防再出血。食管-胃底静脉曲张破裂出血应视肝功能情况决定处理方法。Child-Pugh B 级或 A 级，应积极手术。急性胃黏膜病变当非手术治疗无法控制出血时，考虑手术治疗，包括迷走神经切断加半胃切除、出血点缝扎、迷走神经切断加幽门成形、胃周围血管结扎术、胃全切或次全切。胃癌一旦诊断明确，应尽早手术，行根治性胃大部或全胃切除。胆道反复大量出血可考虑手术治疗。所以选项 B 错误。

3. D【解析】上消化道大出血休克时，首选的治疗方法是迅速补充血容量，纠正休克。

4. E【解析】上消化道大出血的常见病因：胃十二指肠溃疡、门静脉高压症、急性胃黏膜病变、胆道出血、胃肿瘤等。

5. A【解析】食管静脉邻近门静脉，因此最直接地受到门静脉高压的影响。

6. C【解析】诊断急性糜烂性出血性胃炎的主要根据是急诊胃镜检查。急诊胃镜检查可确定其出血部位，判断是否继续出血或估计再出血的危险性，并同时进行内镜止血治疗。

7. A【解析】上消化道是指 Treitz 韧带以上的消化道，包括食管、胃、十二指肠、空肠上段和胆道，所以上消化道出血的范围是 Treitz 韧带以上的出血。

8. E【解析】药物引起的急性溃疡出血应停用有关药物。

9. A【解析】上消化道大出血表现为呕血还是便血，以及血的颜色主要取决于出血的速度和出血量的多少，其次与出血的部位有关，而与诱因和凝血机制无关。所以选项 A 错误。上消化道大量出血之后，均有黑便。一般来说，幽门以上出血常伴有呕血，若出血量较少、速度慢亦可无呕血。幽门以下出血表现为黑便，但出血量大、速度快，可因血液反流入胃腔引起恶心、呕吐而表现为呕血。呕血多为咖啡渣样，如出血量大，未经胃酸充分混合即呕出，则为鲜红血或血块。出血量少时表现为黑色成形的黑便，出血相对较多时表现为具有稀、黏、黑、亮特点的柏油样便，当出血量大，血液在肠内推进快，粪便可呈暗红甚至鲜红色。

10. E【解析】经积极、充分的非手术治疗仍不能止血，不能最大限度地改善全身情况，依据具体的医疗条件决定术式。急诊手术以止血为目的，条件允许时可行针对病因的治愈性手术，病因不明时行探查手术。探查手术适应证：急性大出血引起休克，经积极非手术治疗不能纠正者，经非手术治疗止血后再出血者，慢性反复出血病因不明者。对诊断不明的上消化道出血，经过积极的初步处理，血压及脉率仍不稳定，可考虑剖腹探查，以明确病因。

11. D【解析】提示有消化道大量出血的表现：①反复呕血或持续黑便，或大便呈暗红色伴肠鸣音亢进。肠鸣音亢进可能是出血或再出血的表现之一。②周围循环衰竭症状，如头晕、心悸、口渴、黑矇、晕厥、皮肤湿冷苍白、精神萎靡、烦躁不安、意识障碍等。③快速输血补液后血压不易上升，脉搏仍快而弱，中心静脉压波动不稳。④红细胞、血红蛋白与血细胞比容持续下降。⑤原无肾病患者，出血后尿素氮持续上升，超过 10.7mmol/L。

12. E【解析】食管或胃底静脉曲张破裂出血来势很猛，一次出血量常达 500~1000ml。胃底静脉曲张使胃底黏膜变薄，易被粗糙食物损伤，或随胃液反流入食管，腐蚀已变薄的黏膜，同时门静脉系统内压力过高，易导致静脉曲张破裂，发生难以自止的大出血，常可引起休克，短期内可反复呕血，单纯便血较少。

13. E【解析】常见上消化道急性大出血疾病的鉴别诊断见表 21-1。

**表 21-1　常见上消化道急性大出血疾病的鉴别诊断**

| 疾　病 | 病　史 | 出血特点 | 临床症状 | 辅助检查 |
|---|---|---|---|---|
| 溃疡病 | 溃疡病史 | 呕血、便血，出血量较大 | 出血前腹痛加剧，出血后缓解 | 胃镜：可见溃疡 |
| 门静脉高压症 | 肝病史、血吸虫病史、嗜酒史 | 便血，止血不易 | 大量呕鲜血，肝脾大，腹水，腹壁静脉曲张，蜘蛛痣，黄疸 | 肝功能重度损害<br>胃镜：食管-胃底静脉曲张 |
| 急性胃黏膜病变 | 严重创伤、感染、休克、大手术、阻塞性黄疸，药物，酗酒 | 呕血、便血 | 原发病表现，上腹仅有轻度疼痛或不适 | 胃镜：多病灶黏膜糜烂、浅表溃疡、出血 |
| 胃癌 | 无规律性上腹痛 | 呕血、便血，量较少 | 消瘦、贫血、腹部肿块 | 胃镜：肿瘤表现 |
| 胆道出血 | 胆道感染疾病，肝损伤、肝穿刺史 | 间歇性便血 | 黄疸、发热、胆绞痛 | 血管造影：肝功能可有损害 |

14. D【解析】上消化道出血急诊处理：①迅速补充血容量，纠正休克。②积极止血，根据医嘱应用止血药（去甲肾上腺素、$H_2$受体阻断药和生长抑素等）或执行止血措施，如果是胃十二指肠溃疡大出血，采取的止血措施是胃内灌注冷生理盐水、收缩胃血管、减少胃黏膜出液量。对于失血性休克患者，应立即开放两条静脉通路，最好有中心静脉通路，以利于快速输液、输血，并监测中心静脉压。

15. D【解析】上消化道出血是否停止更可靠的判断方法：①胃管抽吸液和灌洗液情况。②急诊内镜观察出血病灶情况。③选择性动脉造影和放射性核素扫描。前两者临床中应用较多，也是临床研究中公认的客观指标，后者多用于诊断疑难病症，一般不作为判断活动性出血的首选检查。

16. B【解析】发生大出血的溃疡多位于胃小弯或十二指肠后壁，并以十二指肠后壁溃疡为多见。十二指肠球部前壁溃疡不易合并出血。

17. D【解析】对于急性上消化道出血，原因不明时，一般主张急诊胃镜检查。参见 A1 型题第 6 题解析。

18. A【解析】上消化道大出血的病因中，胃十二指肠溃疡约占一半，其中 3/4 是十二指肠溃疡。所以消化道大出血的患者未明病因的，在手术检查时，最先检查的部位是胃和十二指肠。

19. E【解析】肿瘤发生出血的机制：①肿瘤组织本身血管丰富、质脆，易出血，表面变性坏死时更易出血。②恶性肿瘤时，机体凝血机制发生障碍，主要与肿瘤刺激产生抗凝物质有关，或与血管内凝血和纤维蛋白增多症出现 DIC 有关。③肿瘤侵袭正常组织，破坏其黏膜的完整性，导致黏膜溃疡、出血、糜烂等。④癌栓引起血栓性静脉炎，致黏膜梗死、坏死甚至出血。⑤瘤体中心坏死，瘤体破裂出血。⑥肿瘤表现以溃疡的形式，可出现大出血或反复出血。

20. E【解析】临床上出现下列情况应考虑继续出血或再出血：①反复呕血，或黑便次数增多、粪质稀薄，伴肠鸣音亢进。②经充分补液输血，周围循环衰竭的表现未见明显改善，或虽暂时好转而又恶化。③血红蛋白浓度、红细胞计数与血细胞比容继续下降，网织红细胞计数持续增多。④补液与尿量足够的情况下，血尿素氮持续或再次增高。

21. B【解析】纤维内镜可帮助明确出血部位和性质，并可同时进行镜下治疗（电凝、套扎、放置钛夹）。有条件的情况下应首选早期进行（24 小时内），阳性率高达 95%。

22. E【解析】参见 A1 型题第 11 题解析。

23. D【解析】急诊剖腹探查明确病因不属于上消化道大出血诊断的基本方法。手术探查适应证参见 A1 型题第 10 题解析。

24. E【解析】成人每日消化道出血 5～10ml 粪便潜血试验阳性；每日出血量 50～100ml 可出现黑便，即柏油样便；胃内积血量在 250～300ml 可引起呕血；一次出血量不超过 400ml，一般不引起全身症状；出血量超过 400～500ml，可出现头晕、心悸、乏力等全身症状；短时间内出血量超过 800ml，可出现周围循环衰竭表现。

25. B【解析】参见 A1 型题第 2 题解析。

26. E【解析】胆道出血前常有上腹部疼痛。剧烈呕吐后，可以出现上消化道大出血。门静脉高压常出现呕血，易出现低血容量性休克。严重的颅脑损伤，在治疗过程中易出现上消化道出血。急性坏死性胰腺炎没有上消化道大出血的并发症。

27. C【解析】部位不明的上消化道大出血的剖腹探查：首先探查胃和十二指肠，如果初步探查没有发现溃疡或其他病变，第二步即检查有无肝硬化和脾大，同时要注意胆囊和胆总管的情况。胆道出血时，胆囊多肿大，且因含有血性胆汁呈暗蓝色，必要时可行诊断性胆囊或胆总管穿刺。如果肝、脾、胆囊、胆总管都正常，则进一步切开胃结肠韧带，探查胃和十二指肠球部的后壁。随后，提起横结肠和横结肠系膜，自空肠起始端开始，顺序往下探查空肠。如果仍未发现病变，而胃或十二指肠内有积血，即可在胃大弯与胃小弯之间、血管较少的部位，纵行切开胃窦前壁，进行探查。切开胃壁时要结扎所有的黏膜下血管，以免因胃壁出血而影响胃内探查。如果仔细检查胃内壁后仍不能发现任何病变，最后要用手指通过幽门，必要时纵行切开幽门，来检查十二指肠球部后壁靠近胰头的部分有否溃疡存在。

28. A【解析】病因不明的上消化道出血探查的次序。①肝脏有无增大、硬化、肿瘤、脓肿、裂口等。②胃小弯、胃窦及十二指肠前壁有无溃疡瘢痕或肿瘤。③切开胃结肠韧带，探查胃后壁，并进一步探查贲门、胃底。④肝外胆道（包括胆囊）有无扩张、积脓、积血。⑤切开十二指肠侧腹膜，探查十二指肠降段及横部，并结合检查胰腺。⑥探查空肠上段，必要时检查全部小肠及结肠。⑦胃腔内探查：胃窦体部前壁纵行切开，切口要够大，以便能充分显露贲门及十二指肠壶腹腔。⑧若能术中结合纤维胃镜窥视整个上消化道，则最为理想。

29. A【解析】纤维内镜、X 线钡餐检查、放射性核素扫描检查和选择性血管造影检查均可以协助诊断上消化道出血的病因。鼻胃管或三腔二囊管检查不能对上消化道出血的病因进行协助诊断。

30. B【解析】消化性溃疡合并出血时，最有效的止血治疗措施是静脉注射奥美拉唑。胃液的酸性环境不利于血小板聚集和凝血块形成，抗凝药物、全身性的出血性疾病或凝血障碍疾病则易引起消化道和身体其他部位的出血。应用抗酸药对控制上消化道出血有效。

31. A【解析】引起消化性溃疡出血的因素有胃酸和胃蛋白酶的侵袭作用、幽门螺杆菌感染及侵袭作用、精神因素、胆盐的刺激作用、药物的刺激以及饮食因素，如酒精、咖啡、浓茶、可口可乐等。其中胃酸和胃蛋白酶的侵袭作用是主要因素。

32. D【解析】上消化道出血输血的适应证：①重症感染时输入抗体补体。②凝血异常时补充各种凝血因子。③急性大出血时补充血容量。④纠正贫血或低蛋白血症。

33. E【解析】如收缩压低于 90mmHg、心率大于 120 次/分，并伴有面色苍白、四肢湿冷、烦躁不安或神志不清则已进入休克状态，属严重大量出血，其出血量可能为 800ml 以上，需积极抢救。

**二、A2 型题**

1. A【解析】首先应考虑的诊断是胆道出血。胆道出血是因创伤、结石感染、肿瘤、血管疾病或其他因素致使肝内、肝外血管与胆道、胆囊相通致血液经胆道入十二指肠。临床表现以胆绞痛、上消化道出血、黄疸三大症状为其特点。

2. B【解析】患者因为呕吐咖啡样物，量约 1000ml，且血压为 80/45mmHg，属于失血性休克。对于失血性休克患者，首要的处理是抗休克治疗，立即开放两条静脉通路，最好有中心静脉通路，以利于快速输液、输血，并监测中心静脉压。

3. E【解析】根据患者情况，出血最可能的原因是胃、十二指肠溃疡出血。急性大呕血和/或排柏油样便是胃、十二指肠溃疡大出血的主要症状，多数患者可仅有排柏油样便，大量迅猛的十二指肠溃疡出血者黑便的色泽可较鲜红。腹部常无明显体征，可能有轻度膨隆，上腹部即溃疡所在部位有轻度压痛，肠鸣音增多。

4. E【解析】根据有嗜酒史，对该患者首先应考虑的诊断为肝硬化门静脉高压。肝硬化一旦出现门静脉高压，可能会出现腹水、脾大以及食管-胃底静脉曲张的症状，如果曲张的食管-胃底静脉破裂，会出现上消化道出血。

5. D【解析】患者最大可能出血的原因是胃、十二指肠溃疡出血。在上消化道大出血的病因中，胃、十二指肠溃疡占50%~60%。

6. A【解析】无溃疡病史，服水杨酸制剂，突然大量呕血最可能的原因应该是急性胃炎。

7. A【解析】纤维胃镜检查是目前诊断上消化道出血病因的首选检查方法，多主张在出血后24~48小时内进行，可提高出血病因诊断的准确性。

**三、A3/A4型题**

1. E【解析】根据肝炎病史及患者腹胀、食欲缺乏，肝脾大、腹水阳性，短时间内大量呕血等表现，可推断患者出血的最可能原因是食管-胃底静脉曲张破裂出血。食管-胃底静脉曲张破裂出血为肝硬化最常见的并发症，多突然发生呕血和黑便，常为大量出血，引起失血性休克，可诱发肝性脑病。

2. D【解析】此患者目前有黄疸、腹水、低蛋白血症并伴休克，手术死亡率高，应置三腔管压迫止血，同时抗休克治疗；对于没有黄疸、没有明显腹水的患者发生大出血，应争取即时或经短时间准备后即行手术治疗。

3. B【解析】病情稳定后，为明确诊断，进一步的检查首选纤维内镜。参见A1型题第21题解析。

4. C【解析】根据患者情况，首先要考虑的是胃癌伴出血。胃癌早期仅有一些不明显的上消化道症状，如上腹隐痛不适、嗳气、反酸、食欲缺乏、轻度贫血等。随着病情进展，上腹疼痛、食欲缺乏、消瘦等症状渐加重。

5. D【解析】胃癌伴出血患者一次出血量通常不超过500ml。

6. B【解析】经止血、制酸等治疗后，病情见好转，为了确诊，最佳的检查方法为纤维胃镜检查。参见A2型题第7题解析。

7. A【解析】患者经检查发现为消化性溃疡出血，应选择的术式为胃大部切除术。参见A1型题第2题解析。如果十二指肠溃疡位置较低，可以缝合溃疡面，结扎胃十二指肠动脉，旷置溃疡，再施行胃大部切除。

8. A【解析】患者最可能诊断为胃溃疡癌变。胃溃疡癌变早期无特异性症状，如发生癌变上腹部疼痛会失去原有的节律性，转为持续性并逐渐加重，服药或进食均不能缓解，出现消瘦、贫血、上腹部包块等，结合大便潜血持续阳性、影像学检查可初步诊断。对40岁以上的胃溃疡患者，应该特别提高警惕。

9. B【解析】为确诊应进行的首选检查方法是胃镜检查。诊断胃溃疡癌变最可靠的方法是病理检查，可于纤维胃镜检查时取材活检。

10. A【解析】一旦明确胃溃疡癌变，应尽早行手术治疗，多采用胃大部切除术或胃癌根治术。

11. C【解析】患者出血最可能的原因是胃癌出血。参见 A3/A4 型题第 4 题解析。

12. A【解析】患者首选的辅助检查为腹部 B 超。B 超检查对于肝胆系病灶，腹部实体肿瘤有诊断意义，同时是了解腹腔血管情况很好的无创检查方法。

13. D【解析】患者可采取的治疗措施有补液、输血、应用抗生素、全身应用止血药。不可使用三腔二囊管。三腔二囊管适用于食管-胃底静脉曲张破裂大出血患者局部压迫止血。严重冠心病、高血压、心功能不全者慎用。

14~15 C、D【解析】患者因为呕血、便血，量约 3000ml，且血压为 90/60mmHg，属于失血性休克。对于失血性休克患者，首要的处理是抗休克治疗，迅速纠正休克。在抗休克同时，应用三腔二囊管压迫止血，以冰盐水和去甲肾上腺素洗胃，给予止血药物、抗酸药物和血管升压素或生长抑素静脉滴注，不包括迅速手术治疗。

16. C【解析】患者最可能诊断为应激性溃疡出血。应激性溃疡出血多出现在重大手术或创伤后。主要临床表现为急性上消化道出血，不严重时无上腹痛和其他胃肠道症状，常被忽视，明显的症状是呕血和排柏油样便，大出血可导致休克，反复出血可导致贫血。

17. D【解析】颅脑手术的患者一般都会出现脑水肿，垂体后叶素是抗利尿激素，故不宜使用。

18. E【解析】该患者为中度休克，收缩压为 80mmHg，在 70~90mmHg，出冷汗、脉搏细速、呼吸浅促，出血量应在 800~1600ml。

19. B【解析】患者已经属于中度休克，目前首要治疗是抗休克治疗。

20. C【解析】呕血和黑便是上消化道出血的特征性表现。胃、十二指肠溃疡也表现为呕血和黑便，所以上消化道出血最需要与胃、十二指肠溃疡进行鉴别。

21. E【解析】为迅速止血，宜首选三腔二囊管压迫止血。三腔二囊管压迫是一种有效的止血方法，近期止血率达 90%。

22. B【解析】为明确诊断，应首先行胃镜检查。参见 A2 型题第 7 题解析。

**四、B 型题**

1. A【解析】消化性溃疡并出血的检查方法是胃镜检查。可确定其出血部位。

2. C【解析】选择性腹腔动脉造影可明确出血部位，并可确诊血管畸形等病变。在小肠急性大出血为首选检查方法。

3. A【解析】胃底-贲门黏膜撕裂综合征的检查方法是胃镜检查。胃镜检查有重要的诊断价值，可见食管下端靠近胃体上部纵行黏膜撕裂，以小弯侧更多见，常覆盖有凝血块或新鲜出血，周围黏膜充血、水肿。

4~5 A、C【解析】参见 A1 型题第 24 题解析。

6~7 B、C【解析】食管-胃底静脉曲张破裂出血和胃癌出血均为上消化道出血，即使出血量大，经肠液混合后也仅排黑便，不会出现鲜血便，故选项 D 可排除。食管-胃底静脉曲张突然破裂发生急性大出血，患者会呕吐鲜红色血液或排柏油样便，甚至很快发生休克。

胃癌出血以慢性失血为主，出血速度较慢，以便血为主，少量出血时粪便潜血试验阳性。

8~9 C、E【解析】消化道出血停止后，最有诊断意义的检查方法是纤维光束胃十二指肠镜检查。消化道出血未停止时，最有诊断意义的检查方法是选择性腹腔动脉造影。

10. C【解析】食管-胃底静脉曲张破裂出血的临床表现主要为呕血、排黑便及周围循环衰竭。

11. A【解析】十二指肠溃疡并发出血主要表现为排柏油样黑便。若出血量多而急速，血液常反流入胃内，也可有呕血，但以便血为主。全身症状常因出血量及出血速度不一样而异。

12. E【解析】外伤脾破裂伴休克的临床表现为腹腔内大出血。出血量少而慢者症状轻微，除左上腹轻度疼痛外无其他明显不适，随时间的推移，出血量越来越多，出现休克前期的表现，继而发生休克。

13. C【解析】胆道出血者常有肝内局限性感染、肝癌、肝血管瘤以及肝外伤病史，周期性出现胆绞痛、高热、黄疸，查体发现胆囊肿大。

14. B【解析】贲门-胃底黏膜撕裂征（Mallory-Weiss综合征）是指因剧烈呕吐，食管内高压导致的贲门黏膜撕裂引起的出血，因此出血凶猛，出血量大，可有的临床表现为强烈呕吐，先胃液后鲜血与血块。

15. A【解析】当食管-胃底静脉曲张破裂时，约有一半的患者可见呕血，主要是鲜红色的血，也有暗红色的血。呕吐之前，可能会出现上腹部饱胀的症状，提示有腹水。

16. E【解析】胃底-贲门黏膜撕裂综合征常在剧烈呕吐后发生，酗酒是常见的原因。饮酒后剧烈呕吐，呕吐后出现呕血或黑便。呕吐物先为胃液后为鲜血与血块。

17. B【解析】消化性溃疡并出血的出血特点为呕血、便血，出血量较大，出血前腹痛加剧，可为上腹部饥饿性疼痛，出血后缓解。

18. D【解析】Cushing溃疡是指因颅脑损伤、颅内手术或脑病变所继发的食管、胃、十二指肠炎症或溃疡，临床表现为反复呕吐大量咖啡色胃内容物、排黑便、呃逆、肠蠕动减慢、腹胀等，出血多时出现血压下降甚至休克。

**五、X 型题**

1. BCDE【解析】X线钡餐检查、纤维内镜检查、选择性血管造影、$^{9m}$Tc核素扫描均对上消化道出血的病因诊断有帮助。

2. BCE【解析】上消化道出血选择性血管造影可选择腹腔干、肠系膜上动脉、肝动脉造影，对于每分钟0.5ml以上的出血就可以显示出造影剂外溢，提示出血部位。

3. BCE【解析】血象检查不能作为早期诊断和病情观察的依据。上消化道大量出血后，多数患者在24小时内出现低热，持续3~5天后降至正常。出血量少时表现为黑色成形的黑便；出血相对较多时表现为具有稀、黏、黑、亮特点的柏油样便；当出血量大，血液在肠内推进快，粪便可呈暗红甚至鲜红色。一般在出血后数小时血尿素氮开始上升，24~48 小时可达高峰，3~4 天后降至正常。直肠指检对早期诊断有较大帮助。

4. ABC【解析】上消化道大出血，经临床分析，仍不能确定大出血病因，应考虑的少见的外科疾病有贲门黏膜撕裂综合征、食管裂孔疝、胃壁动脉瘤、胃息肉。

5. AB【解析】上消化道出血是否停止更可靠的判断方法参见 A1 型题第 15 题解析。

6. ABC【解析】上消化道大出血时，表现是呕血还是便血，取决于出血部位、速度和出血量，与出血时间和胃肠蠕动情况无关。

7. ACDE【解析】处理上消化道出血时，胃内冷盐水降温，胃镜下局部喷洒药物，胃镜下局部注射药物，口服止血药和去甲肾上腺素都是正确的，但是不可应用促胃动力药如多潘立酮等，以免加大出血量。

8. BCDE【解析】80%的患者可经非手术治疗达到止血目的。急诊手术的首要目的是止血，如条件允许，可行原发病的治愈性手术。术中应按胃、十二指肠、肝、脾、胆道和空肠上段依次检查。对诊断不明的上消化道出血，经过积极的初步处理，血压及脉率仍不稳定，可考虑剖腹探查，以明确病因。所以选项 A 错误。

## 六、案例分析题

1. BCDE【解析】引起上消化道大出血的病因有胃十二指肠溃疡、肝内胆道大出血、急性胃黏膜病变、门静脉高压症和胃黏膜血管畸形，但胃黏膜血管畸形较少见。

2. A【解析】呕血和排黑便是上消化道出血的特征性表现。参见 A1 型题第 9 题解析。

3. CDE【解析】为进一步明确上消化道大出血的病因和部位，还需进行的检查：①纤维胃、十二指肠镜检查。纤维内镜可帮助明确出血部位和性质，并可同时进行镜下治疗。②三腔二囊管气囊充气压迫胃底和食管下段，不再出血，为食管-胃底静脉曲张破裂出血。③三腔二囊管压迫后若抽出血液，胃、十二指肠溃疡与食管-胃底静脉曲张破裂出血可能同时存在。

4. A【解析】参见 A2 型题第 7 题解析。

5. B【解析】上消化道造影检查主要适用于存在胃镜检查禁忌证或不愿进行胃镜检查者，但对经胃镜检查出血原因未明，疑病变在十二指肠降段以下小肠段，则有特殊诊断价值。

6~7 B、B【解析】在上消化道疾病中，上消化道大出血按发病率高低依次为溃疡病、急性胃黏膜病变、食管静脉曲张和胃癌，下消化道疾病依次为息肉、癌症、炎性肠病和血管畸形。

8. E【解析】急性大出血时评估出血严重程度最有价值的指标是周围循环衰竭的临床表现，如果患者由平卧位改为坐位时出现血压下降（下降幅度大于 20mmHg）、心率加快（上升幅度大于 10 次/分），已提示血容量明显不足；如收缩压低于 90mmHg、心率大于 120 次/分，并伴面色苍白、四肢湿冷、烦躁不安或神志不清则已进入休克状态，属严重大量出血，其可能出血量为800ml以上，需积极抢救。呕血与排黑便的频度、量对出血量的估计也有一定帮助，但由于出血大部分积存于胃肠道，且呕血与黑便分别混有胃内容物与粪便，因此不可能据此对出血量做出精确的估计。此外，血常规的变化在急性失血后不能立即反映出来，而且检验值还受到出血前有无贫血的影响，因此也只能提供参考。

9. ABCDE【解析】患者呕血，可能与多种病因有关，所以应给患者全面的检查。

10. C【解析】检查白细胞略高，血红蛋白偏低，考虑为胃溃疡，首选急诊胃镜检查。

11. BD【解析】经积极治疗后，患者一般情况无明显改善，且血压很低，患者中度休克，应采取输血、抗休克治疗，急诊手术治疗。